병태생리학 6판

Introduction to Human Disease:
Pathophysiology for Health Professionals Sixth Edition

병태생리학 6판

Introduction to Human Disease:
Pathophysiology for Health Professionals Sixth Edition

2018년 2월 10일 1판 1쇄 인쇄
2018년 2월 20일 1판 1쇄 발행

지은이 | Agnes G. Loeffler, Michael N. Hart
옮긴이 | 하주영 · 김영화 · 노현경 · 박용경 · 서영숙 · 옥지원 · 이상구 · 정여원 · 정한솔 · 주현실
펴낸이 | 김진환
펴낸곳 | 정담미디어 · (주) 학지사
04031 서울시 마포구 서교동 352-29 마인드월드빌딩 6층
대표전화_ 02-330-5188　　팩스_ 02-326-0338
등　록 | 2010년 2월 8일 제313-2010-36호
메　일 | jdmpub@jdmpub.com
홈페이지 | http://www.jdmpub.com

ISBN 978-89-6069-688-4 93510

가　격 | 40,000원

SIXTH EDITION

병태생리학

Agnes G. Loeffler, Michael N. Hart 공저
하주영 김영화 노현경 박용경 서영숙 옥지원 이상구 정여원 정한솔 주현실 공역

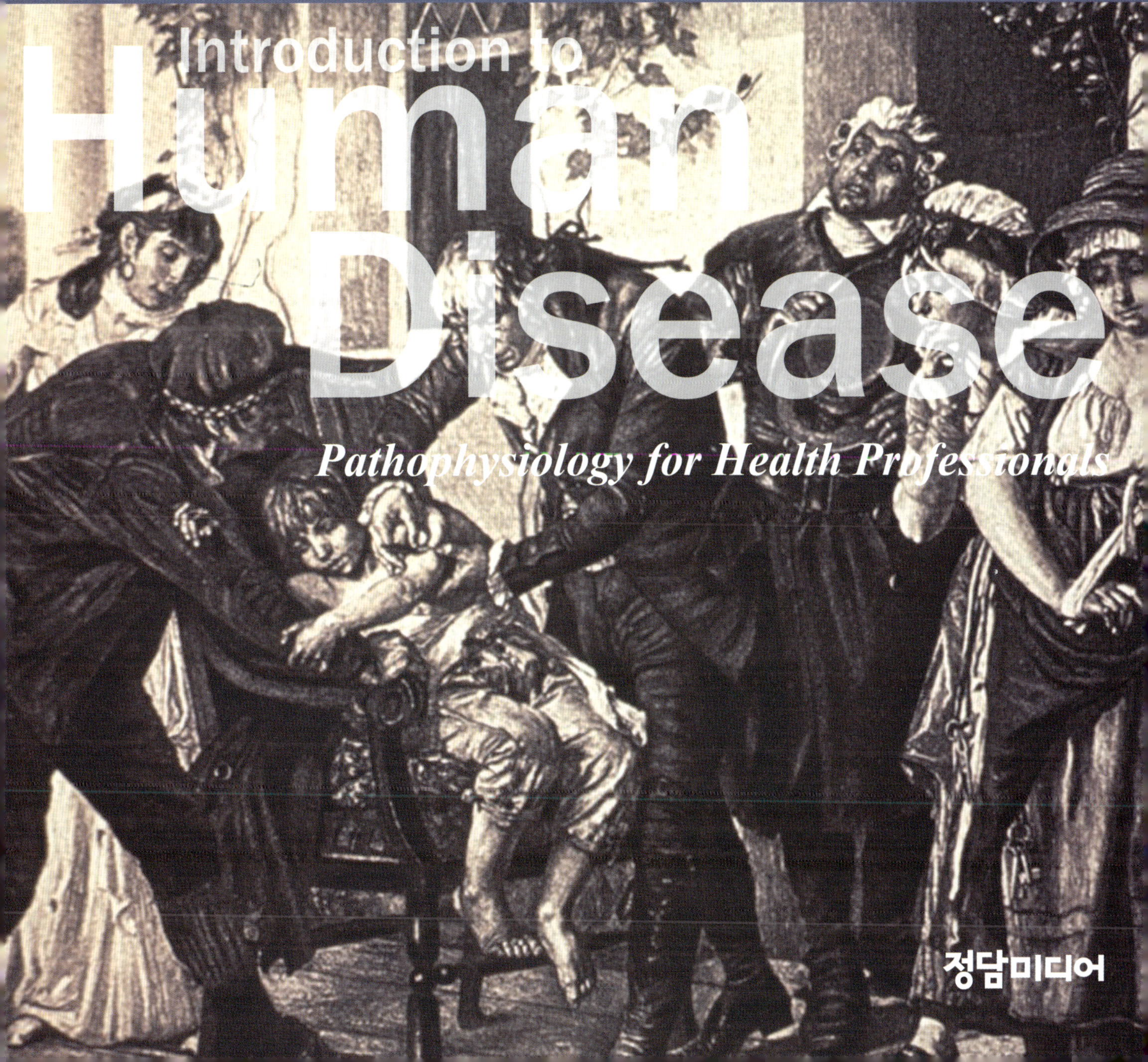

Introduction to
Human Disease
Pathophysiology for Health Professionals

정담미디어

역자 소개

Translator

대표 역자

하주영 부산대학교

역자

김영화 경일대학교

노현경 영진전문대학교

박용경 경일대학교

서영숙 대구보건대학교

옥지원 동명대학교

이상구 경일대학교

정여원 동국대학교

정한솔 부산대학교

주현실 대원대학교

역자 서문

Preface

병태생리학은 인체의 정상적인 구조와 기능을 토대로, 질병으로 인한 구조적 · 기능적 이상 양상 및 임상소견을 이해하는 학문으로, 질병의 발병기전과 진행과정을 정확히 이해하여 환자에게 질환에 따른 적절한 간호를 제공하기 위한 필수적인 분야이다.

새롭게 개정 번역된 병태생리학 6판은 5판이 갖추었던 형식을 다듬고 내용을 보강하여 학습자의 이해를 돕고, 교육자가 체계적으로 교육내용을 마련할 수 있도록 하였다.

이 책은 4개의 Section과 29개의 Chapter로 구성되어 있다. Section 1에서는 개론과 다빈도 질환 및 질병진단에 필요한 정보를 소개하고, Section 2에서는 신생물과 유전질환을 포함하여 질병이 진행되는 기본적인 과정에 대해 설명하고 있다. Section 3에서는 신체의 주요기관에서 발생하는 질병을 구체적으로 살펴보며, Section 4에서는 감염, 면역, 물리적 · 화학적 손상과 같이 다발성으로 나타나는 질환을 소개하고 있다. 각 장의 주요 내용을 학습한 후 연습문제를 통해 점검함으로써 각 계통별, 질환별 심화학습을 준비하기에 충분할 것으로 기대한다.

이 책이 출판되기까지 애써주신 역자 여러분과 아낌없는 지원을 해주신 정담미디어 김진환 사장님 그리고 임직원 여러분께 진심으로 감사드린다.

2018년 2월

하주영

저자 서문

Preface

1979년 이 책이 처음으로 출간된 후로 이 책의 범위와 목표는 변하지 않았다. 5판 서문에 쓰인 목표도 6판과 동일하다. 병태생리학(보건의료전문인을 위한 병태생리학)은 질병에 관한 기본적인 내용을 담고 있다. 배경지식이 거의 없는 상태에서도 이 책을 통해 질병에 대한 전반적인 정보를 알 수 있게 만들었다.

5판의 방대한 양과 전문지식으로 인해 많은 학생들이 이 책을 특정한 질병을 공부하거나 분류할 때만 찾는 기본서로 쓰고 있다고 생각된다. 물론 이 책을 통해 학생들이 질병에 관한 토의를 할 수 있다는 것이 큰 장점이지만, 우리는 더 나아가 간호학, 약학, 치과학, 물리 또는 작업치료학, 영양학 그리고 다른 건강전문분야의 학생들이 질병의 역학, 원인, 진단, 치료와 전문분야에서 사용되는 의학용어 등에 대한 전반적인 이해를 할 수 있게 하기 위해 이 책을 개정했다.

보건의료계에 종사하는 교수들이 병리학을 가르칠 때, 이 책을 사용한다는 점이 자랑스럽다. 우리는 보건의료계에 종사하거나 종사할 모든 학생들이 인간의 질병에 대한 공통적인 명칭과 기본적인 지식을 알고 싶어 할 것이라고 생각한다. 특히, 이 책의 장기 카테고리 부분에서 독자들이 흔한 질병에 대해 자세하게 배울 수 있도록 편집하였다.

6판에서는 새로운 그림과 최신 의학정보 그리고 실습정보를 추가하였다. 영양장애를 다루는 29장의 전반적인 정보는 연구를 통해 얻어진 최신 역학 정보와 오늘날의 질병에 대해 설명하였다. 각 장 앞의 학습목표와 끝부분의 연습문제가 추가되었고, 전문가에게 전문성, 정확성, 가독성을 검증받았다. 또한 5판에서의 독자 제안을 수용하여 질병에 관한 임상정보도 추가하였다.

이 교재는 네 개의 Section으로 나누어져 있다. Section 1은 주요질병에 관한 기본적인 용어와 개념에 대한 정보로 이루어져 있다. Section 2는 질병에 걸렸을 때 사람들의 반응, 종양 형성, 유전질환, 자궁내 질병과 같은 질병의 기본 분류를 소개하고 있다. Section 3에서는 자주 발생되며 질병으로 인한 영향이 있는 주요기관의 해부학적 · 병리학적인 연구에 대해 소개한다. Section 4에서는 다발성 기관에 영향을 주는 질병에 대해 설명하고 있다. 감염, 면역반응, 물리적 · 화학적 원인으로 인한 외상 그리고 영양실조 또는 과다로 인한 질병에 대해 소개하고 있다.

저자 서문

Preface

처음으로 병리학을 접하는 학생들에게 이 책의 양과 내용이 버거울 수 있지만, 미래에 보건의료계에서 종사하고 싶은 학생들에게 『Introduction to Human Disease』 6판이 도움이 되었으면 좋겠다. 이 책을 공부하면서, 학생 스스로 필요한 정보를 찾을 수 있기를 바란다.

1판 서문

Introduction

이 책에서는 건강관리팀의 일원으로서 전문 영역의 지식을 쉽게 배울 수 있고 효과적인 상호작용을 가능하게 하는 공통 지식을 다루고 있다. 이 교재는 약학, 물리치료, 치과대학 학생들이 병리학을 배우는 데 유용하며, 간호사를 포함하여 다른 건강 관련 전공 학생들에게도 적합할 것으로 판단된다.

이 교재는 학생의 수요 분석과 저자들의 경험을 바탕으로 의과대학 학생을 위한 교재와 구성면에서 분명하게 차이가 있어야 한다는 결론을 내렸다. 대부분의 보건계열 전공 학생은 의학의 일반적인 내용에 대한 강의만을 듣기 때문에 전통적인 의학교재와는 다르게 임상에 대한 비중을 좀 더 높여 구성하였다. 예를 들면, 공통적으로 이루어지는 검사실검사, 질병의 빈도를 강조한 반면, 조직학 관련 내용은 상대적으로 덜 강조하는 방향으로 집필하였다.

이 책에는 다음과 같은 네 가지 특징이 있다. (1) 각 장의 용어는 의과대학 학생 대상의 용어 목록을 기본으로 저자의 의견을 종합하여 수록하였다. (2) 질병은 빈도와 의미성 또는 대표성에 기초하여 선택되었다. (3) 진단 자원과 검사실검사의 목록을 다양한 영역에서 선택하였다. (4) 장기부전의 일반적 효과에 대한 내용을 수록하였으며, 장마다 중요한 해부학적 구조와 생리학적 기능에 대한 간략한 내용을 포함시켰다.

그리고 이 책은 다음과 같은 4개의 부로 구성되어 있다.

1부 – 1장에서 3장까지는 일반적 병리학 용어, 의미있고 빈도 높은 질환, 검사실검사를 포함한 진단적 접근에 대한 설명, 인간 질병의 개요를 제시하였다.

2부 – 4장에서 7장까지는 염증, 변성–괴사, 회복, 성장 및 유전질환과 발달장애와 같은 공통 질환의 기본적인 병리학 과정을 설명하였다.

3부 – 8장에서 24장까지는 장기나 기관계의 질환에 대해 제시하고 있다. 다발성 전신질환에 대해 공부하기 전에 각 장기의 질환을 공부하는 것이 심장질환과 주요기관의 질환을 빨리 이해할 수 있다는 이점이 있다. 각 기관계에 대한 장에서는 구조와 기능 복습, 빈도 높은 중증질환, 주요 임상증상, 특이질환(예를 들어 발달상 기형, 염증성 및 퇴행성 질환, 성장장애), 장기부전 등을 설명하였다.

4부 – 25장에서 29장까지는 감염, 면역질환, 물리적 · 화학적 외상, 출혈, 응고, 고혈압, 죽상경화증, 당뇨병, 영양질환, 알코올중독, 암 등 전신질환과 질병 과정에 대해 설명하였다.

1판 서문

Introduction

각 주제에 대한 학습 순서는 바꿀 수 있다. 전신질환은 각 기관의 질환을 배우고 난 후 더 쉽게 배울 수 있으므로 마지막 부분에서 다루었다. 각 장의 도입부에는 개요를, 마지막 부분에는 학습목표와 관련된 연습문제를 삽입하여 학생들이 자연스럽게 복습을 하고 학습 내용을 정리할 수 있도록 유도하였다.

감사의 글

Acknowledgments

병태생리학 4판의 집필진으로 계셨던 토마스 캔트 박사에게 우선 감사의 말을 전한다. 캔트 박사는 의료분야에서 선두적인 교육자이시고, 75개 이상 의과대학에서 협력단을 통한 병리학 교육을 주도하신 창립자이다. 1975년, 캔트 박사는 아이오하 의과대학에서 당시에 선구적으로 여겼던 컴퓨터로 학생들이 시험을 치르게 하였다. 지금 캔트 박사는 은퇴하셨지만, 4판에서 6판까지의 성공은 캔트 박사가 구상하신 이 책의 체계가 아니었다면 이루어지지 못했을 것이다. 또한, 학생들에게 질병의 원리를 전반적으로 설명하고자 하셨던 캔트 박사의 노력에 감사드린다.

2008년 6월, Jones & Bartlett Learning에서 편지가 왔다. 이 출판사의 편집자는 우리에게 새로운 병태생리학 출간 요청을 하여 6판이 출간되었다. 크리스틴 존슨, 마로 거트사이드, 르네 세키라, 제시카 엘리스, 테레사 래일리, 제스 뉴펠, 션 파페리, 에이미 루스번즈, 요한나 두덴 등의 편집자, 영업부, 제작자 일동에게 감사의 인사를 드린다.

이 책에 최신 정보를 담기 위해 도움을 주신 수많은 학자분들이 계신다. 책의 최신 정보는 물론 고화질의 그림과 설명 또한 담고 싶었던 우리의 바람을 들어주신 6판 편집관계자분들께도 감사의 인사를 드린다. 라슈미 아그니, 대니엘 알버트, 리처드 안타야, 루이스 브랜디, 알렌 브리지, 다라야 뷰율러, 칠링 차이, 로버트 코올레스, 커크래인 데이비스, 찰스 포드, 존 프레이, 안드레아 프레디엘, 마이켈 프랫춰, 몰리 걸니, 죠세핀 하터, 마이클 하트맨, 엘리노어 노프, 캐서린 레스, 브래들리 맥스필드, 패트릭 매브라이드, 펀 머독, 케네스 누만, 테리 오벌레이, 스콧 펄맨, 메론 포즈니악, 고다나 레카, 세어리아 샐맷, 루니 샐코스키, 수잔나 샐버기, 애트 알리젝, 스테이즈 웰즈, 엘리엇 윌리엄스, 도날드 얀도우, 데이비드 양, 웩시왕 정에게 감사드린다. 또한, 개정과정 중 비서 업무, 편집 업무, 행정 업무에 도움을 주신 타냐, 바스, 엘리자베스 웨이, 조안 밀러, 코라이즈 마스무슨에게 감사의 인사를 드린다.

차례

Contents

차례

Contents

차례

Contents

차례

Contents

차례

Contents

차례

Contents

SECTION I

An Overview

개요

이 단원의 목적은 첫 번째, 질병을 다루고 논의하는 데 사용되는 용어에 관한 정의, 두 번째는 특정 질병의 빈도와 중요성에 대한 생각, 세 번째, 병태생리학과 환자 사이의 간격을 연결시켜주는 진단에 흔히 사용되는 정보에 대한 개요를 제공하는 데 있다.

CHAPTER 01

병리학 개론

Introduction to Pathology

개요

질병
병리학
질병의 임상소견
구조적 질환
기능적 질환
질병의 원인
환자 간호
환자 간호의 장애요인
책의 구성
연습문제

학습목표

1. 질병에 대한 정의를 내리고, 대증요법의 기반을 제공하게 된 질병의 원인에 대한 철학적 교리를 기술한다.
2. 병리학에 대한 정의를 내리고, 병리학자들이 하는 일에 대하여 기술한다.
3. 정밀검사를 통해 임상소견을 정의하고, 환자를 돌보는 병원종사자가 질병 진단 시 사용하는 임상소견의 일반적인 범주를 기술한다.
4. 기능적 질환과 기질적(구조적) 질환을 비교 · 대조한다.
5. 기질적 질환의 세 가지 주요 형태를 정의하고 그 예를 든다.
6. 질병의 외인성 원인의 세 가지 기본 범주를 확인한다.
7. 질병의 내인성 원인의 세 가지 기본 범주를 확인한다.
8. 환자를 정밀검사하고 진단, 치료하는 과정을 기술한다.
9. 환자 진료에 있어서 사회적 · 과학적 · 경제적 장애요인을 기술한다.
10. 핵심용어와 녹색으로 진하게 표시된 모든 용어를 정의하고 상황에 맞게 적절히 사용한다.

핵심용어

대증의학allopathic medicine
해부병리학anatomic pathology
질병의 세포 기반cellular basis of disease
임상병리학자clinical pathologist
임상병리학적 소견clinicopathologic observations
합병증complications
세포병리학cytopathology
발달장애developmental disease
진단diagnosis
감별진단differential diagnosis
질병disease
내인성endogenous
병인학etiology
근거중심의학evidence-based medicine
외인성exogenous
실험병리학자experimental pathologist
손상의 외부 인자external agents of injury
추적관찰follow-up
기능적 질환functional disease
유전질환genetic disease
과거력history
항상성homeostasis
과형성hyperplasia
의원성iatrogenic
특발성idiopathic
면역질환immunologic disease
감염infection
염증inflammation
손상의 내적 기전internal mechanism of injury
진단검사 소견laboratory finding
병변lesion
대사질환metabolic disease
신생물neoplasia
병원내nosocomial

기질적 질환organic disease
발병기전pathogenesis
병리학pathology
병태생리학pathophysiology
신체검진physical examination
예후prognosis
치유repair
징후sign
외과병리학surgical pathology
증상symptom
증후군syndrome
외상trauma
혈관질환vascular disease
정밀검사workup

질병

질병(disease)은 생체에 유해한 신체의 구조적 또는 기능적 변화로 정의된다. 그러나 훈련을 통한 운동선수의 근육량 증가, 사춘기의 이차성징, 가임기여성의 임신 등에서 나타나는 구조적 · 기능적 변화는 지극히 정상적인 현상이다. 또한 세포와 조직은 환경의 작은 변화에 적응하여 항상성(homeostasis)을 유지할 수 있는 능력이 있다. 질병은 세포가 더 이상 최적의 기능을 수행하지 못하는 환경에 놓여질 때 발생한다. 예를 들어, 백내장은 노화에 따른 눈 수정체의 퇴행성 변화로 맑은 수정체가 점차 흐려지면서 빛의 투과가 어려워져 시력이 감소하는 질환이다. 당뇨병에서는 혈관벽의 세포외 조직이 구조적 변화를 거쳐 혈관을 좁게 만들고, 이어서 혈액의 흐름을 감소시켜 산소공급을 떨어뜨림으로써 망막, 피부, 심장, 신장과 같은 조직에 비가역적인 손상을 일으킨다. 암은 유전자의 돌연변이가 축적되어 비정상적인 구조와 기능을 하는 단백질이 만들어지는데, 이로 인해 세포가 다른 세포나 성장인자, 호르몬, 세포외 기질 등의 외부 환경요인과 상호작용하는 일에 영향을 미친다. 다발경화증은 뇌에서 축삭을 싸서 보호하고 있는 수초의 파괴로 전기신호의 전도능력이 감소하여 허약, 복시, 실조 같은 신경학적 증상과 징후가 나타난다. 이상의 조건에서 세포나 조직은 적절한 기능을 잃어 신체에 해로운 결과를 초래한다.

모든 사회마다 질병에 대한 정의를 내리고, 이를 치료하는 방법이 개발되었다. 그러나 하위문화를 포함한 각 문화마다 정상과 비정상, 질병, 건강이 나쁘다는 신호에 대한 규정 등은 매우 다양하게 나타났다. 시대나 장소에 따라 몸이 아프다는 설명은 악한 영에 사로잡혔거나, 마술, 마법, 조상의 노함, 에너지나 체액의 불균형, 신의 뜻, 기후나 환경의 영향 등으로 다양하게 설명되어 왔다. 치료 역시 악령 쫓기, 기도, 주술적 의식, 아픈 사람을 다시 사회나 우주의 질서로 데려오는 의식, 신체 내부기질의 균형 회복을 돕는 식물과 음식, 신체의 에너지 흐름을 회복시키는 신체적 조작, 안수, 병약한 기운으로부터 병자를 보호하기 위해 부적을 쥐어주는 것 등 다양한 방법이 존재해 왔다. 같은 맥락에서 질병은 다양한 문화에서 다양한 체계로 규명되고 명명되어 왔기 때문에 서로 비교할 수 없다. 서양 의사들은 기(氣)의 흐름이 막혔다거나, 조상의 영혼이 빙의한 환자, 가까운 친인척의 충격적인 죽음을 겪은 후 오는 신경이상을 호소하는 환자를 보고 당혹해할 수 있다.

이러한 질병에 대한 개념이 앞으로 이 책에서 다룰 개념과는 모순될 수 있지만, 수천 년 동안 쌓아온 방대한 경험적 근거에 기초하고 있으며, 서양의 건강관리실무자들의 암과 감염에 대한 개념만큼이나 그것으로 고통 받는 사람과 그들을 돌보는 사람들에게는 실제적인 것임을 인지할 필요가 있다. 우리는 그들을 이해하지 못하고 과학적으로 근거가 없다고 비판할 수는 있지만, 미신적이고 무지하다고 말하며 그들을 업신여기거나 추방할 권리는 없다. 왜냐하면 그렇게 하더라도 고통 받고 있는 환자들에게는 아무런 도움이 되지 않기 때문이다. 대신, 질병 발생의 인과관계에 대해 우리가 옳다고 생각하는 관점에서 환자의 고통을 이해할 필요가 있다.

사람들은 과학적인 방법으로, 다시 말해 통제된 환경에서의 반복적인 관찰을 통해 신체의 작용을 바라보기 시작했다. 신체의 작용 방법에 대한 지식이 쌓이면서 의사들은 질병이란 외부의 힘이 신체를 지배하는 것이 아니라, 신체기관과 조직에서 기원하여 그곳에 가시적인 흔적을 남기는 것이라는 생각을 체계화하기 시작했다. 그들은 환자의 신체에서 일어나는 질병의 과정을 수주에서 수개월에 걸쳐 면밀히 관찰하고 얻은 임상 결과를, 사후 부검을 통해 관찰한 신체기관의 상태와 서로 관련지어 봄으로써 이러한 시각을 가지게 되었다. 이로써 임상병리학적 소견(clinicopathologic observations)에 근거하여 질병의 근본이 세포에 있다는(cellular basis of disease) 학문 체계가 발달하게 되었다. 체계에서 질병은 기관이나 조직, 세포 수준에서의 구조나 기능변화로 인식된다. 현재는 개념을 더 세부적으로 확장하여 단백질이나 유전자 같은 분자 수준의 변화로 질병을 이해한다. 이러한 학문적 기초에서 전통적으로 발전해온 의학을 대증의학(allopathic medicine), 생체의학(biomedicine), 서양의학(Western medicine) 등으로 다양하게 부르고 있다.

병리학

병리학(pathology)이라는 용어는 여러 가지 의미를 가진다. 넓은 의미로는 질병 연구이다. 의료관련 종사자들은 평생 병리학을 공부하는 학생이나 다름없다. 왜냐하면 어떤 식으로든 질병의 과정을 과학적으로 이해하는 데 관심이 있기 때문이다. 병리학은 질병의 원인에 대해 집중적으로 연구하고, 심층 탐구를 위한 기초를 마련한다. 병리학에서는 기본적인 구조적 · 기능적 이상에서 임상소견에 이르기까지 일련의 과정을 연구한다. 이 일련의 과정을 질병의 발병기전(pathogenesis)이라고 하고, 이것을 연구하는 학문을 병태생리학(pathophysiology)이라고 한다. 병인학(etiology)이라는 용어는 질병의 원인을 탐구하는 학문을 의미하나, 대개는 단순히 질병의 원인을 지칭하기도 한다.

병리학은 진단 목적으로 체액과 신체조직을 분석하거나 질병의 근본을 가르치고 연구하는 의학의 한 분야를 의미하기도 한다(표 1-1). 병리학자는 보통 병원이나 의과대학의 병리학교실에서 실험의학을 훈련받거나, 질병의 근본을 연구한다. 병리학자들은 때때로 각자 흥미있는 분야에 근거해서 자신을 실험병리학자, 해부병리학자, 임상병리학자로 세분화하기도 한다. 실험병리학자(experimental pathologist)는 기초과학자로서 대부분의 시간을 질병의 병인과 기전을 연구하는 데 사용한다. 해부병리학자(anatomic pathologist)는 시체를 부검하고 살아 있는 환자에게서 얻은 모든 조직을 검사하고(외과병리학, surgical pathology), 암세포를 찾아내기 위해 세포 표본을 검사한다(세포병리학, cytopathology). 임상병리학자(clinical pathologist)는 혈액, 소변, 대변, 뇌척수액, 객담과 같은 환자로부터 수집한 다양한 검체물로부터 화학물질, 미생물, 항원과 항체, 핵산, 비정형 혈구, 응고인자에 대해 분석한다. 해부병리학자와 임상병리학자는 주로 질병을 진단하는 역할을 수행하지만, 의과대학의 부속병원에서는 학생들을 가르치고 연구하는 일에 참여하기도 한다.

표 1-1 백혈구의 측정치

역할	대상
실험병리학	연구
학문병리학	교육, 연구, 해부병리학, 임상병리학
해부병리학	형태학적 검사
부검병리학	사체 부검 조사
외과병리학	생검, 조직 절제
세포병리학	찰과 또는 세척으로 세포 표본 수집
임상병리학	진단 검사
화학	화학적 분석
미생물학	미생물
혈액학	혈구, 골수, 혈액응고
혈액은행	수혈
면역병리학	항원, 항체 검출
분자진단	핵산(DNA, RNA) 분석

질병의 임상소견

질병과 관련하여 환자로부터 수집한 모든 자료를 일컬어 임상소견이라고 한다. 대증요법 의사들이 관심을 두는 임상소견은 증상, 징후, 진단검사의 이상소견이다(표 1-2). 증상(symptoms)이란 환자가 인지하는 질병의 증거로써 통증, 덩어리, 설사와 같은 것이다. 건강관리 실무자는 환자와의 면담에서 이러한 것들을 주의 깊게 사정하여 환자차트에 과거력으로 기록해야 한다. 징후(signs)란 검진자에 의해 관찰된 신체검진 소견이다. 예를 들어, 압통이나 종괴, 비정상적 심음 같은 것이다. 징후는 신체검진을 하는 동안 나타나고, 관찰되며 역시 환자차트에 기록된다. 진단검사 소견(laboratory findings)은 X선, 혈구분석, 생검과 같이 검사나 특정 시술 결과 얻어진 소견이다. 진단(diagnosis)이란 과거력, 신체검진, 진단검사 소견으로부터 얻은

표 1-2 질병의 임상소견

임상소견의 유형	자료의 성질	결과의 모음
증상	환자의 인지	과거력
징후	검진자의 관찰	신체검진
진단검사의 이상소견	검사나 특정 시술의 결과	진단검사 소견

정보를 융합하여 질병을 일으키는 요인을 확인하는 과정이다. 또한 다발경화증이나 당뇨병과 같은 병명 자체를 지칭하기도 한다. 이러한 명명은 의사소통과 사고를 신속하게 하는 방법이다. 진단은 과거력, 신체검진, 진단검사 소견으로부터 필수 정보를 모아 예후를 예측하고 적절한 치료를 가능하게 한다.

그러나 진단을 바로 내릴 수 없는 경우도 있다. 예를 들어, 알츠하이머병은 환자가 사망한 후에 뇌를 부검해보지 않고서는 정확한 진단이 불가능하다. 사후에 무엇인가를 해주기는 너무 늦기 때문에 환자들은 '알츠하이머성 치매'라는 잠정적인 진단을 받게 된다. 류마티스성 질환이나 신경성 질환, 소화기계 질환의 경우에도 '원인 불명의 마비'와 같이 진단이 어려운 경우가 많아 특정한 질병이 진단되기 전까지는 대증치료를 하게 된다. 이런 경우 마비나 치매와 같은 임상적인 문제는 환자의 질병이 완전히 진단되기 전까지는 대증치료의 목표가 된다. 한 가지 이상의 질병에서 경험하게 되는 임상소견의 집합을 **증후군(syndrome)**이라고 한다. 예를 들어, 소변으로 단백질이 빠져나와 혈장 단백질이 감소하고 부종이 생기는 것은 '신증후군'에서 흔히 나타나는 소견이다. 신증후군은 신장사구체를 손상시키는 여러 가지 질병에 의해 발생한다. 증후군이란 증상들의 모임으로 볼 수 있다. 따라서 치료는 이러한 증상들과 진단검사의 이상을 완화시킬 목적으로 시작되지만, 증후군을 일으키는 질병에 대한 특이한 치료는 여전히 필요하다.

구조적 질환

구조적 질환, 즉 **기질적 질환(organic diseases)**은 신체 내 구조적 변화를 특징으로 하며, 그러한 구조적 변화를 **병변(lesion)**이라고 한다. 최근까지 병변은 육안이나 광학 또는 전자현미경으로 확인 가능한 변화로 여겨져 왔다. 분자의 학시대의 도래로 건강관리실무자들은 단백질이나 유전자 수준에서 일어나는 병변 역시 인지할 수 있게 되었다. 대부분의 구조적 질환은 크게 세 가지 범주로 분류할 수 있다(표 1-3). 모든 분류체계가 그렇듯, 몇몇 질환은 단순히 하나의 범주로 분류하기는 어렵다. 하지만 이 범주는 대부분의 구조적 질환을 포함하기 때문에 앞으로 배우게 될 많은 질환을 분류하는 데 용이할 것이다.

유전질환(genetic diseases)은 개개인의 유전자 구성요소의 이상에 의하여 발생하는 질환으로 염색체의 숫자 이상이나 전위와 같은 염색체 수준에서의 이상과 돌연변이와 같은 유전자 수준의 이상으로 구분할 수 있다. **발달장애(developmental diseases)**는 자궁에 있는 동안, 다시 말해 태아의 발달 과정 중에 생기는 질환이다. 유전질환이나 발달장애는 출생 시 이미 존재하는 기형에서부터 유전적인 문제가 있으나 환경의 영향을 받아 성인에 이르러 문제를 일으키는 당뇨병에 이르기까지 매우 다양한 임상범주를 보인다. 유전질환과 발달장애는 7장에서 보다 자세히 살펴볼 것이다.

퇴행성 질환과 염증성 질환은 세포나 세포사이물질을 파괴하고, 세포와 조직에 비정상적인 물질을 침전시키거나 염증반응에 의해 신체가 스스로 손상을 입도록 하는 힘이나 인자에 의해 초래된다. 손상의 **외부인자(external agents of injury)**에는 물리적 또는 화학적 물질과 미생물이 포함된다. 손상의 주요 **내적 기전(internal mechanisms)**은 혈관기능부전, 면역 반응, 대사장애 등이다. 손상의 직접적인 영향으로 손상된 부위의 세포가 죽는 것을 괴사(necrosis)라 하고, 손상된 세포가 회복 가능한 경우는 준치사 세포 손상(sublethal cell injury)이라고 한다. 손상

표 1-3 구조적 질환의 세 가지 주요 범주

- 유전질환과 발달장애
- 후천적 손상과 염증성
- 질환 과다형성과 신생물

에 따른 두 가지 일반적인 반응은 염증과 회복이다. 염증(inflammation)은 손상을 국소화하고 공격물질을 파괴하며 손상된 세포나 기타 물질을 제거하기 위한 혈관과 세포의 반응이다. 회복(repair)이란 손상된 조직이 그와 동일한 조직이나 섬유성 결합조직으로 대체되는 것이다. 염증은 몇 가지 중요한 변화를 수반한 정형화된 반응이다. 괴사나 염증과 달리 회복은 손상된 조직과 기관의 종류에 따라 상당히 많은 영향을 받는다. 손상, 염증, 회복과 관련해서는 4장에서 자세히 살펴볼 것이다.

과형성과 신생물은 기본적으로 세포 수 증가에 이상이 있는 질환이다. 과형성(hyperplasia)은 장기간의 외부자극에 대한 증식성 반응으로, 보통 자극이 없어지면 퇴화된다. 신생물(neoplasia)은 단일 세포집단의 성장을 유발하는 유전자 변형에 기인한다. 신생물은 국소적으로만 증식하는지, 주변 조직으로 증식하거나 이동 능력이 있는지에 따라 양성과 악성으로 나뉜다. 암(cancer)은 악성신생물에 대한 구어체적 표현이다. 과형성 중 일부 유형은 외부인자에 의한 연속적인 유전자 변형으로 서서히 악성신생물로 바뀔 수도 있다. 과형성과 신생물은 5장, 암은 6장에서 자세히 다룰 것이다.

표 1-4 구조적 질환과 기능적 질환의 중복 사례

질환	질환의 유형	임상소견의 특성
긴장성 두통	기능적(근육경련)	기능적(통증)
덩어리가 있는 유방의 양성종양	구조적(종양)	구조적(덩어리)
식탐에 의한 외인성 비만	기능적(허기)	구조적(비만)
식사가 불가능한 식도암	구조적(암)	기능적(섭식 불가)

심지어는 개개인이 감염성 물질이나 알코올, 환경 독소와 같은 외부자극에 반응하는 방식들도 유전적인 배경에 의존한다. 그러므로 질환을 '기능적'이라고 분류하는 것은 지나친 단순화일지도 모르나, 현재로서는 여전히 학습할 만한 가치가 있다.

기능적 질환

기능적 질환(functional diseases)은 발병 시기에 눈에 보이는 병변이 없는 질환이다(표 1-4). 질환은 생리적이거나 기능적인 변화가 기본적으로 나타난다. 기능적 질환의 대표적인 두 질환은 자율신경계의 무의식적인 자극으로 유발되는 긴장성두통과 과민성대장증후군이다.

또 다른 기능적 질환으로는 당뇨병과 고혈압이 있다. 이 질환들은 진단검사에서 혈당이 높거나 혈압이 높을 때 진단된다. 시간이 지남에 따라 구조적인 변화가 두드러지는데 처음에는 혈관에서, 나중에는 신장조직괴사와 섬유화와 같은 주요 장기에서의 변화가 나타난다. 이쯤 되면 질병은 뇌졸중, 심근경색, 실명, 신부전 등 심각한 합병증으로 진행되며 피할 수 없는 상황이 된다.

많은 정신질환이 기능적 질환으로 간주되지만, 오히려 기질적인 문제일 것이라는 증거가 나타나고 있다. 이는 당뇨병과 고혈압을 포함한 다른 기능적 질환도 마찬가지이다. 사실 대부분의 질환은 유전적인 바탕을 지니고 있다.

질병의 원인

질병은 외부적 혹은 내부적 요인에 의한 손상으로 시작된다. 외부로부터 기인한 것을 외인성(exogenous)이라 하고, 내부에서 기인한 것을 내인성(endogenous)이라고 한다.

질병의 외인성 원인은 물리적 원인, 화학적 원인, 미생물학적 원인으로 나뉜다(표 1-5). 직접적인 물리적 손상을 외상(trauma)이라고 한다. 질병을 야기하는 물리적 요인에는 열과 냉, 전기, 대기압의 변화, 방사선(전자기적, 미립자적) 등이 있다. 화학적 손상은 일반적으로 손상의 방법에 따라 중독(사고, 타살, 자살), 약물반응(질병을 치료하기 위해 처방된 약제 혹은 특히 약제의 독성)으로 세분화된다. 미생물학적 손상은 감염(infection)이라고 불리며, 보통 침입하는 미생물(박테리아, 곰팡이, 리케치아, 바이러스, 원충, 기생충)의 종류에 따라 분류된다.

질병의 내인성 원인은 크게 세 가지 범주로 나뉜다(표 1-6). 혈관질환(vascular diseases)은 기관이나 조직으로의 혈액공급차단(예: 심근허혈, 이차적으로 죽상동맥경화

표 1-5 신체 외부에 존재하는 질병의 외인성

물리적 손상
- 외상
- 열/냉
- 전기
- 압력
- 이온화 방사선

화학적 손상
- 중독
- 약물반응

미생물학적 손상
- 박테리아
- 곰팡이
- 리케치아
- 바이러스
- 원충
- 기생충

표 1-6 신체 내부에 존재하는 질병의 내인성

혈관성
- 폐쇄
- 출혈
- 혈관흐름의 장해

면역성
- 면역결핍
- 알레르기
- 자가면역

대사성
- 비정상 대사 혹은 다음과 같은 물질의 결핍
- 지질
- 탄수화물
- 단백질
- 미네랄
- 비타민
- 체액

증), 출혈(예: 파열된 복부대동맥류) 또는 혈류의 변화(예: 당뇨병이나 고혈압으로 인한 미세혈관변성)를 포함한다. 면역질환(immunologic diseases)은 면역계이상에 의해 발생한다. 면역계가 필요할 때 적절히 작동하지 못할 경우 면역결핍질환이라고 한다. 면역계가 과도하게 작용할 경우 알레르기 혹은 과민성 반응질환을 초래한다. 내인성 물질에 대해 면역계가 비정상적인 반응을 보일 경우, 자가면역질환이 초래된다. 대사질환(metabolic diseases)은 다양한 생화학적 질환으로 유전적으로 결정되거나 후천적으로 얻은 질병으로 인한 이차적인 영향으로 발생한다. 대사질환은 지질, 탄수화물, 단백질, 미네랄, 비타민, 체액과 관련된 이상으로 흔히 구분된다.

어떤 질환은 원인을 알 수 없어 내인성인지 외인성인지 구분할 수가 없다. 이렇게 원인을 알 수 없는 질환을 특발성(idiopathic) 질환이라고 한다. 의료전문가들의 치료로 인해 발생하는 이상반응은 의원성(iatrogenic) 질환을 유발한다. 병원성(nosocomial) 질환은 병원 내에서 얻게 되는 질환이다.

환자 간호

대증요법에서 질병에 대한 전형적인 접근법은 환자가 불편한 증상 때문에 의사에게 도움을 요청하기까지 기다리는 것이다. 그리고 건강관리실무자는 체계화된 방법을 통해 아픈 환자를 돕는다(표 1-7). 환자에 대한 정밀검사(workup)는 세 가지 주요 단계를 거쳐 진행된다. (1) 과거력(history) 사정: 환자나 보호자와의 면담을 통해 환자의 증상을 확인하고, 질병과 관련 있을지도 모르는 과거나 현재의 병력을 검토한다. (2) 신체검진(physical examination): 접근 가능한 신체부위를 따라 전신적으로 보고, 느끼고, 듣고, 때로는 냄새를 맡아 징후를 확인한다. (3) 필요 시 화학적 또는 생리적 이상소견을 찾기 위해 진단검사, 방사선촬영, 특수 임상절차를 시행한다. 과거력 사정 후 신체검진, 초기 진단검사 결과에 대한 검토가 끝나면, 건강관리실무자는 가능한 진단 목록을 작성한다. 이를 감별진단(differential diagnosis)이라고 한다. 목록의 특정 진단을 제외하기 위한 부가적인 진단검사를 시행한 후 최종적으로는 환자의 증상과 징후 그리고 진단검사 결과를 가장 잘 설명하는 하나의 진단을 결정한다.

표 1-7 환자의 질병 진단 과정

1. 정보를 수집한다.
   - 과거력
   - 신체검진
   - 진단검사와 방사선검사
2. 정보를 해석하고 진단을 도출한다.
3. 가능한 경우 환자를 치료한다.
4. 치료 결과를 추적검사한다.

진단은 환자의 문제를 요약하는 동시에 예상되는 질병의 진행 양상, 즉 예후(prognosis)를 추측할 수 있게 하며 치료법을 제시한다. 치료는 질병의 자연적인 진행 과정을 변화시키기 위한 시도로 행해진다. 치료의 목적은 질병에 따라 다르다. 소아의 중이염 치료 목적은 감염을 근절하는 것이고, 당뇨병 치료의 목적은 합병증을 예방하는 것이다. 자동차 사고로 내부출혈이 있는 환자의 수술적 치료의 목적은 출혈을 멈추고 죽음을 막는 것이다. 광범위한 전이암에 대한 치료 목적은 더 이상 완치가 아닌, 며칠 혹은 몇 주밖에 남지 않은 환자의 여생 동안 통증을 경감시켜 주는 것이다. 치료 목적이 무엇이든 환자를 추적관찰(follow-up)하는 것은 목표에 도달하는 과정을 모니터링하기 위해 꼭 필요하며, 합병증(complication)이나 치료 과정에서 발생할 수 있는 이차적 문제의 발생 여부를 확인하고, 이에 따른 치료수단을 변화시키는 데 있다.

특정 질병의 진단은 치료법과 예후를 결정할 뿐만 아니라, 나아가 환자에게도 유용하다. 예후에 대한 지식, 치료의 효용성, 합병증의 발생빈도는 여러 질병을 범주화함으로써 형성된 자료에서 도출된다. 그뿐만 아니라 때때로 이러한 자료는 질병의 원인에 대한 건강관리실무자들의 이해를 돕는 효과도 있다. 질병을 분류함으로써 가능한 질병 유발인자에 대한 단서를 얻는 것이다. 예를 들어, 우리는 AIDS의 원인인 인체면역결핍바이러스(human immunodeficiency virus, HIV)의 전파경로를 이 질환에 걸린 최초의 환자가 다수의 동성 파트너와 무분별한 성관계를 가졌던 남성이었다는 점에 착안하여 알게 되었다. 그러나 질병의 원인에 대한 이해는 신체의 구조와 기능에 대해 보나 훌륭한 정의를 가능하게 하는 실험이나 기술적 진보가 뒷받침되어야만 획기적인 발전이 가능하다.

환자 간호의 장애요인

환자의 진료과정은 자원의 이용 가능정도, 질환의 특성과 임상의의 질병 진행과정 이해 정도에 따라 한계가 있을 수 있다. 우리의 건강관리 수준 향상은 무엇보다도 위생이나 영양개선, 면역, 감염성 질환의 통제, 독성물질에의 노출 감소 등과 같은 예방책 덕분이었다.

한때 감염은 기대수명을 40~50세까지 감소시킬 정도로 주요 사망원인이었으나, 현재는 이러한 질병을 예방하고 통제하며 근절시킬 수 있는 방법들을 알고 있다. 그러나 AIDS의 경우처럼, 예방책을 마련하기 위해 질병에 대한 지식을 전파하고 사람들을 이해시키기 위해서는 상당한 시간과 비용이 소요된다. 그것은 또한 그러한 자원을 가진 사회와 그렇지 못한 사회를 완전히 구분짓는 일이기도 하다. 미국 내 AIDS 발병률이 1990년대(매년 약 5만 6,300건이 새로 발생함) 이후 꽤 안정적이기 때문에 AIDS가 거의 통제되고 있다고 볼 수 있지만, 그것은 주로 백인 남성과 여성에게만 해당되는 사실이다. 흑인, 특히 젊은 아프리카계 미국인 여성의 경우 백인보다 질병에 걸릴 위험이 7배나 높다. 세계적으로 AIDS는 주요 사망원인 중 하나로, 2008년에는 200만 명의 사람들이 AIDS로 사망하였고, 이 중 75% 이상은 사하라 이남 아프리카의 극빈국가에서 일어났다. 아시아에서도 AIDS에 가장 취약한 계층은 가난한 여성과 그녀의 아이들이다. 이러한 결과를 초래한 원인은 다양하지만, 여성이 끼니를 위해 성매매를 할 수 밖에 없을 정도의 가난과 AIDS 예방법에 대한 건강교육의 부재, 질병의 진행을 늦추어줄 치료에 접근하기 어려움 등의 자원 부족으로 요약될 수 있다.

더욱이 질병에 대한 새로운 지식이나 치료법이 발견되었더라도 그것이 실제로 적용될 때까지는 많은 시간이 걸리는데, 그 예로 흡연을 들 수 있다. 1920년대 이전에 여러 차례의 부검을 통해 흡연과 폐암 사이의 긴밀한 관련성이 밝혀졌다. 하지만 1964년이 되어서야 존 F. 케네디 대통령에 의해 특별위원회가 설립되었고, 위원회는 대부분 미국암협회(American Cancer Society, ACS)가 연구한 흡연이 건강에 미치는 영향에 대한 7,000건이 넘는 논문을 검토하였다. 공중 위생국장(Surgeon General) 최종보고서에서는 흡연자의 사망률이 비흡연자에 비해 70% 높고, 폐암 발병률이 9~10배 정도 높다는 사실을 언급하면서 흡연이 건강에 미치는 영향을 자세하게 다루어 미국에 충격을 안겨주었다. 흡연이 건강에 해롭다는 부정할 수 없는 과학적인 근거에도 불구하고, 예상과는 달리 이후 10년 동안의 담배 소비량은 꾸준히 증가했다. 미국의 경우 1987년, 기내에서 흡연을 금지하는 최초의 금연법이 통과되었고, 직장이나 식당, 술집 등 공공장소에서의 흡연이 금지된 것은 그로부터 몇 년 후였다. 물론 흡연을 하거나 금연 후 또 흡연을 시작하는 등의 흡연 행위는 개인의 의지나 과학적인 근거에 바탕을 둔 판단보다는 동료의 권유,

사회적 기대와 가치, 중독이 더 큰 영향력을 미치는 것이 사실이다. 그러나 다른 과학적 인식의 경우에도 유사한 시간적 지연이 나타난다. 과학적인 발견이 실무표준으로 자리 잡기 위해서는 15~20년 정도의 시간이 걸리는 것으로 추정된다.

대중의학의 또 다른 특성은 과학적 기반에 근거할지라도 실무표준이 항상 보편적으로 맞지는 않는다는 것이다. 고혈압이 뇌졸중과 심장질환의 주요 위험인자라는 것은 수십 년간 잘 알려져 왔으나, 고혈압을 적절히 치료하고 있는 미국인은 전체 환자의 30~40%밖에 되지 않는다. 박테리아에 의한 질환이 아닌 경우, 박테리아 성장을 저해하는 항생제를 처방하는 것과 바이러스성 질환(예: 상기도감염, 소아에서의 중이염)에 항생제를 처방하는 것은 어리석고 위험하며 역효과를 초래할 가능성이 있다. 이는 단지 두 가지 예시뿐이나, 환자를 사정하고 치료하는 방법이 다양한 것은 환자가 한 가지 질환에 대해서도 여러 의사를 방문하여(심지어는 처음 방문한 의사로부터 그렇게 하도록 권유 받아) 그 의견을 종합하고 좀 더 많은 정보를 얻은 후 확신을 가진 다음 치료계획을 결정하려 한다는 문제가 있다.

몇몇의 경우에는 의사의 소견이 동일할 수 있으나 그렇지 않을 수도 있다. 이는 결과적으로 과학적인 자료에 근거한 하나의 '답'을 기대하는 환자에게 절망감을 안겨주게 된다. 또한, 의학은 과학적인 문헌의 철저한 검토로 축적된 지침에 근거하여 엄격하게 행해져야 한다고 믿는 의사들에게도 절망감을 안겨준다. 전문가들에 의해 개발되는 진료지침은 **근거중심의학(evidence-based medicine)**의 핵심을 이룬다.

근거중심 진료지침이 의사에게 진료의 표준을 명시하고 있음에도 불구하고, 환자를 치료하는 방법은 여전히 다양하게 존재한다. 특정 의원이나 병원에서 이용 가능한 자원을 포함한 경제적 요인과 환자의 보험 가입 여부, 연령, 환자의 다른 질환과 종교, 유사한 환자를 치료해 본 의사 개인의 경험, 환자의 개인적인 바람 등 여러 요인이 치료계획에 영향을 미치게 된다.

치료의 중심은 진료소의 종류와 인구통계학적인 변수에 따라 크게 달라질 수 있다. 대학에 소속된 대형병원에서 환자는 과학 발전의 최전선에서 치료를 받게 된다. 이러한 기관에서는 장기이식, 항암치료, 희귀난치성 질환의 치료가 중심이 된다. 반대로 도심에 위치한 의원에서는 모자보건과 같은 예방적 진료와 당뇨병이나 심장질환 같은 그 집단에서 유병률이 높은 질병의 관리가 중심이 된다.

과학기술의 지식과 발전만이 건강과 건강관리에 영향을 미치는 것은 아니다. 미국은 과학기술이 발달한 나라 중 하나이고, 건강관리에 많은 돈을 투자하지만, 영아 사망률과 기대수명 같은 일반적인 건강 측정에서 매우 낮은 순위를 기록하고 있다. 미국의 건강관리실무자가 직면하는 가장 큰 어려움이 자원의 공평한 분배라는 사실은 의심할 여지가 없다. 건강관리실무자들은 많은 질병을 예방하고, 합병증을 완전히 피할 수 없다면 그 진행을 지연시킬 수 있는 지식을 가지고 있다. 그러나 대부분의 사람들은 금전적인 능력, 건강관련 지식의 부족, 빈곤지역에서 일할 인력 부족 등으로 인해 이러한 혜택을 접하기 어렵다. 더불어 미국 사회는 말기 환자들이 치료에 따른 효용을 넘어 막대하게 청구되는 의료비 문제에 직면하고 있다. 이는 경제적 조사와 윤리적 논쟁, 소모되는 의료비에 대한 책임있는 의료산업을 억제하기 위한 법률 개정에 참여해야 함을 의미한다. 그러한 논쟁을 위해서는 병태생리학에 대한 충분한 이해가 필요하다. 이 책에서 다루는 정보는 독자들이 건강관리 논쟁에 적극적인 참여자가 되는 데 큰 도움이 될 것이다.

책의 구성

이 책은 기본적인 질병 분류체계와 질병의 원인에 대한 입문적인 논의를 제시한다. 1부에서는 유전학, 염증, 신생물과 같이 신체의 모든 조직에 적용할 수 있는 질병의 진행과정에 대해 논의하고, 2부에서는 신체계통별 질환에 대해 살펴본다. 그리고 3부에서는 감염, 면역질환과 같은 동시에 여러 기관을 침범할 수 있는 질환에 대해 설명한다.

각 장은 신체계통의 구조와 기능에 대한 간단한 개요로 시작한다. 여기에 제시한 대로 질병을 이해하기 위해 생리학에 대한 배경지식이 필수적이지 않을지도 모르나, 생리학 수업을 들은 적이 있다면 병태생리학을 보다 잘 이해할 수 있을 것이다.

구조와 기능에 대한 복습 후에는 대표적인 신체계통별 질환들이 제시된다. 이 부분에서 병태생리학을 어느 정도 설명하고 각 장에서 심층적으로 반복해서 되풀이되므로 다소 장황하게 느껴질 수도 있다. 하지만, 이는 의도적인 것으로, 질병이 얼마나 많이 발생하고 인구에 어떤 영향을 미치는지를 이해함으로써 질병에 대한 이해를 높여 주며, 반복학습을 통해 정보를 오랫동안 기억하게 하기 위함이다.

이 책에서 설명하고 있는 질병들은 일반적으로 많이 발생하며 질병 진행과정을 설명하는 데 주로 논의되기는 하지만, 질병의 목록이 너무 길어 점점 이해가 어려울 수도 있다. 또 몇몇 질환에 대한 논의는 독자들이 원하는 만큼 자세하지 않을 수도 있다. 더 많은 정보를 원할 경우 몇 가지 훌륭한 참고자료를 이용하기 바란다. Robbins and Cotran's Pathologic Basis of Disease(edited by Vinay Kumar, Abul Abbas, Nelson Fausto, and Jon Aster, Saunders, 2009)와 Rubin's Pathology(edited by Raphael Rubin, David Strayer, Lippincott Williams and Wilkins, 2007)는 의과대학에서 사용하는 병리학 교과서로, 질병 진행과정을 이해하는 데 도움이 되는 자세한 설명과 그림, 도표가 많이 수록되어 있다. 건강도서관을 이용할 수 있다면 전자도서 UpToDate(일반 독자들을 위해 무료로 제공되는 환자판도 있음)가 병태생리학에 대한 정보와 이 책에서 언급하는 진단검사 및 치료와 관련된 훨씬 상세한 자료를 제공해 줄 것이다. 인터넷 역시 매우 귀중한 학습자원이다. 질병에 관심있는 사람들이 만든 훌륭한 웹사이트가 많이 있다. National Institutes for Health(NIH)와 Centers for Disease Control and Prevention(CDC)의 경우 정부에서 운영하는 웹사이트이다. American Heart Association 같은 경우 개인 또는 비영리단체에 의해 운영되며, 의사(예: Mayo Clinic 또는 Cleveland Clinic) 또는 환자모임(예: Susan G. Komen 'for the (breast cancer) Cure' 조직)에서 운영하는 웹사이트도 있다. 인터넷 자료의 신뢰 여부에 대해서는 주의 깊게 생각해 볼 필요가 있지만, 신중하게 검색하고 자료에 대해 의문을 품을 줄 안다면, 이러한 웹사이트에서 유용한 정보를 얻을 수 있을 것이다.

이 책에 실린 정보가 의료분야에 종사하는 이들이 직무를 수행하는 데 도움이 되기를 바란다. 전문분야에서 상세한 지식을 습득하기 전에 이 책에 제시된 대표 질환의 기본적인 병태생리학 원리와 병인에 대해 광범위한 지식기반을 갖추는 것이 중요하다. 그러한 지식은 환자를 돕는 최선의 방법을 조직화하는 데 도움을 줄 것이고, 질병을 예방하고 환자의 고통을 경감시키기 위해 우리 사회의 자원을 공유하는 것이야말로 가장 효과적인 방법일 것이다.

연습문제

1. 54세 여성이 유방 생검을 하였다. 다음 중 어떤 병리학자가 생검을 조사하고 진단하는가?
   - A. 외과병리학자
   - B. 세포병리학자
   - C. 임상병리학자
   - D. 연구병리학자
   - E. 미생물학자

2. 질병의 내인성 원인의 세 가지 범주는 무엇인가?
   - A. 미생물학적, 면역성, 대사성
   - B. 물리적, 혈관성, 대사성
   - C. 대사성, 면역성, 혈관성
   - D. 화학적, 미생물학적, 혈관성

3. 피부의 궤양성 욕창은 무엇인가?
   - A. 감염
   - B. 병변
   - C. 기능적 변화
   - D. 합병증

4. 55세 남성이 의사에게 과도한 피로를 호소하고 있다. 이는 무엇의 예인가?
   - A. 증상
   - B. 징후
   - C. 임상소견
   - D. 합병증

5. 대증의학의 기본적인 철학적 신조는 무엇인가?
   - A. 질병은 기관과 조직에 가시적인 흔적을 남기는 부인자에 의해 발생한다.
   - B. 질병은 조직, 세포, 분자의 구조와 기능이 망가져 생긴다.
   - C. 질병은 조직과 기관에 가시적인 변화를 야기한다.
   - D. 질병은 조직의 기능적 변화를 초래하는 유전자의 구조적 변화에 의해 발생한다.
   - E. 질병은 과학적 방법으로 진단할 수 있다.

6. 다음 중 질병의 임상소견이 아닌 것은?
   A. 초음파에 나타나는 태아의 비정상적인 심방
   B. 충수돌기염에 걸린 아동에게 나타나는 발열, 백혈구증가증, 복통
   C. 가까운 가족의 유방암 가족력
   D. 궤사 중인 피부 궤양
   E. 폐렴 환자에게 나타나는 숨가쁨과 비정상적 폐음

7. 다음 중 증상을 호소하는 환자의 진료에 관한 사항이 아닌 것은?
   A. 과거력 사정
   B. 신체검진 시행
   C. 선별검사 시행
   D. 추적관찰
   E. 치료계획 수립

8. 감별진단이란 무엇인가?
   A. 정밀검사 동안 환자에게 진단 가능한 질병의 목록
   B. 특정 질병의 특징적이지 않은 증상의 모음
   C. 확정적인 진단검사 없이 추측되는 진단
   D. 처음 진찰받은 의사의 소견과 다른 두 번째 의사의 소견
   E. 대체의학자에 의해 내려진 진단

참고문헌

1. Hall HI, Song R, Rhodes P, et al. Estimation of HIV incidence in the United Sates. JAMA. 2008; 300:520-529.
2. UNAIDS. Epidemiology slides: 2009 AIDS epidemic update. Available at http://www.unaids.org/en/KnowledgeCenter/ HIVData/Epidemiology/2009_epislides.asp. Accessed August 24,2010.

CHAPTER 02

주요 다빈도 질환

Most Frequent and Significant Diseases

개요

사망원인(사망률)
장애 원인과 정도(이환율)
급성질환의 발생빈도
만성질환의 발생빈도
노화
연습문제

학습목표

1. 주요 사망원인과 원인별 사망률을 확인한다.
2. 질병이 미치는 영향을 반영하는 척도(예: 발병률, 유병률, 사망률, 장애율, 의료비 등)를 정의하고 통계수치를 확인한다.
3. 급성질환의 주요 원인과 연령과의 관계를 확인한다.
4. 일반적인 만성질환을 알아보고, 연령 의존성과 관련성을 확인한다.
5. 주요 다빈도 급성질환과 만성질환을 확인한다.
6. 기대수명을 결정하는 요인을 기술한다.
7. 핵심용어를 정의하고 상황에 맞게 적절히 사용한다.

핵심용어

급성질환 acute disease
연령 의존성 age-dependent
연령 관련성 age-related
노화 aging
죽상경화증 atherosclerosis
암 cancer
뇌혈관 사고 cerebral vascular accident, CVA
만성질환 chronic diseases
만성폐질환 chronic pulmonary diseases
직접 비용 direct cost
장애 disability
심장질환 heart disease
발병률 incidence
간접 비용 indirect cost
기대수명 life expectancy
이환율 morbidity rate
사망 mortality
사망률 mortality rate
유병률 prevalence
예후 prognosis
뇌졸중 stroke
생존율 survival rate
외상 trauma

사망원인(사망률)

정부에서는 사람이 사망(mortality)하면 의사가 사망진단서를 작성하도록 규정함으로써 사망원인을 집계하고 있다. 우리나라의 주요 사망원인은 암, 심장질환, 뇌혈관질환, 폐렴, 고의적 자해(자살), 당뇨병, 만성하기도질환, 간질환, 고혈압성 질환, 운수사고 순이며(표 2-1), 이러한 10대 주요 원인에 따른 사망자 수가 전체 사망자의 69.5%에 이른다. 사망원인은 연령에 따라 차이를 보인다(표 2-2).

표 2-1 주요 사망원인(대한민국, 2016)

사망원인	사망률(인구 10만 명당 명)
1. 악성신생물(암)	153.0
2. 심장질환	58.2
3. 뇌혈관질환	45.8
4. 폐렴	32.2
5. 고의적 자해(자살)	25.6
6. 당뇨병	19.2
7. 만성하기도질환	13.7
8. 간질환	13.3
9. 고혈압성 질환	10.6
10. 운수사고	10.1

출처: 통계청(2017). 2016년 사망원인 통계

암(cancer)은 우리나라에서 사망률이 가장 높은 질환으로 전체 사망률의 27.8%를 차지한다. 암 중에서도 폐암은 사망률이 가장 높은 치명적인 암이며, 폐암의 뒤를 이어 간암, 위암, 대장암, 췌장암 순으로 사망률이 높다. 전체적으로 50~80세 사이의 연령에서 암 발병률이 극적으로 증가하지만, 평균 발병 연령은 암의 종류에 따라 상당한 차이가 있다. 예를 들어, 전립선암은 주로 노인에게서 발생하는 반면, 고환암은 주로 젊은 남성(20~40세)에게서 발생한다. 또한 어떤 암은 다른 암보다 치명적으로 빨리 진행되기도 한다. 췌장암은 평균 생존기간이 18개월 정도인 반면, 갑상선암은 일반적으로 수술을 하면 완치가 가능하다. 하지만 암으로 인한 정신적·금전적인 부담의 가중은 일상적인 생활이 힘들어진다는 측면에서 견디기 힘든 일이다.

심장질환(heart diseases)은 사망률이 두 번째로 높은 질환이며, 그 중에서도 심근경색, 협심증 등 허혈성 심장질환이 큰 비중을 차지한다. 심근경색의 거의 대부분은 수년 동안 관상동맥의 혈관벽에 지방이 두껍게 쌓여 관상동맥을 폐쇄하는 퇴행성 동맥질환인 죽상경화증(atherosclerosis)에 의한 것이다. 혈관의 두꺼워진 병변은 갑작스러운 혈전 형성을 유도하며, 혈관이 완전히 막히면 심근으로 가는 혈액공급이 차단되어 결국 사망으로 이어지게 된다. 이것을 심장발작(heart attack) 또는 심근경색이라고 한다. 심근경색은 50세 미만에서는 여성보다 젊은 남성에게서

표 2-2 연령별 3대 사망원인(대한민국, 2016)

연령	3대 사망원인		
	1위	2위	3위
0	출생전후기에 기원한 특정 병태	선천기형, 변형 및 염색체이상	영아 돌연사 증후군
1~9	악성신생물	운수사고	선천기형, 변형 및 염색체이상
10~19	고의적 자해(자살)	운수사고	악성신생물
20~29	고의적 자해(자살)	운수사고	악성신생물
30~39	고의적 자해(자살)	악성신생물	운수사고
40~49	악성신생물	고의적 자해(자살)	간질환
50~59	악성신생물	고의적 자해(자살)	심장질환
60~69	악성신생물	심장질환	뇌혈관질환
70~79	악성신생물	심장질환	뇌혈관질환
80 이상	악성신생물	심장질환	뇌혈관질환

출처: 통계청(2017). 2016년 사망원인 통계

호발하지만, 50세 이상에서는 남녀 모두 같은 비율로 발병한다. 심근경색은 갑작스럽게 사망하거나(증상 발현 후 한 시간 이내 사망), 심근벽의 파열이나 울혈성심부전과 같이 심장의 퇴행성 보상성 변화로 경색 후 수일에서 수년 후에 사망하게 되는 치명적인 질병이다.

뇌혈관질환은 사망률이 세 번째로 높은 질환으로 전체 사망률의 8.3%를 차지한다. 뇌졸중(stroke)은 뇌혈관사고(cerebral vascular accident, CVA)의 통상적인 명칭이며, 뇌혈관폐쇄 또는 뇌출혈로 인한 손상에 의해 일어난다. 심장의 경우에서처럼, 뇌혈관폐쇄는 죽상경화증과 과도한 혈전 생성에 의해 유발된다. 동맥의 죽상경화증은 뇌경색, 즉 동맥에 의해 혈액을 공급받는 뇌조직의 사멸을 유발한다. 뇌졸중의 원인은 대개 고혈압성 출혈이거나 동맥류(동맥의 이완된 외부 주머니)의 파열이다. 뇌졸중은 흔히 노인에게서 발병하며, 대개 신체의 일측성 쇠약이나 언어 장애를 초래한다.

2006년과 2016년의 사망원인을 비교해 보면 심장질환, 폐렴, 만성하기도질환의 순위는 상승한 반면에 뇌혈관질환, 당뇨병, 간질환, 운수사고의 순위는 소폭 하락한 것으로 나타났으나, 하락한 사망원인도 심각한 질환 또는 사고로 계속적인 주의를 기울여야 한다. 2016년 주요 사망원인 5위를 차지하고 있는 자살을 살펴보면, OECD 국가의 자살률(OECD 표준인구 10만 명당) 평균이 12.0명인 것에 비해 우리나라의 자살률은 24.6명으로 비교적 높은 수준이다.

장애 원인과 정도(이환율)

사망률은 질병이 해당 인구에 미치는 영향을 단순하게 측정한 것이다. 사망률이 치명적인 질환의 발생빈도를 설명해줄 수는 있으나, 이것으로 인구의 질병부담을 모두 파악할 수는 없다. 건강과 삶은 의학분야 종사자가 가장 관심을 기울여야 할 부분이다. 불건강 정도를 측정하는 방법을 표준화하거나 적용하는 것은 사망률을 측정하는 것만큼 쉬운 일은 아니다. 왜냐하면 '불건강'이 무엇이고 어떤 질병이 '의미있는' 질병인지에 대한 명확한 정의가 없고, 질병이 있는 모든 사람이 의학적인 주의를 요하는 것이 아니므로 질병인구를 통계적으로 측정하는 것은 어렵기 때문이다.

사람들은 질병을 치료하기 위해 병원을 찾는다. 그러므로 가장 치료하기 힘들고 부담이 큰 질환이 무엇인지 추정하기 위해 사람들이 병원에 오는 이유를 통계화하여 활용할 수 있다. 표 2-3에서 볼 수 있듯이, 미국에서 병원을 방문하게 되는 가장 주된 이유는 신생아 및 아동의 건강검진으로 질병 때문이 아님을 알 수 있다. 건강한 어린이를 대상으로 한 영유아 건강검진이 가장 일상적으로 이루어지는데, 이는 질병의 증후를 조기에 발견하고 면역과 안전 및 영양에 대한 상담을 제공받기 때문이다. 한편 본태성 고혈압으로 병원을 방문하는 것은 일반적으로 혈압이 잘 유지되는지를 모니터링하기 위한 것이다. 그 다음으로 병원을 내원하는 이유는 감기와 같은 급성 상기도감염으로, 감기는 장기간 후유증을 수반하지 않는 자기제한적 질환(self-limited disease)이다. 목록의 아래쪽으로 내려가야만 비로소 사람들의 삶에 중대한 영향을 끼치고, 상당한 양의 의료자원을 소모시키며, 사망을 초래할 수도 있는 질병인 당뇨병, 암, 심장질환 등이 병원을 방문하게 되는 이유인 것으로 나타났다.

표 2-3 미국에서 병원을 방문하게 되는 주된 이유

1. 신생아 및 아동의 건강검진
2. 고혈압
3. 급성 상기도 감염
4. 관절염 및 관련 상태
5. 당뇨병
6. 척추질환
7. 특별한 시술
8. 악성신생물
9. 정상 임신
10. 류머티즘
11. 산부인과 검진
12. 중이염
13. 추적검사
14. 일반 건강검진
15. 비허혈성 심장질환
16. 부비동염
17. 알레르기성 비염
18. 허혈성 심장질환
19. 천식
20. 백내장

출처: Cherry DK, et al. National Ambulatory Medical Care Survey: 2006 summary. National Health Statistics Reports. August 6, 2008;3.

미국의 경우, 아플 때 병원에 갈 수 있는 사람은 보험에 가입되어 있는 사람으로 건강에 대한 일반적인 지식을 어느 정도 보유하고 있으며, 질병의 원인과 불건강 요인에 대해서도 이해하고 있기 때문에 혈압 측정과 영·유아 건강검진, 관절염과 당뇨병을 관리하기 위해 병원을 방문한다. 그러나 보험 혜택을 제대로 받지 못해 의료기관에 대한 접근성이 떨어지는 사람들의 건강관리는 극소수의 공중보건소나 가정간호에 의존하고 있는 것이 현실이다. 따라서 이들이 아주 드물게 병원을 방문한 자료를 바탕으로 한 통계자료로는 그들이 경험하는 불건강의 정도를 완전히 파악하기 어려운 실정이다.

불건강함을 측정하는 또 다른 방법은 장애가 있는 사람을 확인하여 장애(disability)의 원인을 규명하는 것이다. 장애는 개인의 정상적인 신체적·정신적·감정적 기능을 방해하는 건강문제이다. 예를 들어, 어떤 사람이 심장발작을 경험했다면, 그는 아마 자살을 생각할 만큼 심각하게 깊은 우울에 빠질 수도 있고, 심장손상이 심각하다면 예전처럼 일상생활활동을 영위할 수 없을지도 모른다. 그는 더 이상 직업을 가질 수 없을지도 모르며, 목욕을 하거나 화장실에 가는 등의 일상적인 활동을 수행하기 위해 다른 사람의 도움이 필요할지도 모른다. 장애에 따른 정신적·재정적 부담은 엄청나다. 질병으로 인한 장애는 환자에게 치료비나 휠체어와 같은 특수 장비와 약을 구입하기 위한 비용을 부담하게 하고, 사회적으로는 실직으로 인한 경제적 손실을 초래한다. 또한 남에게 의존해야 하고 더 이상 일을 할 수 없다는 사실이 주는 정신적 충격은 매우 심각해서 그로 인한 추가적인 치료와 심리적 지지가 필요할 수도 있다.

장애의 중증도나 발생빈도를 측정하는 것은 사망률을 측정하는 것만큼이나 쉽지 않은 일이다. 특정 인구 내 장애의 발생빈도를 이환율(morbidity rate)이라고 한다. 미국의 경우, 지팡이나 휠체어와 같은 보조기구의 사용이 필요하거나 일상생활이나 업무에 지장을 초래할 정도의 장애를 유발하는 주요 원인은 관절염, 척추질환, 심장질환 순이다(표 2-4). 정신적 혹은 정서적 문제가 그 뒤를 이어 네 번째 원인이라는 점에 주목해야 한다. 특히 건강관리 실무자라면 정신질환이 장애의 중요한 원인임을 기억해야 한다. 이와 같은 방법으로 이환율을 측정하는 것 또한 그것이 병원을 방문한 환자에 대한 보고서에만 의존한 결과이기 때문에 건강관리를 받지 못하는 사람들의 경험을 포

표 2-4 미국 성인의 주요 장애 원인과 비율

원인	비율(%)
관절염	19.0
척추질환	17.0
심장질환	7.0
정신적 혹은 정서적 문제	5.0
폐질환, 호흡기질환	5.0
당뇨병	4.5
난청 혹은 청력장애	4.0
사지의 강직 및 기형	4.0
실명	3.0
뇌졸중	2.0

출처: CDC.Prevalence and most common causes of disability among adults—United States, 2005. MMWR Morb Mortal Wkly Rep. 2009;58(16):421-426.

함하지 않으며, 장애에 대한 정의가 확실하지 않다는 문제점이 있다. 예를 들어, 장애를 휠체어나 침대에 의존하여 삶을 영위하는 것으로 정의하거나, 또 다른 극단적인 경우로 건강 관련 문제 때문에 직장이나 학교를 단 하루라도 쉬는 것으로 정의한다면 그에 따른 통계치는 어떻게 나타날 것으로 예상되는가?

대부분의 질환은 재정적인 부담을 가져온다. 질병과 관련해서 미국인들이 개인적으로나 사회적으로 건강관리에 많은 비용을 투자한다는 사실을 인지할 필요가 있다. 직접 비용(direct cost)이란 특정 질병의 치료와 관리에 소모되는 비용을 말하며, 간접 비용(indirect cost)은 환자가 일상적인 업무를 수행하지 못하여 장애수당을 필요로 할 때 발생하는 비용을 말한다. 각각의 특정 질환에 의해 발생되는 금액은 실로 어마어마하다. 예를 들어, 2007년 한 해 동안 당뇨병으로 인해 발생한 비용은 합병증 치료를 위해 소요된 간접 비용을 포함하여 총 1,740억 달러이다. 2006년에 암환자 치료와 관련된 비용은 1,040억 달러였다. 여러 질환의 의료비를 서로 비교하고 각 질환별로 연도별 의료비 추이를 비교해봄으로써 의료비 현황을 확인할 수 있다. 그러나 질병으로 초래되는 장애 정도나 질병의 심리학적 영향을 고려하지 않았기 때문에 질병의 재정 부담을 측정하는 것은 매우 단순화된 수치라고 할 수 있다. 또한 어떤 질환이 다른 질환보다 치료비가 더 많이 든다는 사실은 판단

하기 모호한 측면이 있다. 예를 들어, 암 치료를 위한 항암요법과 방사선요법은 당뇨병 치료를 위한 약을 복용하는 것보다 훨씬 더 많은 비용이 요구된다. 하지만 당뇨는 평생에 걸쳐 지속적으로 치료해야 하는 반면에 암 치료는 수주, 수개월, 수년 정도로 치료기간이 한정되어 있다. 이처럼 미묘한 차이는 의료비를 측정하는 것만으로는 파악하기 어렵다.

특정 인구에 대한 질병의 영향을 측정하는 가장 일반적인 방법은 질병의 발생빈도 혹은 총 인구수 대비 질병에 이환된 사람의 수를 측정하는 것이다. 질환의 발생빈도는 특정 시점에서 측정하거나 일정 기간을 두고 측정할 수 있다. **발병률**(incidence rate)은 일정 기간 내(대개 1년 단위로) 새롭게 진단된 환자 수를 측정하여 산출한다. 따라서 해당 연도 이전에 질환을 진단받았던 사람은 포함되지 않는다. **유병률**(prevalence rate)은 진단받은 시기와 상관없이 어떤 시점에서 그 질환을 앓고 있는 환자 수를 측정하여 얻는다. 예를 들어, 2003년에서 2007년 사이의 유방암 발병률(SEER 자료)은 인구 10만 명당 123명으로 매해 10만 명의 여성 중 123명이 유방암 진단을 받는다는 것을 의미한다. 2007년 1월 1일 미국에서 유방암에 이환된 환자 수는 2,591,855명이었다. 이는 급성기의 치료를 받고 있는 여성들과 과거의 어떤 시점에 유방암을 진단받은 사람, 완치된 사람 모두를 포함한다. 발병률과 유병률을 논의할 때, 조사대상이 되는 특정 인구집단뿐만 아니라 조사가 진행된 기간 또한 구체화하는 것이 중요하다. 예를 들어, 어떤 주에 사는 모든 사람을 대상으로 발병률과 유병률을 조사할 수도 있고, 어떤 한 주의 남성 전체 또는 50~59세 여성 혹은 백인이나 스페인계 여성과 비교하여 흑인 여성의 발병률과 유병률을 조사할 수도 있다.

발병률은 특정 인구에 대한 **급성질환**(acute diseases)의 영향 정도를 측정하는 방법으로 유용하다. 급성질환은 갑작스럽게 발생하여 며칠 또는 몇 주처럼 짧은 기간 지속되는 질환이다. 감기, 요로감염, 충수돌기염 또는 팔·다리 골절 등이 포함된다. 단기간의 질병 상태이므로 해당 질병을 관리하는 데 유병률은 그다지 도움이 되지 못한다. 그보다는 질병에 걸릴 것으로 예상되는 사람들을 확인하고 그것을 막을 수 있는 방법을 고안해내는 것이 더욱 중요하다. 즉, 발병률은 질병 진전의 위험 척도라고 할 수 있다. 반면, 유병률은 오랜 기간 지속되거나 완치 가능성이 낮은 만성질환의 영향을 측정하는 데 더 유용한 방법이다. **만성질환**(chronic diseases)의 예는 당뇨병, 알츠하이머병, 류마티스관절염, 암 등이다. 이러한 질병의 위험요인을 확인하고 예방책을 고안하기 위해 발병률을 인지하는 것이 중요하다. 하지만 환자 치료의 대부분은 장기간의 질병 관리에 중점을 두고 있다. 그러므로 의료자원을 적절히 배분하기 위해 어떤 한 시점에서 얼마나 많은 사람들이 그 질병을 앓고 있는지 파악하는 것이 필수적이다.

사망률(mortality rate)은 일정 기간 동안 사망한 사람의 수를 측정하여 산출한다. 이는 대개 1년 단위로 인구 10만 명당 사망자 수로 나타낸다. **생존율**(survival rate)은 질병을 진단 받은 후 특정기간 동안 생존한 사람들의 비율이다. 예를 들어, 유방암의 5년 생존율은 완치 여부에 상관없이 전이로 인해 곧 사망할 것으로 예상되더라도 유방암을 진단 받고 5년이 지난 후에도 생존해 있는 모든 유방암 환자의 비율이다. 연령보정 생존율 혹은 상대적 생존율은 그들의 연령에 기초하여 다른 원인으로 인해 사망했을 수도 있는 환자의 비율을 조정한다. **예후**(prognosis)란 예상되는 질병의 결과를 뜻하는 용어이다. 예후는 추정 이환율과 추정 사망률을 모두 포함한다.

급성질환의 발생빈도

급성질환의 거의 절반은 호흡기질환이며, 대개 급성 바이러스성 질환이다(**그림 2-1**). 대략적으로 급성질환의 1/6

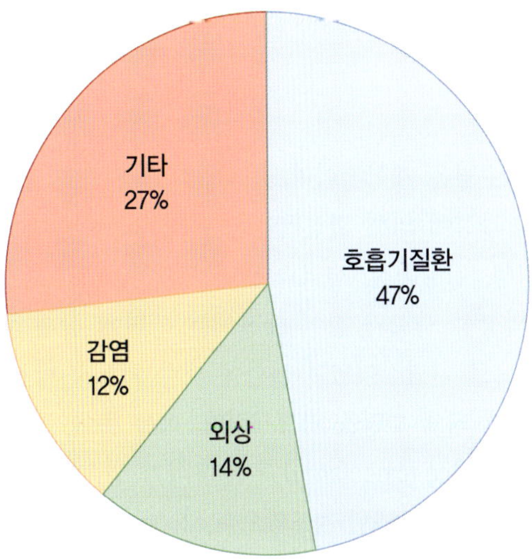

그림 2-1 급성질환의 대략적인 발생빈도

정도가 다양한 형태의 손상으로 발병된다. 비호흡기성 감염과 다양한 비감염성 및 비상해성 질환이 거의 같은 비율로 나머지의 1/3을 차지한다. 급성질환의 빈도는 나이에 비례하여 감소한다. 예를 들어, 44세 이상 성인의 경우, 매년 하나의 급성질환 발병을 보이는 반면, 6세 이하 아동의 경우는 매년 세 가지의 급성질환 발병을 보인다.

만성질환의 발생빈도

만성질환의 빈도는 급성질환과 달리 나이에 비례해서 극적으로 증가한다. 가장 대표적인 만성질환 중 하나인 치주질환(잇몸의 염증)은 45~65세 인구의 약 1/3, 65세 이상의 절반 정도에서 발생한다. 치주질환 환자는 대부분 자신의 상태를 질병으로 보고하지 않기 때문에 비교자료로 정확한 것은 아니다. 정신질환 역시 매우 흔하지만 정확히 보고되고 있지는 않다. 국가 조사에서 보고된 만성질환의 주요 원인 중 대부분은 연령과 관련이 있다. 관절염은 노년층에서 현저하게 발병한다. 당뇨병, 척추질환, 청각장애, 시각장애는 나이가 들수록 발생빈도가 높아지는 대표적인 만성질환이다. 만성 기관지염과 천식은 젊은 사람과 노인에게서 거의 비슷한 발생빈도를 보이는 만성질환이다.

어떤 신체적 상태는 비록 그 자체가 질병은 아니더라도 질병 발생의 위험요인이 될 수 있다. 그 예로 비만은 고혈압, 당뇨병, 죽상경화증을 일으키는 원인이 될 수 있으며, 이 세 가지 모두 심장질환과 뇌졸중의 발병을 앞당기는 원인이 되기도 한다. 만성질환은 미국 전체 사망률의 70%, 전체 의료비의 75% 이상을 차지한다.

노화

인간의 수명은 제한적이며, 진행적이고 비가역적인 **노화(aging)** 과정에 의해 결정된다. 지난 수세기 동안 미국은 공중위생, 건강증진, 면역과 관련된 예방적 치료, 담낭염이나 외상성 사고와 같이 예전에는 생명에 실제적 혹은 잠재적으로 치명적이었던 질환에 대한 치료적 발전의 조화로 눈에 띄게 수명을 연장시켰다. 예를 들어, 1920년대의 **기대수명(life expectancy)** 혹은 유아가 생존 가능하다고 생각되는 기간은 55년 정도였으며, 2004년에는 유아의 기대수명이 80년 정도였다. 21세기 중반까지 기대수명은 거의 90세에 가까워질 것으로 예상된다. 이는 삶을 즐길 수 있는 시간이 늘어났다는 의미이기도 하지만, 동시에 더 오랜 시간 만성질환으로 고통받게 될 것이라는 의미이기도 하다.

노화과정은 신체적 성숙이 끝나는, 즉 일반적으로 청소년기가 끝나는 17~20세 정도에서 시작된다. 노화는 인생의 후반기까지는 사망률에 뚜렷한 영향을 미치지 않는다. 노화가 사망으로 이어지는 것은 질병에 대한 감수성이 증가되기 때문이다. 예를 들어, 젊은 사람은 호흡기 감염, 사고 또는 감기에 걸리는 것으로 사망하지는 않지만, 나이 든 사람은 이러한 질병으로 사망할 수도 있다. 의학적 치료가 인플루엔자와 같이 잠재적인 질환으로부터 나이 든 사람을 보호해 줄 수 있다고 하더라도, 질병에 대한 감수성의 증가는 또 다른 원인으로 사망에 이르게 할 수 있다.

노화를 단순하게 설명할 방법은 없다. 노화에는 유전적 요인과 후천적 요인이 모두 작용한다. 유전적인 관점에서 각각의 종은 소수만이 도달할 수 있는 최대수명이 있다. 인간의 최대수명은 110세 정도이며 선진국에서 평균 기대수명이 극적으로 증가하는 동안에도 바뀌지 않았다. 일부 가족이나 친족 집단들은 다른 사람들보다 오래 사는 경향이 있는데, 이는 아마도 특정 질환의 발생 가능성이 낮기 때문인 것으로 추측된다. 반면에 조로증(progeria)이라고 불리는 드문 유전질환을 앓고 있는 사람은 매우 젊은 나이에 노화를 겪게 된다.

실험적 관점에서, 배양 중인 세포들은 죽기 전에 제한된 수의 세포분열을 겪는다. 명백하게 세포대사와 세포주기율은 연령과 더불어, 이차적으로는 후천적 손상의 축적과 더불어 감소한다. 방사선 또는 산소자유라디칼에 의한 결과인 돌연변이, DNA 손상, 세포사는 세포주기와 세포기능을 감소시킬 수도 있다. 콜라겐의 연쇄교차와 기타 수명이 긴 결합조직물질은 세포를 더욱 강직되게 만들고 기능을 감퇴시켜 퇴행성 관절염, 피부주름, 백내장과 같은 변화를 초래한다.

연령에 따라 발생빈도가 증가하는 질환은 크게 연령 의존 질환과 연령 관련 질환으로 구분한다. **연령 의존성(age-dependent)** 질환은 나이가 들수록 모든 개인에게서 어느 정도는 나타난다. 예를 들어, 피부의 노인성 퇴행, 퇴행성 관절염, 골다공증, 노안, 난소와 고환의 위축과 관련된 내분비선의 변화, 전립선비대 등이다. **연령 관련성(age-related)** 질환은 모든 개인에게서 나타나지는 않기 때문에 그 자체가 노화의 과정이라고는 할 수 없다. 다양한 종류의 암, 피부의 광선각화증 및 지루각화증, 죽상경화증, 고혈압, 알츠하이머병, 결장 게실, 백내장이 그 예이다. 발병 시기가 연령과 관련있다고는 할 수 없지만, 연령에 따라 발생빈도가 증가하는 또 다른 질병군도 있다. 흡연으로 인한 만성폐질환과 담석이 그 예이다.

노화가 신체계통에 영향을 미치는 정도는 다양하다. 면역성의 감소는 명백하지 않지만, 노인의 경우 감염에 대한 감수성과 감염의 중대성 증가로 인해 면역성 감소가 나타난다. 또한 암세포를 이종물질로 인식하여 거부하는 면역계의 능력이 감소하여 암 발병률이 증가된다. 내분비계에서 나타나는 노화의 징후는 당뇨병의 소인이 되는 내당능장애와 갑상선기능저하 그리고 골다공증과 기타 다른 변화를 일으키는 성선기능저하이다. 신경계의 기능저하 역시 노화과정의 한 부분이다. 근골격계와 피부도 노화의 영향을 받는다. 나이가 들수록 근긴장을 유지하기 어렵고 피부는 야위어지며 탄력성을 잃어 간다. 심장, 폐, 간, 신장의 기능도 감소하지만, 노화로 인한 변화는 이들 기관에 상대적으로 거의 영향을 미치지 않는다. 이 기관들의 기능이 저하되면 죽상경화증, 폐기종, 당뇨병과 같은 연령 의존 질환은 아니지만 연령과 관련 있을 것이라고 생각되는 질병이 발생한다. 장은 노화에 따른 형태학적인 변화를 거의 보이지 않지만, 장운동 저하는 노인에게서 변비와 게실을 빈번하게 일으킨다.

심장질환과 뇌졸중에 따른 사망은 어느 정도 노화에 따른 결과라고 볼 수도 있지만, 저콜레스테롤 식이를 하는 일본과 비교해서 미국에서 죽상경화증의 진행이 더 빠른 것을 보면 환경적인 요인 역시 작용한다는 것을 알 수 있다. 일본인 역시 혈관계 노화의 영향으로 사망하지만, 미국인처럼 심근경색에 의해 젊은 나이에 생을 마감하는 경우는 드물다. 이는 식이습관을 바꿈으로써 보다 이상적으로 건강한 삶을 사는 것이 가능하다는 것을 보여준다. 이는 또한 흡연, 좌식생활, 비만과 같이 심장질환, 암, 뇌졸중의 발생을 높이는 다른 요인들의 경우에도 대부분 해당된다. 건강관리에 있어서 질병을 유발하는 생활습관을 바꾸는 데 많은 노력을 기울여야 한다. 노화를 돌이킬 수는 없지만, 유전자가 허락하는 한 오래 살기 위해 노력하는 것은 가능하다.

연습문제

1. 다음 중 주요 사망원인에 대해 가장 올바르게 설명한 문장은?
   A. 세계적으로 동일하다.
   B. 아동과 성인에게서 동일하다.
   C. 사망진단서를 통해 통계자료로 축적된다.
   D. 시간이 지남에 따라 안정적인 양상을 보인다.
   E. 노화와 관련이 없다.

2. 다음 중 현재 우리나라에서 가장 높은 사망률을 나타내는 주요 세 가지 원인은?
   A. 뇌졸중, 폐질환, 심근경색
   B. 심장질환, 폐암, 유방암
   C. 암, 심장질환, 뇌졸중
   D. 죽상경화증, 심근경색, 뇌졸중
   E. 암, 뇌졸중, 폐질환

3. 다음 중 불건강함을 측정하는 방법이 아닌 것은?
   A. 사망진단서 통계자료
   B. 병원방문 이유
   C. 장애 정도 측정
   D. 치료를 위한 경제적 비용
   E. 유병률과 발병률

4. 다음 중 유병률과 발병률에 대해 가장 올바르게 설명한 문장은?
   A. 발병률은 만성질환의 측정에 더욱 유용한 자료이다.
   B. 유병률은 일정 기간 내 특정 질환을 가진 사람들의 수를 측정하여 산출한다.
   C. 발병률은 치료의 직접 비용과 간접 비용을 산출하는 데 사용된다.
   D. 유병률은 예후와 같은 것이다.
   E. 유병률은 일정 기간 내 특정 질환이 새로 발생한 사람들의 수를 측정하여 산출한다.

5. 다음 중 (이 장에서 정의된) 장애를 일으키는 가장 일반적인 원인은 무엇인가?
   A. 급성감염, 임신과 신생아기, 만성폐쇄성 폐질환
   B. 알츠하이머병, 정신질환, 노화
   C. 암, 심장질환, 뇌졸중
   D. 심장질환, 관절염, 정신질환
   E. 관절염, 요통, 심장질환

6. 다음 중 아동의 가장 흔한 사망원인은 무엇인가?

A. 사고
B. 백혈병
C. 심장질환
D. 고형 장기의 암
E. 뇌졸중

7. 흡연력과 고혈압 병력이 없는 매우 건강한 76세 여성이 폐렴을 앓고 있다. 그녀가 42세 여성보다 폐렴으로 사망할 위험이 더 크다고 할 수 있는 이유는 다음 중 어떤 부분의 노화와 관련된 변화 때문인가?

A. 심장
B. 간
C. 뇌
D. 면역계
E. 내분비계

8. 다음 중 기대수명을 가장 올바르게 설명한 문장은?

A. 세계 모든 사람들의 기대수명은 동일하다.
B. 기대수명은 유전적 요인과 환경적 요인에 의해 영향을 받는다.
C. 100년 전보다 현재의 기대수명이 짧다.
D. 노화와 관련이 없다.
E. 의학적 치료와 조제약물에 대한 접근성이 가장 많은 영향을 미친다.

참고문헌

1. Surveillance Epidemiology and End Results (SEER). SEER Stat Fact Sheets: Breast. Available at http://seer.cancer.gov/statfacts/ html/breast.html. Accessed August 24, 2010.

CHAPTER 03

질병 진단의 표준

Diagnostic Resources

개요

환자 진료에 대한 접근
- 증상이 있는 질환
- 무증상 질환
- 잠재적 질환

선별

진단을 위한 검사 및 시술
- 임상적 검사 및 시술
- 영상의학 검사 및 시술
- 해부병리학 검사 및 시술
- 임상병리학 검사 및 시술
- 분자진단과 단백질체학
- 공중보건검사실

연습문제

학습목표

1. 증상이 있는 질환, 무증상 질환, 잠재성 질환을 정의한다.
2. 질환을 치료하기 위해 건강관리실무자가 사용하는 전략을 제시한다.
3. 선별검사 또는 선별시술이 유용한 일반적인 질환 혹은 상태를 열거한다.
4. 진단과 관련한 보건의, 전문의, 방사선사, 병리학자, 공중보건검사실의 역할을 설명한다.
5. 방사선사, 해부병리학자, 임상병리학자에 의해 행해지는 검사 혹은 시술을 확인한다.
6. 질병의 진단 및 치료와 관련하여 분자생물학적 기법의 역할을 기술한다.
7. 핵심용어와 녹색으로 진하게 표시된 모든 용어를 정의하고 상황에 맞게 적절히 사용한다.

핵심용어

청진auscultation
부검autopsy
세균배양bacterial culture
생검biopsy
혈액은행blood bank/수혈의학transfusion medicine
화학chemistry
임상병리학clinical pathology
전혈구검사complete blood count, CBC
컴퓨터단층촬영술computed tomography, CT
세포유전학cytogenetics
세포진단학cytology
가족력family history
세침흡인fine-needle aspiration, FNA
형광현미경fluoroscope
법의병리학forensic pathology
동결절편frozen section
혈액학hematology
과거력history
면역병리학immunopathology
진단검사의학laboratory medicine
자기공명영상magnetic resonance imaging, MRI
질병 관리management of disease
미생물학microbiology
핵의학nuclear medicine
검안경ophthalmoscope
이경otoscope
촉진palpation
파파니콜로 도말검사Pap smear
타진percussion

약리유전학pharmacogenomics
신체검진physical examination
중합효소연쇄반응polymerase chain reaction, PCR
양전자방출단층촬영술positron emission tomography, PET
예방의학preventive medicine
시술procedure
단백질체학proteomics
공중보건검사실public health laboratory
방사선요법radiation therapy
영상의학radiology
절제resection
선별screening
외과병리학surgical pathology
T1영상T1 images
T2영상T2 images
표적치료요법targeted therapy
검사test
초음파ultrasound
질경vaginal speculum
X선X-ray

환자 진료에 대한 접근

증상이 있는 질환

건강에 문제를 느끼거나 증상이 나타나 건강관리실무자를 찾은 환자를 정밀검사하는 과정은 질환의 복합성에 따라 몇 분 혹은 몇 주가 걸릴 수 있다. 대부분의 진단은 세밀한 **과거력**(history) 사정과 신체검진을 통해 내릴 수 있다. 과거력 사정 시 환자는 건강문제가 발생한 전후 상황, 불편감의 중증도와 특성(날카로운지, 둔한지, 쑤시는지), 그리고 증상이 나타나는 시간대(오전 또는 오후, 식전 또는 식후, 활동 시 증상 완화 또는 악화 여부)를 제공한다. **신체검진**(physical examination) 시 건강관리실무자는 시진과 청진으로 질환의 추가적인 임상소견이 있는지 사정한다. 피부, 손톱, 구강 점막을 눈으로 관찰하거나 신체 깊은 곳에 숨겨진 신체구조를 시진하기 위해 특수한 기구를 사용하기도 한다. 가령 **이경**(otoscope)으로 구부러진 이관을 볼 수 있고, **검안경**(ophthalmoscope)으로 눈의 후방에 있는 망막을 볼 수 있으며, **질경**(vaginal speculum)으로 질상부와 자궁경부 바깥쪽을 볼 수 있다. 신체검진에는 청진기로 심음과 폐음을 듣는 것과 같은 **청진**(auscultation) 역시 포함된다. 또한 **타진**(percussion), 즉 가볍게 체강 위를 두드려봄으로써 비정상적인 체액 축적 등으로 나타나는 체강 울림의 변화를 감지할 수 있다. 그리고 **촉진**(palpation), 즉 신체를 가볍게 눌러 비정상적인 종양을 인지할 수 있다.

과거력과 신체검진 외에 일반적으로 특수 시술이나 방사선 촬영, 검사실 검사 등을 추가로 시행하여 환자의 상태에 대한 가정을 세우고, 진단을 지지하거나 반박할 수 있는 추가적인 자료를 얻는다. 이러한 진단검사는 위장관 사정을 위한 내시경에서부터 뼈의 통합성을 사정하기 위한 방사선촬영, 동맥의 개방성을 확인하기 위한 X선 투시법, 혈액 내 대사산물 정도를 측정하기 위한 검사, 각 장기의 기능상태를 사정하기 위한 검사까지 다양하다.

증상을 통한 환자 진료는 가장 대표적인 환자 진료 접근방식이라고 할 수 있다. 이는 특히 부비동염, 요로감염, 골절, 심근경색 또는 아동의 중이염과 같은 급성질환에 대한 가장 적절한 중재 방식이다. 그러나 앞서 논의하였듯이 산업화된 도시에서 일어나는 대부분의 질환은 죽상경화증, 당뇨병, 고혈압, 암 그리고 자가면역질환과 같이 초기에 적절히 치료하지 않으면 매우 나쁜 결과를 초래하는 만성질환이다. 이러한 질환은 일단 증상이 나타나면 환자에게 해줄 수 있는 것이 거의 없다. 즉, 질병을 관리할 수 있을 뿐 환자는 완치되지 못한다. 이러한 이유로 최근 몇 년 사이에 환자가 증상을 인지하기 전에 질환을 초기에 발견하는 것이 더욱 더 강조되고 있다.

무증상 질환

일반적으로 만성질환은 초기에 진단할수록 더 잘 **관리**(managed)될 수 있다. 즉, 합병증을 완전히 막을 수는 없더라도 지연시킬 수는 있다. 이를 위해서는 치과치료나 영유아건강검진, 정기적인 신체검진과 같은 형태의 잦은 정기검진이 필요하다. 환자에게서 증상이 나타나기 전 질병을 발견하기 위한 시도를 **선별**(screening)이라 한다. 선별검사의 목적은 조기발견을 통해 질병을 치료하거나(예: 암), 질병의 진행을 늦추기 위해 치료를 일찍 시작하는 것이다(예: 고혈압).

현재 여러 질환에 적용될 수 있는 다양한 선별검사가 개발되어 있지만, 모든 사람에게 모든 검사를 시행하는 것은 바람직하지 않다. 특정질환의 발병 가능성과 질환의 치료 가능성 그리고 선별검사의 비용에 따라 누구에게, 언제 선별검사를 시행할 것인지 결정해야 한다. 예를 들어, 방사선촬영으로 아직 폐에 국한되어 있는 작은 크기의 암을 발견할 수 있는데, 이 경우에는 완치 가능성이 높다. 그러나, 방사선촬영은 가격이 비싸고 방사선 노출로 인한 잠재적 위험이 있으므로 이상적인 선별검사 방법은 아니다. 따라서 건강관리실무자는 전체 인구를 대상으로 선별검사를 실시하는 대신, 폐암 발생위험이 매우 높다고 판단되는 사람들, 즉 흡연력이 있는 사람들을 대상으로만 정기적인 폐 방사선촬영을 실시해야 할 것이다. 반면에 전 연령층에서 발생 가능하고 여러 심각한 만성질환의 중요한 위험요인이 되는 고혈압은 혈압계 커프와 청진기만 있으면 선별 가능하다. 치료방법은 상대적으로 저렴한 조제된 약제를 복용하며 생활습관을 변화시키는 것이다. 그러므로 고혈압의 경우에는 모든 환자에게 병원 방문 시마다 선별검사를 실시하는 것이 충분히 설득력이 있다.

선별검사는 질병을 조기에 발견하여 관리를 시작하게 하고 심지어는 완치가 가능해진다는 점에서 그 중요성을 의심할 여지가 없다. 예를 들어, 자궁경부의 표면에서 세포를 긁어내어 슬라이드에 도말하고 현미경으로 관찰하여 자궁경부암을 선별하는 검사인 **파파니콜로 도말검사(Pap smear)**는 자궁경부암 사망률을 극적으로 감소시켰다. 도말표본에서 전암성 세포가 확인되면 자궁경부를 생검 혹은 제한적으로 절제함으로써 병변이 더 이상 침윤성 암으로 발전하지 못하도록 치료할 수 있기 때문이다.

선별검사는 반응을 확인하는 것이지 질병을 예방하는 것은 아니다. 건강관리실무자는 선별검사를 통해 질병을 초기에 발견하여 치료를 효과적으로 할 수는 있어도, 질병이 발생하는 것 자체를 막지는 못한다. 질병을 예방하는 것이야말로 모든 사람들에게 가장 바람직한 질병에 대한 접근 방법이 될 것이다.

잠재적 질환

질병 예방에 대해 연구하는 학문을 **예방의학(preventive medicine)**이라고 한다. 천연두, 가래톳흑사병, 장티푸스, 발진티푸스, 홍역, 디프테리아, 백일해와 같은 고전적인 감염성 질환은 예전에는 많은 사람들을 사망에 이르게 했지만, 지금은 면역과 공중위생으로 예방 가능한 질환의 범주에 속하게 되었다. 다른 예방 가능한 질환의 대표적인 예는 충치와 치주질환이다. 이들 질환은 식수에 불소를 첨가하는 것과 예방치과학을 통해 발생률이 크게 감소하였다. 최근 생활습관과 여러 질환들 간의 관련성이 많이 보고되었다. 알코올은 외상성 사고, 간질환과 관련이 있고, 흡연은 다양한 종류의 암, 특히 폐암과 관련이 깊으며, 무분별한 성관계는 원치 않는 임신은 물론, 임질, 매독, 자궁경부암, HIV 감염과 같은 성매개 질환에 이환될 위험성을 높인다. 좌식생활습관과 고지방식이는 당뇨병, 비만, 죽상경화증, 암과 같은 여러 가지 만성질환과 연관성이 있는 것으로 밝혀졌다. 우리의 식이습관과 생활습관이 신체에 미치는 유해한 영향에 대한 통계자료가 꾸준히 늘어나고 있다.

예방에 관한 또 다른 문제는 대부분의 예방서비스가 필요한 사람들에게 제대로 전달되지 않는다는 것이다. 대부분의 사람들은 아프거나 증상이 있을 때만 병원을 방문한다는 생각이 강하기 때문에 선별검사나 질병 예방을 위해서는 병원을 방문하려고 하지 않는다. 대도시의 빈민가나 시골에 사는 사람들은 당뇨병, 고혈압, 고지혈증, 죽상경화증에 이르기까지 예방 가능한 질병의 합병증 발생률이 가장 높다. 새로운 선별검사나 신약을 개발하고 위험요인을 발견하는 것만으로는 건강한 사회를 만들 수 없다. 필요한 사람들이 의료서비스를 이용할 수 있도록 도와야 하고, 이를 위해서는 공중보건기관과 의료서비스의 혜택을 충분히 받지 못하는 사람들의 건강증진을 위해 힘쓰는 공중보건 인력이 필요하다.

선별

무증상 질환을 선별하는 방법은 증상이 있는 질환을 사정하는 방법과 동일하다. 환자의 과거력을 수집한 후 신체검진을 시행하고, 필요한 검사를 진행하는 것이다. 과거력 사정을 통해 환자가 질환에 이환되도록 한 위험요인을 추측할 수 있다. 예를 들어, 정기검진 시 건강관리실무사는 환자에게 운전 중 안전벨트 착용 여부, 다수의 파트너와의 무분별한 성관계 여부, 흡연 여부를 문진해야 한다. 건강관리실무자는 질병의 위험요인이 되는 생활습관이 있는 환자에게 상담과 교육을 제공할 준비를 항상 갖추고 있어야 한다. 가족력(family history)을 사정함으로써 환자에게 발생 가능한 질환을 추측할 수 있다. 예를 들어, 다수의 가까운 친척들이 젊은 나이에 유방암이나 난소암으로 진단받은 가족력이 있다면, 그 환자 역시 이러한 암 중 하나에 이환될 위험이 있기 때문에 유전학자에게 유전자검사를 받아야 한다. 신체검진을 통한 선별검사의 예는 충치가 있는지 확인하기 위해 치과검진을 받거나, 덩어리가 있는지 확인하기 위해 유방을 촉진하거나, 성장발달을 모니터링하기 위해 정기적인 영유아건강검진을 시행하는 것 등이다. 검사실검사와 방사선촬영은 특정 질환을 진단하기 위한 검사로, 예를 들어, 혈청 PSA 수치는 전립선암을 확인하기 위해 측정하고, 유방촬영술(mammography)은 유방암을 선별하기 위해 시행된다. 널리 시행되는 주요 선별검사 및 시술의 예를 표 3-1에 제시하였다.

진단을 위한 검사 및 시술

검사(test)란 환자로부터 얻은 검체를 분석하는 것을 말하며, 시술(procedure)이란 신체검진 시 환자에게 행하는 수기(manipulation)를 의미한다. 몇몇 시술은 검사용 검체

표 3-1 선별검사 및 시술

검사 및 시술	발견 가능한 질병
파파니콜로 도말검사(Pap smear)	자궁경부암
혈구계산(blood count)	빈혈, 백혈병
요분석(urinalysis)	신장질환
대변잠혈검사(fecal occult blood test)	결장암
혈청 지질(serum lipids, 특히 콜레스테롤)	죽상경화증 위험인자
혈청검사(serology)	임신 전 매독검사
치아 X선(dental X-rays)	충치
흉부 X선(chest X-ray)	폐암, 결핵
유방촬영술(mammography)	유방암
시력검사(visual acuity tests)	시력문제
청력검사(audiograms)	청력문제
투베르쿨린 피부반응검사(Tuberculin skin test)	결핵
S상결장경검사(sigmoidoscopy)	결장암
혈청 PSA(prostate-specific antigen)	전립선암
혈압측정(sphygmomanometry)	고혈압

를 얻기 위해 행하기도 한다. 대부분의 검사는 병리학자가 시행하거나 감독하며, 시술은 방사선과 의사나 병리학자를 포함하여 여러 전공 분야 의사들에 의해 행해진다.

임상적 검사 및 시술

일차건강관리실무자는 지역주민들에게 요분석, 곰팡이균류 확인을 위한 질 도말배양, 인후배양 등과 같은 몇몇 일반적이거나 간단한 검사와 시술을 수행할 수 있다. 또한 보건의는 피부생검, 파파니콜로 도말검사, 혈청분석을 위한 채혈을 시행하여 얻은 검체를 분석하기 위해 검사실로 보내기도 한다. S상결장경검사(sigmoidoscopy)와 같은 수기적 시술과 안구의 세극등검사(slit lamp examination)와 같은 특별한 기구를 필요로 하는 시술은 전문가에 의해 시행된다.

영상의학 검사 및 시술

영상의학(radiology)은 질병을 진단하기 위해 X선, 컴퓨터단층촬영술, 초음파, 핵의학과 같은 기술을 사용하는 의학의 한 분야이다. 영상의학의 일부인 방사선요법은 이온화 방사선을 사용하여 암세포를 죽이는 방법이다. 이 밖에 진단목적으로 시행되는 주요 영상의학적 검사 및 시술의 예를 표 3-2에 제시하였다.

X선(X-ray) 촬영은 X선이 조직을 통과할 때 조직이 X선을 흡수하는 정도의 차이를 이용한다. 일반적인 X선 촬영 기술은 신체를 통과하는 정량의 X선에 필름을 노출시켜 일반적으로 X-ray라 부르는 뢴트겐 사진(roentgenogram)을 얻는 방법이다. 뼈와 같은 고밀도 조직은 조직을 통과하는 X선을 흡수하기 때문에 필름에 흰색 음영을 남긴다. 반대로 공기가 차 있는 체강은 방사선이 어떠한 저항도 없이 통과되기 때문에 어두운 음영으로 나타난다(그림 3-1). X선은 형광현미경(fluoroscope)으로도 이미지를 얻을 수 있는데, 이는 X선이 신체를 통과하여 형광판 위에 투영되면 형광상이 나타나는 장치이다. 뢴트겐 사진은 정지영상이나, 투시영상은 역동적인 영상으로 식도 내 바륨 통과와 같은 움직임을 관찰할 수 있다.

컴퓨터단층촬영술(computed tomography, CT)은 좀 더 정교한 X선 기술로, 조직의 수평면을 통과한 X선의 흡수 패턴을 컴퓨터로 기록하여 분석하는 방법이다. X선 발생관과 X선 탐지기(X선 필름과 유사)가 환자 주변을 회전하

표 3-2 영상의학 시술

검사 및 시술	흔히 감지되는 병변
X선(X-rays)	뼈와 치아의 구조적 이상 (예: 골절, 충치)
부비동 필름(X선 또는 CT)	부비동염
흉부 X선(chest X-ray)	폐를 침범하는 모든 병변
상부위장관조영술 (upper gastrointestinal series)	식도, 위, 소장 상부의 궤양 혹은 종양
바륨관장(barium enema)	결장의 종양, 궤양, 게실
정맥요로조영술 (intravenous urogram)	신기능저하, 요로폐색
척수조영술(myelogram)	척수강폐색
동맥조영술(arteriogram)	동맥의 폐색 혹은 변위
컴퓨터단층촬영술 (computed tomography)	종양, 경색, 혈전, 농양, 기타 병변
초음파(ultrasound)	담석, 낭종, 쌍태아
자기공명영상(magnetic resonance imaging)	종양, 경색, 혈전, 농양, 기타 병변
핵동위원소스캔 (nuclear isotope scan)	종양, 특정 물질에 대한 흡수가 증가한 변화된 조직

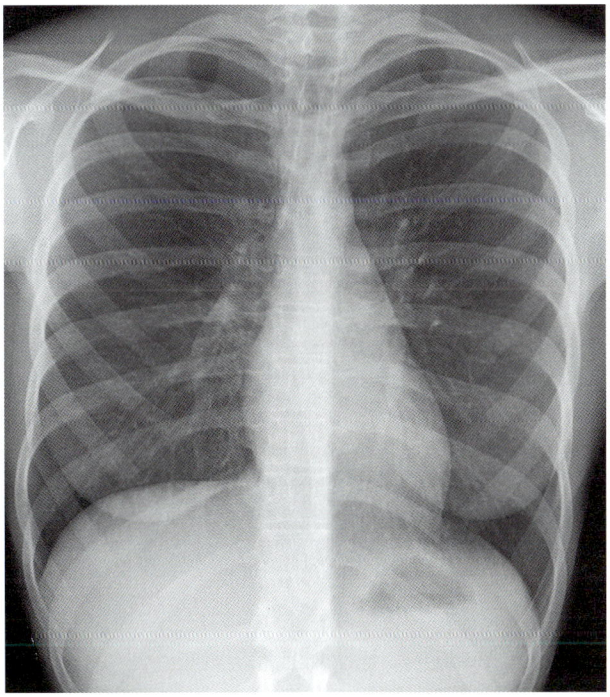

그림 3-1 18세 여성의 정상 흉부 X선 사진. 밝은 부분은 뼈, 어두운 부분은 폐를 나타낸다. 심장과 횡격막 하부 장기 역시 연조직의 밀도에 의해 밝게 나타나 있다. (Courtesy of Dr. Donald Yandow, Department of Radiology, University of Wisconsin School of Medicine and Public Health.)

면서 연속적인 영상을 얻게 된다. 컴퓨터는 이 정보를 통합하여 신체의 단면영상을 얻는다. 신체 내부 구조를 더 잘 관찰하기 위해 다양한 조영제를 사용하면 단순 영상보다 병변의 영상을 더 뚜렷이 얻을 수 있고 병변의 위치도 정확하게 파악할 수 있다. CT는 뇌내출혈, 폐색전증, 대동맥박리와 같은 잠재적으로 치명적인 급성 상태를 감지할

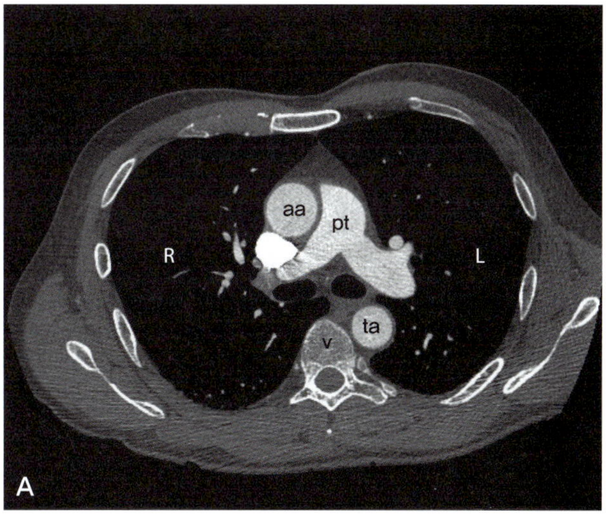

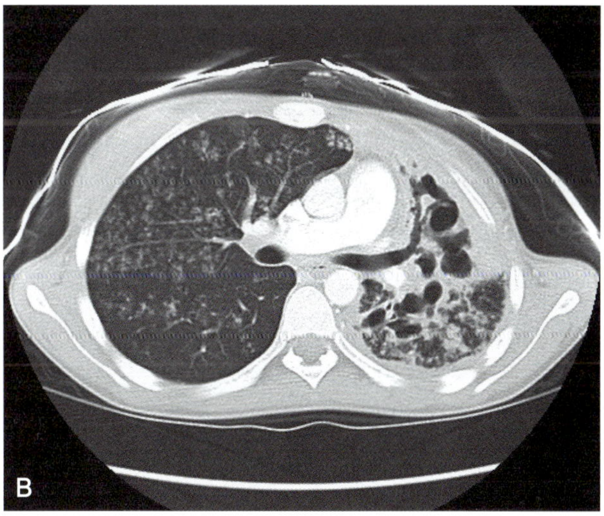

그림 3-2 컴퓨터단층촬영술. **A:** 정상의 흉부 횡단면 영상. v = 추골(vertebra), pt = 폐동맥(pulmonary trunk)(좌우폐동맥이 분지되는 것이 나타나 있음), aa = 상행대동맥(ascending aorta), ta = 흉대동맥(thoracic aorta), R = 우폐(right lung), L = 좌폐(left lung). 단순방사선 촬영에서처럼 뼈, 혈관과 같은 고밀도 조직은 흰색이나 회색으로 나타나는 반면, 공기가 차 있는 폐는 검은색으로 나타난다. **B:** 영상 A와 같은 높이의 흉부에서 촬영한 결핵 환자의 흉부 횡단면 영상. 좌폐에 반흔과 낭성 병변이 형성되어 있으며, 우폐보다 크기가 작아져 있다. 우폐에는 감염으로 생긴 수많은 작고 흰 결절이 보인다. 좌폐가 반흔으로 인해 허탈되면서 대동맥과 폐동맥과 같은 중심 구조들이 왼쪽으로 이동해 있다. (Courtesy of Dr. Donald Yandow, Department of Radiology, University of Wisconsin School of Medicine and Public Health.)

수 있으며, 신장암, 췌장암, 간농양, 담석과 같은 신체 깊은 곳에 위치한 병변도 찾아낼 수 있기 때문에 최근 선호되는 진단방식이다(그림 3-2).

자기공명영상(magnetic resonance imaging, MRI) 역시 수평면에 나타난 조직 양상을 컴퓨터를 사용하여 기록하는 방식이나, X선을 사용하지 않는다는 점에서 차이가 있다. MRI는 강한 자기장이 환자 주변으로 방출되는 동안 고주파신호로 원자핵의 양성자(proton)를 상으로 변위시키는 방법이다. 자기장에 노출된 양성자는 그와 유사한 고주파신호를 내보내는데 이를 컴퓨터로 분석함으로써 신체 절단면의 영상을 얻을 수 있다. 양성자는 물리적으로 서로 다른 두 가지 특징을 지니는데 이를 이용하여 두 가지 종류의 영상을 얻을 수 있다. T1영상(T1 images)은 지질에 대해 강한 신호를 보내고, T2영상(T2 images)은 물에 대해 강한 신호를 보낸다. MRI 촬영 시 환자는 방사선에 노출될 위험은 없지만, 소음이 매우 심하고 폐쇄된 공간에서 장시간 부동자세로 있어야 한다. 이로 인해 환자들이 MRI 촬영을 매우 힘들어하고, 촬영에 드는 시간과 비용 역시 많이 소요되기 때문에 MRI가 일상적으로 시행되지 못하고 있다. MRI는 정형외과(뼈와 관절)와 신경과(뇌와 신경)에서 주로 시행되는 방법이다. MRI로 얻은 신체의 자세한 해부학적 영상을 그림 3-3에 제시하였다.

초음파(ultrasound)는 신체조직을 통과한 고주파음을 측정하는 방법이다. 연조직과 체액 사이에서 만들어지는 최대의 대비를 이용한다. 따라서 초음파는 담낭, 방광, 임신부의 자궁과 같은 낭성 구조를 검사하는 데 가장 유용한 방법이며 담석을 찾아내기 위한 선별적 시술이기도 하다(그림 3-4). 또한 태아가 방사선에 노출될 위험이 없기 때문에 임산부에게 사용할 수 있다. 쌍태아나 자궁외 임신을 쉽게 확인할 수 있고, 태아의 심장기형이나 태반의 형성 장애와 같은 태아나 태반의 구조적 이상을 찾아낼 수 있다.

핵의학(nuclear medicine)은 혈관 내로 주입한 다양한 방사성 물질이 조직 내 분포되는 정도를 이용하여 질병을 진단하는 영상의학의 한 분야이다. 외부에서 신체의 방사능을 스캔하여 방사선동위원소 스캔으로 기록함으로써 신체장기의 기능적 활동 정도를 평가할 수 있다. 예를 들어, 갑상선에서 흡수된 방사선이온의 양을 측정하여 갑상선의 기능 상태를 평가할 수 있다. 양전자방출단층촬영술(positron emission tomography, PET)을 위해 탄소, 질소, 산소와 같은 양전자방출 방사선핵종(positron-emitting radionucleotides)을 신체 내에 주입하게 된다(그림 3-5). 그리고 양전자가 전자와 부딪히면서 에너지를 방출한다. 모든 핵의학 기술은 단순한 조직의 해부학적 구조보다는 기능적 상태를 묘사해 줄 수 있다. 그러나 이들 검사 역시

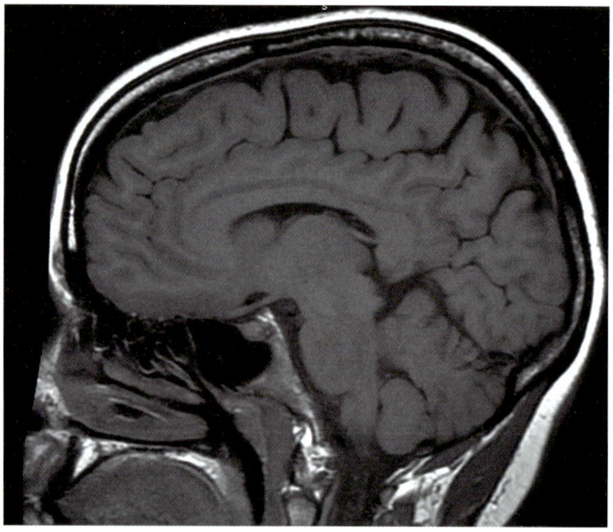

그림 3-3 MRI. 정상 뇌의 시상면. 코는 사진의 왼쪽에 위치하고 있다. 열구(sulci)와 뇌회(gyri), 회백질과 백질이 얼마나 뚜렷하게 나타나 있는지 확인할 수 있다. (Courtesy of Dr. Patrick Turski, Department of Radiology-MRI, University of Wisconsin School of Medicine and Public Health.)

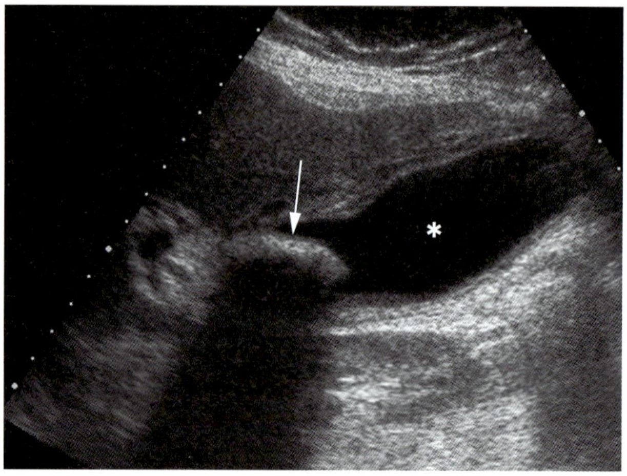

그림 3-4 초음파. 담낭(중앙에 경계가 뚜렷한 세로 모양의 구조로 어둡게 나타난 부분, 흰색 *표)에 결석(담낭의 좌측 끝에 하얗게 초승달 모양으로 나타난 부분, 흰색 화살표)이 형성되어 있다. 초음파가 결석을 통과하지 못하기 때문에 탐침 반대편의 그림자가 영상에 나타난다. (Courtesy of Dr. Myron Pozniak, Department of Radiology, University of Wisconsin School of Medicine and Public Health.)

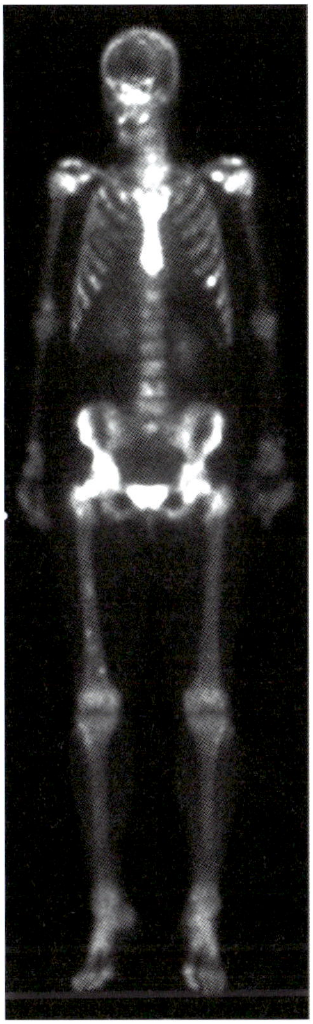

그림 3-5 핵동위원소 스캔. 우측 대퇴골 등에 나타난 수많은 작고 흰 점들은 골암의 전이를 나타낸다. (Courtesy of Dr. Scott Perlman, Department of Radiology, University of Wisconsin School of Medicine and Public Health.)

비용이 비싸고 환자가 방사선에 노출될 위험이 있기 때문에 제한적으로 사용된다.

방사선요법(radiation therapy)은 X선과 γ선을 이용하여 암이나 기타 질환을 치료하는 영상의학의 한 분야이다. 몇몇 암들은 방사선요법으로 완치될 수 있으며, 일부는 질병 진행 속도를 늦추거나 합병증 발생을 지연시키기 위해 방사선요법을 적용한다.

해부병리학 검사 및 시술

외과병리학(surgical pathology)은 환자에게서 절제된 조직의 일부를 검사하여 병변을 진단한다. 진단은 병리학자의 육안이나 현미경을 통해 관찰된 결과에 근거해서 내려진다(그림 3-6). 생검(biopsy)은 크기가 작은 검체를 얻는 시술을 말한다. 부분(절개, incisional) 생검은 진단을 위해 가장 먼저 행하는 생검으로, 병변의 일부만을 검체로 수집한다. 침 생검(needle biopsy)은 고형기관 내로 바늘을 삽입한 후 조직의 중심부를 흡인하여 검체를 얻는 방식으로 간, 신장, 전립선 질환의 진단을 위해 널리 시행된다. 절제(excisional) 생검은 검체를 얻는 진단 목적과 함께 치료 목적으로 크기가 작은 병변 전체를 절제해내는 방법이다. 절제(resection)는 크기가 큰 병변을 제거하기 위해 수술실에서 행하는 방법이며, 일차적으로 치료 목적으로 행해진다. 생검과 절제를 통해 얻은 검체를 슬라이드에 놓고 현미경으로 관찰하여 병리학자가 진단을 내리기까지는 보통 1~2일 정도 소요된다. 즉시 치료적 결정을 위해 진단을 신속하게 내려야 할 경우에는 동결절편(frozen section)

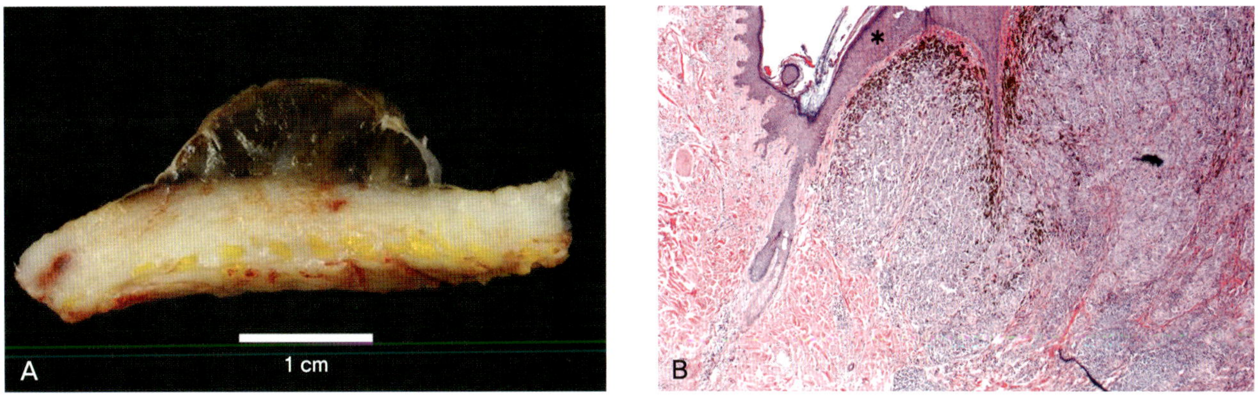

그림 3-6 절제된 검체에 대한 병리학적 검사. 흑색종. A: 육안 소견. 검체의 중심부를 자른 절단면이다. 피부 표면에 갈색 결절이 형성되어 있다. 피부를 깊고 광범위하게 절제하였기 때문에 피하지방조직을 볼 수 있다. 육안으로 병변의 크기, 색, 감촉 및 주변 조직과의 구조적 관계를 확인한다. B: 현미경 소견. 별표로 표시된 진분홍색 부분이 표피층이다. 종양세포가 얼마나 깊이 진피층을 침윤하였는지 확인할 수 있다(사진의 오른쪽). 예후를 판단하기 위해 침윤된 깊이를 현미경으로 정확히 측정하여야 한다.

으로 단 몇 분 내 병리학적 해석이 가능하다.

세포진단학(cytology) 검체물은 주로 암세포를 발견하기 위해 신체 표면에서 벗기거나 긁어낸 세포들로 구성된다(그림 3-7). 일반적으로 임상병리사가 염색된 도말표본을 검사하고, 병리학자가 결과에 이상이 있는지 해석한다. 소변, 객담, 뇌척수액, 늑막액과 같은 신체 내 모든 체액이 세포 진단검사의 대상이 될 수 있다. 일반적으로 자궁경부를 검사하는 파파니콜로 도말검사(Pap smear)가 가장 흔히 시행된다. 세침흡인(fine-needle aspiration, FNA)은 세포 진단검사에 사용할 검체를 얻기 위해 직경이 좁은 세침을 사용하는 기술이다. 예를 들면, 갑상선결절과 같이 조직 표면에 존재하는 병변의 경우에는 피부를 통해 직접 바늘을 꽂아 검체를 얻고, 폐나 췌장과 같은 장기 내에 위치하는 종괴의 경우에는 방사선이나 내시경을 이용하여 검체를 얻을 수 있다. 세침흡인은 개방 생검에 비해 병변의 진단이 빠르고 비용이 저렴하다는 장점이 있으나, 항상 진단에 적절한 검체를 얻을 수 있는 것은 아니다.

부검(autopsy)이란 신체를 사후에 검사하는 것이다. 질환의 성격과 중증도를 최종적으로 평가하고 사인을 추정하기 위해 경부, 흉부, 복부, 두개골과 같은 장기를 검사한다. 부검은 AIDS나 최근에 발견된 '돼지인플루엔자'와 같은 새로운 질환을 관찰하여 기록으로 남기기 위한 중요

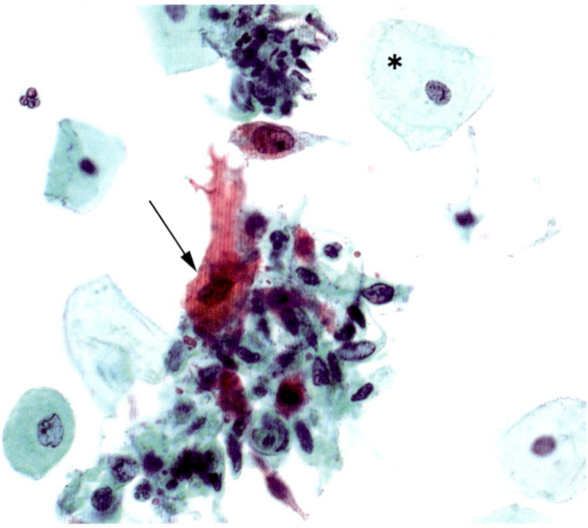

그림 3-7 파파니콜로 도말검사. 자궁경부의 정상 편평세포(별표)와 악성 편평세포(화살표)를 비교해보라. 정상세포는 크기가 작고 세포질이 풍부하며 핵의 윤곽이 매끄럽다. 악성세포는 세포의 윤곽이 불규칙하며, 핵이 두 개이고 검은색이며 모양이 비정상적이다. (Courtesy of Dr. Josephine Harter, Department of Pathology and Laboratory Medicine, University of Wisconsin School of Medicine and Public Health.)

한 수단이기도 하지만, 부검의 가장 주된 목적은 의학을 공부하는 학생이나 레지던트, 기타 의료 종사자들에게 질병의 진행 양상에 대한 정보를 주는 한편, 의사들에게 치료계획 결정에 혼동을 주는 요소들에 대한 명확한 정보를 제공하기 위함이다. 필요시 생화학검사, 미생물검사, 면역학적 검사가 시행될 수 있다.

법의병리학(forensic pathology)은 사고와 범죄로 인한 사망을 조사하는 병태생리학의 한 분야이다. 법의병리학자는 대부분 대도시에서 종사하며, 사고 또는 범죄와 관련된 갑작스러운 의문사가 발생하면 관할 검시관에 의해 조사가 착수된다. 관할 검시관은 임명되거나 선출되며 의사가 아닌 경우도 있다. 부검이 필요할 경우 관할 검시관은 병리학자가 부검을 수행하도록 요청한다. 법의병리학은 기술적으로는 의학의 한 분야이지만, 법집행, 범죄조사, 공중보건과 매우 밀접하게 연관되어 있다. 운전 중 안전벨트 착용이나 직무안전규정을 준수하는 것과 같이 사람들이 당연하게 생각하는 행동과 관련된 많은 법률은 소비자와 근로자 보호를 위해 법의병리학으로부터 도출된 증거를 기초로 의안을 통과시킨 사례들이다.

임상병리학 검사 및 시술

임상병리학(clinical pathology), 즉 진단검사의학(laboratory medicine)은 조직과 체액에 대한 진단검사를 시행하는 병리학의 한 분야로, 화학(chemistry), 혈액학(hematology), 미생물학(microbiology), 면역병리학(immunopathology), 혈액은행[blood bank; 수혈의학(transfusion medicine)]으로 세분화된다. 혈액에 대한 생화학검사가 가장 많이 수행되며, 생화학검사의 목적은 기관의 기능 상태를 평가하거나 특정 이상을 발견해내기 위함이다. 대표적으로 행해지는 생화학검사는 혈당, 콜레스테롤, 기타 지질의 혈중 수치와 신장과 간의 기능 상태를 모니터링하기 위한 검사들이다. 전혈구검사(complete blood count, CBC)는 가장 흔히 행해지는 혈액검사로 혈색소, 백혈구 및 적혈구 수치, 혈구세포의 조직형태학적 검사가 포함된다. 특수 혈액검사는 다양한 유형의 빈혈과 응고이상에 대한 평가를 위해 시행된다. 수혈의학은 수혈에 따른 부작용을 평가하는 것 뿐만 아니라 혈액 성분의 조달, 혈액형 검사를 비롯한 검사, 가공, 저장 및 수혈을 포함한다. 면역병리학은 혈액 및 조직 내 항원과 항체의 분석, 림프구 관련 검사를 수행한다. 면

역병리학의 목적은 면역결핍질환과 알레르기질환, 그리고 몇몇 암을 포함한 광범위하고 다양한 질환을 발견하는 것이다. 세균배양(bacterial culture)은 세균을 배양하여 항생제에 대한 감수성을 평가하기 위해 미생물학 검사실에서 가장 일반적으로 시행하는 검사이다. 이 밖에 기생충, 바이러스 같은 다른 미생물 검사 역시 다양하다. 세포유전학(cytogenetics)은 삼염색체, 전위, 결손과 같이 다양한 유전질환을 초래하는 것으로 알려진 염색체 및 유전자 구조의 이상을 검사하는 것을 포함한다.

분자진단과 단백질체학

분자방법(molecular methods)은 인간의 질병을 발견하는 데 매우 중요한 진단도구이다. 일반적으로 해부병리학자는 절제된 조직에서 병변을 찾아내는 방법으로 종양과 기타 질병을 진단하고, 미생물학자는 병원균을 확인하기 위해 배양을 실시하여 질병을 진단한다. 분자진단은 육안으로는 볼 수 없는 신생물이나 미생물의 분자 기호를 결정하기 위한 것이다. 모든 미생물과 종양세포의 유전자는 각각 독특한 특징을 지니고 있기 때문에, 병리학자는 미생물과 신생물의 DNA 또는 RNA의 독특한 배열을 알아냄으로써 질병을 진단할 수 있다. 많은 미생물은 24~48시간 이상 배양하여야 확인이 가능한데, 지금은 분자기술로 단 몇 시간 내에 확인이 가능해졌다. 또한 종양은 현미경에서는 동일해 보이더라도 실제로는 굉장히 다른 진행 양상을 보인다. 따라서 서로 다른 치료법이 필요한데, 분자진단이 이러한 종양들을 DNA 배열에 기초해서 분류할 수 있게 해 주었다.

중합효소연쇄반응(polymerase chain reaction, PCR)은 길이가 짧은 유전자를 연속으로 배열하는 기술을 말한다. 이것은 특정 유전자나 짧은 핵산 배열을 증폭시켜 그 수를 증가시킴으로써 쉽게 감지할 목적으로 시행된다. 예를 들어, 환자가 어떤 바이러스에 감염된 것으로 의심될 경우, 환자의 혈액 내 바이러스의 DNA 배열에 반응 개시에 필요한 물질인 보완적 프라이머(primer)로 PCR을 시행하여 DNA의 수를 늘리면 형광탐침으로 바이러스를 검출해낼 수 있다. 단백질체학(proteomics)이란 질량측정법(mass spectroscopy)을 통해 암의 증식을 돕는 단백질의 독특한 패턴을 파악하여 종양과 그 증식양상을 진단하는 분야이다.

유전자를 증폭시켜 핵산배열을 알아내거나 몇몇 유전결함을 찾아낼 수 있게 되면서, 표적치료요법을 가능하게 할 병태생리학적 절차에 대한 새로운 인식이 생기게 되었다. 약리유전학(pharmacogenomics)은 개인의 유전자 구성에 기초하여 특정 약물에 대한 환자의 독특한 반응을 예측한다. 약물대사에 관여하는 효소를 암호화하는 유전자를 밝혀내면 환자에게 약물을 투여하기 전에 효소의 활동을 예측해서 그에 따라 적절한 약물용량을 계산할 수 있다. 이는 치료적 농도 이상으로 약물을 투여하면 매우 위험한 특이약물 반응(idiosyncratic 또는 unpredictable drug response)을 보이는 악명 높은 약을 투여해야 할 때 특히 유용하다.

표적치료요법(targeted therapy)은 약물이 작용하는 기질이 존재한다고 알려진 특정 약물을 이용해서 질환을 치료하는 방법이다. 예를 들어 유방암 환자의 경우 에스트로겐 수용체와 프로게스테론 수용체 또는 특정 성장인자 수용체가 존재하는지 일상적으로 검사하게 된다. 만약 수용체가 확인되면 이러한 수용체를 차단시키는 약물을 투여하여 종양세포가 에스트로겐이나 성장인자에 반응하지 못하게 함으로써 증식을 억제시킬 수 있다. 이러한 치료법은 최근 종양성 질환의 치료 모델이 되고 있다. 또한 티로신 인산화효소 억제 인자(tyrosine kinase inhibitors)와 같은 분자들도 종양의 유전자 구조를 이용한 맞춤 치료를 위해 특수한 질환에 대해 많은 실험이 이루어지고 있다.

또한, 병리학자는 유전질환, 심혈관질환, 면역글로불린 이상의 진단에도 분자생물학적 기법을 사용한다. 분자생물학적 기법을 활용한 DNA 편향적 조사를 통해 범죄자를 확인하는 방법은 범죄수사와 법집행의 표준절차로 자리 잡았다.

공중보건검사실

정부는 감염성 질환을 통제하기 위해 공중보건검사실(public health laboratory)을 설치한다. 매독, 광견병을 진단하기 위한 혈액검사와 바이러스 배양, 유행하는 바이러스 감염을 확인하기 위한 PCR 등 많은 미생물학적 검사가 시행된다. 수질검사(water test) 역시 지역주민의 건강에 중요한 또 다른 검사이다. 공중보건검사실은 지역사회 내에 감염성이 높은 질병이 발생하면 중앙정부에 보고하며, 위탁검사실(reference laboratory)의 역할을 수행하고 있다.

연습문제

1. 다음 중 질병을 가장 초기단계에 발견하는 것을 일컫는 말은?
   A. 예방의학
   B. 진단검사
   C. 선별검사
   D. 공중보건
   E. 신체검진

2. 다음 중 선별 시술이 아닌 것은?
   A. 유방촬영술
   B. 간생검
   C. 치아 X선
   D. 시력검사
   E. PSA 검사

3. 유방촬영술을 시행한 34세 여성의 유방에서 덩어리가 발견되었다. 다음 중 확진을 위해 추가로 시행해야 하는 것은?
   A. PET 스캔
   B. 화학검사
   C. MRI
   D. 생검

4. 26세 남성이 발작을 일으켰다. 다음 중 발작의 원인이 뇌의 비정상적인 종양임을 가장 잘 확인할 수 있는 시술은?
   A. X선
   B. 초음파
   C. MRI
   D. 세침흡인

5. 67세 여성이 유방암으로 진단받았다. 다음 중 암이 다른 기관으로 전이되었는지를 확인하기 위한 가장 합리적인 검사는?
   A. MRI
   B. PCR
   C. PET 스캔
   D. 초음파

SECTION II

Basic Disease Processes

기본적인 질병 과정

이 단원의 목적은 질병 과정에 대한 기본적인 기전의 개요를 제시하는 것이다. 여기 제시한 원칙들은 이 책 전반에 걸쳐 설명하는 대부분의 질병에 적용할 수 있으며, 간결하게 자료를 제시하였다. 각 장을 학습한 후 각 주제에 대한 이해를 넓히기 위해 다른 책과 자료들도 참고하기 바란다.

CHAPTER 04

손상, 염증 그리고 회복

Injury, Inflammation, and Repair

개요

학습목표

1. 손상기간이 손상, 염증, 회복 사이의 상호관계에 어떻게 영향을 미치는지 이해한다.
2. 괴사, 염증, 회복의 주요 원인과 병변 및 발현을 명명한다.
3. 세포사를 나타내는 기능적이고 조직학적인 변화를 나열한다.
4. 세포사멸과 세포괴사를 구별한다.
5. 전이성 석회화와 이영양성 석회화의 차이점에 대해 논의한다.
6. 급성염증, 만성염증, 육아종성 염증을 원인과 조직학적 형태, 발현의 관점에서 비교한다.
7. 전형적인 급성염증 반응의 발생기전을 나열한다.
8. 사이토카인(cytokines)과 케모카인(chemokines)을 포함한 화학적 매개체가 급성염증 반응을 어떻게 조절하는지 기술한다.
9. 장액성, 섬유소성, 화농성 삼출액의 구성 성분과 육안적 형태가 어떻게 다른지 설명한다.
10. 농양, 봉와직염, 궤양의 육안적 형태와 발병 위치가 어떻게 다른지 설명한다.
11. 농양의 원인, 형태, 발병 부위, 소실 과정에 대해 기술한다.
12. 회복이 재생 혹은 섬유성 결합조직에 의한 것인지 이해한다. 각각의 경로와 결과가 어떻게 다른지 이해한다.
13. 일차결합에 의한 치유와 이차결합에 의한 치유를 구별한다.
14. 염증과 치유의 조절인자를 나열한다.
15. 핵심용어와 녹색으로 진하게 표시된 모든 용어를 정의하고 상황에 맞게 적절히 사용한다.

핵심용어

농양 abscess
축적 accumulation
유착 adhesion
지방축적 adiposity
알레르기 allergy
아밀로이드 amyloid
과민증 anaphylaxis
무산소증 anoxia
항체 antibody
세포사멸 apoptosis
아라키돈산 arachidonic acid
위축 atrophy

자가면역반응autoimmune reaction
부스럼boil
브라디키닌bradykinin
갈색 위축brown atrophy
염증의 주요 징후cardinal signs of inflammation
건락괴사caseous necrosis
세포막cell membrane
세포성 면역cellular immunity
봉와직염cellulitis
케모카인chemokines
화학주성chemotaxis
응고 시스템coagulation(clotting) system
응고괴사coagulation necrosis
콜라겐collagen
세포소기관cytoplasmic organelles
변연절제술debridement
변성degeneration
탈신경위축denervation atrophy
불활동성 위축disuse atrophy
이영양성 석회화dystrophic calcification
부종edema
색전embolus
유주emigration
농흉empyema
내분비선 위축endocrine atrophy
소포체endoplasmic reticulum
효소성 지방괴사enzymatic fat necrosis
상피세포epithelial cells
삼출물exudate
12번 인자factor XII
지방변성fatty change
섬유소fibrin
섬유소원fibrinogen
섬유성 삼출물fibrinous exudate
이물 육아종foreign body granuloma
활성산소free oxygen radical
종기furuncle
괴저성 괴사(괴저)gangrenous necrosis(gangrene)

거대세포giant cells
당원축적병glycogen storage disease
골지체Golgi apparatus
육아조직granulation tissue
하게만인자Hageman factor
열감heat
혈색소침착증hemochromatosis
혈철증hemosiderosis
히스타민histamine
조직구histiocyte
체액성 면역humoral immunity
유리질hyaline
충혈hyperemia
저산소증hypoxia
면역학immunologic
경색infarct
감염infection
염증inflammation
억제인자inhibitors
허혈ischemia
핵융해karyolysis
핵붕괴karyorrhexis
키닌계kinin system
키닌kinins
백혈구leukocyte
류코트리엔leukotrienes
리포푸신 색소lipofuscin pigment
액화괴사liquefaction necrosis
기능상실loss of function
림프구lymphocyte
용해lysis
리소좀lysosome
대식세포macrophage
변연화margination
비만세포mast cell
막공격복합체membrane attack complex
전이성 석회화metastatic calcification
미토콘드리아mitochondria

단핵구monocyte
괴사necrosis
괴사성 근막염necrotizing fasciitis
호중구neutrophil
옵소닌opsonin
기관organ
조직화organization
통증pain
실질조직parenchymal
식세포phagocyte
포식작용phagocytosis
압박 위축pressure atrophy
프로스타글란딘prostaglandins
단백질protein
화농성 삼출물purulent exudate
농양pus
핵농축pyknosis
화농성pyogenic
재생regeneration
회복repair
용해resolution
리보솜ribosomes
유육종증sarcoidosis
반흔scar
노인성 위축senile atrophy
장액성 삼출물serous exudate
치명적이지 않은(가역적) 세포 손상 sublethal(reversible) cell injury
화농성 염증suppurative inflammation
혈전thrombus
조직tissue
독성쇼크증후군toxic shock syndrome
누출액transudate
외상trauma
궤양ulcer
혈관작용 아민vasoactive amine

구조와 기능 복습

사람의 몸은 세포와 세포간질로 구성되어 있으며, 자기재생을 포함한 신체기능을 수행하기 위해 역동적인 변화를 겪게 된다. 하나 혹은 백 가지가 넘는 각기 다른 세포는 적절한 세포간질과 함께 조직을 구성한다. 조직(tissue)이란 일반적으로 세포와 세포간질의 기능적 집단을 의미한다. 기관(organ)은 주된 신체기능을 수행하는 구조로 나열되어 있는, 하나 또는 그 이상의 조직이다. 예를 들어, 간 조직은 간이라고 불리는 하나의 거대한 기관인 반면, 성긴 결합조직은 많은 기관의 일부일 수 있는 조직의 일반적인 유형이다. 기관의 주요기능을 수행하며, 종종 기관에 특징적인 일을 하는 세포를 실질(parenchymal)세포라고 부른다. 예를 들어 간세포, 신세뇨관 상피세포, 심근육세포, 골세포는 각각 간, 신장, 심장, 뼈의 실질조직세포이다.

세포의 전형적인 구성요소가 그림 4-1에 나타나 있다. 핵은 핵막으로 둘러싸여 있고 DNA의 높은 농도 때문에 헤마톡실린과 같은 염기성 색소로 염색된, 느슨하게 배열된 염색질을 포함한다. 세포분화가 일어날 동안 염색질은 두 개의 딸세포를 형성하기 위하여 분리되고 복제하는 염색체로 합쳐진다. 핵은 세포에서 매우 중요하다. DNA에 있는 유전 정보가 세포 기능의 궁극적인 조절장치이기 때문이다. 조직학적으로 핵의 변화는 염증, 세포사와 관련된 악성 변형을 포함하는 비정상적인 과정의 반영이다.

세포의 세포질은 세포소기관(cytoplasmic organelles)과 세포기질이라고 불리는 용해성 물질을 포함한다. 세포질은 매우 특수한 세포막(cell membrane)에 둘러싸여 있으며, 생리학적 손상으로부터 세포를 보호하고 아미노산, 당분, 전해질(나트륨, 칼륨, 칼슘, 체액 등)을 포함하는 다양한 이온과 영양소의 출입을 선택적으로 조절한다. 세포 안팎으로의 체액 이동은 세포막을 가로지르는 이온의 운동성에 의존한다. 세포 에너지의 많은 양은 세포막을 가로지르는 전기적, 삼투적 변화도를 능동적으로 유지하고, 세포 내 pH, 삼투압, 전해질 농도 그리고 체액 균형을 유지하는 데 사용된다. 세포소기관은 미토콘드리아(mitochondria), 조면소포체(rough endoplasmic reticulum), 활면소포체(smooth endoplasmic reticulum), 골지체(Golgi apparatus), 리소좀(lysosome)을 포함한다. 미토콘드리아는 세포에 의해 사용되는 에너지를 생산하는 복잡한 막 구조이다. 에너지 생산을 방해하는 손상은 종종 미토콘드리아의 팽창과 압축을 초래한다. 소포체는 막의 구불구불한 구조이다. 조면소포체는 리보핵산의 높은 함유량 때문에 리보솜(ribosome)이라고 불리는 작은 호염기성 과립에 의해 배열된다. 리보솜의 효소적 조절 하에 생산되는 단백질은 조면소포체를 따라 그들의 분비물을 수정, 분류, 저장하는 골지체까지 운반된다. 활면소포체는 세포를 통해 물질수송을 담당하고 단백질 이외의 많은 생화학적 물질의 생산소이다. 그리고 리소좀은 소화효소의 막결합 소체이다. 리소좀은 세포에 의한 포식작용을 하는 외부물질을 소화하고 둘러싸기 위해 합쳐진다. 세포질의 수명이 다했거나 손상된 부분은 리소좀에 의해 소화되며, 이것이 자가포식작용으로 알려진 과정이다.

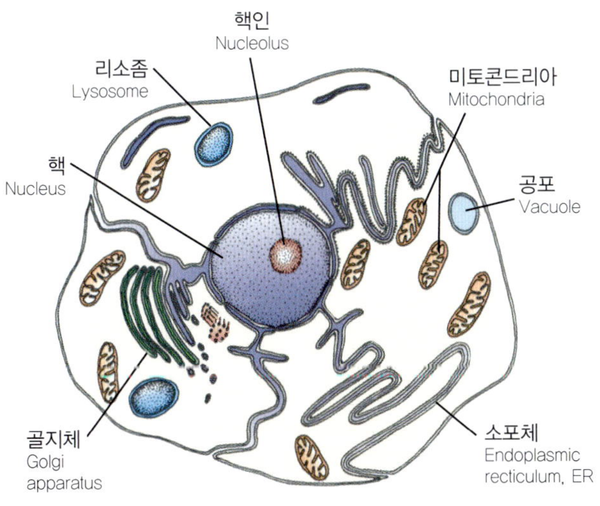

그림 4-1 세포의 구성요소

표 4-1은 조직 구성요소에 대한 간단한 분류이다. 세포는 크게 상피세포와 결합조직세포의 두 종류로 나누어진다. 이들은 질병 상황에서 매우 다르게 반응하기 때문에 두 종류 간의 차이는 병리학적으로 매우 중요하다. 상피세포(epithelial cell)는 긴밀히 결합된 단위로 체표면 보호, 특정 물질 분비, 특별한 신진대사 기능과 같은 특수화된 기능을 수행하기 위하여 서로 작용한다. 손상은 이들의 특수기능을 방해하고 사멸된 세포를 대체하는 재생 목적을 위해 보다 초기의 단계로 되돌아가도록 한다. 결합조직세포들은 더 느슨하게 배열되어 있고, 체액과 영양분의 원활한 이동을 가능하게 하며 물리적 지지를 제공하는 것과 같은 일반적인 지지 기능을 포함한다. 조직에 있는 다양한 세포 유형 배열의 예는 그림 4-2를 참조한다.

표 4-1 조직의 구조적 요소

세포
- 상피(예: 위장관의 점막세포, 피부의 표피)
- 결합조직세포
  - 고정성: 섬유세포, 연골세포, 골세포, 내피세포
  - 운동성: 혈액세포
- 근육세포(예: 근골격계, 심장근육, 자궁의 평활근, 위장관, 방광)
- 신경조직세포

세포간질
- 기저막
- 바탕질
- 콜라겐
- 탄력소
- 연골
- 뼈

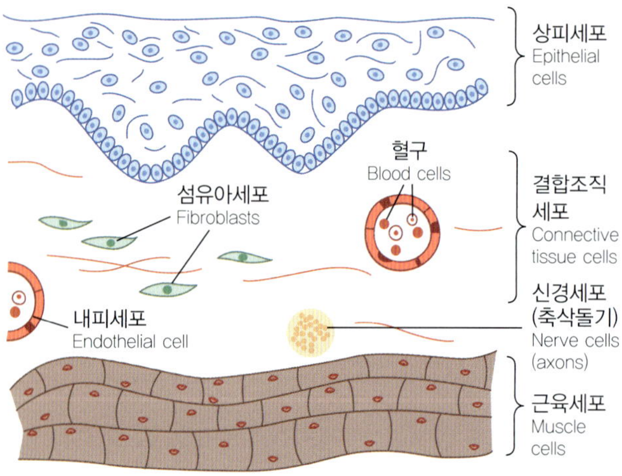

그림 4-2 구강 벽의 주요 세포 유형

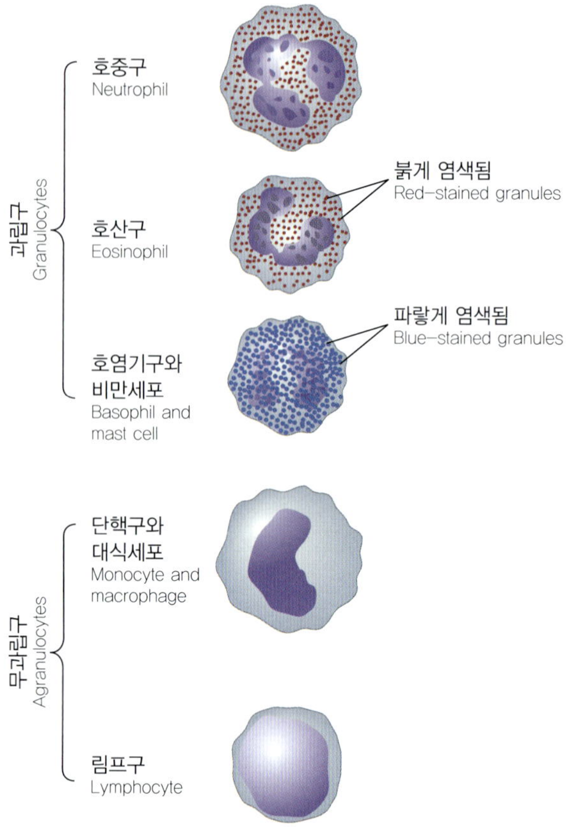

그림 4-3 백혈구의 유형

백혈구(leukocytes)는 외부물질의 공격에 특수화된 유동성 있는 결합조직 유형의 세포이며, 각각 특징적인 형태학적 외양을 가진다(**그림 4-3**). **호중구(neutrophils)**는 다형핵성 백혈구 또는 'polys'라고 명명하며, **단핵구(monocyte)**는 포식작용을 하며 박테리아 같은 외부물질을 소화한다. 단핵구가 혈류에서 떨어져 나올 때 그들은 **대식세포(macrophages)** 또는 **조직구(histiocytes)**라고 불리는 다른 종류의 유동성 있는 식세포로 분류된다. **림프구(lymphocytes)**는 외부물질의 화학적 구조를 기억하면서 끊임없이 지속되는 외부물질에 대항하여 공격을 지시한다. 림프구는 외부물질과 그 영역으로 대식세포를 끌어들이는 다른 물질의 영역에서 세포를 죽이는 물질을 방출한다. 대식세포는 결과적으로 외부물질과 죽은 세포가 해로운 물질을 확산시키는 것을 방지하기 위해 포식작용을 할 수 있다. 일부 림프구(B cells)는 **항체(antibody)**를 생산하기 위해 형질세포로 변하기도 한다. 항체는 외부물질(항원)의 독특한 화학적 구조에 부착하여 세포를 중화하거나 파괴하는 것을 돕는다. 두 종류의 백혈구인 호염기성 세포와 호산성 세포는 훨씬 덜 풍부하다. 이 두 가지는 알레르기 반응과 연관되어 있다.

신체의 결합조직 구조는 물리적 지지를 제공하고 운반을 용이하게 한다. 물리적 지지를 제공하는 조직은 뼈, 연골, 인대, 건, 근막 그리고 다른 섬유소성 조직들이 포함된다. 결합조직은 미세한 수준에서 체액과 영양소의 통과가 가능한 기질을 포함하고 있다. 기저막은 상피의 집락으로 둘러싸여 있으며, 상피세포로부터 그리고 상피세포로 체액과 영양소가 통과하는 것을 허용한다. **콜라겐(collagen)**은 결합조직의 가장 풍부한 구성요소이다. 콜라겐의 양은 결합조직의 강도와 섬유성과 연관되어 있다. 그러므로 근막과 같이 성긴 결합조직에는 콜라겐이 조금밖에 포함되어 있지 않고, 건과 같은 밀도있는 결합조직에는 콜라겐이 다량 포함되어 있다. 혈관(vessel)은 체액이 상피세포와 근육과 같은 다른 활성화 조직에 근접할 수 있도록 지지결합조직을 통과한다.

조직액은 수분이 작은 혈관(모세혈관과 세정맥)의 안팎으로 이동하는 기능과 림프관에 의한 체액의 흡수를 조절한다. 체액과 영양소는 작은 혈관을 지나고 기저물질과 기저막을 통해 확산되어 세포들 간의 교환이 이루어진다. 역운동성은 이들이 혈관 또는 림프관으로 역류하도록 할 수도 있다. 이 조절과정에서 가장 중요한 요인은 혈관 내의 압력, 현존하는 거대단백질 분자들의 상대적인 양으로부터 초래되는 조직과 혈액 간의 삼투압 차이 그리고 작은 혈관들의 내층에 있는 내피세포들 사이의 구멍 크기이다. 손상 시에는 그에 따른 반응으로 많은 양의 수분과 체액이 요구되므로 이 조절 과정이 중요하다.

세포들의 생리학적 대체는 다음 절에서 논의할 손상의 회복과 긴밀하게 관련되어 있는 정상적인 과정이다. 특정 신체세포는 빠르게 마모되고 지속적으로 교체된다. 이들은 혈액세포와 피부, 장 점막과 같은 체표면에 줄지어진 세포를 포함한다. 대부분의 샘상피세포와 지지결합조직을 형성하는 세포들은 대체가 매우 느리지만 필요시에는 더 빠른 대체가 가능하다. 심근육세포와 신경세포 같은 유형의 세포는 거의 교체되지 않는다.

손상에 따른 변화

손상에 따른 변화는 다양한 비율, 괴사, 염증, 회복과 관련 있다. 이러한 과정을 일시적이고 형태학적인 연속체로 생각할 수 있다. 괴사(necrosis)는 내인성 또는 외인성 손상으로 세포나 조직이 죽은 것이다. 변성(degeneration)은 세포에 괴사가 발생하지 않는 가벼운 손상의 형태로, 치명적이지 않은 세포 손상을 일으킨다. 치명적이거나 치명적이지 않은 세포 변화는 다양한 비율로 발생한다. 염증(inflammation)은 괴사 혹은 치명적인 세포 손상에 대한 혈관과 세포의 반응이며, 손상의 확산을 제한하고 괴사성 잔해를 제거하는 신체 기전이다. 회복(repair)은 기존 조직의 재생에 의한 것이든, 결합조직에 의한 대체이든 간에 죽은 세포를 대체하는 신체의 시도를 나타낸다.

다른 유형의 세포의 죽음은 종종 프로그램화된 세포사로 일컬어지는 세포사멸(apoptosis)이다. 예정된 세포의 사멸이 꼭 손상에 의한 것만은 아니다. 세포사멸은 모든 세포의 발생이 꼭 필요하지 않은 배아 형성기 동안 일어난다. 또한 면역과 염증, 호르몬 자극이 제거된 후 호르몬-의존 세포와 종양세포의 사멸에 따른 잉여 림프구의 몸체를 제거하는 기전이다. 그러나 그것은 다른 상황에서 괴사를 유발하는 다양한 요소(agents)로 인해 손상을 야기할 수도 있다. 세포사멸은 적절한 자극에 따른 특정 유전자의 활성화 결과로 나타나기 때문에 프로그램화되었다고 본다. 조직 절편에서, 괴사와는 모양이 다르기 때문에(그림 4-4) 세포가 줄어들고, 밀도 높은 종양에서 핵 염색질이 응축됨을 보이며, 세포질이 수포모양을 보인다. 그리고 예정사 세포들은 대식세포 또는 인접한 실질세포에 의해 사멸에 이르게 된다. 중요한 것은 세포사멸이 염증반응을 이끌어내지 않는다는 것이다. 따라서 이 장에서는 세포사에 대한 논의로 괴사만을 고려한다.

괴사, 염증, 회복의 상대적인 강도는 손상의 크기, 손상 기간, 신체 내 발병 위치와 손상의 상태에 달려 있다. 괴사, 염증, 회복의 다양한 강도와 손상 기간이 그림 4-5에 나와 있다. 일반적으로 염증은 세포 손상 후 즉시 시작된다. 회복은 세 가지 모든 과정이 함께 일어나는 만성손상일지라도 괴사가 중단될 때까지는 이루어지지 않는다. 염증은 심각할 경우 그 자체가 괴사의 원인이 된다. 신체는 해로운 물질을 분리시키기 위해 자신의 조직 일부를 희생시킨다.

손상

급성손상은 가장 눈에 띄게 영향을 미치는데, 이유는 세포들이 세포구조가 없는 결합조직의 요소보다 손상에 더 민감하기 때문이다. 표 4-2는 세포가 손상을 받게 되는 외인성과 내인성 요인을 목록화한 것이다.

치명적이지 않은(가역적인)(sublethal, reversible) 세포 손상(cell injury)과 괴사의 중요한 차이점은 세포가 복구되느냐, 사멸되느냐에 있다. 미세한 부분에서 핵의 어떤 변화는 세포의 죽음을 나타낸다. 핵의 변화는 핵의 응축(핵농축, pyknosis), 핵의 분열(핵붕괴, karyorrhexis), 핵의 용해 또는 소실(핵용해, karyolysis)을 포함한다(그림 4-4, 그림 4-6). 이러한 핵의 변화는 오랜 시간이 걸리기 때문에 세포들은 죽어서도 조직학적으로 이러한 변화를 보이지 않을 수도 있다. 예를 들어, 12시간 이내에 심근경색(심장마비)으로 죽는 사람의 심조직은 괴사의 조직학적 변화가 보이지 않을 수 있다. 만약 그 환자가 생존했다면, 일부 심

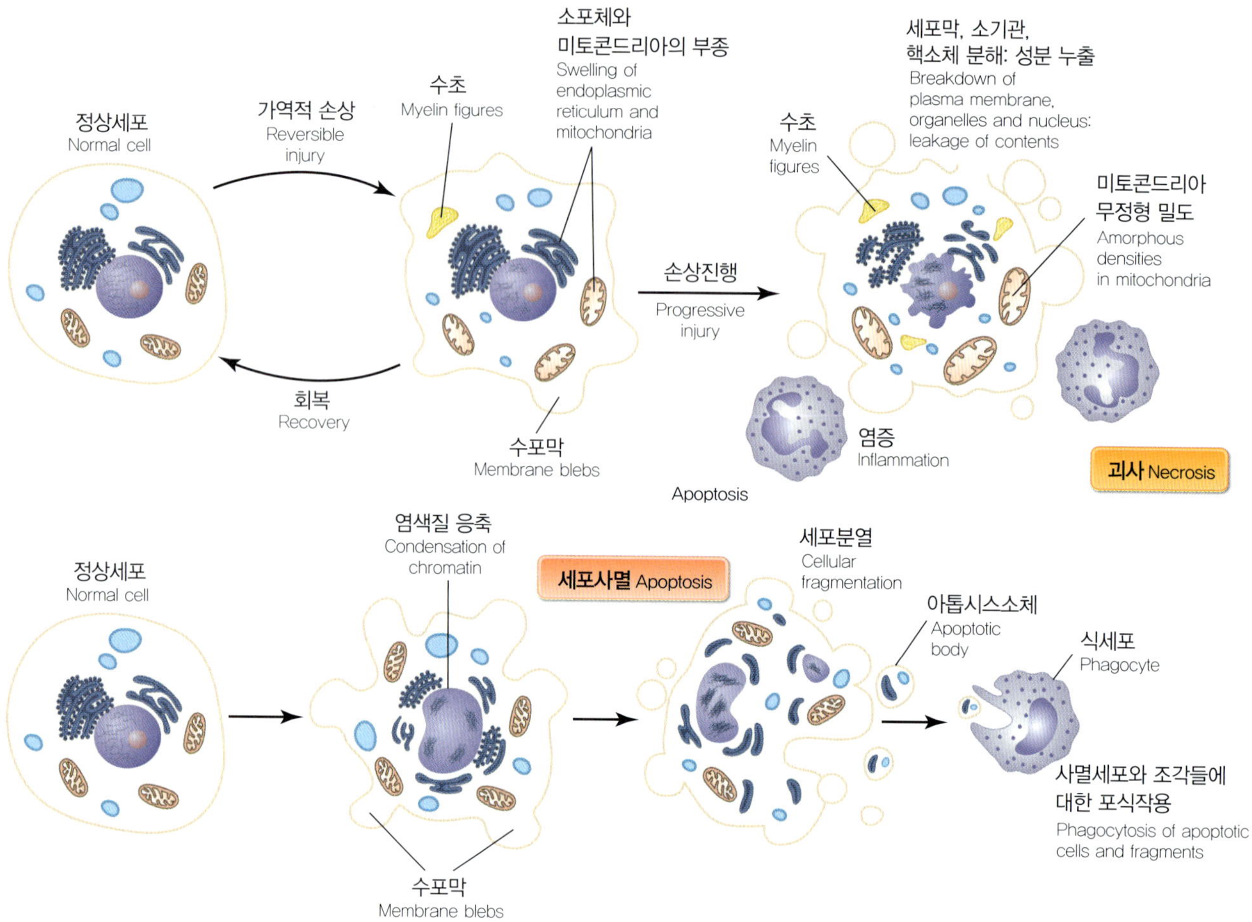

그림 4-4 괴사와 세포사멸의 차이점

근세포는 괴사의 조직학적 변화를 보이는 반면, 다른 세포들은 가역적인 변화를 도출해내고 회복되었을 것이다. 가역적인 세포 손상은 세포, 핵, 세포소기관의 팽창 혹은 응축과 같은 세포질 내에서의 다양한 변화의 보존으로 특징

표 4-2 조직 손상의 내인성 · 외인성 요인

내인성	외인성

• 조직괴사
  • 허혈성
  • 무산소성
• 면역반응
  • 알레르기
  • 자가면역질환
  • 과민반응
	• 염증(박테리아, 바이러스, 기생충)
	• 손상(무딘 혹은 관통하는)
	• 물리적 요인
	  • 화상
	  • 동상
	  • 방사선조사
	• 화학적 요인
	  • 산
	  • 염기
	  • 환경적 독소
	• 이물질

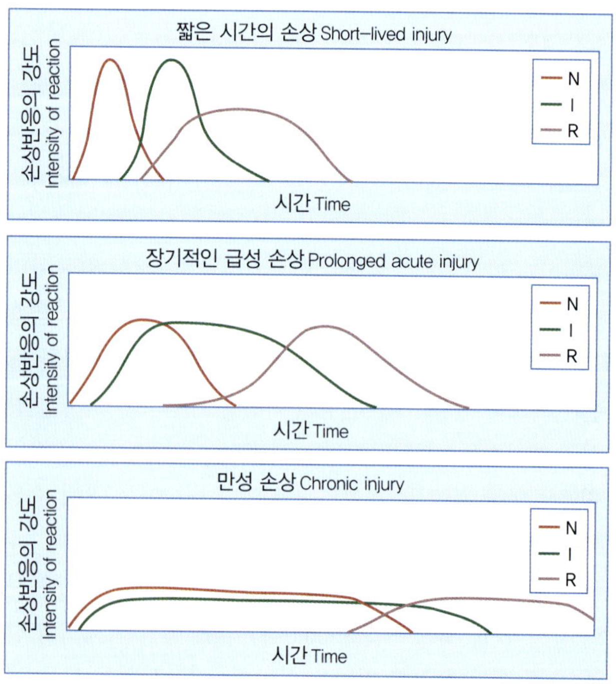

그림 4-5 괴사(N), 염증(I), 회복(R)의 시간 순서

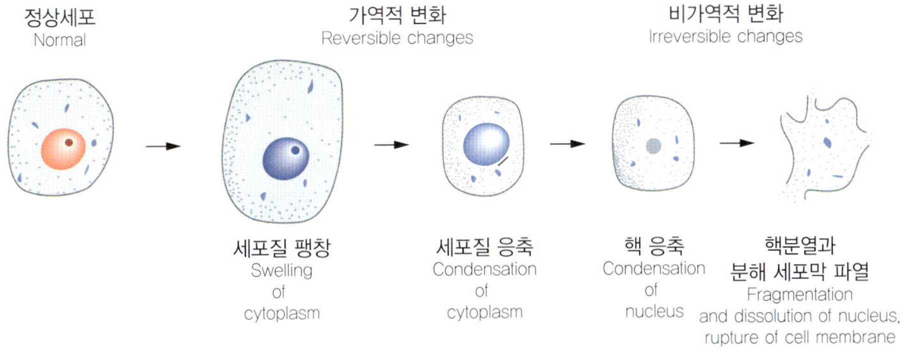

그림 4-6 세포사멸에 따른 변화(괴사)

지어진다. 이 조직학적 변화는 세포의 생화학적 변화를 반영한다. 세포의 죽음을 결정하는 생화학 종말점(biochemical end point)은 없지만, 세포의 에너지 체계 고갈(특히 아데노신 삼인산, ATP)과 세포막 투과성의 대체는 세포를 사멸로 이끄는 중요한 요인이다.

세포 손상의 다른 유형들은 세포막과 같은 중요한 세포 구조에 손상을 입히는 **활성산소(free oxygen radicals)**의 발생을 초래한다. 활성산소는 외부 궤도에서 짝지어지지 않은 전자를 포함하고 있는 비안정적인 산소 분자로 물에서 산소 분자의 감소에 의해 발생된다. 활성산소는 세포막과 DNA에 손상을 주는 에너지를 방출하면서 단백질, 지방, 탄수화물과 반응한다.

일단 핵이 파괴되거나 세포막에 손상이 가해지면, 세포는 회복하지 못한다. 세포사멸 후 세포가 가지고 있는 리소좀으로부터 방출되는 효소들은 세포의 잔해를 소화하기 시작한다. 괴사와 관련된 다른 현상으로는 칼슘의 유입, 리보솜의 분해, 효소소화에 따른 DNA의 응집, 그리고 마지막으로 세포막의 파괴가 포함된다. 이러한 변화는 염증 반응을 유도한다. 실제로 괴사조직은 염증반응의 매우 강한 자극원이다.

세포나 조직에 갑작스러운 손상을 초래하는 급성변화는 짧은 시간 내에 세포의 죽음이나 회복을 유도한다. 괴사는 종종 급성손상과 관련이 있다. 만성손상(약간의 점진적인 손상)은 세포와 조직에 누적되는 결과를 가져온다. 괴사는 일반적으로 현저하지 않고 조직학적 절단면에서도 눈에 보이지 않을 정도로 그 정도가 미미하다.

급성손상 및 괴사

산소 결핍(**무산소증, anoxia**) 또는 감소된 산소(**저산소증, hypoxia**)는 급성손상과 괴사에서 가장 중요한 요인 중 하나이다. 세포는 산소 요구량에 비례하여 저산소증에 취약하기 때문에 신진대사로 활성화된 세포는 선택적으로 더 취약하다. 선택적 취약성은 일산화탄소 중독, 혈액 손실 또는 질식과 같은 원인으로 발생한 전신적인 무산소증의 경우 잘 증명된다. 이 상황에서 뇌의 신경세포와 신장 세뇨관은 다른 세포들보다 괴사에 더 취약하다. 저혈류에 의해 초래되는 국소적인 저산소증을 **허혈(ischemia)**이라고 한다. 허혈이 심해지면, 혈액공급이 위태로운 부분에서 세포의 괴사를 초래한다. 허혈성 괴사 부분을 **경색(infarct)**이라고 부른다. 경색은 일반적으로 동맥폐색에 의해 초래된다. 관상동맥을 폐쇄하고 심근경색을 유도하는 죽상경화성 반점은 사망 원인 중 높은 비율을 차지한다. 죽상동맥경화성 폐색은 뇌, 다리, 신장 그리고 다른 부위의 경색을 생성하는 데 중요한 역할을 한다.

혈전과 색전 또한 허혈성 괴사의 가장 중요한 요인이다. **혈전(thrombus)**은 혈관에서 응고기전의 활성화로 만들어진 혈액 덩어리이다. 이것은 섬유소(fibrin) 층과 혈구 덩어리들로 구성되어 있다. **색전(embolus)**은 한 곳에서 다른 곳으로 혈류를 따라 옮겨갈 수 있는 미립자로 구성된 물질이다. 색전은 대부분 혈전에서 생성되지만 골수, 지방, 공기 또는 암조직 등 다른 물질로 구성될 수도 있다. 혈전성 색전증은 다리의 정맥에서 가장 잘 호발하고 뇌, 다리, 신장, 비장, 장 같은 다양한 기관의 동맥을 통해 대정맥과 우측 폐동맥 또는 좌심실, 좌심방에서 발생하기도 한다. 골수와 지방색전증은 뼈의 외상으로부터 생긴다. 심각할 경우, 지방 방울이 폐동맥과 전신순환을 거쳐 뇌의 작은 혈관을 막을 수도 있다.

외상, 염증 그리고 과민증은 급성손상과 괴사의 또 다

른 원인이다. 외상(trauma)은 직접적인 물리적 힘에 의해 세포를 파괴하며, 그 결과는 손상된 부위와 가해진 힘의 속성에 달려있다. 감염(infection)의 형태와 손상 정도는 다양하지만, 손상의 대부분은 미생물 침입에 대한 신체의 염증반응에 의해 생성된다. 면역학적(immunologic) 기전은 염증반응의 중요한 부분이며 염증에 의해 생성된 손상에 기여하지만, 대개는 면역손상이 잘못된 물질로부터 가해지는 잠재적인 손상보다 적다. 면역학적 반응이 개인에게 민감함을 야기하는 것을 과민반응 혹은 알레르기(allergy)라고 한다. 옻나무, 건초열, 담마진(hives), 접촉성 피부염 등이 일반적인 예이다. 때때로 신체 면역체계는 류마티스관절염, 홍반성 낭창, 갑상선염과 같은 파괴적인 질병을 만들면서 자체 조직에 반응하는 자가면역반응(autoimmune reaction)을 나타낸다.

가역적인 세포손상과 괴사의 형태학적 변화는 연속체를 형성한다. 만약 그 손상이 약하고 단시간 내에 손상을 없애는 기능적인 변화라면, 해당 세포들은 최종적으로 정상적인 외양을 되찾기 위해 치명적이지 않은 변화를 겪는다. 만약 기능적인 변화가 지속된다면, 최소한 일부 세포들은 괴사를 겪게 될 것이다. 생검한 검체 혹은 제거된 조직에 대한 연구는 병리학자들에게 손상의 크기를 평가할 수 있는 기회를 제공한다. 가역적인 손상을 입은 세포들의 변화는 세포질로 제한된다. 괴사세포는 세포질과 핵의 변화가 모두 일어난다. 전형적인 초기 변화는 약한 세포질로 된 거대해진 세포를 생성하는 세포질의 팽창이다. 이후 세포질은 정상보다 쪼그라들고 더 조밀한 호산성을 나타낸다. 핵 변화의 발달은 핵농축, 핵붕괴, 핵용해이며 괴사의 진행을 나타낸다. 그러므로 가역적인 변화가 지배적일 때 조직은 증대되고, 괴사가 지배적일 때 조직은 정상 크기이거나 줄어든다.

괴사 조직은 상황에 따라 서로 다른 거대하고 미세한 모습을 보인다. 이러한 차이의 인식은 괴사의 원인을 알려준다. 다음은 괴사의 유형에 따른 설명이다.

응고괴사(coagulation necrosis)는 전신성이든 허혈성이든 산소결핍에 의해 가장 흔히 유발된다. 많은 조직에서 응고과정은 마지막 단계까지 세포와 조직 윤곽의 특징적인 보존을 생성하며 서서히 며칠에 걸쳐 일어난다. 병리학자는 옅은 노란색과 단단하지만 부드러운 질감으로 경색의 응고괴사를 인식할 수 있다. 경색의 위치, 크기 및 모양은 차단된 동맥에 의해 공급되는 영역에 따라 다르다.

액화괴사(liquefaction necrosis)는 주로 화농균과 같은 특정 박테리아 유형에 의해 발생한다. 화농균은 호중구를 한곳으로 끌어들이고 호중구에 의해 분비되는 효소는 죽은 조직을 용해시킨다. 그에 따른 죽은 조직과 호중구의 딱딱하고 크림 같은 혼합물은 농양(pus) 혹은 화농성 삼출물(purulent exudate)이다. 안을 잘라보면, 액화된 괴사영역에서 농이 나오고 조직 안에 구멍을 남긴다.

건락괴사(caseous necrosis)는 대부분 곰팡이의 특정 유형이나 결핵을 야기하는 세균인 결핵균(Mycobacterium tuberculosis)에 의해 야기된다. 건락괴사는 질병이 있는 조직의 괴사이므로 다르게 보인다. 원인이 되는 유기체는 지질을 포함하고 있는 수많은 대식세포로부터 공격을 받는다. 이러한 대식세포의 괴사는 단단하고 무정형이며 치즈 같은 덩어리를 형성한다. 현미경으로 관찰하면, 흩어진 핵 가루가 있는 빨간 세포질의 융합된 덩어리가 남아 있다. 그러나 빈틈없는 병리학자는 건락성 물질 안에 있는 원인 유기체를 입증하기 위한 특수한 염색법을 사용하고 때때로 유기체를 배양해낼 수 있다.

손상을 입히는 효소성 지방괴사(enzymatic fat necrosis)는 건락괴사와 어느 정도 유사하며 분필 같이 희고 연한 노란색 결절을 생성한다. 그러나 발생 위치는 췌장과 그 주변으로 제한된다.

괴저성 괴사(괴저)[gangrenous necrosis(gangrene)]는 부패균성 세균(saprophytic bacteria)에 의해 층을 이룬 분해가 있는 응고성 괴사이다. 이는 신체의 일부만 죽었다는 것을 제외하면 사후분해와 비슷하다. 그러나 가스 괴저에서는 괴사 독소와 가스를 생성하는 클로스트리디움(Clostridium) 종의 세균 유형을 포함한다. 가스 괴저의 독소는 정상조직에 퍼질 수 있고 치명적인 영향을 미칠 수 있다.

만성손상

만성손상은 세포내 또는 세포 사이의 조직 크기(위축, atrophy)나 물질의 축적(accumulation) 감소를 가져올 수 있다. 위축은 세포 크기나 세포 수의 감소 혹은 둘 다 감소된 결과일 수 있다. 세포의 점진적인 소실은 가장 일반적인 기전이다. 물질의 축적과 관련된 만성손상은 위축과 상당히 다르다. 세포들은 대사성 물질 또는 여러 차례 서서히 세포 기능 감소로 생긴 외인성 물질을 축적한다. 이러한 물질의 축적은 비록 그 기능이 감소할지라도 확대된 세포를 야기할 수 있다. 만성세포나 조직 변성의 유형은 위축의 원인이나 축적된 물질의 종류에 따라 분류된다.

위축

노인성 위축(senile atrophy)은 노화로부터 기인한다. 조직은 종종 자연스러운 노화 과정으로 크기가 작아지고 기능적 용적이 감소한다. 예를 들면 노인의 뇌는 점점 작아지는데, 감소된 기억력과 느려진 사고 과정은 세포 기능의 저하를 뒷받침 해주는 증거가 된다.

불활동성 위축(disuse atrophy)은 세포가 정상적인 기능을 수행할 수 없을 때 발생한다. 예를 들어 팔 또는 다리에 석고를 하면, 근육조직은 점점 작아지고 수축하는 능력은 감소된다. 불활동성 위축은 가역적이다. 일단 석고가 제거 되고 사지 운동을 하게 되면, 위축된 근육세포는 이전 기능과 구조로 돌아갈 수 있다. 그러나 근육세포가 신경의 외상성 절단 같은 신경자극의 영구상실 때문에 비활성화된다면, 영원히 위축되어 있을 것이다. 이러한 유형의 위축을 탈신경성 위축(denervation atrophy)이라고 한다.

압박 위축(pressure atrophy)은 확장하는 종양의 덩어리에 의해 생성되는 것처럼 조직의 지속적인 압력으로부터 발생한다. 욕창을 예로 들 수 있으며, 피부에 지속적인 외부 압력 때문에 만성적인 와상 환자에게 빈번히 발생한다.

내분비선 위축(endocrine atrophy)은 감소된 호르몬 자극에 의해 발생한다. 특정 장기들은 호르몬 작용에 의해 기능적인 상태를 유지한다. 불충분한 호르몬 자극은 장기를 위축시킨다. 예를 들어, 폐경기의 에스트로겐과 프로게스테론 감소는 유방과 자궁의 위축을 유발한다.

축적

다양한 물질이 세포 내에 축적될 수 있다(**그림 4-7**). 세포 내에 지방이 축적되는 것을 지방변성(fatty change) 또는 지방변형이라고 한다. 지방변성은 지방축적(adiposity)과 구별되어야 한다. 지방축적일 때는 지방세포에서 지방 저장 이 증가하고, 지방변성일 때는 지방의 작은 방울이 조직 실질세포에서 비정상으로 나타난다. 지방변성은 급성 혹은 만성으로 발병되고, 특히 간처럼 지방대사를 포함하는 세포에서 특징적으로 관찰된다. 간은 중성지방(식이섭취로부터)과 자유지방산(지방조직의 저장이나 흡수로부터)의 형태로 지질을 흡수한다. 간은 중성지방과 유리지방산을 다른 조직에서 사용될 수 있도록 더 많은 지질의 용해성 형태인 지질단백질로 대사시킨다. 중성지방 분자들은 간세포에서 형성되는데, 이는 지단백의 생성이 감소하거나 혈액으로부터 지질 흡수가 증가되기 때문이다(그림 4-7C).

지방간의 원인은 당뇨병 또는 비만을 유발하는 과도한 식이섭취, 알코올중독 또는 사염화탄소중독 같은 화학적 손상, 그리고 지질단백질을 형성하는 데 필요한 단백질이 고갈된 급성기아상태와 같은 간이 처리할 수 있는 능력보다 더 많은 지방의 동원을 초래하는 상태를 포함한다. 만성알코올중독에서 간은 간세포에서 지방 축적 결과로 정상 크기보다 두 배 이상이 된다. 당뇨병은 간에서의 지방 축적 증가와 지방조직에서의 지방흡수 감소가 있다. 알코올중독은 경제적으로 풍요로운 사회에서 임상적으로 중요한 지방간이 생기는 가장 흔한 원인이다.

글리코겐 축적(glycogen storage)은 탄수화물 축적의 한 예이다. 이는 글리코겐 분해를 위한 특정 효소들이 누락되는 매우 드문 유전적 상태이다. 글리코겐이 여러 장기에 축적되고(그림 4-7B) 결국에는 이상 현상을 초래한다.

단백질(protein)이 과잉되면 유리질(hyaline)이라고 불리는 조밀한 동종의 호산구 침전물을 형성하면서 세포 내에 축적되고 단단히 다져진다. 과다한 콜라겐과 압축된 섬유소 혈전은 유리질화의 가장 흔한 원인이다. 아밀로이드(amyloid)는 콩고레드(Congo red)로 염색된 얼룩과 빛을 편광화하는 결정성 화학 구조를 가진 유리질의 침전물이다. 작은 단백질들은 혈액으로부터 누출될 수 있고 아밀로이드의 세포외 침전물을 형성하기 위해 결정체를 형성한다. 아밀로이드를 형성할 수 있는 단백질의 예를 들어보면, 혈장세포의 비정상적인 증식으로부터 파생된 면역글로불린이 적은 사슬, 지연된 만성염증에서 간에 의해 생성된 단백질과 연관된 혈청 아밀로이드, 알츠하이머병이 있는 뇌에 침전된 베타 단백질이 있다. 아밀로이드 침전물은 매우 느리게 발달하고, 질병의 후기 과정에서 기관 기능에 영향을 주며 비가역적이다.

무기질과 색소의 축적은 석회화, 혈철증 그리고 '갈색위축'을 포함한다. 어떤 상황에서 무기질 또는 색소의 침착은 명백한 조직 손상과 관련 있지만, 다른 상황에서는 주어진 색소나 무기질의 과도한 축적이 조직에 해로움을

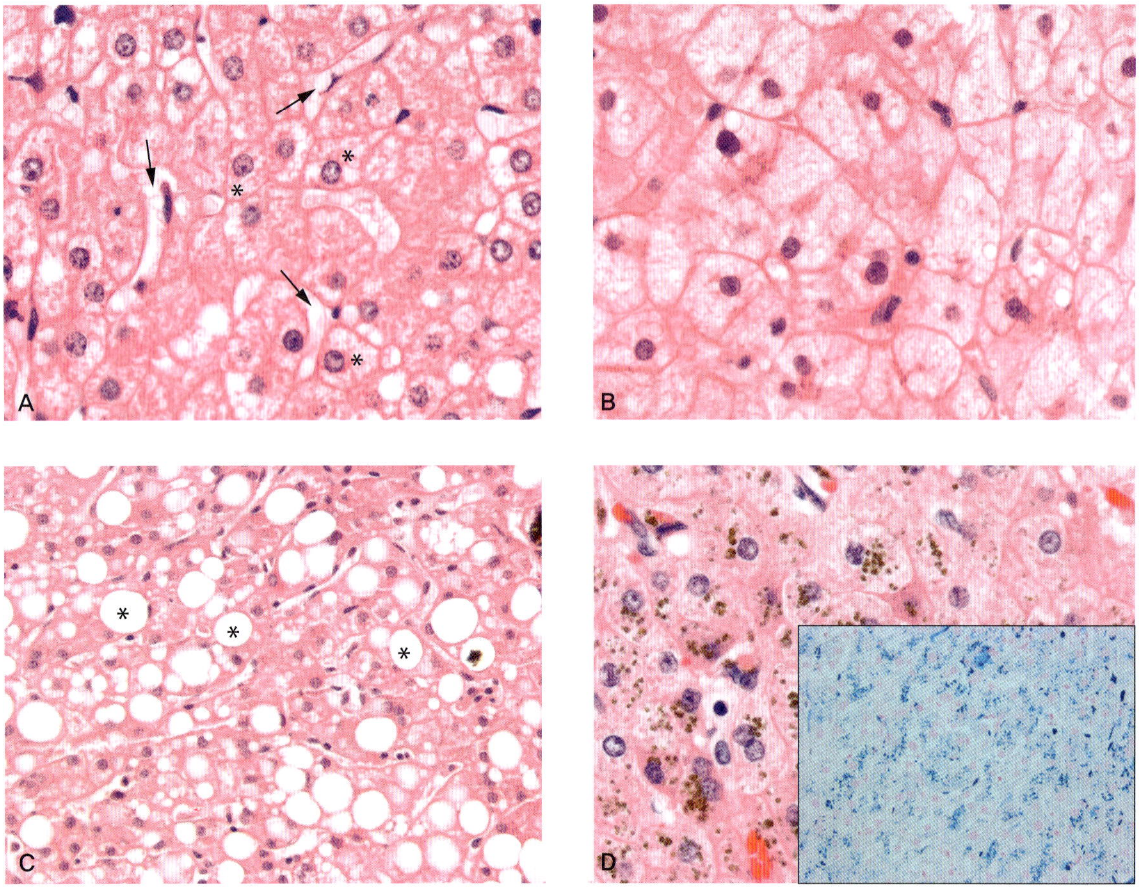

그림 4-7 축적의 예. A: 정상 간. 간세포(*)는 솜털 모양의 세포질로 이루어져 있다. 열린 공간(화살표)은 굴맥관(sinusoids)이다. B: 당원축적증 환자의 간. 간세포의 세포질은 부어 있고 창백해 보이는데, 이는 글리코겐의 증가 때문이다. 동양구조는 눈에 띄지 않는데, 그 이유는 부어 있는 간세포에 의해 눌려 있기 때문이다. C: 지방증. 조직 과정 전에 구멍(*)은 지질 방울로 채워져 있었다. D: 혈철증. 갈색과립이 간세포에 축적되어 있다. 삽입된 이미지의 프루시안 블루 반응은 갈색과립이 혈철소라는 것을 보여준다.

준다는 것을 입증하는 데 어려움이 있다. 석회화에는 두 가지 종류가 있다. 대사장애로부터 초래될 수 있는 과도한 혈중 칼슘은 정상조직의 칼슘 축적을 야기할 수 있다. 특히 신장관, 폐, 위장점막 같은 신체로부터 산성을 배출하는 부위에서 나타난다. 이것을 전이성 석회화(metastatic calcification)라 한다. 사멸하는 세포는 칼슘을 흡수한다. 이 칼슘이 괴사 부위에 침전물로 축적되어 있을 때, 이를 이영양성 석회화(dystrophic calcification)라고 한다. 대부분의 이영양성 석회화는 그 자체로는 문제가 없지만, 칼슘은 방사선불투과성이기 때문에 방사선 전문의들이 질병 부위를 발견할 수 있다. 예를 들면 결핵에 의해 유발된 건락괴사의 중심은 석회화를 겪고, 일차적인 염증이 진정된 후에 몇 년 동안 폐의 X선상에 나타난다. 그리고 유방촬영에서 석회화는 방사선 전문의들이 유방암과 관련된 괴사의 존재를 인지하도록 한다.

혈철증(hemosiderosis)과 혈색소침착증(hemochromatosis)은 조직에서의 과도한 이온 축적을 나타낸다. 혈색소침착증은 조직 손상과 관련된 매우 심각한 상황을 암시하는 반면, 혈철증은 조직에서의 철분 축적을 암시한다. 장에서 철분 흡수는 신중하게 조절되어 신체는 적혈구와 다른 필요물질을 충분히 생산하지만, 너무 많은 양을 생산하지는 않는다. 과도한 철분은 수혈에 의해 몸으로 유입되거나 유전적 소인, 과식 또는 용혈성 빈혈에서 적혈구의 파괴 때문에 증가된 요구량의 결과로 과도한 흡수가 일어날 수 있다. 페리틴(ferritin) 형태의 철분 과잉은 대식세포, 간세포에서 축적되는 갈색 색소인 헤모시데린(hemosiderin) 형태의 단백질과 결합한다(그림 4-7D). 혈색소침착증은 보통 철분 흡수 조절에 유전적 결합으로 인해 유발되고, 손상은 간경화, 당뇨병의 결과로 간과 랑게르한스섬에서 감지할 수 있다. 혈액의 주기적 감소는 신체 철분 저장

참고 4-1 손상의 영향

원인
- 생리적 손상
- 화학적 손상
- 감염
- 무산소증/허혈
- 항원-항체 반응
- 대사성 이상
- 방사선조사

병변
- 가역적인 세포 변화
- 괴사
- 위축
- 축적

발현
- 관련 부위의 세포 기능 상실

을 줄이고 질병의 진행을 늦춘다.

갈색 위축(brown atrophy)은 심근섬유와 간세포에 있는 리포푸신 색소(lipofuscin pigment) 축적의 결과, 노화로 인해 심장과 간이 갈색으로 변하는 것을 의미하는 오래된 용어이다. 지질, 탄수화물, 단백질로 구성된 색소는 세포 조각의 리소좀 소화 잔여물이고 세포손상의 증가 혹은 노화의 표지가 되는 것 외에는 임상적 의미를 지니지 않는다.

염증

염증은 신체가 손상에 대한 반응에서 시작하는 보호 반응이다. 염증(inflammation)이라는 용어는 염증이 생긴 병변이 불처럼 붉고 뜨거우며 통증이 있다는 의미에서 유래하였다. 괴사는 파괴된 세포 손상의 영향을 반영한다. 염증은 체액, 화학물질 그리고 세포들이 세포 손상의 범위를 제한하고 괴사성 잔해를 제거하며, 치료 과정을 준비하기 위해 손상 부위로 옮겨지는 과정이다. 염증은 매우 복잡한 화학 물질을 포함하고, '소방관'으로 빠르게 바뀌고 더 많은 비축물을 동원할 뿐만 아니라 그 과정을 멈추어서 세포적, 화학적 반응이 손상의 확산을 조절하기 위해 필요보다 더 많은 정상 조직을 파괴하지 않도록 하는 신경기전을 포함한다.

염증반응의 본질은 정형화되어 있다. 정도와 기간은 손상의 원인과 시간적 경과에 따라 다르다. 정형화된 반응은 '급성염증' 부분에서, 연장된 손상에 의해 생성된 변화와 특정 물질들은 '만성염증' 부분에서 설명한다. 비록 염증이 보호반응이라 하더라도 손상을 포함하고 있다. 염증반응을 조정하는 약물의 잠재성은 복잡한 생화학적 조절기전을 끝까지 밝혀내는 연구를 지속적으로 독려해왔다.

급성염증

개요

급성염증은 손상에 의해 단단히 고정된 혈관과 세포 반응들로 구성되어 있다. 혈관반응은 손상 부위의 혈류를 증가시키고 혈관 삼투성의 증가를 초래하여 물, 전해질, 혈청 단백질이 조직강으로 새어 나오게 한다. 세포의 반응은 혈액에서 조직으로 호중구와 단핵구 위주의 백혈구를 이동시킨다.

이 과정은 발적, 종창, 열감, 통증, 기능상실 등 염증의 결정적 증상(cardinal signs of inflammation)을 야기한다. 확장된 혈관에서의 증가된 혈류를 충혈(hyperemia)이라고 하며, 이는 발적을 초래한다. 조직으로의 체액 누출은 부종(edema)을 야기한다. 열감(heat)은 염증 부위의 혈액 증대로 인해 초래된다. 통증(pain)은 신경말단에 있는 키닌의 활동과 부종의 압력으로부터 야기된다. 기능상실(loss of function)은 더욱 깊은 손상으로부터 통증이 있고 부은 병변을 보호하기 위한 시도로 발생한다.

염증의 효과는 원인물질의 확산을 파괴하거나 제한하고, 회복의 준비단계에서 생긴 잔해를 없애는 것이다. 화

참고 4-2 급성염증

원인
- 모든 유형의 급성 손상(괴사)
- 화농성 감염
- 과민성

병변
- 충혈
- 삼출액
- 호중구, 대식세포

발현
- 발적
- 열감
- 종창
- 통증
- 기능상실
- 열
- 백혈구증가증

상, 절단, 희석된 물질에 의한 화학적 손상과 같은 간단한 손상의 경우 원인물질은 더 이상 위협적이지 않지만, 염증반응은 조직 손상의 크기에 비례한다. 조직 손상은 죽은 세포로부터 잔해를 제거하고 소화하기 위해 백혈구를 가져오고 병변으로부터 체액을 이동시키기 위해 림프의 이동을 증가시키기에 충분한 경미한 정도의 염증반응을 스스로 조장한다. 호중구와 대식세포는 둘 다 특정 물체를 에워싸는데, 이 과정을 **포식작용(phagocytosis)**이라고 한다. 급성염증은 현미경으로 살펴보면 호중구가 풍부하게 존재하고, 일반적으로 약간의 대식세포와 혼합되어 있는 것이 특징적으로 나타난다(**그림 4-8**).

혈관 및 세포변화

포식작용(phagocytes, 호중구와 단핵구)은 염증반응의 중요한 열쇠이다. 식세포는 혈류 내 중앙에서 세정맥이 팽창되고 혈류의 흐름이 느려지는 말초까지 이동한다(**그림 4-9**). 이를 **변연화(margination)**라고 한다. 변연화된 백혈구는 내피세포에 달라붙는데(**유착, adhesion**) 그 이유는 염증과정의 다양한 화학적 중재 작용에 의해 활성화되는 백혈구와 내피세포에 대한 보완적인 분자 때문이다. 일단 내피세포에 화학적으로 고착되면 백혈구는 내피세포들 사이를 서행하여 조직으로 들어가는데, 이를 **이주(emigration)**라고 한다. 호중구가 혈관으로부터 손상부위로 이동하는 시간은 몇 분이 걸릴 수도 있고 몇 시간이 걸릴 수도 있다. 대식세포는 호중구보다는 이동속도가 느리다. 호중구는 강력한 소화효소를 방출하기 위해 손상부위에 도착한 후 곧 사멸하거나, 죽기 전에 포식작용과 세포 파편 및 이물질을 소화할 수도 있다.

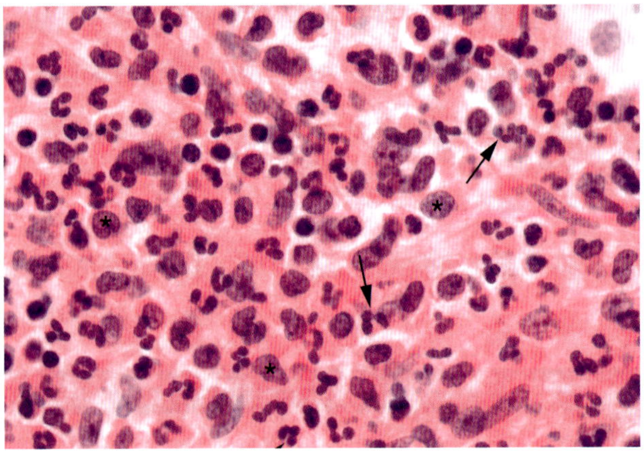

그림 4-8 급성염증은 다량의 호중구 출현으로 특징지어진다(화살표는 다형핵백혈구). 대식세포(*)의 수 역시 많다.

호중구는 포도상구균(Staphylococcus aureus), 다양한 연쇄상구균(*S. pneumoniae* 포함), 임균(gonococci), 뇌수막균(meningococci), 대장균(coliform bacteria), 장이나 다른 곳에서 보이는 혐기성 세균 등 세균성 감염에서 특히 중요하다. 호중구는 대다수의 감염과 관련이 있는데 그 이유는 피부, 입, 호흡기계, 장의 많은 정상세균이 숙주의 방어기전에 문제가 생겼을 때 감염을 유발하도록 언제든 준비하고 있기 때문이다. 호중구는 염증을 인식한 후 화학주성에 의해 세균이 있는 특정 화학물질 쪽으로 이동한다. **화학주성(chemotaxis)**은 화학적 농도에 의존하여 백혈구를 이동시킨다. 화학적 농도 기울기는 세균 또는 케모카인으로부터 방출된 화학물질, 예를 들면 보충물 또는 응고연쇄반응 동안 내인성(신체 자체)으로 생성된 작은 단백질에 의해 결정될 수 있다.

감염 부위에서는 세균을 포함해 문제가 되는 물질들을 호중구가 빠르게 포식작용을 한다(**그림 4-10**). 세균은 포식작용에 대항하는 기전을 발달시키는데, 두꺼운 다당류 캡슐(*S. pneumonia*) 같은 숙주 부착 기전이다. 숙주는 캡

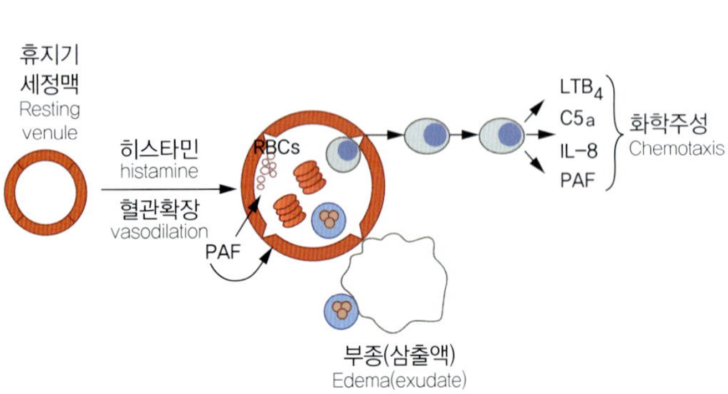

그림 4-9 급성염증반응에서의 혈관 단계

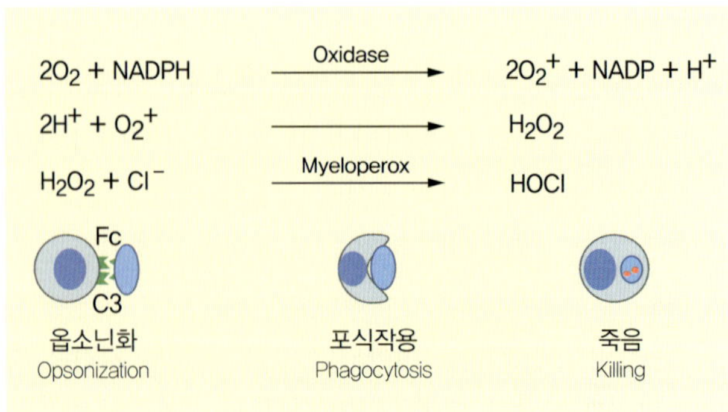

그림 4-10 포식작용

슐에 부착하기 쉽게 식세포에 의해 인식되는 항체를 생산할 수 있다. 포식작용의 항체 생산을 옵소닌(opsonins)이라고 한다. 옵소닌은 개체가 이전에 접했던 적이 있거나 항체가 특히 면역반응에 의해 유발되었을 때 중요하다. 세균에 대한 호중구의 활발한 반응은 종종 많은 호중구가 죽거나 조직 붕괴의 결과로 농양이 형성된다. 이러한 개체의 반응을 화농성(pyogenic)이라고 한다.

대식세포는 호중구보다 늦게 염증부위에 도착하지만 더 강하게 작용한다. 죽은 호중구를 포함하여 염증의 잔해물들을 제거한다. 호중구와 대식세포의 상대적인 수는 죽은 세포와 화농성 세균 같이 높은 화학주성을 가진 외부물질들의 양 및 특성과 관련이 있다. 포도상구균 감염에서는 호중구가 많이 관찰된다. 외상으로 인한 지방 조직의 손상은 대부분 대식세포가 유출된 지방질을 제거하게 된다. 대식세포 또한 탈크(talc)나 봉합 물질처럼 많은 비활성 외부물질과의 반응에서 지배적인 역할을 한다. 이들은 외부물질을 둘러싸고 종종 조직 내에 오랫동안 잔류하는 다핵 거대세포를 형성한다.

호중구와 대식세포의 포식작용은 세포질 구역에서 세균이나 외부물질의 입자를 에워싸서 격리시키고, 산소자유기를 발생시켜 죽인다(예: 과산화수소[H_2O_2], Hydroxyl halide[$HOCl^-$], 산화질소[NO], hydroxylions[HO]).

세포 구조가 없는 요소들도 염증반응에서는 매우 중요한 역할을 한다. 병변의 유동성 증가로 세포와 화학물질의 이동이 용이하고 염증부위로부터 체액의 파편을 옮기기 위해 림프 흐름을 증가시킨다. 또한 독소나 항원 같은 문제를 일으키는 요소들을 희석하는 역할을 할 수 있다. 섬유소원(fibrinogen)은 용해성 단백질로 염증부위에서 누출되어 섬유질이 많은 중합체인 섬유소(fibrin)가 된다. 이 과정은 여러 효소를 포함하고 손상된 조직 누출에 의해 활성화된다. 섬유소의 형성은 손상의 확산을 막는 역할을 한다. 예를 들어, 피부를 긁어 생긴 딱지(scab)는 광범위하게 섬유소로 구성되어 있으며 세균은 내보내고 체액은 안으로 유지하는 역할을 한다. 섬유소원은 매우 큰 단백질이기 때문에, 혈관 삼투성이 심각하게 증가되어 있지 않을 때 외에는 누출되지 않는다. 형성된 섬유소 중 일부는 섬유소 용해소에 의해 용해된다. 이러한 조절기전은 이것을 필요로 하지 않는 가벼운 손상에서의 섬유소 형성을 방지한다.

급성염증 반응에서 염증에 취약한 환자들은 그렇지 않은 사람보다 염증기전에 약하기 때문에, 반응은 매우 중요하다. 급성염증 반응은 또한 심각한 손상을 만들 수 있어 조절이 중요하며, 빠르게 활성화되고 더 이상 필요하지 않을 때는 없어진다. 조절 기전은 복잡하고 일차적으로 염증과 관련된 화학적 매개체들을 포함한다. 이제 염증기전의 중요한 화학적 매개체를 설명할 것이다.

화학적 매개체

염증반응은 손상된 조직에서 국소 요인에 의해 시작된다. 작은 신경말단에서의 자극은 세동맥 팽창의 원인이 되지 만, 이 반응은 필수적이거나 중요한 현상은 아니다. 비만 세포에서 히스타민(histamine) 혹은 다른 혈관작용 아민(vasoactive amine)의 배출이 중요한 초기 현상이다. 비만세포(mast cell)는 신체의 결합조직 곳곳에 산재해 있고, 진한 파란색 과립에 많은 양의 히스타민을 포함하고 있다. 히스타민은 두 가지 유형의 염증반응에 의해 비만세포로부터 방출된다. 바로 면역복합반응과 아토피성 알레르기이다. 손상부위에서 히스타민 방출이 일어나는데, 인접한 세정맥의 투과성 증가와 확장의 원인이 된다. 세정맥은 삼투압으로 인해 알부민과 같은 혈청 단백질의 누출이 발생한다. 비만세포는 히스타민을 분비하고, 히스타민은 비활성 상태로 저장되어 있다가 염증이 생겼을 때 빠르게 활성화된다.

염증반응이 시작되면, 빠른 속도로 혈액 내 화학물질이 순환된다. 세 가지 화학반응인 키닌계(kinin system), 보체계(complement system), 응고계(coagulation system)이다. 각각의 경우에서 비활성 단백질 전구물질은 일련의 단계에 의해 활성화된다. 끝없는 활성화 반응에 대응하기 위해 그 반응의 산물을 파괴하는 효소인 억제제(inhibitors)는 염증과 동시에 형성된다. 그리고 혈류의 희석 효과와 활성화된 염증 매개체의 농도에 따라 누적되는 효과를 감소시킨다.

키닌(kinins)은 히스타민에 의해 세정맥을 통해 유출되며, 브라디키닌(brady kinin)으로 활성화된다(그림 4-11). 브라디키닌 자체는 혈관 투과성 증가와 자기 영속적인 반응에 의한 염증부위 체액과 화학물질의 흐름 유지에 중요한 요소이다. 브라디키닌은 신경말단에 작용하여 통증을 유발한다. 어떤 시점에서 브라디키닌이 형성되는 것보다 빨리 비활성화된다면 혈관반응은 점차적으로 진정된다.

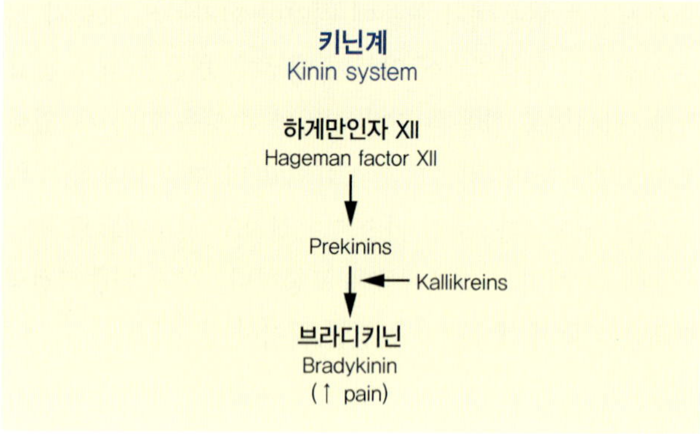

그림 4-11 키닌계

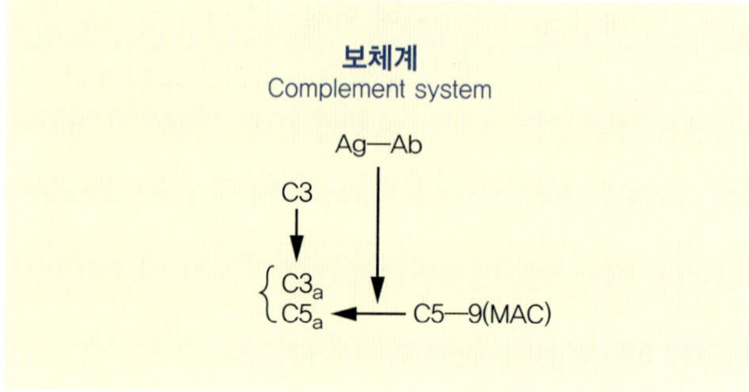

그림 4-13 보체계

다른 혈액응고효소와 함께 혈관을 통해 피브리노겐이 누출되면 **응고계(coagulation (clotting) system)**가 활성화된다(**그림 4-12**). 최종 결과는 피브리노겐의 피브린으로의 섬유소 중합이다. 앞서 언급했듯이 섬유소는 손상이 확산되는 것을 막는 장벽 역할을 한다. 키닌계와 응고계 모두 **하게만인자(Hageman factor)** 또는 혈액응고인자 XII로 알려진 조직 요소에서 시작된다.

항원과 항체 복합체에 의해 **보체단백질(complement proteins)**이 나뉘게 된다(**그림 4-13**). 또는 몇몇 정상 조직 단백질과 세균성 균체 내 독소의 일부에서 유도된 다른 경로에서 시작된다. C5a는 화학주성의 중요한 매개체이며, C3a는 비만세포에서 히스타민의 자극과 혈관 투과성을 초래한다. 이러한 혈관반응을 **과민증(anaphylaxis)**이라고 한다. 보체계의 마지막 생성물은 복합적으로 작용하여 세균 세포벽에 구멍을 내거나, **막공격 복합체(membrane attack complex)**가 세포의 **용해(lysis)** 혹은 사망에 이르게 한다.

특정 염증반응에서 다양한 화학물질이나 반응이 각각 정확히 어떠한 역할을 수행하는지 평가하기는 어렵다. 수많은 화학중간체계가 있지만 언급되지 않은 것들도 있다. 이들을 상세하게 기억하는 것보다 중요한 것은 혈액이 염증반응의 조절에서 정교한 역할을 담당하고 있다는 것이다.

혈청에서도 화학물질뿐만 아니라 호중구, 대식세포와 같은 염증반응에 반응하는 물질들이 있다. 호중구는 보체계와 키닌계를 통해 활성화되지만, 프로스타글란딘 합성에 더 중요한 역할을 한다.

프로스타글란딘(prostaglandins)과 **류코트리엔(leukotrienes)**은 세포에 의해 국소적으로 생산되고 짧은 영역의 호르몬으로 작용하는 **아라키돈산(arachidonic acid)** 대사물이다(**그림 4-14**). 이 화합물들은 복합적으로, 다량의 물질을 생산해내지만 종종 모순된 효과를 나타내 혼란스럽게 한다. 프로스타글란딘과 류코트리엔은 염증반응 생산물이다. 이들은 혈관축소, 혈관확장, 혈관 투과성 증가, 화학주성 그리고 발열에 관여한다. 아스피린과 이부프로펜의 항염증성 활동은 부분적으로는 프로스타글란딘 합성 억제의 결과라고 볼 수 있다.

보체계, 아라키돈산계, 키닌계는 모두 정맥 확장과 체액의 투과성을 증가시켜 염증의 혈관성 단계를 강화하는

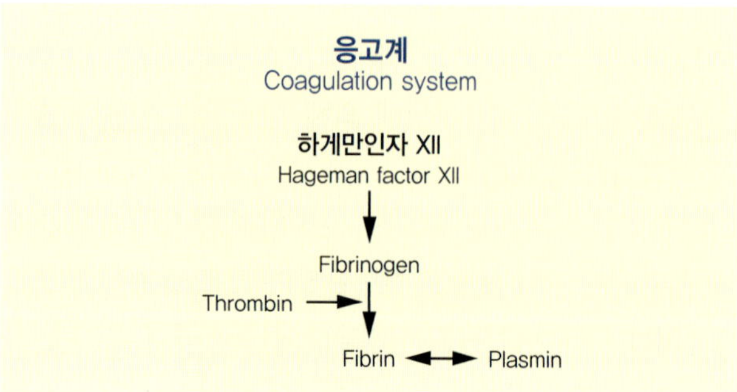

그림 4-12 응고계

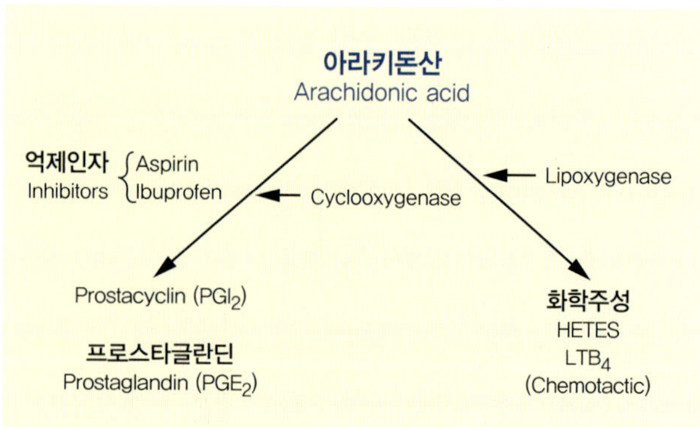

그림 4-14 아라키돈산계

단백질을 생산한다. 이러한 시스템에 의해서 만들어지는 다른 단백질들은 주화제나 옵소닌 역할을 한다.

방금 설명한 화학 시스템에 더하여, 다양한 폴리펩티드 **사이토카인(cytokines)**과 **케모카인(chemokines)**은 염증을 늘리거나 줄이는 데 작용한다(**그림 4-15**). 종양 괴사 인자(TNF), 인터루킨-1(IL-1), 인터루킨-8(IL-8)과 인터루킨-6(IL-6)은 백혈구와 내피세포에 의해서 만들어지는 사이토카인이다. 이들은 내피세포에 백혈구 유착을 증가시키고, 혈액응고를 촉진시키며, 프로스타글란딘의 추가 생산을 자극함으로써 국소적인 급성염증과정을 강화한다.

이러한 사이토카인은 전신적으로 발열과 호중성 백혈구 증가를 이끌어내고, 수면을 증가시키며 식욕을 감소시킨다. 인터루킨-10(IL-10)이나 전환 성장인자와 같은 사이토카인은 결과적으로 급성염증을 서서히 가라앉힌다.

이미 염증성 과정에서 몇 가지 중요한 변화를 언급했다. 많은 호중구를 가진 반응은 조직의 파괴를 일으키지만, 화농균을 포함하기 때문에 중요하다. 죽은 조직을 없애고 외부에서 들어온 물질을 둘러싸거나 삼킬 때 대식세포들이 눈에 띈다. 아토피성 알레르기와 면역 복합 반응에서처럼 많은 히스타민이 배출될 때, 부종이 주로 발생한다. 만약 손상된 표면 위에 보호막이 필요하다면 섬유소는 염증성 과정의 중요한 부분이다. 염증이 만성적이거나 장기간 지속된다면 더 많은 변화가 일어난다.

만성염증

개요

만성은 오랫동안 지속되는 것을 의미한다. 그런 의미에서

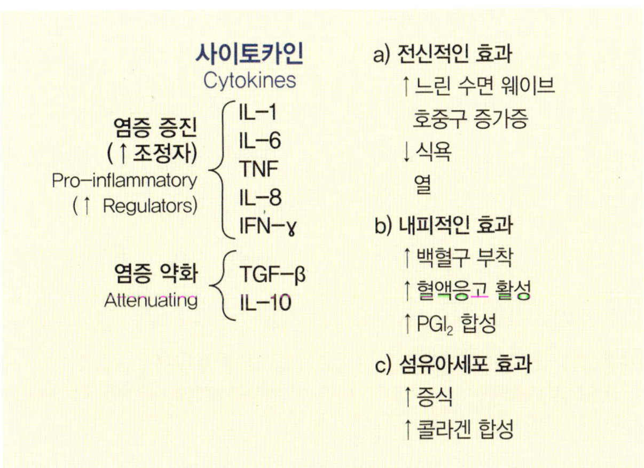

그림 4-15 사이토카인

만성염증이란 원인이 완전히 제거되지 않기 때문에, 급성염증에 의해 발생되어 지속될 수 있거나, 급성에 의해서 생기는 것이 아니라 오랜 시간 동안 낮은 수준으로 지속되는 것과 연관이 있을 수도 있다.

또한 만성염증이라는 용어는 일반적으로 장기간 염증과 연관된 조직사진에서 표지자로 사용된다. 나중에 설명하겠지만, 일부 만성염증은 좀 더 구체적인 모양(예: 육아종성 염증)을, 임상적으로 일부 급성염증은 조직학적으로 만성염증과 흡사할 수도 있다. 먼저 만성염증의 전형적인 모습을 설명하고, 변형된 모습과 발병 과정에 대해서 살펴보자.

만성염증에서 손상은 주로 정도가 약하기 때문에, 부종과 충혈은 급성염증보다 확연히 덜 나타나고 호중성 백혈구는 거의 없거나 적게 나타난다. 만성염증부위는 림프구, 형질세포와 대식세포에 의해 대부분 스며들어 있어서 덜 눈에 띈다(**그림 4-16**).

형질세포들은 확실하게 인식되고, 조직의 B림프구에서 파생되어 나오며, 항체를 만드는 주요 기능을 수행한다. 형질세포에서 만들어진 항체는 옵소닌, 기폭제 역할을 하는 호중성 백혈구, 이물질을 식균하는 대식세포로서 이 구역의 외부에서 들어온 이물질에 부착된다.

림프구들은 대부분 세포질의 작은 가장자리와 핵으로 이루어져 있고, 무해한 외관이 시사해 주는 것보다 훨씬 더 큰 역할을 한다. 서로 다른 형태의 림프구는 다양한 기

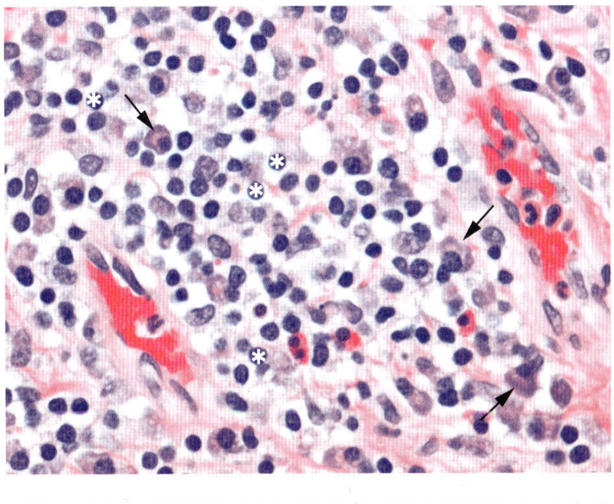

그림 4-16 만성염증은 림프구(흰색 *), 형질세포(검정 화살표) 및 대식세포로 구성되는 침투에 의해 특징지어진다. 호산성 백혈구 역시 만성염증에서 존재한다. 혈관 울혈이 발생한다는 것도 알아두어야 한다(밝은 빨간색 부분은 모세혈관에서 적혈구를 나타낸다).

능을 수행할 수 있다. 그들은 이물질을 인식하고 분리해서 외부 항원 지역의 숙주세포를 죽이고, 항체를 발생시키는 형질세포로 변형시키며 다른 염증세포, 특히 대식세포의 활동을 조절한다.

그러나 조직학적으로 림프구의 작용과 그 이유에 대해 설명하는 것은 불가능하다. 대식세포는 급성염증(포식작용과 조각들의 소화)에서와 같은 역할을 할지도 모른다. 그러나 어떤 조건에서는 숙주세포에 직접 독성으로 작용할 수 있다.

림프구는 사이토카인과 케모카인을 만들어낸다. 이들은 대식세포를 염증 부위로 유인하고, 차례로 대식세포가 사이토카인과 케모카인을 배출하게 해서 림프구를 활성화시킨다.

만성염증의 또 다른 특징은 유형에 관계없이, 새로운 섬유조직을 만든다는 것이다. 만성염증이 있는 상황에서 조직에 손상이 있으면 언제라도 손상된 부위를 분할하려는 경향과 손상된 조직에 강도를 제공하려는 경향이 있어서, 섬유세포의 증식이 나타난다. 염증의 만성 정도는 새로운 섬유조직의 정도와 연령을 판단함으로써 예측할 수 있다.

임상적으로 만성염증은 부종, 발적, 발열, 통증, 기능손실 등 급성염증과 같은 특징을 지닌다. 그러나 이러한 특징들은 비교적 적게 나타나고, 강도에서 많은 변이가 있다. 발달 중인 섬유조직의 수축은 병변과 주변 조직을 변형시킬 수 있고, 얼룩덜룩하게 만들며, 단단하고 반짝이는, 회색 외관으로 만들 수도 있다.

만성염증의 병인은 염증 인자의 지속성과 현저하게 면역학적인 특성을 지니는 숙주 반응을 포함한다. 여러 유형이거나 한 유형일 수도 있는 면역 반응은 급성염증반응보다 더 다양한 현상을 만들어낸다. 지속적인 급성염증으로부터 생긴 만성염증은 주로 발열성 박테리아에 의해 생긴다. 이물질과 괴사 조직은 이러한 미생물이 증식하기에 최적의 환경을 제공하고, 이는 지속적으로 급성염증의 초점이 된다. 층을 이룬 만성염증은 많은 형질세포에 의해서 특징지어진다. 이 형질세포는 항체를 만들어서 곪은 박테리아 감염과 싸우는 것을 돕고, 섬유조직에 의해 그 부위를 차단하려고 시도하기도 한다.

참고 4-3 만성염증

원인
- 지속적 손상
- 지속적 감염
- 감염의 특정 유형
- 항체(면역적 반응)

병변
- 급성보다 적은 삼출물
- 림프구와 형질세포
- 섬유소의 재생과 함께 나타남

발현
- 급성과 같으나 덜 심각하고 더 다양함
- 반흔 조직

파편(이물질)이 제거되면, 급성염증반응은 박테리아를 제거하고, 괴사 조직의 적은 양을 소화한다. 만약 파편(이물질)이 제거되지 않는다면, 박테리아는 이 구역에 숨어 염증을 계속 유도한다. 괴사 조직은 염증세포나 항생제가 도달하도록 도와주는 신체의 혈관 시스템이 접근할 수 없는 곳으로 박테리아에게는 이상적인 배양 배지이다.

결과적으로 외과 수술이나 점진적인 만성염증반응에 의해서 괴사조직이 제거될 때까지 박테리아가 우위를 점하는 것이다. 만성염증의 영역에 의해서 둘러싸인 파편 근처에 대부분 급성염증의 초점이 있다. 이러한 병변은 때때로 아급성염증 혹은 조합된 급성 그리고 만성염증이라고 불린다. 치료는 원인 제거에 있다. 항생제는 공격하는 미생물에 도달하지 못하기 때문에, 제한된 도움을 줄 수밖에 없다.

만성염증의 또 다른 패턴은 초기 급성 단계 없이 낮은 정도의 손상이 지속되는 것이다. 미생물, 항원, 화학물질 등 다양한 요인에 의해 만들어지는 여러 패턴과 면역학적 기전은 틀에 박혀 있거나, 지속적인 급성염증의 보편적인 반응이라기보다는 특정한 질병을 만들어내는 경향이 있다. 건초열, 접촉성 피부염, 매독, 바이러스 감염은 만성염증징후의 다양한 예이다. 이러한 만성염증반응의 공통점은 불쾌한 물질을 공격하기 위해 T림프구를 사용하는 것이고(**세포성 면역, cellular immunity**), B림프구에서 그것에 대한 항체를 만들도록 하는 것이다(**체액성 면역, humoral immunity**). 결과적으로 림프구와 형질세포들이 병변을 차지하게 된다.

육아종성 염증

육아종성 염증은 속이 꽉 찬 대식세포들이 가까이 쌓여져 있는 만성염증의 유형이다(그림 4-17). 육아종성 염증

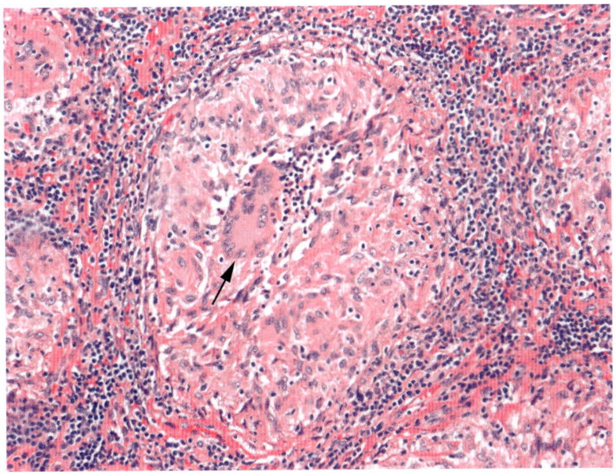

그림 4-17 육아종은 림프구의 가장자리에 의해서 둘러싸인 불룩한 조직구(대식세포)의 집합체로 구성되어 있다. 이 육아종의 중앙에는 여러 개의 죽은 세포와 거대세포(화살표 표시)가 있다. 사진의 테두리에서 다른 육아종의 가장자리를 볼 수 있다.

은 소화가 되지 않은 생물과 외부에서 들어온 물질에 반응해서 발생하고, 이물질에 대하여 세포가 매개하는 면역 반응의 요소를 포함한다. 육아종성 염증에서 T림프구는 공격하는 인자에 민감하게 반응하고, 그 항원성 물질을 집어삼키는 많은 수의 대식세포를 보급한다. 세포질에 많이 있고, 서로에게 매우 근접하게 합쳐져서 상피세포와 유사해지기 때문에, 이러한 대식세포들을 **유상피세포(epithelioid cell)**라 부른다.

육아종에서 대식세포는 다수의 핵을 가진 **거대세포(giant cell)**나 매우 커다란 세포들을 형성할 수 있다. 육아종은 매우 거대해져서 눈에 보일 수 있고, 옅은 노란색의 결절을 만들어낸다. 중앙의 건락괴사도 더 커다란 육아종에서 발생할 수 있다. 작은 육아종은 섬유증에 의해 치료될 수 있다. 커다란 건락 육아종은 섬유의 가장자리에 의해 차단되고, 궁극적으로는 석회화된다.

육아종성 염증의 전형적인 원인은 결핵이다. 다른 미생물, 특히 히스토플라스마증, 콕시디오데스증, 블라스토마이세증과 크립토콕쿠스증을 일으키는 곰팡이류는 외형에서 결핵과 매우 비슷한 육아종 질병을 일으킨다.

비교적 흔한 다른 육아종 질병은 **유육종증(sarcoidosis)**이다. 이 질병은 광범위한 비건락성 육아종에 의해서 특징지어지는 원인 불명의 질병이다. 비록 많은 다른 기관에 영향을 주지만, 폐와 림프절을 포함한 가벼운 정도에서 중간 정도로 쇠약한 질병을 초래한다. 이 질병은 젊은 여성,

참고 4-4 육아종성 염증

원인
- 결핵
- 곰팡이 감염
- 이물질
- 유육종증

병변
- 속이 꽉 찬 대식세포와 거대세포의 국소적 집합체
- 다양한 병소
- 중앙에 건락괴사가 나타날 수 있음

발현
- 비특이성. 아무것도 없을 수도 있음
- 원인을 일으키는 생물체에 대한 양성 테스트
- 장기의 기능에 영향을 줄 수 있는 조직의 파괴

흑인과 미국의 남부 지역에서 많이 발생한다. 대부분 환자들은 증상이 없거나, 몇 년 안에 사라질 정도의 약한 질병을 앓는다. 소수의 환자는 폐에서 꾸준히 진행되는 육아종 혹은 병변의 합병증에 의해 사망에 이르기도 한다.

이물질 육아종(foreign body granulomas)은 결핵성 혹은 앞에서 묘사한 유육종증보다 덜 정형화되어 있다. 유상피세포와 거대세포에 의해 둘러싸인 소화되지 않은 이물질로부터 만들어진다. 공통적인 원인은 봉합 재료, 골편, 활석, 숨을 들이마실 때 폐로 흡입된 미네랄 오일, 혈액이나 담즙으로부터 파생된 콜레스테롤 결정과 기생충 같은 미생물이다. 이물질은 언제나 육아종에서 분명히 나타난다.

누출액과 삼출물

누출액(transudate)은 혈관계 내부의 증가된 수압 혹은 감소된 삼투압의 영향으로 조직이나 신체 내부의 공간에 축적되는 체액의 집합체를 의미한다. 누출액은 물과 유사한 성질을 지니고 있으며 낮은 단백질 함량을 가지고 있다. **삼출물(exudates)**은 높은 단백질 함량으로 인하여 조직 내부에 증가된 삼투압의 영향으로 형성되며, 염증이나 림프액의 원활하지 못한 공급으로 인해 발생한다. 따라서 심부전에 의한 것일 수도 있는 묽고 물과 유사한 액체 형태를 띠는 팽윤은 증가된 정맥압이나 감소된 혈청 단백질로 인해 생성되는 반면, 뿌옇고 단백질 농도가 짙은 액체 형태를 띠는 팽윤은 염증이나 림프액의 원활하지 못한 공급으로 인해 형성된다. 증가된 수압이나 감소된 혈청 단백질에 의한 효과는 일반적으로 골고루 퍼지는 성질을 가지는 데

반해서 대부분의 염증은 한 곳에 국한되는 특징이 있으므로 삼출물은 누출액보다 상대적으로 국소적인 특징을 지니고 있다.

장액성 삼출물(serous exudate)은 소량의 단백질뿐만 아니라 액체도 포함하고 있으며, 종종 경미한 손상을 의미한다. 예를 들면, 피부 화상 후에 물집에서 액체가 형성되는데 이것이 바로 장액성 삼출물이다.

섬유소 삼출물(fibrinous exudate)은 중합하여 섬유소를 형성하며, 혈액에 있는 다량의 피브리노겐으로 구성되어 있는 삼출물을 뜻한다. 박테리아성 폐렴의 경우, 섬유소 삼출물이 박테리아를 가두는 그물을 형성하는 데 도움을 준다. 또 피부에 발생한 외상의 경우, 건조된 섬유소 삼출물이 딱지를 형성한다. 응고계의 역할이 섬유소 삼출물 형성에 큰 비중을 차지한다.

화농성 삼출물(농이라고도 불림)은 살아있는 백혈구와 죽은 백혈구(대부분 호중성)로 가득 차 있는 삼출물이다. 다량의 화농성 삼출물이 관여하는 염증반응은 화농성 염증(suppurative inflammation)이라고 불리는데, 농이 한데 모인 것이 바로 농양(abscess)이다. 흉막강과 같은 빈 공간에 농이 차는 현상을 농흉(empyema)이라 한다.

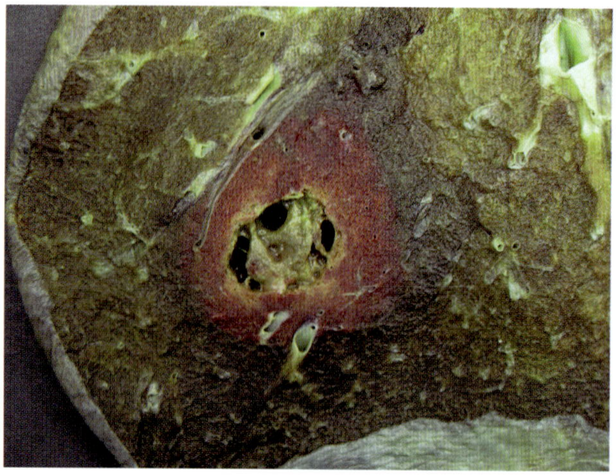

그림 4-18 농양. 폐조직에서 이 부분은 괴사된 잔해로 동그랗게 채워진 구멍이 있다. 갈색 조직은 폐의 실질조직이다. 황갈색 혈관들은 실질조직(그 일부 구멍은 절단면에서 보임)을 통과한다. 그리고 손상된 아랫부분과 왼쪽의 부드럽고 회색의 가장자리는 늑막 표면이다. 실질조직의 갈색과 녹색부분은 고정된 인공물질이다. 농양은 선명하게 선으로 둘러싸여 있으며, 염증과정을 차단하기 위한 시도로 세포의 증가된 밀도의 결과인 황갈색 테두리를 지니고 있는데, 이는 붉은색 경계선으로 둘러싸여 있다.

염증성 병변의 육안적 모양

상대적으로 특이한 육안적 모양을 나타내는 병변으로는 농양, 봉와직염, 그리고 궤양이 있다. 농양은 일반적으로 구 형태를 띠며 액체화된 죽은 조직과 호중구(화농성 삼출물)를 포함하고 있다(그림 4-18). 화농성 박테리아는 농양이 발생하는 가장 일반적인 원인으로, 화학주성인자가 개입될 수 있도록 환경을 조성하고 증식하여 급성염증반응을 유발한다. 숙주는 염증의 확산을 제한하기 위해 자신의 조직세포를 액체화하고 파괴한다. 농양은 전형적으로 피부의 박테리아(포도상구균), 구강(폐렴구균, 혐기성 박테리아를 포함한 포도상구균), 하부 장관(대장균 박테리아, 혐기성 박테리아)에 의해 발생한다. 농양의 종류로는 폐색성 피부 부속물이나 이물질에 의해 유발되는 종기(boil) 또는 부스럼(furunde), 손톱 주위의 화농성 염증에 의해 발생되는 조갑주위염(paronychia), 과도한 피지분비가 피지선을 막아 박테리아가 성장하는 배양액의 역할을 하게 될 때 형성되는 여드름 또는 면포(comedone)가 있다. 농양은 비공, 치아, 항문과 같이 한 가지 조직에서 다른 종류의 조직으로 변화가 일어나는 부위에서도 나타난다. 이물질, 괴사성 조직, 상처나 수술에서 생긴 박테리아가 한데 모이게 되면 농양이 만들어질 가능성은 더 높아진다. 장 천공 혹은 박테리아가 있는 환경에 노출되어 있는 장기(폐, 장, 피부) 내부의 조직 괴사와 같이 신체의 방어 능력이 급격히 저하되는 경우에 장, 구강, 혹은 오물이 원인인 혐기성 유기체들이 종종 농양을 유발한다.

전형적인 작은 농양은 붉고 화끈거리며, 부어오르고 통증이 매우 심하다. 농양이 정점에 도달하면 중심부가 액체화되고 가장자리 부분이 차단되기 시작한다. 농양 천자는 농을 배출시키고 통증을 완화시키며 상처가 빨리 치유되는 데 도움을 준다. 이 단계 전에 천자를 하게 되면, 농양이 퍼져나갈 수도 있다. 크기가 큰 농양은 일정하지 않고 조직 공간 내에 퍼져 신체에 광범위한 손상을 입힐 수 있다. 화농성 삼출물이 배액 혹은 용해(흡수)되고 난 후 농양은 차단되고 섬유조직으로 대체된다. 억제되지 않을 경우, 농양은 증대되고 확산되어 숙주를 사망에 이르게 할 수도 있다. 예를 들면, 농양이 형성된 급성충수염은 매우 치명적이라 사망을 초래할 수도 있다. 초기에 충수절제술을 하면 이를 예방할 수 있다.

봉와직염(cellulitis)은 확산되는 급성염증성 과정을 의미한다. 이러한 종류의 염증은 보통 연쇄상구균 박테리아 감염과 함께 관찰되고, 신체가 유기체를 격리시키는 능력을 상실하였을 경우 유발된다. 봉와직염은 피부내 피하조직에서 관찰되고 비국소적 부종과 발적으로 특징지어진다. 관련된 질환으로는 괴사성 근막염(necrotizing fasciitis)이 있는데, 이는 유사한 유기체에 의해 유발되고 근육 주변의 근막이나 피하조직과 같은 깊은 부분에 있는 조직에 위치한다. 연쇄상구균에 의해 유발되는 봉와직염과 괴사성 근막염은 심각한 호흡부전과 신부전에 의해 발현되는 치명적 상태인 독성쇼크증후군(toxic shock syndrome)으로 이어질 수 있다.

궤양(ulcer)은 피부나 점막 같은 상피조직에 국소적인 공동이 생기는 것이다. 상피조직은 주로 손상 요인들, 그리고 그것을 억제하는 급성염증반응의 조합에 의해 손상된다. 궤양은 위산에 의한 국소적인 손상으로 인해 이차적으로 영향을 받게 되는 위와 십이지장에서 일반적으로 관찰된다. 압박위축의 결과인 욕창은 궤양의 또 다른 예이다.

회복

재생

조직이 파열된 후 신체는 재생(regeneration)과 섬유결합 조직재생(fibrous connective tissue repair)(반흔 혹은 섬유증)이라는 두 가지 기본적인 방법을 통해 회복된다. 재생은 파열된 세포를 이전의 온전한 세포와 유사한 것으로 교체하는 것을 의미한다. 즉, 장기의 실질조직세포들이 재구성되는 것이다. 예를 들어 상처 부위의 표면층은 표피에 의해 대체되고, 골절된 뼈는 뼈에 의해 다시 접합되며, 죽은 간세포들은 새로운 간세포로 대체된다(그림 4-19). 결합 섬유조직이 재생되는 경우, 이전에 있던 조직이 섬유조직으로 대체된다(흉터). 예를 들면, 절개 부위의 피부 가장자리는 흉터에 의해 결합되고, 올바르게 접합되지 않은 골절 부위는 반흔 조직에 의해 다시 회복되며, 광범위하게 손상된 간은 섬유조직으로 대체된다. 많은 조직 손상에서 일부는 재생으로, 또 다른 일부는 섬유증(fibrosis)에 의해 치유된다.

재생은 정상적인 기능을 회복하는 역할을 하므로 가장 이상적인 형태라고 할 수 있다. 인체의 중요한 장기에 광범위한 손상이 가해졌을 경우 기능 조직의 재생은 매우 중요하다. 사멸한 세포 이후의 세포들이 증식할 수 있어야 한다. 성인의 신경세포나 심근섬유와 같은 세포들은 더 이상 세포분열을 하지 않으므로, 이러한 세포들은 손상을 입은 후 회복이 불가능하다. 반면에 정상적인 환경에서 상피, 위장관, 뼈의 세포와 같이 세포를 지속적으로 교체하는 조직은 뛰어난 회복능력을 지니고 있다. 저산소증(패혈증성 쇼크, 심폐소생술 성공 후에 연장되는 심정지 혹은 일산화탄소 중독에 의해 발생함)이 있을 경우, 세뇨관 세포, 간세포, 신경세포는 높은 신진대사 요구량 때문에 괴사에 매우 취약하다. 신장과 간 기능은 회복 가능한데, 이는 남은 세포들이 재생을 하기 때문이다. 그러나 뇌의 기능은 신경세포가 재생을 할 수 없으므로 회복이 불가능하다.

상피와 장 점막은 재생과정을 통해서 직경 몇 cm 정도까지 손상을 회복시킬 수 있다. 골수는 몇 개의 세포만 살아남아도 스스로 재생 가능하다. 골수는 소수의 세포만으로도 뛰어난 재생능력을 보이므로 골수 이식은 치료 목적으로 널리 사용되고 있다. 병든 골수는 독성의 약품으로 제거하고, 기증자의 건강한 골수세포를 이식하여 정상적

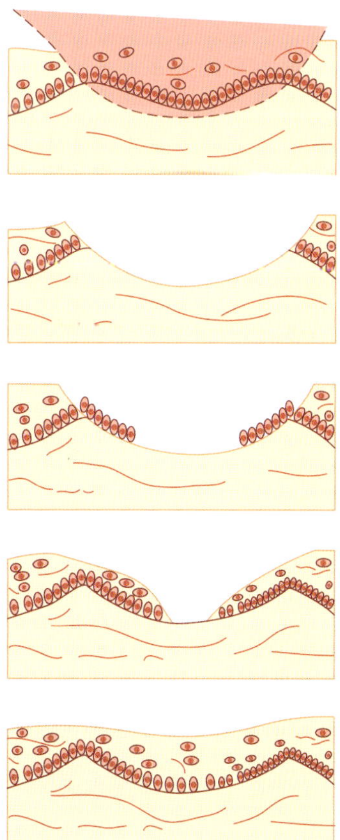

그림 4-19 손실된 표면 상피세포의 완전 재생

인 기능을 수행할 수 있도록 한다. 대부분의 신체 조직 재생은 비교적 느린 속도로 진행되며, 재생능력은 중간 정도이다. 만일 기반구조가 완전히 파열되지 않았다면, 재생은 일반적으로 실질조직의 기관에서 일어날 수 있다. 폐의 가스 교환 막이나 신사구체 같이 서로 연결된 조직 형태로 구성되어 있는 복잡한 구조는 재생되지 않는다.

섬유성 결합조직 재생(반흔 혹은 섬유증)

섬유증은 어느 조직에서나 나타날 수 있고 반흔(scar)이라고 알려져 있는 콜라겐 덩어리가 형성되는 부위와는 상관없이 동일한 결과를 나타낸다. 섬유성 조직에 의한 대체는 재생과 달리 본래의 기능을 회복하지는 않는다. 섬유증의 목적은 손상된 부위를 가로질러 단단하게 연결하는 것이다.

섬유 재생 과정은 조직화(organization)라 불리며 육아조직 단계와 반흔 형성 단계로 이루어진다. 육아조직(granulation tissue)은 모세혈관과 섬유아세포로 이루어져 있다. 새로운 모세혈관과 섬유아세포가 상처 부위에 자리잡으면서 재생이 시작된다. 모세혈관은 재생과정에 필요한 영양을 공급할 혈액을 운반한다. 그리고 죽은 세포의 액체 잔여물과 대식세포에 의해 제거된 미립자 구성물들을 신체의 다른 곳으로 운반한다. 제거 과정은 용해(resolution)라고 한다. 섬유아세포는 빠르게 증식하고 콜라겐을 안착시킴으로써 반흔 형성 단계에 돌입하게 된다. 초기에는 모세혈관과 섬유아세포 덩어리 내에 소량의 느슨한 콜라겐이 존재한다. 시간이 지남에 따라 더 많은 콜라겐이 형성되고 모세혈관과 섬유아세포의 숫자는 감소한다. 마지막 단계는 몇 주에서 길게는 몇 달까지 걸리는데 섬유성 반흔의 수축과 응축이 일어나는 단계이다(그림 4-20).

상처 회복

상처 회복 과정은 상처 끝이 붙어 있는지, 벌어져 있는지에 따라 일차결합과 이차결합으로 나누어진다. 일차결합에 의한 회복의 가장 좋은 예는 외과적인 방법으로 피부를 절개한 후에 나타난다. 피부 절개는 조직 손상을 최소화하고 봉합선이나 테이프로 상처 부위의 가장자리를 봉합하는 것이다. 이러한 경우 상처 가장자리 사이의 좁은 공간에 소량의 혈청이 차게 되는데, 이 혈청은 빨리 마르고 응고되어 딱지를 형성한다. 1~2일 이내에 상처 가장자리에 있는 급성염증의 좁은 부위가 줄어들고 새로운 모세혈관

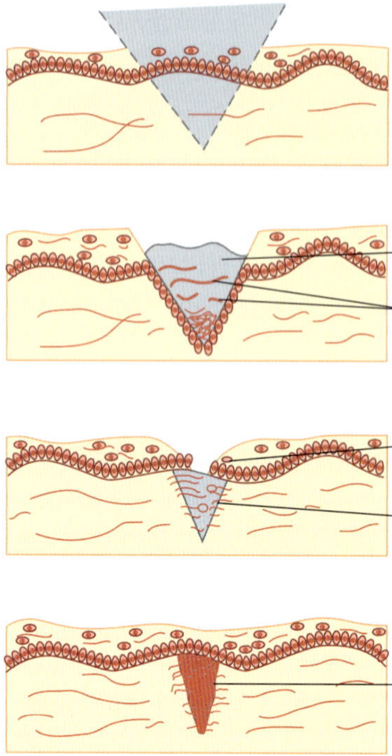

그림 4-20 피부 절개 부위에서의 섬유성 결합조직의 회복과 상피의 재생

들이 결손을 가로지르는 틈을 연결하기 시작한다. 이 시점이 되면 이미 상피세포가 상처의 빈 공간 표면에 자리 잡고 있다. 며칠이 더 지나면 섬유아세포가 상처의 상피세포 아래쪽에 자라기 시작하고 콜라겐을 축적하기 시작한다. 콜라겐은 결국 수축하고 상처의 가장자리를 끌어당겨 그 부분을 더 단단하게 만든다. 절개로 인한 상처는 2주 정도면 잘 회복된 것처럼 보이지만, 사실 반흔 조직의 강도가 회복되려면 몇 달이 걸린다.

이차결합에 의한 회복은 상처 범위가 더 넓고 그에 따라 조직 손상도가 더 심하며 염증의 정도가 더 심하다는 것을 제외하면, 일차결합과 거의 유사한 과정을 따른다(그림 4-21). 조직 손상으로 인한 빈 공간을 채우기 위해 다량의 모세혈관과 섬유아세포들이 형성된다. 이들은 상처가 생긴 지 며칠 이내, 급성염증이 심할 때부터 형성되기 시작한다. 몇 주일이 지나면 상처는 모세혈관, 섬유아세포, 잔여 급성염증세포, 그리고 만성염증세포로 이루어져 있는 육아조직으로 가득 차게 된다. 이러한 조직세포는 잘 부서지고 붉은색이며 혈액이 나오기도 한다. 피부의 상처에서 딱지를 떼었을 때 나타나는 것이 바로 육아세포이다. 육아세포는 섬유아세포에 의해 점점 더 많은 콜라겐이

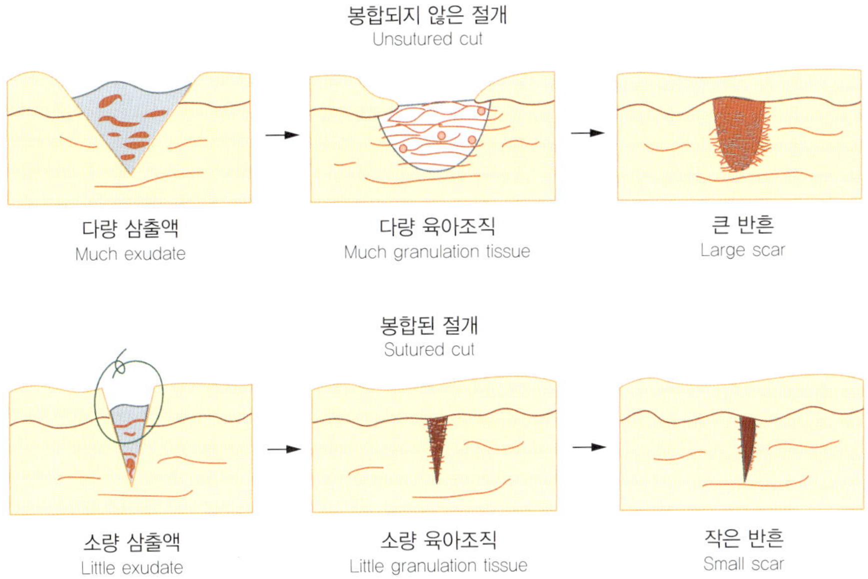

그림 4-21 각각 일차, 이차결합으로 이어지는 봉합되지 않은 상처 부위와 봉합된 상처 부위의 재생

축적됨에 따라 다른 육아세포로 교체된다. 섬유아세포와 콜라겐은 수축하는 성질이 있는데, 이는 상처를 수축시키고 상처 가장자리를 서로 끌어당기는 데 도움을 준다. 섬유아세포에 의한 섬유아세포 증식과 콜라겐 합성은 둘 다 TNF, IL-1과 같은 호염증 사이토카인에 의해 촉진된다.

이차결합에 의한 상처 재생은 이전에 있던 조직세포와 비슷한 강도를 가지는데 꽤 긴 시간이 소요될 수 있다. 만일 상처의 범위가 매우 넓다면, 상피세포는 완전히 상처 부위를 덮지 못할 것이고, 다른 부위의 피부를 가져와서 상처 부위에 이식해야 할 것이다. 피부 밑에 있는 육아조직은 모세혈관이 풍부하므로 이식된 피부는 그러한 조건에서 잘 지리는 편이다. 상처 치유와 회복에 있어서 가장 큰 장애물은 남아 있는 많은 양의 죽은 조직과 이물질(먼지, 박테리아, 파편 등)이다. 신체의 염증세포에서 다량의 죽은 세포와 이물질을 포식하는 데는 수개월이 걸릴 것이다. 그리고 상처 부위의 박테리아에 의해 괴저성 조직과 염증세포가 증식하게 되고 이들의 증식 속도는 이들이 제거되는 속도만큼 빠르다. 이러한 이유로 큰 상처를 치료할 때는 철저한 청결과 **변연절제술(debridement)**(이물질이나 괴사조직의 제거)이 반드시 수반되어야 한다.

염증과 이로 인해 발생하는 조직 재생은 수많은 요인들에 영향을 받는 매우 역동적인 과정이다. 다음 요인들은 손상에 효과적으로 대처하는 신체의 능력을 떨어뜨릴 수도 있다.

1. *감염성 유기체의 독성:* 포도상구균 박테리아가 알파 포도상구균보다 조직을 파괴하는 데 더 효과적이다.
2. *노화:* 노인은 젊은 사람에 비해 다양한 이유로 인해 회복 속도가 느리다.
3. *영양부족:* 콜라겐을 생성하기 위해서는 단백질과 비타민 C가 필요하다.
4. *당뇨병:* 당뇨병 환자들은 소혈관들이 비정상적이고 결과적으로 조직에 충분한 물질을 공급하지 못한다.
5. *스테로이드 요법:* 스테로이드는 혈관 투과성을 방해하고 파편의 세포소화를 막으며 항원 항체 반응을 차단함으로써 염증반응을 억제한다. 예를 들어 류마티스관절염의 염증반응을 늦추어야 할 경우에는 스테로이드가 상당히 유용하게 쓰일 수 있다.

참고 4-5 회복

원인
손상으로 인한 괴사

병변
실질조직세포의 증식
섬유증

발현
부분적인 기능 회복
세포의 안정화

연습문제

1. 미토콘드리아, 골지체, 리소좀은 다음 예 중에서 무엇에 해당하는가?
   A. 내부원형질 구조
   B. 세포소기관
   C. 리보솜
   D. 사이토플라즘

2. 침습성 유기체에 붙어서 포식작용을 돕는 단백질은 무엇인가?
   A. 옵소닌
   B. 사이토카인
   C. 케모카인
   D. 펩타이드

3. 세포사에는 괴사와 세포사멸의 두 가지 방법이 있다. 이 둘은 어떤 점에서 다른가?
   A. 괴사는 감염과 함께 일어나고 세포사멸은 허혈과 함께 일어난다.
   B. 괴사는 염증과 연관성이 있는 반면, 세포사멸은 연관성이 없다.
   C. 세포사멸은 외상성 자극으로부터 일어나는 반면, 괴사는 세포의 죽음을 조절하는 유전자 활성을 포함한다.
   D. 세포사멸은 항상 병리학적인 반면, 괴사는 정상적인 생리학적 혹은 발달과정의 일부로 나타날 수 있다.

4. 다음 중 급성염증에서의 세포 관련 순서를 가장 잘 나타내고 있는 것은?
   A. 변연화, 엑소사이토시스, 화학주성, 포식작용
   B. 화학주성, 옵소닌화, 괴사, 항원 출현
   C. 엑소사이토시스, 포식작용, 산화력이 있는 파열, 세포사멸
   D. 변연화, 옵소닌화, 아라키돈산 대사작용
   E. 혈관확장, 변연화, 엑소사이토시스, 산화력이 있는 파열

5. 청소년기에 다리에 골절을 입고, 위궤양, 여러 차례의 뇌졸중에 이어 최근에는 요도염을 앓고 있는 한 나이 든 여성이 있다. 위 질병 중에서 재생에 의해 치유되지 않는 상태는?
   A. 위 내부의 궤양
   B. 방광 내부의 감염
   C. 뇌 내부의 경색
   D. 뼈 골절
   E. 아무것도 치유되지 않음

6. 만성 C형 간염 바이러스에 감염된 간 생검 시 나타나지 않는 것은?
   A. 섬유증
   B. 림프구
   C. 간세포의 괴사
   D. 화농성 염증
   E. 간 실질의 파괴

7. 한 중년 남성이 심근경색에 걸렸다. 잘 견뎌냈지만 4년 후 오토바이 사고를 당해 사망하였다. 다음 중 해부했을 때 심장근육의 상태를 가장 잘 설명한 것은?
   A. 손상 부위의 심근세포들이 재생되었으므로 정상으로 보일 것이다.
   B. 경색이 일어난 부위의 응고성 괴사로 인해 부드러운 노란색 반점이 있을 것이다.
   C. 이전에 겪었던 경색부위에 반흔이 있을 것이다.
   D. 이전에 겪었던 경색부위에 육아조직이 있을 것이다.
   E. 또 다른 수많은 심근경색의 흔적이 발견될 것이다.

8. 한 여성이 차에서 내리다가 빙판에 넘어지면서 발목을 삐었다. 발목이 곧 붉게 부어오르고 통증이 심해져 발목에 힘을 줄 수 없게 되었다. 의사가 이부프로펜 복용을 권한 뒤 30분도 채 지나지 않아 더 큰 불편함을 겪게 되었는데, 이유를 잘 설명하고 있는 것은?
   A. 이부프로펜이 호중구에 의한 화학주성을 억제하기 때문이다.
   B. 이부프로펜이 히스타민 방출을 억제하기 때문이다.
   C. 이부프로펜이 림프구에 의한 케모카인 생산을 억제하기 때문이다.
   D. 이부프로펜이 염증 매개체를 유도하는 아라키돈산 생산을 억제하기 때문이다.
   E. 이부프로펜이 손상된 신경말단에 의한 통증 조절을 억제하기 때문이다.

CHAPTER 05

과형성과 신생물

Hyperplasias and Neoplasms

개요

구조와 기능 복습
과형성과 신생물의 중요성
신생물의 분류
  양성 신생물
  악성 신생물
연습문제

학습목표

1. 세포의 여러 유형에 대해 복습하고, 세포를 불안정세포, 안정세포, 영구세포로 분류하는 기준을 이해한다.
2. 과형성과 신생물의 병리기전, 임상적 영향을 이해한다.
3. 비대와 과형성의 차이를 이해하고, 생리적 비대와 병리적 비대의 차이를 이해한다. 그리고 각각 어떤 세포 유형에서 비대와 과형성이 일어나는지 학습한다.
4. 과형성, 비대, 위축, 화생, 이형성의 차이를 이해한다.
5. 염증성 병변과 과형성, 양성 및 악성 신생물을 행태학적, 형태학적, 치료적 측면에서 비교한다.
6. 양성 신생물 및 악성 신생물을 명명하는 데 사용하는 관례들을 기술한다.
7. 병기와 같이 암을 진단하고 묘사하는 데 사용되는 조직형태학적 기준을 이해한다.
8. 돌연변이, 형질전환, 전암성 병변(이형성), 제자리 암종(동소발생부위암), 국소침윤, 전이 사이의 관계를 이해한다.
9. 암종과 육종의 조직의 기원과 확산에서의 차이점을 기술한다.
10. 악성종양에서 병기분류의 개념을 이해하고, 병기가 예후와 치료에 어떤 연관성을 지니는지 설명한다.
11. 핵심용어와 녹색으로 진하게 표시된 모든 용어를 정의하고 상황에 맞게 적절히 사용한다.

핵심용어

위축 atrophy
양성 benign
암 cancer
암종 carcinoma
세포비정형성 cellular atypia
원주상피 columnar epithelium
결합조직세포 connective tissue cells
근치요법 curative therapy
분화 differentiation
이형성 dysplasia
상피세포 epithelial cells
생식세포 germ cells
과형성 hyperplasia
비대 hypertrophy
제자리 in situ
침윤 invasion
불안정세포 labile cells
악성 malignant
화생 metaplasia
전이 metastasis
근육세포 muscle cells
신생물 neoplasia
신경조직세포 nervous tissue cells
완화요법 palliative therapy
병리적 비대 pathologic hypertrophy
영구세포 permanent cells
생리적 비대 physiologic hypertrophy
다능성 pluripotent
용종 polyp
전암성 병변 premalignant lesion

육종 sarcoma
체세포 somatic cells
안정세포 stable cells
줄기세포 stem cells
중층편평상피 stratified squamous epithelium
이행상피 transitional epithelium
종양 tumor
종양의 병기분류 tumor stage

구조와 기능 복습

신체의 모든 세포는 하나의 세포, 즉 수정된 난자로부터 유래된다. 배아기 동안 성공적인 세포분열은 줄기세포가 점차 특화된 세포로 분화되고 미분화된 배아세포는 퇴화함으로써 이루어진다. 심지어 신체 내 많은 성숙한 조직에서도 비특이적인 세포가 특화된 세포로 성숙하는 **분화(differentiation)** 과정이 일어난다. 예를 들어, 골수의 줄기세포에는 **다능성(pluripotent)**, 즉 많은 다양한 종류의 성숙세포로 분화할 수 있는 능력이 있다. **줄기세포(stem cell)**의 주요 기능은 분화하여 딸세포를 생산하는 것이다. 딸세포는 분화된 백혈구나 적혈구로 성숙할 때까지 여러 중간단계를 거치게 된다. 위장관의 선상피에서도 마찬가지로 분비선의 기저에 있는 줄기세포가 점차 상피의 표면으로 이동하면서 딸세포로 분화되며, 점액을 분비하고 흡수하는 특화된 기능을 얻게 된다. 일반적으로 세포는 분화될수록 증식 능력이 감소된다. 혈액 내 적혈구는 복제할 수 있는 능력이 없어서 모든 적혈구는 골수의 줄기세포에서 새롭게 생산될 수 밖에 없다. 이는 위장관에서도 마찬가지이다. 성숙한 표면 상피세포는 복제될 수 없으므로, 복제는 분비선의 기저에 있는 줄기세포에서 일어난다.

정상적인 항상성 유지를 위해 요구되는 것 이상으로 증식하는 성질이 있는 세포는 정상적인 성숙 조직에서도 스스로 복제할 수 있는 능력이 있다. 손상 및 치유와 관련해서 앞서 논의하였듯이, 피부나 뼈 등에 존재하는 세포는 스스로 복제하여 손상된 조직을 재구성할 수 있는 능력이 있는 반면, 신경이나 근육 등에 존재하는 세포는 그러한 능력이 없다. 세포가 분열할 수 있는 능력은 세포를 불안정세포, 안정세포, 영구세포로 분류하는 기준이 된다. 피부, 위장관, 뼈 등에 존재하는 **불안정세포(labile cells)**는 계속 분열하여 조직을 재생시킬 수 있고, 지나치게 증식(과형성)하거나 새롭게 증식(신생물)될 수도 있다. 간이나 신장에 존재하는 **안정세포(stable cells)**는 손상이 있을 때만 정상적인 기전으로 분열하는 세포이고, 심근세포나 신경세포 같은 **영구세포(permanent cells)**는 한 번 성숙된 후에는 정상적으로 분열하지 않는 세포이다. 그러므로 조직의 비정상적인 증식은 대부분 불안정세포로 구성된 조직에서 일어나게 된다.

성숙한 유기체를 이루는 세포는 정상적으로 생식선에만 존재하는 **생식세포(germ cells)**와 **체세포(somatic cells)**로 나뉜다. 체세포는 상피세포, 결합조직세포, 근육세포, 신경조직세포 등 크게 네 가지로 분류된다.

상피세포(epithelial cells)는 배아기의 외배엽과 내배엽에서 기원하여 피부, 체강의 벽, 각종 분비선을 형성하는 세포로 크게 편평세포, 이행세포, 원주세포로 나뉜다. **중층편평상피(stratified squamous epithelium)**는 신체의 단단한 보호장벽을 형성하며, 각질상피와 비각질상피로 나뉜다.

각질중층상피는 피부의 외층을 이루고 비각질중층상피는 구강, 인두, 후두, 식도, 항문의 안쪽 표면을 싸고 있다. **이행상피(transitional epithelium)** 역시 여러 층으로 이루어져 있지만, 케라틴을 많이 함유하지 않고 편평상피에 존재하는 세포간가교(intercellular bridges)가 없다. 이행상피는 신우, 요관, 방광, 요도를 포함하는 비뇨기계에만 제한적으로 존재한다. **원주상피(columnar epithelium)**는 보통 길이가 긴 세포의 한 층으로 구성되고, 주로 점액을 분비하는 역할을 한다. 원주상피는 코, 기관, 기관지, 위, 소장, 결장, 담관과 같이 분비선으로부터 파생된 많은 도관의 점막을 형성한다.

상피세포는 다양한 상피기관을 구성하는데, 그중에는 분비선(소포), 세관, 다발도 포함된다. 분비기관에는 유방, 침샘, 갑상선, 췌장 등이 포함된다. 신장은 거의 세관으로만 이루어진 대표적인 기관이다. 간, 부신 그리고 뇌하수체는 세포판 사이에 동양혈관(sinusoids)이 있는 다발(cord)이나 판(sheet)으로 이루어져 있다. 일반적으로 상피세포는 불안정해서 다양한 상피조직 내에 있는 줄기세포들은 계속적으로 수명이 다한 탈피된 성숙세포를 대체한다.

결합조직세포(connective tissue cells)는 대부분 중배엽에서 기원하며 세포 간 거리가 멀고 어떤 물질을 생산하는 특성이 있다. 섬유아세포는 콜라겐을 생성하고, 연골세포는 연골을, 골세포는 뼈를, 내피세포는 혈관을 형성한다. 결합조직세포는 증식할 수 있는 상당한 잠재력이 있으며, 혈구세포는 골수에서 계속해서 재생산된다(불안정세포). 고정되어 있는 결합조직세포(섬유아세포, 골세포)는 느리게 대체되지만, 손상 시에는 보다 빠르게 분할하도록 촉진될 수 있다(안정세포).

근육세포(muscle cells) 역시 중배엽에서 기원하나 세포 간 거리가 가깝다는 점에서 상피세포와 유사하다. 그러나 상피세포와 달리, 늘어난 섬유 모양의 구조와 풍부한 수축성 세포질을 포함하고 있다. 심근세포는 새로운 세포로 대체될 수 있는 능력이 없으며, 근골격세포는 매우 제한적인 대체능력을 지닌다. 평활근세포, 특히 소혈관에 있는 세포는 증식이 가능하다.

신경조직세포(nervous tissue cells)는 외배엽에서 기원하며 신경세포와 신경세포를 지지하는 세포로 나뉜다. 신경세포에는 전기적 신호를 전달하는 매우 긴 돌기(축삭)가 있다. 뇌와 척수에 있는 지지세포를 신경아교세포(glial cell)라고 하며, 성상교세포(astrocytes)와 희소돌기아교세포(oligodendroglia)로 나뉜다. 말초신경에 존재하는 지지세포는 슈반세포(Schwann cells)이다. 지지세포는 증식할 수 있는 능력이 있으며, 특히 손상 시에는 보다 빠르게 증식할 수 있는 반면, 신경세포는 손상 시에 그들을 대체하는 능력에 제한이 있다.

정의

- **종양(tumor)**은 종괴나 종창을 의미한다. 본래 염증의 주요 징후 중 하나를 뜻하는 단어이지만(4장 참조), 일반적으로는 증식물이라는 의미로 흔히 사용된다.
- **과형성(hyperplasia)**과 **비대(hypertrophy)**란 세포가 증식 자극에 과다하게 반응하여 조직의 부피가 증가하는 것을 말한다.
- **신생물(neoplasia)**은 문자 그대로 '새로운 증식물'을 뜻한다. 신생물을 보다 구체적으로 설명하면 정상적인 증식조절기전에 무관한 다양한 정도의 세포 증식이다.
- **악성(malignant)** 신생물이란 조직이나 기관에 광범위하게 침범하여 유기체를 사망에 이르게 할 가능성이 있는 신생물을 말한다.
- **암(cancer)**은 악성 신생물의 동의어이다.

과형성과 비대는 증가된 요구에 대한 조직의 반응이다. 요구는 에스트로겐에 대한 반응으로 자궁내막이 증식하거나 체력훈련을 하는 운동선수의 경우 골격근의 부담이 증가되는 것처럼 기능적일 수도 있고, 감염에 의해 림프절이 비대해지는 것과 같은 염증 자극에 대한 반응일 수도 있다. 또는 꽉 끼는 신발로 발끝의 피부가 지속적인 압박을 받는 것과 같은 만성적인 자극에 대한 반응일 수도 있다. 조직이 증가된 요구에 대해 과형성으로 반응할 것인지, 비대로 반응할 것인지 여부는 조직을 구성하는 세포의 분열능력에 달려 있다. **그림 5-1**은 과형성과 비대의 차이를 보여준다. 상피세포와 같은 불안정세포는 증가된 요구에 대해 세포 수를 증가시키는 반응을 보이는데, 이것이 과형성이다(**그림 5-2**). 반면 안정세포는 증가된 요구에 대해 세포의 크기를 증가시키는 반응을 보이는데, 이것이 비대이다(**그림 5-3**). 어떤 조직은 과형성과 비대 모두를 통해 증가된 요구에 반응하기도 한다. 예를 들어, 자궁은 성장하는 태아를 수용하기 위해 자궁벽을 이루는 평활근의 세포 수를 늘리는 한편, 세포의 크기도 증가시켜 상황에 적응한다.

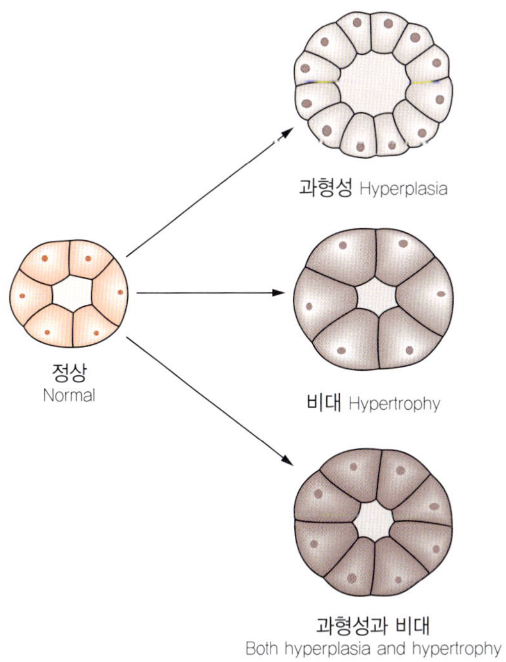

그림 5-1 선의 과형성과 비대

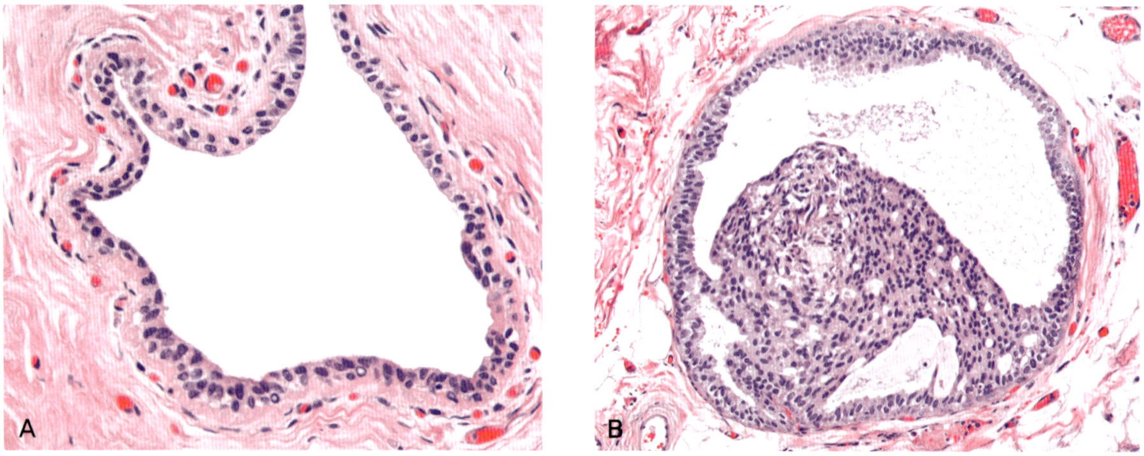

그림 5-2 과형성. A: 유관은 정상적으로 두 세포층으로 이루어진 상피에 의해 덮여 있다. B: 유관에 양성 도관 과형성이 일어나면 상피세포는 증식하여 관의 내강으로 증대된다.

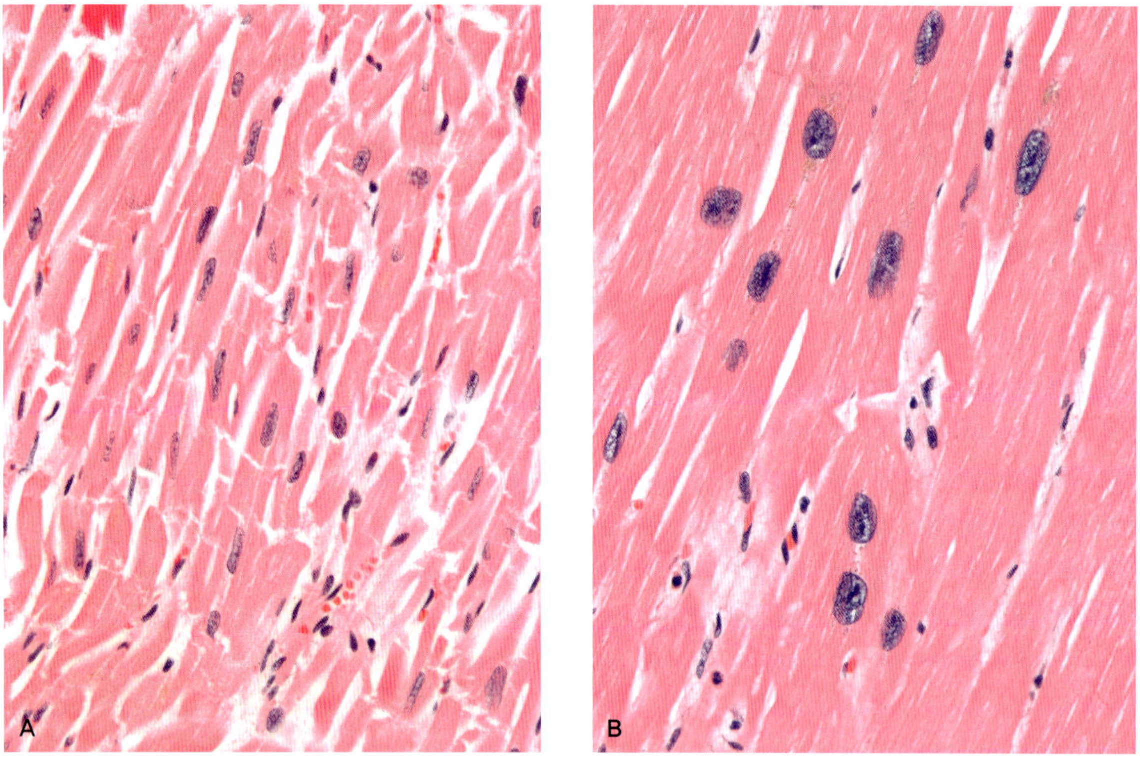

그림 5-3 비대. 심근을 동일한 확대 영상으로 촬영한 것이다. A: 정상 크기의 심근. B: 전신 고혈압에 대한 반응으로 비대되었거나 세포 수가 증가한 심근. 핵과 세포질 모두 비대해진 것에 주목해야 한다.

과형성과 비대는 종종 생리학적 요구에 대한 반응으로 일어난다. 임신 시 자궁의 크기 증가, 근력운동에 따른 골격근의 크기 증가, 사춘기 소녀에게 나타나는 유소엽의 크기 증가는 **생리적 비대(physiologic hypertrophy)**의 예이다. 비정상적인 상태에 의해 조직의 크기가 증가하는 것은 **병리적 비대(pathologic hypertrophy)**이다. 프로락틴을 생산하는 뇌하수체 선종으로 인해 남성에게서 유소엽의 크기가 증가한 경우, 갑상선자극호르몬의 비정상적인 자극으로 갑상선의 크기가 증가한 경우, 말초혈관 저항의 증가(고혈압)로 보다 강한 수축을 유발해야만 하는 심장근육의 크기가 증가한 경우 모두 병리적 비대를 나타내는 사례이다.

크기 증가를 유발하는 자극이 생리적이든 병리적이든, 영구적인 구조적 변화가 없다면 자극이 사라질 경우 세포의 크기가 다시 감소한다. 임신 동안 비대되었던 자궁이 분만 후 얼마나 빨리 수축하는지를 생각해볼 수 있다. 또한 운동을 도중에 그만두면 비대되었던 근육이 얼마나 빠르게 이전 크기로 돌아가는지 생각해볼 수 있다.

반드시 해가 되지는 않더라도 과형성은 전암성 과정이 될 수 있다. 전암성 병변(premalignant lesion)은 인접 조직에 비해 암이 될 가능성이 높은 병변을 말한다. 몇몇 기관에서 상피세포의 과형성은 암으로 발전할 가능성이 특히 높아 중요한 의미를 지닌다. 조직 표면의 세포가 과형성하면 세포들이 쌓이면서 약간 볼록한 모양의 병변이 생긴다. 피부나 구강, 호흡기, 자궁경부와 같이 상피세포의 과형성을 육안으로 확인할 수 있는 경우, 병변이 있는 부위가 인접부위에 비해 불투명한 것을 볼 수 있다. 육안으로 볼 때 염증성 병변이나 초기 신생물 병변으로 혼동하기 쉽다. 현미경으로 병변을 관찰함으로써 과형성의 증거를 분명히 확인할 수 있지만, 병리학자는 병변이 신체에 무해한 단순 과형성인지 전암성 과형성인지 판단해야 한다.

세포나 조직기관은 크기가 줄어들기도 하는데, 이를 위축(atrophy)이라 한다. 세포 수가 감소하는 것과 세포의 크기가 감소하는 것을 구분하는 용어는 없기 때문에 두 과정 모두 위축이라 부른다. 위축을 유발하는 원인은 상당히 많은데, 생리적일 수도 있고 병리적일 수도 있다. 호르몬 자극의 감소, 증식 중인 인접한 종괴에 의한 압력, 신경자극의 소실로 인한 근육세포의 활동 감소, 그리고 노화는 모두 기관의 위축을 초래할 수 있다. 위축 자체는 보통 전암성 상태가 아니다.

또 다른 조직의 변화는 화생이다. 화생(metaplasia)은 조직이 다른 유형으로 대체되는 것이다. 원주상피가 중층편평상피로 대체되는 편평상피화생(squamous metaplasia)이 가장 흔한 경우로, 식도위접합부에서 관찰할 수 있으며, 자궁경부에서 자궁경부 내부를 덮고 있는 원주상피가 자궁경부 외부를 덮고 있는 편평상피로 대체되는 것이 그 예이다(그림 5-4). 화생 역시 생리적일 수도 있고 병리적일 수도 있다. 예를 들어 기관지의 원주상피는 흡연으로 인한 만성적인 자극에 노출될 경우 편평상피로 대체될 수 있다. 이러한 병리적 화생상피는 신생물로 발전될 위험성이 높다.

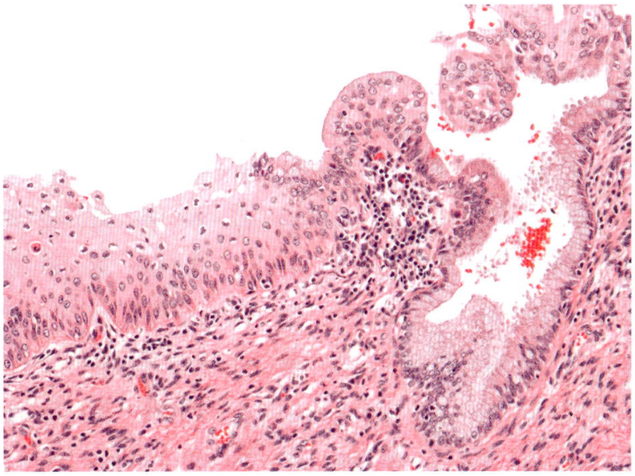

그림 5-4 자궁경부의 편평상피화생. 자궁경부 내부(오른쪽)의 선상피가 자궁경부 외부(왼쪽)를 덮고 있는 편평상피로 갑자기 바뀐다.

과형성과 신생물 모두 세포증식의 증가로 조직의 크기가 증가된다는 공통점이 있다. 그러나 과형성은 생리적 또는 병리적 자극에 의한 반응으로 나타나지만, 신생물은 성장을 촉진하는 자극 없이 자율적으로 성장한다는 점에서 차이가 있다. 두 경우 모두 세포의 증식력을 증가시키는 유전자적 변형으로 인해 정상적인 성장조절기전과는 독립적인 증식을 하게 된다. 때문에 마치 독립적으로 기생하는 유기체처럼 보이기도 한다.

과형성과 신생물의 중요성

과형성과 신생물은 일반적으로 종괴를 형성하는데, 이는 직접적인 시진이나 촉진, 방사선촬영으로 확인할 수도 있고, 종괴가 신체 기관에 미치는 영향으로부터 과형성과 신생물의 형성을 추측할 수도 있다. 종괴가 생기게 된 원인에 따라 치료방법이 매우 다르기 때문에, 염증으로 인한 것이든 과형성이나 신생물로 인한 것이든 일단 종괴가 발견되면 조직학적인 분석을 통해 그 특성을 확인해야 한다. 염증, 과형성, 신생물에 의한 종괴의 종류를 보다 세분화하여 파악하면 이전의 유사한 병변을 치료했던 경험에 기초한 합리적인 치료가 가능하다.

염증과 과형성의 경우 치료법은 원인이 되는 자극을 제거하는 것에 중점을 둔다. 몇몇 과형성의 유형은 암으로 발전할 잠재적 가능성이 있으며 외과적으로 과형성 조직을 제거해야 할 필요가 있을 수도 있다.

양성 신생물 치료의 요점은 정확히 진단하여 필요하다면 병변을 제거하는 것이다. 악성 신생물은 완전히 제거할 수 있는 가능성이 어느 정도인지에 따라 치료가 이루어진다. 근치요법(curative therapy)은 외과적 수술이나 방사선 또는 항암제로 암을 완전히 제거하여 치료하는 방법이다. 완화요법(palliative therapy)은 완치 가능성이 없을 때 통증과 같은 암으로 인한 영향을 최소화하는 치료방법이다. 완화요법 역시 수술이나 방사선치료 또는 항암치료로 이루어진다.

종괴치료에 대한 다양한 접근법에 대한 예시로, 유방에 덩어리를 발견한 여성의 사례를 생각해보자. 우선 가늘고 속이 빈 바늘을 사용하여 종괴가 있는 조직을 추출하여 생검을 진행하게 된다. 병리학자는 생검조직을 검사하여 종괴가 양성인지 악성인지 확인해야 한다. 섬유선종과 같이 양성인 경우, 병변에서 생산되어 유두를 통해 나오는 분비물로 인해 환자가 당황해하지 않는다면 더 이상의 치료는 필요없다. 이 경우 외과의사가 병변을 완전히 절제해내면 환자는 완치된다. 만약 생검에서 병변이 악성으로 확인되면 액와의 림프절이나 폐, 간 등 신체의 다른 조직으로 암세포가 퍼지지 않았는지 확인하기 위한 추가적인 검사가 시행되어야 한다. 이로써 종양의 병기분류(tumor stage)가 가능해지고, 그 병기에 따라 치료방법을 결정하게 된다. 암세포가 넓게 퍼져 있을수록 그것을 절제해내기 위한 더욱 적극적인 치료가 요구된다. 유방에 국한된 작은 크기의 암은 정상 조직의 가장자리를 따라 종양을 제거하는 절제 생검, 즉 종괴절제술(lumpectomy)로 완치될 수 있다. 크기가 큰 암이나 림프절까지 확산된 암은 광범위한 수술을 방사선요법이나 화학요법과 병행하여야 한다. 만약 암세포가 신체 전체로 넓게 퍼진 상태라면 완치는 거의 불가능하다. 유방 과형성은 관찰 가능한 종괴 병변을 형성하여 보통은 주의를 끌지 못하지만, 다른 이유로 시행된 생검에서 발견될 수도 있다.

유방의 과형성을 자극하는 정확한 원인은 알려져 있지 않다. 과형성의 양상은 때때로 전암성, 즉 유방의 다른 어느 곳으로든지 암으로 발전할 가능성을 보이기도 한다. 환자는 과형성이 암으로 발전될 경우 완치 가능한 단계에서 치료를 시행할 수 있도록 더욱 자주 검사를 받아야 한다.

보통 과형성은 생명을 위협하지 않지만, 조직이 커져서 주변 주직을 침범하게 되면 환자는 불편감을 느끼게 될 수도 있다. 노화로 인해 나타나는 남성의 전립선 비대가 그 대표적인 예이다. 전립선 비대는 전립선의 분비세포와 간질세포의 과형성에 따른 전립선의 크기 증가를 말한다. 비대된 전립선은 요관과 방광경부에 영향을 미쳐 잦은 야뇨, 불완전 배뇨, 요정체, 요로감염과 같은 배뇨장애를 야기한다.

전립선 비대는 정상 크기의 전립선과 비교해서 암종으로 발전될 위험이 크지는 않지만, 전립선의 크기를 줄여 소변의 흐름을 개선시키기 위해 수술이 필요할 수도 있다.

신생물의 분류

대부분의 신생물은 양성과 악성으로 분류할 수 있다. 소수는 양성인지 악성인지 분명하지 않을 수 있지만 '불확실한 악성의 가능성'을 보이기도 한다. 양성(benign) 신생물은 일반적으로 발생 부위에 제한되어 남아 있는 국소적이고 분리된 세포들의 덩어리이다(그림 5-5). 자궁의 평활근종과 같은 몇몇 양성 신생물은 크기가 매우 커져도 아무런 증상을 나타내지 않을 수도 있다. 그런가 하면 수막종과 같이 종양의 크기가 작더라도 중요한 기관을 침범하여 증상을 나타내고 심지어 사망에까지 이르게 하는 신생물도 있다. 크기나 증상 여부에 상관없이 양성 신생물은 일반적으로 기원조직에서 다른 곳으로 확산되지 않고 남아 있으며, 반대로 악성 신생물은 잠재적으로 다른 조직으로 침윤되고 전이될 수 있다. 침윤(invasion)은 조직경계와 상관없이 암세포가 주변조직으로 직접 침투하는 것을 말한다(그림 5-6). 예를 들면, 결장의 상피세포로부터 발생하는 악

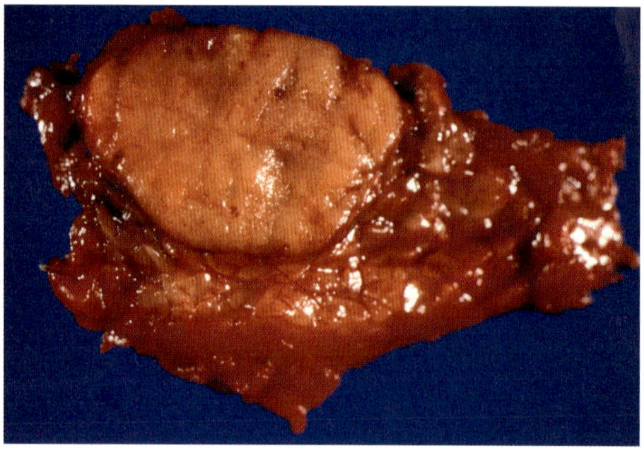

그림 5-5 전립선에서의 양성 신생물

성 신생물은 양성용종처럼 결장 점막에 국소적으로 남아 있지 않고, 결장벽 깊이 위치하는 점막하층과 평활근층의 혈관을 침투하는 능력이 있다. 달리 말하면 침윤이란 종양세포가 기원조직에서 인접한 다른 조직으로 지속적으로 증식하는 것을 말한다. 전이는 완전히 새로운 장소로 암세포가 이식되는 것을 의미한다. **전이(metastasis)**가 일어나려면 암세포는 반드시 혈관이나 체강을 통해 다른 장소로 이동함으로써 새롭게 증식할 수 있어야 한다. 암은 흔히 림프절이나 폐, 간, 뼈로 전이된다(**그림 5-7**). 암이 전이되면 대개 완치가 불가능하다. 어떤 암은 침윤만으로도 환자를 사망에 이르게 할 수도 있다. 예를 들어 폐암이 동맥을 침범하면 환자는 심각한 출혈로 사망할 수 있다. 그러나 대부분의 환자는 암이 전이되기 전까지는 사망하지 않는다.

접미사 -oma(종)은 종양을 의미한다. 이는 반드시 신생증식과 비신생증식을 구분하는 말은 아니다. 예를 들어 혈종(hematoma)은 혈액이 국소적으로 모여 종창을 형성하는 것을 말하고, 육아종(granuloma)은 염증성 세포가 모여 조직 내에서 분리된 둥근 병변을 형성하는 것을 말한다. 그러나 대부분의 경우에서 접미사 -oma는 신생물의 성장과 관련해서 자주 사용되는 접미사이다. 표 5-1과 표 5-2는 여러 양성 신생물과 악성 신생물의 명칭이다. 양성 신생물의 명칭은 주로 기원조직의 이름에 -oma가 붙는다. 악성 신생물은 보통 암종이나 육종으로 불린다. **암종(carcinoma)**이란 피부의 편평세포암종(squamous cell carcinoma of the skin)과 같이 상피조직에서 기원한 악성 신생물을 말하고, **육종(sarcoma)**이란 뼈의 골육종(osteosarcoma)과 같이 중간엽 조직에서 기원한 악성 신생물을 말한다. 위장관간질종양(gastrointestinal stromal tumor)이나 췌장 신경내분비종(pancreatic neuroendocrine tumor)과 같이 비상피조직에서 기원하였거나 기원이 불분명한 신생물과 임상적 행태를 예측할 수 없는 신생물의 명칭은 이 분류체계를 따르지 않는다.

악성임이 분명한 몇몇 신생물에도 양성처럼 이름이 붙

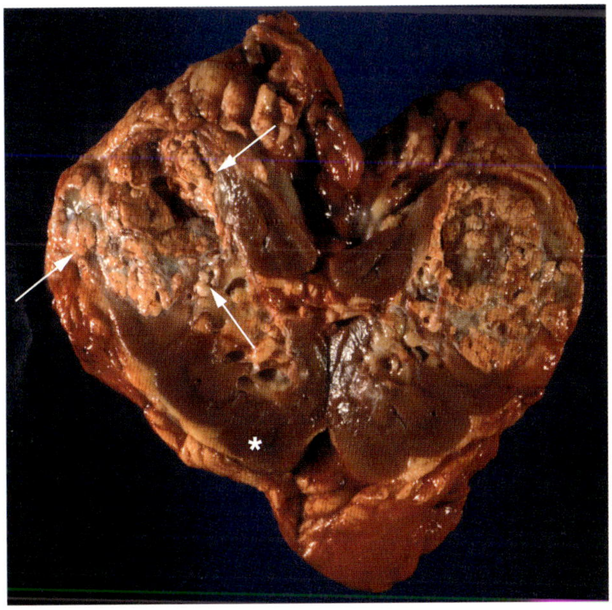

그림 5-6 침윤. 신장의 암종을 촬영한 이미지. 신장을 반으로 잘라 펼치면 두 면이 서로 거울에 비친 것처럼 보인다. 아랫부분에 별표(*)로 표시된 갈색조직은 신장 간질의 양성 신생물이다. 암종은 화살표 사이에 있는 노란색 결절이다. 암종이 신장의 실질을 대체하고 신장의 경계를 넘어 주변의 지방조직까지 침윤된 것을 확인할 수 있다(왼쪽 화살표). 그림 5-7과 비교해 보자.

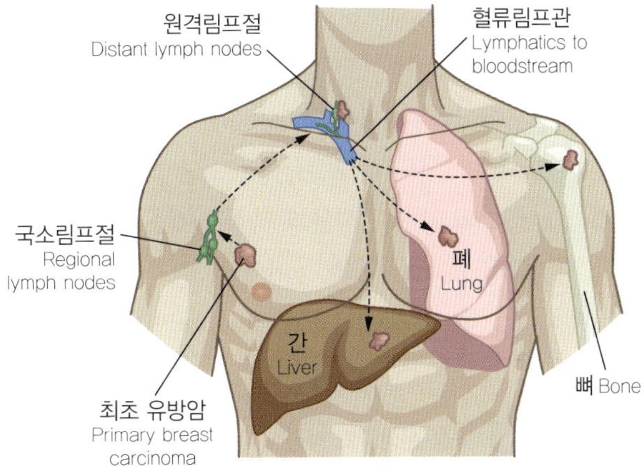

그림 5-7 유방암 전이의 전형적인 양상. 암종의 경우 림프조직을 통한 전이가 혈류를 통한 전이보다 먼저 일어난다.

표 5-1 양성 신생물의 명칭

세포 혹은 조직의 기원	명칭
편평상피	편평세포유두종(squamous papilloma)
원주상피 표면 혹은 샘상피	선종(adenoma)
섬유조직	섬유종(fibroma)
지방조직	지방종(lipoma)
연골	연골종(chondroma)
뼈	골종(osteoma)
혈관	혈관종(hemangioma)
평활근	평활근종(leiomyoma)
신경초	신경초종(neurilemmoma)

어 있는 경우가 있는데, 반드시 이들이 악성 신생물임을 잊지 않도록 해야 한다. 림프종(lymphoma)은 림프세포의 악성 신생물이다. 흑색종(melanoma)은 멜라닌 세포의 악성 신생물이다. 신경아교종(glioma)은 뇌의 지지세포(신경아교세포)의 양성 신생물과 악성 신생물 모두를 일컫는다. 간암(hepatoma)은 옛 용어이고, 현재는 보다 정확한 간세포암종(hepatocellular carcinoma)이란 명칭을 주로 사용하고 있다.

표 5-2 악성 신생물의 명칭

기원세포 혹은 조직	명칭
상피	
불분명	암(carcinoma)
피부의 편평상피	피부의 편평세포암 (squamous cell carcinoma)
피부 상피의 기저세포	기저세포암(basal cell carcinoma)
결장점막	결장 선암(adenocarcinoma of colon)
유방 분비선	유방 선암(adenocarcinoma of breast)
폐 기관의 상피	기관지원성 암(bronchogenic carcinoma)
전립선	전립선 선암(adenocarcinoma of prostate)
방광점막	요로상피세포암(urothelial carcinoma)
자궁내막	자궁내막 선암 (adenocarcinoma of endometrium)
자궁경부	자궁경부의 편평세포암 (squamous cell carcinoma of cervix)
위점막	위 선암(adenocarcinoma of stomach)
췌관	췌장 선암(adenocarcinoma of pancreas)
결합조직 및 근육	
불분명	육종(sarcoma)
림프조직	악성 림프종(malignant lymphoma)
골수	백혈병(leukemia)
골수의 형질세포	다발성골수종(multiple myeloma)
연골	연골육종(chondrosarcoma)
뼈	골육종(osteosarcoma)
섬유조직	섬유육종(fibrosarcoma)
평활근	평활근육종(leiomyosarcoma)
기타	
불분명	악성 신생물(malignant neoplasm)
신경아교세포	신경아교종(glioma)
멜라닌세포	악성 흑색종(malignant melanoma)
생식세포	기형암종(teratoma)

양성 신생물

양성 신생물은 주변 조직과의 경계가 뚜렷한 하나의 종괴를 형성하기 때문에 육안으로나 현미경으로나 쉽게 확인할 수 있다(그림 5-5). 신체 표면에서 기인하는 양성 신생물이 바깥으로 확장될 때 용종이 형성된다(**그림 5-8**). **용종(polyp)**은 점막 표면이 비정상적으로 돌출된 것이다. 용종 모양의 성장은 양성 신생물의 특징이다. 그러나 때때로 과형성이나 염증과 같은 다른 유형의 병변으로 나타나기도 하며, 악성신생물이 될 수도 있다.

고형기관이나 결합조직에서 기원한 양성 신생물은 종종 섬유성 테두리나 섬유낭을 형성하여 주변조직을 압박한다. 양성 신생물은 경계가 뚜렷하기 때문에 외과적 절제 시 주변조직으로부터 쉽게 절제할 수 있다. 조직학적으로 양성 신생물은 기원조직의 세포와 유사하고, 세포비정형성 정도가 작다(**그림 5-9**). 가장 중요한 양성 신생물의 형태학적 기준은 경계가 뚜렷하며, 상대적으로 성숙한 세포라는 점이다.

악성 신생물

악성 신생물은 두 가지 기준에 의해 진단된다. 세포가 비정형이며, 침윤과 **전이(metastasis)**가 있어야 한다. 신생물이 발견 당시에 전이되어 있다면 모두 악성으로 진단된다. 그러나 다행히도 대부분은 전이가 일어나기 전에 발견된다. 세포의 특성은 오로지 형태학적으로, 즉 현미경 관찰 내용을 바탕으로 확인해야 한다. 악성세포임을 확인하기

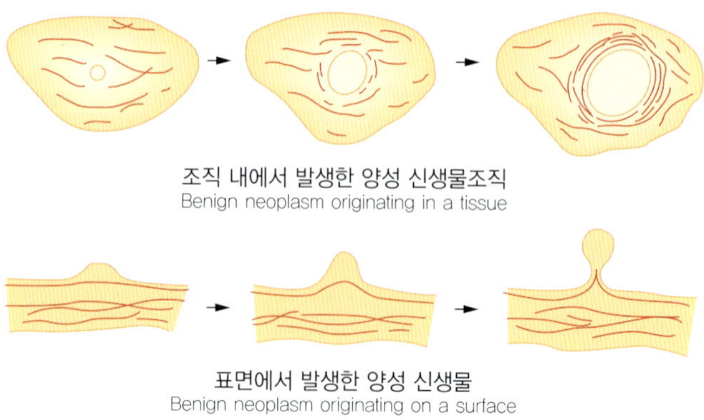

그림 5-8 유방암과 같은 고형조직에서의 양성 신생물(위)과 결장과 같은 점막으로 이루어진 기관에서의 양성 신생물(아래)의 비교. 유방 신생물은 낭에 싸여 있고, 결장 신생물은 용종 모양을 이룬다.

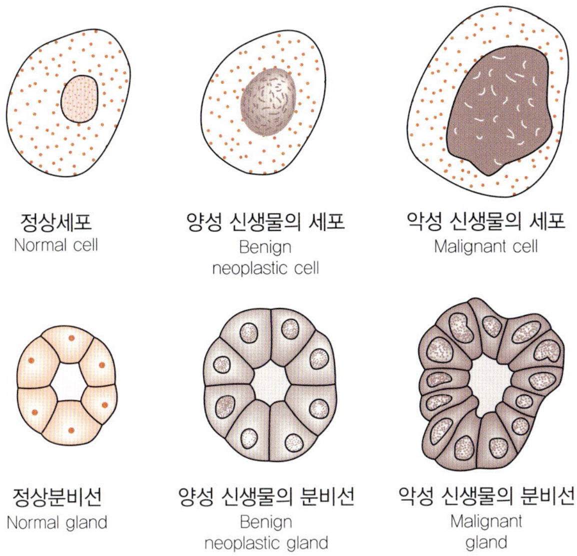

그림 5-9 정상 조직, 양성 신생물, 악성 신생물의 세포와 분비선 비교

위한 현미경적 혹은 형태학적 기준은 기원조직세포와의 형태학적 유사 정도(**그림 5-10**), 즉 **세포비정형성(cellular atypia)**과 침윤의 흔적 또는 주변조직으로의 성장 등을 포함한다. 세포비정형성은 세포분화 정도, 세포 간 유사성, 세포의 크기와 모양, 핵 크기 대비 세포질의 양, 하나의 세포 내에 존재하는 핵의 개수, 핵의 모양, 핵 내 염색질의 비율, 핵소체의 유무, 감수분열의 증거와 같은 여러 가지 세포 특성을 확인하여 판단한다.

어떤 증식의 양상이 비정형적이나 기원조직에 국한되어 있는 경우, 이와 같은 비정상적 유형을 **이형성(dysplasia)**이라고 한다. 이형성세포는 명백한(예: 침윤의 증거가 있는) 악성으로 발전하기 위해 유전자 변형이 일어나야 하지만, 항상 악성이 되는 것은 아니다. 이형성은 암종의 전암성 병변으로 인식되지만, 불행하게도 육종의 전구체들은 형태학적으로 분간되지 않는다. 용종의 일종인 결장의 관상선종(tubular adenoma)은 상피가 이형성된 예인데, 10년이 지나면 결장암으로 발전할 가능성이 매우 높다. 자궁경부의 이형성은 인유두종바이러스(human papillomavirus, HPV)에 의해 자궁경부의 외부를 둘러싸고 있는 편평상피가 비정형화되고 무분별하게 증식하여 발생한다. 이형성은 최소한의 비정형성을 보이는 저등급에서부터 침윤

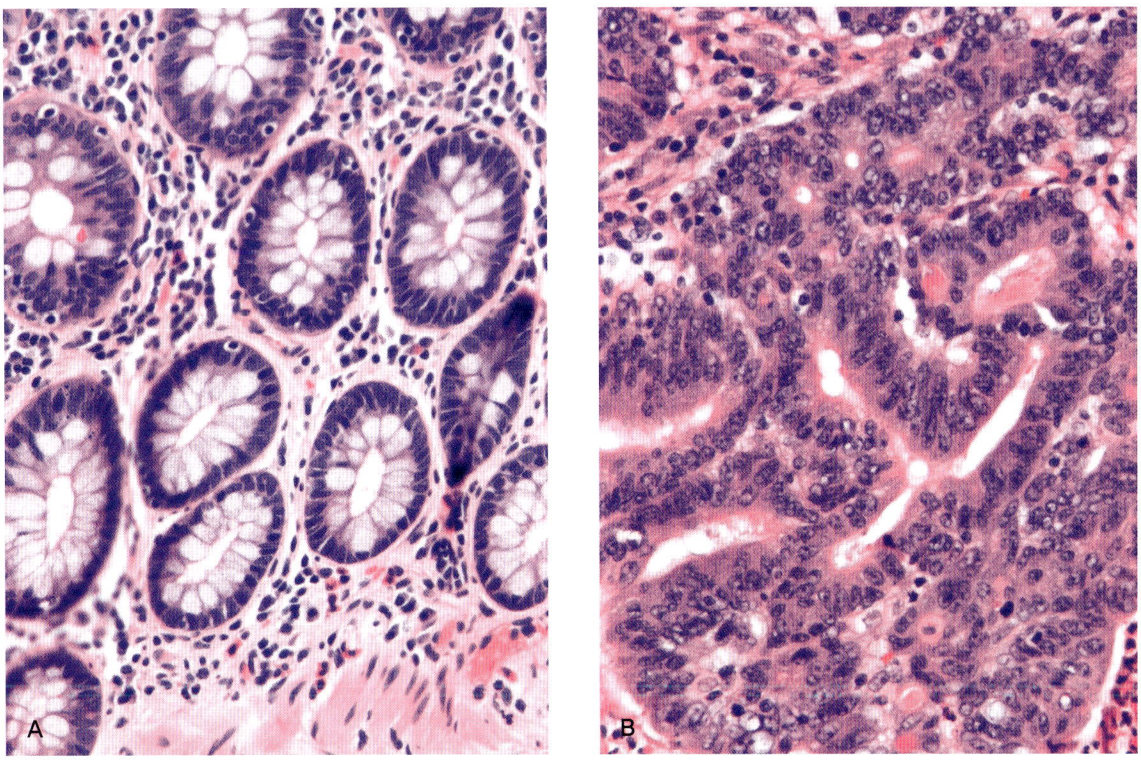

그림 5-10 세포비정형성. A의 세포와 비교해서 B의 세포는 비정형성을 띠고 있다. A는 결장의 정상적인 분비선을 보여준다. 세포핵이 분비선 주변으로 배열되어 있고, 점액 방울이 강의 표면으로 세포질을 팽창시키고 있다. 세포와 핵의 크기도 동일하다. B에 나타난 결장암종 세포는 더 이상 일정한 형태로 배열되어 있지 않고, 핵들은 서로 겹쳐 있으며, 모양과 크기가 불규칙하다.

된 암에서 볼 수 있는 비정형성을 보이는 고등급까지 분류할 수 있다. 고등급 이형성은 **제자리 병변(in situ lesion)**과 동일한 의미로, 이는 암이 아직까지는 기원조직 제 위치에 있다는 것을 의미한다.

제자리 병변과 침윤성 암종은 암세포가 상피세포를 고정하고 있는 기저막을 뚫고 퍼져나갔는지에 따라 구분된다(**그림 5-11**). 악성세포는 기저막과 하부 결합조직을 파괴하고 침윤하기 위해 효소들을 부지런히 생산해낸다. 일단 이렇게 되면 악성세포는 조직으로 침투하여 덩어리를 형성하는데, 덩어리는 경계가 불분명하여 가장자리를 정확히 알아보기 힘들다(**그림 5-12**). 침윤에 따른 이차적인 영향은 종양의 임상증상과 관련된다. 예를 들어 장벽을 침범한 결장암은 결장천공을 유발할 수 있고, 골반을 광범위하게 침범한 자궁경부암은 요관 폐색을 초래할 수 있다. 또 췌장두부의 암종은 총담관을 폐쇄시켜 황달을 야기할 수 있다.

악성세포가 혈류나 림프의 흐름을 따라 침투하면, 전이가 일어나 기원조직에서 먼 장소로 이동하면서 계속 증식하게 된다. 대부분의 암종은 림프관을 통해 림프절로 이동하여 고형기관으로 퍼진다. 악성 신생물의 전이 정도는 종양의 병리를 결정하는 기준이 된다. 병기분류와 관련해서는 다음 장에서 보다 자세하게 논의하기로 한다.

추가적으로 악성 신생물을 양성 신생물과 구분하는 데 도움이 되는, 그러나 전적으로 특징적이라고는 할 수 없는 형태학적 양상은 단단함(많은 악성 신생물은 반흔을 형성하여 섬유조직의 증식을 유발함), 괴사(암이 혈액공급보다 빨리 성장하여 생기는 부드럽고 노란 부분), 궤양(암의 표면에 위치한 괴사조직은 궤양성 병변을 남김), 출혈(암세포는 기존 혈관을 침식시키거나 혈관벽이 불완전한 신생혈관을 형성하여 출혈을 일으킴)을 포함한다. 악성 신생물은 대부분 양성 신생물보다 크다고 알려져 있지만 이는 신뢰할 수 없다. 양성 신생물과 악성 신생물 모두 일반적으로 기원조직에서 단발성으로 존재하지만, 피부암과 몇몇 양성 신생물(모반, 자궁의 평활근종, 신경섬유종, 때로는 결장의 선종)은 다발성인 것이 특징이다.

악성 병변과 전암성 병변을 묘사하는 데 사용되는 용어는 혼동하기 쉽고, 다른 기관에서 일어나는 동일한 과정을 설명하는 용어도 제각각이다. 예를 들어 유방의 경우, 제자리 암종은 유방 상피조직의 침윤 전 악성 신생물을 의미하는데, 이는 때로는 고등급 이형성으로 묘사되기도 한다. 또한 현미경검사에 의한 관상피의 비정형과 제자리 암종의 차이는 어느 정도 임의적이다.

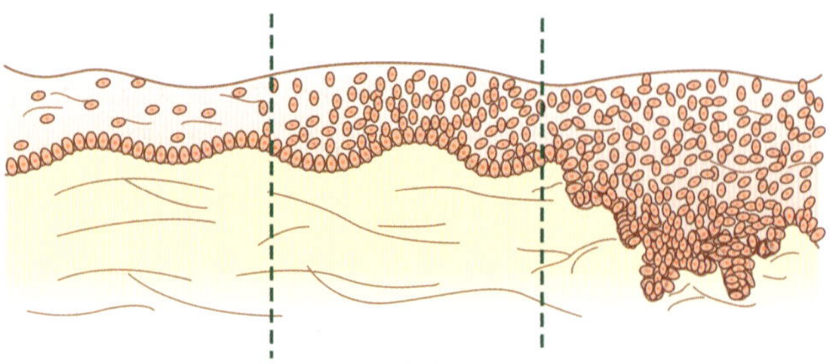

그림 5-11 기저막 침윤은 침윤성 암종을 제자리 암종과 구분하는 기준이다.

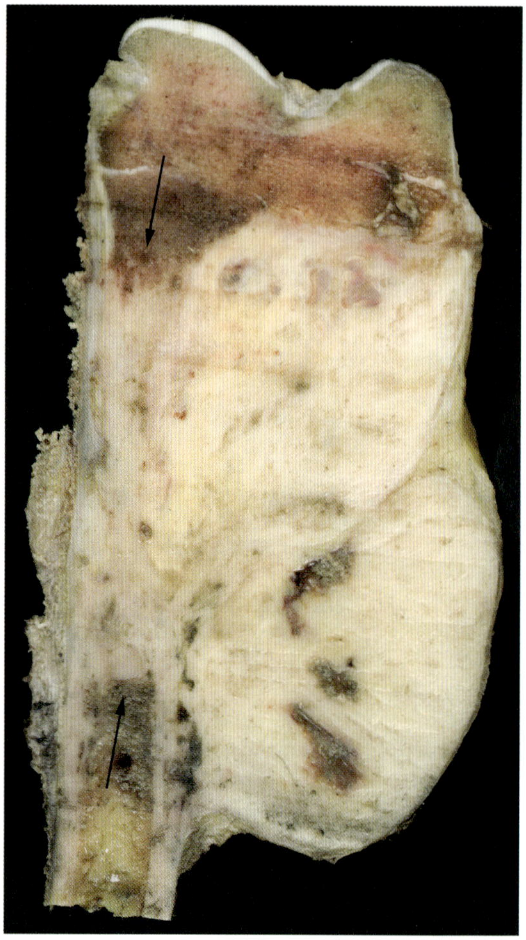

그림 5-12 경골 침윤이 일어난 육종 사진. 밀도 높은 흰색 조직은 종양을 나타낸다. 양 끝에 위치한 붉고 노란 과립조직은 뼈의 골수강이다. 골수강을 통해 퍼진 육종의 불규칙한 경계에 주목하면서 그림 5-6과 비교하라.

연습문제

1. 36세 여성이 신체검진을 받던 중 갑상선이 커져 있는 것이 확인되었고, 이후 시행된 생검에서 증대된 갑상선 세포의 수가 증가되어 있는 것이 발견되었다. 다음 중 어느 경우에 해당되는가?
   - A. 과형성
   - B. 비대
   - C. 위축
   - D. 과형성과 비대
   - E. 과형성과 위축

2. 다음 중 상피세포의 암을 뜻하는 것은 무엇인가?
   - A. 육종
   - B. 암종
   - C. 흑색종
   - D. 림프종
   - E. 선종

3. 40년 간 씹는 담배로 흡연한 과거력이 있는 67세 남성이 구강에 돌출된 작은 증식물이 있는 것이 확인되었다. 그리고 이후 시행된 생검에서 상피층(점막층)에 국한된 이형성 세포가 확인되었다. 이는 다음 중 어느 예에 해당되는가?
   - A. 제자리 암종
   - B. 육종
   - C. 과형성
   - D. 유두종
   - E. 화생

4. 다음 중 올바르게 짝지어진 것은?
   - A. 신경세포 — 불안정세포
   - B. 위식도접합부 점막의 편평상피 — 안정세포
   - C. 피부의 편평상피 — 불안정세포
   - D. 자궁의 근육세포 — 영구세포
   - E. 골세포 — 영구세포

5. 28세 여성이 자궁경부 이형성을 진단받았다. 이것은 다음 중 무엇을 의미하는가?
   - A. 편평상피세포가 쌓여 하얗고 두꺼운 반흔을 형성한 것이다. 그러나 현미경으로는 정상적으로 보인다.
   - B. 자궁경부의 내부를 이루는 선상피가 편평상피로 바뀐 것이다.
   - C. 자궁경부에 전암성 병변이 있는 것이다.
   - D. 자궁경부에 침윤성 암종이 있는 것이다.
   - E. 자궁경부의 편평세포가 정상보다 커진 것이다.

6. 수년간 마라톤 선수 생활을 하고 있는 청년이 흉부 X선 상 심장이 커져 있는 것이 확인되었다. 다음 중 심장이 커진 이유는 무엇인가?
   - A. 생리적 과형성
   - B. 생리적 비대
   - C. 병리적 과형성
   - D. 병리적 비대
   - E. 신생물

CHAPTER 06

암

Cancer

개요

학습목표

1. 가장 일반적인 암의 종류를 나열하고 발생빈도, 성비, 생존율이 어떻게 다른지 설명한다.
2. 30세 이전, 중년, 노년에 현저하게 발생하는 암을 열거한다.
3. 세포 변환의 시작과 진행 과정인 종양으로의 변화에 대하여 설명한다.
4. 암의 성장에서 종양 유전자와 종양억제 유전자의 역할을 설명한다.
5. 발암 현상의 다단계 모델이 의미하는 바를 설명한다.
6. 암의 성장과 관련된 물질의 종류를 기술한다(화학적 발암물질, 방사선, 종양바이러스, 유전돌연변이).
7. 암의 발현을 나열하고 발현 요인에 대해 기술한다.
8. 암 치료의 주요 형태에 대해 설명하고 비교한다.
9. 암의 병기를 정의하고, 서로 다른 종류의 암에서 어떻게 병기가 결정되는지, 병기가 예후 또는 생존과 어떤 연관성이 있는지 설명한다.
10. 핵심용어와 녹색으로 진하게 표시된 모든 용어를 정의하고 상황에 맞게 적절히 사용한다.

핵심용어

식욕부진 anorexia
암 cancer
발암물질 carcinogen
암종 carcinoma
화학적 발암물질 chemical carcinogen
화학요법 chemotherapy
분화 differentiated
병인 etiology
5년 또는 10년 생존 5- or 10-year survival
등급 grade
호르몬치료 hormonal therapy
유전돌연변이 inherited genetic mutation
개시 initiation
백혈병 leukemia
림프종 lymphoma
잠혈 occult blood
종양 유전자 oncogene
종양 바이러스 oncogenic virus
부신생물증후군 paraneoplastic syndrome
파파니콜로 도말검사 Papanicolaou smear, Pap smear
진행 progression
촉진 promotion
전립선 특이항원 prostate-specific antigen, PSA
방사선 radiation
방사선치료 radiation therapy
육종 sarcoma
선별검사 screening procedure

병기stage
외과적 절제surgical removal
조직 진단tissue diagnosis
종양병기 분류계통TNM system
변형transformation
종양억제 유전자tumor suppressor gene

세포증식성 질환의 기본 개념, 종양의 과형성, 악성과 양성종양의 구별법에 대한 내용은 5장에서 다루었다. 이 장에서는 악성종양 또는 암(cancer)의 발생빈도와 중요성, 병인, 발현, 자연적 경과 그리고 치료법에 대해 중점적으로 다루고자 한다. 이 장은 일반적인 암의 개요로 특정한 암에 대해서는 각 장기를 다루는 장에서 구체적으로 살펴보도록 한다.

발생빈도와 중요성

암은 특정 유형의 악성종양으로 우리나라 주요 사망원인 중 1위를 차지한다. 악성종양의 작용, 치료법, 원인은 매우 다양하고 암의 예후는 암의 종류에 따른 경과, 발견 당시 확산 정도, 특정 종류의 암에 대한 치료법의 효능에 따라 결정된다. 일반적으로 악성종양의 발생빈도는 사망률의 2배인데, 바꾸어 말하면 전체 암 환자 생존율은 약 50%이다. 그러나 암의 유형에 따라 현저한 차이를 보인다. 췌장암 같은 유형은 거의 사망하는 반면, 피부의 기저세포암은 적절히 치료하면 생명을 위협하는 수준은 피할 수 있다.

암 발생빈도 및 중대성과 관련된 3가지 중요한 변수는 암의 발생부위, 성별 그리고 연령이다. 상피에서 발전된 암종(carcinomas)은 비상피세포암인 육종(sarcomas), 백혈병(leukemias), 림프종(lymphomas)보다 6배나 더 많다. 가장 일반적인 암은 사실상 피부의 기저세포암종과 편평상피암종이다. 이는 전체 암의 40%를 차지하며 모든 피부암의 99%에 이른다. 이러한 암은 발생빈도는 높지만 치명적이지는 않다. 손쉽게 발견되고, 천천히 성장하며, 전이가 매우 드물고, 완전히 제거될 수 있기 때문이다. 반면에 악성흑색종은 모든 피부 악성종양의 1%에 해당하지만, 환자의 20% 정도에서는 치명적이다. 그러므로 발병률이 낮은 암이 피부암 관련 사망의 많은 부분을 차지한다. 또한 가장 흔한 암인 기저세포암종과 편평상피암종은 의사 집무실에서 치료될 때가 많아 병원 통계에서 벗어나는 유일한 암이다. 그 결과 이 두 가지 흔한 피부암은 종종 종합적인 암통계 정보 수집에서 생략된다.

피부암 외에도 폐, 결장, 유방, 전립선, 자궁의 암종이 가장 흔한 암의 종류이다. 남성과 여성에게 가장 흔히 발생하는 암은 표 6-1에 제시하였다.

폐암은 남성 암 사망률의 1/3, 여성 암 사망률의 1/4을 차지한다. 치료는 비교적 효과가 없지만(5년 생존율 약 13%), 금연을 통한 예방은 발생률을 상당히 감소시킬 수 있다. 결장암의 외과적 절제는 환자의 50% 이상을 회복시키고, 대장내시경검사는 결장의 전암성 병변이 암으로 진

표 6-1 남성과 여성에게 흔한 암의 빈도와 사망률

남성/여성	상대적 발생률(%)	암 사망률(%)	상대적 5년 생존율(%)
전립선/유방	33/31	9/15	~100/88
폐	13/12	31/26	15
결장	10/11	10/10	64
방광	6/2	3/<2	82
자궁(경관 제외)	6	3	84
백혈병/림프종	7/4	7/7	매우 가변적

출처: Jemal A, et al. Cancer statistics. CA Cancer J Clin. 2006;56:106-130.(Published by the American Cancer Society.)

표 6-2 특정 종류의 악성종양이 가장 많이 발생하는 연령층

0~10세	10~20세	20~30세	30~40세	40~50세	50~60세	60~70세
• 급성 림프성 빈혈 • 신경아세포증 • 신장의 윌름 종양 • 망막아세포증 • 소뇌 수아세포종	• 골육종 • 백혈병	• 호지킨림프종 • 갑상선암 • 고환암	• 자궁경부암 • 악성흑색종	• 유방암	• 자궁내막암 • 난소암 • 비호지킨림프종 • 폐암	• 전립선암 • 결장암 • 췌장암 • 방광암 • 위암

행되기 전에 발견할 수 있도록 한다. 식이요인이 결장암의 발전에 영향을 미치는 것으로 나타났지만, 정확히 어떤 요인 때문인지 알려지지 않아 암 진행을 완전히 예방할 수는 없다. 유방암과 자궁암은 종종 조기 발견되고 외과적 치료와 방사선치료로 접근 가능하지만, 높은 발생빈도로 인해 사망률 역시 높은 편이다. 전립선암은 노인성 질병으로, 노인의 경우 다른 병이 원인이 되어 사망할 가능성이 있으므로 사망률 통계에 큰 영향을 미치지는 않는다. 백혈병과 림프종은 특정 유형에 따라 다양한 생존율을 보인다. 백혈병과 림프종의 경우 공격적인 방사선치료와 항암치료는 불균형적 분배로 의학적 자원을 소모시키고, 단지 수술로만 암을 치료했을 때보다 더 많은 합병증이 발생한다.

일반적으로 암은 나이 든 사람에게 훨씬 더 잘 발생하며, 특히 암종의 경우에 더욱 그렇다. 가장 흔한 암종 10가 지 중 대부분이 70대에서 가장 많이 발생한다(표 6-2). 유방암과 여성생식기암은 중년기에 많이 발생하는 경향을 보인다. 또한 폐암은 일반적 암종의 발생보다 이른 60대에 가장 많이 발생한다. 그러나 흑색종은 전형적으로 젊은 연령층(20~40대)에서 발생한다. 대부분의 암은 연령에 따라 특징적인 발생률을 보인다. 젊은 층에서 암 발생률이 높은 편은 아니지만, 특정 종류의 암은 젊은 사람에게서 현저하게 발생한다(표 6-2). 이 표에 제시한 젊은 연령층에서 자주 발생하는 암은 젊은 여성에게 많이 발생하는 갑상선 선암을 제외하고는 비상피세포성임을 알 수 있다.

병인학

병인학(etiology)은 문자 그대로 '원인에 관한 연구'라는 의미이지만 간단하게 말해 '원인'을 의미한다. 암의 병인은 다양하다(표 6-3). 암은 다양한 환경에서 발생하고, 한 가지 이상의 요인이 종양 발달에 관여한다. 실험 연구는 암이 임상적인 징후를 보이기 전에 점진적인 변화가 나타나는 것을 보여준다. 5장에서 종양은 유전적 변이로 인해 정상적인 세포의 성장 조절기전을 따르지 않는 이상세포의 증식이라고 한 내용을 기억해야 한다. 즉, 유전자 변이는 종양 발달의 시작이지만, 세포에서 발생하는 모든 돌연변이 중 아주 일부만 암으로 진행되고, 대부분은 악성이 되지 않는다. 암으로 발달하기 위해서 세포는 자발적인 성장 능력을 갖도록 만드는 개시(initiation)라고 부르는 하나

표 6-3 암의 발생원인과 유형

발생원인	유형
화학적 발암물질	
콜타르	음낭암
아플라톡신	간암
비닐기 염화물	간암
산업용 염료	방광암
담배연기	폐암, 방광암, 신장암
호르몬(예: 과도한 에스트로겐)	자궁암
방사선 조사	
자외선	피부암
방사선	갑상선암, 피부암, 백혈병/림프종
종양바이러스	
인유두종바이러스(HPV)	자궁경부암
엡스타인-바 바이러스(EBV)	버킷림프종
C형 간염 바이러스	간암
유전적 요인 돌연변이	
망막아세포종 유전자(Rb)	망막아세포종
선종성 용종 유전자(APC)	가족성 선육종/결장암
BRCA1과 BRCA2 유전자	유방암
p53 유전자	다양한 암

이상의 단계 변화를 거쳐야 한다. 세포를 발달시켜 암으로 발전하게 만드는 것을 발암물질(carcinogen)이라고 부른다. 발암물질은 물리적(외상, 방사선조사), 화학적(담배연기, 메틸콜란트렌), 생물학적(미생물, 특히 바이러스) 물질일 수 있다. 초기 세포는 결국 변화된 세포(복제)들의 집합으로 분리되는데, 이 단계는 가역적이다. 초기 세포의 선택적인 성장은 촉진(promotion)이라 불리고 있지만, 새로운 돌연변이를 포함하지는 않는다. 촉진자는 이미 암이 시작된 세포에만 영향을 줄 수 있다. 어떤 발암물질은 개시자와 촉진자로써 모두 작용하지만 다른 물질들은 오직 한 가지 기능만을 한다. 진행(progression)은 신생물을 구성하는 여러 복제를 만들며, 추가적인 DNA 변이가 이루어진다(**그림 6-1**). 만약 새로운 복제가 다른 오래된 복제보다 세포 분열 속도가 빠르다면, 새로운 복제가 오래된 복제보다 빨리 성장할 것이다. 일반적인 법칙으로, 유사한 정상세포의 특징에서 벗어날수록(덜 분화될수록) 더욱 빨리 성장한다. 일반적으로 덜 분화된 세포가 더 침습적이고 전이되기 쉽다.

초기 발암물질의 작용기전은 종양 유전자(oncogenes)의 직접적 혹은 간접적 변화이다. 성장요인과 같은 성장을 강화하는 물질을 인코딩하는 종양 유전자 코드는 세포의 증식을 촉진시킨다. 개시자는 종양 유전자를 돌연변이로 만들어 그들이 영구적으로 작용하게 함으로써 세포 증식을 증대시킨다. 또한 세포는 일반적으로 종양 유전자를 감시하는 종양억제 유전자(tumor suppressor gene)를 포함한다. 종양억제 유전자에 돌연변이가 있을 때 이것은 종양 유전자제어 기능을 하지 못한다. 최종 결과는 DNA의 복제 및 정상적인 제어기전 밖의 필연적인 세포 분열이다. 따라서 암의 발전은 여러 유전자의 변화를 수반하는 매우 복잡한 과정이다. 발달 과정에서의 복잡성을 고려하면 암을 치료하는 방법이 명확해진다.

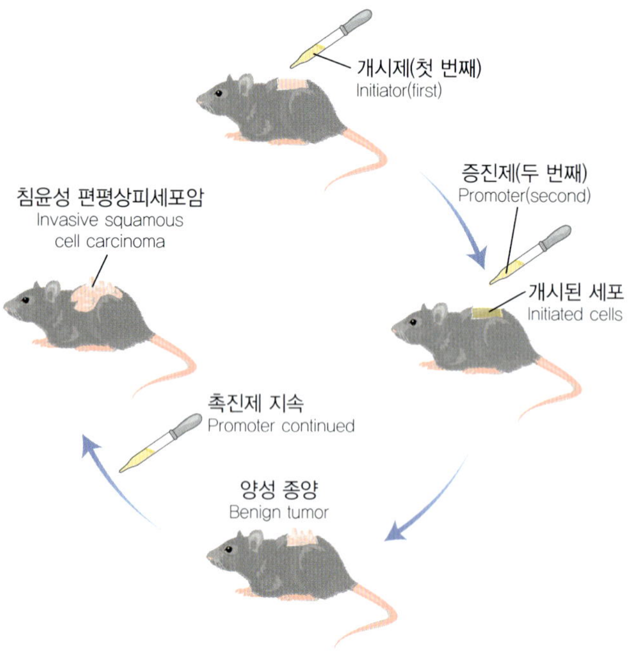

그림 6-1 암의 시작, 증진, 예후

변환(transformation)은 정상세포가 처음으로 성장을 제어하는 감시체계를 잃는 과정이다. 암 세포는 급속히 성장하고, 크기는 유지되거나 확장된다. 또한 새로운 변이를 습득하고, 일부는 보다 자율적이 된다. 예를 들어 성장을 제어할 수 있는 외부 감시를 피하고 침범하며 전이를 도와주는 효소들을 만들어낸다. 더 나아가서 세포들은 스스로 신진대사에 영양적으로 적응해야 한다.

비정상적인 세포군이 모두 종양은 아니다. 만약 신체 내에서 확장된 군체로 영구히 비가역적으로 형성된다면, 그때 종양으로 간주한다. 만약 완전히 형성되지 않았고 자연적으로 사라질 수 있는 퇴화 잠재력을 지니고 있다면, 이는 종양 발현 전이라고 말한다. 종양 발현 전의 상태가 임상적으로 발견된다면, 수술로 암을 제거할 수 있지만 대부분의 종양에서 종양 발현 전을 감지하는 것은 불가능하다.

암의 예방과 치료는 종양 유전자, 종양억제 유전자 그리고 암의 증대와 관련된 다른 목표 유전자 그리고 그 행동기전을 설명하는 것에 의존한다. 특히 어떤 개시자가 돌연변이세포의 악성 변형의 원인이 되는 유전적 변화를 일으키는지 이해하는 것이 중요하다. 현재 세 개의 일반적인 개시자는 화학적 발암물질(chemical carcinogenes), 방사선조사(radiation), 종양 바이러스(oncogenic viruses)로 파악되고 있다. 발암물질로서의 역할은 다음과 같다.

런던 굴뚝 청소부의 높은 음낭암 발생률은 콜타르에 지속적으로 노출되는 것이 발암물질로 작용했다는 것을 말해준다. 후에 실험을 통해 메티콜란트렌, 화학적 콜타르가 암의 원인이 될 수 있는 특정 다환식 탄화수소라고 밝혀졌고, 많은 자연물질과 합성 복합체가 잠재적으로 암을 유발할 수 있다고 밝혀졌다.

화학적 발암기전은 복잡하다. 일반적으로 발암물질은 DNA, RNA 또는 세포 단백질과 상호작용할 수 있는 활발한 대사산물로 변화해야 한다. DNA와의 상호작용은 잠재적으로 돌연변이를 일으킨다. 그렇지만 세포에는 일반적으로 발암물질로 야기되는 DNA 결함을 치료하는 효소 시스템이 있다. 발암물질의 정착 여부는 DNA 회복의 성패에 달려 있다. 종양의 출현은 발암물질이 노출된 후, 수개월에서 수년까지 걸린다. 잠복기 동안 무엇이 일어나는지는 잘 알려지지 않았다. 잠복기는 노출 빈도와 발암물질 양이 늘어나면 짧아질 수 있다. 화학적 발암물질의 영향을 변경시키는 다른 요소에는 나이, 성별, 식습관, 유전적 요소 그리고 면역력 결핍 등이 있다.

여러 암에서 화학적 발암물질의 노출이 관련성이 있다고 알려져 있으며, 이들 중 많은 것들이 직업적 노출과 상관이 있다. 발암성 화합물은 특정 염료, 염화 비닐, 알킬화제, 석면을 포함해 다양한 산업과 연관되어 있다. 호르몬 또한 암을 유발할 수 있는 화학물질로 간주할 수 있다. 예를 들어 여성에게 폐경기 증상을 치료하기 위한 에스트로겐 투여는 자궁암 발생을 증가시킨다. 현재 가장 많은 사람들에게 영향을 끼치는 발암성 화학물질은 담배에 들어 있다. 흡연자들은 비흡연자에 비해 기관지원성암의 위험이 10~50배 더 높다. 그 위험성은 하루 흡연량, 흡연 기간과 상당한 연관이 있다. 구강, 후두, 식도의 편평상피세포암과 방광암 또한 흡연과 깊은 연관성이 있다.

자외선 조사, X선, 감마선 조사 모두 발암 성질을 띠고, 사용량, 기간, 노출된 신체비율의 정도에 따라 영향을 미친다. 화학적 발암물질처럼 종양이 출현하는 데는 수년에서 수십 년간의 잠복기가 있다. 방사선이 DNA 나선에 지엽적인 단절을 만들어낸다고 알려졌지만, 어떻게 암이 발생되는지는 알려지지 않았다. DNA 나선의 지엽적 단절이 항상 교정될 수는 없기 때문에 전사 해석에서 오류가 발생하게 된다.

방사선으로 야기된 암의 예로 햇빛이 노출되는 부위에 발생하는 피부암, 갑상선암 그리고 히로시마와 나가사키 원자폭탄의 희생자에게 발병한 백혈병과 체르노빌 원자력 발전소 사고로 발병한 백혈병이 있다. 전리방사선의 부작용이 알려지기 전에는 75%에 달하는 소아갑상선암에서 두부와 경부의 치료적 방사선조사가 선행되었고, 자주 여드름이나 급성 편도선염 같은 양호한 경우에도 사용되었으며, 방사선 차폐도구의 유익성을 알기 전까지는 방사선사들에게도 드물게 피부암이 발병하였다. 흑색종 발병에 가장 강력한 위험요소는 수포성 일광화상의 과거력이다. 흑색종 발생률은 햇볕이 강한 지역의 피부가 흰 사람들이나 어업, 농업 등에 종사하여 태양으로부터 전리 방사선에 노출되는 사람에게서 높게 나타난다.

RNA, DNA를 함유하고 있는 바이러스는 발암성일 가능성이 있다. DNA 그룹 중에서 파포바(papova), 포진(herpes), 매독(pox), 아데노바이러스(adenovirus)는 동물에게 암을 유발한다고 알려졌다. 종양을 만들어내는 RNA 바이러스는 옹코르나바이러스(oncornaviruses, onco+RNA) 또는 레트로바이러스(retroviruses)라고 불린다. DNA 종양유발 바이러스에 의해 감염된 세포에서, 바이러스성 유전체는 숙주세포 유전체에 편입되어 숙주 DNA와 함께 발현된다. 바이러스성 유전체의 삽입은 감염된 집단 중 오직 몇 개의 세포에서만 발생한다. RNA 종양유발 바이러스에 의해 감염된 세포에서, 바이러스는 효소와 역전사 효소를 운반하고, 상보적 DNA의 복제를 바이러스의 RNA로 만든다. 이 DNA는 숙주세포의 유전체로 삽입된다.

인간유두종바이러스(HPV)의 유전적 성질은 자궁경부 종양의 병인에 중요한 역할을 한다. 파포바바이러스(papovavirus)는 심상성 사마귀, 성병 사마귀 그리고 후두 유두종을 포함한 비늘 모양 유두종의 원인이다. 전염되는 단핵증의 원인인 엡스타인-바 바이러스(EBV)는 버킷림프종과 관련이 있다. 버킷림프종은 아프리카에서 가장 유행하는 종양이며, 분화하지 않는 비인두암이다. B형 간염과 C형 간염 바이러스는 간 종양과 관련이 있다. 이 바이러스는 암 발전에 중요하다고 알려져 있지만, 이들 종양의 시작과 진행에서의 역할은 명확하지 않으며, 이들 바이러스를 가진 대부분의 사람이 암에 걸리는 것은 아니다.

암 진행에 영향을 미치는 또 다른 중요한 요소는 유전 돌연변이(inherited genetic mutation)이다. 이것은 암의 진행을 가속화시킨다. 전형적인 예가 망막모세포종(retinoblastoma, Rb)이라고 불리는 결함이 있는 종양억제 유전자를 물려받은 아이에게서 망막아세포종이 발달하는 것이다. 유전이 되는 많은 종류의 암은 암의 특정한 종양 유전자, 종양억제 유전자와 관련이 있다. 결함이 있는 종양억제 유전자 BRCA1과 BRCA2를 물려받는 것은 대부분의 유전성 유방암, 난소암의 원인이 된다. 결함이 있는 종양억제 유전자 APC는 가족성 대장용종과 관련이 있고, 종양 유전자 p53의 생식 계열 돌연변이는 갑상선, 위, 유방, 연조직을 포함한 다양한 장기의 종양 발달에 책임이 있다. 일반적으로 유전된 돌연변이를 가진 사람이 일반인보다 10년 먼저 암이 발생한다.

국소증상과 전신증상

악성종양의 국소증상에는 덩어리, 통증, 폐색, 출혈, 병리적 골절, 감염이 있다. 전신증상에는 감염, 빈혈, 악액질, 호르몬 생성이 있다. 이 중 어떤 것은 소수의 암 환자에게만 발현한다. 대부분의 암은 말기 전까지는 무증상이다.

종양

만약 암이 매우 커지거나, 눈에 보이거나, 촉진할 수 있는 곳에 위치하면, 이때 처음 종양으로 확인된다(그림 6-2). 유방조영술, CT 스캔, MRI 같은 영상기술의 사용이 증가하면서 종양성 병변으로서 암이 발견될 가능성이 높아졌다. 그러나 종종 결과로 검토된 하나 이상의 합병증이 종양으로 확인되기 전에 암의 증거가 될 수도 있다.

통증

암 조직의 국소적 폐색, 신경의 침범, 장관과 같은 속이 텅 빈 기관의 폐색, 염증 등을 일으켜 통증을 유발한다. 보다 진전된 상태에서는 가끔 통제되지 않는 통증을 경감시키기 위해 신경관 차단술이 필요하다.

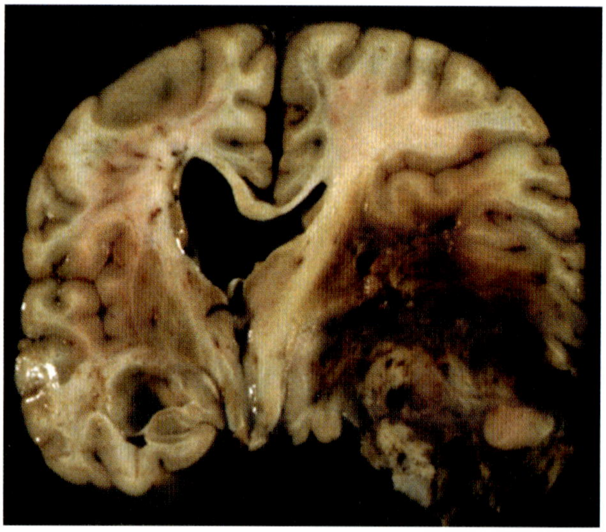

그림 6-2 암의 종양 결과. 신생물은 뇌의 오른쪽 가장자리를 침범하고 파괴하였다. 종양은 넓은 공간을 차지하고 있는 부위로 뇌실에 대항하여 남아 있는 백질에 압력을 가하므로 근본적으로 허탈되도록 하며 중앙구조는 왼쪽으로 기울게 되었다.(Courtesy of Dr. M. Shahriar Salamat, Department of Pathology and Laboratory Medicine, University of Wisconsin School of Medicine and Public Health.)

폐색

신체 통로는 내강에서 성장하는 종양이나 외부 압력에 의해 폐색된다. 증상은 발생 부위에 따라 다르다. 내부 폐색의 예는 폐암으로 인한 기관지 폐색이나 결장 암종에 의한 장 폐색이 있다(그림 6-3). 외부 폐색의 예는 췌장의 암종에 의한 총담관의 압박이다. 내강의 폐색은 분비물의 축적으로 박테리아가 성장하기 좋은 환경을 제공하기 때문에 폐색의 합병증으로 종종 감염이 발생한다.

출혈

점막 표면이나 피부의 암은 궤양과 출혈을 유발하며 이는 급성 혹은 만성 혈액손실로 이어진다. 분변 내의 불분명한 혈액(잠혈, occult blood)은 간단한 화학검사로 발견할 수 있다. 위장관과 방광암의 초기 징후는 각각 대변과 소변에서 발견되는 혈액이다.

병리적 골절

초기의 골암이나 전이암은 국소적으로 뼈를 침입하고 파괴한다. 뼈는 약해지고 작은 손상에도 쉽게 골절이 발생한다. 폐암, 유방암, 전립선암은 특히 뼈로 전이되기 쉽다.

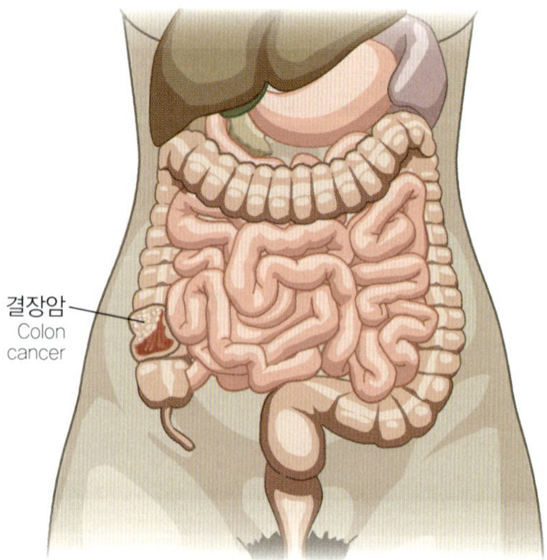

그림 6-3 장 폐색. 결장암의 근위부는 확장되어 심한 복통을 초래한다.

다발골수종, 혈장세포의 암세포 증식은 골수의 초기암으로 주로 인접한 뼈를 파괴한다. 종양이 병리적 골절을 유발하는 세 번째 기전은 골다공증에 의해 유도된다. 골다공증은 활동하지 않는 상태 혹은 드물게 높은 수준의 코르티코스테로이드나 부신피질자극호르몬(ACTH)을 분비하는 종양에 의해 발생할 수 있다.

감염

감염은 흔하며 종종 종양 형성에서 매우 심각한 문제가 될 수 있다. 여러 중복된 기전은 암 환자에게 감염을 일으킨다. 국소적으로는 상피세포 표면의 미란이나 궤양으로 방어기전이 손상되므로 미생물의 출입이 가능해진다. 폐색으로 분비물이 가득 차게 되어 그 결과 감염이 초래된다. 손상된 숙주반응은 여러 가지 원인에서 나온다. 백혈병과 림프종, 다른 전이암에서 골수의 광범위한 대체로 인해 백혈구감소증이 나타난다. 백혈병과 림프종에서 순환하는 종양성 백혈구는 식세포 활동에 결함이 있다. 심신이 허약해진 말기 암 환자의 불충분한 영양이나 여러 요인들은 면역체계의 일반적인 능력 감퇴와 연관성이 있을 수 있다. 암 치료를 위한 화학요법은 백혈구의 골수 생산을 억제하는 부작용이 있다. 백혈구의 양과 질이 종종 종양성 질환에서 불충분하기 때문에, 세포 매개성 면역이 특히 약화될 수 있다. 면역결핍은 균류, 원충, 바이러스 그리고 박테리아와 같이 정상면역 상태에서는 병원체가 아닌 요인에 의한 감염으로 발현된다.

빈혈

빈혈은 악성종양의 가장 흔한 징후 중 하나이다. 주요 기전은 화학치료 약물이나 골수의 방사선조사, 암세포에 의한 골수 대체 그리고 궤양으로 인한 혈액 손실로부터 초래된 적혈구 생성인자의 감소를 포함한다.

악액질

악액질은 말기 암 환자에게서 일반적으로 나타나는 몸이 쇠약해지는 증세이다. 이는 식욕부진(anorexia), 빠르게 성장하는 종양세포의 영양 요구 그리고 종양에 대한 인체 면역반응에 의해 생성된 시토카인이 복합적으로 작용한 결과로 나타난다.

호르몬 생산

일부 종양은 특정 발현을 불러일으키는 호르몬을 분비한다. 특히 내분비선에서의 양성종양은 호르몬 과잉생산의 원인이 된다. 경우에 따라 악성 내분비선 신생물이나 폐의 소세포암과 같은 다른 신생물들은 임상적으로 영향을 미칠 수 있는 충분한 양의 호르몬을 생산한다.

사망

감염은 암 환자의 가장 흔한 사망원인이다. 악성종양 말기 환자는 움직이지 못하고 누워만 있게 되어 폐는 분비물을 제거하지 못하고, 박테리아가 증식하여 폐렴이 발생하게 된다. 비뇨생식관의 감염 또한 말기환자에게 많이 발생한다. 감염의 시작부위에 상관없이, 많은 환자들은 유기체가 다른 장기로 확산되면서 결국 균혈증으로 발전된다. 말기 감염에 취약한 요인은 앞서 언급한 면역과 백혈구 결핍, 부동, 신체통로의 폐색 그리고 심신의 전반적 쇠약이다. 악액질, 신진대사와 내분비 영향, 출혈은 종종 암 환자의 사망원인이 된다. 말기암 사망 환자의 직접적인 사인이 동일함을 증명할 수는 없지만, 종양 부하의 다양한 역결과의 상호작용은 과소평가되어서는 안된다.

진단

암 진단은 환자의 증상 원인이나 선별검사에 기초를 둔다. 확진은 생검에 의해 이루어지고 때로는 혈액도말표본이나 세포검사에 의해 이루어진다. 환자의 증상이 암이 원인이라고 인지한 의사는 적절한 신체검진을 수행하고, 적합한 검사실 검사, 방사선과 내시경검사 그리고 또 다른 진단 절차를 지시한다. 항상 위험을 수반하는 치료를 수행하기 전에, 생체검사 샘플의 현미경 관찰에 근거한 조직진단(tissue diagnosis)을 시행해야 한다. 그렇지 않으면 치료 방침이 그릇된 가정에 근거하거나 현존하는 암 유형에 대한 최적의 지식에 못 미치는 지수에 근거할 수도 있다.

특히 나이 든 환자의 암은 의사가 다른 질병을 살피다가 발견하는 경우가 많다. 의사는 무증상의 유방암, 전립선암, 고환암을 촉진을 통해 발견할 수 있으며, 악성흑색종과 암종을 발견하기 위해 피부 시진을 시행할 수도 있다. 그러나 많은 암이 의사가 관심을 가져도 모두 발견할 수 없고, 증상이 나타나지도 않는다. 또한 암은 크기가 작고, 악성 전 단계일 때 진단하는 것이 이상적인데, 이는 암이 커지고 다른 신체 부위로 확산될수록 더욱 치료가 어렵기 때문이다. 그러므로 가장 일반적인 암 발견을 위해 정기적인 선별검사(screening procedures)를 시행해야 한다. 간단하고 비용이 많이 들지 않으며 효과적인 선별검사는 가장 흔한 2가지 질병인 자궁경부암과 말기 전립선암의 발생률을 감소시켜 왔다. 파파니콜로 도말검사(Pap smear)는 자궁경관의 전암성 병변과 암성 병변을 파악하여 다른 곳으로 확산되기 전에 제거할 수 있다. 그리고 전립선 특이항원(prostate-specific antigen, PSA) 혈액검사는 대부분의 전립선암이 아직 작고 전립선에 국소적으로 위치해 있을 때 확인 가능하도록 해주었다. 유방조영술은 제자리 암과 침습성 유방암을 발견해내고, 대장내시경검사는 암으로 발전할 위험성이 높은 결장의 이형성 병변을 발견해낼 수 있다. 불행하게도 비용 효과적인 선별검사는 폐암, 난소암, 췌장암을 포함하는 대부분의 암에는 유용하지 않다. 이러한 암은 보통 진행되기 전까지는 발견되지 않기 때문에 생존율이 낮다. 선별검사에서 발견된 비정상의 경우 추적검사가 필요하며, 암이나 전암성 병변을 확진하기 전에 구체적인 검사와 현미경검사를 위한 조직 샘플이 요구된다. 그러나 선별검사의 가장 큰 문제점은 일차 건강보험 혜택을 받지 못하는 상당수의 사람들에게는 충분히 이용할 수 없거나 도움이 되지 않는다는 것이다.

예후

각 장기 계통에서 발생하는 종양의 종류에는 각각 예상되는 고유한 자연적인 경과가 있다. 일반적으로 암이 발견되었을 당시 신체에 급속히 퍼질수록 사망에 이를 확률이 높아진다. 그러나 생존과 관련 있는 악성종양의 특성과 확산유형은 종양이 시작된 기관과 다음 기관과는 다르다. 좀 더 효과적인 치료를 예측하고 설계하기 위해서 종양의 병기(stage)는 반드시 결정되어야 한다. 병기는 인체에서 암의 확산 정도를 나타내는 것이다. 일반적으로 이것은 종양 병기 분류체계(TNM system)에 의해 표시되는데, T는 종양 자체, N은 림프절로의 전이, M은 원거리 전이 발생을 설명한다. 일반적으로 N과 M의 명시는 단지 림프절로의 전이인지, 아니면 먼 곳에 있는 장기로의 전이인지를 반영한다. 그리고 비록 몇 개의 암(예: 유방암)에만 해당되지만, 포함된 림프절의 수와 전이된 곳의 크기에 따른 N의 추가 분류는 정확한 병기 지정을 위해 꼭 필요하다.

T는 가장 변동이 많은 요소이다. T를 정의하는 특징은 각 장기마다 다르지만, 종양의 크기와 주변 조직을 침입한 정도의 조합에 따라 구성된다. 표 6-4에 결장 암종의 TNM 결정 요인이 제시되어 있다.

T, N, M의 가능한 조합은 암 확산의 서로 다른 병기에 부합한다. 모든 암에는 4단계가 있는데, I단계는 가장 국소적인 발현을 나타내고, IV단계는 전이 확산을 의미한다. 다양한 T, N, M 분류가 각 병기에서 어떻게 결합되는지는 각 장기마다 다르다. 이 분류는 많은 연구와 관찰에 기초를 두고 있으며, 종양의 자연경과에 관한 더 많은 자료와 치료에 따른 반응에 의해 계속적으로 개정되고 있다. 표 6-5는 결장암의 병기 분류를 나타낸다.

암의 작용을 예측할 때, 5년 혹은 10년 생존율(5- or 10-year survival)이라는 용어를 사용한다. 종양의 첫 진단 후 5년 혹은 10년 동안 질병 유무와 관련없이 환자의 몇 %가 생존해 있는지를 활용하는 것이지만, 이러한 암의 예측 방법은 정확도가 낮은 편이다.

악성 전이성 종양 진단 후 몇 달 만에 사망하는 환자가 있는 반면, 같은 종류의 종양을 가지고도 수년간 생존하는 환자도 있다. 일반적으로 표 6-6에서 보는 바와 같이, 병

표 6-4 결장암의 TNM 분류

종양 특성	
T1	종양이 장벽 점막의 기저막까지 침범
T2	종양이 장벽 점막과 민무늬근육까지 침범
T3	종양이 장의 민무늬근육과 장의 지방까지 침범
T4	종양이 장벽을 모두 통과. 악성세포는 장의 복막 표면에 나타나거나 주변 장기나 구조를 침범
림프결절 특성	
N0	국소적 림프절 전이는 없음
N1	1~3개의 국소적 림프절로 전이
N2	4개 이상의 국소적 림프절로 전이
원격전이	
M0	원격전이 없음
M1	원격전이 있음

표 6-5 결장암의 TNM 분류에 의한 그룹별 단계

단계(Stage)	T	N	M
Stage I	T1	N0	M0
	T2	N0	M0
Stage IIA	T3	N0	M0
Stage IIB	T4	N0	M0
Stage IIIA	T1 or T2	N1	M0
Stage IIIB	T3 or T4	N1	M0
Stage IIIC	Any T	N2	M0
Stage IV	Any T	Any N	M1

표 6-6 유방암과 결장암 환자의 단계에 따른 5년 생존율

단계(Stage)	5년 생존율(%)	
	유방암(%)	결장암(%)
Stage I	100	93
Stage IIA	92	85
Stage IIB	81	72
Stage IIIA	67	83
Stage IIIB	54	64
Stage IIIC	NA	44
Stage IV	20	8

NA = not applicable

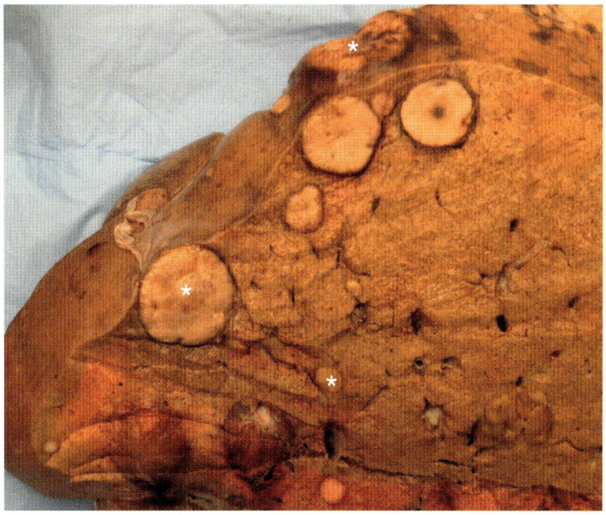

그림 6-4 전이. 간을 절단한 부분이다. 간에는 수많은 결절이 있고, 몇몇은 캡슐 표면 위(가장 높은 곳)에서 또렷하게 보인다. 이 사진은 췌장 선암으로부터 전이된 것이다.

기분류는 생존율과 관련이 있다. 적절한 치료를 받은 I단계의 암 환자는 대부분 5년 후에도 생존해 있는 반면, 전이성 질병(IV단계)을 가진 환자의 생존율은 현저히 낮은 편이다.

다른 장기의 암들은 예측 가능한 방식으로 퍼진다. 암종은 처음에 국소림프절로 전이된 후 간, 폐, 뼈로 전이되는 경향이 있다(**그림 6-4**). 반면 육종은 림프를 통해서는 극히 드물게 전이되고, 주로 혈관을 통해 일차적으로 폐로 전파된다. 확산의 몇 가지 유형들은 특이한 점이 있다. 전립선암은 뇌로는 전이되지 않지만 유방암이나 종양 특성 결장암은 종종 뇌로 전이되며, 간과 신장은 드물게 전이된다. 유방의 소엽 암종은 종종 잠행적으로 침습적인 전이를 유발하고, 종양성 병변을 형성하지 않아 영상기법으로는 발견할 수 없다. 흑색종은 위장 점막이나 부신과 같은 특이한 위치로 전이된다. 암은 전이성 병변의 이차적 영향 때문에 임상적으로 발견할 수 있다. 전이는 늑막삼출, 골절, 담관 압박, 신경학적 발현, 피부 종괴의 원인이 될 수 있다.

암을 예측할 때 고려할 요소는 종양의 **등급(grade)**이다. 이는 현미경으로는 공격적인 성장이 어떻게 보여지는지, 혹은 어떻게 **분화(differentiated)**하는지를 사정하는 것이다. 장기의 기원 조직을 닮은 악성세포는 "잘 분화되었다"라고 하는 반면, 세포 크기와 유형에 있어 다양한 비정형성 모양, 높은 핵-세포질비, 잦은 유사분열 형태 등은 "잘 분화되지 않았다"라고 표현한다(**그림 6-5**).

분화는 등급 혹은 세포이형성 정도와 관련된다. 그러므로 분화와 등급의 정도는 종양의 악성 가능성의 개략적인 평가이다. 잘 분화되지 않은 높은 등급의 암은 잘 분화된 낮은 등급의 암보다 더 공격적으로 작용하는 경향이 있다. 일반적으로 높은 등급의 병변은 크기가 더욱 증대되고, 광범위하게 조직을 침범하며, 일찍 전이된다. 다른 요소와 마찬가지로, 이러한 사항들은 오직 일반적인 관찰일 뿐이다. 일부 낮은 등급의 악성종양이 발견 당시 광범위하게 전이되었을 수 있으며, 반면에 일부 높은 등급의 병변은 완전히 국소적으로 남아 있어 수술로 치유될 수 있다.

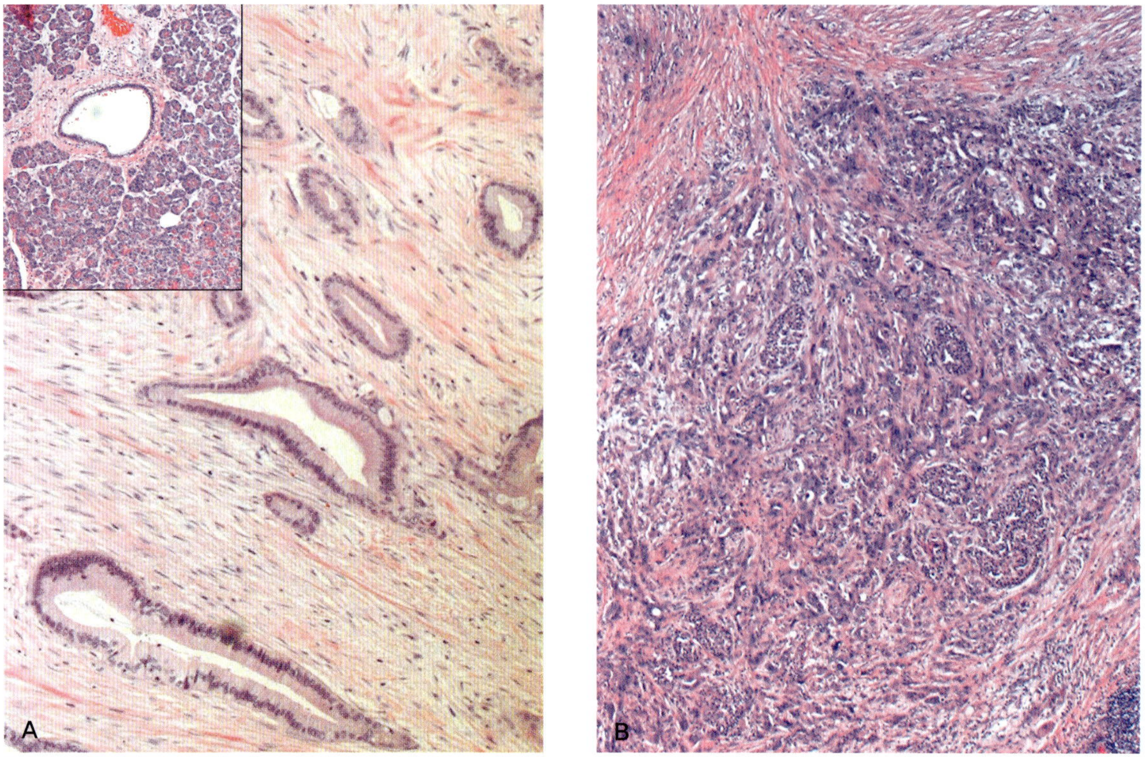

그림 6-5 분화. 삽입된 부분은 췌관 선방세포에 의하여 정상 췌관이 둘러싸여 있는 것을 보여준다. 관은 둥근 외형이며, 세포는 작고 눈에 잘 보이지 않는다. A는 잘 분화된 췌관 선암을 보여준다. 세포는 정상 관에 있는 세포와 크게 달라 보이지 않지만, 관의 윤곽은 불규칙하고 모나게 생겼다. B는 잘 분화되지 않은 췌관 선암이다. 분비선은 형성되어 있지 않다. 세포는 불규칙한 집락 안에서 성장하므로 또렷하게 식별할 수 없다.

치료

암 치료의 기본 양상은 외과적 절제(surgical removal)이다. 대부분의 암에서 수술적 제거는 정확한 병기를 알기 위해 필요하다. 암의 특성과 림프절 전이 여부를 알기 위해서는 병리학자에 의한 육안적 그리고 현미경검사가 필요하다. 그렇지만 수술로 제거하는 암의 크기는 수술적 제거에 대한 접근 가능성과 다른 치료 방법에 대한 순응에 달려 있다. 예를 들어, 소뇌 수아세포종의 경우 외과적으로 접근하기 어렵고 인접한 뇌 구조의 손상 위험도 있기 때문에 외과의는 아주 작은 부분만 수술로 제거할 것이다. 외과의는 이 암의 형태가 방사선치료에 잘 반응한다는 것을 인식하고 있으므로 조직검사를 할 수 있을 만큼 아주 적은 양의 조직만 제거하면 충분하다. 난소암과 같이 종양이 복부 전체와 골반을 채울 정도로 매우 넓게 퍼져 있다면, 제거수술은 어려울 것이다. 환자는 수술을 시도하기 전에 암의 크기를 줄이기 위해 항암치료를 받는다. 만약 암이 대장에서 발견된다면, 외과적으로 종양에 접근 가능하기 때문에 전체 제거수술이 예상된다. 후자의 예에서 전이가 이미 발생했다고 하더라도 원발암의 제거는 장 폐색을 예방할 수 있다.

방사선치료(radiation therapy)는 빠르게 분열하는 세포로 구성되어 있는 암에 효과적이다. 이는 수술이 어렵거나 환자에게 해로운 상황에서 국소적 신생물성 종양의 치료로 사용된다. 방사선치료는 또한 수술 후 남아 있는 종양을 치료하기 위해 시행되며, 특정 신생물의 예상되는 전이경로에 있는 림프결절 치료에도 이용된다. 예를 들어, 유방 안쪽 측면의 암종은 내부 유방의 림프 채널을 통해 전이가 될 것으로 예상된다. 따라서 많은 경우 이러한 림프절은 유방절제술 후 예방 차원에서 방사선치료를 받는다. 방사선조사에 의한 치료는 몇몇 제한된 유형의 암에서만 가능하다. 방사선치료는 많은 종류의 암에서 암의 진행을 일시적으로 완화시키는 완화요법으로 쓰인다.

화학치료(chemotherapy)는 강력한 대사성 억제제와 다양한 조합으로 이용되는 세포사멸 화학물을 사용한다. 모든 항암치료제 사용에 대한 이론적 해석은 이들이 종양성 세포를 죽이거나 신체의 정상세포보다 종양성 세포의 성장을 더욱 강하게 억제한다는 것이다. 그렇지만 정상세포와 암세포의 반응 차이가 충분하게 나타나지 않을 경우에는 심각한 항암치료의 부작용이 발생할 수 있다. 부작용은 빠르게 대사하고 생성되는 골수나 위장 점막과 같은 정상세포에 해로운 영향을 미친다. 항암치료는 특정 종류의 백혈병과 림프종 그리고 여성의 융모막암에 가장 효과적이다.

호르몬치료(hormonal therapy)는 몇 가지 유방암과 전립선암을 퇴행시키고 생명을 연장시킬 수 있다. 호르몬을 투여하거나 정소, 난소, 부신, 뇌하수체와 같은 호르몬을 생산하는 기관을 제거함으로써 반응을 유도한다. 유방암에서 에스트로겐의 성장 촉진 효과는 항에스트로겐 물질인 타목시펜의 투여에 의해 차단될 수 있다. 마찬가지로 일부 전립선암에서 테스토스테론 수치가 거세 혹은 길항작용을 하는 에스트로겐의 투여에 의해 낮아진다.

연습문제

1. 암의 역학에 대한 설명으로 옳은 것은?
   - A. 암의 발생률은 나이, 인종, 성별과 상관없이 동일하다.
   - B. 아동에게 영향을 미치는 암의 유형과 성인에게 영향을 미치는 암의 유형은 다르다.
   - C. 모든 암의 생존 통계는 동일하다.
   - D. 암종은 육종보다 덜 발생한다.
   - E. 암은 소아에게 더 자주 발생한다.

2 63세 여성이 유방암에 걸렸다. 다음 중 이 환자의 질병 단계에 관한 정보를 제공하지 않는 검사는 무엇인가?
   - A. 폐의 소결절(nodules)을 보여주는 CT 스캔
   - B. 간에서 의심되는 결절의 생검
   - C. 유방암 쪽의 액와 림프절 제거와 현미경검사
   - D. 유방암에서 유사분열 형태의 개수 세기

3. 암 사망의 가장 흔한 원인은 무엇인가?
   - A. 폐색
   - B. 출혈
   - C. 악액질
   - D. 빈혈
   - E. 감염

4. 발암 현상에 대한 설명으로 옳은 것은?
   - A. 일반적으로 세포 변형의 원인이 되는 단 하나의 돌연변이를 가진다.
   - B. 바이러스, 화학약품, 방사선조사는 발암촉진제의 유형이다.
   - C. 세포 변형의 원인이 되는 돌연변이는 발생의 진행을 위해 세포의 후손에게 유전되어야 한다.
   - D. 종양 유전자에서 돌연변이는 세포주기를 늦추어 더 많은 돌연변이가 축적될 수 있다.

5. 종양억제 유전자에 대한 설명으로 옳은 것은?
   - A. 암에서 드물게 돌연변이가 된다.
   - B. 육종보다 암종에서 더 자주 돌연변이가 된다.
   - C. 성장을 가속화하고 강화시키는 유전자이다.
   - D. 종양 유전자를 통제하는 단백질을 암호화하는 유전자이다.
   - E. 암의 유전적 형태와 거의 연관이 없다.

6. 어떤 암에서든 적절한 치료가 이루어지기 위해 필요한 것은?
   - A. 종양의 유무
   - B. 방사선진단
   - C. 전신적 발현의 유무
   - D. 전이 여부
   - E. 조직진단

7. 오래된 속담 중에 '성인 남성의 철결핍성빈혈은 다른 것이 증명되기 전까지는 결장암이다'라는 말이 있다. 왜 결장암이 빈혈을 초래할 수 있다고 생각하는가?
   - A. 결장암은 뼈로 전이되고, 골수에서 조혈요소로 교체되기 때문이다.
   - B. 결장암 세포는 철이 필요하기 때문에 혈액에서 철을 몰래 가져오기 때문이다.
   - C. 적혈구가 악성종양을 거치면서 사멸하기 때문이다.
   - D. 혈액이 암의 궤양화된 표면을 지나면서 장관내강으로 소실되기 때문이다.
   - E. 전이된 결장암이 신장을 파괴하여 적혈구 형성을 자극하는 호르몬을 분비하지 못하기 때문이다.

8. 암의 치료와 관련된 설명 중 옳은 것은?
   - A. 수술은 보통 단계를 구분하는 목적으로는 불필요하다.
   - B. 방사선조사는 빠르게 분열하는 종양에 유효하다.
   - C. 화학요법은 인체의 정상세포에는 영향을 미치지 않는다.
   - D. 호르몬치료는 많은 암에서 독립적으로 사용할 수 있다.
   - E. 수술은 국소화된 암보다 말기단계의 질병에 더욱 효과적이다.

CHAPTER 07

유전질환과 발달장애

Genetic and Developmental Diseases

개요

학습목표

1. 수정기, 배아기, 태아기, 영아기, 아동기, 청소년기의 발달을 복습하고 각 단계에서 발생하는 질환의 원인과 발생률의 차이를 설명한다.
2. 유전질환과 염색체질환, 선천성 기형, 기형 유발물질의 영향을 정의하고, 이들 질환의 발달 시작단계와 임상적 발현을 설명한다.
3. 선천성 유전질환과 가족성 유전질환을 구분하고 예를 제시한다.
4. 다유전자질환과 단일유전자질환을 구분하고 예를 제시한다.
5. 유전질환의 유전 형태를 설명한다.
6. 비멘델 유전에 대해 설명하고 예를 제시한다.
7. 기형 유발물질을 정의하고 정상 배아와 태아 발달에 미치는 영향, 감염원과 약물 등을 포함하는 기형 유발물질의 예를 설명한다.
8. 모성 건강과 태반이상의 영향을 포함하여 태아기와 출생전후기질환과 자궁 내 환경의 관계를 설명한다.
9. 유전질환 및 염색체질환을 확인하기 위해 사용하는 핵형 분석, DNA 분석, 양수천자, 신생아 감별법 등을 설명한다.
10. 배아기, 태아기, 신생아기, 영아기에 발생하는 가장 흔한 유전질환을 설명한다.
11. 단일유전자질환(겸상적혈구빈혈, 혈우병, 혈철소증, 페닐케톤뇨증, 듀시엔형 근이영양증, 낭성섬유증)과 각각의 치료적 접근법을 설명한다.
12. 핵심용어를 정의하고 상황에 맞게 적절히 사용한다.

핵심용어

대립유전자 allele
양수천자 amniocentesis
상염색체 autosomal chromosome
아동기 childhood
염색체질환 chromosomal disease
선천성 congenital
청색증성 심장결손 cyanotic heart defect
낭성섬유증 cystic fibrosis
발달이상 developmental abnormality
다운증후군 Down syndrome, 21번 삼염색체성 trisomy 21
듀시엔형 근이영양증 Duchenne muscular dystrophy
배발생 embryonic development
태아적모구증 erythroblastosis fetalis
가족성 질환 familial disease
수정 fertilization
태아기 fetal period
X염색체취약증후군 fragile X syndrome

생식세포 gamete
유전자 gene
유전질환 genetic disease
유전자형 genotype
재태기간 gestational age
혈우병 hemophilia
혈철소증 hemosiderosis
상동염색체 homologous chromosome
각인 imprinting
선천성 대사이상 inborn error of metabolism
영아기 infancy
핵형분석 karyotyping
클라인펠터증후군 Klinefelter syndrome
감수분열 meiosis
미토콘드리아질환 mitochondrial disease
유사분열 mitosis
단일 유전자의 monogenetic
단일염색체 monosomy
모자이크현상 mosaicism
돌연변이 mutation
신생아기 neonatal period
비멘델 유전 non-Mendelian inheritance
출생전후기 perinatal period
유전표현형 phenotype
페닐케톤뇨증 phenylketonuria
다인성 유전자의 polygenetic
미숙 prematurity
쿼드검사 quad test
반성 sex-linked
겸상적혈구빈혈 sickle cell anemia
체세포 somatic cell
기형 유발물질 teratogen
팔로사징후 tetralogy of Fallot, TOF
TORCH toxoplasma, rubella, CMV, herpes simplex
전위 translocation
삼중스크린검사 triple screen test
삼염색체 trisomy
터너증후군 Turner syndrome
접합체 zygote

구조와 기능

사람이 성숙한 개체가 되기까지는 약 18년이 걸리며, 7단계(수정기, 배아기, 태아기, 출생전후기, 유아기, 아동기, 청소년기)로 발달과정을 나눌 수 있다. 유기체의 발달과 환경에 대한 상호작용은 각 단계마다 다르기 때문에 발생하는 질병 또한 다르다.

수정(fertilization)은 정자와 난자의 결합이며, 각 23개의 염색체가 접합체(zygote)가 되는 과정이다. 염색체에는 인간의 지속적인 발달과정을 조절하는 데 필요한 모든 유전 정보가 있으며, 수정 전 또는 수정 중 발생한 유전자 구성 이상으로 인해 사람에게 질병이 유발된다.

정상적인 모든 세포는 22쌍의 상염색체와 1쌍의 성염색체, 총 23쌍의 염색체(총 46개)로 구성되어 있으며, 1쌍의 염색체는 부모에게서 하나씩 받은 염색체로 이루어져 있다. 46개의 염색체들은 각각 2개의 딸세포를 만들기 위하여 복제와 분리과정을 거치는데, 몸에 있는 대부분의 세포에서 발생하는 이 과정을 유사분열(mitosis)이라고 한다(그림 7–1). 감수분열(meiosis)은 정자와 난자에서 생식세포를 구성하기 위해 일어나는 것으로, 염색체 쌍 중에서 단 하나의 염색체만 생식세포(gamete)에 전해지는 분열이며, 결국 각각의 생식세포는 23개의 염색체만을 갖는다(그림 7–1).

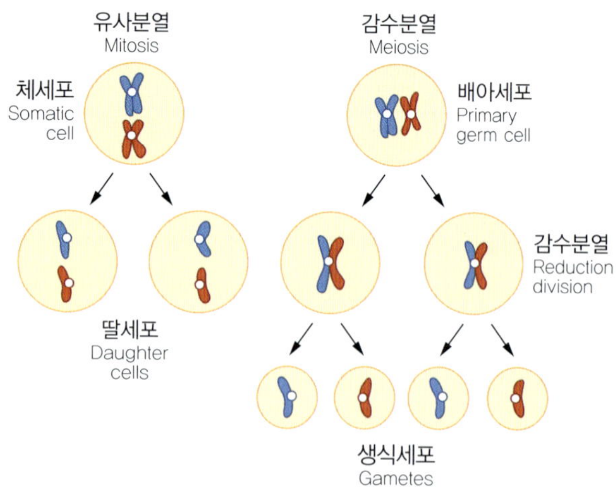

그림 7–1 체세포의 유사분열과 배아세포의 감수분열 비교. 그림 위쪽에 이미 복제되었으나 여전히 동원체에 의해 연결된 한 쌍의 상동 염색체가 보인다. 유사분열에서 각 딸세포는 염색체의 각 쌍에서 각각 하나씩의 복제된 염색체를 받는다. 첫 번째 감수분열에서 염색체 쌍들은 서로 염색체를 바꿔서 정렬한다. 두 번째 분열에서는 각 생식세포에 원래의 쌍으로부터 복제된 단 하나의 염색체를 보낸다.

염색체마다 막대한 양의 유전정보를 전달하기 때문에 접합체는 세포분열 시 이상이 발생하면 심각한 영향을 받는다. 감수분열 동안 염색체가 분리되지 않을 수도 혹은 파괴될 수도 있다. 염색체 수 이상은 두 개의 상동(homologous, 같은 쌍에 속한)염색체가 양극으로 분리되지 않고 하나의 생식세포로 이동하는 비분리(nondisjunction) 현상에 의해 발생하며(그림 7-2), 이러한 생식세포에 수정이 이루어질 때 접합체는 세 개의 상동염색체(삼염색체, trisomy)나 단일염색체(monosomy)가 된다. 염색체 구조 이상은 세포분열 과정에서 발생하는 염색체 파괴에 의한다. 염색체 파괴의 분절들이 잘못된 딸세포로 전달되어 염색체의 부분적인 복제(duplication)나 결손(deletion)이 일어날 수 있으며, 분절들이 비상동염색체의 위치를 바꾸어 전위(translocation)를 발생시킬 수도 있다(그림 7-3). 염색체의 비분리, 복제, 결손, 전위는 수정 후 첫 번째 또는 두 번째 세포분열에서 일어나 유기체의 염색체 구성 변화를 가져오며, 이 과정을 모자이크현상(mosaicism)이라고 한다.

염색체는 수많은 단백질의 주위를 둘러싸고 이들과 상호작용을 하는 DNA(deoxyribonucleic acid) 분자로 이루어진다. DNA는 세포 기능에 꼭 필요한 정보를 부호화하는 중요한 유전물질로 염색체의 하부단위인 유전자(gene) 또는 특이서열로 배열되어 있다. 하나 또는 그 이상의 유전자들이 유전적 특징을 결정하며, 유전자이상은 비정상적으로 나타나는 유전적 특징을 의미한다. 유전자는 DNA 서열의 화학적 변화 또는 돌연변이(mutation)와 같이 다양한 방법으로 변화될 수 있다. 감수분열 동안 돌연변이가 발생하면 정자나 난자는 비정상 유전자를 접합체로 전달할 수 있고, 이 비정상 유전자는 새로운 개체의 모든 세포에서 나타날 것이며, 생식세포에 의해 다음 세대로 전달될 것이다. 즉, 비정상 유전자들은 한 세대에서 다음 세대로 전달되거나 생식세포의 새로운 돌연변이에 의해 발생할 수 있다. 신생물과 같이 비생식세포(체세포, somatic cells)에서 발생하는 돌연변이의 영향은 발생한 개체로 제한되어 다음 세대로 전달되지 않는다. 6장에서 언급하였듯이 신생물은 체세포에서 돌연변이가 발생한 결과이다.

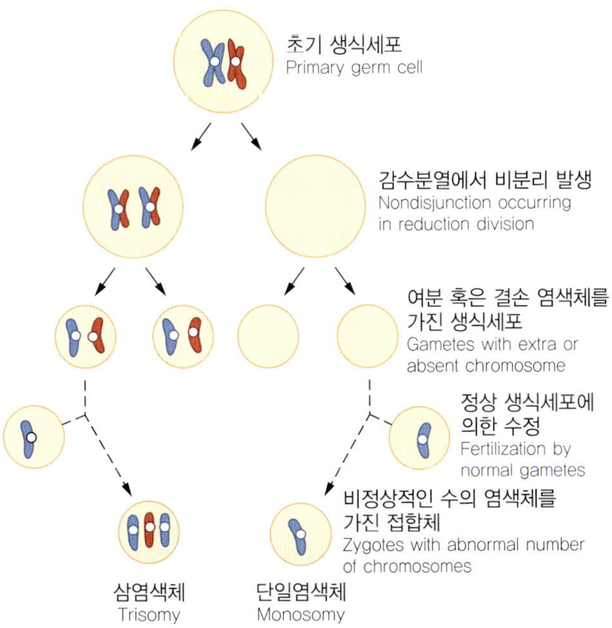

그림 7-2 감수분열의 첫 단계에서 염색체의 비분리

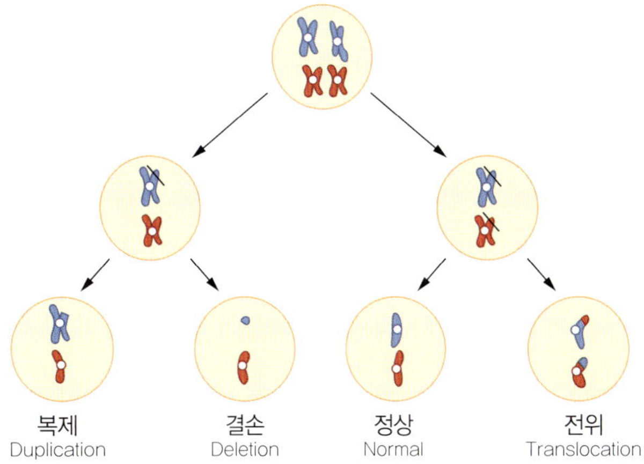

그림 7-3 염색체 파괴는 복제, 결손, 전위를 초래할 수 있다.

모든 비정상세포가 비정상적인 유전적 특징을 나타내는 것은 아니다. 유전적 특징은 쌍으로 구성된 염색체들로부터 하나씩 받은 두 개의 유전자에 의해 영향을 받는데 이 두 개의 유전자를 대립유전자(alleles)라고 한다. 쌍으로 구성된 대립유전자에서 하나의 유전자는 다른 유전자보다 우성(dominant)이며 우성 유전자는 유전적 특징을 결정한다. 열성(recessive) 유전자는 두 개의 대립유전자에 결함이 있거나 유전자가 남성의 X염색체에 있을 때만 비정상적 특징을 나타낸다. 여성에게 있는 유전자나 X염색체는 Y염색체에서는 보이지 않기 때문에 X염색체에 있는 유전자가 여성에서는 열성인 반면, 남성에서는 우성으로 나타난다. X염색체나 Y염색체에 있는 유전자들을 반성(sex-linked) 유전자라고 하고, 다른 44개의 염색체에 있는 유전자를 상염색체(보통염색체, autosomal)라고 한다.

개체의 유전적 구성을 **유전자형(genotype)**이라고 한다. 과학자들이 모든 개체를 위해 완벽하고 이해하기 쉬운 유전자 지도를 만들었지만, 유전자형은 유전자의 표현 방식에 반드시 영향을 미치지는 않는다. 때때로 비정상적인 우성 유전자나 열성유전자가 비정상적 특징 발현에 실패하기도 하는데, 이를 비침투(nonpenetrance)라고 한다. 비정상적 특징은 개인마다 해당하는 대립유전자가 동일한 유전형을 가지고 있느냐에 따라 다르게 나타나며, 이를 가변성 발현도(variable expressivity)라고 한다. 몇 가지 유전적 특징은 다른 유전자나 환경과의 상호작용 같이 다양한 요인에 의하여 나타난다. 또한 세포소기관 중 하나인 미토콘드리아는 모계로부터 받은 DNA만을 포함하고 있다. 부계각인(paternal imprinting)은 부계로부터 물려받은 특정 유전자를 잠복시켜 오로지 모성 대립유전자만이 드러나도록 한다. 후성적 현상(epigenetic phenomena)은 메틸화에 의한 DNA 변형이나 유전자의 특정 부위에 단백질이 더해지는 현상을 말하는데, 핵산의 실제 서열을 변화시키지 않고 유전자가 나타나는 방법을 변형시키는 것으로 설명할 수 있다. 따라서 유전적 특징의 신체적 · 기능적 표현인 **표현형(phenotype)**은 단순히 유전형의 반영이 아니며, 대부분의 인구에서 비정상적 유전자는 발현되지 않는다. 비정상적 유전자는 어떤 가족 구성원이 그 질환을 앓고 있는지와 누가 비정상적 유전자를 보유하고 있는지를 추론하는 과정을 통해서만 확인할 수 있다.

배발생(embryonic development)은 수정 후 첫 8주에 일어나며, 세포들은 이 시기에 빠른 유사분열을 겪으므로 세포독성과 돌연변이 발생률을 높이는 공격 등에 민감하다. 예를 들면 나쁜 영양 상태나 감염, 약물과 같은 화학물질, 알코올과 같은 독소, 방사선조사 등이 있다. 배발생 동안에는 수정된 난자가 몸의 구조와 기관을 가진 태아로 변화하며, 염색체의 수와 구조 이상은 정해진 일련의 발생과정에 역효과를 줄 수 있다. 이 시기 동안 심각한 염색체 장애를 가진 배아 대부분은 자연유산된다.

태아기(fetal period)는 수정되고 난 8주 후부터 태어나기 전까지의 기간을 말한다. 이 시기에는 주로 기관과 조직의 성장이 이루어지고, 직접적인 모체의 혈액 공급 없이도 생존과 성장이 가능한 개체가 된다. 폐, 신장, 간, 뇌는 성숙하기까지 가장 오랜 시간이 필요하며, 태아 성장은 올바른 염색체 구성뿐만 아니라 건강한 자궁 환경에도 영향을 받기 때문에 태반으로의 혈액 공급을 막는 모체의 질병은 성장이나 자궁 내 태아사망의 원인이 되기도 한다. 자궁 내 감염은 태아의 조직 발달에 심각한 손상을 줄 수 있으며, 태반과 탯줄 진결절의 비정상적 착상은 태아로 가는 혈류 흐름에 위험을 줄 수 있다. 양막띠는 태아의 몸 주위를 감쌀 수 있어 비균형적 발달 및 경색을 초래할 수 있다. 이러한 출생 시에 나타나는 기형을 **선천성(congenital)** 이상이라고 하며, 그 원인이 반드시 유전적인 것은 아니다.

임신은 수정부터 38주 동안 지속된다. 첫 8주는 배아기이며 나머지 기간은 태아기이다. 임신일을 추정하기 어렵기 때문에, 대부분 마지막 생리기간을 참고하거나 대략적으로 수정일에 2주를 더하여 임신일을 추정하며, 이를 **재태기간(gestational age)**이라고 한다. 재태기간은 태아를 실제보다 2주 정도 더 성숙하게 하므로 임신은 38주보다 긴 40주가 된다.

출생전후기(perinatal period)는 태어나기 2주 전부터 출생 후 4주까지의 기간으로 정의된다. **신생아기(neonatal period)**는 태어나서부터 4주까지의 기간을 말한다. 출생전후기와 신생아기의 주요한 특징은 자궁 밖 삶에 적응하는 것으로 신생아의 폐와 혈관계는 이전에 태반을 통해 이루어지던 호흡관련 작업을 수행하고, 신장과 간은 이전에 모체로부터의 혈류 흐름과 태반에 의해 충족되었던 요구에 대처하기 위해 기능이 향상된다. 태아 발달기간 동안에는 지장을 주지 않았던 심장, 폐, 신장, 간의 기능적 장애가 이 시기에 나타날 수 있다.

영아기(infancy)는 생후 1개월부터 만 1세까지로 정의된다. 이 시기의 주요한 특징은 운동 및 지각 기능의 성장 발달과 이물질에 대항하는 면역방어 반응의 발달이다. **아동기(childhood)**는 영아기 이후부터 청소년기까지를 나타내며, 주로 운동 및 지각 기능의 성장과 발달이 주요한 특징이다. 청소년기(adolescence)는 노화가 시작되기 전 마지막 발달시기로 성적 성숙이 가장 주요한 신체적 변화이다. 유전적 장애는 이 기간 중 언제든지 발현될 수 있다.

정의

발달이상은 유전 구조의 변화나 환경적 영향 또는 두 가지가 혼합된 결과로, 유전 또는 환경적인 요소들의 상호작용은 복잡하여 쉽게 이해하기 어렵다. 일반적으로 정상적인 성숙에 영향을 미치는 질환을 발달이상(developmental abnormality)이라고 한다.

유전질환(genetic disease)은 비정상 유전자에 의해 발생하는 질병으로 단순히 비정상적 유전자를 보유하는 것을 의미하지는 않는다. 거의 모든 비정상 유전자들은 수정될 때 만들어지지만, 대부분의 유전질환은 출생 후 어느 정도 시간이 흐르기 전까지는 발현되지 않는다. 단일유전자(monogenetic) 결함은 하나의 비정상 유전자가 질병에 영향을 미치는 전형적인 유전질환을 의미하며, 가족력을 지닌다. 페닐케톤뇨증과 겸상적혈구빈혈이 단일유전자 이상이다. 다인성(polygenetic) 또는 복합 유전자이상은 한 개 이상의 비정상 유전자에 의해 발생되며, 때로는 환경적인 요인에 의해서도 발현된다. 다인성 또는 복합 유전자의 유전패턴은 명확하지는 않으나, 가족력의 경향을 보인다. 대표적인 예로 당뇨병을 들 수 있다.

염색체질환(chromosomal diseases)은 현미경으로 확

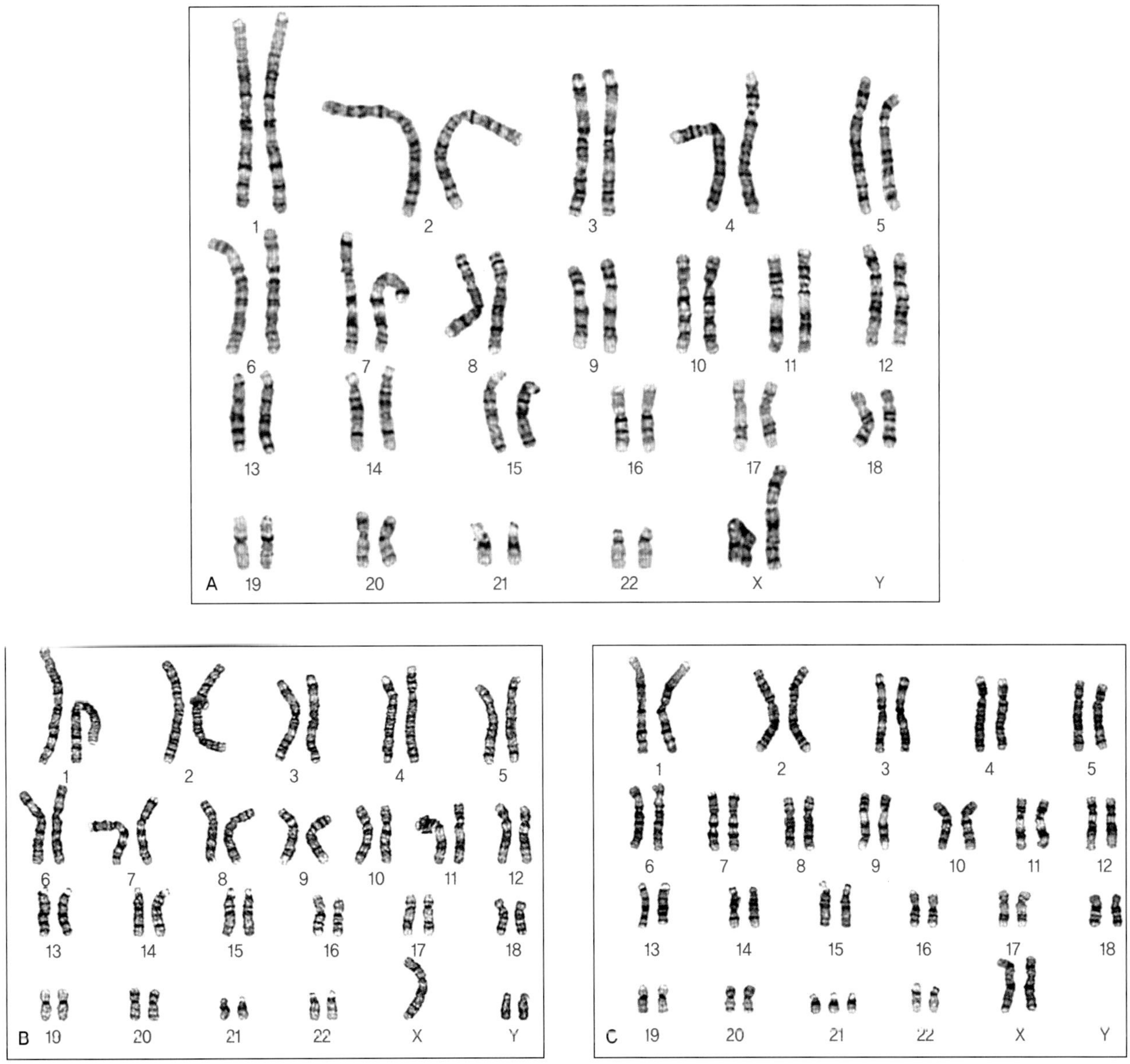

그림 7–4 핵형분석. 한 쌍의 염색체는 같은 크기이며 동일한 묶음 유형을 나타낸다. **A:** 정상적인 46, XX 핵형을 보여준다. **B:** Y염색체 두 개와 X염색체 하나가 있는데, 이들 각각은 성염색체 삼염색체성을 갖는다(47, XYY). **C:** 21번 성염색체가 3개인데, 이들 각각은 상염색체 삼염색체성을 가지며 47, XX+21 혹은 다운증후군이다. (Courtesy of Dr. Gordana Raca, Department of Pathology and Laboratory Medicine, University of Wisconsin School of Medicine and Public Health.)

인할 수 있는 염색체의 구조적 변화로 21번 삼염색체(trisomy 21) 또는 다운증후군과 같이 염색체 수의 변화나 눈으로 감지할 수 있는 전위를 나타낸다. 핵형분석(karyotyping)은 세포배양에서 세포가 자라도록 유도하고, 유사분열 동안 나누어진 세포를 잡아 두는 것으로 압착이나 염색을 통해 현미경으로 염색체를 볼 수 있게 한다(그림 7-4).

수정부터 출생 사이의 비정상적인 발달의 정확한 발생 시기는 알아내기 어려우며, 배아기(첫 8주)와 태아기(출생 전 마지막 32주) 중 언제 처음 발생되었는지에 따라 분류할 수 있다. 두 시기 모두 선천적인 질환을 유발할 수 있다. 때때로 배아기와 태아기 이상은 두 개의 요관이 한쪽에 있는 경우와 같이 성인이 될 때까지 발견되지 않을 수도 있다.

가족성 질환(familial diseases)은 가족구성원에게 같은 유전질환 또는 염색체질환이 발생한 것이지만, 유전질환이 항상 가족성 질환은 아니다. 낭성섬유증(cystic fibrosis)과 같이 열성유전자에 의한 질환이거나 돌연변이에 의해 발생되는 유전질환도 있다. 몇몇 배아 이상은 비정상 유전자에 의해 발생하며, 다낭신장(polycystic kidney), 구순열(cleft lip), 구개열(cleft palate)과 같은 질환은 선천적 질환과 가족성 질환 둘 다에 속한다.

발달장애의 빈도와 중요성

약 2%의 신생아에게 선천적 장애가 있으며, 선천적 장애의 65%는 원인불명, 20%는 유전, 5%는 염색체이상, 10%는 환경에 의한다. 어떤 유전질환은 발현이 지연되거나 발생에 영향을 미치는 환경적 요인의 잦은 변화로 인해 발생빈도를 정확하게 집계하기 어렵다. 표 7-1은 유전질환의 발생률을 보여준다.

표 7-1 유전질환의 발생률

유전질환	발생률(%)
염색체이상	0.4
단일 유전자 결함	2.0
다양한 유전 장애	2.6
총계	**5.0**

Data from National health Education Committee, *The killers and cripplers: facts on major diseases in the U.S. today*. New York: D. McKay; 1976:127.

단일유전자질환

단일유전자질환(monogenetic diseases)은 비정상 유전자의 위치(상염색체 또는 성염색체) 및 열성, 우성에 따라 상염색체 열성, 상염색체 우성, 반성 열성, 반성 우성으로 분류된다. 상염색체질환은 반성 유전질환보다 흔하고, 열성질환은 우성질환보다 훨씬 흔하다. 수천 가지 유형의 유전질환은 불완전하게 침투되고(비정상 유전자를 가진 모든 사람에게 질병이 발생하지는 않음), 다양하게 표현된다(질병이 발생한 사람들의 중증도가 모두 다름). 유전질환은 드물지만 비정상 유전자들이 모일 때, 대부분의 가족은 다인자 유전질환 중 어떤 유형의 영향을 받을 수 있으며, 가족 중에 단일유전자질환이 나타날 수도 있다.

우성 유전자는 각 세대를 통해 전달될 수 있기 때문에 완전히 침투할 때 쉽게 발견된다(그림 7-5). 뇌에 있는 신경세포를 파괴시키는 헌팅톤병은 완전히 침투한 상염색체 우성질환의 예이다. 우성이기 때문에 자손이 비정상 유전자를 받을 확률은 50%이며, 완전히 침투하기 때문에 유전자를 물려받으면 발현하게 될 것이다. 그러나 불행하게도 중년이 될 때까지 발현되지 않기 때문에 유전자는 다음 세대로 전달된다.

열성질환은 드물게 나타난다. 열성질환이 발생하면 부모 모두 보인자이기 때문에 형제자매의 1/4 정도가 영향을 받는다(아이가 양쪽의 비정상적인 유전자를 얻게 될 확률은 ½ × ½이다). 열성유전자는 발생빈도가 높지 않아 보인자끼리 결혼하지 않으면 가족력에서 열성유전을 발견할

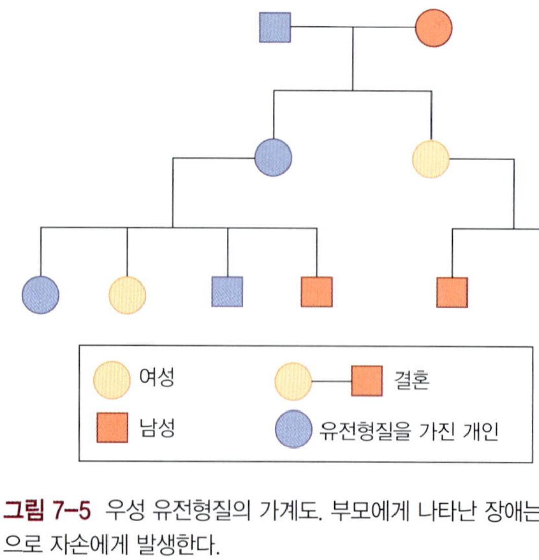

그림 7-5 우성 유전형질의 가계도. 부모에게 나타난 장애는 우성적으로 자손에게 발생한다.

수 없다(그림 7-6). 낭성섬유증과 겸상적혈구빈혈은 상염색체 열성질환의 예이다. 유전자 복사가 비정상 표현형을 초래하는 돌연변이를 일으켜야만 하므로 보인자들은 보통 질병에 걸리지 않는다.

반성 열성질환은 한 세대 걸러 나타난다. X염색체에 비정상 유전자를 보유한 여성들은 다른 X염색체에 정상 대립유전자가 있기 때문에 질병이 나타나지 않는다. 반면에 그 유전자를 가진 남성들은 Y염색체가 X염색체에 있는 비정상 유전자에 대립할 대립유전자를 보유하지 않기 때문에 질병이 나타난다(그림 7-7). 만약 여성이 두 개의 비정상 유전자를 물려받으면 심각한 형태의 질병이 나타난다. 반성 유전질환의 예로는 듀시엔형 근이영양증(Duchenne muscular dystrophy)과 혈우병(hemophilia)이 있다.

열성질환을 일으키는 비정상 유전자는 두 보인자 쌍과 가족 내에 있는 유전자의 존재가 발현되기 전에 많은 세대

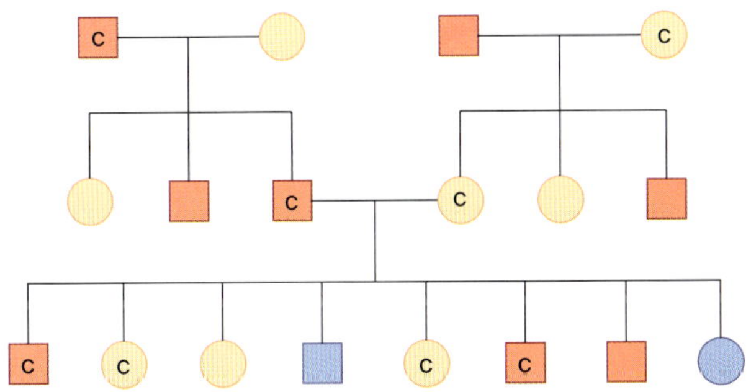

그림 7-6 열성 유전형질의 가계도. 양쪽 부모가 열성 유전자를 보유하고 있을 때 자식 넷 중 한 명에게 나타난다. 유전형질은 가끔 이전 세대에서 보이지 않고, 보인자(C로 표시)가 계속 존재했더라도 아마 발견되지 않았을 것이다.

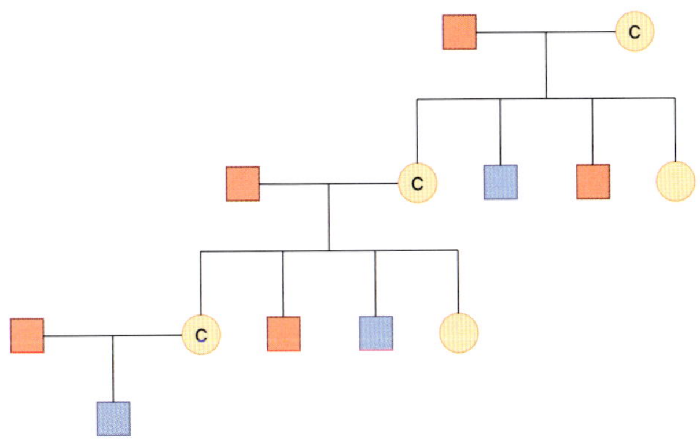

그림 7-7 반성 열성 유전형질의 가계도. 오직 남성에게만 유전되며, 삼촌이나 할아버지가 영향 받을 가능성이 있다. 비정상적인 유전자를 보유한 여성에서는 세대를 건너뛸 수 있다.

로 전달된다. 많은 우성질환이 산발성 돌연변이(sporadic mutation)의 결과로 발생하며, 심한 경우에는 복제가 실패하여 사라지기도 한다. 보인자의 위치가 오랫동안 발견되지 않는다면 이미 유전자가 다음 세대로 전해졌을 수도 있다(예: 헌팅톤병, 유전성 유방암). 우성질환의 보존에 기여하는 요소로는 늦은 발병, 가벼운 질병, 비침투성, 변화하기 쉬운 발현도가 있다.

단일 유전자에 영향을 주는 생화학적 결함은 구조화된 단백질에 영향을 미치는 결함인지, 효소에 영향을 미치는 결함인지에 따라 세분화될 수 있다. 구조화된 단백질 결함의 예는 비정상적인 적혈구 모양을 특징으로 하는 겸상적혈구빈혈이 있다. 효소 결함 또는 **선천성 대사이상증(inborn errors of metabolism)**은 탄수화물, 단백질, 지질, 무기질 대사에 영향을 미치는 기질에 따라 세분화된다. 탄수화물 대사의 선천적 장애는 포도당을 글리코겐으로 변환하는데 필요한 효소 중 하나가 없는 글리코겐 축적장애이다. 이것은 글리코겐의 과도한 축적과 글리코겐 저장기관의 비대를 유발한다.

지금까지 논의된 질환은 다음 세대로 어떻게 유전형질이 전달되는지를 설명하는 멘델 유전법칙에 의해 발생하는 질환들이다. 그러나 많은 유전질환이 멘델 유전법칙으로 예견할 수 없는 형태로 나타나는데, 이를 **비멘델 유전(non-Mendelian inheritance)**이라고 한다. 미토콘드리아 유전자는 오직 모계로부터만 유전된다. 난자는 호흡에 필요한 세포 기구(cellular machinery)를 포함하는 반면 정자는 그렇지 않다. 모계 미토콘드리아는 접합체 발달 과정에서 미토콘드리아를 전달한다. **미토콘드리아질환(사립체질환, mitochondrial disease)**은 주로 에너지를 생산하는 기관에 영향을 미치며, 운동에 대한 내성으로 발현되거나 근육, 뇌, 신경과 같은 에너지를 소비하는 조직의 기능에 심각한 결함으로 발현될 수도 있다. 인간의 몇몇 유전자는 **각인(imprinted)**되거나 단백질 또는 메틸기와 같은 핵산보다는 분자들의 변화에 의해 변경되어 생식세포 발생 시에 유전자를 부착시킨다. 각인은 종종 유전자를 잠복시키기도 하며, 이때 다른 부모로부터 물려받은 대립유전자만 발현되기도 한다. 각인은 성-특성 차이(sex-specific manner)에 의해 발생하며, 어떤 경우에는 모계 또는 부계로부터 물려받은 유전자가 잠복해 있다. 프래더-윌리증후군(Prader-Willi syndrome)은 부계로부터 물려받은 15번

염색체의 유전자 배열 시 각인이 실패하여 나타나며, 비만, 과식, 쇠약한 근육, 작은 손과 발, 정신지체 등의 증상이 나타난다. 질병의 원인이 되는 비멘델 유전의 다른 예로는 삼핵산 반복 팽창(trinucleotide repeat expansion, 다음 세대에서 정신지체와 같은 심각한 증상 발현)과 모자이크현상(mosaicism)이 있다.

다유전자질환

다유전자질환(polygenetic disorder)의 유전적 원인은 유전적 경향이 명백하지 않고, 비슷한 질환이 비유전 대사에 의해 발생할 수 있기 때문에 규명하기 어렵다. 당뇨병은 다유전자질환의 좋은 예이다. 당뇨는 가족성으로 일어나는 경향이 있지만 예측할 수 없으며, 몇 가지 경우에는 명백하게 환경적 요인이나 췌장을 파괴시키는 자가면역과정과 같은 다른 질환의 결과이기도 하다. 구순열이나 선천적 심장병과 같은 몇몇 선천적 이상은 가족성으로 발생하는 경향이 있지만 정확한 유전요인을 규명하기는 힘들기 때문에 유전에 의한 것으로 추측된다. 비정상 유전자와 환경적 요인에 의해 발생하는 다인성 질환은 죽상경화성 심장질환, 고혈압, 비만 그리고 몇몇 형태의 암을 포함한다.

염색체질환

대부분의 상염색체질환은 배발달(embryonic development)을 할 수 없을 만큼 심각하여 임신 초기에 자연유산을 유발한다. 출산 후에는 다운증후군(21번 삼염색체성)이 가장 흔한 염색체질환이다. 상염색체질환이 있는 아기는 보통 출산 직후 사망하는 반면, 성염색체 수의 이상은 이차성징이 나타나는 사춘기까지 발견되지 않는 비교적 경미한 수준의 비정상을 유발한다.

환경적 요인

환경적 요인은 배아나 태아의 발달을 방해할 수 있으며, 이러한 요인들을 **기형 유발물질**(teratogen)이라고 한다. 기형 유발물질은 감염원, 약물(치료용 또는 마약), 모체의 건강요인인 당뇨, 신체적 요인(방사능, 고열) 그리고 환경적 화학물질이 될 수 있다. 배아나 태아에서 기관은 매우 빠르게 성장하므로 독소, 세포 성장, 세포 신호를 방해하는 감염원은 정상발달을 심각하게 저해할 수 있다.

모체에서 경미한 질병을 일으키는 다양한 감염원은 태반을 통과할 수 있으며, 특히 임신 첫 16주 동안 태아에게 심각한 문제를 초래할 수 있다. 대표적인 예로 TORCH(Toxoplasma, Other, Rubella, Cytomegalovirus, herpes simplex virus)가 있다. 톡소플라스마증(toxoplasmosis)은 고양이의 배설물에 의한 기생충 감염으로 입을 통해 사람에게 전파되며, 산모가 임신 중 톡소플라스마에 걸리면 기생충은 태반을 통과하여 태아의 신경계에 심각한 손상을 주어 실명, 정신지체 또는 사망을 유발할 수 있다. 풍진은 모체에서 제한이 있는 바이러스 감염이지만 청각기관, 심장, 신경계의 발달을 저해할 수 있고, 태아에게 녹내장과 백내장을 유발할 수 있다. TORCH 그룹의 다른 것들도 마찬가지로 잠재적으로 파괴적인 결과를 초래한다. 따라서 산모는 이러한 인자에 대한 노출을 수시로 확인하고, 임신 전에 백신을 맞아야 한다.

요오드 결핍증이나 당뇨와 같은 모체 대사질환들은 배아나 태아의 발달장애를 야기한다. 태아의 갑상선은 모체의 요오드에 의존하여 갑상선호르몬을 만들기 때문에 모체 혈액의 불충분한 요오드는 태아와 신생아 갑상선기능저하증의 원인이 될 수 있다. 당뇨병이 있는 모체의 혈액에서 과도한 혈당 농도는 태아의 다양한 기관과 태반에 심각한 선천적 이상을 일으키며, 잠재적으로는 산과적 문제와 신생아 저혈당의 원인이 된다.

비유전적 원인으로 알려진 것의 절반 정도에 해당되는 약물, 화학약품, 알코올 또한 발달장애를 일으킬 수 있다. 역사적으로 가장 악명 높은 약물은 탈리도마이드이다. 탈리도마이드(thalidomide)는 임신 시 오심을 치료하기 위해 1950~1960년대에 임신한 여성들에게 주어졌던 약물로, 이 약물을 복용한 산모에게서 태어난 많은 아이들은 짧은 팔다리, 심장결손, 눈, 귀, 생식기, 신장, 소화관, 신경계 기형이 발생하였다. 탈리도마이드 이후 약물검사와 판매에 엄격한 지침이 적용되고 있으며, 최근에는 기형 발생 가능성으로 약물을 분류한다. 기형을 유발하지 않는 대체약물이 권고되지만 대체약물이 없다면 약물의 잠재적인 위험성에 대한 상담을 받아야만 한다. 이러한 약물로는 레티노산(난치성 여드름 치료제), 와파린(항응고제), 페니토인과 밸프로산(항전간약), ACE억제제(항고혈압제) 등이 있다. 암이 발생한 임산부들은 인공유산을 선택하거나 태아가 화학요법에 가장 취약한 시기를 지날 때까지 치료를 보류할지를 결정해야 한다.

불행히도 알코올은 처방약에 대한 안전조치가 적용되지 않는다. 알코올은 잠재적 기형 유발물질로 임신 중 알코올을 섭취하는 여성들은 태아 알코올 스펙트럼 장애(fetal alcohol spectrum disorder)를 가진 아이를 낳을 수 있다. 이 질환은 비정상적인 얼굴 모양, 유아기와 아동기 동안의 성장장애, 정신지체와 사회화 장애를 포함하는 신경계 문제로 특징지어진다. 다른 마약의 기형 발생 영향은 확실하게 증명 되지 않았지만, 코카인은 사산의 위험성을 증가시키고, 흡연은 태아의 성장장애를 초래할 수 있다.

배아기형

배아기에 발생되는 기형 중에 선천적 심장결손이 가장 흔하다. 심장결손은 태어날 때까지 발현되지 않을 수 있지만, 아이가 자라서 좀 더 활동적이 되고 많은 심박출량을 필요로 할 때 비로소 발견되며, 대부분 수술을 통해 성공적으로 치료할 수 있다. 신장과 요로의 기형 또한 매우 흔하며, 태어날 때는 발현되지 않지만 반복된 요로감염과 같은 합병증을 통하여 나중에 발견된다. 위장관 누공(위장관 각 부위 간 또는 위장관과 다른 구조 간의 비정상적 연결)과 같은 배아기의 이상도 발견된다. 이러한 배아기형은 대부분 외과적으로 치료 가능하다. 이에 반해 중추신경계의 비정상은 심각하고 회복이 불가능하다. 대략 15% 정도의 배아 이상은 몇몇 기관을 포함하여 다발적으로 일어난다.

태아질환

기관의 발달이 배아기, 태아기를 지나면서 일어나고 손상 시기가 알려져 있지 않기 때문에 질병이 배아기 문제에 의한 건지 태아기의 문제에 의한 건지 결정하기 어렵다. 환경에 의한 손상은 배아기나 태아기 동안 발달에 영향을 미칠 수 있다.

태아적모구증(erythroblastosis fetalis)은 태아의 적혈구에 임산부가 항체를 생산하여 발생하는 심각한 태아기의 질병이다. 적혈구는 ABO 타입의 혈액형과 같은 수많은 항원에 싸여 있다. Rh 인자 또한 적혈구에 의해 운반되는 항원이다. 만일 임산부의 적혈구에 Rh 항원이 없다면, Rh 인자에 처음 노출되었을 때, 예를 들어 Rh(+)의 태아를 출산하면서 태아의 혈액이 임산부의 혈액 안에 들어오게 되면 Rh 인자에 대응하는 항체를 생산해낼 것이다. 이후의 임신에서는 엄마의 항체가 태아순환에서 Rh(+)인 태아의 적혈구를 공격하게 되며, 다량의 적혈구 파괴를 유발하며, 태아는 심한 빈혈로 인해 사망하게 된다.

감염원은 태아기와 신생아기에 심각한 문제를 일으킬 수 있다. 태반막은 보통 박테리아에 의해 감염될 수 있으며, 이것을 융모양막염(chorioamnionitis)이라고 한다. 심각한 융모양막염은 미숙아 분만, 신생아 패혈증, 경련, 사망의 원인이 될 수 있다.

태아는 산모로부터 모든 영양소를 공급받는다. 모체의 철분, 요오드, 엽산 같은 영양소 결핍은 태아의 성장과 발달에 영향을 줄 수 있다. 담배 연기 독소에 의한 혈관수축같이 태반으로 가는 혈류 흐름의 장애는 태아에게 저산소증을 유발하여 성장장애의 원인이 될 수 있다.

후기 태아기나 출생전후기의 뇌 손상은 정신지체나 발작장애를 동반할 수도 있다. 진행성이 아닌 비정상적 근육조정이 특징인 뇌성마비(cerebral palsy)를 유발할 수 있는데, 뇌성마비는 다양한 임상적 특징과 시작시기가 있으며, 발병원인은 확실히 밝혀지지 않았다. 뇌성마비는 출생 시 저체중, 자궁 내 감염, 태반의 질환, 다태임신과 관련이 있는 것으로 보인다. 뇌성마비 발생에 있어 출생 시 외상의 영향은 논쟁이 되고 있다.

출생전후기질환

미숙(prematurity)은 출생전후기 동안의 가장 중요한 병인이다. 미숙은 3주 또는 그 이전에 출산하는 것을 의미하며(37주 또는 그 이하의 재태기간), 대략 10% 정도의 아이들이 미숙아로 태어난다. 재태기간은 신생아의 생존에 직접적인 연관이 있기 때문에 37주에 태어난 아이들은 기의 100% 생존율을 보이는 반면, 25주에 태어난 아이는 약 50% 정도만 생존한다. 미숙한 아이들은 폐의 미성숙과 뇌내출혈에서 기인한 신경손상, 괴사성 소장결장염(심각한 장관 감염), 패혈증, 비정상적 망막 발달 때문에 폐렴과 유리질막병의 발생 가능성이 있다. 미숙은 출생 후 중요한 합병증의 위험요인을 갖고 있는 저체중과도 관련이 있다. 미숙은 저체중 출산의 단 하나의 원인이며 다른 것들은 태반을 통한 혈액 흐름의 부족을 유발하는 모체의 영양결핍과 모체의 상태를 포함한다. 태반 경색이나 태반조기박리는 저산소증이나 태아 성장을 방해할 수 있다.

많은 유전질환, 염색체질환은 출생전후기나 신생아기 동안에 발현된다. 미국에서는 페닐케톤뇨증, 갈락토오스혈증, 겸상적혈구빈혈과 같은 유전질환에 대한 검사를 신생아에게 주기적으로 시행한다. 만일 유전이상이 조기에 발견되면 식이제한 같은 간단한 치료만으로도 심각한 질환 발달과 사망까지도 막을 수 있다. 또한 철저한 신생아 신체검진은 잠복고환, 심잡음, 신경 발달 결손과 같은 선천적 기형을 확인할 수 있도록 한다.

영아기질환

미국에서 태어나는 영아들의 사망원인은 다음 5가지로 나누어진다. 선천적인 염색체이상, 미숙과 저체중, 영아돌연사 증후군, 모체 질병에 의한 합병증, 그리고 태반, 탯줄, 막의 질병이다. 유전 및 염색체이상과 자궁 내 환경은 출산 이후에도 신생아에게 영향을 미친다.

영아는 또한 감염원에 대한 항체가 없기 때문에 감염위험성이 높다. 엄마로부터 받은 항체는 대략 6개월 정도까지 영아를 보호하지만 이후에는 감염이나 감염원에 대항하여 항체를 발달시키는 면역과정이 필요하다.

영아의 일반적인 영양문제는 철분 부족과 관계가 있다. 우유와 과일, 시리얼과 같이 철이 결핍되어 있는 음식을 먹고 자란 영아들은 대략 생후 6개월에 철결핍성 빈혈을 일으킬 수 있다. 감염질환 및 영양문제는 전 세계적으로 영아 사망의 가장 흔한 원인이다.

사고와 부상 또한 이 시기에 일어나는데, 이는 우연히 발생하거나 주의를 소홀히 한 결과이다(예를 들어 아기가 입에 조그마한 물체를 넣어 질식하거나 침대 또는 탁자에서 떨어지는 것). 하지만 사고와 부상은 타인에 의해 이루어지기도 하는데, 신문기사 등에서 악명 높은 흔들린 아이 증후군(shaken baby syndrome)은 아동학대의 결과로 여겨진다. 뇌내출혈과 망막출혈은 아동보다 영아에게 더 쉽게 발생한다. 영아에게는 머리를 조절할 수 있는 근력이 없기 때문에 영아의 머리가 흔들리면 두개골내에서 뇌가 반복적으로 흔들리며, 혈관이 파열될 수 있다. 영아는 신경계 손상과 뇌내출혈로 사망할 수 있다.

아동기와 청소년기질환

아동기와 청소년기의 질환은 발달 문제와 거의 관련이 없다. 퇴행성 질환과 신생물(몇 가지 종류 제외)은 드문 반면, 사고와 감염은 흔하다. 기형 유발물질의 영향으로부터 발생하는 상황뿐만 아니라 유전질환과 염색체질환은 평생 나타난다. 선천적 대사장애와 같은 몇 가지 유전질환은 아동기 동안 중증도가 증가할 수 있고, 대사과정의 부산물은 아동기까지 발현되지 않을 수 있다.

증상, 징후, 검사

유전질환

Human Genome Project는 2003년에 완성되었다. 인간 게놈의 2만에서 2만 5천 개의 유전자를 모두 식별하고 30억 개의 기본 쌍을 모두 배열하는 방대한 시간과 비용이 드는 사업이었다. 이 프로젝트에서는 정보 관리, 데이터 조사 및 데이터 제공을 위한 컴퓨팅 전략도 개발해야 했다. 10년 후, 사람들은 전체 게놈을 약 4만 달러에 배열할 수 있으며, 0.99 달러의 앱을 사용하여 변이된 기본 쌍을 다운받아 자신의 게놈을 탐색할 수 있을 뿐만 아니라 그 변이가 자신의 건강에 미치는 영향을 파악할 수 있다. 말 그대로 손가락 하나로 얻을 수 있는 지식의 크기는 놀라울 정도지만 질병의 의학적 관리에 도움이 되는 방법은 아직 명확하지 않다.

의료계에서 전체 게놈 배열을 이용하는 데 따른 문제점은 다양하다. 기술은 여전히 초기 단계로 삼십억 개의 염기서열 중 데이터 탐지 또는 기록 오류가 있을 것으로 예상된다. 기술은 비싸고, 보험으로는 지불하기가 어렵다. 유전자 변이의 대부분은 코딩하는 단백질의 구조나 기능을 변화시키지 않을 수도 있듯이 의미가 모호한 경우도 있다. 대부분의 질병은 아직 해결되지 않은 유전자–유전자 또는 유전자–환경의 상호작용 결과이다(유전자 배열과 정보 기술은 유전자와 환경 사이의 상호 작용을 발견하는 데에는 도움이 된다). 또한 유전자 결과를 공개하는 것과 관련된 윤리적 문제가 있다. 예를 들면 부모는 자녀의 유전자 구성을 알 권리가 있을까? 나중에 인생에서 질병에 걸리기 쉽거나 그렇지 않을 수 있는 유전자 결함이 있음을 알고 있다면 무엇을 할 것인가? 그것에 대해 아무것도 할 수 없다면 유전자 결함이 있다는 것을 아는 목적은 무엇인가? 등의 문제가 남아 있다.

전체 유전체 염기서열 분석은 매우 드물고 당황스러운 질병 발현을 가진 일부 어린이의 의료 치료에 유용하다. 이러한 경우 전체 게놈을 매핑하면 환자의 생명을 위협하는 증상과 관련이 있는 유전적 이상이 발견될 수 있다. 치료가 항상 가능하지는 않지만 그러한 지식은 질병 발현의 증상 관리에 도움이 될 수 있다.

그러나 대부분의 유전질환에서 광범위한 게놈 염기서열이 필요하지 않다. 징후와 증상은 종종 특정 질병을 암시한다. 예를 들어, 낭성섬유증(cystic fibrosis)은 폐렴, 성장 장애(체중정체 또는 체중증가가 느린 상태), 프리이드라이히 운동실조증(Friedreich's ataxia)은 둔함, 보행장애, 망막모세포종은 아동의 눈에 발생하는 악성 신생물로 발견될 수 있다. 선천적 대사 장애는 축적되는 대사산물의 특정한 발현과 함께 나타난다. 비정상적 용모, 특이한 냄새, 황달, 간과 비장 비대는 언뜻 보아서는 알 수 없는 유전적 대사장애의 증거일 수 있다. 이러한 특정 발현은 특정 유전자에서 공통적인 돌연변이를 표적으로 하는 검사로 추적할 수 있다. 예를 들어, 환자가 혈색소침착증(hemochromatosis)이나 낭성섬유증이 의심되는 경우 이러한 단일 발생 질환을 일으키는 것으로 알려진 유전자의 핵산 또는 염기서열을 구체적으로 조사하는 검사가 수행된다. 마찬가지로 마르판증후군(Marfan syndrome)이나 유방암과 같은 유전적 또는 가족성 질병이 있는 환자의 가족 구성원을 대상으로 한 검사는 이러한 질병과 관련된 가장 일반적인 돌연변이를 검출하도록 고안되었다(그 결과 아주 드문 위치에서의 돌연변이에 의한 가족성 질병은 누락되었음).

유선사 검사는 여러 의학 분야에서 사용되고 있다. 미생물학에서 특정 RNA 서열에 대한 검사는 전통적인 세균배양보다 박테리아의 식별을 보다 신속하고 정확하게 할 수 있다. 약리학에서는 약물 대사에 관여하는 효소의 유전적 구성을 확인함으로써 와파린과 같이 약물의 복용량을 조정할 수 있게 되었다. 악성 종양과 관련이 있는 것으로 알려진 유전자 패널을 각각의 암에서 시험하여 각각의 암에서 돌연변이가 일어난 것으로 알려진 특정 유전자 또는 유전자 조합에 맞는 치료법을 적용할 수 있을 것이다. 미토콘드리아 DNA의 돌연변이에 대한 검사도 수행할 수 있다. 그러나 당분간 대부분의 유전자 검사는 특정 임상 증상의 맥락에서 특정 유전자의 변이를 관찰하기 위해서 수행될 것이다.

염색체질환

염색체질환은 신체검진을 통해 진단된다. 핵형 분석은 염색체질환에서 정확한 진단과 상담을 위해 꼭 필요하다. **삼중스크린검사(triple screen test)**와 **쿼드검사(quad test)**는 임신한 여성의 혈청으로 검사하며, 태아의 신경관 결손(중추신경계의 변형을 초래하는 배아기형)이나 21번 삼염색체성 질환을 확인하기 위해 시행한다. 이 두 가지 검사의 차이점은 삼중스크린검사가 세 가지 물질(alpha fetoprotein, human chorionic gonadotropin, estriol)을 측정하는 반면, 쿼드검사는 세 가지 물질에 하나(inhibin-A)를 더하여 검사의 정확성과 정밀성을 높인다는 점이다. 삼중

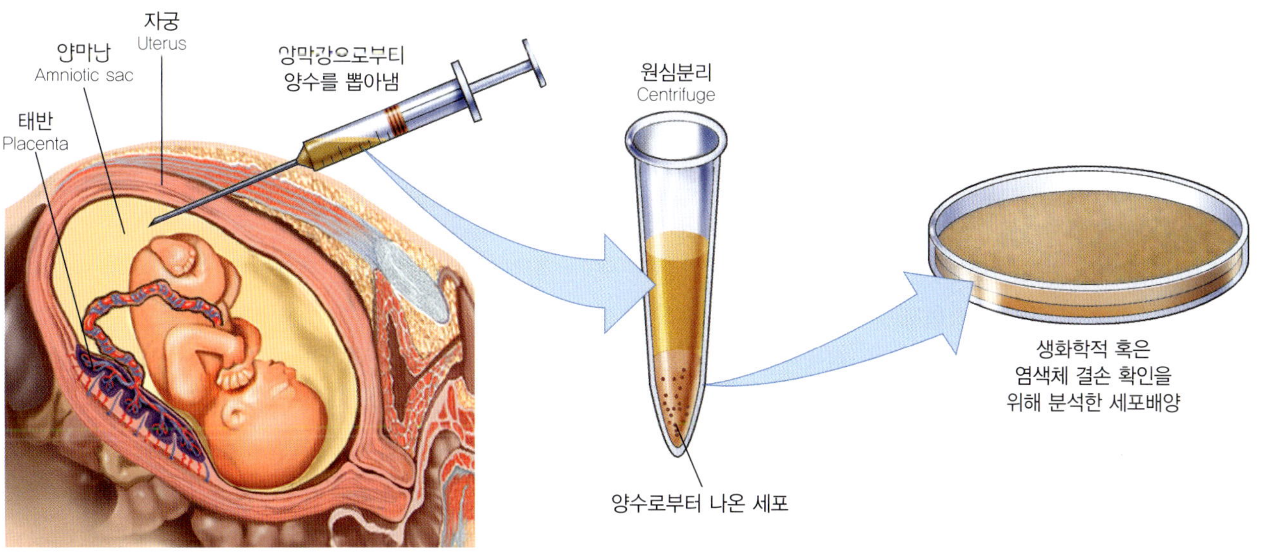

그림 7-8 양수천자는 일부 유전자, 염색체, 태아질환의 판별을 목적으로 양수와 세포를 얻기 위해 시행한다.

스크린검사와 쿼드검사는 단지 선별검사일 뿐 진단검사는 아니다. 비정상 소견이 있을 경우 초음파나 양수천자(amniocentesis)와 같은 좀 더 정밀한 진단검사 과정이 뒤따라야 한다(임신 중 양수검사; 그림 7-8).

배아기형과 태아질환

배아기형, 태아 발달과 성장은 신체검진, 방사선검사, 초음파검사, 진단적 수술에 의해 감지될 수 있다. 감염은 배양이나 항체 측정으로 진단할 수 있다(예: 혈청검사로 매독 진단). 면역질환은 항원과 항체를 측정함으로써 진단한다(예: 태아 Rh 검사와 모체 적혈구검사). 수두증, 다낭신장, 선천적 심장결손, 심각한 골질환은 초음파에 의해 확인할 수 있다. 태반의 병리학적 검사는 미숙하거나 저체중 또는 임신이나 분만 중 감염과 같은 합병증을 경험했다고 의심되는 모든 신생아에게 시행되어야 한다. 겸상적혈구빈혈, 페닐케톤뇨증, 갈락토스혈증 및 갑상선기능저하증과 같은 여러 질환은 출생 시 검사를 통한 조기 치료로 장기간의 장애를 예방할 수 있다.

특이질환

유전질환

많은 유전질환이 있고, 질병의 분자적 기전이 밝혀짐에 따라 새로운 유전질환이 매일 밝혀지고 있다. 유전질환은 인종에 따라 영향을 받기도 하는데 겸상적혈구빈혈은 아프리카나 지중해 출신 주민들에게 많이 발생하는 반면, 낭성섬유증은 북유럽인들에게 많이 발생한다.

겸상적혈구빈혈(sickle cell anemia)의 유전자는 적혈구에서 산소를 운반하는 헤모글로빈 분자에 구조적인 결함을 일으킨다. 결함은 헤모글로빈 유전자의 DNA에 있는 단일 핵산의 치환 결과이다. 질병은 상염색체 열성의 방법으로 전달되기 때문에 사람들은 결함이 있는 대립유전자를 전달하지만 어떠한 증상도 경험하지 못한다. 하지만 이러한 유전자를 두 개 가지고 태어난다면, 혈액세포는 경직되고 스트레스 상황에서 원반 모양이 아닌 낫 모양의 비정상적 세포가 될 것이다. 이 세포들은 비장 내의 순환으로부터 배출되어 빈혈을 유발한다. 환자들은 심각한 빈혈 증상이 나타나고, 비정상 적혈구들은 작은 모세혈관을 막을 수 있으며, 이는 미세경색과 심각한 통증을 유발한다. 빈발하는 통증의 발현은 겸상세포위기라고 불린다. 특정 병원균으로부터의 감염을 막는 데 중요한 역할을 하는 비장은 섬유조직으로 완전히 교체될 수 있으며, 환자들은 겸상적혈구화를 촉진하는 반복 감염에 민감해진다. 적혈구 교체를 위한 주기적인 수혈, 비정상 적혈구로의 변화를 막기 위한 충분한 산소 요법, 발작이 시작될 때 즉각적인 통증관리가 필요하다.

많은 단일유전자질환은 효소의 기능 결핍과 물질의 비정상적인 양의 축적에 기인한다. 이상적으로 유전자 치료는 결함이 있는 DNA를 교체하거나 치료함으로써 환자의 세포들이 정상 단백질을 생산할 수 있도록 하는 것이다. 하지만 이 분야에서 괄목할 만한 발전이 있었음에도 불구하고, 유전자 치료는 여전히 달성하기 어려운 목표이다. 그러므로 이 질병들의 치료는 필요한 효소 혹은 그 생산물들을 교체하는 것이나 손상이 초래되기 전에 손상을 초래하는 축적물질을 제거하는 것에 초점이 맞추어진다.

혈우병(hemophilia)에는 두 종류가 있으며, 두 가지 모두 반성질환이기 때문에 주로 남성에게서 발현한다. 혈우병은 혈액응고연쇄반응에 작용하는 특정한 효소(11장 참조)가 결핍되어 관절 안으로 자연출혈이 일어나거나 작은 외상에도 조절할 수 없는 출혈이 유발되며, 비정상 대립형질 유전자의 동형접합으로 태어난 여성들은 남성보다 증상이 더 심하다. 이러한 여성들에게 생리는 매우 치명적인 문제이다. 혈우병은 십만 명 중 두 명꼴로 일어나는 드문 유전질환으로, 환자들은 출혈 방지(운동을 포함하여 출혈을 발생시킬 수 있는 어떠한 행동도 피하는 것)와 예방의 병용요법으로 치료를 받는다. 예방은 사라진 응고인자를 대체하는 것이 주된 치료로 과거에는 응고인자의 가격이 비싸고 바이러스, HIV와 같은 질병에 대한 감염 위험성이 높았지만 최근에는 혈액에 대한 정확한 검사가 이러한 위험을 줄이고 있으며, 재조합법(recombinant method)에 의해 실험실에서 만들어진 응고인자들의 사용이 가능해지고 있다.

혈철소증(hemosiderosis) 또한 단일 유전질환으로 철분 저장에 영향을 미친다. 장은 간과 심장을 포함한 다양한 조직에 축적되는 철의 양보다 훨씬 많은 양의 철을 흡수하고, 철이 축적되는 기관은 점점 기능을 상실하게 된다. 간에는 심각한 흉터가 생기고 암이 발생하며, 심장은 굳어지고 효과적으로 펌프질을 못하게 된다. 혈철소증의 치료는 이론적으로나 실제로나 간단하다. 사혈(정맥절개술)은 신체에 철의 축적을 줄인다. 킬레이트요법(철 표면을 물질들로 덮어 씌워 인체 내에서 배출이 보다 용이하게 함) 또한 시행될 수 있지만 정맥절개술이 좀 더 쉽고 비용면에서 덜 부담이 된다. 불행하게도 많은 환자들이 자신이 이 병에 걸렸다는 사실조차 모른 채 살아가는데, 조직손상이 발현되는 시기에는 축적된 철을 완전히 제거하는 방법이 없다.

페닐케톤뇨증(phenylketonuria)은 페닐알라닌을 티로신으로 대사시키는 페닐알라닌 수산화 효소의 부재에 의해 발생하는 상염색체 열성질환이다. 이 효소의 부재로 인해 페닐알라닌이 축적된다. 기전은 알려져 있지 않지만 과도한 페닐알라닌은 뇌 발달과 신경세포돌기의 수초화 형성을 막으면서 정신지체를 초래한다. 신생아 때는 보통 정상이지만 정신 발달의 손상은 영아기 때 나타나기 시작한다. 모유와 분유는 페닐알라닌의 농도가 높으며, 식단에서 이 아미노산을 피하는 것으로 신경 손상을 막기에 충분하다. 혈액에 있는 신생아의 페닐케톤을 검사하여 진단할 수 있으며 미국에서는 의무적으로 시행되고 있다.

모든 유전질환이 태어날 때 발견되지는 않기 때문에 유전질환을 조사하는 것은 실제적으로 어렵고, 비용면에서도 효율적이지 못하다. 이 질환 중 몇 가지는 간단한 혈액검사에서는 발견되지 않으며 분자 분석이나 핵형 분석과 같은 좀 더 정밀한 검사가 요구된다. 다른 질병들은 알려진 치료법이 없기 때문에 유전 결함의 존재에 대한 지식은 질병 발생을 예방하거나 지연시키는 데 도움을 주지 못한다. 가장 흔한 근육위축인 **듀시엔형 근이영양증**(Duchenne muscular dystrophy)은 반성질환으로 주로 남성에게 발생한다. 이 질병은 2~3세경까지는 발현되지 않다가 그 이후에 발현될 수 있다. 디스트로핀이라고 불리는 근육 단백질의 이상으로 발병되며, 이 결함으로 인하여 골격근은 퇴화되고 근무력, 심부전, 정형외과적 문제, 폐와 관련된 문제들이 나타난다. 환자들은 10대 초반에 휠체어를 사용하기도 하며, 대부분 20대 초반 이후까지 생존하지 못한다. 듀시엔형 근이영양증 진단을 위해서는 다양한 유전질환과 후천적 근골격질환을 구분하는 전문지식이 요구된다. 효과적인 치료법은 없으며, 합병증 관리가 치료에 포함된다.

또 다른 흔한 유전질환은 **낭성섬유증**(cystic fibrosis)이다. 이 질병은 낭성 섬유막조절전도체(cystic fibrosis transmembrane regulator conductor, CFTR)를 암호화시키는 유전자의 돌연변이에 의해 발생하는 상염색체 열성질환이다. CFTR은 세포막을 가로질러 염화물의 움직임을 조절하며, 이 단백질의 결핍으로 인해 땀과 호흡기도 내 점막 분비물에 있는 이온의 농도는 비정상이 된다. 기도 점막은 두꺼워지고 끈끈해져서 기도를 막고, 감염이 발생하여 반복적으로 폐렴과 폐의 감염성 파괴가 나타나며, 결국 폐가 제 기능을 하지 못하게 된다. 췌장 또한 영향을 받을 수 있다. 췌장 분비물 증가에 의한 관폐색으로 췌장 효소가 이동하지 못하여 음식물 소화가 힘들어지고 성장 장애가 나타난다. 수십 년 전만 해도 아동은 폐의 세균감염으로 쉽게 사망했으나 췌장 효소 교체와 예방적 항생제 투여로 지금은 성인기까지 더 오래 생존하게 되었다.

이제 페닐케톤뇨증, 겸상적혈구빈혈, 낭성섬유증과 같은 단일 유전질환에 걸린 환자들도 합병증 예방 식단, 식이요법 대체 치료, 물리치료, 예방적 항생제 투여, 수혈, 영양 보충, 정신과 상담 등 정밀하고 효과적인 관리와 합병증 예방으로 삶을 개선시키고 수명을 연장시킬 수 있다.

염색체질환

가장 흔한 염색체질환은 상염색체나 성염색체의 정상 보체가 증가하거나(다염색체, polysomy) 감소하는 것(단일염색체, monosomy)과 염색체 일부의 전위, 손상, 결손, 역전, 복제 과정에서 발생한다. 염색체질환은 다운증후군, 클라인펠터증후군, 터너증후군, X염색체취약증후군이 있다.

다운증후군(Down syndrome, 21번 삼염색체)은 신생아 천 명당 한 명꼴로 발생하며, 정신지체의 가장 흔한 유전 원인이다. 이 질환은 21번 염색체가 비분리되어 발생하는 염색체질환으로 정신박약, 좁은 안검열의 둥근 얼굴과 같은 특징적 기형, 심장결손, 백혈병 소인, 조기 알츠하이머병 발생과 관련이 있다. 다운증후군 환자들의 IQ 차이는 매우 큰 것으로 알려져 있으며, 몇몇 경우는 거의 정상에 가까워서 적절한 교육적, 직업적, 사회적 기회가 주어진다면 이들은 직업을 가질 수도 있고, 지역사회에 공헌할 수도 있다. 자주 해부학적, 생리적 질환과 종양에 대한 수술 또는 내과적 치료가 요구되기도 한다. 일상적으로 의학적이고 사회적인 중재와 더불어 다운증후군 환자에 대한 기대수명과 삶의 질은 지난 수십 년 간 눈에 띄게 향상되고 있다.

클라인펠터증후군(Klinefelter syndrome)은 하나의 Y염색체와 두 개의 X염색체를 가지고 태어난 남성에게 발병한다. 이는 엄밀히 따지면 성염색체 삼염색체증이다. 남성 성발달 부족과 유방비대로 인한 특징이 아니라면 사춘기까지 진단하기 어렵다. 테스토스테론 치료법은 이차성징을 발달시켜 결과적으로 남성화되는 것을 도와준다. 언어발달이 느릴 수 있기 때문에 사회화를 위한 적절한 간호가 필요할 수 있으며, 유방암 발생에 대한 위험성 또한 있다.

터너증후군(Turner syndrome)은 성염색체이상(성염색체 단일염색체)으로 하나의 X염색체를 가지고 있는 여성들이 대상이 된다. 사춘기 때 정상적인 여성의 이차성징을 겪지 못하며, 키가 작고 목 둘레가 굵지만 지적 능력은 정상이다. 클라인펠터증후군보다는 발생빈도가 낮다.

X염색체취약증후군(fragile X syndrome)은 남성에게 나타나는 미약함에서 중정도까지의 지적 장애의 가장 흔한 유전 요인으로 비멘델 유전의 예이다. X염색체의 취약성은 연속되는 세대에서 길이가 증가하는 삼핵산 반복(trinucleotide repeat)에 의해 일어난다. 남성들은 긴 얼굴과 큰 귀의 특징적인 유전 표현형을 가지며, 지체장애의 정도는 다양하고, DNA분석으로 진단된다.

배아기형

선천적 심장질환은 배아기형의 가장 흔한 종류이다. 심장은 꼬이고, 고리모양이며, 주름진 근육관으로부터 발달된다. 상대정맥, 하대정맥, 대동맥, 폐정맥, 폐동맥은 다시 연결되며, 직접적인 혈액 흐름에 효과적인 다양한 분할이 발달된다. 출생 후 심장과 심장 혈관들은 호흡을 위한 요구에 신속하게 대응해야 하고, 혈액의 흐름을 변경하여 폐에 산소를 공급할 수 있다. 심장과 큰 혈관들의 구조적 이상은 종종 출생기쯤에 나타난다. 혈액의 감소된 산화는 특정 종류의 기형에서만 청색증(cyanosis)을 유발한다. 많은 구조적 심장결손은 심잡음으로 확인할 수 있으며 신생아기와 영아기에 검사를 통해 발견할 수 있다.

가장 흔한 선천적 기형은 9장 '심장' 부분에 설명되어 있는 이첨판 대동맥판막이다. 그 다음으로 흔한 기형은 영아기에 나타나기 쉬운 심방중격결손이나 심실중격결손이다(그림 7-9). 좌측 심장의 혈압이 우측심장보다 높기 때문에 좌측 심장의 산화된 혈액은 결손 부위를 통과하면서 우측 심장의 혈액과 섞이게 된다. 그러므로 우측 심장은 정상보다 더 많은 혈액을 내보내야 하고, 폐는 정상보다 더 많은 혈액을 처리해야 한다. 이것은 결국 폐고혈압과 우심부전으로 이어지게 된다. 결손 정도에 따라 환자들은 출생 직후 또는 결손이 작으면 아동기나 성인기 중 언제든지 심부전이 발생할 수 있다.

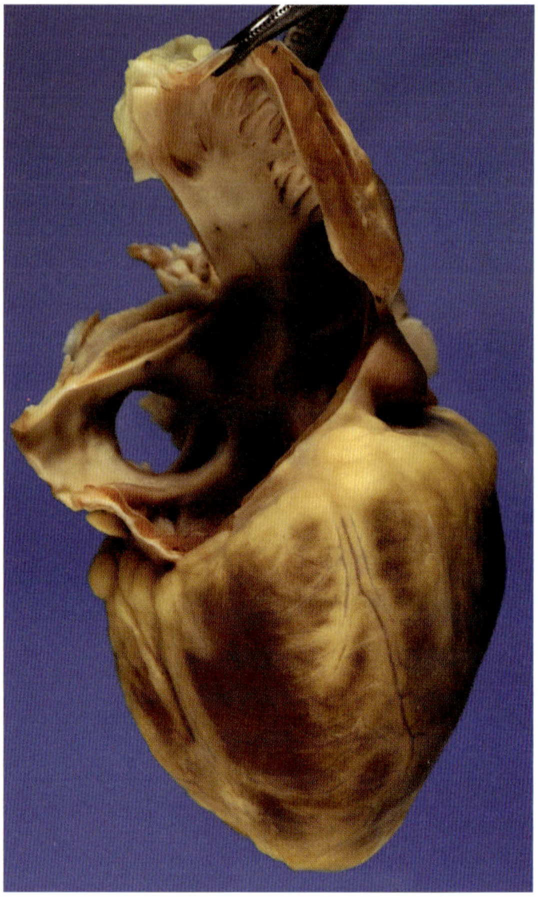

그림 7-9 심방중격결손. 급성 백혈병과 거대심방중격결손으로 사망한 1세 어린이의 심장이다. 왼쪽과 오른쪽 심방이 열려 있어 심방중격 사이로 후면의 파란색 배경을 볼 수 있다.

우측에서 좌측으로의 측로(right to left shunt)는 폐에서 방출되는 혈액 흡인관 이상 연결이 있을 때 발생되며, 체순환 혈액의 산화가 정상적으로 이루어지지 않는다. 이를 청색증이라고 한다. 청색증에 의한 선천적 심장질환을 청색증성 심장결손(cyanotic heart defect)이라고 하며, 우좌측로보다는 덜 발병하지만 조기에 외과적 수술이 필요하다. 우좌측로는 팔로사징후(tetralogy of Fallot, TOF)가 전형적이다. 이것은 매우 복잡한 구조적 이상으로 네 가지 특징으로는 심장의 두 심실 사이 결손, 대동맥의 위치 이상으로 두 심실의 대동맥으로의 혈액 방출(대동맥 기승), 우심실의 정상 유출관의 폐색, 우심실 비대가 있다.

다른 선천적 질환들은 훨씬 더 드물지만 어떤 장기에든 영향을 미칠 수 있다. 신장 하나가 작거나(형성부전) 없을 수(발육부전)도 있지만 이것은 다른 쪽 신장에 질병이 발생하거나 한쪽 신장을 절제하기 전까지는 문제가 발생하지 않는다. 메켈게실(Meckel's diverticulum)은 소장 말단부가 빠져 나오는 것으로 장과 난황낭 사이의 배아적 연결의 잔유물이다. 이는 인구의 2% 정도에서 발생하며, 보통은 위험하지 않다. 게실은 산 분비 생성이 가능한 위의 상피를 포함하기 때문에 궤양이나 천공 증상을 보일 수 있다. 수막척수류(meningomyelocele)는 요추의 골격 구조의 결함을 통해 생기는 척수와 척수 덮개인 뇌척수막의 바깥 주머니이다. 뇌간은 자주 뇌가 두개골의 기저부분의 구멍인 대공 쪽으로 밀려 들어가는 것과 같은 결함을 지닌다. 뇌간의 압박은 뇌척수액의 흐름을 막을 수 있고, 이는 수두증(뇌실의 증대된 액체로 인한 뇌와 머리의 비대)으로 나타날 수 있다. 수막척수류는 수술적 교정을 통해 돌출된 부분의 이차 감염을 예방할 수는 있지만 신경에 가해진 손상이나 수두증을 바로잡을 수는 없다.

태아질환

태아질환의 예로는 태아적모구증과 선천적 감염이 있으며, 태아적모구증(erythroblastosis fetalis)은 모체의 항체가 태아의 적혈구를 파괴할 때 발생한다. 빈혈에서 기인되는 매우 다양한 문제가 있다. 태아는 심부전을 겪거나 자궁 내에서 사망할 수 있으며, 태어난 후에는 적혈구 파괴가 황달로 이어질 수 있다. 황달의 원인이 되는 빌리루빈 색소는 적혈구의 분해산물로 고농도의 빌리루빈은 뇌의 손상과 정신지체를 일으킬 수 있다. Rh 양성반응 항체를 포함하는 감마글로불린을 분만 직후에 모체에 투여하여 분만 시 모체 순환에 태아의 적혈구 누출에 의한 모체 항체 형성을 제한할 수 있다. 이 항체들은 모체 순환계로 들어간 태아의 세포들에 있는 Rh(+) 항원을 움직이지 못하게 함으로써 모체의 면역체계가 태아의 Rh(+) 항원을 이물질로 인식하여 이에 대항하는 항체를 생산하는 것을 막는다. 이러한 처치가 Rh 음성인 모체와 Rh 양성인 태아에서 임신 중 시행된다면 태아적모구증 발병은 감소된다. 다른 적혈구 항원 또한 매우 드물지만 태아적모구증을 유발할 수 있다.

매독(syphilis)은 주로 병변이 질에 숨어 있어 여성들에게 잘 발견되지 않을 수 있다. 매독의 원인이 되는 유기체는 박테리아의 일종인 스피로헤타로 인체에서 수개월 동안 발견되지 않고 순환할 수 있다. 임신 후반부에 스피로헤타는 태반을 통과하여 태아를 감염시킬 수 있다. 태아에서 이 질병의 중대성은 매우 다양하여 태아 사망으로 사산하거나, 출산 후 영아기에 정신지체나 골격 기형에 대한 징후가 나타나면서 발견될 수도 있다. 선천적 매독은 산전관리 시 질병에 대한 검사를 주기적으로 하기 때문에 현재는 매우 드물다. 임신한 여성이 양성반응을 보인다면 페니실린을 사용하여 태아에 영향을 주지 않고 감염을 근절할 수 있다. 톡소플라스마증과 풍진 같은 다른 감염들도 태반을 통과하여 전달될 수 있고, 급성질환, 파괴적인 신경 병변이나 사망을 초래할 수 있다.

다양한 모체 질병과 기형 유발물질은 태아의 성장제한, 정신지체를 포함한 신경적 결함, 기형적 외모, 선천적 심장결손 등과 같이 다양한 구조적이고 기능적인 문제를 일으킬 수 있다. 예를 들어 모체 고혈압은 태반으로 혈액을 공급하는 자궁 세동맥을 수축시켜 태아에게 혈액공급의 장애를 유발한다. 저산소증은 태아의 성장을 방해하고, 저체중아 출산의 원인이 된다. 태아 알코올 스펙트럼 장애와 같이 모체 질병과 기형 유발물질에의 노출로 인해 한 가지 이상의 기관이 손상 받게 된다.

연습문제

1. 21번 삼염색체(다운증후군)는 다음 중 어떤 원인으로 발생하는가?
   A. 유사분열 동안 비분리
   B. 감수분열 동안 비분리
   C. 상염색체 복제
   D. 염색체 사이의 전위
   E. 두 개의 정자와 한 개의 난자의 수정

2. 태아기의 정의로 올바른 것은?
   A. 수정에서 출생까지의 기간
   B. 자궁 내 발달이 일어나는 마지막 달
   C. 수정 후 8주부터 출생까지의 기간
   D. 수정 후 첫 4주

3. 간질 환자가 임신을 하여 항전간제 복용으로 발생할 수 있는 태아 기형을 걱정하고 있다. 다음 중 투약과 관련하여 올바른 내용은?
   A. 해로운 효과에 대한 위험은 임신 첫 16주에 가장 크다.
   B. 임신기간 동안 항전간제 복용은 안전하다.
   C. 간질 발작이 약물의 부작용보다 태아에게 더 해로울 것이다.
   D. 약물 복용은 배아 또는 태아의 발달을 방해하기보다 염색체이상을 유발할 수 있다.
   E. 약물은 태반을 통과하지 않으므로 배아나 태아에 영향을 주지 않는다.

4. 융모양막염의 가장 흔한 결과는?
   A. 구개순과 구개열 같은 선천성 결손
   B. 미숙아 분만
   C. 백내장, 청력 소실, 정신지체
   D. 유전질환
   E. 태아적모구증

5. 겸상적혈구빈혈, 낭성섬유증과 같은 단일유전자질환이 있는 환자들의 생존 기간이 수십 년 전보다 훨씬 길어졌다. 이유는 무엇인가?
   A. 정확한 유전 이상이 알려졌고 치료될 수 있기 때문이다.
   B. 이 질환에 걸린 아이들에 대한 사회의 인식과 관용이 더욱 증대되었기 때문이다.
   C. 결함이 있는 유전자 생산은 인공적으로 합성되어 환자에게 투여되기 때문이다.
   D. 질환들 자체가 덜 치명적이 되었기 때문이다.
   E. 합병증의 예방과 관리 기술이 발전했기 때문이다.

참고문헌

1. Johnson M, Gallagher K. One in a billion: a boy's life, a medical mystery. Journal Sentinel (Milwaukee, Wisconsin), December 2010. Available at www.jsonline.com/features/health/111641209.html.

SECTION III

Major Organ-Related Diseases

주요 기관 관련 질병

정확한 진단과 치료를 위해 어떤 질환이 신체 각 기관에 발생하는지, 어떤 종류의 증상을 유발하는지, 신체검진 및 검사실 검사에 의해 어떻게 발견되는지, 발생 가능한 질병의 명확한 특징과 마지막으로 신체기관이 완전히 손상되었을 때 신체 조직체계에 미치는 영향은 무엇인지 등에 대해 알아야 할 필요가 있다.

각 장은 다음과 같은 형식을 따른다.

- 구조와 기능
- 주요질환
- 증상, 징후, 검사
- 특이질환

  유전질환/발달장애

  염증성/퇴행성 질환

  과형성/신생물 질환
- 장기부전

7장의 설명처럼 유전질환과 발달장애는 명확히 구분하기 힘들기 때문에 함께 설명한다. 마찬가지로 과형성과 신생물 역시 흔히 연속선상에 존재하기 때문에 함께 다루고 있다. 외인성 또는 내인성 손상의 결과인 모든 후천적 비신생물성 상태를 포함하기 위하여 비특이성 분류로 퇴행성 질환이라는 용어를 사용한다. 장기부전에서는 장기의 기능이 모두 중단되면 어떻게 되는지에 대해 논의한다.

각 장의 시작 부분에는 학습목표와 핵심용어가 있으며, 마지막에는 연습문제가 있어 단원을 정리하는 데 도움을 줄 것이다.

CHAPTER 08

혈관계

Vascular System

개요

학습목표

1. 동맥, 정맥, 모세혈관과 림프의 구성을 포함한 혈관계의 구조와 기능을 검토하고, 어떻게 혈액이 심장으로 귀환하는지, 혈압, 혈량 그리고 세포외액의 구성요소들이 어떻게 조절되는지 등을 검토한다.
2. 혈관을 포함한 가장 빈번하고 심각한 질환들에 대해 명명한다.
3. 혈관계 질병의 선별 및 확인을 위해 사용되는 진단도구와 검사를 기술한다.
4. 가장 흔한 혈관계의 선천적 이상, 혈관종과 림프종의 차이를 구별한다.
5. 동맥경화증, 죽상경화증, 세동맥경화증을 비교하고 대조한다.
6. 죽상경화증 플라크(판)의 병태생리학적 발달에 대해 논의하고 이 질환에서 가장 일반적으로 침범된 혈관들을 명명한다.
7. 죽상경화증성 병변이 합병증을 유발하는 4가지 방법들에 대해 논의하고 죽상경화증성 병변의 분포와 합병증을 관련지어 설명한다.
8. 죽상경화증이 발생할 수 있는 위험요소와 예방법에 대해 논의한다.
9. 고혈압을 정의하고 수축기와 이완기 혈압의 구성요소를 검토한다. 원인과 치료에 있어 본태성, 이차성 고혈압을 구분하고 고혈압의 증상 및 임상적 발현에 대해 기술한다.
10. 선별검사의 중요한 역할, 생활양식 수정 그리고 고혈압과 연관된 이환율과 사망률을 감소시키기 위한 조제약물요법에 대해 인식한다.
11. 혈관염을 정의하고 기관의 기능을 어떻게 저하시키는지 기술하며 혈관염성 질환의 예를 제시한다.
12. 혈전성 정맥염과 정맥류를 침범된 혈관, 병인학, 합병증, 진단, 치료적 차원에서 구분하여 기술한다.
13. 쇼크에 대해 정의하고 4가지 유형의 쇼크를 원인, 발현, 치료와 결과 측면에서 비교하고 대조한다.
14. 핵심용어와 녹색으로 진하게 표시된 모든 용어를 정의하고 상황에 맞게 적절히 사용한다.

핵심용어

급성호흡곤란증후군acute respiratory distress syndrome, ARDS
알도스테론aldosterone
전신부종anasarca
동맥류aneurysm
혈관조영술angiography
혈관성형술angioplasty
안지오텐신 II angiotensin II
안지오텐신-전환효소angiotensin-converting enzyme, ACE
대동맥박리aortic dissection
동맥artery
세동맥arteriole
세동맥경화증arteriolosclerosis
동맥경화증arteriosclerosis
죽상경화증atherosclerosis
복수ascites
혈관계blood vascular system
모세혈관capillary

울혈congestion
투석dialysis
이완기혈압diastolic pressure
파종혈관내응고disseminated intravascular coagulation, DIC
부종edema
상피병elephantiasis
색전embolus
동맥내막절제술endarterectomy
내피endothelium
식도정맥류esophageal varices
본태성 고혈압essential hypertension
지방선조fatty streak
사상충증filariasis
안저검사funduscopic examination
고밀도지질단백질high density lipoproteins, HDLs
혈관종hemangioma
치질hemorrhoids
수흉증hydrothorax
고지혈증hyperlipidemia
고혈압hypertension
저혈압hypotension
경색infarct
간헐파행intermittent claudication
허혈ischemia
저밀도지질단백질low density lipoprotein, LDLs
지질단백질lipoprotein
내강lumen
림프관종lymphangioma
림프혈관계lymphatic vascular system
림프부종lymphedema
악성고혈압malignant hypertension
내막경화증medial sclerosis
다발성 장기부전multiple organ system failure
검안경ophthalmoscope
플라크plaque(atheromatous)
결절다발동맥염polyarteritis nodosa
간문맥portal vein
폐색전증pulmonary embolism
레이노현상Raynaud's phenomenon
레닌renin
이차성고혈압secondary hypertension
쇼크shock(cardiogenic, septic, neurogenic)
굴맥관sinusoidal vessel
혈압계sphygmomanometer
실신syncope
전신홍반성낭창systemic lupus erythematosus, SLE
수축기혈압systolic pressure
측두동맥염temporal arteritis
혈전성 정맥염thrombophlebitis
혈전thrombus
삼출액transudate
트리글리세리드triglyceride
외막tunica adventitia
내막tunica intima
중막tunica media
정맥류varicose vein
정맥류양 종창varicosities
혈관수축vasoconstriction
혈관확장vasodilation
정맥vein
세정맥venule
초저밀도지질단백질very low density lipoproteins, VLDLs

구조와 기능

혈관계는 혈액혈관계(blood vascular system)와 림프혈관계(lymphatic vascular system)로 나뉜다. 혈액혈관계는 끊임없이 동맥(arteries), 모세혈관(capillaries), 정맥(veins)을 통하여 심장으로, 그리고 심장으로부터 혈액을 운반한다. 혈액은 조직세포를 직접 둘러싸고 있지 않기 때문에 혈관계는 반드시 가스, 영양소, 대사산물을 혈관벽을 통해 교환한다. 교환은 주로 혈관계의 가장 작은 구성요소인 모세혈관과 세정맥(venules)에서 이루어진다(그림 8-1). 모세혈관과 세정맥에서의 혈류 흐름은 가장 느리고 혈관벽은 가장 얇다.

동맥과 정맥의 혈관벽은 3개의 층 혹은 피막으로 구성되어 있다. 이들을 내막, 중막, 외막이라고 한다(그림 8-2). 내막(tunica intima)은 기저막에 위치하는 넓고 편평한 내피세포(endothelial cell)에 의해 정렬되어 있고 약간의 결합조직이 지지하고 있다. 내피세포가 계속 정렬된 것을 내피(endothelium)라고 한다. 세정맥에 있는 내피세포는 혈액과 조직 사이의 교환을 조절한다. 중막(tunica media)은 탄력조직과 평활근으로 구성된다. 교감신경계(자율신경계, autonomic nervous system) 자극 또는 순환하는 아드레날린성 호르몬(예: 아드레날린)은 근육세포의 수축을 일으키고, 혈관 구경을 감소시킨다. 이를 혈관

수축(vasoconstriction)이라고 부른다. 콜린성 호르몬(아세틸콜린)과 부교감신경계(자율신경계, autonomic nervous system) 자극은 혈관을 확장(vasodilation)시킨다. 외막(tunica adventitia)은 지지결합조직세포로 구성된다. 혈액흐름의 공간을 내강(lumen)이라고 부른다.

심장근육이 수축할 때 가장 높은 압력 또는 수축기혈압(systolic pressure)은 대개 120mmHg이고 심장수축 사이의 가장 낮은 압력 또는 이완기혈압(diastolic pressure)은 대개 80mmHg이다. 즉, 동맥계의 전장을 통하여 약 100mmHg의 내강 압력을 유지하고 있다. 정맥은 혈액의 도관일 뿐 아니라 조직을 통과하는 혈액량의 흐름을 능동

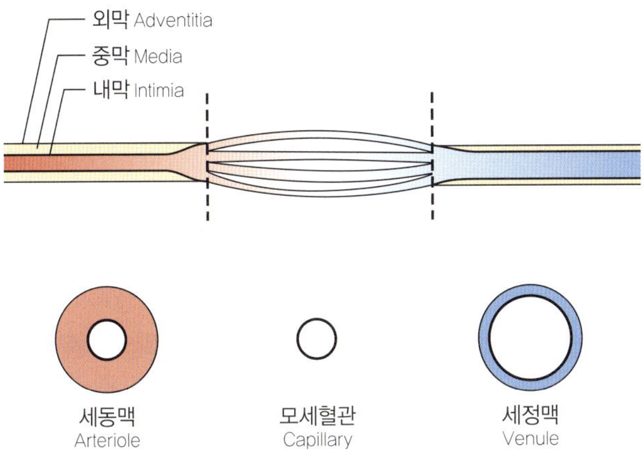

그림 8-1 세동맥, 모세혈관, 세정맥의 비교

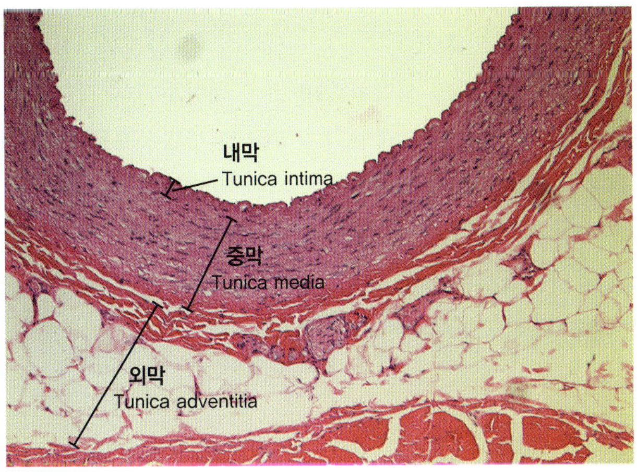

그림 8-2 헤마톡실린과 에오신이 있는 동맥. 내막은 혈관의 내강에 있는 얇은 내피세포의 층으로 되어 있다. 중막은 동맥에서 가장 두터운 부분을 차지하며, 혈관 주변에 있는 평활근으로 이루어져 있다. 외막은 혈관의 바깥부분을 차지하며, 지지결합조직세포로 구성되어 있다. (© Donna Beer Stolz, Ph.D., Center for Biologic Imaging, University of Pittsburgh Medical School.)

적으로 조절하고 수축기혈압을 결정한다. 혈압을 결정하는 주요인자는 혈관을 지나는 혈액의 양과 흐름에 대한 혈관의 저항이다. 그러므로 혈류량이 많거나 혈관 구경이 감소하면 혈압이 증가한다. 정상적으로 혈압은 주로 동맥과 세동맥(arterioles)의 확장 또는 수축에 의해 조절된다.

정맥계는 30mmHg 이하의 평균 압력을 갖는다. 정맥은 동맥보다 근육벽이 더 얇으며, 내강이 큰 혈관은 더 느린 속도로 혈액을 운반하고 압력을 덜 받는다. 정맥의 기능은 모세혈관계 조직으로부터 심장으로 혈액을 돌려보내는 것이다. 정맥에서 심장으로 혈액을 미는 힘은 동맥, 세동맥과 모세혈관을 통해 혈액을 통과시키고 남은 압력이다. 이 힘은 단지 신체가 수평인 자세에서 심장으로 혈액을 돌려보내기에 적당하다. 보상이 이루어지지 않는 한 똑바로 선 자세에서 두부 혈류와 신체의 상지 혈류는 복부와 하체로 내려간다. 이것을 예방하기 위한 보상기전이 하지 정맥의 수축, 정맥에서 골격근의 마사지 작용, 흉부의 대정맥에서의 호흡 운동 작용과 같은 반사작용이다. 중력에 의한 혈액의 역류를 예방하기 위해 정맥에는 판막 기능이 있다. 정맥계에서 압박(compression), 혈전증(thrombosis), 심부전(heart failure)과 같은 혈류 흐름의 폐색은 정맥과 모세혈관압을 증가시키고 이처럼 크게 팽창하는 조직에서 혈액의 축적을 초래한다. 정맥과 모세혈관의 확장은 정맥압의 상승효과에 의한 울혈(congestion)에 의해 일어난다. 계속된 울혈은 모세혈관 내피세포에서 조직으로의 체액의 유출을 초래하는데, 이러한 체액의 축적을 부종(edema)이라 부른다. 부종은 조직-모세혈관 사이의 산소, 영양소, 대사산물의 교환 장애를 초래한다.

문맥(portal vein)은 위장관부터 비장까지의 혈액이 심장으로 돌아가기 전에 간으로 영양소와 대사산물이 모이도록 하는 정맥이다.

모세혈관은 동맥과 정맥 사이에 놓인 작은 혈관이며 내막층으로만 구성된다. 비록 대부분이 접힌 상태이지만, 모세혈관은 전체적으로 정맥계에서 가장 많은 부분을 차지한다. 모세혈관은 혈류량의 요구가 증가할 경우 조직으로 혈액을 보낼 수 있고, 손상된 부위의 치유를 돕기 위해 증식할 수 있다. 모세혈관 흐름은 세동맥과 세정맥의 수축과 이완에 의해 조절된다.

모세혈관은 혈액과 세포외 공간 사이의 체액, 전해질, 영양소의 교환을 조절한다. 교환을 중재하는 요인으로는

(1) 세정맥으로부터 전달되는 정수압, (2) 혈액과 조직액의 용질의 양에 의해 결정되는 삼투압(특히 단백질), (3) 내피세포(endothelial cell)의 통합성을 들 수 있으며, 이들 중 하나라도 변화하면 부종이 발생할 수 있다. 심부전이 발생하여 정맥내 정수압이 증가하면 모세혈관압은 망운동을 강화하여 체액을 모세혈관으로부터 밖으로 내보낼 것이다. 간부전(간에 의해 생성되는 알부민은 삼투압에 가장 많은 영향을 줌)이 발생하여 삼투압이 감소하면 체액을 모세혈관 밖으로 내보내는 망운동이 일어날 것이다. 부종을 유발하는 모세혈관 내피세포의 통합성(integrity) 혹은 기능의 파괴는 히스타민 같은 혈관 확장 물질의 분비에 의해 국소적인 염증반응을 수반한다.

간, 비장, 부신, 뇌하수체와 같은 기관에서의 모세혈관은 굴맥관의 형태를 지닌다. **굴맥관(sinusoids)**은 보통의 모세혈관보다 더욱 지속적으로 혈류 흐름에 개방되어 있는 확장된 모세혈관이다. 굴맥관은 간과 비장에서 손상된 혈액세포를 포함하여 미립자를 걸러내는 것과 부신과 뇌하수체에서 호르몬 조절을 하는 것과 같은 특별한 기능과 연관성이 있다. 구조적으로 가장 복잡한 모세혈관은 신장의 사구체에 있고, 소변으로 배출되는 배설물을 걸러내는 기능을 한다.

림프혈관계(림프계)는 유일하게 조직으로 흘러드는 혈관을 가지지 않는다. 림프관(lymphatic vessels)은 끝이 막힌, 국소조직을 유출하는 얇은 벽으로 된 통로로 시작되어 림프절까지 연장된다. 림프절(lymph nodes)은 차례로 보다 큰 림프 통로로 유출되어 결과적으로 흉관으로 배액되면서 비워지게 된다. 흉관은 상대정맥(superior vena cava)으로 흘러들어가고 림프액은 체순환으로 되돌려지게 된다. 림프관은 또한 작게는 다른 정맥들로 비워지기도 한다. 림프는 주로 물, 단백질, 백혈구로 구성되지만 적혈구는 없다. 림프관은 과다한 조직액을 정맥계로 되돌림으로써 낮은 압력 배액계로 기능한다. 또한 림프구(lymphocytes)는 이 경로를 통해 조직으로부터 순환으로 다시 들어간다.

주요질환

죽상경화증(atherosclerosis)은 크거나 중간 크기 동맥의 내막 안의 지질, 칼슘, 섬유성 침전물로 특징지어지는 질환이다. 뇌졸중(strokes)은 뇌혈관의 죽상경화증으로부터 초래된다. 하지와 장으로 가는 주요 동맥인 상장간막동맥(superior mesenteric artery)의 죽상경화증으로 동맥 폐색과 경색이 발생하는 경우는 드물지만, 동맥 폐색과 경색이 발생할 경우 그 결과는 매우 심각하다.

하지 심부정맥에서의 **혈전(thrombi)** 형성 또는 혈관벽에 부착된 혈전은 상대적으로 흔하지만 때로는 움직이지 못하는 환자에게 심각한 문제를 야기한다. 혈전의 가장 심각한 합병증은 혈전(thrombi)이 혈관벽에서 떨어져 나올 때 발생한다. 혈관 내에서 자유롭게 떠도는 혈전 조각들을 **색전(emboli)**이라고 부른다. 하지정맥에 있는 혈전으로부터 생성된 색전은 우심방을 통해 폐동맥으로 가서 폐로 가는 혈류를 막게 되는데, 이를 **폐색전증(pulmonary embolism, PE)**이라고 부른다. 색전의 크기와 수에 따라 폐경색에서부터 큰 폐동맥이 갑자기 폐색되면 급사에 이르는 폐고혈압의 점진적인 발달에 이르기까지 영향을 미친다.

정맥류(varicosities)는 영구적으로 정맥 통로가 이완된 상태이다. 정맥류는 일반적으로 다리(**하지정맥류, varicose veins**)와 항문(**치질, hemorrhoids**)에서 발생한다. 하지정맥류는 불편감, 기형 및 변형, 부종, 하지 궤양을 일으키며 혈전을 형성한다. 치질은 무증상일 수 있으며, 배변 시 가려움, 통증, 선홍색의 출혈이 일어나고 혈전증이 발생하게 되면 갑작스럽고 심한 통증을 일으킨다.

고혈압(hypertension)은 의료인이나 보건교육자들이 이해해야 할 가장 중요한 질환 중 하나이다. 왜냐하면 고혈압을 인식하고 치료하는 것은 심부전, 신장질환, 심근경색, 뇌경색과 같은 심각한 합병증을 예방하거나 지연시킬 수 있기 때문이다. 고혈압의 대부분은 특발성으로 명확한 원인이 없다. 그러나 혈압을 낮추는 효과적인 약물치료는 유용하다. 고혈압의 영향이 명확하게 나타나기까지는 수년의 시간이 소요되므로, 증상이 나타나기 전에 고혈압을 발견하고 치료하는 것이 가능하다.

증상, 징후, 검사

동맥의 폐색상태는 **경색(infarcts)** 또는 혈액공급의 부족(허혈성 위축, ischemic atrophy)으로, 조직은 점진적으로 기능을 상실한다. 게다가 경색 또는 허혈성 위축은 영향을 받는 혈관에 따라 통증과 함께 기관의 기능 손실을 가져온다.

동맥의 통합성은 동맥조영술(arteriography) 또는 **혈관조영술(angiography)**로 직접 확인할 수 있다. 시술은 동맥으로 조영제를 주입하여 X선 영상을 통해 혈관의 내경 및 혈류 흐름 분포를 확인할 수 있다. 예를 들어 뇌혈관조영술(cerebral angiogram)은 뇌혈관의 동맥류 또는 종양에 의한 뇌혈관의 위치 변화를 보여준다. 일반적으로 경동맥 혈관조영술(carotid angiogram)은 뇌졸중의 주요 요소인 동맥경화성 폐쇄나 혈관내경의 감소를 보여준다(그림 8-3).

고혈압과 저혈압을 일으키는 기능적 동맥질환은 동맥 폐색과는 다른 증상을 보인다. 고혈압(hypertension)은 보통은 무증상이지만, 두통이나 현기증이 발생하기도 한다. 심각한 **저혈압(hypotension)**은 혈관수축으로 발생하는 실신, 차가운 피부 같은 쇼크 증상이 나타나며 뇌와 신장으로 가는 혈류량이 감소한다. 동맥계의 기능적인 상태는 **혈압계(sphygmomanometer)**로 동맥의 혈압을 측정하고 손가락으로 동맥을 촉진하여 맥박을 측정해 평가한다.

정맥계는 정밀하게 관찰하거나 특별한 기구를 사용하여 측정할 수 있다. 환자가 곧게 선 자세에서 경정맥 확장은 정맥압이 증가하였다는 명백한 징후이다. 더욱 세밀한 정맥압의 상승은 팔의 정맥에 압력 측정기를 삽입함으로써 측정 가능하다. 환자가 위중할 때는 수축과 이완 동안 심방에서 생기는 압력을 측정하기 위해 정맥을 관통하여 압력 측정기를 심장으로 들여보낼 수 있다.

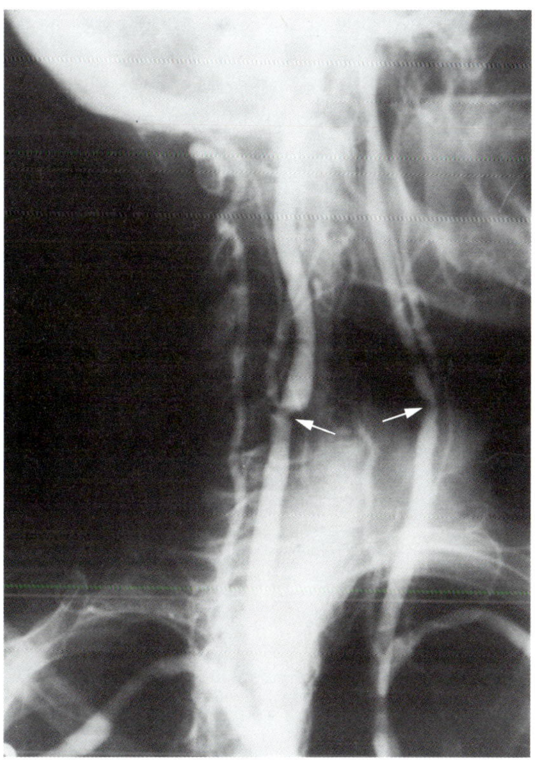

그림 8-3 협착이 있는 부위(화살표)의 경동맥 혈관조영술

하지 심부정맥혈전은 청색증성 울혈, 부종, 때때로 통증을 유발한다. 도플러 효과를 측정하는 초음파검사는 하지 심부정맥과 같은 깊은 부위에서의 정맥의 흐름을 평가하는 정교한 방법이다.

표재성 하지정맥에 판막부전이 있을 경우 정맥은 팽창되고 뒤틀리며 돌출되어 있다. 또한 육안으로도 명백하게 보이는 밧줄과 같은 정맥류를 나타내게 된다. 치질(hemorrhoid)은 항문 시진을 통해 진단되며 식도정맥류는 내시경검사로 진단한다. 고혈압, 당뇨와 같은 몇몇 질환은 작은 혈관에 영향을 미칠 수 있다. 이러한 질환들은 잘 치유되지 않고 이차감염을 유발하는 피부궤양을 일으킬 수 있다. 또한 시력을 약화시키거나 실명을 초래할 수도 있다. 작은 혈관들을 쉽게 볼 수 있는 유일한 곳은 안구 뒤 반투명한 망막 바로 아래이다. **검안경(ophthalmoscope)**으로 눈 뒤쪽을 검진하는 것을 **안저검사(funduscopic examination)**라고 한다. 고혈압과 당뇨병성망막증의 초기 증거는 이러한 혈관들의 검진을 통해 발견할 수 있다.

특이질환

유전질환/발달장애

혈관종과 같은 혈관구조의 선천적 변이는 흔하지만 문제를 유발하지는 않는다. 그러나 선천성 심상실환과 큰 혈관의 기형은 생명을 위협할 수도 있다. 이 내용은 9장에서 다루어진다.

혈관종

혈관종(hemangiomas)은 출생 시 나타날 수 있는 모세혈관의 국소적 증식이다. 혈관종은 일반적으로 피부에 나타나는데, 작은 빨간 점에서부터 미용상 심각하게 느껴질 만큼 큰 적포도주 반점에 이르기까지 다양하다(그림 8-4). 확장된 혈관들은 혈액으로 채워져 있기 때문에 손가락으로 압력을 가하면 붉은색에서 푸른색으로 그리고 창백하게 변한다. 피부 혈관종은 건강에는 거의 문제가 없지만 미용상의 문제로 제거하기도 한다.

림프의 확장된 덩어리 형태인 **림프관종(lymphangio-**

참고 8-1 혈관종

원인
선천성 이상

병변
과도한 모세혈관 증식
피부에 자주 발생

발현
압력을 가하면 창백하게 변하는 피부의 국소적 발적
드물게 출혈

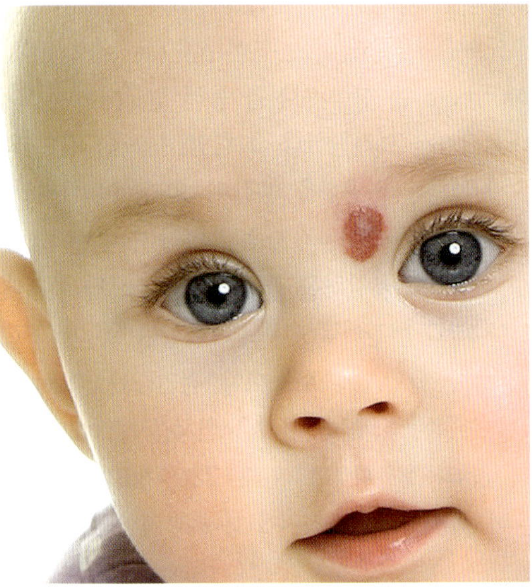

그림 8-4 영아의 얼굴에 나타난 혈관종
(© Julie DeGuia/Shutterstock, Inc)

mas)은 흔히 나타나지는 않는다. 유아의 목에 발생했을 때 이를 낭림프관종(cystic hygroma)이라고 하며 보통 나이가 들면서 퇴행된다.

염증성/퇴행성 질환

동맥이 두꺼워지는 것과 굳는 것을 설명하는 용어는 혼동되어 사용될 수 있다. **동맥경화증(arteriosclerosis)**은 동맥이 굳는 현상을 의미하며(**그림 8-5**), 세동맥의 내막과 중막이 두꺼워지는 **세동맥경화증(arteriolosclerosis)**(**그림 8-6**), 대동맥 중막의 석회화인 **내막경화증(medial sclerosis)**, 대동맥 내막에 판을 형성하는 죽상경화증(atherosclerosis)의 3가지 서로 다른 과정을 일컫는다. 세동맥경화증은 고혈압이 지속되는 경우에 발생하며 일반적으로 신동맥에서 가장 많이 나타나고, 이러한 변화는 신기능 저하를 가져올 수 있다. 신장으로의 혈류 감소는 고혈압을 유발하므로 악순환이 이어질 수 있다. 중막의 석회화는 노화와 더불어 갑상선, 뇌, 생식기와 사지의 중간 크기 이상의 큰 동맥에서 발생하기 때문에 치명적인 질병으로 여겨지지는 않는다. 죽상경화증과 고혈압은 직간접적으로 사망률에 매우 큰 영향을 미치므로, 더욱 상세하게 논의하고자 한다.

죽상경화증

죽상경화증은 퇴행성 질환으로 발병률과 치명 정도는 노화에 비례한다. 죽상경화증의 기본 병변은 혈관, 특히 주요 근육 동맥의 내막에 축적된 섬유지방 조직(즉, 섬유성 조직과 지질로 구성)이다(**그림 8-7**). 이러한 축적물은 **죽종(atheroma)** 또는 더 일반적으로는 **플라크(plaque)**라고 부른다. 죽종은 대동맥과 중간크기 동맥에서 발생하며, 특히 대동맥과 대동맥 분지(경동맥, 관상동맥, 장간동맥, 신장동맥, 장골동맥, 대퇴동맥)에서 호발한다. 가장 초기에 볼 수 있는 병변은 대부분 지질(lipid)로 구성된 **지방선조(fatty streaks)**이다. 죽상경화증의 합병증, 즉 혈류의 감소, 혈전, 색전의 형성은 30대에 나타나기 시작해서 나이가 들면서 점점 증가하게 된다. 여성의 경우 폐경 후까지 합병증이 발생하는 것은 에스트로겐과 프로게스테론의 방어효과 감소를 원인으로 볼 수 있다. 이때 폐동맥압의 저하는 동반되지 않는다.

죽종 형성을 자극하는 원인은 정확하게 알려지지 않았지만 죽상경화 병리에 관한 대부분의 이론은 내피세포(endotherial cell) 손상을 그 초기 원인으로 밀접하게 관련시키고 있다. 내피세포의 초기 손상의 요인은 흡연, 당

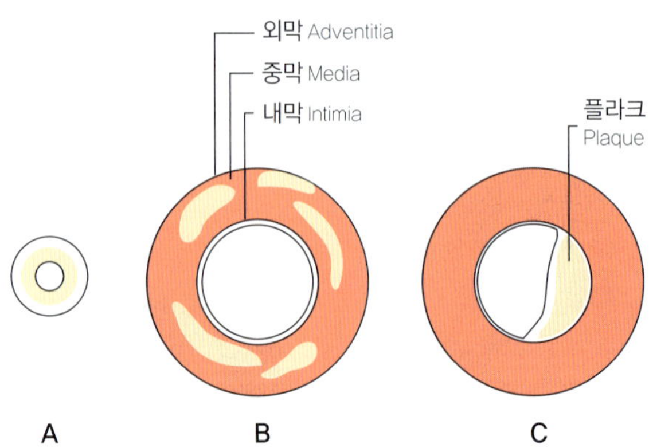

그림 8-5 동맥경화증 양상. A: 동맥경화, B: 중막 석회화, C: 죽상경화증

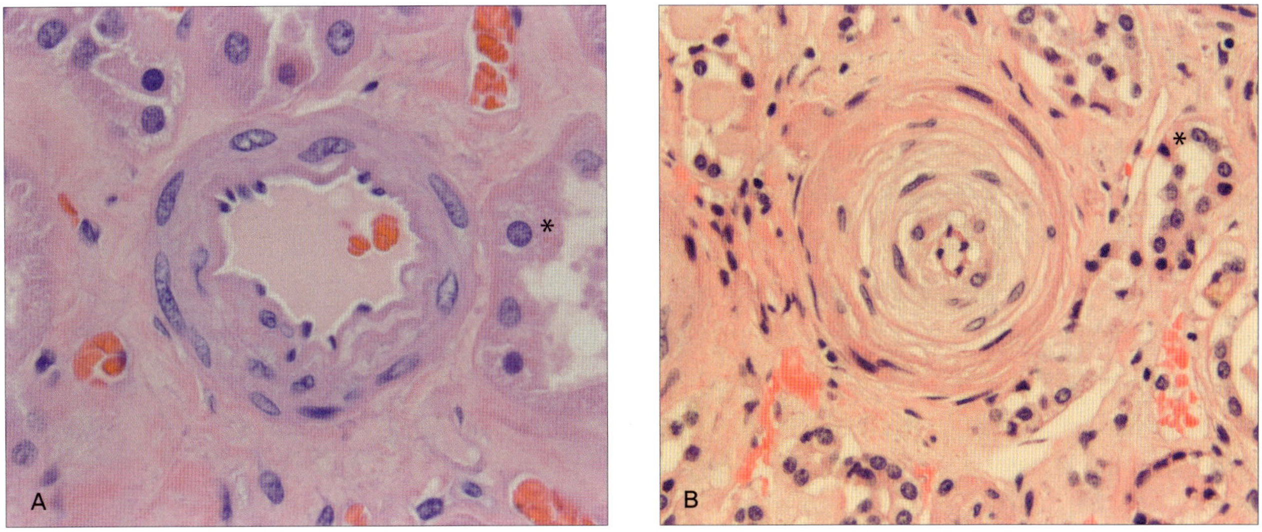

그림 8-6 중증의 고혈압과 연관된 세동맥의 변화(절단면). A: 신장 세동맥은 정상 크기이다. 세동맥의 벽은 길쭉한 핵을 가진 평활근의 층으로 이루어져 있다. 세동맥 벽의 두께는 옆에 관찰되는 신세관(renal tubule) 상피세포의 한 층 두께 정도라는 것을 주의 깊게 관찰해야 한다. B: 중증 고혈압 환자의 장기간 동안 매우 두꺼워진 신장 세동맥 벽의 현미경 소견이다. 세동맥 벽은 여러 층으로 구성되어 있으며, 내경이 극히 좁아진 것이 관찰된다. 세동맥을 둘러싸고 있는 신세관의 상피세포가 세동맥 벽의 두께에 비하여 상대적으로 매우 작아 보인다.

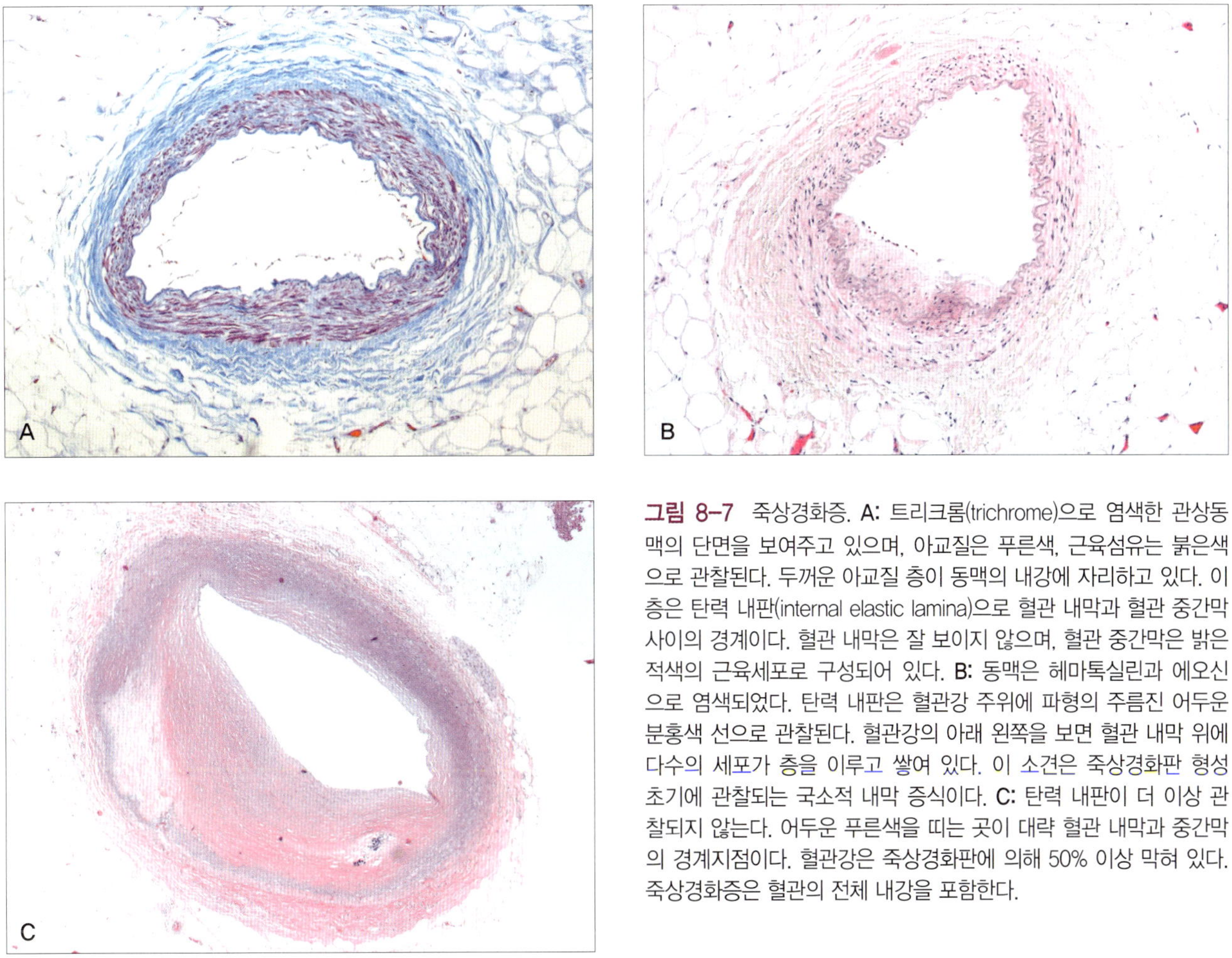

그림 8-7 죽상경화증. A: 트리크롬(trichrome)으로 염색한 관상동맥의 단면을 보여주고 있으며, 아교질은 푸른색, 근육섬유는 붉은색으로 관찰된다. 두꺼운 아교질 층이 동맥의 내강에 자리하고 있다. 이 층은 탄력 내판(internal elastic lamina)으로 혈관 내막과 혈관 중간막 사이의 경계이다. 혈관 내막은 잘 보이지 않으며, 혈관 중간막은 밝은 적색의 근육세포로 구성되어 있다. B: 동맥은 헤마톡실린과 에오신으로 염색되었다. 탄력 내판은 혈관강 주위에 파형의 주름진 어두운 분홍색 선으로 관찰된다. 혈관강의 아래 왼쪽을 보면 혈관 내막 위에 다수의 세포가 층을 이루고 쌓여 있다. 이 소견은 죽상경화판 형성 초기에 관찰되는 국소적 내막 증식이다. C: 탄력 내판이 더 이상 관찰되지 않는다. 어두운 푸른색을 띠는 곳이 대략 혈관 내막과 중간막의 경계지점이다. 혈관강은 죽상경화판에 의해 50% 이상 막혀 있다. 죽상경화증은 혈관의 전체 내강을 포함한다.

뇨, 고혈압, 동맥분지에서의 혈액의 난류, 면역손상 등이 될 수 있다. 내피세포는 한 번 손상되면 투과성이 증가되고, 혈관을 통해 정상적으로 순환하던 지방 입자들은 내피세포를 통해 확산되어 내막(endothelium)에 축적된다. 이 반응으로 내피세포는 단핵구(monocyte)와 림프구(lymphocyte)를 끌어당긴다. 단핵구는 자유지질(free lipid)을 포식하고, 이것은 지질로 꽉 찬 대식세포(lipid-laden macrophage)로 조직에 남겨진다. 동시에 평활근세포(smooth muscle cell)는 중막에서 내막으로 이동하는데, 이는 내막의 손상을 최소화하고 내막의 기능을 유지시키고자 하는 반응으로 보인다. 대식세포와 평활근세포의 이러한 활동은 림프구에 의해서 분비된 시토카인에 의해 조절된다. 대식세포와 평활근 세포 내에 지질이 축적되면 노란색 띠를 형성한 것처럼 보여지는데, 이는 총체적으로 지방선조(fatty streak)로 인식된다.

플라크(plaque)가 축적됨에 따라 평활근세포와 대식세포는 기능을 소실하고 지질은 세포외 공간으로 다시 방출되어 염증과정이 더욱 가속화된다. 지질은 콜레스테롤 결정체 형태로 세포외 공간에 축적된다. 또 다른 만성 염증성 병변과 함께 섬유화(fibrosis) 과정이 일어나고 플라크는 반흔으로 남거나 경화된다. 병변 안의 세포는 죽게 되고, 죽은 세포들의 잔여물은 위축성 석회화를 겪게 된다. 이로 인해 플라크는 해를 거듭할수록 점진적으로 증대되고 계속해서 더 섬유화되거나 석회화된다(**그림 8-8**). 연노란색으로 보풀이 있으며 딱딱한 형태의 외관을 지닌 플라크는 콜레스테롤과 석회화의 결정체로부터 발생한다.

죽상경화 플라크는 여러 가지 면에서 해로울 수 있다. 혈관 내강은 플라크에 의해 심하게 좁아지거나 막힐 수 있으며, 이는 정상적으로 동맥에 의해 혈류공급이 이루어지는 조직의 허혈(ischemia)을 유발한다. 또한 플라크의 표면은 궤양화될 수 있다. 노출된 교원질은 혈전을 잘 형성하고, 혈전은 궤양화된 플라크 위에 빠른 속도로 형성될 수 있다. 이러한 현상은 급성 폐색의 원인일 뿐 아니라, 동맥에 의해 산소를 공급받는 조직의 경색(infarction)을 야기한다. 플라크는 또한 혈관벽의 구조적 통합성에 손상을 주고 압력을 받아 팽창하여 동맥류(aneurysm)(**그림 8-9**)를 형성한다. 혈관벽이 너무 얇으면 결국 파열될 것이고, 이는 생명을 위협하는 출혈을 일으킬 수 있다. 각각의 혈관에는 서로 다른 합병증이 생길 수 있는데, 상대적으로 직

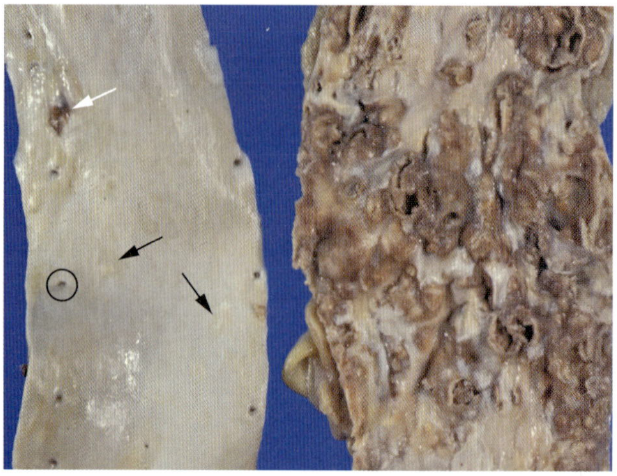

그림 8-8 죽상경화증. 이 사진에 있는 두 개의 대동맥은 내면을 드러내기 위하여 뒤쪽에서 절개되었다. 왼쪽에 있는 대동맥에서 규칙적으로 보이는 양측의 구멍(동그라미)이 척추동맥으로 나가는 구멍이다. 왼쪽에 있는 대동맥은 광택이 있고 내막 표면은 흰색이다. 자세히 관찰하면 불규칙한 모양의 노란색 부위(화살표) 또는 지방판이 관찰된다. 흰색 화살표는 좀 더 진행된 죽상경화 부위를 가리키고 있다. 오른쪽에 있는 대동맥은 죽상경화증이 심하게 진행되어 있다. 흰색의 내막 표면은 궤양, 괴사 및 석회화가 진행된 죽상경화 병변 부위 사이에서 작고 울퉁불퉁한 반점으로 눈에 보일 뿐이다.

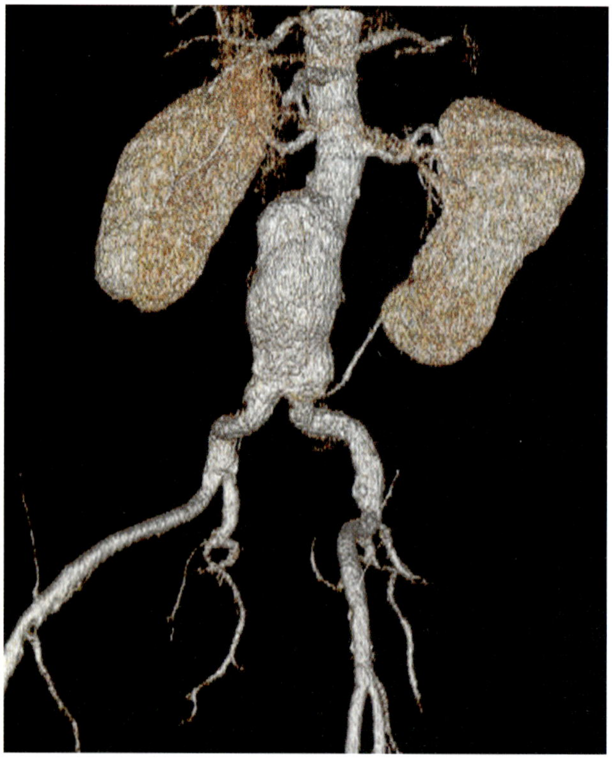

그림 8-9 죽상경화증성 대동맥류의 전산화 혈관조영. 대동맥의 양측에 관찰되는 것은 신장이다. 대동맥류는 양측 신장동맥과 대동맥의 분지 사이에 대동맥이 불규칙하게 확장되어 있는 부위이다. (Courtesy of Dr. Myron Pozniak, Department of Radiology, University of Wisconsin School of Medicine and Public Health.)

경이 좁은 관상동맥의 죽상경화증은 혈관 내강을 좁히는 경향이 있다. 혈전증 혹은 플라크 내로의 출혈을 동반하는 플라크의 파열은 심근경색을 유발한다. 경동맥의 플라크도 폐색을 초래하는 경향이 있다. 죽상경화증이 가장 흔히 발생하는 복대동맥에서는 죽상경화증이 넓게 퍼진 경우에도 증상이 나타나지 않을 수 있다. 죽상경화증성 플라크(atherosclerotic plaque)가 대동맥 분지 입구에서 과잉 성장하는 경우, 혈전이 형성되고 그 혈전 조각들이 각기 다른 조직에 색전을 이루는 경우, 또는 정맥류가 생겼을 경우에는 합병증이 발생할 수 있다. 하지동맥의 죽상경화는 발의 경색, 즉 건성괴저(dry gangrene)(그림 8-10)를 초래하거나 다리의 점진적인 허혈로 인한 변화를 가져온다. 점진적 허혈로 인한 변화는 근육 위축과 걸으면 악화되고 휴식 시에는 완화되는 통증과 관련이 있으며, 이를 간헐파행(intermittent claudication)이라고 한다.

무엇이 죽상경화 과정의 시초이고 영구화시키는지에 대해 완전히 이해하지 못하더라도 일반적으로 죽상경화증은 만성 염증성 과정이며, 내피세포 손상이 그 과정의 시작에 치명적인 역할을 할 뿐만 아니라, 지질순환이 병소의 지속과 진화에 결정적 역할을 한다는 것에 동의한다. 내피세포 손상과 지질 축적물 사이의 상관관계 또한 잘 알려져 있지 않다. 혈청 지질의 이상이 죽상경화증의 과정을 촉진시킨다는 것은 명백하나 플라크가 성장하기 위해서는 국소적 요인이 필요하다. 혈청과 국소적 요인의 복잡성과 단계적 심각성은 특정 원인들을 분리시키는 데 어려움을 초래한다.

모든 사람이 어느 정도의 죽상경화증을 지닌 채 살아가지만, 어떤 사람은 35세에 관상동맥 폐색으로 인한 심근경색으로 사망하는 반면, 어떤 사람은 단순히 경미한 죽상경화증을 앓고 살다가 90세의 나이에 암으로 사망하기도 한다. 또한 어떤 인구집단에서는 죽상경화증이 거의 발생하지 않지만 이 인구집단의 사람들이 죽상경화증이 널리 퍼진 지역으로 이동할 경우 죽상경화증의 발생 위험과 합병증이 증가한다. 그러한 위험요인과 개인 및 환경 변화에 대한 인식이 나타났을 때 개인적으로 질환 발달에 더욱 민감해지는 상황에 대한 설명이 제시되어 왔다. 죽상경화증의 주요 위험요인은 다음과 같다(표 8-1).

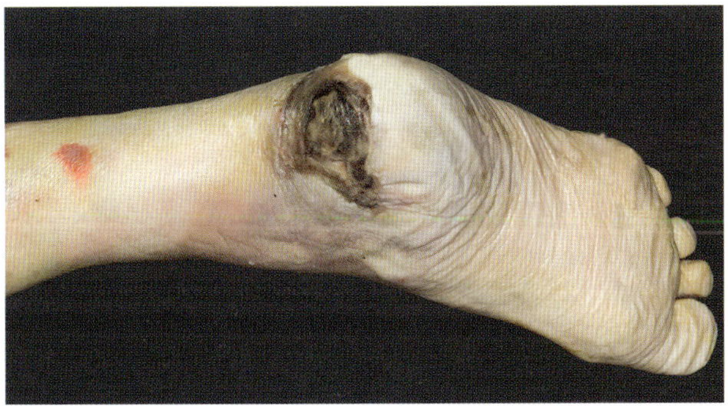

그림 8-10 괴저. 발 뒤꿈치에 있는 깊고 치유되지 않는 궤양은 절단이 불가피했다.

1. 고지혈증: 음식물의 섭취 증가와 유전적으로 결정되는 가족 혈청 지질 수치의 상승은 죽상경화를 예측할 수 있는 요인이다. 비록 상대적인 수치이고 그 위험성은 단지 어떤 개인에 있어 대략적인 측정일 수 있지만, 일반적으로 혈청 콜레스테롤 수치가 200mg/dL 이상인 경우 죽상경화증의 위험성이 증가한다고 볼 수 있다. 또한 혈청 콜레스테롤 수치는 혈청 내 모든 형태의 콜레스테롤을 반영한다. 이들 중 몇몇 형태는 다른 것들에 비해 죽상경화증의 발생과 매우 밀접하게 연관되어 있다. 혈청 내 콜레스테롤의 주요 운반수단인 지질단백질(lipoprotein)은 각 지질단백질의 밀도(density)와 전기영동 이동(electrophoretic migration)을 기반으로 고밀도지질단백질(high density lipoproteins, HDLs), 저밀도지질단백질(low density lipoproteins, LDLs), 초저밀도지질단백질(very low density lipoproteins, VLDLs)로 분류된다. 고밀도지질단백질은 어느 정도 보호가 되는 반면, 저밀도지질단백질과 초저밀도지질단백질의 상승은 매우 심각한 죽상경화증과 관련이 있다. 고지질단백혈증은 지질단백질, 콜레스테롤, 중성지방(triglycerides)의 혈청 수치에 기반하여 분류된다. 그림 8-11은 위 3가지 종류의 지질단백질 각각에 대한 콜레스테롤과 중성

표 8-1 죽상경화증의 위험요인

주요인	부차적 요인
• 고지혈증 • 고혈압 • 흡연 • 당뇨 • 비만 • 고호모시스테인혈증(hyperhomocysteinemia)	• 연령* • 가족력* • 성별* • 스트레스 • 활동 수준

*표시는 변경할 수 없는 위험요인임

지방의 구성 비율을 보여준다.

2. 고혈압: 혈압이 높을수록 죽상경화증의 위험성도 증가한다. 그 이유는 명확하지 않지만 동맥 내막의 손상과 관련되며 이는 혈액의 난류현상이 일어나는 동맥 분지와 같은 곳에서 많이 발생한다. 예를 들어 관상동맥우회술을 시행할 때 죽상경화증이 진행되지 않았던 정맥을 동맥혈을 운반하는 위치에 이식하는 경우에 죽상경화증성 병변이 빠르게 진행되는 것이 이러한 가설을 뒷받침한다.
3. 흡연: 관상동맥의 죽상경화증이 있는 사람 중에서 흡연자는 비흡연자에 비해 2배 이상의 사망률이 보고되었다.
4. 당뇨병: 당뇨병이 있는 경우 죽상경화증에 더 큰 영향을 미칠 수 있다.
5. 비만: 비만하고 고칼로리를 섭취하며 탄수화물, 포화지방을 섭취하는 경우 죽상경화증 발생률이 더 높다.
6. 고호모시스테인혈증: 호모시스테인은 단백질의 기본 구성물인 아미노산으로, 필수아미노산 형태인 메티오닌이 중성 아미노산인 시스테인 형태로 전환된 것이다. 혈액 내에서 호모시스테인이 상승하면 죽상경화증과 정맥혈전증이 가속화되는 것은 밝혀졌지만 호모시스테인의 상승과 죽상경화증과의 병태생리학적 관련성은 정확하게 밝혀지지 않았다. 고호모시스테인혈증은 엽산이 많은 음식을 섭취하거나 비타민 B_6와 B_{12}를 섭취하여 치료할 수 있다.

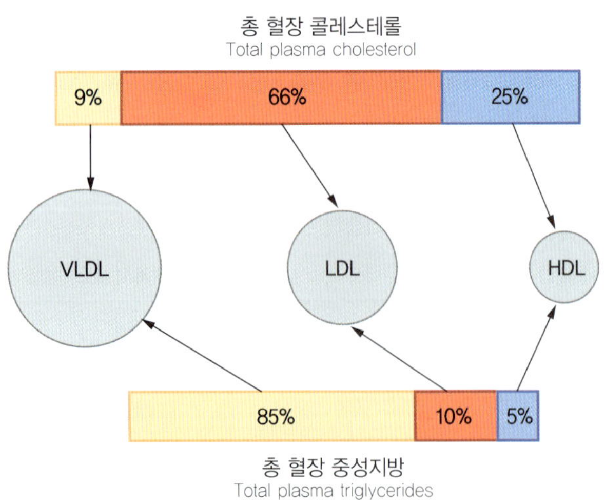

그림 8-11 주요 지질단백질 중 혈장 지질의 분포. (VLDL: 초저밀도지질단백질, LDL: 저밀도지질단백질, HDL: 고밀도지질단백질)

7. 연령: 일반적으로 연령이 높을수록 죽상경화증의 위험성이 높아진다.
8. 성별: 남성은 여성에 비하여 죽상경화증의 발병률이 높다. 여성의 경우 죽상경화증의 중대성과 합병증의 빈도는 폐경 이후 급격히 증가하며, 남성의 경우에는 고령일수록 증가한다.
9. 가족력: 일부 가족은 죽상경화증 발병률이 높고 다른 가족에 비하여 질병으로 진행되는 경우가 있다. 일반적인 식습관과도 관련성이 있으나 가족성 고콜레스테롤혈증과 당뇨 위험성, 비만과 같은 명백한 유전적 영향을 받는 경우도 있다.
10. 활동수준: 규칙적이고 적당한 운동은 지질 수치, 혈압, 몸무게를 감소시키므로 죽상경화증의 위험성을 낮출 수 있다.
11. 정신적 요인: 정서적인 스트레스와 우울은 죽상경화증성 대동맥질환의 발병 증가와 연관성이 있는 것처럼 보인다.

이러한 모든 위험요인 중에서 앞에 열거한 6가지 요인(고지혈증, 고혈압, 흡연, 당뇨병, 비만, 고호모시스테인혈증)은 죽상경화증의 주요인이며, 다른 어떤 요인보다도 죽상경화증의 발병과 악화에 영향을 미친다고 볼 수 있다. 그 밖에 연령, 성별, 가족력 등은 치료할 수 없는 요인이다. 기타 다른 위험요인은 식이조절, 운동, 금연, 스트레스 요법, 약물치료로 조정 가능하다. 일부 약제들은 콜레스테롤을 포함한 혈청 지질 수준을 효과적으로 낮추는 데 유용하다.

죽상경화증성 병변의 치료는 다음과 같다. (1) 기존 병변의 성장을 방해하고, 더 많은 병변이 진행되지 않도록 예방한다. (2) 죽상경화증성 병변이 발생함에 따라 생기는 합병증을 잘 살핀다. 죽상경화증이 역동적인 병변이라는 것을 기억해야 한다. 즉, 플라크는 시간에 따라 변화하고, 심지어 어느 정도는 변형될 수 있으며, 안정화되어 더 이상 성장하지 않기도 한다. 죽상경화증의 진행 위험성을 감소시킨다고 알려진 것과 동일한 방법으로 일단 형성된 병소를 안정시키거나 줄일 수 있다. 고혈압을 조기 진단하고 치료하는 것은 명백하게 이로운 결과로 이어진다. 수년 동안 담배를 피워 온 사람이라 할지라도, 금연을 함으로써 죽상경화로 인한 합병증의 발생빈도를 줄일 수 있다. 혈청 콜레스테롤을 감소시키는 예방적 식이조절은 죽상경화증의 진행을 감소시키는 데 효과가 있음이 밝혀졌다. 스타틴(statin) 조제약물의 사용은 콜레스테롤을 포함한 혈청 지질 수치를 감소시키는 데 효과적인 수단이며, 이로 인해 죽상경화증의 진행과 그 합병증이 줄어드는 것으로 판명되었다. 죽상경화증성 병변과 그 합병증의 외과적 치료는 지난 수십 년간 매우 효과적이었다. 초음파 기술은 무증상인 동맥류가 동맥류 파열에 이르지 않도록 미리 진단하고 치료하는 데 기여하였다. 복부 대동맥류의 치료는 생물학적 불활성 물질인 관을 대동맥의 동맥류 부위에 삽입하여 우회술을 시행하는 것을 필요로 한다. 또한 증상을 보이는 환자들을 위해 경동맥과 관상동맥의 내강으로부터 죽상경화 플라크를 제거하는 수술이 시행되고 있다. 단, 이는 잠재적 위험성과 이점을 면밀히 평가해보고 난 후 시행해야 할 것이다. 경동맥 플라크는 내경동맥과 외경동맥의 분지에서 발생하며, 대뇌혈류를 감소시키는 역할을 한다. 이는 동맥 절개와 플라크의 외피를 벗겨서 제거할 수 있는데, 이를 **동맥내막절제술(endarterectomy)**이라고 한다. 관상동맥의 죽상경화증성 병변을 치료하는 방법은 관상동맥 우회술이나 **혈관성형술(angioplasty)**로 가능하다. 관상동맥 안으로 풍선을 삽입한 후 플라크가 있는 부위에서 풍선을 부풀려서 효과적으로 동맥 벽의 플라크를 부수며, 폐색된 부위에 금속 스텐트(stent)를 삽입함으로써 내강이 열려 있도록 유지시켜 준다. 다리나 장간막동맥이 폐색된 경우에는 말초 조직까지 완전히 손상되기 전에 이식편을 삽입함으로써 우회로를 만들어 줄 수 있다. 괴저된 발이나 허혈성 장은 수술로 제거될 수 있다.

일부 합병증은 수술이나 약물로도 치료할 수 없다. 뇌졸중은 엄청난 손상을 가져올 수 있으며, 초기 심근경색도 치명적이다. 또한 장이나 다리의 제거도 비가역적이다. 그러므로 합병증이 발생했을 때 이를 치료하는 것은 절대 안전한 선택이 아니다. 게다가 건강관리 자원의 대부분은 심근경색과 협심증 관리, 관상동맥우회술 이식편 삽입, 뇌졸중 환자 치료, 경동맥으로부터 플라크 제거, 이식편이 있는 대동맥과 다리동맥의 폐색부위에 우회술 시행 및 괴저된 다리 절단에 사용된다.

최근에는 죽상경화증의 예방 혹은 진전을 늦추는 것에 주목함으로써 다소 희망적인 결과들이 나타나고 있다.

참고 8-2 죽상경화증
원인
다인성
알려진 위험요인(예: 고지질혈증, 고혈압, 흡연, 당뇨)
병변
죽종
적재적인 혈전 혹은 출혈
경색
허혈성 위축
동맥류
색전
발현
침범된 부위
기능소실
통증
출혈

고혈압

고혈압은 높은 혈액의 압력을 의미한다. 정상혈압의 상한선은 이완기혈압은 80~90mmHg이고 수축기혈압은 120~140mmHg이다. 불안 혹은 신체활동에 의한 일시적 고혈압은 동맥경화증이나 죽상경화증으로 인해 발생하는 고혈압과는 구분할 필요가 있다.

수축기혈압은 대동맥으로부터 혈액을 박출하는 심장수축력에 의해 발생한다. 대동맥은 맥압을 저하시키기 위해 확장된다. 죽상경화증이 있는 대동맥에서와 같이 동맥의 확장능력이 감소하게 되면 수축기고혈압이 발생한다. 또한 수축기고혈압은 운동, 갑상선기능항진증, 발열 등이 원인이 되어 심박출량이 증가하면 발생한다. 이완기혈압은 심장수축 사이의 동맥 내 최소한의 압력을 의미하며 심장 이완기 동안 동맥확장에 의해 생긴다. 혈압은 심박출과 말초혈관 저항에 의해 생긴다. 말초혈관 저항은 일차적으로 소근육동맥의 직경에 따라 결정된다. 그러므로 혈압조절에 있어 이 동맥의 이완과 개방성은 중요하다.

본태성 고혈압(essential hypertension)은 일차성(primary) 혹은 특발성(idiopathic) 고혈압 질환을 말하며, 특발성은 원인 불명을 의미한다. 본태성 고혈압은 고혈압 원인의 90% 이상을 차지하는 가장 흔한 질환이다. **이차성 고혈압(secondary hypertension)**은 아드레날린을 생성하는 종양과 같은 원인에 의한 고혈압성 질환을 말하며, 원인은 분명하다(표 8-2). 고혈압 환자의 10%만이 그 원인을 찾을 수 있다고 하더라도 원인을 찾는 것은 중요하다. 왜냐하면 고혈압의 치료는 본태성 고혈압에서 유일한 선택인 단순한 증상의 치료보다 원인을 제거하는 데 초점을 두기

표 8-2 고혈압의 원인

본태성(특발성)
이차성
신장성 • 신장 실질조직의 손상(신우신염, 방광질환) • 급성신질환(급성사구체신염) • 신장동맥의 질환(죽상경화증)
내분비성 • 부신호르몬의 과다분비(아드레날린, 코르티코스테로이드) • 외인성 호르몬(스테로이드) • 갑상선기능항진증 또는 갑상선기능저하증
종양성 • 갈색세포종(pheochromocytoma) • 호르몬을 생산하는 종양
신경성 • 뇌압 상승 • 수면 무호흡 • 급성 스트레스(예: 수술)
심혈관성 • 대동맥의 경축 • 대동맥협착 • 동정맥루 • 혈관 내 용적 증가 • 심박출량의 증가(예: 임신, 빈혈) • 임신중독증

때문이다.

본태성 고혈압은 여러 가지 유전적 요인과 환경적 요인에 의해 생긴다. 유전적 요인은 다양한 유전자와 관련된다. 가능한 환경적 요인 중에서 고나트륨 식이와의 관련성이 동물 실험 및 여러 역학적 연구에서 증명되었다. 이뇨제로 혈중 나트륨을 감소시키는 것은 혈압을 떨어뜨린다. 개인에 따라 심리적 자극은 고혈압을 악화시키는 것처럼 보인다. 본태성 고혈압의 많은 경우가 신장 혈관에 영향을 미치는 고혈압적 영향에 의해 계속되며 악순환이 나타나게 된다.

신장은 혈압조절에 중요한 역할을 한다(**그림 8-12**). 신장의 특별한 세포가 감소된 혈류량으로 인해 혈류 감소를 감지하게 되면, 신장세포는 **레닌(renin)**과 같은 효소를 분비한다. 레닌(renin)은 비활동성인 혈청 안지오텐시노겐을 안지오텐신I으로 전환시키고, 안지오텐신I은 폐에 있는 **안지오텐신전환효소(angiotensin-converting enzyme, ACE)**에 의해 **안지오텐신II(angiotensin II)**로 전환된다. 안지오텐신II가 동맥 및 세동맥의 중막에서 평활근 수축을 일으키면 말초동맥 저항이 증가한다. 또한 안지오텐신II는 부신으로부터 **알도스테론(aldosterone)** 분비를 자극한다. 알도스테론은 신장 세관에서 나트륨과 수분의 재흡수를 일으키고, 이로 인해 혈류량이 증가한다. 혈류량이 감소하면 사구체 여과율은 감소하고, 신장세관이 나트륨을 재흡수하게 되어 다시 혈류량이 증가한다. 본태성 고혈압의 약물 치료는 이 과정을 방해하는 것이다. 신장 세관에서의 나트륨과 수분의 재흡수를 감소시킴으로써 전체 혈류량을 감소시키는 경우(예: 이뇨제)와 안지오텐신I이 안지오텐신II로 전환되는 것을 방해하는 안지오텐신전환효소억제제(angiotensin-converting enzyme inhibitors, ACE inhibitors)를 투여하는 것이다.

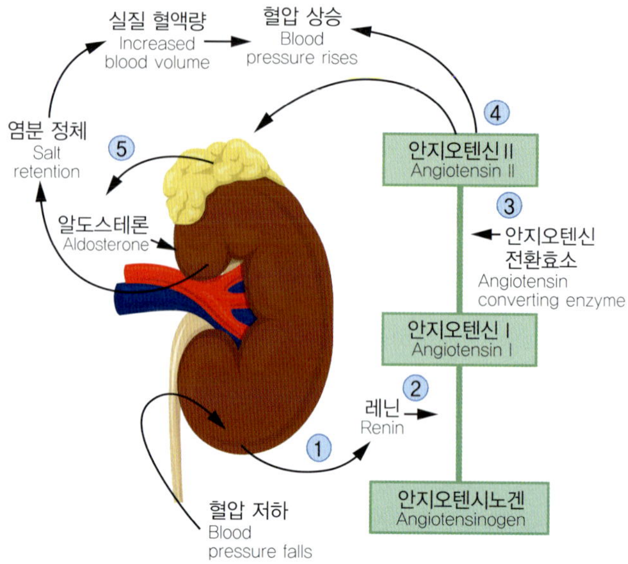

그림 8-12 고혈압에서 신장의 역할: 사구체 여과율과 레닌, 알도스테론, 나트륨 재흡수의 관계

신장이 혈압조절에서 중추적인 역할을 하기 때문에 이차성 고혈압의 가장 큰 원인이 신장질환이라는 것은 놀라운 일이 아니다. 고혈압을 일으키는 신장장애의 형태는 (1) 만성 사구체신염(chronic glomerulonephritis), 만성 신우신염(chronic pyelonephritis), 다낭성 신질환(polycystic kidneys) 같은 만성 파괴적 신질환(chronic destructive renal disease), (2) 사구체신염(glomerulonephritis)과 같은 급성 신장질환(acute renal disease), (3) 죽상경화증(atherosclerosis)이나 평활근 비대로 인한 신장 동맥혈관의 좁아짐과 같은 3가지이다.

만성 파괴적 신질환은 이차성 고혈압의 가장 흔한 원인이다. 증가된 레닌 분비는 급·만성 신장 실질조직 질환에서 고혈압의 기전일 수는 있지만, 이러한 상황에서 일반적으로 혈중 레닌 수치가 증가하지는 않는다. 신동맥의 부분적 폐색은 신장으로의 혈류 이동과 레닌 분비를 감소시킨다. 혈관촬영(angiograms)으로 진단이 이루어지고, 신동맥에 스텐트 삽입 치료를 하더라도 혈압 조절에 대한 이러한 중재의 유익성은 최대한 신중해야 한다.

이차성 고혈압의 다른 원인(표 8-2)은 내분비장애(endocrine disorder), 뇌장애(brain disorder), 심혈관 문제(cardiovascular problems)와 임신중독증(toxemia of pregnancy)이다. 고혈압의 내분비성 원인은 주로 부신호르몬(adrenal hormone)의 분비와 관련된다. 부신피질(adrenal cortex)에서 분비되는 코르티코스테로이드(corticosteroid)와 알도스테론(aldosterone)은 과다하게 분비되면 나트륨 정체를 일으키고 고혈압을 유발한다. 에피네프린(epinephrine)과 노르에피네프린(norepinephrine)은 갈색세포종(pheochromocytoma)이라 불리는 부신수질의 희귀 악성종양에서 생산되고 혈관을 수축시켜 고혈압을 초래한다. 내분비성이 원인인 고혈압은 자주 해당 호르몬을 생산하는 조직을 제거함으로써 치료가 가능하다.

두개내압(intracranial pressure) 상승은 자주 고혈압과 관련된다. 두개내압 상승의 원인은 급성 두개내출혈(intracranial bleeding)에서부터 일반적인 부종(swelling), 외상(trauma), 두개내 좁은 공간을 차지하는 악성종양(neoplasm)에 이르기까지 다양하다. 대동맥협착(coarctation of aorta)은 대동맥이 수축되고 협착되며 대개 선천성이다. 대동맥협착은 대동맥이 폐색된 근위부에서 고혈압을 일으킨다. 치료는 협착된 부위를 수술로 분리하는 방법이 있다. 동정맥루(arteriovenous fistulas)는 동맥과 정맥의 비정상적인 연결로 동맥의 피가 직접 정맥으로 빠르게 들어가게 된다. 이는 낮은 이완기 혈압을 발생시키고 심장은 이를 보상하기 위해 심박출량을 증가시켜 결국 수축기 혈압이 상승한다.

고혈압은 시간이 지나면서 각 조직 및 기관에 영향을 미친다(표 8-3). 심장에 요구되는 수축력 증가로 인한 좌심실 비대는 거의 바꿀 수 없는 결과이다. 죽상경화증 발달의 촉진 역시 고혈압 환자에게 흔히 일어나며, 많은 고혈압 환자들이 심부전으로 사망한다. 이는 대동맥 죽상경화증에 수반되는 심근의 손상뿐 아니라 좌심실에 부과되는 증가된 활동의 결과로 초래된다(심부전에 대한 자세한 내용은 9장 참조). 고혈압 환자의 또 다른 흔한 사망원인은 뇌의 손상된 세동맥 출혈로 인한 뇌졸중이다.

표 8-3 고혈압의 주요 임상적 합병증

심혈관계
• 심부전
• 죽상경화증의 진행
• 심근경색
• 동맥류
• 대동맥박리
신경계
• 뇌졸중
• 실질조직 내 출혈(intraparenchymal bleeding)
• 실명
• 기억력 장애
신장성
• 만성 신부전으로 말기 신장과 투석에 의존함

고혈압의 치명적인 합병증은 직접 혈관계에 영향을 주는 **대동맥박리(aortic dissection)**이다(그림 8-13). 대동맥박리는 내막이 대동맥의 중막까지 파열됨을 의미한다. 내막의 파열은 대동맥궁(aortic arch)을 형성하기 전에 보통 대동맥의 시작 부위에서 발생한다. 고혈압 환자의 경우 높은 혈압에 의해 심장에서 박출된 혈류는 대동맥판막(aortic valve)의 바로 위에 위치한 대동맥 벽에 영향을 미치는 내막에 손상을 입힌다. 심장이 더 이상 이완할 수 없어서 혈액은 다시 심낭(pericardium)으로 역류해서 심낭강(pericardial sac)에 채워질 수 있다. 중막을 거쳐 동맥의 분지에까지 도달해 폐색을 초래하거나 외막이 파열되면서 혈액은 흉강 또는 복강으로 분출된다. 대동맥박리의 임상 징후는 다양하다. 가슴이 찢기는 듯한 느낌과 으스러지는 느낌(crushing sensation)을 호소한다. 또한 심장마비와 비슷한 증상과 의식혼돈(mental confusion), 현기증(경동맥 관련), 통증 또는 팔·다리 마비(상완동맥, 장골동맥)와 같이 다른 부위와 연결된 증상이 나타난다. 불행하게도 적절한 검사가 필요하다고 의사가 판단할 만큼 증상이 명확하지 않기 때문에 진단 시 질환을 놓치는 경우가 있다.

만성 고혈압(chronic hypertension)은 종종 신부전(renal failure)을 야기하는데 임상적으로 여과기능의 저하와

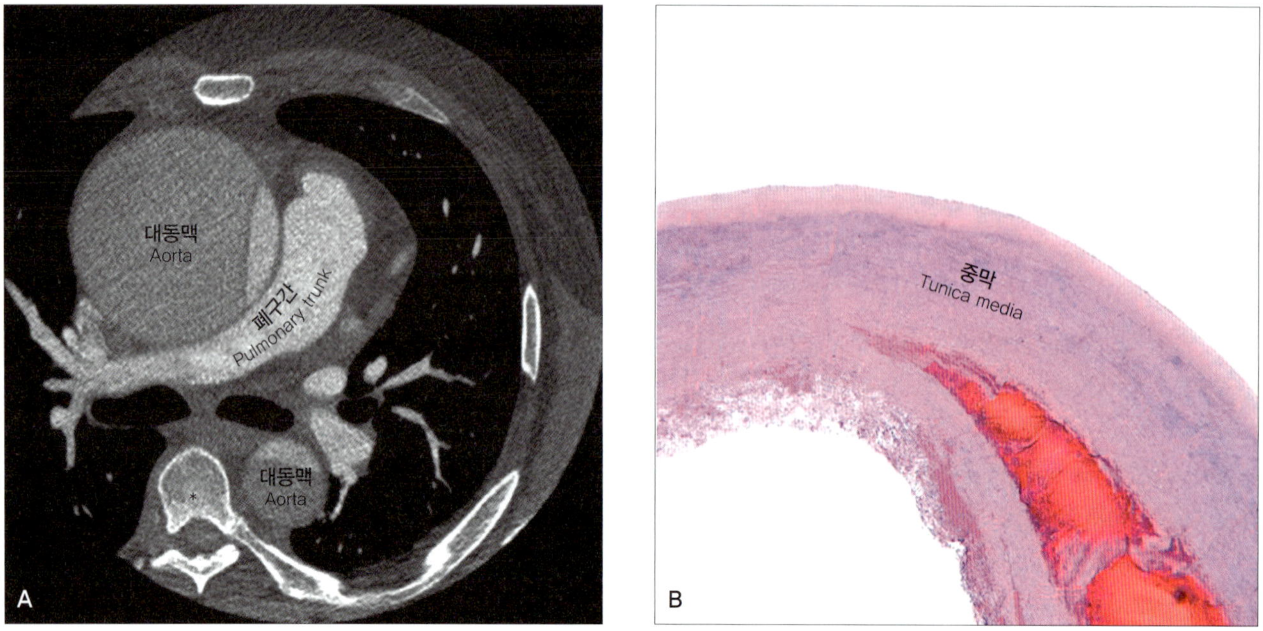

그림 8-13 대동맥박리. **A:** 컴퓨터단층촬영술. 조영물질이 폐구간의 혈액에서 보이나 상행대동맥과 하행대동맥에서는 단지 작은 궁으로 관찰된다. 혈액이 진성 내강(true lumen)으로 흐르는 대신 대동맥 벽의 혈관 중막을 따라 갈라져 가성 내강(false lumen)을 형성하고 진성의 기능성 내강을 눌러 공간을 좁히고 있다(별표는 척추). **B:** 혈액(선명한 붉은색)이 대동맥의 중막을 따라 절개하면서 흘러내리는 현미경 사진

단백뇨의 증가를 나타낸다. 신장이 혈액을 전혀 여과시키지 못하는 말기 신질환 환자들은 투석(dialysis)을 통해 노폐물이 걸러진 혈액을 다시 체내로 흡수한다.

세동맥(small arteries)은 안저검사(funduscopic examination)를 통해 망막에서 가장 잘 검진할 수 있다. 고혈압 환자에게 세동맥은 두꺼워져 있고 국소적으로 좁아져 있다. 망막에서의 세동맥 침범 정도는 신장처럼 즉시 검사할 수 없는 다른 조직에서의 세동맥 경화의 정도를 나타낸다. 망막에서의 경화된 혈관은 출혈되거나 너무 좁아져 조직의 허혈(ischemia)을 야기한다. 이러한 과정들은 어느 쪽이라도 실명을 초래할 수 있다.

드물게 고혈압성 질환의 진행은 심각한 신장손상과 망막 혈관질환, 250/130mmHg 혹은 그 이상 상승한 높은 혈압과 함께 가속화될 수 있다. 고혈압은 대개 증상, 빠른 진행, 악성 고혈압(malignant hypertension)이 아니더라도 심한 두통과 경련의 형태로 발현될 수 있으며 조절하지 않으면 수개월 이내에 사망할 수 있다.

대부분의 고혈압성 질환은 증상이 나타나지 않으므로 감별진단이 이루어져야 하고, 이는 혈압계로 혈압을 측정함으로써 이루어진다. 이것은 병원을 방문하는 성인 환자에게는 매번 일상적으로 시행해야 하는 간단하고 비침습적인 검사이다. 증상, 진단 시기, 장기손상의 합병증은 고혈압 진단 시 입증되어 해석해야 하며 심근경색(myocardial infarction), 심부전(heart failure), 뇌졸중(strokes), 두통(headache), 현기증(dizziness), 시야의 암점(blind spot), 신부전(renal failure)은 고혈압의 흔한 합병증이다. 심각한 비출혈(epistaxis), 객혈(hemoptysis), 월경과다(menorrhagia)도 발생할 수 있다.

고혈압 환자의 예후는 많은 요소에 의해 좌우된다. 혈압의 상승 정도, 질환의 자연적 경과에 있어서의 가변성, 죽상경화증 같은 잠재적 질환의 발생, 치료할 수 있는 원인의 존재 여부, 진단 시기, 스트레스, 식이, 혈압을 감소시키는 약물치료와 같은 환경적 요인을 변화시킬 수 있는 능력 등이 그것이다.

고혈압성 질환에의 3가지 접근 전략은 다음과 같다. (1)조기 감별하여 진단하고, (2)치료 가능한 이차성 고혈압환자 5~10%를 발견하기 위해 의학적 조사를 시행하며, (3) 환경 조절과 약물치료를 통해 혈압을 감소시키는 것이다. 환경적인 요인의 조정은 정신적인 안녕을 얻는 것뿐만 아니라 적절한 식이, 운동 등을 의미한다. 이들과 같이 고혈압을 자연스럽게 낮추는 가장 중요한 단계가 죽상경화증 진행의 위험성을 감소시키는 방법들임에 주목해야 한다. 고

참고 8-3 고혈압

원인
원인 불명(대부분)
이차적(표 8-2)

병변
동맥경화증
좌심실비대
죽상경화증의 악화
동맥류

발현
혈압 상승
뇌, 심장, 눈, 혈관, 신장의 손상(표 8-3)

혈압이 죽상경화증의 위험요인이 되기도 하고 죽상경화증이 혈압을 상승시킬 수도 있기 때문에 생활양식에 주의를 기울여야 한다.

많은 약제들이 고혈압 치료에 유용하다. 혈류를 감소시키는 이뇨제(diuretics), 자율신경계에 의한 자극에 대한 심장의 반응을 낮춤으로써 심박동수를 감소시키고 심박출량을 줄이는 베타수용체 차단제(beta-adrenergic blocking agents), 말초혈관을 이완시키기 위해 혈관 평활근세포(vascular smooth muscle)에 직접 반응하는 칼슘 통로 차단제(calcium channel blockers), 안지오텐신전환효소 억제제(ACE inhibitors), 안지오텐신II수용체 차단제 등이다. 약물치료를 받는 환자는 계속적인 의학적 감시를 필요로 한다.

혈관염

상대적으로 낮은 정도이기는 하지만 흔하지 않게 산재성 비감염성 염증질환이 동맥과 정맥에 침범하는 경우가 있다. 그 원인은 명확하지 않지만 대부분의 경우 자가면역질환의 일환으로 보고 있다. 조직학적으로 혈관의 벽이나 주위에 급성 혹은 만성 염증세포가 축적되고 혈관 주위로 퍼진다. 환자들은 관련 동맥에 의해 혈류를 공급받는 조직의 허혈(ischemia), 경색(infarction)과 관련된 통증을 호소한다. 혈관염은 동맥의 벽이 약해지고 그 결과 동맥류(aneurysm)를 형성하거나 동맥파열을 초래한다. 간혹 혈관염은 B형간염 바이러스(hepatitis B Virus), 항호중구 세포질 항체(antineutrophil cytoplasmic antibodies, ANCA)가 혈청에서 발견됨으로써 진단을 내릴 수 있다.

혈관염의 가장 흔한 형태로 다양한 기관에 침범하는 자가면역질환인 **전신홍반성낭창(systemic lupus erythematosus, SLE)**이 있다. 환자는 콧등 부위의 나비모양 발진(butterfly rash)에서부터 신장질환, 흉막통증, 관절염, 근육통(myalgia), 발열, 비정상적인 혈액검사 소견, 정신질환이나 경련 등 정신이상의 증상을 보일 수 있다. 괴사혈관염은 많은 증상이 드러나지 않는 것처럼 보이나 사실상 어떠한 조직에서도 나타날 수 있다. 세포핵에 대한 혈청항체는 이 질환에 민감한 항핵항체검사(antinuclear antibody test)에 근거를 두고 있다.

결절다발동맥염(polyarteritis nodosa)은 다른 형태의 혈관염이다. 신장, 장, 골격근에 있는 중간 크기 동맥의 결절성 염증성비후(nodular inflammatory thickening)를 야기한다. 동맥의 염증반응은 내강 폐색을 야기하여 많은 기관에 크고 작은 경색을 초래한다. 성인에게 가장 빈번하게 발생되는 혈관염은 **측두동맥염(temporal arteritis)**이며, 증상은 두통과 통증을 동반한 발열, 피로감, 체중 감소 등으로 특이적이지 않다. 보다 심각한 것은 측두동맥의 안구가지까지 염증이 침범하면 갑작스럽게 부분적 혹은 전체적 실명이 발생할 수 있다는 것이다. 측두동맥은 스테로이드 요법에 즉각적으로 반응하는데 치료 전에 생검을 통해 거대세포와 만성 염증세포에 의해 동맥 벽이 파괴된 것을 볼 수도 있다(**그림 8-14**).

기능적 혈관질환

혈관 내에 침전되었던 단백질이나 화학물질이 외막을 침

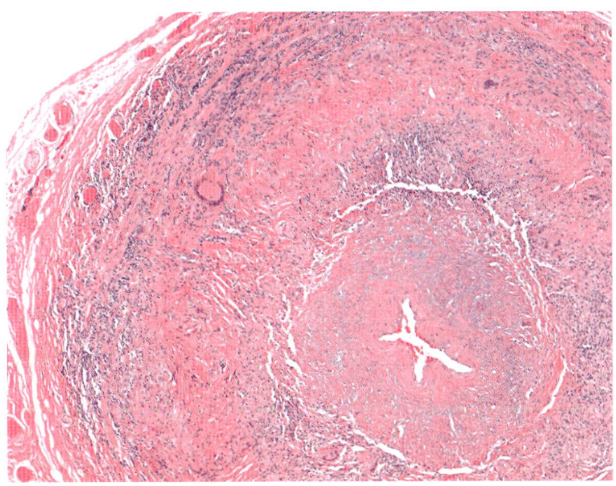

그림 8-14 측두동맥염. 동맥 벽이 매우 두꺼워져 있으며 내강이 갈라진 틈처럼 좁아져 있다. 혈관벽의 근육에는 다량의 림프구(작고 푸른 점)가 침윤되어 있으며 10시 방향에서 다핵성 거대세포가 관찰된다.

참고 8-4 혈관염

원인
대부분 면역학적으로 중재됨

병변
작은 크기, 중간 크기의 혈관벽에서의 염증세포 집합

발현
영향을 받은 혈관에 의해 혈액공급을 받는 부분의 경색
신부전
근육 쇠약
통증

범하거나 체내의 자가기능이 비정상적으로 되면서 이차적으로 동맥이나 정맥이 수축하는 등 다양한 질병 상태가 존재한다. 레이노현상(Raynaud's phenomenon)이 그러한 상태들 중 하나이다. 이 상태에서는 사지, 보통 손의 작은 혈관이 추위에 과하게 반응하여 수축하고 손가락, 발가락이 차고 파래진다. 정신적인 스트레스 또한 이 반응의 유발인자일 수 있다. 레이노현상은 홍반성 낭창처럼 교원혈관질환(collagen-vascular disease)과 함께 발생하기도 하지만 대개는 서로 분리되어 나타나는 특발성 질환이다.

혈전성 정맥염

혈전성 정맥염(thrombophlebitis)은 문자 그대로는 염증이 발생한 정맥에 있는 혈전을 뜻한다. 보통 정맥에 염증이 생기는 것은 아니기 때문에 실제로는 정맥혈전증(phlebothrombosis)이라는 용어가 더 적합할 수도 있다. 혈전성 정맥염은 다리와 골반의 심부정맥에 호발하며 혈전형성이 중요한 소견이다. 또한 혈전성 정맥염은 정맥내 카테터를 수일 동안 삽입한 경우 팔의 정맥에서도 발생할 수 있다. 염증보다는 혈액의 저류와 혈류 흐름의 장애가 혈전을 형성하는 데 더 중요한 역할을 한다. 혈전이 정맥벽으로부터 떨어져 나오면 폐로 이동하여 여러 가지 폐 증상을 초래하거나 사망에 이를 수도 있다(그림 8-15, 8-16).

정맥혈전으로부터 발생한 폐색전증(pulmonary emboli)은 수술을 받은 사람, 출산으로 인하여 운동을 할 수 없는 입원 중인 환자에게서 흔히 발생한다. 이러한 환자에게는 하지정맥에 혈액이 저류되고 혈소판 응집이 증가함으로써 혈전이 형성된다(11장 참조). 하지정맥의 혈전을 예방하기 위하여 수술 후 또는 출산 후에 조기 이상이 권장된다. 대부분의 정맥혈전, 때로는 폐색전증도 진단되지 않는 경우가 있다. 이러한 상황은 임상적으로 의심되지

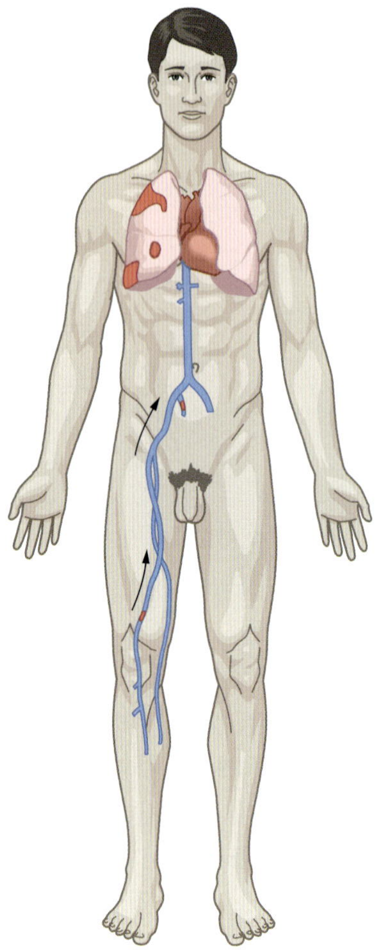

그림 8-15 폐색전증과 폐경색을 유발하는 하지와 골반의 정맥혈전. 화살표는 혈류의 방향이다.

않으므로 사망 후 부검을 통해 빈번하게 발견된다. 정맥혈전과 폐색전증은 임상적으로 무증상이고 철저하게 진단을 할 수 있는 유용한 검사도 없기 때문에 진단이 어렵다. 의사가 임상적으로 환자에게 이 질환이 있을 것이라고 의심하고(혹은 환자가 폐색전증의 발생 가능성이 높은 위험인자를 가지고 있다고 생각함) 가정에 근거하여 행동하는 것이 주치의로서 할 수 있는 가장 중요한 일이다. 혈전성 정맥염이 발생한 하지의 통증 또는 압통이 혈전성 정맥염의 임상증상으로 나타나기도 하지만, 이러한 증상만으로 진단할 수는 없다. 진단은 방사선비투과성 조영제의 주입, 초음파를 통한 하지 심부정맥의 폐색을 관찰하는 것, CT 촬영으로 폐혈관 내의 응괴를 확인하는 것 등의 기술에 달려 있다. 치료는 항응고제를 투여하는 것과 폐동맥으로의 색전을 방지하기 위해 하지정맥을 수술적으로 결찰하거나 하대정맥 내에 필터를 설치하는 것으로 이루어진다. 시간

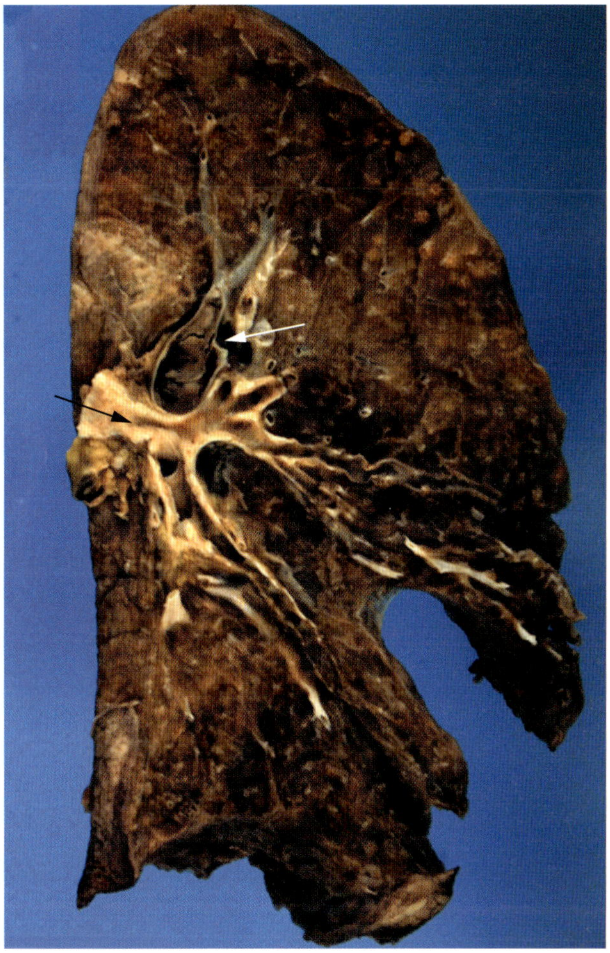

그림 8-16 폐색전증. 이 사진은 폐색전증으로 사망한 환자의 좌폐 절단면이다. 색전이 큰 구경의 동맥을 틀어막고 확장시킨다(흰색 화살표). 검은색 화살표는 기관을 가리킨다.

이 지남에 따라 혈전은 용해되거나 반흔으로 대체된다.

정맥류

정맥류는 확장되고 구불구불한 정맥을 말한다. 정맥류가 발생하는 가장 중요한 세 곳은 하지, 항문 및 식도 하부이다. 식도정맥류(esophageal varices)는 간경화로 인하여 증가된 문맥압(portal vein pressure)에 의하여 발생하고, 쉽게 출혈하는 경향이 있으며, 때로는 대량 출혈을 일으켜 사망에 이르게 한다. 치질(hemorrhoids)은 하부 직장과 항문의 정맥이 확장된 것으로, 변비 또는 임신으로 인해 골반 정맥이 만성적으로 울혈되면서 발생한다고 추정된다.

하지정맥류는 보통 하지 내측 피부의 바로 아래에 있는 표재성 정맥인 대복재정맥(greater saphenous vein)에 주로 발생한다. 정상적으로 하지에는 판막이 있어서 근육운동에 의하여 심장 쪽으로 흐르는 정맥 혈류가 다시 역류하는 것을 방지하지만, 정맥류가 있는 경우에는 이 판막의 기능부전으로 인하여 정맥 전체를 통해 정수압이 전달된다. 증가된 정맥 내부의 압력은 정맥을 확장시키고 구부러지게 함으로써 시진으로도 정맥을 관찰할 수 있게 된다. 오랫동안 서 있는 경우에는 하지의 부종을 유발하고, 결국에는 부종액에 의한 압력에 의하여 피부에 궤양이 생길 수도 있다. 나이가 들면서 정맥의 판막은 자주 기능부전이 된다. 또한 과체중이나 활동적이지 않은 사람에게도 정맥 판막의 기능부전이 발생한다. 이는 정맥혈은 하지의 근육이 수축함으로써 심장 쪽으로 이동하는데, 활동을 적게 하면 근육 수축이 부족으로 하지에 혈액이 저류되고 과체중 환자에서는 하지 근육이 지방세포로 대체됨으로써 하지 근육활동이 부족해지기 때문이다. 심장으로 혈액을 되돌리는 많은 우회적인 정맥 경로가 있기 때문에 이러한 표재성 정맥류는 수술로 제거하여 치료한다. 수술 이외에 탄력 스타킹을 사용하여 외부에서 압력을 가해 증상을 경감시킬 수 있다.

참고 8-5 혈전성 정맥염

원인
- 정맥혈의 정체
- 혈소판의 응집성 증가
- 정맥손상

병변
- 혈전에 의해 팽창된 정맥

발현
- 영향 받은 부위의 종창(드묾)
- 통증(드묾)
- 폐색전의 가능성

참고 8-6 정맥류

원인
- 만성적으로 증가된 정맥압
- 하지정맥의 기능부전

병변
- 확장되고 구불구불한 정맥으로, 식도정맥류, 치질, 하지정맥류를 포함

발현
- 부종
- 정맥이 보임
- 출혈

과형성/신생물 질환

혈관종을 제외하고 혈관의 양성 · 악성종양은 드물다.

장기부전

적절한 혈압을 유지하기 위한 심혈관계의 부전을 **쇼크(shock)**라고 하며 임상적으로 혈압 저하, 맥박수 증가, 소변량 감소, 의식저하가 나타난다. 쇼크는 위태로운 상태로, 환자는 대부분 매우 병적인 상태로 고통받으며 충분한 관류압이 유지될 수 있도록 전문적인 치료가 요구된다. 표 8-4는 쇼크의 다양한 형태를 기술하고 있다. 심인성 쇼크(cardiogenic shock)는 심장이 조직에 충분한 산소를 공급하기 위한 혈액을 보낼 수 없을 때 발생한다. 가장 좋은 예는 심근경색(myocardial infarct) 후에 생기는 혈관의 수축인데, 이때는 심장 근육의 쇠퇴로 심장이 적절한 수축기압력에서 혈액을 짜낼 수 없을 때이다. 출혈성 쇼크(hemorrhage shock)는 대량 출혈로 인해 동맥압을 유지하기 위한 혈관계 내의 혈액량이 불충분할 때 발생한다. 패혈성 쇼크(septic shock)에서는 그람음성박테리아(gram-negative bacteria)에 의한 심한 감염과 독소가 말초혈관의 확장을 초래한다. 혈액은 말초에 저류되므로 적절한 관류압(perfusion pressure)을 유지하기에는 불충분한 양의 혈액이 심장으로 되돌아오게 된다. 신경성 쇼크(neurogenic shock) 역시 소혈관들의 확장으로 혈액이 말초에 저류되고, 이에 따라 심장으로 환류되는 혈액의 양이 감소하여 혈관계의 나머지 부분에 불충분한 혈액의 흐름으로 인해 초래된다. **실신(syncope)**은 주로 신경성 쇼크에 의해 발생하며 정서적인 상황의 반응으로도 발생할 수 있다. 하지에 혈액이 저류되면 뇌 허혈이 일어난다. 약 10초 정도의 허혈이 발생하면 신경세포의 기능이 중단되면서 의식을 잃게 된다. 실신했을 때 머리를 낮추어주면 낮은 압력으로도 뇌로 혈액을 보낼 수 있기 때문에 의식을 되찾을 수 있다.

표 8-4 쇼크의 형태 및 원인

형태	원인
심장성	심장으로부터 심박출량의 감소
출혈성	혈액의 손실(실혈)
패혈성	작은 혈관의 비정상적 이완으로 인한 혈액의 저류
신경성	작은 혈관의 비정상적 이완으로 인한 혈액의 저류

쇼크가 지속되면 허혈에 의하여 다음과 같은 조직 손상이 발생한다. 뇌로 산소 공급이 제대로 이루어지지 않으면, 환자가 급격히 의식이 혼미해지거나 무의식 상태에 빠지고, 급성 간부전과 장관에 허혈성 괴사가 발생하며, 이차적으로 장내 세균이 복강 내로 유출되고, 신장 세뇨관의 상피세포가 괴사될 수 있다. 실제로는 신체의 모든 조직에 허혈성 손상이 발생할 수 있으나 여기서 언급한 뇌와 신장은 다른 조직보다 허혈성 손상을 입기 쉽다. 쇼크가 발생한 환자에게는 여러 장기의 손상이 발생하는 경우가 흔하며, 이를 **다발성 장기부전(multiple organ system failure)**이라고 한다. 중증의 쇼크가 지속되면 **급성 호흡부전증후군(acute respiratory distress syndrome, ARDS)**이 발생하는데, 이는 폐포의 상피세포가 손상되어 폐에 부종액과 혈액이 고임으로써 호흡에 장애를 일으키는 현상이다. **파종혈관내응고(disseminated intravascular coagulation, DIC)**는 혈관의 내피세포가 손상되면서 혈액응고 접속이 널리 활성화되어 소혈관 내에 미세혈전이 형성되는 현상이다(11장 참조).

앞서 언급했듯이, 쇼크는 종종 치명적인 결과를 가져온다. 쇼크 환자는 중환자실에서 치료를 받아야 한다. 치료의 목적은 무엇보다 먼저 가능하다면 쇼크를 유발한 원인을 제거하는 것이다. 패혈성 쇼크를 치료하려면 항생제 투여가 필요하며, 실혈로 인한 쇼크 환자에게는 출혈을 막기 위해 출혈되는 동맥을 외과적으로 결찰해야 한다. 또한 정맥으로 수액, 혈장 또는 혈액을 투여하여 혈장량을 증가시키거나, 심근 수축력 향상, 말초혈관의 긴장도 증가, 급성 호흡부전증후군이 발생한 경우에는 보충적 산소 공급, 범발성 혈관내 응고가 발생하면 혈액응고를 조절하는 치료를 하는 것과 같은 다양한 보존적 치료가 필요하다.

정맥, 모세혈관, 림프계의 기능부전은 쇼크와 같은 현상을 유발하지는 않지만, 중대한 이환율을 초래할 수 있다. 정맥으로부터 심장으로 혈액이 환류되지 않으면, 정맥이 확장되고 울혈이 발생한다. 정맥은 피부 또는 점막의 바로 아래에 위치하므로 우리가 육안으로 볼 수 있거나, 손쉽게 내시경검사를 통해 확인이 가능하며, 푸른색의 확장된 혈관으로 관찰되고 때로는 박동이 있는 경우도 있다. 정맥에는 궤양이 생기거나 파열되어 출혈이 생기기도 한다. 문맥이 막히는 경우에 식도정맥류가 발생하여 출혈하는 것이 좋은 예이다. 문맥의 폐쇄는 간경변증이나 간의 섬유화에서 발생한다(15장 참조). 장으로부터의 혈액이 폐색된 문맥을 통과하지 않고 복강 내 각기 다른 부분에서 일어나는 전신적 혹은 문합통로를 통해 심장으로 환류된다. 이 경우에 식도 원위부의 정맥으로 혈액이 흐르게 되면서 이 부위의 정맥이 확장되고 압력이 높아짐에 따라 쉽게 파열되어 위장관으로 대량의 출혈을 일으키며 때로는 사망할 수도 있다.

모세혈관이 혈관내액을 보유할 수 없으면 부종이 발생한다. 부종은 여러 질환의 임상증상이 될 수 있다. 흉강 내에 부종이 발생하면 **수흉증(hydrothorax)**, 복강 내에 발생하면 **복수(ascites)**, 온몸에 발생하면 **전신부종(anasarca)**이라 한다. 전신부종은 특히 혈장 내 단백질 수치가 매우 낮을 때 발생하는 경향이 있다. 혈관 내 수압 증가 또는 혈액의 삼투압 감소로 발생하는 부종액은 단백질 함량이 매우 낮으며, 이를 **삼출액(transudate)**이라고 한다.

림프계의 기능부전은 림프선의 영구적이고 광범위한 폐쇄에 의하여 발생할 수 있다. 림프계의 이상은 전신적으로 발생하는 것이 아니라 보통 신체의 특정 부분에 발생한다. 림프계의 이상이 있으면 조직 내 체액이 조직으로부터 제거되지 않아서 만성적인 부종을 일으킨다. 이러한 형태의 부종을 **림프부종(lymphedema)**이라고 한다. 림프부종은 침범 조직의 현저한 증대를 일으켜 해당 조직이 창백해지면서 굳고 단단해진다. 이러한 특징적인 외형 때문에 림프부종을 **상피병(elephantiasis)**이라고 한다. 림프부종의 가장 흔한 원인은 암에 의하여 림프조직이 막히거나 종양 제거 수술을 하면서 림프조직을 모두 제거하는 경우이다. 두 가지 경우 모두 림프액의 정체를 초래한다. 림프부종은 유방암으로 근치적 유방절제술을 시행하고 환부측의 모든 액와림프절을 제거한 여성에게서 나타나는 흔한 수술 후 합병증이었다. 열대지방에서는 **사상충증(filariasis)**이라는 기생충에 감염되어 생기는 만성 림프부종이 있다. 이 기생충은 섬유화와 림프혈관의 폐색을 유발한다.

연습문제

1. 심근경색에서 회복된 63세 여성에게 8개월 후 뇌졸중이 발생했다. 이 환자에게서 발생한 두 가지 질환의 근본적인 원인은 무엇인가?
   A. 혈관염
   B. 죽상경화증
   C. 쇼크
   D. 혈전성 정맥염

2. 평소 혈압이 140~160/100~110mmHg 정도였던 55세 남성이 심각한 흉통 후 심근경색이 의심되어 시행한 심혈관조영술에서 대동맥에 중증도의 죽상경화증이 관찰되었다. 그의 죽상경화증 발생은 고혈압에 기인한 것으로 보이는데, 무엇에 의한 것인가?
   A. 내피세포의 손상
   B. 혈중 콜레스테롤 상승
   C. 알도스테론 분비
   D. 섬유조직의 침전
   E. 대식세포의 활성화

3. 정맥 질환 중 사망률이 가장 높은 질환은 무엇인가?
   A. 치질
   B. 정맥류
   C. 혈전색전증
   D. 혈관염
   E. 울혈

4. 본태성 고혈압에 대해 제대로 설명된 것은?
   A. 이차성 고혈압보다 덜 심각하다.
   B. 원인을 알 수 없다.
   C. 신장에 선택적으로 영향을 미친다.
   D. 악성 고혈압으로 진행되지는 않는다.

5. 고혈압의 영향을 가장 쉽게 관찰할 수 있는 방법은?
   A. 혈압 측정의 판독
   B. 세동맥경화증을 입증하기 위한 신장 생검
   C. 안저검사
   D. 뇌혈관 조영술
   E. 해당 사항 없음

CHAPTER 09

심장

Heart

개요

학습목표

1. 심장의 구조, 심방, 심실과 대혈관의 혈류 흐름, 심근수축을 조정하는 전기적 자극의 흐름에 대해 이해한다.
2. 심장사와 심장급사(돌연심장사)에 대해 정의하고 각각의 주요원인에 대해 정의한다.
3. 심장질환을 알리는 신체적 증상과 징후를 기술한다(협심증, 얕은 호흡, 늑막액, 복수, 말초부종, 경정맥팽대, 심잡음).
4. 심장질환자를 평가하는 검사와 시술에 대해 파악한다(혈압, 심초음파, 혈액효소수치, 흉부 X선, 부하검사, 심도자술).
5. 심장의 일반적인 선천적 이상에 대해 설명하고, 이로 인한 기능적 결함, 발현, 심부전을 초래하는 이유에 대해 기술한다.
6. 관상동맥 죽상경화증이 심근경색으로 진행되는 기전을 기술한다.
7. 심근경색의 병리적 기전, 합병증, 발현에 대해 기술한다.
8. 류마티스성 심장질환의 병리적 기전과 합병증에 대해 기술한다.
9. 감염성 심내막염과 심근염의 위험요인 및 결과에 대해 논의한다.
10. 전신성 고혈압과 폐동맥 고혈압이 심장에 미치는 병리적 기전과 영향을 비교 · 대조한다.
11. 심인성 쇼크와 울혈성 심부전의 심각성, 중증도, 원인, 발현에 대하여 비교 · 대조한다.
12. 핵심용어와 녹색으로 진하게 표시된 모든 용어를 정의하고 상황에 맞게 적절히 사용한다.

핵심용어

협심증angina pectoris
혈관촬영술angiograms
혈관성형술angioplasty
대동맥aorta
대동맥협착aortic stenosis
부정맥arrhythmia
복수ascites
죽상경화증atherosclerosis
심방과 심실사이중격atrial and ventricular septal defects
심방세동atrial fibrillation
방실결절atrioventricular node
심방atrium
청진auscultation
이첨판/승모판bicuspid valve/mitral valve
혈압blood pressure
뇌나트륨이뇨펩티드brain natriuretic peptide, BNP
심도자법cardiac catheterization
심장사cardiac death
심인성 쇼크cardiogenic shock
심근증cardiomyopathy
협착coarctation of aorta

선천성 심장질환congenital heart disease
울혈성 심부전congestive heart failure
관상동맥coronary artery
관상동맥우회술coronary artery bypass graft, CABG
크레아티닌인산활성효소creatinine phosphokinase, CK
청색증cyanosis
이완기diastole
호흡곤란dyspnea
심초음파echocardiography
심전도electrocardiography
난원공foramen ovale
심장이식heart transplantation
간비장비대hepatosplenomegaly
고혈압성 심장병hypertensive heart disease
비후성 심근증hypertrophic cardiomyopathy
기능부전판막incompetent valve
감염성 심내막염infective endocarditis
심실중격interventricular septum
좌심부전left heart failure
좌심실 보조장치left ventricular assist device
벽재성 혈전증mural thrombosis
잡음murmurs
심근경색myocardial infarct, myocardial infarction
심근파열myocardial rupture
심근염myocarditis
말초부종peripheral edema
폐동맥pulmonary arteries
폐부종pulmonary edema
폐정맥pulmonary veins
역류regurgitation
류마티스성 심장질환rheumatic heart disease
우심부전right heart failure
동방결절sinoatrial node
스텐트stent
운동부하검사stress test
심장급사/돌연심장사sudden cardiac death
수축기systole
팔로사징후tetralogy of Fallot
트로포닌troponins
판막, 삼첨판, 폐동맥, 승모판, 대동맥valves, tricuspid, pulmonary, mitral, aortic
판막협착valvular stenosis
(병적)증식vegetation
대정맥venae cava
심실ventricle
심실류ventricular aneurysm
심실세동ventricular fibrillation

구조와 기능

심장은 온몸에 혈액을 전달하기 위하여 움직이는 펌프 기능을 한다(**그림 9-1, 9-2**). 심장의 우측(우심실 및 우심방)은 대정맥(venae cavae)으로부터 유입된 산소포화도가 낮은 정맥혈을 받아 폐동맥(pulmonary arteries)으로 혈액을 보내 혈액이 산화되도록 하는 기능을 하며, 비교적 낮은 압력의 펌프 역할을 한다. 심장의 좌측(좌심실 및 좌심방)은 폐정맥(pulmonary veins)으로부터 산화된 혈액을 받아 높은 압력으로 대동맥(aorta)에 박출함으로써 전신에 혈액이 공급되도록 한다.

좌심실은 말초혈관 저항을 극복하고 전신으로 혈액을 박출해야 하므로 높은 압력을 생성해야 하기 때문에(체순환) 우심실보다 두꺼운 근육으로 형성되어 있다. 우심실은 비교적 저항이 낮은 폐동맥으로 혈액을 박출하므로(폐순환) 좌심실보다 얇은 근육으로 되어 있다. 심장의 양측에서 혈액을 받아들이는 곳을 심방(atrium)이라고 하며, 심방으로부터 유입된 혈액을 박출해내는 곳을 심실(ventricle)이라고 한다. 대정맥과 심방, 심방과 심실, 심실과 대동맥 사이에는 각 부위의 압력 차이에 따라 열리고 닫히는 일방향의 섬세한 섬유성 판막(valves)이 있어 혈액의 역류를 방지한다. 판막이 손상되거나 정상적으로 기능을 하지 않을 경우에는 역류가 발생한다. 판막의 기능부전이 있는 경우 수축기(systole)에는 심실에서 심방으로 역류가 발생하며, 이완기(diastole)에는 대동맥에서 심실로 역류가 발생한다. 역류가 발생하는 경우에는 박출되는 혈액의 일부가 효율적으로 폐 또는 전신으로 나가지 못하기 때문에 심실의 심박출 효율이 감소한다. 판막이 완전히 열리지 않는 경우에는 좁아진 판막을 통해 혈액을 박출해야 하므로, 심실은 더 높은 압력을 필요로 한다. 판막이 좁아지면 심실은 근육섬유를 증가시켜 심박출량을 유지할 수 있는 압력을 생성하므로, 심실의 비대가 발생한다. 심방과 심실 사이의 판막[삼첨판(tricuspid) 혹은 이첨판/승모판(bicuspid/

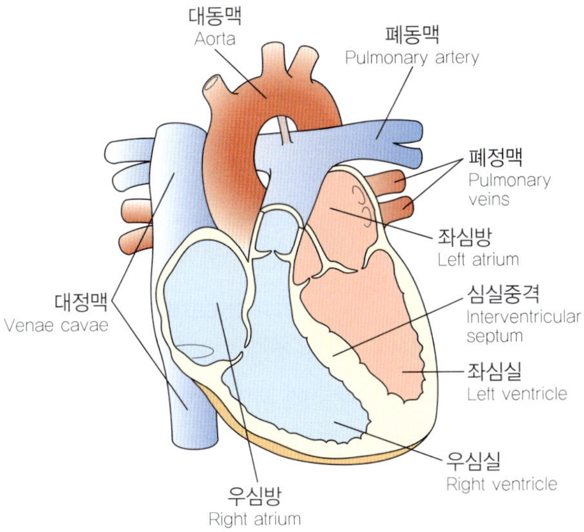

그림 9-1 대혈관, 심방 및 심실

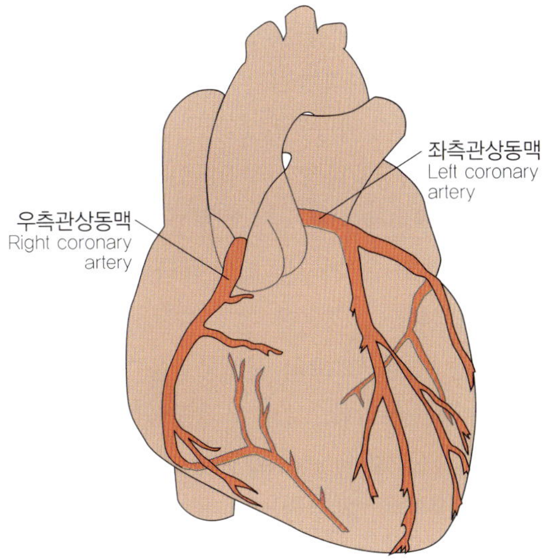

그림 9-3 관상동맥

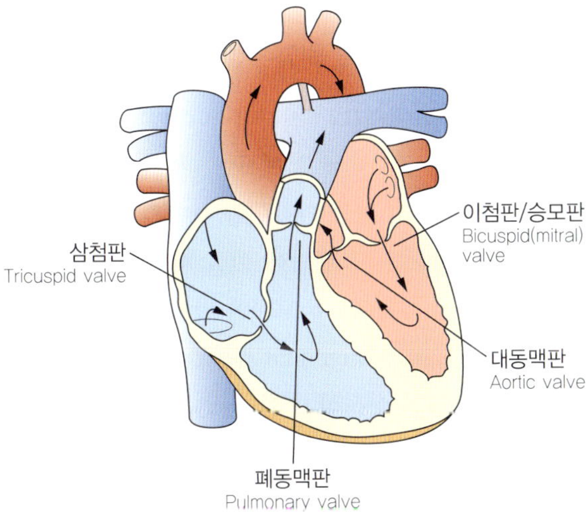

그림 9-2 혈액의 흐름과 심장 판막

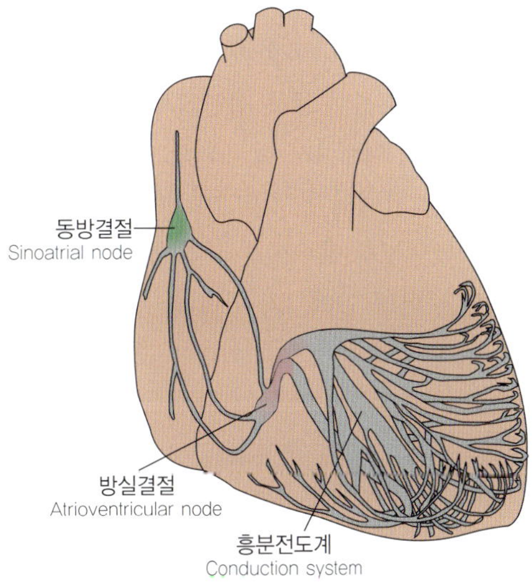

그림 9-4 심장전도계

mitral)]이 좁아져서 완전히 열리지 않으면 심방근육이 확장되며, **폐동맥판막(pulmonary valve)** 혹은 **대동맥판막(aortic valve)**이 좁아져서 완전히 열리지 않으면 심실근육이 확장된다.

심장근육(심근)은 많은 에너지가 요구되며, 에너지 공급을 위해 충분한 혈액이 공급되어야 한다. 심근의 혈액공급은 대동맥 판막 바로 위의 대동맥에서 기시하는 두 개[좌 · 우 **관상동맥(coronary arteries)**]의 중간 크기 동맥을 통해 이루어진다(**그림 9-3**). 충분한 산소공급과 더불어 심장이 수축하려면 심장을 주기적으로 수축하도록 하는 전기적인 박동이 필요하다. 심장의 박동은 **동방결절(sino-atrial node)**이라는 심박조절자(pacemaker)에서 자율적으로 시작되어 심방을 거쳐 **방실결절(atrioventricular node)**과 **심실중격(interventricular septum)** 내 특수한 근육 삭을 통해 심실로 전도된다(**그림 9-4**). 심장에서의 전기 전도는 이들 결절 부위의 질환, 혈중칼륨 수치 변화와 같은 혈액 내 대사성 변화, 여러 종류의 약물에 의해 영향을 받을 수 있다.

주요질환

죽상경화증(atherosclerosis)에 의한 관상동맥 폐쇄로 발생하는 심장의 혈액공급 장애는 미국에서 가장 흔한 사망원인이며 심장질환 혹은 **심장사(cardiac death)**의 가장 흔한 원인이다. 그림 9-5에서 볼 수 있듯이 심장질환에 의한 사망은 미국 전체 사망률의 35%에 해당한다. 수십 년 동안 심장질환은 미국에서 사망원인 1위를 차지하고 있었으나, 심장질환, 특히 죽상경화성 심장질환의 예방, 인식 및 치료를 통해 심장질환에 의한 사망은 점차 감소하고 있는 추세이다. 실제로 2012년까지는 암이 미국에서의 사망원인 1위를 차지하였다.

죽상경화증은 심근으로의 산소공급을 차단하여 심근에 허혈성 손상을 유발함으로써 심근 장애를 초래한다. 죽상경화증은 **심근경색(myocardial infarct)**과 심장의 **부정맥(arrhythmias)**을 유발할 수 있다. 관상동맥 죽상경화증은 흔히 사망의 원인일 뿐 아니라 사망에 이르기까지의 오랜 기간 동안 장애를 초래하는 질환이기도 하다. 관상동맥 죽상경화증에 의한 장애는 흉통을 유발하는 **협심증(angina pectoris)**과 **울혈성 심부전(congestive heart failure)**이다.

관상동맥 죽상경화증은 보통 성인에서 발현된다. 약 65세 전까지는 남성이 여성보다 이 질환의 발병률이 더 높으나 65세 이후에는 남녀의 발생빈도가 비슷하다. 관상동맥 죽상경화증은 백인보다 흑인에게서 더 중증인 경우가 많지만, 그 원인은 아직 알려지지 않았다. 심근경색 환자의 약 1/4~1/3이 발생한 지 2시간 이내에 급사한다. 생존한

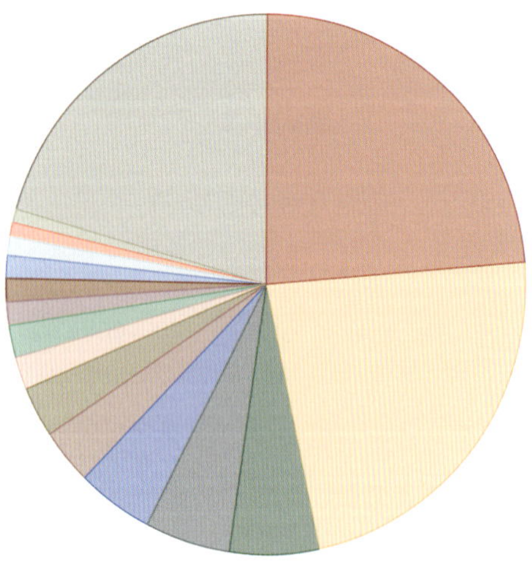

그림 9-5 미국의 10대 사망 원인. (Data from Hoyert DL, Xu J. Deaths: preliminary data for 2011. National Vital Statistics Reports. October 10, 2012;61 (6). U.S. Department of Health and Human Services.)

환자의 경우에도 추후 심근경색이 발생하고 심근의 손상에 의한 울혈성 심부전으로 일반인에 비해 사망률이 훨씬 높다.

허혈성 손상뿐 아니라 심장판막질환이나 혈류이상, 전신성 또는 폐동맥 고혈압으로 인한 심실의 부하가 증가하는 경우에도 심장사(cardiac death)가 발생할 수 있다. **고혈압성 심장병(hypertensive heart disease)**은 두 번째로 흔한 심장질환이며, 관상동맥 죽상경화성 심장질환과 함께 나타나는 경우가 많기 때문에 사망에 미치는 영향이 과소평가되어졌다. 8장에서 설명한 것처럼, 고혈압은 심장의 일차적 질환은 아니지만 고혈압에 의한 심장의 부하 증가로 인하여 심장에 악영향을 준다. 고혈압이 발생하면 심장은 **판막협착(valvular stenosis)**에서와 같이 심실이 비후되는 과정을 밟게 된다. 시간이 경과함에 따라 혈압이 계속 상승하면 심실은 전신으로 적절한 혈액을 박출할 수 없게 되는 심부전 상태에 빠지게 되며 환자는 이에 따른 임상증상과 징후를 보이게 된다. 심장이 비대되면 심장의 전기전도로에 영향을 줌으로써 치명적인 결과를 초래할 수 있다. 그러나 고혈압성 심장병에 의한 사망은 급속히 치명적이 되는 것은 아니다. 고혈압에 의한 사망의 대부분은 고혈압이 수십 년간 지속된 후 노년에 발생한다.

선천성 심장질환(congenital heart disease)과 류마티스성 심장질환은 심장사의 흔한 원인은 아니지만 판막에 변화를 초래하는 중요한 원인이다. 여러 형태의 선천성 심장질환은 혈액흐름의 이상으로 혈액의 산소공급에 장애를 주고 심장의 부하를 증가시킨다. 선천성 심장질환이 있는 환자의 대부분은 출생 후 1년 이내에 사망한다. 비교적 기형이 심하지 않거나 심장 기형을 수술함으로써 생존한 사람의 생존 기간은 임상 경과에 따라 다양하다.

류마티스성 심장질환(rheumatic heart disease)은 판막에 반복적인 염증이 발생함으로써 승모판 또는 대동맥판막이 손상되어 발생한다. 판막의 염증은 주로 연쇄상구균 감염에 의해 유발된다. 최근 항생제의 조기 투여 등으로 연쇄상구균의 감염이 효과적으로 치료됨에 따라 류마티스성 심장질환이 더 이상 심부전의 흔한 원인이 아니며, 손상이 심할 때에도 판막은 외과수술로 대치될 수 있다. 이 질환은 만성적인 상태에까지 이르기 때문에 류마티스성 심장질환에 의한 사망은 주로 고령 환자에서 발생한다.

만성 폐질환은 폐동맥의 고혈압을 유발할 수 있다. 폐

동맥 고혈압에 의해 발생하는 심장질환을 **폐심장증(cor pulmonale)**이라 한다. 폐심장증에 의한 사망은 주로 폐질환에 의한 사망으로 분류되기 때문에 이 질환 자체에 의한 사망 빈도는 잘 알려져 있지 않다.

심장급사(sudden cardiac death) 또는 심장사(cardiac death)는 임상증상 발현 후 한 시간 이내에 심정지가 발생하는 현상을 말하며, 심장의 혈액순환 기능이 급격히 중단됨으로써 발생한다. 급성 심장사는 주로 관상동맥 죽상경화증의 합병증으로 인해 발생한다. 일반적으로 심장발작(heart attack) 형태의 급성 심장사는 **심실세동(ventricular fibrillation)**에 의해 발생한다. 심장의 전도조직을 통하여 심박동이 전달되는 정상상태와는 달리, 심실세동은 심실의 심근세포가 각각 수축과 이완을 반복하는 현상으로 정상적인 심박출이 이루어지지 않는다. 심실세동은 약물중독에 의해서도 발생할 수 있다. 매우 드물게 심장파열(cardiac rupture)로 심낭에 혈액이 급격히 고임으로써 심실로의 적절한 혈액의 유입과 분출이 이루어지지 않아 돌연사가 발생한다. 심장파열은 광범위한 심근경색으로 인해 심근이 손상되어 약해지거나 외상(교통사고, 자상, 총상)에 의해 발생한다. 대동맥 판막이 현저하게 좁아지거나 혹은 **대동맥협착(aortic stenosis)** 등도 돌연사와 연관성이 있다.

대부분의 심장사는 심부전이나 심장이 효율적으로 심박출을 할 수 없는 상황에서 발생한다. 궁극적으로 심장에 영향을 주는 모든 질환(고혈압성 심장병, 심장판막질환, 심근질환, 심근증)이 심근의 손상을 유발한다. 심부전은 순환계에 부하를 유발함으로써 임상증상과 징후를 초래한다. 심부전은 심장의 활동을 줄여주거나 심장의 수축력을 증가시키는 약물을 사용함으로써 치료할 수 있다. 그러나 약물에 의한 치료가 심부전을 치료할 수는 있으나 처음의 상태로 되돌릴 수는 없다. 울혈성 심부전이라는 용어는 진단명이라기보다는 심부전에 의해 발생하는 여러 병태생리학적 과정에 의한 기관손상의 발현이다.

증상, 징후, 검사

심근경색(myocardial infarcts, MI)은 전형적으로 매우 심하고 지속적인 흉통을 유발한다. 흉통은 보통 쥐어짜는 듯한 양상을 띠며, 왼쪽 어깨, 팔, 목, 턱으로 방사된다. 이러한 흉통이 전형적인 증상이라 하더라도, 자주 특히 여성에서는 비정형적인 흉통이 발생한다. 많은 사람들이 아무런 증상을 느끼지 못하는 경우도 있으며, 피로, 얕은 호흡과 같이 비특이적이고 모호한 임상증상을 호소하는 경우도 있다. 혹은 아무런 전구증상이 없이 갑자기 심장사가 발생하거나 심부전이 발생하는 경우도 있다. 협심증(angina pectoris)은 운동이나 정서적 스트레스에 의해 발생하며 휴식이나 혈관확장제로 완화되는 일시적인 흉통을 말한다. 협심증은 죽상경화성 관상동맥 경축(spasm)으로 인해 심장에 일시적인 저산소증을 유발함으로써 발생한다.

울혈성 심부전은 폐와 다른 조직에 체액이 저류되면서 임상증상을 유발한다. 체액이 정맥계로 되돌아가면 모세혈관으로 스며들어 폐포, 늑강, 복강 및 사지의 연조직으로 빠져나오게 된다. 환자는 그 결과 폐에서 산화혈액이 부족하고 늑막액으로 인해 폐의 움직임이 제한되어 얕은 호흡을 경험하고 복막강의 체액 축적으로 이차적으로 복부의 부종(복수, ascites)과 다리의 부종(말초부종, peripheral edema)을 경험하게 된다.

신체검진을 통해 체액의 저류를 쉽게 확인할 수 있다. 정맥계 체액의 양은 환자가 앉거나 누운 상태에서 경정맥의 충만 상태를 평가함으로써 알 수 있다. 늑막액은 흉부를 청진기로 청진(auscultation)하여 확인할 수 있다. 늑막강에 체액이 저류되는 것은 청진을 통해 호흡음이 감소하거나 불분명해지는 것으로 확인할 수 있으며, 폐포에 체액이 저류되는 경우에는 수포음(rales)이 청진된다. 흉부 타진(percussion) 시 흉부에 체액이 차 있으면 맑고, 공명한 소리보다는 둔탁음이 들린다. 복수가 있는 경우에는 배의 한 쪽을 가볍게 두드렸을 때 체액 파동의 전달을 눕혀진 환자의 반대쪽에서 느낄 수 있다. 연조직의 부종은 발목 혹은 다리 피부를 손가락 끝으로 단단히 눌러보아 옴폭 파인 곳이 얼마나 오래 남아 있는지를 확인함으로써 사정한다. 부종이 없는 연조직은 누른 후 수초 이내에 원상 복귀된다.

심장 신체검진의 다른 중요한 측면은 심잡음의 청진, 심장 크기의 측정, 혈압 측정, 맥박수와 맥박의 규칙성을 확인하는 것이다. **심잡음(cardiac murmur)**은 청진기로 들을 수 있는 심장의 비정상적인 소리이다. 심잡음은 심장 판막이나 주요 혈관을 통한 비정상적인 혈류에 의해 발생하며, 기능적으로 중요하지 않을 수도 있거나 혹은 심각한 질환을 의미하기도 한다. 심장의 크기는 수축기 동안에 흉곽에서 심장의 주요 충격 부분을 느낌으로써 사정할 수 있다. 심장의 박동이 보이는 곳은 심장의 수축기에 심실의 움직임으로 인하여 발생한다. 정상적으로는 좌측 중앙 액와선(midaxillary line)에서 제4, 6 늑간 사이에 가깝게 위치해 있으며 만약 좌측으로 편위되었다면 심장이 비대되었을 수 있다. 맥박은 손목에서 요골동맥(radial artery)을 촉지함으로써 가장 쉽게 사정된다.

동맥압(arterial blood pressure)은 대개 혈압(blood pressure)이라고 하며 혈압계로 측정된다. 혈압계는 팔 또는 다리를 감아서 혈압을 측정하는 커프(cuff)와 압력계(pressure gauge)로 구성되어 있다. 청진기를 커프를 감은 부위의 원위부에 있는 동맥에 대고 청진하면 압력이 수축기압 아래로 떨어질 때 맥박음을 들을 수 있으며, 혈액의 압력이 이완기압보다 떨어지면 맥박음이 사라진다. 맥박음이 들리기 시작했을 때의 압력을 수축기혈압, 맥박음이 사라질 때의 압력을 이완기혈압으로 기록한다.

심장질환을 평가하기 위한 검사로는 흉부방사선촬영, 심초음파, 심전도, 혈중효소 측정, 심도자검사가 있다. 흉부방사선촬영은 심장의 크기와 형태를 평가할 수 있지만 민감도가 매우 높은 검사는 아니다. **심초음파(echocardiography)**는 심장의 각 부위로부터 반사되는 초음파로 심장의 영상을 얻는 비침습적 검사이다. 심초음파는 심근 및 심장판막을 포함한 심장의 여러 부위의 크기와 기능을 평가할 수 있는 유용한 방법이며, 심장판막의 비정상적 증식, 심방 또는 심실중격 결손 등을 확인할 수 있다. 도플러 검사를 함께 할 경우에는 심장 내 혈류의 방향과 속도를 측정할 수 있다.

심전도(electrocardiography)는 체표면의 표준 위치에 놓인 전극(electrodes)에서 전기적 활동을 기록한다. 심장의 전기적 활동이 이들 부위에서 기록된 전기적 활동으로부터 추정 가능하다. 심전도 결과는 전문가에 의해 판독되어야 한다. 심전도는 현재 혹은 과거의 심근경색의 진단에 매우 유용하다. 또한 심전도는 부정맥을 진단하거나 질병의 치료과정 또는 치료 효과를 감시하는 데에도 유용하다.

운동부하검사(stress test)는 심근으로의 산소공급의 효율성을 평가하는 데 유용하다. 환자가 트레드밀(treadmill) 위를 걸은 후에 혹은 심장에 운동 효과와 유사한 약물을 투여한 후에 심전도 검사를 시행하면 심근허혈의 증거를 확인할 수 있다. 운동부하검사 동안 방사성동위원소를 혈액으로 주입한 후 촬영을 할 수도 있다. 허혈이 발생한 부위에는 방사싱동위원소가 도달하시 않기 때문에 촬영된 영상을 분석하면 관류장애가 발생한 부위를 알 수 있다.

손상된 심근으로부터 방출되는 특수한 효소가 급성 심근경색 진단에 사용될 수 있다(그림 9-6). 심장의 **트로포닌(roponins)**과 **크레아티닌인산활성효소(creatinine phosphokinase, CK)**는 심근경색 발생 후 각기 다른 시간대에 최고치로 상승한다. 혈액검사로 이들 효소들을 검사하면 심근손상 발생여부, 손상 발생 경과 정도를 알 수 있다. **뇌나트륨이뇨펩티드(brain natriuretic peptide, BNP)**는 울혈성 심부전과 같이 심장이 과도하게 신장되는 경우에 심장으로부터 방출된다. BNP를 측정하면 울혈성 심부전을 진단하는데 도움이 될 뿐 아니라, 이 질환에 대한 약물치료의 효과를 판단하고 감시하는 데에도 도움이 된다.

심도자법(cardiac catheterization)은 중증의 심장질환을 더 광범위하게 평가하는 데 유용하다. 카테터는 혈관을 통하여 심장으로 들어가서 심장 내 압력을 측정하고 방사선비투과조영제를 주사할 수 있도록 고안된 유연한 관이다. 방사선비투과조영제를 혈관에 주사한 후 엑스레이로 영상

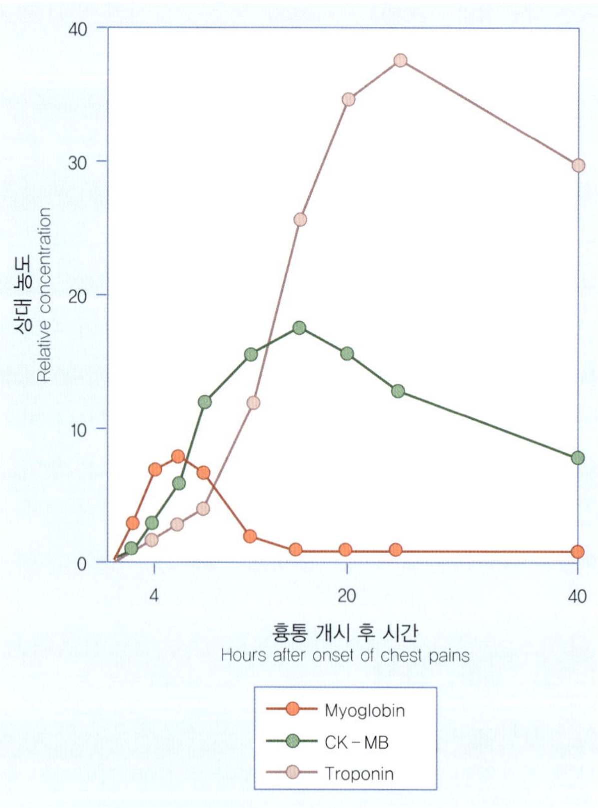

그림 9-6 심근경색 후 심장효소 상승의 시간별 추이

을 찍는 방법을 혈관조영술(angiogram)이라고 한다. 혈관조영술은 심장의 각 방(chamber)과 혈관의 해부학적 영상을 나타냄으로써 혈류 흐름의 이상을 확인할 수 있다. 방사선비투과조영제를 관상동맥으로 직접 주사하여 죽상경화성 플라크를 확인할 수 있다.

특이질환

유전질환/발달장애

심장의 형성과정에서의 이상은 거의 배아이상이며, 선천성 심장질환(congenital heart disease)이라 한다. 인체 기관 중에서 선천성 기형이 가장 많이 발생하는 곳은 심장과 대혈관이며, 이들 기관에서의 결손은 중대한 결과를 초래하기가 쉽다. 조기 진단과 결손의 수술적 교정이 선천성 심장질환 환자의 기대수명을 획기적으로 연장시킬 수 있다. 심실중격결손(ventricular septal defect)이 선천성 심장질환의 30%를 차지하며 다양한 다른 유형들은 각각 10%보다 적은 비율을 차지한다. 선천성 심장질환과 대혈관 기형에서 발생하는 다양한 혈류장애를 설명하기 위해 이 장에서는 몇몇 전형적인 유형에 대해 간략하게 기술하였다.

이첨판 대동맥판막

이첨판 대동맥판막(bicuspid aortic valve)은 선천성 심장기형 중 가장 흔하다. 대동맥판막은 3개의 첨판(cusps)으로 구성되어 있는데, 두 개의 첨판만으로 구성된 대동맥판막을 가지고 태어나는 아이가 있다. 이 질환은 보통 쉽게 피로하거나 흉통의 형태로 영아기 혹은 아동기에 나타날 수도 있지만 성인이 될 때까지 나타나지 않는 경우도 있다.

이첨판을 통과하는 혈류는 불규칙하므로 판막은 변형되고 반흔화 된다. 판막이 광범위하게 반흔화된 후에는 두 첨판의 모서리를 따라 융합이 일어나면서 협착(stenosis)이 생긴다(그림 9-7). 협착이 발생하면 수축기 동안 판막을 열기 위한 힘을 생성하기 위해 심장이 비대된다. 번갈아 판막이 기능부전(incompetent)이 될 수 있어 이완기 동안 대동맥으로부터 좌심실로 혈액의 역류가 일어난다. 이에 따라 심장은 더 많은 혈액을 박출해내야 하기 때문에 결국 좌심실 부전에 빠지게 된다. 대동맥협착의 대부분은 이첨판 판막을 포함한다.

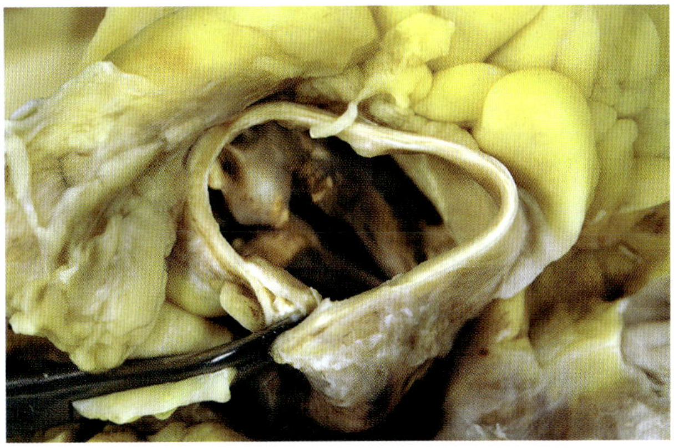

그림 9-7 선천성 이첨판 협착. 대동맥이 단면으로 잘려 있으며, 대동맥을 통하여 대동맥판막을 관찰할 수 있다. 두 개의 첨판만이 관찰되며, 각 첨판은 두껍고 단단해 보인다. 커다란 석회화된 증식물이 고정된 갈라진 틈 같은 내경 위로 돌출되어 있다.

참고 9-1 이첨판 대동맥판막

원인
배아이상

병변
2개(3개가 아닌)의 대동맥판막

발현
종종 성인이 될 때까지
쉬운 피로도
대동맥협착의 심잡음
심부전

심방/심실중격결손

태아기에는 우심방과 좌심방 사이의 중격에 난원공(foramen ovale)이 있다. 난원공은 보통 출생 후에 즉시 닫힌다. 이것이 출생 후에도 열려 있고 크기가 크면(심방중격결손, atrial septal defect) 혈액이 좌심방으로부터 우심방으로 흐르게 되어 심장 우측의 부하 증진을 초래한다(그림 9-8).

심실중격의 구멍(심실중격결손, ventricular septal defect, 그림 9-9)은 좌심실과 우심실의 압력 차이가 두 심방 사이의 압력 차이보다 크기 때문에 심방중격결손보다 더 심각하다. 즉, 압력이 높은 좌심실의 혈액이 심실중격결손을 통해 압력이 낮은 우심실로 흐르게 된다. 그러므로 양쪽 심실은 한 번 이상 동일한 혈액을 박출해야 한다. 몇 년이 지난 후에는 과부하로 인해 좌심부전 혹은 우심부전에 이르게 된다.

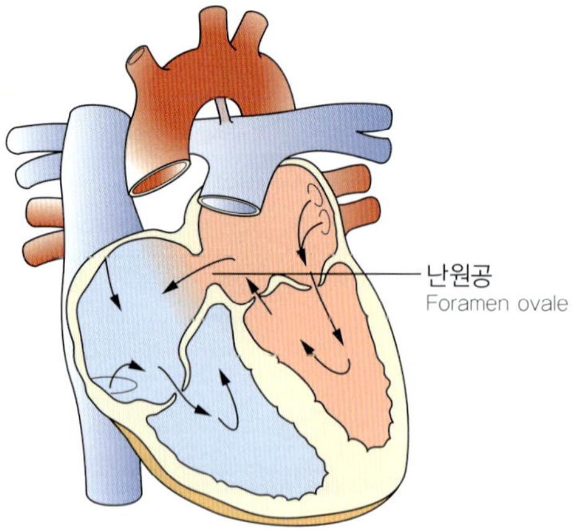

그림 9-8 심방중격결손

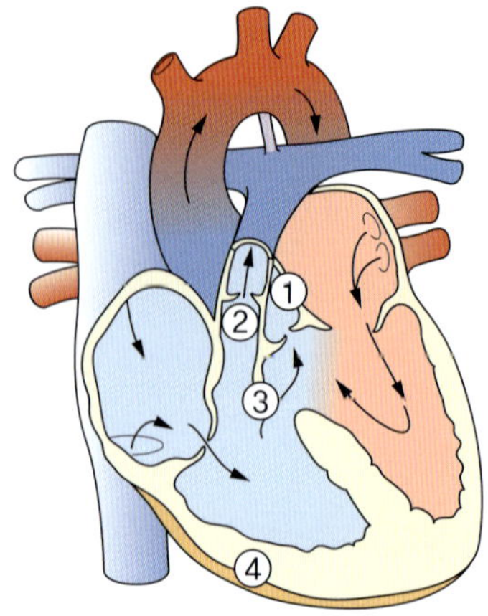

그림 9-10 팔로사징후

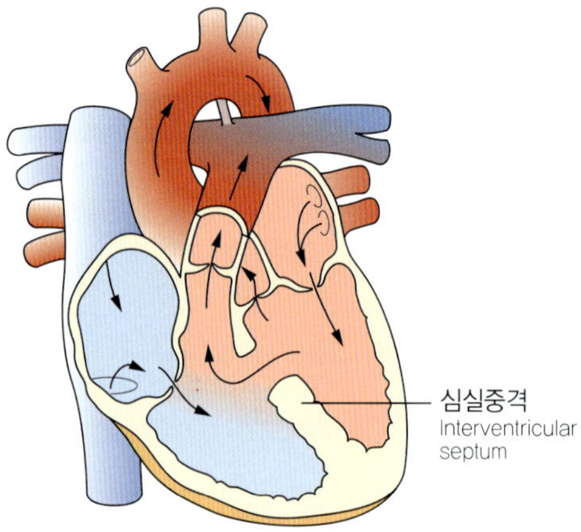

그림 9-9 심실중격결손

참고 9-3 팔로사징후

원인
배아이상

병변
대동맥겹침
폐동맥협착
심실중격결손
우심실비대

발현
심잡음
청색증
신체 발육 지연
심부전

참고 9-2 심방중격결손과 심실중격결손

원인
배아이상

병변
우심방과 좌심방 사이 중격의 구멍(심방중격결손)
우심실과 좌심실 사이 중격의 구멍(심실중격결손)

발현
심잡음
운동불내성
심부전(말기 증상)

팔로사징후

팔로사징후(tetralogy of Fallot)는 청색증을 유발하는 선천성 심장질환의 가장 흔한 원인이다. **청색증**(cyanosis)은 덜 산화된 혈액이 피부에 흐름으로 인하여 피부가 청색으로 변하는 현상을 말한다. 청색증성 심장질환(cyanotic heart disease)에서는 우측 심장(우심실 또는 우심방)으로부터의 혈류가 폐를 거치지 않고 전신 순환으로 들어간다. 혈액이 대부분 폐를 우회하기 때문에 혈액이 적절히 산화되지 못한다. 팔로사징후에서 네 가지 해부학적 변화(**그림 9-10**)는 (1) 대동맥 위치이상으로 좌심실과 우심실의 혈액이 모두 대동맥으로 분출되며, (2) 폐동맥 유출통로가 좁아지고, (3) 심실중격결손으로 인해 우심실로부터 좌심실로 혈액이 돌려지며, (4) 우심실을 비우는 데 대한 증가된 저항에 의해 초래된 우심실 비대가 발생하는 것이다. 이 질환이 있는 사람의 기대수명은 기형의 중증도와 수술 가능성에 따라 달라진다.

대동맥협착

대동맥협착(aorta coarctation)은 흉부대동맥에서의 좁아진 섬유성 협착이다(**그림 9-11**). 협착이 있는 근위부의 혈압은 상승하고 협착 원위부의 혈압은 감소한다. 소아에서는 대퇴동맥의 맥박이 감소하였을 때, 이 질환을 의심하기

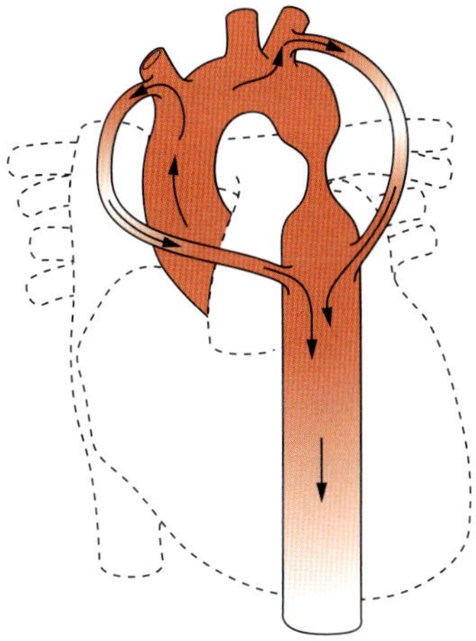

그림 9-11 대동맥협착

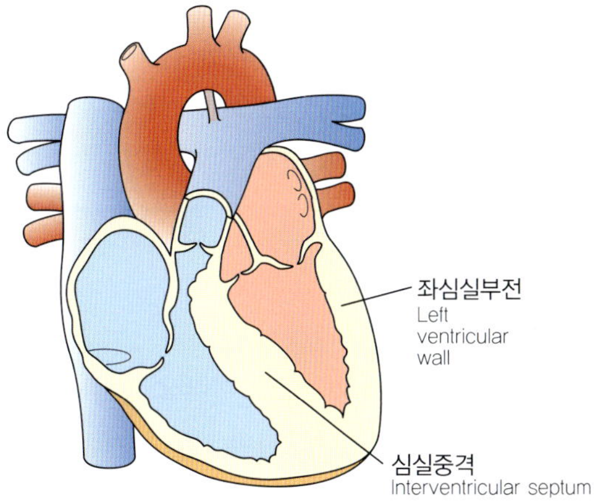

그림 9-12 비후성 심근증

참고 9-4 대동맥협착

원인
배아이상

병변
하행성 흉부동맥의 협착

발현
대퇴동맥 맥박 감소
상지의 고혈압
심잡음
심부전(말기 증상)

도 하며, 상지와 하지의 혈압이 크게 차이가 나면 이 질환을 심각하게 의심하여야 한다. 조기에 진단되어 수술로 교정을 하면 치료효과가 있다. 그러나 이 질환은 쉽게 확인되지 않을 수 있어 협착 근위부의 높은 혈압은 결과적으로 좌심실 비대와 심부전을 초래하게 된다.

비후성 심근증

비후성 심근증(hypertrophic cardiomyopathy)은 심근증의 세 가지 형태 중 하나 혹은 심장근육의 내재성 질환이다. 비후성 심근증의 분류와 관련해서는 이 장의 후반부에 기술하였다. 비후성 심근증이 가장 중요한 이유는 이 질환이 유전질환이기 때문이다. 다양한 유전적 변이가 이 질환을 유발할 수 있다. 이 질환은 상염색체 우성형질(autosomal dominant trait)로 유전되지만, 산발적으로 발생하기도 한다. 유전적 변이는 미오신(myosin) 또는 트로포닌(troponin)과 같은 심근세포의 수축성 기관을 구성하는 다양한 단백질 중의 하나에 이상을 초래한다. 그러나 유전적 변

참고 9-5 비후성 심근증

원인
유전자 변이(상염색체 우성형질)

병변
심실중격의 심한 비후

발현
급사
부정맥 또는 심실중격의 경색

이가 어떻게 심근의 비대를 유발하는지에 대해서는 알려지지 않았다. 이 질환은 심실 내 중격이 특히 더 비대해져서 좌심실의 내강을 침범하여 혈류의 흐름을 막는다(그림 9-12). 또한 좌심실 비대에 의해 좌심실 이완에 장애가 발생하므로 좌심실의 심박출량이 감소하게 된다. 게다가 좌심실 근육량의 증가로 인하여 산소 소모량은 증가하나 관상동맥으로부터의 혈류량이 함께 증가하지 않으므로, 죽상경화증이 없음에도 불구하고 심근의 허혈이 발생한다. 심근량의 증가는 심근을 전기적으로 불안정하게 하므로, 부정맥이 발생한다. 비후성 심근증은 모르는 사이에 심부전을 초래할 수도 있지만 또한 심장에 문제가 있다고 인식하지 못하던 사람에게 갑자기 돌연사 형태로 발현되는 경우도 있다. 실제로 비후성 심근증은 젊은 운동선수에게서 발생하는 가장 흔한 사망원인 중 하나이다.

염증성/퇴행성 질환

심장에 발생하는 염증성 또는 퇴행성 질환(inflammatory/degenerative diseases)은 미국에서 다른 질환보다 유병

률과 사망률이 더 높다. 이 질환들은 다양한 원인에 의해 발생하지만, 심장에 이상을 초래한다는 점에서 그 결과는 유사하다. 고혈압성 심장병은 원래 원발성 심장질환이 아니지만, 고혈압이 심장에 미치는 악영향 때문에 이 장에서 기술하였다. 고혈압에 대한 자세한 내용은 8장에 기술되어 있다.

관상동맥 죽상경화증

죽상경화증성 플라크는 혈관벽 안쪽에 형성된 지질, 섬유조직 및 염증성 세포로 구성되어 있는 삼차원적 반(patch)이다. 죽상경화증의 병인과 역학에 대해서는 8장에서 자세히 다루고 있다. 이 장에서는 어떻게 이 작은 혈관에서의 변화가 사망과 장애를 초래하는지에 초점을 두고 설명하기로 한다. 관상동맥 내의 죽상경화증성 플라크 또는 관상동맥 죽상경화증은 현재 미국에서의 사망률 및 유병률의 주요원인이다.

단순하게 생각하면 죽상경화증성 플라크가 관상동맥의 내강을 좁히고 심장근육과 심장전도계로 흐르는 혈류의 흐름을 감소시킨다고 할 수 있다(**그림 9-13**). 실제로는 관상동맥 죽상경화증이 발생하면 좌관상동맥과 우관상동맥 사이가 연결되며, 연결 정도에 따라 관상동맥 순환의 양상이 달라지므로 플라크의 수, 크기, 심장의 손상 정도 사이의 관계는 그리 단순하지 않다. 심근경색에서의 회복과 더불어 그리고 나이가 들어감에 따라 원래의 관상동맥을 우회하는 측부순환(collateral circulation)이 발생하며 추후의 심근경색의 발생으로부터 보호하는 역할을 한다. 이러한 이유로 점진적으로 양측 관상동맥이 완전한 폐색에 이르는 사람이 오랜 기간 생존하는 반면에 단 한 개의 중요한 위치에 있는 플라크가 젊은이를 사망에 이르게 할 수도 있다.

실제로 죽상경화증성 플라크에 의한 관상동맥의 점진적인 폐색은 측부순환과 문합이 서서히 발생하기 때문에 이러한 종류의 죽상경화증성 질환은 우리가 생각하는 것보다 치명적이지 않다. 돌연사를 유발하는 대부분의 심근경색은 죽상경화증성 플라크의 급격한 파괴에 의해 발생한다. 죽상경화증성 플라크로부터 유출된 교원질이 혈액으로 노출되면 혈전이 형성되고 급격히 혈관을 폐쇄한다(**그림 9-14**). 또한 파괴된 죽상경화증성 플라크의 내용물이 혈류를 따라 흘러 내려가면 플라크의 원위부에 있는 관상동맥 내강이 완전히 폐쇄된다. 번갈아 플라크 내로 자연발생적인 출혈이 있을 수 있으며, 출혈에 의해 플라크가 내강으로 부풀어 오르거나 혹은 혈관을 매우 좁힘으로써 혈관경련(vasospasm)을 초래할 수 있다. 결과적으로, 간신히 유지되던 혈류량이 더욱 감소함으로써 운동이나 스트레스 상황에서와 같이 심근이 더 많은 산소를 필요로 할 경우에 심근의 허혈이 초래된다.

관상동맥 혈류의 급격한 감소는 부정맥, 심근경색을 초래한다. 소위 심장발작으로 갑자기 사망하는 사람은 심장에서 발생하는 부정맥으로 인해 심박출량이 급격히 감소되면서 사망에 이른다. 치명적인 부정맥이 생기지 않아도 심근경색이 발생하기도 한다. 부정맥은 대부분 가역적이

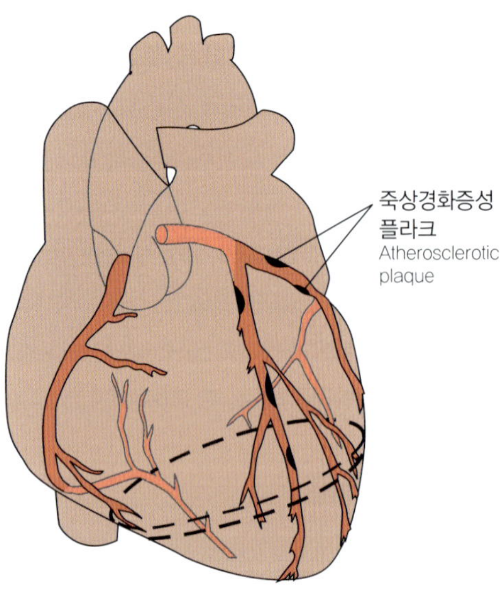

그림 9-13 관상동맥 죽상경화증

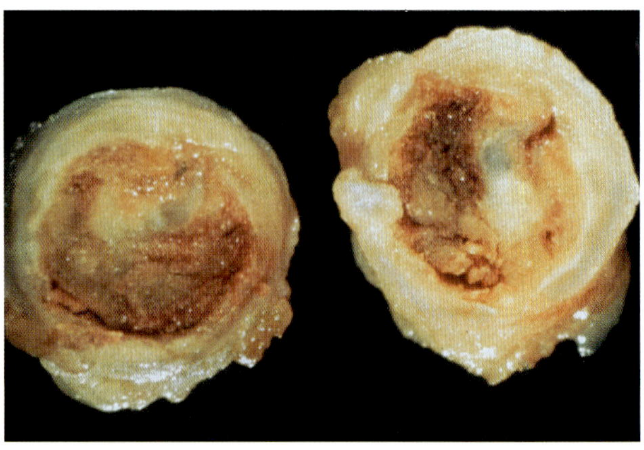

그림 9-14 관상동맥 혈전. 동맥의 내강에 있는 노란 물질은 죽상경화증성 플라크이다. 붉은색 과립 형태 물질은 혈전으로서 플라크 위를 덮어서 내강을 폐색시킨다.

며, 심근경색은 치유될 수 있다. 따라서 심근경색 발생 후 적시에 응급소생술이 이루어지면 매우 효과적이다. 치료의 목적은 관류 장애가 있는 부위에 혈류를 회복시키는 것(재관류)이다. 재관류 치료는 혈관 내의 혈전을 혈전용해제(조직플라스미노겐활성제, tissue plasminogen activator)로 녹이거나 혈관성형술, 스텐트삽입 또는 관상동맥우회술을 시행하여 혈류의 흐름을 회복시키는 것이다. 심근세포를 구하기 위한 어떠한 시도도 심근경색 발생 후 수시간 이내에 시행되어야 효과적이다.

관상동맥 관류의 만성적인 부족은 심근의 산소요구량이 증가되는 상황(운동)에서 흉통(협심증, angina pectoris)을 유발한다. 니트로글리세린(빠른 작용을 위해서는 혀 밑 투여) 등의 혈관확장제나 고혈압 치료 약물들이 흉통을 경감시킨다. 흉통이 심하여 일상생활에 지장을 주거나 휴식 중에도 흉통이 발생하지 않는 한 결정적인 중재는 대부분 시행되지 않는다. 휴식 중에도 흉통이 발생하는 경우를 불안정성 협심증(unstable angina)이라고 하며, 불안정성 협심증의 발생은 죽상경화증성 플라크가 악화될 수 있다는 징후이다.

협심증이 있는 중증의 관상동맥 죽상경화증을 치료할 수 있는 효과적이고 최소한의 침습적인 방법이 개발됨에 따라 관상동맥 죽상경화증의 상태를 평가하는 것이 더욱 중요해졌다. 죽상경화증성 병변은 직접 또는 간접적으로 평가할 수 있다. 방사선비투과성조영제를 사용하여 관상동맥 조영술을 시행하면 폐색 부위를 시각적으로 확인할 수 있다. 그러나 관상동맥 조영술이 기능적 장애의 정도와 향후 심근경색의 위험성을 예측함에 있어 항상 정확한 것은 아니다. 운동부하검사를 하면서 심전도를 기록하면 허혈과 연관된 심전도 변화를 확인할 수 있으므로, 심근경색의 위험이 높은 심근조직을 확인하는 데 도움이 된다. 관상동맥의 개방성을 유지하는 데 가장 많이 사용하는 방법은 풍선혈관성형술(balloon angioplasty), 스텐트(stenting) 및 관상동맥우회술(coronary artery bypass grafting)이다. **혈관성형술(angioplasty)**에 사용되는 카테터는 끝에 작고 부풀릴 수 있는 풍선이 달려있으며 관상동맥으로 삽입할 수 있도록 고안되어 있다. 카테터의 끝 부분을 죽상경화로 좁아진 부위에 위치한 후에 풍선을 부풀린다. 풍선을 부풀리면 죽상경화증성 플라크가 압착되어 혈관의 내경이 넓어진다. **스텐트(stent)**는 동맥의 내부에서 부풀렸을 때 혈관을 지탱할 수 있도록 고안된 철망(wire cast)으로, 풍선혈관성형술 후 그 자리에 스텐트를 넣는다. **관상동맥우회술(coronary artery bypass graft, CABG)**은 관상동맥의 질환 부분 주변의 혈액 흐름을 우회시키기 위해 동맥(대개 내흉동맥, internal thoracic artery) 혹은 정맥(일반적으로 하지정맥, saphenous vein) 부분을 사용한다. 관상동맥의 혈류 흐름을 재건하는 데 사용하는 방법의 선택은 침범된 혈관의 수, 플라크의 크기와 내강의 침범 정도, 폐색의 급성 혹은 만성 정도, 심장수술을 견딜 수 있는지와 같은 환자의 다양한 기능적 특성 등에 달려 있다.

심근이 괴사된 병변부위를 심근경색부(myocardial infarct)라고 부르며, 그 과정을 심근경색(myocardial infarction)이라고 한다. 심근경색은 심실중격이나 우심실에도 발생하지만, 주로 좌심실에 발생한다. 일단 심근이 산소결핍으로 손상되면 다음의 변화가 일어난다.

1. 처음 12~18시간 동안 심장은 육안으로나 현미경적으로 정상으로 보인다.
2. 1~5일째에는 손상된 심근섬유의 점진적인 연화(softening)와 붕괴(disintegration)가 보인다(**그림 9-15**). 현미경적으로 괴사 조직의 주변으로 염증반응이 시작된다(**그림 9-16**).
3. 약 5일경에는 섬유아세포와 모세혈관으로 구성된 육아조직(granulation)이 괴사된 심근을 대체하기 시작하고 교원질(collagen)이 정교하게 다듬어지기 시작한다.
4. 2주가 될 때까지 괴사부위가 단단해지도록 충분한 교원질이 축적되고 교원질은 몇 주에서 몇 달간 축적과 수축이 계속된다. 결과적으로 피부가 베인 곳이 치유되는 것과 같은 조밀하고 거친 상흔이 남게 된다.

심근경색증의 어떤 과정에서도 합병증은 발생할 수 있다. 심실세동과 같은 부정맥이 발생할 수도 있다. 심실세동은 즉시 의학적인 치료가 행해지지 않으면 급사를 초래한다. 급성심근경색환자의 약 1/3 정도에서 돌연사가 발생한다. 심폐소생술로 심장수축과 호흡을 인위적으로 유지하면 심장이 정상적인 전기활동을 되찾을 때까지 환자의 생명을 살릴 수 있다. 또 다른 가능한 즉각적인 합병증은 심근의 많은 부분의 기능 상실로 초래되는 심부전이다.

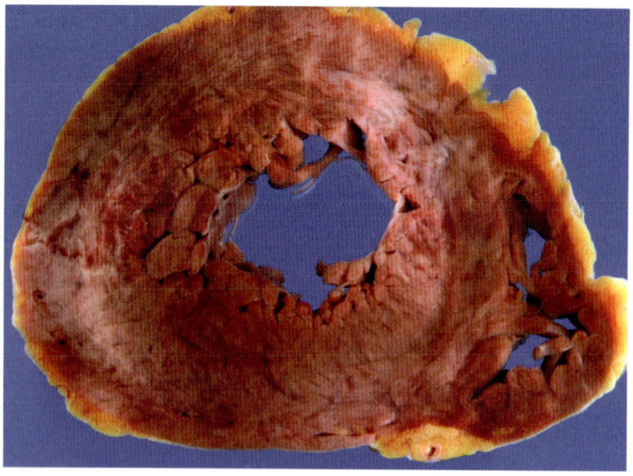

그림 9-15 심근경색. 심장이 횡단면으로 잘려 있다. 우심실은 단면의 우측에서 관찰되며, 좌심실은 좌측에서 관찰된다. 좌심실의 두께는 우심실 두께의 세 배 정도로 비후되어 있음에 주목해야 한다(좌심실 벽은 비후되어 있다). 좌심실의 가장 좌측과 전면에 관찰되는 창백한 부위가 최근에 심근경색이 발생한 조직이다.

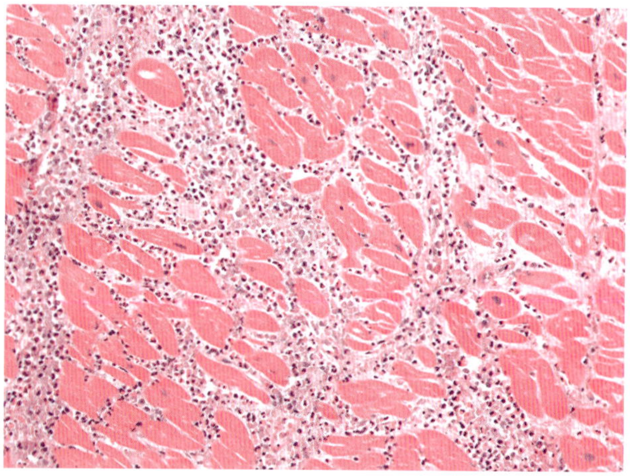

그림 9-16 심근경색의 현미경 소견. 호중구가 괴사된 심근세포에 광범위하게 침윤되어 있다.

심부전은 폐의 공기가 차 있는 부분으로 체액의 침투와 함께 폐에서의 정맥 울혈을 초래할 수 있다(폐부종, pulmonary edema). 심부전이 심한 경우 혈압을 유지할 수 없는 경우도 있다. 심근경색의 첫 수일 이내에 발생하는 심부전은 이전에 심근경색으로 인해 심근수축력이 약화되었던 환자에게서 더욱 흔하다.

심근경색 후에도 여러 가지 합병증이 발생할 수 있다. 심근경색 발병 부위에 지속적으로 혈류 장애가 발생함으로써 심근경색의 부위가 확장될 수 있다. 심근경색 환자에게 휴식을 취하도록 하는 주요한 이유는 신체 활동으로 인해 산소요구량이 증가되는 것을 예방하기 위함이다. 심근경색 부위의 확장은 부정맥이나 치명적인 심부전 상태를 초래할 수 있다. 심근경색으로부터 생존한 경우에도 장기적으로는 심부전에 빠질 가능성이 있다. 그 이유는 심근경색이 발생하지 않은 정상 심근세포가 손상된 심근세포에 의한 심부전을 극복하기 위해 비후되는 경향이 있기 때문이다. 결국 비후된 심근세포가 증가하는 신체의 요구에 부응할 수 없는 상태가 되면 심부전이 발생한다. 심장비대는 진행하는 데 시간을 요하므로 심근경색의 말기 합병증이다.

광범위한 경색의 비교적 빈도가 적게 나타나는 합병증은 심근파열, 심실류(ventricular aneurysm), 심내막 혈전형성(endocardial thrombus formation)이다. **심근파열(myocardial rupture)**은 혈액이 심근괴사 부위를 뚫고 나감으로써 발생한다. 심근파열로 측벽을 통해 혈액이 유출되면 심장막에 혈액이 고임으로써 심장압축으로 사망에 이르게 된다. 만약 파열이 승모판의 건삭을 당기는 승모판의 유두근에서 발생하면 급격한 승모판 기능부전이 발생하여 좌심방으로의 혈액의 역류가 초래되고 폐부종을 유발한다. 심근파열은 괴사조직이 최대한 연화되는 경색 발생 후 4~7일 사이에 일어난다.

심실류는 심장 또는 혈관이 주머니 모양으로 늘어나는 현상을 말한다. **심실류(ventricular aneurysm)**는 크고 치유된 좌심실 경색의 반흔(scar)이 바깥쪽으로 팽륭됨으로써 발생한다. 반흔조직은 정상 심근조직만큼 강하지 않기 때문에 좌심실의 높은 압력을 견디지 못하고 바깥쪽으로 부풀어 오르게 된다. 심실류는 혈액이 효과적으로 좌심실로부터 이동하지 않으므로 좌심실의 수축활동에 손상을 주기 쉽다. **심실내벽의 혈전(mural thrombus)**은 심근경색이 발생한 부위의 내막에 혈전이 형성되는 것이다. 심실내 혈전은 종종 내벽으로부터 떨어져 나와 색전(embolus)을 형성하며 전신동맥 순환을 통해 먼 곳으로 옮겨져 그들 조직의 경색을 유발한다. 뇌와 장 및 사지에 가장 일반적으로 영향을 미친다. 그러므로 심근경색 환자가 회복되는 과정 중에 혈전성 물질이 심장에서 뇌혈관으로 색전화되어 뇌혈관에서 경색을 초래함으로써 뇌졸중이 발생하기도 한다.

심근경색의 증상과 징후는 매우 다양하다. 일부 환자는 심근경색이 발생하기 이전에 협심증을 경험하는 경우도

참고 9-6 관상동맥 죽상경화증

원인
- 죽상경화증
- 고혈압

병변
- 관상동맥이 좁아짐
- 심근경색

발현
- 증상이 없는 경우도 있음
- 협심증
- 비정상적 심전도 소견
- 심근경색:
  - 통증
  - 효소 수치 증가
  - 비정상적 심전도 소견
  - 쇼크 또는 심부전
- 장기적인 합병증

있지만, 대부분의 심근경색 환자는 첫 심근경색이 발생하기까지 아무런 임상증상도 경험하지 않는 경우가 많다. 협심증은 심장으로의 적절한 혈류 공급이 간신히 유지되고 있는 심근경색 기왕력이 있는 환자에서 더 많이 발생한다. 흉골의 아래쪽에 쥐어짜는 듯한 통증이 발생하고 왼쪽 팔로 방사되는 것이 심근경색의 전형적인 증상이지만, 아무런 임상증상이 나타나지 않아 심근경색의 발생을 본인도 알지 못하는 경우가 있다. 심지어 과거에 심근경색을 앓았다는 것을 모르는 환자들에게서 심근조직의 손상으로 허혈이 진행되어 심부전을 초래하는 경우도 있다.

심근경색의 진단은 혈액 내 심근효소의 증가와 심전도의 이상소견을 확인함으로써 내릴 수 있다. 심근경색의 치료는 혈관을 막고 있는 혈전을 녹이는 혈전용해제를 투여하고 심근에 충분한 혈류를 공급할 수 있도록 혈관을 이완시키는 니트로글리세린과 같은 혈관확장제를 투여하는 것이다. 또한 산소를 투여하여 심근으로의 산소 공급을 늘리고, 불안과 통증을 경감시켜 체내의 산소 요구량을 감소시키기 위해 모르핀(morphine)을 투여한다. 아스피린(aspirin) 또는 와파린(warfarin)을 투여하여 더 이상의 혈전형성을 예방한다. 합병증이 발생하면 합병증에 대한 치료를 한다.

류마티스성 심장질환

류마티스열(rheumatic fever)은 연쇄상구균에 의한 인후염을 앓은 일부 환자에게서 발생하는 흔치 않은 과민성 질환(hypersensitivity disorder)이다(26장 참조). A군 용혈성 연쇄상구균(group A hemolytic streptococci)의 단백질은 일부 환자의 심장과 결합조직의 단백질과 유사하기 때문에 우리 몸에서 형성된 연쇄상구균에 대한 항체가 세균뿐 아니라 우리 몸, 특히 심장과 관절을 공격하게 된다. 보통 염증 반응은 매우 경하거나 증상이 없지만, 심근염과 관절염을 일으키는 류마티스열의 형태로 나타날 수 있다. 이 질환은 급성기에도 대개는 심각하지 않으며 특별한 영향을 미치지 않고 점차 회복된다. 그러나 류마티스열이 반복될 경우에는 심장판막의 반흔과 기형을 유발하는 판막염(valvulitis)이 초래될 수 있다. 그림 9-17은 판막의 반흔과 기능장애로 인해 심장에 나타나는 변화를 도식화한 것이다. 류마티스성 심장질환에서는 보통 이첨판(승모판)이 대동맥판막보다 더 영향을 받는다.

판막 기능부전은 급성 질병으로 알려진 후 혹은 추측되는 어느 시기라도 발현될 수 있다. 판막의 구가 좁아지거나, 협착 혹은 판막이 완전히 닫히지 않거나 기능부전이 올 수도 있다. 판막협착과 기능부전으로 특유한 심잡음이 발생한다. 이첨판막의 섬유화는 좌심방의 확장을 초래하고 협착된 판막을 통해 좌심실로의 혈액의 유입에 장애가 발생하므로 폐로의 혈액 저류가 발생한다. 판막의 기능부전이 있으면 수축기 동안 좌심실로부터 좌심방으로 혈액이 역류(regurgitation)한다. 그러므로 판막질환이 있는 사람은 폐부종을 나타낸다. 대동맥판막의 협착은 좌심부전을 유발한다. 이 경우에 펌프부전은 협착이 발생한 대동맥판막을 통해 좌심실에서 혈액을 박출해내기 위해 좌심실 심근에 부가되는 과부하에 의해 초래된다. 치료를

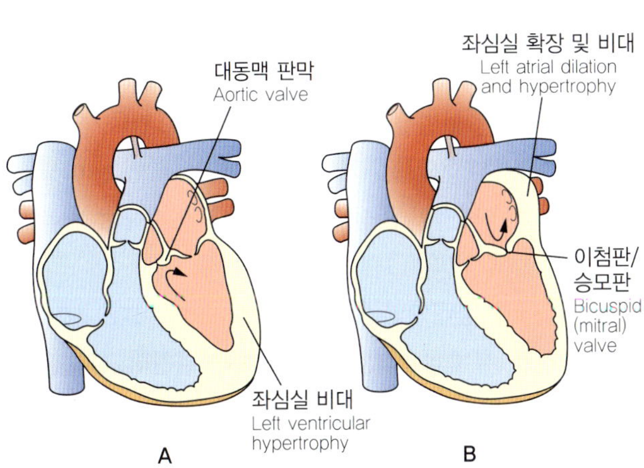

그림 9-17 A: 대동맥 협착, B: 승모판 협착

참고 9-7 류마티스성 심장질환

원인

과민성 질환
신체조직과 더불어 교차 반응하는 A군 연쇄상구균에 대한 항체
A군 연쇄상구균에 의한 인후염의 추후 증상 발현

병변

심장판막(주로 승모핀)의 빈흔 형싱
이첨판(승모판) 판막역류
대동맥판 협착증

발현

심잡음
좌심방 확장 및 비대
폐부종
심부전
감염성 심내막염(합병증)

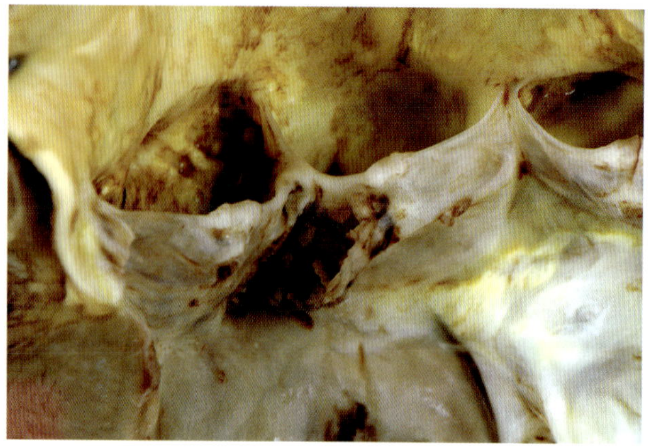

그림 9-18 감염성 심내막염으로 손상된 대동맥 판막첨

위해 손상된 판막을 수술로 대체하기도 한다.

심부전을 유발하는 것뿐 아니라, 류마티스성 질환에 의해 손상된 판막은 이차적으로 감염되어 감염성 심내막염의 원인이 된다. 그러므로 류마티스열 자체는 이로 인해 발생하는 심부전, 감염성 심내막염 등의 잠재적 후유증에 비해 덜 위험하다.

류마티스성 심장질환에 의해 발생하는 여러 후유증을 예방하기 위해서, A군 용혈성 연쇄상구균에 의한 인후염은 항생제로 치료하여야 한다. 세균배양에 의한 A군 용혈성 연쇄상구균의 정확한 진단과 항생제 치료는 류마티스성열과 그 후유증을 예방함에 있어 효과적이다.

감염성 심내막염

심내막염은 심장의 내부와 판막을 덮고 있는 심내막(endocardium)의 염증을 의미한다. 실제로 심내막염은 주로 심장의 판막에 발생한다. 류마티스성 판막염과는 달리, **감염성 심내막염(infective endocarditis)**은 심장판막에 기생하는 미생물에 의해 발생하며 염증반응을 일으킨다. 염증반응은 섬유소, 염증세포, 감염성 판막에 붙어 있는 미생물의 축적, 소위 병적인 **증식(vegetation)**을 초래하여 판막의 구조물을 손상시킨다(그림 9-18).

박테리아가 심내막염의 가장 흔한 원인균이다. 심내막염은 대부분 류마티스성 판막질환이나 선천성 심장질환 등에 의해 이미 손상되어 있는 심장판막에 발생한다. 심내막염의 원인균은 보통 구강, 인후에 정상적으로 존재하는 세균이다. 이들 세균이 혈류를 타고 판막에 도달하여 염증을 유발한다. 인후에 정상적으로 존재하는 알파 용혈성 연쇄상구균(alpha hemolytic streptococcus)인 Streptococcus viridans가 가장 중요한 원인균이다. 알파 용혈성 연쇄상구균은 매우 약한 병원균이기 때문에 점차적으로 심장판막에 손상을 초래하여 아급성 세균성 심내막염(subacute bacterial endocarditis)을 유발한다. 반면에 더욱 치명적인 미생물인 포도상구균(Staphylococcus aureus)은 심장판막에 급성감염을 유발하여 급격히 판막을 파괴하는 급성 세균성 심내막염(acute bacterial endocarditis)을 초래한다. 심내막염의 경우 손상된 판막으로 인한 심부전이 급격히 발생한다. 또한 미생물이 세균 증식 부위로부터 떨어져 나와 혈류를 따라 신장, 뇌 등의 다른 기관으로 옮겨감으로써, 다발성 농양이 발생하고 사망에 이를 수도 있다.

감염성 심내막염의 가장 중요한 원인이 류마티스성 판막염이므로 감염성 심내막염은 류마티스열을 효과적으로 치료함으로써 예방할 수 있다. 이미 류마티스성 질환이나 선천성으로 심장판막 손상이 있는 사람은 발치와 같은 시술 시에 예방적 항생제를 투여함으로써 세균혈증(bacteremia)으로부터 보호할 수 있다. 정맥으로 약물을 투여 받는 환자는 감염된 주삿바늘이 사용되었을 경우 정맥으로 들어간 세균이 혈류를 통해 직접 심장으로 옮겨지므로 감염성 심내막염의 발생 가능성이 매우 높다. 이첨판(승모판)이 다른 원인들에 의해 가장 일반적으로 감염성 심내막염을 일으키는 반면에 이 경우에는 우측 판막이 감염된다.

감염성 심내막염의 조기 진단은 합병증을 예방하는 데 매우 중요하다. 진단이 되면 판막의 추가 손상을 예방하기

참고 9-8 감염성 심내막염

원인
- 류마티스 또는 선천성 심장질환으로 인한 판막의 손상
- 세균혈증
- 정맥용 약물 사용

병변
- 손상된 심장판막 또는 중격결손 부위에 원인 미생물을 함유한 염증성 삼출물

발현
- 발열
- 백혈구증가증
- 심잡음
- 혈액 배양이 양성임
- 다른 기관으로의 색전
- 심부전

위해 즉시 항생제를 투여해야 한다. 중증인 경우에는 심부전으로 악화되는 것을 막기 위해 판막 부전의 교정을 위한 수술이 필요하다.

심근염

심근의 염증은 바이러스, 박테리아, 곰팡이, 기생충, 약물, 면역질환에 의해 발생한다. 대부분의 심근염은 바이러스에 의해 발생하는데 콕사키바이러스에 의한 발생률이 가장 높은 편이다. **심근염(myocarditis)**은 갑자기 발생할 수 있으며, 시시히 발생하기도 한다. 심근경색에서와 유사한 흉통이 흔한 임상증상이다. 심근의 염증은 심근의 수축력에 장애를 주며 심부전과 부정맥을 유발한다. 심근염의 원인이 바이러스인 경우에는 통상 특별한 치료가 없다. 염증을 유발한 바이러스의 정확한 유형을 알 수 있는 경우에는 항바이러스제가 효과적일 수도 있다. 심장이 자연 치유되도록 보조 요법 혹은 심장의 부하를 줄여주는 것이 주요 치료방법이다. 심근의 기능을 안정시키는 약물이 투여되기도 한다. 이러한 약물로는 심근의 수축력을 증가시키는 디지털리스(digitalis), 심장의 부하를 줄이기 위한 혈관확장제나 이뇨제, 부정맥의 발생을 예방하기 위한 항부정맥제 등이 있다. 심근의 염증을 경감시키기 위해 스테로이드(steroids)가 투여될 수도 있다.

고혈압성 심장병

전신적인 혈액의 압력은 개인별로 다양하다. 그러나 일반적으로 수축기 혈압이 120mmHg 이상이거나 이완기 혈압

참고 9-9 고혈압성 심장병

원인
- 전신성 고혈압

병변
- 좌심실 비대

발현
- 고혈압
- 심장 확장
- 좌심부전
- 폐부종

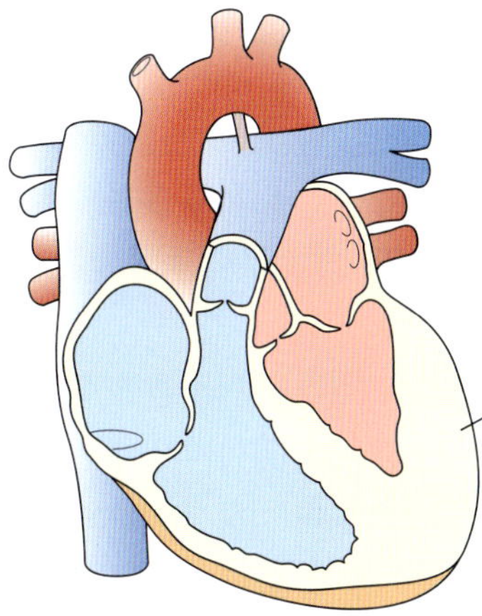

그림 9-19 전신성 고혈압의 영향: 좌심실 비대

이 80mmHg 이상이면 비정상으로 간주된다. 고혈압은 심장의 부하를 증가시켜 심장비대를 초래하고 결국 심부전을 유발한다(**그림 9-19**). 고혈압에 대한 자세한 내용은 8장에서 다루었다.

폐심장증

산재성 폐질환이나 만성 좌심실 기능부전은 폐동맥 고혈압을 유발할 수 있다. 폐동맥 고혈압은 결과적으로 우심실 비대를 초래하고 우심실 부전을 유발한다(**그림 9-20**). 만성 폐질환에 의해 발생한 우심실 부전을 폐심장증이라고 한다.

심근증

심근증(cardiomyopathy)은 심장근육의 내재성 질환이다. 심근증은 확장성 심근증(dilated cardiomyopathy), 비후성 심근증(hypertrophic cardiomyopathy), 억제성 심근증(restrictive cardiomyopathy)의 세 종류로 분류한다. 심근증의 분류는 심장의 해부학적 · 기능적 변화에 의한

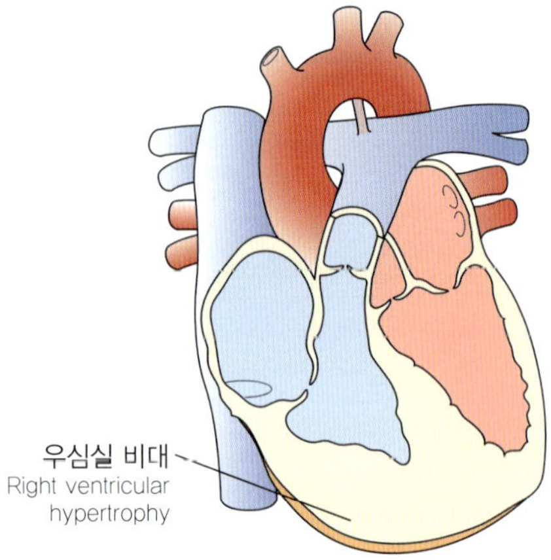

그림 9-20 폐동맥 고혈압의 영향: 우심실 비대

것이다. 심근증의 원인은 매우 많으며 유전적인 원인(비후성 심근증, 앞에서 기술함)에서부터 독성물질, 노령화 과정에 이르기까지 다양하다.

비후성 심근증(표 9-1은 심근증의 흔한 원인을 기술하고 있다)에서 심장근육은 매우 얇아지기 때문에 세포 내의 수축성 필라멘트(사상체)가 더 이상 적절하게 정렬하지 못하므로 효과적으로 수축할 수 없다. 억제성 심근증에서는 심장근육이 경직되어 이완기 동안에 혈액량을 수용하지 못한다. 심근증 환자는 이미 심부전의 증상과 징후가 발생한 후에 내원하는 경우가 많다. 그러나 가장 극적인 경우는 진단되지 않은 비후성 심근증을 가진 고등학교나 대학의 운동선수들에게서 나타나는 돌연사이다. 다른 두 종류의 심근증은 주로 노년층에서 주목을 끈다.

표 9-1 심근증의 일반적인 원인

고혈압성
• 심근세포 수축기관 단백질의 유전적 결함
억제성
• 방사선 조사 섬유증(radiation fibrosis)
• 아밀로이드증(amyloidosis)
• 선천성 대사이상으로 인한 대사성 산물의 축적
• 혈철소증(hemosiderosis)에 의한 철분의 심근 축적
확장성
• 알코올 독성
• 임신
• 유전적
• 미만성 허혈 손상

심방세동

세동(fibrillation)은 심근의 조정되지 않은 수축으로 인해 심장박동이 유지되지 않고 심장이 떨고 있는 상태를 말한다. 심방근육의 세동은 다음의 두 가지 해로운 영향을 미칠 수 있다. (1) 우측 심방에서 생성되어 심실로 전달되는 전기적 자극의 불규칙한 전달로 맥박이 불규칙하게 되고 환자는 실신, 현훈, 허약감, 심계항진, 흉통을 경험한다. (2) 심방으로부터 혈액이 충분히 배출되지 못하므로 심방 내에 혈액이 정체, 응고되며 응고된 혈액의 일부는 혈관계로 들어가 뇌로 이동하여 뇌졸중을 초래한다. 심방세동(atrial fibrillation)은 적절히 치료되지 않으면 심부전을 야기한다.

심방세동은 나이가 들수록 발생빈도가 증가하며 남성에게서 더 흔하게 발생한다. 65세까지 남성의 약 2%, 80세까지 남성의 약 8%에서 심방세동을 경험하는 것으로 추정된다. 모든 심방세동환자에서 임상증상이 나타나는 것은 아니다. 다른 이유로 시행된 심전도 검사에서 우연히 심방세동이 발견되는 경우도 있다. 심방세동의 치료는 우측 심방에서 생성되는 조정되지 않은 자극에 대한 심실의 반응 정도를 조절하는 것과 비정상적인 리듬의 원인 근절, 그리고 혈전 형성을 예방하기 위해 항응고제를 투여하는 것이다.

과형성/신생물 질환

양성, 악성, 전이성에 상관없이 심장에서의 신생물은 매우 드물다. 원발성 병변보다는 전이성 병변이 더욱 흔하지만 심장은 대개 전이성 색전의 뒤늦은 저장소이다. 암은 자주 심장에서 성장을 시작하기 전에 전신에 퍼져 있다. 매우 드물게 전이가 심장의 전기적 전도계를 방해하여 부정맥을 초래하거나 사망을 초래할 수도 있다.

장기부전

부적절한 심장의 펌프기능은 심인성 쇼크와 울혈성 심부전의 두 가지 형태로 나타난다. 쇼크는 조직의 부적절한 관류로 세포의 대사요구(산소공급과 노폐물 제거)가 충족되지 않는 것이다. 울혈은 혈관 내 압력이 증가하여 정맥이 확장되는 현상이다. 쇼크는 심장기능 장애가 원인이거나 출혈 등 다른 상황이 원인인, 심각한 응급상황이다. 만약 혈압이 조속히 회복되지 않으면 환자는 사망하게 된다. 반대로 울혈은 서서히 진행되며 생명에는 덜 위협적이다.

심인성 쇼크(심장성 쇼크, cardiogenic shock)는 심부전에 의해 발생하는 쇼크를 말한다. 이 경우에 심장은 조직 관류에 적합한 심박출량을 유지하지 못한다. 심인성 쇼크는 광범위한 심근경색에 의해 주로 발생하며 대부분의 환자가 빠르게 사망에 이른다. 더 많은 혈액을 심장으로 복귀시키기 위한 혈관수축제와 심장수축력을 향상시키는 약제가 때로는 심인성 쇼크의 치료에 효과적이다.

울혈성 심부전은 심장으로 돌아온 혈액을 효과적으로 다시 박출해내지 못하는 것을 의미한다. 그 결과 폐포와 다른 조직으로의 체액 유출과 함께 혈액이 폐정맥 및 전신정맥에 정체된다. 심인성 쇼크와 마찬가지로 울혈성 심부전은 심근경색에 의해 발생하거나, 고혈압성 심장질환, 류마티스성 판막질환, 중증 심근염 또는 심장근증과 같은 또 다른 형태의 심장질환의 후반부에 발생하기도 한다. 울혈성 심부전은 그 자체가 진단명이 아니라 드러나지 않은 다른 질환의 발현이라는 것을 인식함이 중요하다. 울혈성 심부전이 발생한 환자에서는 심부전을 초래한 원인을 파악하고 치료 가능 여부를 결정하는 것이 중요하다. 이뇨제와 디곡신(digoxin)으로 심부전을 치료하면 임상증상과 심장기능을 호전시킬 수 있으나 심부전의 원인에 대한 치료가 되는 것은 아니다.

울혈성 심부전은 보통 같이 발생하지만 좌심부전과 우심부전으로 구분할 수 있다. 좌심부전(left heart failure)은 좌심실 기능부전으로 인해 혈액이 폐로 역류함으로써 폐정맥의 압력이 상승하여 발생한다. 이로 인하여 폐포 내로 체액이 삼출됨으로써 호흡곤란(dyspnea)이 발생한다(그림 9-21A). 신체검진으로 청진상 흡기 시 수포음의 존재뿐 아니라 흉곽의 공명음의 변화를 감지한다. 우심부전(right heart failure)은 울혈로 인해 간비장비대(hepatosplenomegaly)를 유발한다. 특별히 발목에서 관찰되는 부종은 자세로 인한 것이며 경정맥의 팽창은 증가된 정맥압에 의한 것이다(그림 9-21B). 좌심부전은 폐 순환계를 통해 증가된 압력이 우심실로 전달되기 때문에 우심부전으로 이어질 수 있다.

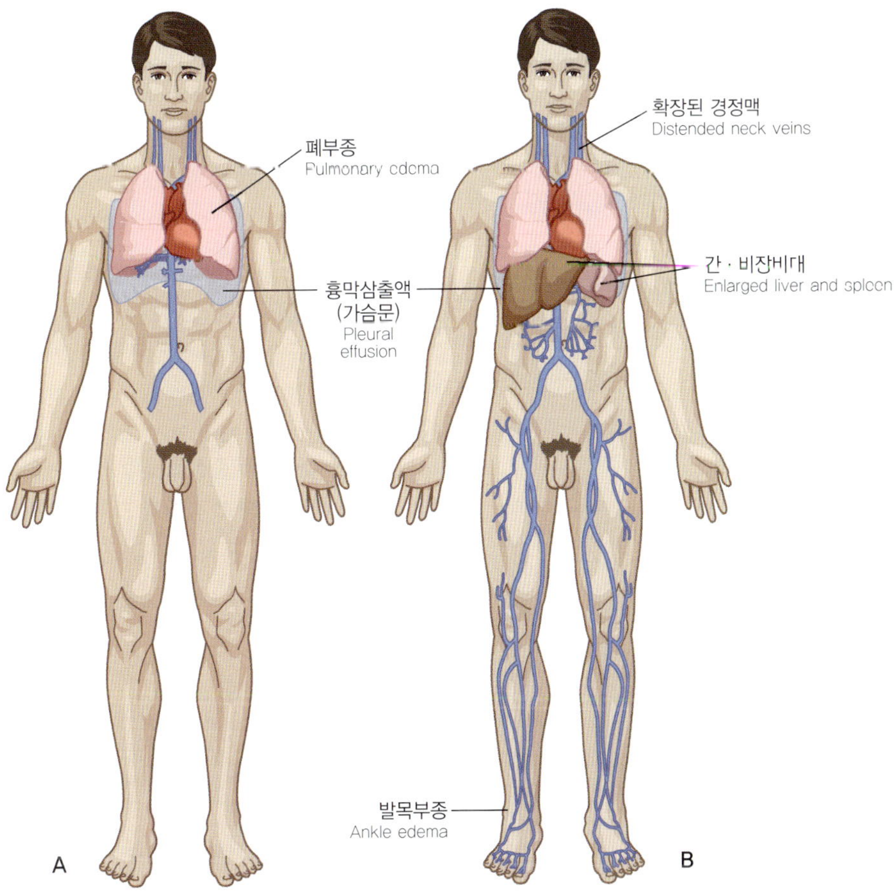

그림 9-21 A: 좌측 울혈성 심부전, B: 우측 울혈성 심부전

울혈성 심부전의 중증도와 지속기간은 다양하다. 가장 최악의 경우는 울혈성심부전이 급격히 진행되어 사망을 초래하는 경우이다. 경증의 심부전은 심근수축력을 증가시키는 디곡신(digoxin), 과다 체액의 신장배설을 촉진하는 이뇨제, 안지오텐신전환효소 억제제(angiotensin-converting enzyme inhibitors)와 베타교감신경차단제(beta blockers) 등의 약물을 투여하면서 수년간 조절할 수도 있다. 심부전을 기능적으로 분류하는 다양한 분류체계가 사용되고 있으며, 증상이 없는 경우(그러나 검사실 소견, 임상 소견상 심근 손상의 증거는 있는 경우)에서부터 기계적인 펌프 혹은 심장 이식술에 의해 기능 유지가 필요한 중증의 심장질환에 이르기까지 다양하다.

원인에 관계없이 심근의 손상은 가역적이지 않다. 최근 줄기세포(stem cell)나 살아 있는 심근 줄기세포를 손상된 심장에 주입 또는 부착함으로써 심근을 기능적으로 회복시킬 수 있다는 증거들이 제시되고 있다. 그러나 현재까지 임상적으로 실제 적용할 수 있는 방법은 없으며, 심근손상으로 심장기능이 더 이상 지탱할 수 없을 때에는 심장이식을 하는 수밖에 없다. **좌심실 보조장치(left ventricular assist devices)**로 알려진 기계적 펌프는 좌심실로부터 혈액을 빨아들인 후 튜브를 통해 대동맥으로 혈액을 박출한다. 이 장치로 몇 달 동안은 혈류를 유지할 수 있지만, 이는 심장 이식수술이 가능할 때까지 시간을 벌기 위해 사용하는 일시적인 방법이다. 인공심장도 점차 정교해지고 있으나 아직 실험적으로만 사용되고 있다. 회복될 수 없는 심장에 대한 가장 확실한 치료는 **심장이식(heart transplantation)**이지만, 심장이식은 공여자로 인해 이용이 제한되어 있고 일생 동안 지속되는 면역억제요법 부작용에 의한 합병증 문제가 있다.

연습문제

1. 심근손상의 가장 일반적인 원인은?
   A. 전이성 질환
   B. 비후성 심근증
   C. 동맥경화증 관련
   D. 유전 또는 발달장애
   E. 면역학상 원인

2. 울혈성 심부전과 관련 있는 것은?
   A. 돌연심장사
   B. 심장이 혈액을 효과적으로 박출하지 못하는 것
   C. 말초 부종과 팽대된 경정맥
   D. 반복적인 심근경색에 의한 심장 손상
   E. 폐질환에 의한 우심부전

3. 자전거를 즐겨 타는 68세 남성이 아무런 자각 증상이 없다가 운동부하검사에서 이상소견이 발견되었다. 이어 시행된 관상동맥 조영술상 관상동맥 중 하나에서 심한 폐색이 관찰되었다. 다음 중 가장 옳은 설명은?
   A. 그는 심근경색의 과거력이 있다.
   B. 그의 심장은 수많은 측부순환으로 보호되고 있다.
   C. 그는 돌연심장사의 위험성이 매우 높다.
   D. 신체검진상 복수와 말초부종이 관찰될 것이다.
   E. 그는 불안정형 협심증을 앓고 있다.

4. 류마티스성 심장질환과 감염성 심내막염을 비교한 내용 중 옳은 것은?
   A. 류마티스성 심장질환은 심근에 발생하며, 감염성 심내막염은 심내막에 발생한다.
   B. 류마티스성 심장질환은 주로 좌측 심장판막을 침범하고 감염성 심내막염은 주로 우측 심장판막을 침범한다.
   C. 류마티스성 심장질환은 연쇄상구균에 의한 판막의 감염으로 인해 발생하고, 감염성 심내막염은 포도상구균에 의한 판막의 감염으로 발생한다.
   D. 두 질환 모두 세균증식으로 인한 박테리아의 색전을 초래한다.
   E. 류마티스성 심장질환은 면역반응에 의한 것이며, 감염성 심내막염은 세균감염 자체에 의한 것이다.

5. 심내막염의 증상과 징후가 있는 62세 남성의 심초음파 소견에서 각 심방과 심실의 크기와 기능은 정상이었으나, 대동맥판막에 병적 증식이 관찰되었다. 이 환자에게 발생할 수 있는 합병증으로 가능성이 낮은 것은?
   A. 뇌졸중
   B. 장간막 허혈
   C. 폐동맥색전
   D. 비장경색
   E. 심근경색

CHAPTER 10

조혈계

Hematopoietic System

개요

학습목표

1. 조혈과정을 이루는 주요 세포들의 기능과 명칭을 이해한다.
2. 조혈과정의 일반적인 질환 종류와 명칭을 이해한다.
3. 빈혈, 적혈구증가증, 혈소판감소증, 백혈병의 임상적 징후를 설명한다.
4. 헤마토크리트, 헤모글로빈, 적혈구, MCV, MCHC, 망상적혈구 수의 정의 및 임상적 검사의 정상수치와 빈혈의 원인이 되는 혈액 도말표본에서의 적혈구의 모양을 정의한다.
5. 백혈구, 혈소판의 임상적 검사상 정상 수치를 설명한다.
6. 골수검사와 림프조직 생검의 목적을 이해한다.
7. 적혈구와 백혈구의 구조 및 기능의 이상을 확인하기 위해 최근 사용되고 있는 검사(예: 헤모글로빈 전기영동, 겸상세포 표본, 적혈구 취약성 검사, 혈청 철분, 혈청 페리틴, 혈청 철 결합능력, 쿰즈검사, 혈구 계산)를 숙지한다.
8. 빈혈의 정의와 임상적 관찰 및 병태생리학적 기전에 따른 빈혈의 분류를 정의한다.
9. 백혈구감소증과 적혈구감소증, 혈소판감소증의 주요 원인을 열거한다.
10. 혈액세포를 공격하는 주요 감염을 설명한다.
11. 적혈구증가증을 정의하고 일차성, 이차성 적혈구증가증의 분류를 설명한다.
12. 백혈병의 일반적인 분류(만성과 급성, 세포의 계통)와 림프종의 일반적인 분류(호지킨과 비호지킨)를 설명한다.
13. 백혈병, 림프종, 다발성 골수종의 원인, 병소 및 발현을 비교 · 분석한다.
14. 골수부전의 원인과 증상을 설명한다.
15. 핵심용어와 녹색으로 진하게 표시된 모든 용어를 정의하고 상황에 맞게 적절히 사용한다.

핵심용어

빈혈anemia
만성질환의 빈혈anemia of chronic disease
재생불량성 빈혈aplastic anemia
띠band
호염기성basophil
빌리루빈bilirubin
생검biopsy
혈액도말blood smear
백혈구연층buffy coat
백혈구 감별계산differential white blood cell count
반상출혈ecchymosis
호산구eosinophil

엡스타인-바 바이러스 Epstein-Barr virus, EBV
적혈구조혈 erythropoiesis
적혈구조혈인자 erythropoietin
페리틴 ferritin
유동세포분석법 flow cytometry
엽산 결핍 folic acid deficiency
유전자분석 genetic analysis
포도당-6-인산탈수소효소 결핍 glucose-6-phosphate dehydrogenase deficiency
과립구 granulocyte
과립구증가증 granulocytosis
적혈구용적률 hematocrit
조혈계 hematopoietic system
혈색소, 헤모글로빈 hemoglobin
혈색소병증, 헤모글로빈혈증 hemoglobinopathy
용혈성 빈혈 hemolytic anemia
유전성 구상적혈구증 hereditary spherocytosis
호지킨림프종 Hodgkin lymphoma
인체면역결핍바이러스 human immunodeficiency virus, HIV
비장기능항진증 hypersplenism
특발성 혈소판감소성 자반증 idiopathic thrombocytopenic purpura, ITP
전염성 단핵구증 infectious mononucleosis
철결핍성 빈혈 iron deficiency anemia
백혈병 leukemia
백혈구감소증 leukopenia
백혈구증가증 leukocytosis
림프구 lymphocyte
림프구증가증 lymphocytosis
림프종 lymphoma
대혈구성 정상혈색소성 빈혈 macrocytic normochromic anemia
평균적혈구혈색소농도 mean corpuscular hemoglobin concentration, MCHC
평균적혈구용적 mean corpuscular volume, MCV
거핵구 megakaryocyte
미세혈관성 용혈성 빈혈 microangiopathic hemolytic anemia
소혈구성 저혈색소성 빈혈 microcytic hypochromic anemia
단핵구 monocyte
단핵구증가증 monocytosis
단핵구 포식세포 체계 mononuclear phagocytic system
다발성 골수종 multiple myeloma
골수로성 빈혈 myelophthisic anemia
호중구 neutrophil
정상혈구성 정상혈색소성 빈혈 normocytic normochromic anemia
악성빈혈 pernicious anemia
점상출혈 petechiae
혈장 plasma
혈소판 수 platelet count
혈소판 platelets
원발성 다혈구혈증/원발성 적혈구증가증 polycythemia vera
적혈구 red blood cells, erythrocytes
리드-슈테른베르크세포 Reed-Sternberg cell
망상적혈구 reticulocyte
망상적혈구증가증 reticulocytosis
혈청 serum
혈청 철분 결합능력 serum iron-binding capacity
겸상적혈구빈혈 sickle cell anemia
구상적혈구 spherocyte
줄기세포 stem cell
지중해성 빈혈 thalassemia
혈소판감소(증) thrombocytopenia
혈소판증가증 thrombocytosis
비타민 B_{12} 결핍성 빈혈 vitamin B_{12}-deficiency anemia
백혈구 white blood cell, leukocyte
백혈구 수 white blood cell count

구조와 기능

조혈계(hematopoietic system)는 혈액, 골수, 림프조직, 단핵구 식세포체계, 면역체계로 이루어진다. 다른 기관과는 다르게 이 구성요소는 몇몇 기관 내에 형성되어 있으며 중복되는 기능을 수행한다. 이 기능적 구성요소들이 주로 위치하는 기관은 골수, 혈관, 비장, 림프절, 흉선 등이다. 이 장에서는 혈액과 혈액세포의 구성에 대해 알아보고, 림프조직과 단핵성 식세포체계에 대해 간단히 알아보고자 한다.

혈액은 혈구과 세포의 액체 구성성분인 **혈장(plasma)**과 세포로 이루어져 있다. 혈장의 피브리노겐은 혈관 밖에서는 피브린으로 빠르게 전환되면서 혈액의 응고에 관여한다. 피브린을 분리한 후 남아 있는 혈장성분을 **혈청(serum)**이라고 부른다. 혈구는 혈장분리 시 시험관의 아래쪽에 위치하는 적혈구, 혈소판, 혈청과 적혈구의 사이에 **백혈구연층(buffy coat)**이라 불리는 흰색의 얇은 막을 형성하는 백혈구로 나뉜다.

조혈과정에서 **줄기세포(stem cells)**는 배아 초기에 난황에 의해 형성되며, 3~6개월 동안은 태아의 간에서, 그 후에는 골수조직에서 형성된다. 출생 이후 골수는 줄기세포를 형성하는 유일한 기관이며, 형성된 세포들은 다른 기관(혈액, 림프, 단핵구 식세포조직)에서 성장 과정을 거친다. 골수 내의 일반적인 전구세포는 적혈구, 혈소판, 과립구, 림프구, 단핵구를 형성하는 몇 가지 경로중 하나를 따라 성숙한 세포를 생산한다. 성숙한 적혈구는 120일 정도 살 수 있는데, 이들은 산소를 운반하는 가장 특별한 역할을 수행하고, 노화되면 비장과 다른 단핵구 식세포 조직 내에서 제거된다.

적혈구(red blood cells, erythrocytes)(**그림 10-1**)는 핵이 없는 세포이며, 세포질은 헤모글로빈으로 차 있고 양면이 오목한 원반 모양을 하고 있다. 적혈구의 가장 주요한 기능은 산소운반이다. 혈액에서 이동되는 산소의 양은 정해져 있는데, 순환되는 적혈구 세포의 수나 그 안의 **헤모글로빈**(hemoglobin)의 양에 따라 결정된다.

수백만 개의 오래된 적혈구는 혈액순환 중에 비장, 간에 존재하는 단핵구의 식세포에 의해 제거된다. 적혈구가 사멸하는 과정에서 가장 중요한 생성물은 헤모글로빈 분자의 철분비율이며 이는 새로운 적혈구 형성을 위해 단핵구 식세포 체계에 의해 저장된다. 적혈구에서 분해된 단백질은 우리 몸의 단백질 풀(pool)로 돌아간다. **빌리루빈**(bilirubin)은 적혈구가 파괴될 때 생산된다. 빌리루빈은 철을 포함하지 않은 헴(heme) 분자로부터 생성되어 혈액에 의해 간으로 이동되고, 간세포에 의해 결합되어 담관을 통해 장으로 배출된다. 적혈구 파괴 증가 시, 간질환 시, 담관 폐색 시 혈청 빌리루빈 수치가 증가한다.

혈소판(platelets)(그림 10-1)은 실제 골수세포와 **거핵구**(megakaryocyte)의 조각들이다. 거핵구는 골수 안에 존재하지만, 필요 시 혈액응고 기전에 관여하기 위해 거핵구의 세포질이 혈액 속으로 유입된다. 혈소판은 생존기간이 짧으므로 지속적으로 대체되어야 한다.

백혈구(white blood cells, leukocytes)는 **과립구**[granulocytes, **호산구**(eosinophils), **호염기구**(basophils), **호중구**(neutrophils)](그림 10-1), 무과립구(림프구, 단핵구)로 구성되어 있다. 과립구는 혈액 내에서 염증반응에 관여하며, 수명(특히 호중구는 하루 혹은 그보다 짧음)이 짧다. 이 또한 적혈구와 같은 방식으로 제거된다.

림프구(lymphocytes)(**그림 10-2**)는 골수에서 분리된 후

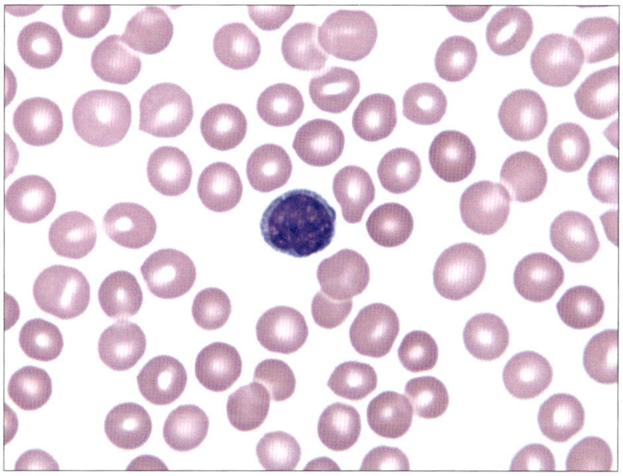

그림 10-2 정상 말초혈액 도말표본: 가운데 림프구가 있다. (Courtesy of Dr. David Yang, Department of Pathology and Laboratory Medicine, University of Wisconsin School of Medicine and Public Health.)

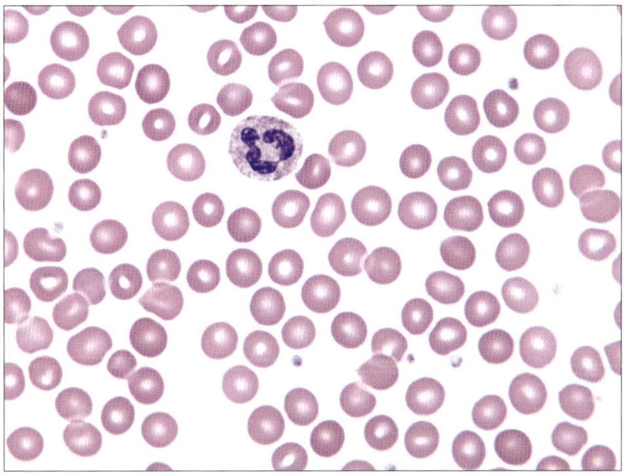

그림 10-1 정상의 말초혈액 도말표본(PBS): 많은 수의 적혈구와 호중구가 있고, 세포들 사이의 작은 점은 혈소판이다. (Courtesy of Dr. David Yang, Department of Pathology and Laboratory Medicine, University of Wisconsin School of Medicine and Public Health.)

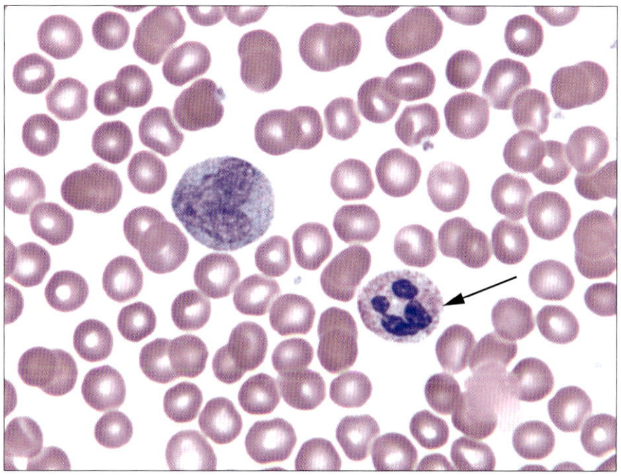

그림 10-3 정상 말초혈액 도말표본: 단핵구와 호중구(화살표)가 있다. (Courtesy of Dr. David Yang, Department of Pathology and Laboratory Medicine, University of Wisconsin School of Medicine and Public Health.)

성장 과정을 거친다. 이 중 일부는 흉선에서 T림프구가 되어 세포중재면역에 관여하고, 일부는 B림프구가 되어 항체생성을 위한 혈장세포로 변화하게 된다. T림프구, B림프구가 아닌 나머지 림프구는 다른 기능을 한다.

단핵구(monocytes)(그림 10-3)는 골수에서 가장 광범위하게 퍼져 있는 세포이다. 일부는 혈액 내를 순환하면서 염증반응에 관여하고, 또 다른 일부는 분화과정을 거쳐 조직, 간의 동양혈관(sinusoid, 간문맥을 연결하는 혈관), 비장, 림프절, 골수와 같은 조직에 있기도 하며, 실제로는 신체의 모든 조직에 존재하기도 한다. 조직 내에서 이들은 여러 가지 이름으로 불리는데 대식세포, 조직구, 세망내피세포, 간에서는 쿠퍼세포라고 불린다. 대식세포 조직들은 죽은 세포와 이물질을 포함하는 잔해들을 제거하는 청소기능을 하는데 이를 단핵구 식세포체계(mononuclear phagocytic system)라고 한다(이전에는 세망 내피세포 체계라고 불렸음). 대식세포는 또한 세포 면역반응에서도 중요한 역할을 하며 사이토카인(cytokine)의 분비를 통해 조직치유에도 관여한다.

골수는 많은 모세혈관들이 흐르는 특수결합조직으로 구성되어 있다. 골수는 미성숙세포, 중간단계의 세포, 성숙세포 등 다양한 종류의 세포로 가득 차 있다(그림 10-4). 세포핵이 사출되어 적혈구가 되기 전까지의 중간단계 형태의 적혈구를 적색모세포(rubricyte) 또는 정적아구(normoblast)라고 한다. 미성숙 적혈구 세포는 세포질 안에서 호염기성 물질로 잔존하며, 이들은 망상적혈구(reticulocyte)라 한다. 혈액 내에서 망상적혈구가 증가하는 것은 골수로부터 적혈구가 일찍 방출된 것을 말하며, 적혈구 생성이 가속화됨을 암시한다. 적혈구는 작고, 동그란 모양으로, 밀집된 핵을 가진 모양의 군집을 형성하며 성숙한다. 적혈구의 생성 과정을 적혈구조혈(erythropoiesis)이라고 한다.

과립구는 골수모세포에서 골수세포로 성숙한다. 호중구의 미성숙한 상태인 띠(밴드, band)는 얇은 가닥으로 구분되는 핵의 엽(lobe) 바로 전단계에 발생한다. 혈액 내 띠 수가 증가할 때(6% 이상) 골수에서 호중구 생산 증가와 호중구의 조기방출이 나타난다. 특징적인 호중구, 호염기구, 호산구성 과립 각각의 특징은 골수세포 분화 마지막 단계에서 나타난다. 과립성세포는 골수를 통해 확산된다. 정상농도는 적혈구 전구세포의 약 2~4배이다. 단핵구는 단핵모세포에서 발달하며 과립백혈구와 섞여 있다. 골수는 적혈구와 백혈구 저장소이며 필요할 때 분비를 증가시킬수 있다. 골수는 필요시에 대한 반응으로 혈액세포의 생산을 증가시킬 수 있다. 정상 적혈구는 120일, 호중구는 12~24시간 생존한다. 적혈구조혈인자(erythropoietin)는 신장에서 분비되는 호르몬으로 적혈구 조혈(erythropoiesis)을 촉진한다. 극히, 일부 적혈구의 경우 호르몬이 새로운 세포 생산을 촉진하기 위해 분비되기도 한다. 호중구 생산은 과립구-단핵구 집락 촉진인자(granulocyte-monocyte colony-stimulating factor, GM-CSF)에 의해 중재된다.

주요질환

임상에서 조혈계통의 가장 일반적인 문제는 빈혈(anemia)

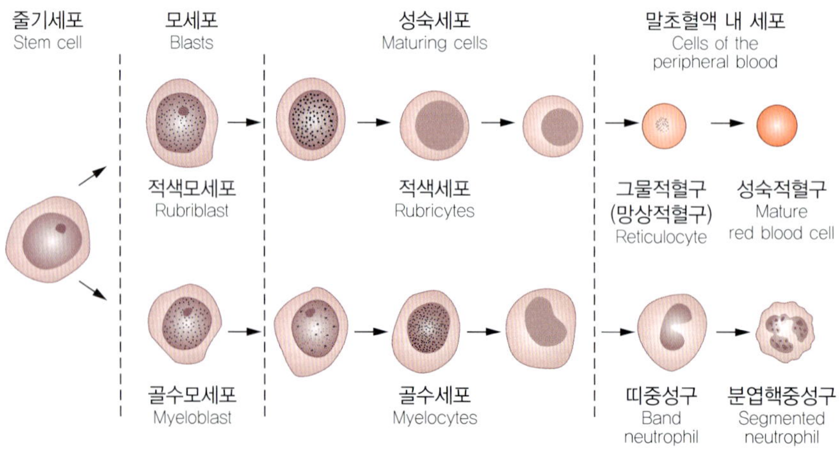

그림 10-4 적혈구와 다형핵 백혈구의 성숙과정

이다. 빈혈은 흔히 순환 적혈구량의 감소로 발생한다. 그러므로 빈혈은 그것자체가 질병이라기보다는 발견이다. 빈혈은 적혈구 생산 감소나 적혈구 파괴 증가 혹은 적혈구 손실의 결과일 수도 있다. 빈혈의 가장 일반적인 유형으로 (1) 식이결핍으로 인한 철결핍성 빈혈, (2) 자궁 또는 위장관계에서 만성적 출혈로 인한 철결핍성 빈혈, (3) 다양한 만성질환과 관련된 빈혈, (4) 비타민 B_{12} 결핍성 빈혈(악성빈혈)과 엽산결핍성 빈혈이 있다. 만약 심각한 경우에는 빈혈 자체만으로도 문제가 된다. 다른 경우에는 종종 드러나지 않은 원인의 발견 및 치료에 있어 실마리가 되기도 한다.

대부분의 백혈구장애는 조혈계통의 일차적 문제보다는 다른 질병에 의해 이차적으로 발생한다. 예를 들어, 대부분의 감염에서는 백혈구 증가를 필요로 하므로 **백혈구증가증(leukocytosis)**이 발생한다. 감염이 심각하거나 장기간인 경우 골수성/림프성 과형성이 나타난다.

개발도상국에서는 사망원인 중 2위가 혈액세포 감염이다. 말라리아는 미국, 아시아, 아프리카에서 매년 1백만~3백만 명을 죽음에 이르게 한다. 말라리아 감염은 적혈구를 감염시키고 파괴한다. **인체면역결핍바이러스(human immunodeficiency virus, HIV)** 감염은 범유행성(pandemic) 감염으로 세계 어디서나 존재하며, 매년 3백만 명이 사망에 이른다. 비이러스에 의해 림프구 감염이 발생하면 신체 회복능력보다 빠르게 이들을 파괴시켜 환자는 결국 감염으로 인해 사망에 이르게 된다.

조혈계통에서 발생하는 주요 암은 백혈병, 림프종, 다발성 골수종이 있다. 이러한 백혈구 세포의 암들은 전체 암의 약 6%를 차지하며 이러한 조혈계의 원발성 암들은 거의 대부분 환자를 죽음으로 몰고간다(**그림 10-5**).

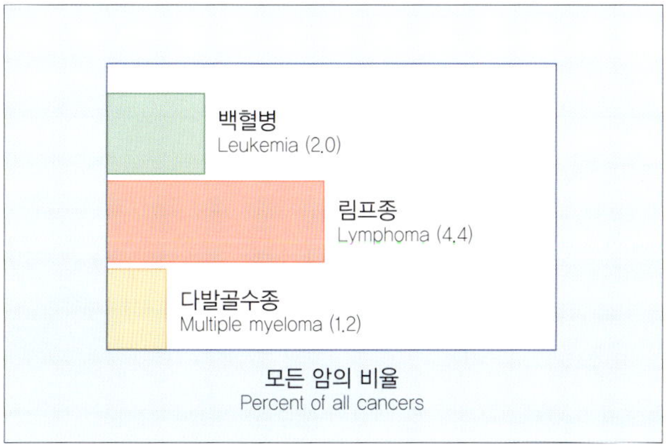

그림 10-5 원발성 조혈계통 암의 상대적 빈도

증상, 징후, 검사

조혈계통 질환은 대부분 비특이적 증상을 특징으로 하며 다른 계통 질병으로 인해 발생하기도 한다. 빈혈의 증상은 무증상에서부터 심부전에 이르기까지 다양하다. 심부전은 적혈구량이 부적절하여 심장을 포함한 신체 조직에 충분한 산소 공급이 이루어지지 못할 때 발생한다. 빈혈의 비특이적 증상으로는 두통, 가벼운 피로감, 식욕부진, 흉통, 호흡곤란, 발목 부종, 무감각, 따끔거림 등이 있다.

신체검진을 통해 다양한 종류의 조혈, 비조혈성 질환으로부터 초래될 수 있는 림프절(임파선염), 비장비대, 간비대 등을 확인할 수도 있다. 피부나 점막 아래 작고 점같은 출혈(**점상출혈, petechiae**)의 발생은 순환하는 혈소판 수의 감소를 암시하는 중요한 소견이다. 출혈의 다른 유형으로는 코피(비출혈)나 **반상출혈(ecchymosis**, 피부의 넓은 부위에 출혈)이 있으며, 응고장애와 관련성이 있을 수도 있다. 심한 빈혈 시에는 피부 창백이 나타나지만 경증의 빈혈에서는 피부의 창백이 나타나지 않을수 있다. 임상검사로는 혈액세포 분석, 림프절이나 골수 생검, 특정질환에 대한 특수 검사가 포함된다. 혈액세포 분석은 선별검사(screening)와 진단 목적으로 시행한다. 가장 흔히 사용하는 검사로는 혈소판, 혈색소, 적혈구 수, 백혈구 수, 백혈구 감별계산, 적혈구 형태, 혈소판 수, 망상적혈구 수가 있다.

적혈구용적률, 혈색소, 적혈구 수와 혈액도말검사는 빈혈의 존재 유무와 소혈구성(작은 세포), 정상혈구성, 혹은 대혈구성 그리고 정상혈색소성(정상 혈색소 양), 저혈색소성 빈혈의 특징을 결정짓는 데 이용된다. 빈혈은 낮은 적혈구용적률, 혈색소, 적혈구 수의 측정에 의해 순환되는 적혈구 양의 감소로 정의된다. **적혈구용적률(헤마토크리트, hematocrit)**은 적혈구의 부피이며 다른 혈액 요소들과 비교하여 백분율로 표시한다. 적혈구는 혈액이 원심분리될 때 침전물을 형성한다. 혈색소는 데시리터당 헤모글로빈, 즉 혈색소의 그램의 양을 측정하여 나타낸다(g/dL). 적혈구 수는 혈액의 용적 밀리리터당 적혈구 수를 계산하는 것으로 나타낸다.

적혈구 내의 혈색소 크기와 농도는 현미경을 이용하여

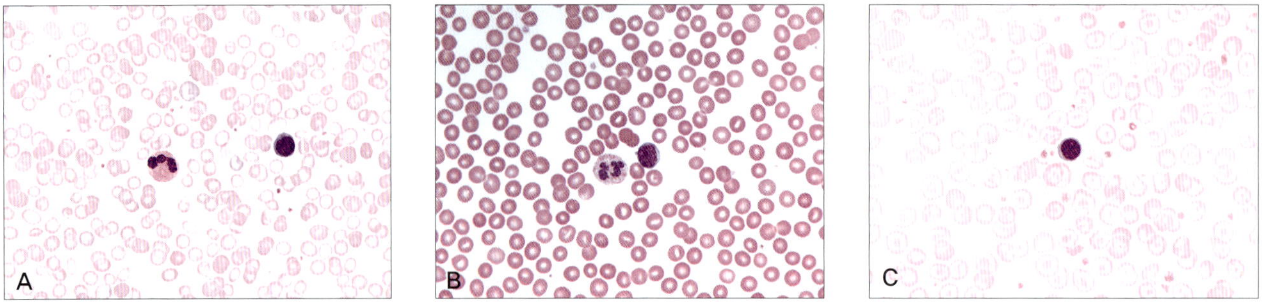

그림 10-6 혈액표본 도말에서 보여지는 적혈구의 양과 크기에 의한 적혈구의 분류. A: 약간의 소구성 형태를 가진 저염색성(hypochromic), B: 정상 혈구성, 정상 염색성, C: 대혈구성, 사진에서 보이는 림프구는 적혈구의 크기를 비교하기 위한 것. (Courtesy of Dr. David Yang, Department of Pathology and Laboratory Medicine, University of Wisconsin School of Medicine and Public Health.)

혈액 도말 표본을 직접 보면서 측정하거나 적혈구용적률, 혈색소, 적혈구 수를 계산하여 측정할 수 있다. **혈액 도말(blood smear)** 검사는 대혈구성 정상혈구성-정상혈색소성 혹은 소혈구성-저혈색소성 적혈구를 분류할 수 있는 유용하고 빠른 검사법이다(그림 10-6). 적혈구 형태에서의 다른 변화 역시 빈혈의 원인에 보다 구체적인 단서를 제공할 수 있다. **평균적혈구용적(mean corpuscular volume, MCV)** 또는 평균적혈구크기는 적혈구 수에 의해 적혈구용적률을 나누어 계산한다. **평균적혈구혈색소농도(mean corpuscular hemoglobin concentration, MCHC)**는 적혈구용적률에 의해 혈색소를 나누어 계산한다. 이러한 계산수치는 적혈구의 혈색소 농도와 크기를 특징하는데 있어 그 자체로 도말검사보다 더 유용하다. 표 10-1은 적혈구 범위에 따른 특징을 제시하였다.

백혈구 수(white blood cell count)와 **백혈구 감별계산(differential white blood cell count)**은 백혈구를 평가하는 데 사용된다. 혈액세포 계수는 자동 세포 계수 장비에 의해 계산된다. 감별계수는 연속적인 백혈구를 식별하고 각 유형별 비율을 계산한다. 특수한 유형의 백혈구 수는 각기 다를 수 있으므로 절대적인 숫자가 상대적인 비율보다 더 가치가 있다. 표 10-2는 백혈구의 범위에 따른 특징을 제시하였다.

혈소판은 **혈소판 수(platelet count)**에 의해 밀리미터당 천 단위로 표시된다. 정상수치는 150,000에서 400,000/mm^3이며 혈소판이 감소하는 경우를 **혈소판감소증(thrombocytopenia)**, 증가하는 경우를 **혈소판증가증(thrombocytosis)**이라고 한다.

망상적혈구 수는 혈액순환에서 미성숙 적혈구 비율을 측정하기 위한 방법이다. 2% 이상인 경우 **망상적혈구증가증(reticulocytosis)**으로 추정하며, 새로운 적혈구 생산과 방출의 증가율을 의미한다.

골수 **생검(biopsy)**은 골수조직을 얻기 위해 바늘로 뼈를 천공하여 채취한다[보통은 장골능선(iliac crest)을 사용하나 다른 부분이 사용될 수도 있음]. 조직은 슬라이드에 도말하여 염색하거나 파라핀에 끼워 넣어 분할할 수 있다. 골수 검사는 조혈계통 암이나 다른 질환을 진단하는 데 이

표 10-1 적혈구의 측정치

검사	정상 범위	정상보다 낮을 경우	정상보다 높을 경우
적혈구용적률	남성: 40~54% 여성: 37~49%	빈혈	적혈구증가증
혈색소	남성: 14.1~18.0g/dL 여성: 12.3~16.2g/dL	빈혈	적혈구증가증
적혈구 수	남성: 4.7~6.1million/mm^3 여성: 4.2~5.6million/mm^3	빈혈	적혈구증가증
평균적혈구용적	82~97μm^3	소적혈구증(소혈구성 빈혈)	대혈구증가증(대혈구성 빈혈)
평균적혈구혈색소농도	32~36g/dL	저혈색소증(저혈색소성 빈혈)	과다혈색소증(거의 발생하지 않음)

표 10-2 백혈구의 측정치

검사	정상 범위	정상보다 높을 경우	정상보다 낮을 경우
백혈구 수	4,300~11,600/mm^3	백혈구증가증	백혈구감소증
백혈구 감별 계수			
중성구	42~81%	과립구증가증 또는 호중구성 백혈구증가증	과립구감소증 또는 호중구감소증
림프구	10~47%	림프구증가증	림프구감소증
단핵구	0~10%	단핵구증가증	적용되지 않음
호산구	0~7%	호산구증가증	적용되지 않음
호염기구	0~1%	호염기구증가증	적용되지 않음

용된다. 림프절 생검은 림프종의 유무를 평가하는 데 사용되지만, 희귀성 만성감염을 진단하는 데 유용하다.

특수 혈액검사로는 혈색소 분자의 유전자 이상을 평가하는 혈색소 전기 영동법, 겸상적혈구빈혈의 비정상적인 혈색소 분자를 검사하기 위한 수화황산 나트륨 용해시험, 저장성 용액에 노출 시 터져버리는 구상적혈구(spherocyte)를 검출하는 적혈구 취약성 시험이 있다. 철의 농도는 혈청 내에서 측정되어질 수 있다.

유동세포분석법(flow cytometry)으로 적혈구와 백혈구에 대한 항체로 인해 발생하는 질환들이 평가되어진다. 유동 세포분석법은 세포의 크기와 세포질 과립상태뿐 아니라 항원 구성도 검사할 수 있다. 세포가 기계를 통과할 때 레이저를 쏘아서 빔에 의해 흩어진 빛을 분석해 세포의 물리적 특성을 확인한다. 세포에 형광물질 항체를 응용하면 세포 항원을 밝힐 수 있기 때문에 백혈병과 림프종 분류에 유용하다. 유전자 분석(genetic analysis)은 다양한 림프종과 백혈병의 돌연변이 혹은 전위와 같이 특징적인 변화를 해명하기 위해 자주 이루어진다.

특이질환

유전질환/발달장애

유전적 결함에 의한 빈혈은 겸상적혈구빈혈, 지중해성 빈혈, 유전성 구상적혈구증 및 포도당-6-인산화효소결핍이 있다. 빈혈의 여러 유형은 다음 장에서 다루게 된다.

염증성/퇴행성 질환

백혈구, 혈소판장애, 특별하게 단핵구 식세포와 림프조직에 영향을 미치는 어떤 염증 질환에서 발생하는 빈혈을 이 장에서 다룬다. 이러한 질환 중 많은 경우는 부상, 감염, 재활의 간접적인 결과이다. 편의상 유전질환, 대사장애 또는 두 가지 모두인 경우로 분류한다.

혈액세포의 질병들을 나타내기 위해 사용된 언어들은 꽤 애매모호하지만 불행하게도 단순하게 정의할 특별한 방법은 없다. 이러한 장애들은 순환하는 성숙세포의 수에 따라 분류하며, 구체적으로 원인에 따라 특징지어진다. 일반적으로 접미사 -osis는 성숙세포 수의 증가를 의미하며, -penia는 수의 감소를 의미한다. -emia는 혈액을 뜻한다. 모든 의학용어와 마찬가지로 이 용어들은 일관되지 못하며 사주 애매모호하게 사용된다. 예를 들어, 백혈병은 단지 혈액 내 백혈구 존재만이 아니라 신생물을 의미하기도 하며, 빈혈은 일반적인 혈액 손실이 아닌 적혈구 수의 감소를 뜻하고, 과다한 적혈구 수는 적혈구증가증(erythrocytosis) 또는 다혈구증(polycythemia)이라고 한다.

일반적인 빈혈

빈혈은 일차적인 적혈구 감소뿐 아니라 조혈계통의 여러 질병에서 찾아볼 수 있다. 표 10-3에 빈혈의 병태생리적 분류가 제시되어 있다. 빈혈은 골수(혈액소실성 빈혈, 용혈성 빈혈)의 교체 능력을 초과하거나 골수에서 적혈구 생산량이 감소하는 경우 발생한다. 혈액소실성 빈혈은 신체의 외부 혹은 내부 혈관계로부터 혈액의 손실을 수반한다. 용혈성 빈혈(hemolytic anemia)은 혈관이나 단핵구 식세포에 의한 적혈구 파괴를 포함한다. 정상 수명주기에 다다르기 전에 단핵구 식세포에 의해 제거되는 경우 혈관외(extravascular) 용혈이라고 한다. 만약 적혈구가 혈관을 흐르

표 10-3 빈혈의 분류

빈혈의 분류
혈액소실에 의한 빈혈 • 급성 혈액소실성 빈혈 • 만성 혈액소실성 빈혈
용혈성 빈혈 • 겸상적혈구빈혈 • 지중해성 빈혈 • 유전성 구상적혈구증 • 포도당-6-인산탈수효소 결핍 • 면역용혈성 빈혈 • 비장항진 • 미세혈관성 용혈성 빈혈

적혈구생산감소와 관련된 빈혈
• 결핍성 빈혈
  • 철분결핍
  • 비타민B_{12}결핍(악성빈혈)
  • 엽산결핍
• 만성질환의 빈혈
• 골수로성 빈혈
• 재생불량성 빈혈

며 파괴되는 경우 혈관내(intravascular) 용혈이라고 한다.

빈혈 유형을 분류하는 데는 혈액검사가 가장 효율적인 방법으로 실험 결과에 따라 달라지며, 적혈구의 크기와 혈색소 농도에 따라 크게 세 가지 주요 범주로 빈혈을 분류한다. **소혈구성 저혈색소성 빈혈(microcytic hypochromic anemia)**은 만성빈혈인 경우 철결핍과 함께 발생하며, 드물게 희귀 질환과 같이 발생하는 경우도 있다. **대혈구성 정상혈색소성 빈혈(macrocytic normochromic anemia)**은 대부분 비타민 B_{12}나 엽산 결핍의 결과이다. **정상혈구성 정상혈색소성 빈혈(normocytic normochromic anemia)**은 이들 이외의 대부분 다른 유형의 빈혈의 특징이다(그림 10-6). 망상적혈구 수는 생산량 감소(정상 또는 낮은 망상적혈구 수)로 인한 빈혈과 파괴율 증가(망상적혈구 수 상승)에 의한 빈혈을 분류하는 데 도움이 된다. 모호한 경우 검사실에서 명확하게 분류하여야 한다. 예를 들어, 만성적인 혈액 소실이 있는 경우 철결핍으로 인해 빈혈이 발생하기 때문에 망상적혈구 수의 상승과는 관련성이 없다. 따라서 만성적인 혈액 소실에 의한 빈혈은 실혈에 의한 빈혈과 비효율적인 적혈구 생산에 의한 빈혈이다. 또 다른 예로 지중해성 빈혈(thalassemia)은 혈색소 결함으로 인한 비효율적인 적혈구 생산과 세포의 결함 및 과도한 제거로 인해 혈관외 용혈에 의해 발생한다.

빈혈을 잘못 해석하는 경우에는 명확한 진단과 적절한 치료가 이루어지지 않을 수 있기 때문에 정확한 분류가 중요하다. 빈혈 유형에 따른 병태생리 기전, 검사실 분류 모두를 고려해야 한다.

혈액소실성 빈혈

급성 혈액 소실은 골수가 소실된 세포를 대체하기 전에 혈청이 이를 대체하는 과정인 혈액 희석(hemodilution) 때문에 몇 시간 안에 빈혈을 초래한다. 빈혈증의 혈액 안에 남아 있는 적혈구는 정상혈색소성, 정상혈구성 적혈구이다. 며칠 이내에 망상적혈구 수가 증가하고 골수에서 새로운 세포들이 방출된다. 골수는 다량의 혈액소실에 대처할 능력을 가진 기관이다. 예를 들어, 1파인트(0.57L)를 헌혈한 기증자는 아무런 나쁜 영향도 받지 않는다. 혈액소실은 쇼크와 같이 혈액동력학적 영향이 발생하지 않는다면 대체할 필요가 없다.

장기간 소량의 혈액이 천천히 소실되는 만성적인 혈액소실은 위장관 출혈과 과도한 월경에 의한 출혈이 가장 일반적이다. 골수는 혈액소실을 대처할 충분한 능력이 있다. 만성 혈액소실 과정에서는 소실된 적혈구로부터 철분의 재생이 실패하므로 빈혈이 늦게 나타난다. 따라서 만성 실혈로 인한 빈혈은 철결핍성 빈혈의 하부 영역에 속한다. 만성 혈액소실은 월경력, 잠혈검사를 통해 발견되며, 환자의 기왕력에서도 대부분 분명하게 발견할 수 있다.

참고 10-1 혈액소실성 빈혈

원인
- 급성 출혈
- 만성 출혈

병변
- 골수 과형성(보상성)
- 철분 저장 감소

발현
- 정상혈색소, 정상혈구성 빈혈
- 망상적혈구증가증
- 저혈색소, 소혈구성 빈혈
- 혈청 철분 감소

용혈성 빈혈

용혈성 빈혈에서 적혈구는 단핵구 식균작용(혈관 밖의 용혈) 혹은 혈류 흐름 내에서(혈관 내의 용혈) 조기 파괴된다. 혈관 밖의 용혈이 더 흔하다. 용혈은 생명력이 짧거나 골수에서 방출된 후 정상 세포에 손상을 입히는 결손된 적혈구를 생성하기 때문에 발생할 수 있다.

용혈성 빈혈에서 대식세포가 죽은 적혈구들을 분해하게 되면, 빌리루빈의 생산이 증가된다. 이러한 색소(빌리루빈)의 분비를 위해 간에서의 이동이 증가하므로 혈청 빌리루빈 수치 증가나 경미한 황달이 나타난다. 빈혈이 발생하면 골수는 더 많은 적혈구를 생산해내기 위해 정상보다 더 많은 미성숙 적혈구들을 방출하게 되고 망상적혈구증가증을 초래한다. 혈관 내의 용혈작용에서는 혈액과 소변에서 자유 혈색소들이 검출되고, 자유 혈색소와 결합하는 혈청 합토글로빈(haptoglobin)과 혈청 단백질이 감소한다. 용혈성 빈혈이 있는 환자들에게서 파괴된 적혈구의 철분이 다시 신체 내로 들어오기 때문에 철분결핍은 일어나지 않는다. 실제로 용혈성 빈혈 환자에게는 철분 재흡수의 증가와 수혈 과정으로 인한 철분 과잉이 생길 수 있어 조직에서 철분의 과잉 축적 문제가 발생한다.

용혈성 빈혈은 적혈구의 생존 기간을 감소시키는 유전적인 결함, 적혈구를 파괴시키는 항체의 생성, 단핵구 식세포체계에 의한 미성숙세포 제거, 비장비대에 의한 비장 미성숙 적혈구 제거 및 혈류내 거친 표면에 의한 적혈구의 물리적인 손상으로 인해 발생한다(**미세혈관성 용혈성 빈혈, microangiopathic hemolytic anemia**)(그림 10-7). 다음은 이러한 기전으로 나타나는 주요질환들에 대해 살펴보도록 한다.

참고 10-2 겸상적혈구빈혈

원인
- 헤모글로빈 S의 열성 유전질환

병변
- 낫 모양의 적혈구
- 경색으로 인한 혈관 폐색
- 골수의 과형성

발현
- 혈관 폐색으로 인한 통증과 빈혈의 위기
- 낫 모양의 적혈구
- 헤모글로빈 S
- 흑인에게 호발

겸상적혈구빈혈(sickle cell anemia)은 글로빈 분자 내에서 아미노산의 서열을 변화시켜 발생하는 헤모글로빈의 유전적 구조이상으로 인해 발생하는 여러 유전적 이상 중 하나이다. 이 질병은 **이상혈색소증(hemoglobinopathies)**이라고 불리는 유전적 결손에 의해 일어난다. 겸상적혈구빈혈은 헤모글로빈 S(동형접합체 상태)에 대해 두 가지 유전자를 가진 사람에게 발생한다. 한 가지 헤모글로빈 S 유전자(이형접합체 상태)를 가진 사람은 겸상적혈구의 특성을 가지고 있고 헤모글로빈 전기영동법으로 발견될 수 있다. 특성을 식별하는 것은 유전상담에 유용하다. 헤모글로빈 S 유전자는 대개 흑인의 유전적 문제이며, 약 10%는 이종접합자이고 1%가 동형접합자이다. 이상 헤모글로빈은 저산소 분압 상태에서 헤모글로빈의 일부가 낫(sickle, cres-

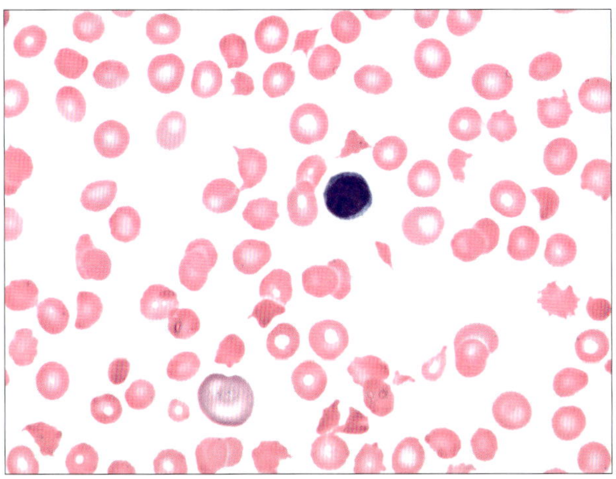

그림 10-7 부서진 적혈구가 보이는 미세혈관성 용혈성 빈혈의 말초혈액 도말표본. (Courtesy of Dr. David Yang, Department of Pathology and Laboratory Medicine, University of Wisconsin School of Medicine and Public Health.)

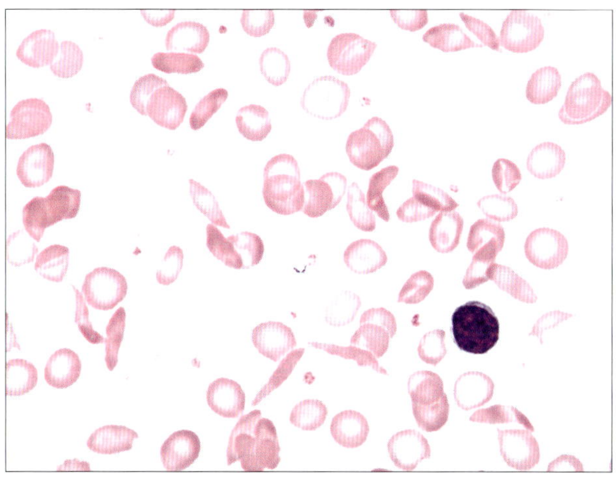

그림 10-8 겸상적혈구빈혈의 말초혈액 도말 표본. 끝이 날카롭고 반달모양의 적혈구에 주목할 것. (Courtesy of Dr. David Yang, Department of Pathology and Laboratory Medicine, University of Wisconsin School of Medicine and Public Health.)

cent) 모양으로 변형된다(**그림 10-8**). 겸상적혈구 세포들은 일찍 사멸되고, 민감하여 파열이 잘 되며, 침전되어 미세혈관을 막아버린다. 혈관 폐쇄는 비장과 뼈에서 흔히 발생하는데 이것이 몇 년간 지속되면 다양한 작은 경색들을 생성한다. 겸상적혈구빈혈 환자들은 더 많은 세포들이 겸상적혈구화되거나, 작은 경색으로 인해 복부나 뼈의 통증이 야기되거나 적혈구의 파괴로 인해 황달증상이 발생하는 등의 위기를 제외하고는 비교적 잘 생존하는 것으로 알려져 있다. 다리궤양은 질환이 오래 계속되는 경우에 흔히 나타나는 합병증이다.

지중해성 빈혈(thalassemia)(**그림 10-9**)은 알파 또는 베타글로빈의 생산 부족으로 정상 혈색소(hemoglobin A)의 합성속도를 감소시키는 유전자 변이로 인해 발생한다. 태아에서 발견되는 혈색소 F(hemoglobin F) 또는 정상적으로는 적은 양인 혈색소 A2에서 보상작용이 증가한다. 지중해성 빈혈은 지중해에 속해있는 나라와 아프리카, 동남아 일부에서 흔하게 나타나는 질환이다. 지중해성 빈혈은 동형접합자에게서 일어나며, 유아기에 심한 빈혈을 야기하고 유년기나 청소년기의 사망을 초래한다. 골수에서의 미성숙 적혈구의 파괴가 증가하여 적혈구의 생성이 감소하게 된다.

유전성 구상적혈구증(hereditary spherocytosis)(**그림 10-10**)은 상염색체 우성유전질환으로, 적혈구의 표면에 유전적 결손이 있는 질환이다. 비정상 적혈구들은 다른 정상 적혈구들이 편평하고 양면이 오목한 형태를 이루고 있는 것에 비해 구형을 하고 있으며, 비장을 통해 걸러질 때 정상 적혈구에 비해 쉽게 파괴된다. 빈혈 정도는 대개 경미하고 종종 성인기까지 발견되지 않기도 한다. 비장은 비정상 적혈구를 잡아들이기 때문에 비대해진다. 비장 적출로

참고 10-3 지중해성 빈혈

원인
헤모글로빈 합성의 유전적 결함

병변
적혈구의 생산 감소와 파괴 증가로 인한 심각한 빈혈

발현
빈혈
헤모글로빈 F
지중해, 아프리카, 동남아시아인에게 호발

참고 10-4 유전성 구상적혈구증

원인
우성의 유전적 결함

병변
구상 적혈구
비장비대
골수 과형성

발현
구상 적혈구
취약한 적혈구의 증가
비장비대

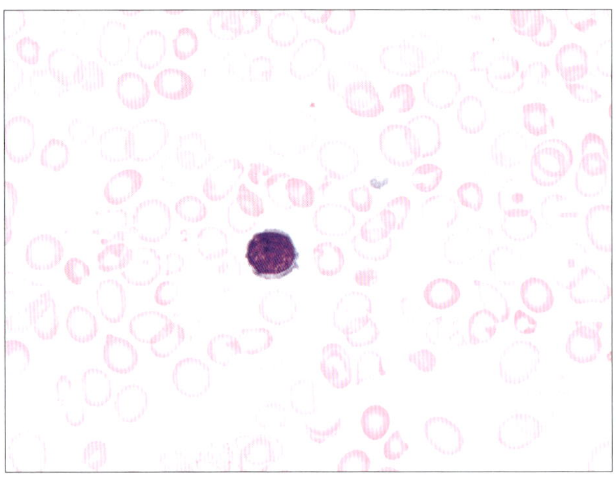

그림 10-9 지중해성 빈혈의 말초혈액 도말표본. 기형의 많은 적혈구 세포들이 보인다. (Courtesy of Dr. David Yang, Department of Pathology and Laboratory Medicine, University of Wisconsin School of Medicine and Public Health.)

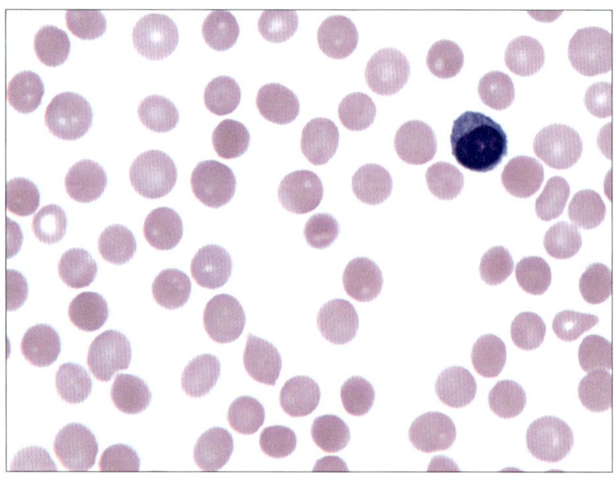

그림 10-10 유전성 구상적혈구증의 적혈구 세포. 가운데 부분이 투명하지 않다. (Courtesy of Dr. David Yang, Department of Pathology and Laboratory Medicine, University of Wisconsin School of Medicine and Public Health.)

빈혈과 다른 증상을 감소시킬 수 있다. 이 질환은 영속하는 우성질환의 한 예라고 할 수 있는데 그 이유는 상대적으로 경증의 특성을 가지며, 질환이 장기화하는 과정은 사람들이 이 질환을 가지고도 성숙과 생식이 가능하기 때문이다.

포도당-6-인산탈수소효소(glucose-6-phosphate dehydrogenase, G6PD) 결핍(deficiency)은 유전효소 결핍으로 인한 질병으로 누에콩이나 특정한 산화 약물인 항말라리아약제, 설파제, 니트로푸란토인, 아스피린이나 다른 진통제 등에 노출되었을 때 증상이 나타난다. 이 환자들은 오래된 적혈구에서 결핍을 보이는 변이 효소를 가지는데 이들이 산화되면서 세포막에 손상을 주며 용혈을 초래한다. 약물을 중단하거나 더 정상의 어린 적혈구 대체로 용혈을 막을 수 있다. 유전적인 문제는 성별과 관련이 있으며 10~15%는 흑인에게서 나타난다. 남성은 빈혈을 일으키는 정도가 더 높은데, 이는 대부분의 여성이 이형접합체 보균자들이기 때문이다. 이 질병은 고위험군(흑인 남성)을 선별하여 산화성 약물에 노출되는 것을 피하게 함으로써 예방할 수 있다.

참고 10-5 포도당-6-인산탈수소효소 결핍

원인
성염색체 열성 유전적 결함

병변
생화학적 이상을 제외하면 없음

발현
산화제 약물을 투여하지 않는 한 없음
효소 결핍
아프리카와 지중해 사람들에게 호발

참고 10-6 용혈성 빈혈

원인
유전적 적혈구의 결함
적혈구에 대한 항체 형성
비장비대

병변
골수 과형성(보상성)
비장비대

발현
대개 정상혈구성, 정상혈색소성빈혈
망상적혈구증가증
적혈구 생존과 특별한 상황을 확인하는 특수 검사

면역용혈성 빈혈(immune hemolytic anemia)은 혈류 내에서 적혈구를 용혈시키고 파괴하는 과정을 활성화하거나 비장에 의해 적혈구의 파괴를 용이하게 하는 항체와 관련이 있다. ABO 부적합성 수혈을 받는 경우나 태아나 신생아에서의 심각한 용혈성 빈혈[이전에는 태아적모구증(erythroblastosis fetalis)이라고 했다.]의 경우가 면역용혈성 빈혈의 대표적인 예이다. 특정한 약물들도 적혈구에 대한 항체를 형성하여 면역용혈성 빈혈을 일으키기도 한다. 면역용혈성 빈혈의 많은 경우에 항원의 기원이 환자 자신의 적혈구 항원이므로, 자가면역용혈성 빈혈로 분류된다. 쿰즈검사(Coombs test)나 유동세포분석법 등이 적혈구의 표면에 있는 항체들을 확인할 수 있어 이를 통해 면역용혈성 빈혈을 발견할 수 있다.

비장기능항진증(hypersplenism)은 일반적으로 비장의 만성울혈과 간문맥 정맥계 폐색으로 인해 증가하는 정맥압 및 간성 혼수 등의 원인으로 발생한다. 비장의 울혈은 정상보다 더 많은 혈구들이 비장에서 제거되도록 하고 혈관 밖의 용혈성 빈혈을 일으킨다. 간성 혼수 환자나 비대된 비장이나 **백혈구감소증(leukopenia)** 또는 혈소판감소증(thrombocytopenia)을 나타내는 환자들에게서 의심할 수 있다. 미세혈관 용혈성 빈혈(microangiopathic hemolytic anemia)(그림 10-7)은 혈액이 흐르는 혈관의 거친 표면에 의해 발생하는데, 종종 인공 심장 판막이나 죽상경화성 반(plaque), 산재성 혈관내 혈전증에 의해서도 발생한다. 혈액도말검사에서 분열세포 또는 헬멧세포라 부르는 골절된 모양의 세포를 볼 수 있다.

적혈구 생산 감소에 의한 빈혈

적혈구를 생산하는데 충분한 영양을 공급받지 못하거나 만성질환으로 인해 골수 기능이 약화되거나 골수 조직의 양이 충분하지 못하면 골수에서 충분한 적혈구가 생산되지 못한다.

혈액도말 검사와 적혈구지수(MCV, MCHC)가 초기 감별검사로 사용되는데 이는 철분의 결핍은 소혈구성 저혈색소성 빈혈을 초래하고 비타민 B_{12} 혹은 엽산의 부족은 대혈구성 빈혈을 초래하기 때문이다. 다른 대부분 빈혈의 유형은 정상혈구성 정상혈색소성 빈혈이다.

철결핍성 빈혈(iron-deficiency anemia)(그림 10-11)은 빈혈의 흔한 형태이다. 이는 철의 소실이나 철분의 부적절한 섭취로 인해 발생한다. 일반적으로 철분의 소실은 만성

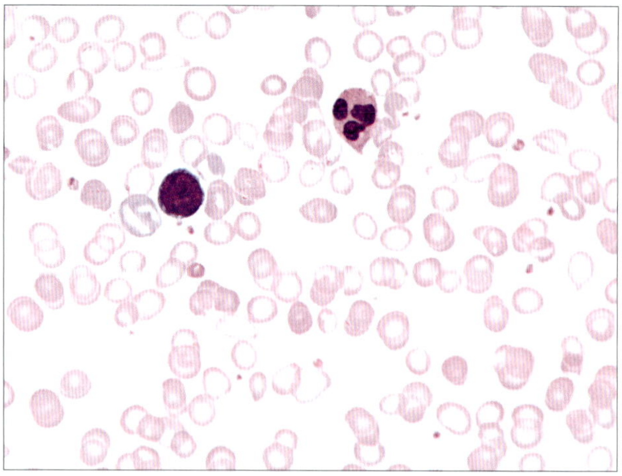

그림 10-11 철결핍성 빈혈. 적혈구의 대부분이 저혈색소성이다. (Courtesy of Dr. David Yang, Department of Pathology and Laboratory Medicine, University of Wisconsin School of Medicine and Public Health.)

혈액 소실이 원인이다. 철분의 부적절한 섭취는 신생아기에 우유를 먹이거나 육류나 철분 보충제의 섭취 없이 과일류의 음식만 섭취한 경우에 빈번하게 발생한다. 여성의 경우 월경기 동안 철의 소실과 흡수의 장애가 발생하며, 임신 중에는 철분이 태아에게 공급되어야 하므로 산모의 철분 결핍이 일어난다. 만성 장질환은 철분의 흡수불량과 연관성이 있다. 철결핍성 빈혈에서 세포의 크기는 정상보다 작으며 중심부의 창백한 부분이 정상 적혈구보다 더 큰데, 이는 세포당 혈색소가 적게 포함되어 있기 때문이다(소혈구성 저혈색소성 빈혈). 빈혈은 종종 경미하여 환자는 이를 느끼지 못할 수도 있다. 철분의 저장이 고갈되므로, 혈청 철분의 농도는 감소하며 혈청에서 철분과 결합하는 단백질은 증가한다(혈청 내 철 결합능력 수치 상승). 철분의 투여는 며칠 안으로 망상적혈구 수를 증가시키고 약 10일 후에는 혈색소가 증가하게 된다.

비타민B_{12}결핍성 빈혈(vitamin B_{12}-deficiency anemia)은 장 내에서 비타민B_{12}의 흡수장애로 발생한다. 음식으로 섭취하는 비타민B_{12}(extrinsic factor, 외인성 인자)는 골수나 신체의 다른 저장 부위로 이동하기 전에 위 점막에서 분비되는 단백질 성분(intrinsic factor, 내인성 인자)과 결합되어 신체 저장장소나 골수에서 흡수되기 전에 원위부 소장(회장의 말단)으로 이동해야 한다. 60세 이상의 성인에서 발생하는 위 점막 위축이 내인적 요인들의 기능부전과 더불어 비타민B_{12}결핍성 빈혈의 가장 흔한 원인이다. 이 질환을 **악성빈혈(pernicious anemia)**이라고 한다. 비타민B_{12}의 부족은 DNA 합성의 문제, 골수에 크고 비정상적인 적혈구 전구물질의 축적(megaloblasts)으로 인해 발생한다. 적혈구 세포의 성숙은 지연되며 혈류로 유입된 적혈구들은 정상보다 더 크다(그림 10-6C). 기본적인 결손은 다른 혈액세포들에 좀 더 미약한 정도로 영향을 준다. 악성빈혈은 또한 척추의 영구적인 손상과 연관이 있는데 이는 신체적 조화의 손실을 초래한다. 악성빈혈은 거대적아구세포를 포함한 대혈구성 빈혈이 골수에서 발견될 때 나타날 수 있으며 혈청 비타민B_{12}의 수치가 낮을 때 확인이 된다. Schilling 검사는 장 내에서 비타민B_{12}의 흡수 정도를 측정하는 검사로 진단 검사로 유용하게 사용된다. 비타민B_{12}를 투여하는 것이 빈혈을 치료하는 방법이며 질병의 재발을 방지하기 위해서는 정기적인 간격으로 계속 투여하도록 한다.

엽산 결핍(folic acid deficiency) 또한 DNA 합성의 문제로 발생하며 악성빈혈과 비슷하게 대혈구성 빈혈을 일으키지만 척추의 손상은 발생하지 않는다. 엽산결핍성 빈혈은 알코올중독과 같은 부적절한 식사와 임신 중 엽산 요구 증가, 엽산 흡수장애의 원인이 되는 만성 장질환에 의해 발생한다. 혈청 엽산의 농도가 엽산결핍성 빈혈과 비타민B_{12}결핍성 빈혈을 구별하는 요소이다.

만성질환으로 인한 빈혈(anemia of chronic disease)은 많은 원인들이 있으며 만성질환을 가진 경증, 중증도의 빈혈 환자들에게서 나타난다. 이것은 빈혈 중에서 가장 흔한 형태로 치료에 반응을 보이지 않는다. 관련질환은 오랜 기간 지속된 감염, 암, 류마티스관절염과 만성 신질환 등과 같은 만성 염증성 질환을 포함한다. 입원 환자의 10~15%에서 이러한 빈혈이 나타난다. 경증 철결핍성 빈혈과의 구별이 힘든 것이 문제인데, 이는 두 질환 모두 소혈구와 혈청 철분의 수준이 불명확하고 이 두 가지가 동시에 발생할 수 있기 때문이다. 적혈구의 재생산 억제, 새로운 세포를 형성하기 위해 저장된 철을 내보내는 과정에서의 단핵구 식세포의 저항반응, 적혈구세포의 생존기간 단축 등과 같은 원인들이 있으나 만성질환으로 인한 빈혈의 발생기전은 명확하지 않다. 만성질환으로 인한 빈혈의 진단은 만성질환의 병력에 기반을 두며 이와 함께 정상혈구성 정상혈색소성 적혈구(혹은 때로 경증의 소혈구성 저혈색소성), 정상에서 약간 낮은 정도까지의 혈청 철분 및 페리틴농도, 혈청내의 철 결합능력을 보여주는 검사실 검사가 추가된다. 또한 수용성 트랜스페린 수용체 검사(soluble transferrin receptor, sTfR) 검사라는 새로운 분석법이 진단을 수립하기 위해 사용된다. **페리틴(ferritin)**은 자유 철 이온에 결합하는 단백질의 한 형태이다. 따라서 혈청 페리틴의 농도를 측정하는 것이 신체에 저장된 철의 농도를 반영한다고 볼 수 있다. 이 검사는 만성질환으로 인한 빈혈에서는 정상적인 수치를 보여준다. 대조적으로 철결핍성 빈혈에서는 전체 철의 농도가 낮기 때문에 혈청 페리틴의 농도 또한 낮게 측정된다. 같은 이유로, 혈액 내에서 철분을 이동시키는 단백질의 양을 측정하는 혈청 내의 **정상 철 결합능력(serum iron-binding capacity)** 검사도 만성빈혈에서는 정상으로 측정되지만, 철결핍성 빈혈에서는 그 수치가 증가하게 된다. 또한 철결핍성빈혈과는 다르게, 만성질환으로 인한 빈혈에서는 골수내의 단핵구 식세포가 풍부한 철을 함유하고 있다.

골수로성 빈혈(myelophthisic anemia)은 암이나 섬유화된 조직과 같은 병든 조직에 의한 골수의 대체로 발생하는 빈혈이다. 암은 골수로성 빈혈의 가장 대표적인 원인이다. 백혈병, 림프종, 다발성 골수종과 폐, 유방, 전립선암으로부터 전이된 암종이 골수를 대체하므로 정상 혈액세포들이 정상 이하의 숫자로 생성된다. 빈혈뿐만 아니라 백혈구감소증, 혈소판감소증이 있을 수 있다. 섬유조직에 의해서 골수가 대체되는 것을 골수섬유증이라고 한다. 이것은 방사선조사, 약물, 알 수 없는 여러 원인에 의해 발생할 수 있다. 골수 파괴에 대한 보상으로 비장, 간, 림프절과 같은 다른 부위에서 조혈세포가 그들의 자리를 차지할 수 있으며 이러한 과정을 골수성 화생(myeloid metaplasia) 혹은 골수외 조혈(extramedullary hamatopoiesis)이라고 한다.

재생불량성 빈혈(aplastic anemia)은 원인이 알려지지 않은 골수의 위축이지만, 때때로 벤젠과 같은 화학적 독성 약물이나 항암제와 같은 약물, 방사선조사에 의해 발생하는 경우도 있다. 골수로성 빈혈에서와 같이 모든 혈액세포 구성이 감소한다. 골수생검은 골수로성 빈혈과 재생불량성 빈혈을 감별하는 데 유용한데 골수로성 빈혈은 골수의 대체가 보이지만 재생불량성 빈혈은 저세포성의 골수(hypocellular bone marrow)가 보인다.

> **참고 10-7 생산 감소와 관련된 빈혈**
>
> **원인**
> - 철 결핍
> - 비타민 B_{12} 결핍, 엽산 결핍
> - 만성질환
> - 골수 치환
> - 골수 위축
> - 지중해성빈혈
>
> **병변**
> - 보통은 정상 골수임
>
> **발현**
> - 소혈구성 저혈색소성 빈혈(철분 결핍)
> - 대혈구성 빈혈(비타민 B_{12} 혹은 엽산 결핍)
> - 정상혈색소성 빈혈(골수 치환)
> - 정상 또는 낮은 망상적혈구 수

백혈구장애

백혈구와 관련된 퇴행성 및 염증성 질환은 대부분 다른 질병의 이차적인 문제로 발생한다. **과립구증가증(granulocytosis)**은 급성염증의 특징이다. **림프구증가증(lymphocytosis)**과 **단핵구증가증(monocytosis)**은 만성 염증성질환 시 발생하고, 호산구증은 기생충 감염과 알레르기가 특징이다. 호중구감소증과 림프구감소증은 때때로 감염 시 발생한다. 백혈구 수는 비장기능항진증 시 과다한 제거로 인해 혹은 골수로성 빈혈이나 재생불량성 빈혈 시에는 충분히 생산되지 못하므로 감소할 수 있다.

혈소판장애

혈소판감소증이 혈소판증가증보다 더 일반적으로 발생한다. 혈소판감소증 기전은 혈소판 파괴가 증가하고 혈소판 생산이 감소하는 것을 포함한다. 파괴 증가의 원인은 혈소판에 대한 항체, 혈액 응고장애 발생 시 혈소판 이용 증가, 비장기능항진증이 포함된다. 혈소판 생산 감소는 골수로성 빈혈과 재생불량성 빈혈이 원인이다. 필요한 경우에 환자는 일시적으로 혈소판 수혈을 받을 수 있다. 때로는 다양한 약물 치료 중 어떤 약물에 의해 혈소판 항체 증가가 초래될 수도 있다.

특발성 혈소판감소성 자반증(idiopathic thrombocy topenic purpura, ITP)은 명백한 이유 없이 혈소판이 감소하는 것을 말하며 대부분의 경우에 혈소판에 대한 항체 형성의 결과로 믿어지고 있다. 감염에 걸린 어린이에게서 일시적인 장애로 발생하며, 성인의 경우에는 특히 젊은 여성에게서 특별한 원인없이 장기간 발생하기도 한다. 만성적인 경우 비장의 제거로 호전을 보이기도 하는데, 그 이유는 비장이

참고 10-8 혈소판감소증

원인
- 혈소판 항체
- 응고장애
- 비장기능항진증
- 골수 치환
- 골수 위축

병변
- 비장비대 또는 골수 손상

발현
- 점상출혈
- 혈소판감소증

더 이상 항체-혈소판을 제거할 수 없기 때문이다. 코르티코스테로이드 계열 약물은 혈소판이 일시적으로 상승하는 원인이 되기도 한다.

원인과 상관없이 현저하게 감소한 혈소판 수는 점상출혈을 보이는 소혈관의 출혈과 연관성이 있다. 혈소판증가증은 몇 가지 흔하지 않은 질환과 관련되며 보통은 나쁜 영향을 일으키지 않는다.

감염

앞서 언급한 대로 감염은 골수, 림프구, 단핵구 식세포 조직에서 과잉증식의 이차적인 원인이 된다. 감염의 몇 가지 유형은 대부분 만성으로, 조혈기능에 주로 영향을 미친다. 말라리아는 적혈구 내에 기생하는 작은 원생동물에 의해 발생하며, 발열과 빈혈에 의해 적혈구를 파괴시킨다. **엡스타인-바 바이러스(Epstein-Barr virus, EBV)**에 의해 **전염성 단핵구증(infectious mononucleosis)**이 발생하며, 림프조직과 림프절, 인두 림프조직과 비장이 커진다. 일반적으로 20~30대의 젊은 사람에서 발생하며 허약, 인후염, 림프선증을 일으킨다. 진단 시 혈액 내 비정형 림프반응과 바이러스에 의한 항체 반응이 이용된다.

다른 심각한 감염은 인체면역결핍바이러스(HIV)로, 림프구를 감염시기고 AIDS를 유발한다. AIDS와 말라리아는 전 세계적으로 사망을 초래하는 원인들 중의 하나이다.

결핵이나 전신적 균류 감염 같은 과립구가 증가하는 질환은 림프절, 비장, 간, 골수와 같은 장기에 집중적으로 발생하는 경향이 있다. 유육종증(sarcoidosis)은 단핵구 식세포조직 내에서 광범위하게 육아종성 병변을 형성하는 특발성 육아종성 질환이다.

과형성/신생물 질환

백혈병(leukemia)은 백혈구암으로 신생물성 백혈구들로 인한 광범위한 골수의 대체로 특징지어진다. 백혈병은 과립구성 또는 림프구성일 수 있다. **림프종(lymphoma)**은 백혈구 암이며 골수, 혈액 외에서도 발생하는 것이 특징이다. **다발성 골수종(multiple myeloma)**은 혈장 세포의 암으로, 골수에서 발생하며 대개는 백혈병과 연관성이 없다.

유동세포분석법 및 면역 조직화학염색법을 사용한 표현형 검사는 질병의 진단과 분류에 기여해왔다. 악성 조혈기능 이상 시 치료하지 않는 경우에는 사망률이 높다. 화학요법, 방사선요법과 골수이식술의 도입으로 인해 세포유형에 따른 질병의 분류가 중요하다. 미래의 치료는 신생물의 아류형과 유전자에 의해 생산되는 단백질 간의 유전자 차이에 근거한 보다 정교한 분류에 의존할 것이다. 여기에서는 오직 일반적인 개요만을 제시하였다.

적혈구증가증

적혈구증가증(polycythemia)은 적혈구의 지속적인 과잉생산의 결과이다. 이것은 원발성, 특발성(원인 불명) 또는 잠재적인 질환에 있어서 이차적으로 발생할 수 있다. 원발성 적혈구증가증은 **진성 적혈구증가증(polycythemia vera)**으로 불린다. 이차적인 적혈구증가증은 적혈구조혈인자의 생산증가와 적혈구 성숙과 발달에 관여하는 호르몬에 의해 조정된다. 적혈구조혈인자 과다 원인은 (1) 만성폐질환, 청색증성 심장질환, 고산지대 생활로 인한 저산소증, (2) 몇몇 드문 신생물로 인한 적혈구조혈인자 과잉생산이 포함된다.

이차적으로 발생하는 적혈구증가증은 저산소증의 결과로 조직내 산소 유지가 필요하기 때문이다. 적혈구증가증

참고 10-9 적혈구증가증

원인
- 불명
- 만성 저산소증
- 드물게 적혈구
- 조혈인자를 분비하는 신생물

병변
- 골수의 과형성

발현
- 혈전과 출혈
- 적혈구증가증

은 혈전증과 출혈을 초래할 수 있는 혈액의 점성을 증가시킨다. 원발성 적혈구증가증은 특발성에 비해 흔하며, 골수증식 질환으로 나타난다. 혈전증 위험을 감소시키기 위해 골수억제제 요법과 정맥절개술(phlebotomy)을 시행할 수 있다. 진성 적혈구증가증과 연관되어 백혈구와 혈소판이 함께 증가할 수 있으며 골수섬유증이 발생할 수 있다. 드문 경우 백혈병이 발생하기도 한다.

백혈병

백혈병(leukemia)은 말초혈액 내 높은 백혈구 수와 골수 내에서 생성되고 확산되는 여러 종류의 악성 신생 백혈구로 구성된다. 종종 비장, 간, 림프절 등 다른 기관에도 백혈병 세포가 침투한다.

백혈병은 보통 만성질환으로, 백혈구 유형에 따라 분류된다. 백혈병 세포의 분화정도는 기간에 밀접하게 관련된다. 급성 백혈병은 미분화 세포들의 빠른 증가가 있으며, 만성 백혈병은 잘 분화된 세포들이 느린 과정을 따라 나타난다. 대부분의 백혈병은 림프구와 과립백혈구(대부분 호중구임)를 포함한다. 단핵세포성 백혈병은 흔하지 않으며, 호염기구 및 호산구 백혈병도 드물다. 급성 림프성 백혈병(acute lymphocytic leukemia, ALL)은 아동에서 발생하는 백혈병의 가장 흔한 형태이며, 적극적으로 화학요법을 이용하여 치료하지 않으면 위험하다. 성공적인 치료 시 장기간 생존할 수 있다. 만성 림프성 백혈병(chronic lymphocytic leukemia, CLL)은 많이 다른 질환이다. 중년 이후 발병하며 오랜 기간 무통성으로 서서히 진행하므로 많은 환자들이 백혈병으로 죽기 전에 다른 원인으로 사망한다. 급성과 만성 골수성 백혈병은 어른에게 발생하며 어린이에게 발생하는 백혈병보다 치료가 잘 되지 않는 것이 특징이다.

참고 10-10 백혈병

원인
- 불명
- 벤젠
- 토포이소메라제 치료

병변
- 골수가 신생물 세포로 대체
- 혈액내 백혈병 세포 확인
- 기관 침윤

발현
- 허약, 빈혈, 출혈, 감염
- 혈액과 골수에 백혈병 세포

급성 백혈병(그림 10-12)은 아세포(blasts)라고 불리는 가장 초기의 덜 분화된 세포로 구성되며, 만성 백혈병은 초기의 덜 분화된 아세포는 제한적으로 나타나고 주로 성숙한 세포들로 구성이 된다. 급성 백혈병은 혈소판감소증으로 인한 출혈, 빈혈, 피로, 발열, 체중감소 등의 증상과 함께 갑작스럽게 발병한다. 백혈구 수치는 정상이거나 증가한다. 만성 백혈병의 경우 증상은 급성 백혈병과 비슷하지만, 점진적으로 나타나고 시간이 지남에 따라 백혈구 수치가 매우 높게 상승할 수 있으며 백혈구 침윤에 의해 비장, 간, 림프절이 증대된다. 진단은 혈액도말과 골수검사

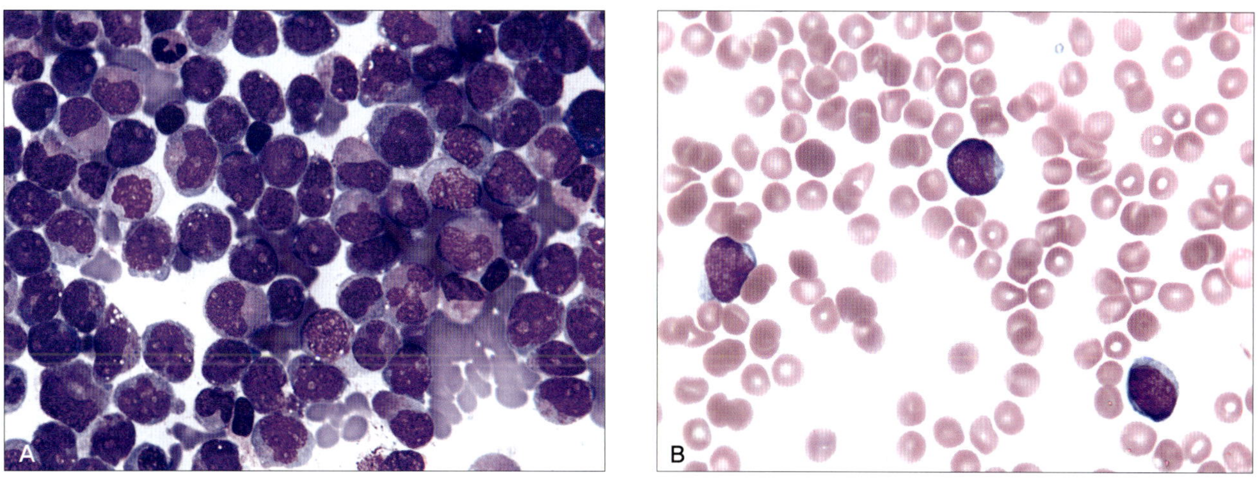

그림 10-12 급성 골수성 백혈병. A: 골수생검의 표본. 조혈 구성요소들이 골수아세포들로 대체된다. B: 말초혈액에서 아세포들이 관찰된다. (Courtesy of Dr. David Yang, Department of Pathology and Laboratory Medicine, University of Wisconsin School of Medicine and Public Health.)

로 이루어지며, 환자들은 항암치료를 받기 위해 주요 센터로 입원을 하게 된다.

림프종

림프종(lymphomas)은 골수 밖의 림프조직, 특히 림프절에서 생성된 림프구와 조직구의 여러 종류의 악성 신생물로 이루어진다. 림프종은 백혈병과는 다르게 보통 덩어리 병변을 형성하며 이는 골수 안에 집중된다. 또한 림프종은 악성세포들을 혈관으로 배출하지 않는다는 점에서 백혈병과 다르다.

림프종의 분류는 세포의 형태에 기반을 두고 있으며 매우 복잡하다. 세계보건기구(WHO)의 분류가 최근 가장 널리 사용되고 있다. 주요 분류에는 호지킨림프종과 비호지킨림프종이 포함된다. **호지킨림프종(Hodgkin lymphoma)**은 **리드-슈테른베르크세포(Reed-Sternberg cell)**(**그림 10-13**)로 알려진 특이한 핵소체로 이루어진 다발성 핵을 포함한 많은 악성세포로 이루어져 있다. 대부분의 악성 신생물들과는 다르게 호지킨림프종은 림프구, 조직구, 호중구, 호산구, 섬유아세포 등의 양성세포들을 많이 포함하고 있다. 이러한 세포들은 림프종의 하위분류에서 사용되며 이들의 유무는 질병의 예후에 큰 영향을 미치는 것으로 알려져 있다. 비호지킨림프종에서는 기본적으로 세포의 크기, 면역 표지자인 T세포, B세포와 조직학적 분류인 낭포성, 분화성 그리고 세포의 구조가 세부적인 분류 기준이 된다.

질환을 세분화하는 궁극적인 목적은 예후를 좋게 하고 최상의 치료를 제공하기 위함이다. 호지킨림프종의 생존율은 한때는 거의 0%였지만, 적극적인 방사선 치료와 항암치료로 많은 환자들에게서 장기 생존율과 혹은 덜 악성인 경우에는 치유까지도 기대할 수 있게 되었다. 낭포성 림프종(follicular lymphoma)은 치료 없이도 중간 정도의 생존이 가능하지만, 항암치료에 의해 치료가 되지는 않는다. 반면에 미만성 거대세포림프종은 적극적인 항암치료를 받으면 치유되거나 혹은 매우 오랜 기간 생존이 가능하지만 치료하지 않는 경우에는 생존 기간이 단축된다.

림프종의 진단과 분류는 조직생검으로 이루어진다. 환자들은 방사선요법과 항암치료를 위해 주요 센터로 입원한다.

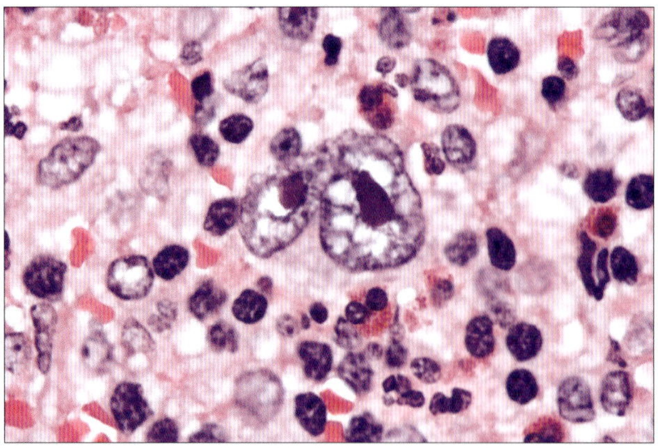

그림 10-13 리드-슈테른베르크세포는 두드러진 핵소체와 더불어 크고 올빼미 눈(owl-eyed) 같은 2엽의 핵을 갖는다. 호지킨림프종에서 진단적·조직학적 검사 중 하나이다. (Courtesy of Dr. David Yang, Department of Pathology and Laboratory Medicine, University of Wisconsin School of Medicine and Public Health.)

참고 10-11 림프종

원인
원인 불명

병변
림프절이나 다른 기관에 신생물성 종양 발생

발현
림프선증 또는 다른 종양
조직 생검에 의한 림프종

다발성 골수종

다발성 골수종(multiple myeloma)은 혈장세포의 악성 신생물이다. 원인은 명확하지 않으며 골수에서 발생하여 골수를 대체하면서 성장하고 국소적으로 주변의 뼈를 파괴한다. 또 다른 특징은 면역 글로불린을 생산하는 것인데 이는 혈액이나 소변에서 확인이 가능하다. 다발성 골수종은 중년과 노년의 질환이며 빈혈, 감염, 다발성 뼈 손상과 때로는 신장에 축적된 면역글로불린으로 인해 신부전의 증상을 나타낸다. 항암치료로 생존기간을 연장할 수는 있으나 예후는 좋지 않다.

참고 10-12 다발성 골수종

원인
원인 불명

병변
골수와 뼈에 혈장 세포의 신생물

발현
뼈 통증
빈혈
혈액과 소변의 면역 글로불린
골수생검에 의한 악성 혈장 세포

장기부전

골수이상은 골수로성 빈혈과 재생불량성 빈혈, 골수의 대체나 위축과 관련된 질환에서 설명하였다. 골수이상의 결과는 빈혈, 백혈구감소증, 혈소판감소증 등이 있다. 이들은 차례로 감염과 출혈 가능성을 증가시킨다. 림프체계 이상은 면역 결핍과 관련성이 있으며 단핵구 식세포 체계의 이상은 명확하게 정의되지 않았지만 감염에의 감수성을 크게 증가시킨다.

연습문제

1. 36세 여성이 만성 무기력증을 호소하고 있다. 이 여성은 몇 년 전 생리기간 동안 과도한 혈액 소실로 입원했던 경험이 있다. 혈액검사상 헤모글로빈 수치가 낮고 소적혈구들이 확인되었다. 어떤 종류의 빈혈일 가능성이 가장 높은가?

   A. 겸상적혈구빈혈
   B. 용혈성 빈혈
   C. 철결핍성 빈혈
   D. 지중해성 빈혈

2. 연구실에서 혈액검사 결과를 재확인하는 과정에서 백혈구 수치가 72,000, 미성숙 림프구가 93%로 측정된 환자가 있다. 이 환자의 진단은 다음 중 어느 질환에 가장 가까운가?

   A. 백혈병
   B. 림프종
   C. 과립구증가증
   D. 적혈구증가증

3. 호흡곤란을 호소하며 창백한 모습을 보이는 환자에게서 목과 팔 부위로 점상출혈이 발견되었다. 다음 중 최우선으로 시행해야 하는 가장 중요한 검사는?

   A. 헤모글로빈, 백혈구 수, 혈소판 수
   B. 골수생검과 헤모글로빈
   C. 망상적혈구 수와 혈소판 수
   D. 혈소판 수와 혈청 면역글로불린 수준

4. 신경학적 증상을 호소하는 43세 남성의 말초혈액검사상 낮은 헤마토크리트 수치, 낮은 헤모글로빈 수치, 높은 MCV 수치가 확인되었다. 가장 적절한 진단은 무엇인가?

   A. 겸상적혈구빈혈
   B. 유전성 구상적혈구증
   C. 악성빈혈
   D. 엽산결핍성 빈혈

5. 세균성 폐렴과 같은 급성염증성 과정에서 어떤 세포의 수가 증가하겠는가?

   A. 적혈구
   B. 과립구
   C. 림프구
   D. 위의 예 모두

CHAPTER 11

출혈과 응고장애

Bleeding and Clotting Disorders

개요

구조와 기능
주요질환
증상, 징후, 검사
특이질환
- 출혈성 질환
  - 혈관장애
  - 혈소판장애
  - 응고장애
- 혈전성 질환
  - 혈관장애
  - 혈소판장애
  - 응고장애

연습문제

학습목표

1. 지혈과정에서 혈관, 혈소판, 혈장응고인자의 역할을 기술한다.
2. 응고과정과 관련하여 내인성 경로와 외인성 경로 및 연쇄반응의 개념과 응고와 관련된 주요효소 및 반응, 최종산물, 혈전용해과정을 이해한다.
3. 출혈장애와 응고장애에서 가장 흔하고 심각하게 나타나는 임상소견(외상, 혈소판감소증, 유전성 응고장애, 심부정맥혈전증 및 폐색전, 파종혈관내응고)에 대해 이해한다.
4. 출혈과 혈전증이 기저질환이나 약물부작용에 의해 초래될 수 있음을 이해하고, 이러한 방식으로 나타날 수 있는 다양한 질환에 대해 이해한다.
5. 선천적인 출혈성 체질을 반영하는 신체적 징후에 대해 인지한다.
6. 혈소판 수, 활성화부분트롬보플라스틴시간, 프로트롬빈시간, 섬유소분해산물/D-이합체와 같은 출혈장애 및 응고장애와 관련된 진단검사에 대해 기술한다.
7. Ⅴ, Ⅶ, Ⅷ, Ⅸ, Ⅹ, Ⅻ, XIII 등의 응고인자의 기능을 비교하고, 이들이 결핍되었을 때 발생하는 응고결함과 질병의 이름을 설명한다.
8. 비정상적인 출혈을 야기하는 혈관장애, 혈소판장애, 응고장애를 열거하고 기술한다.
9. 헤파린과 와파린의 투여목적과 분자적 수준에서의 약리기전에 대해 이해하고, 이들 약물 사용과 관련된 위험성 및 용량을 감시하는 방법에 대해 이해한다.
10. 혈전증과 관련하여 비르효 3징후(Virchow's triad)를 이루는 요소에 대해 이해한다.
11. 비정상적인 혈전증을 초래하는 혈관장애, 혈소판장애, 응고장애를 열거하고 기술한다.
12. 핵심용어와 녹색으로 진하게 표시된 모든 용어를 정의하고 상황에 맞게 적절히 사용한다.

핵심용어

활성화부분트롬보플라스틴시간activated partial thromboplastin time, aPTT
유착adhesion
응집aggregation
아밀로이드amyloid
항트롬빈antithrombin
아스피린aspirin
출혈시간bleeding time
혈액응고blood coagulation, blood clotting
응고연쇄반응clotting cascade
응고병증coagulopathy
소모성 응고병증consumption coagulopathy
파종혈관내응고disseminated intravascular coagulation, DIC
색전embolus
비출혈epistaxis
외인성 경로extrinsic pathway
Ⅴ인자 라이덴돌연변이factor Ⅴ Leiden mutation
Ⅻ인자factor XII
XIII인자factor XIII
가족력family history

섬유소fibrin
섬유소분해산물/D-이합체fibrin degradation products/D-dimer
섬유소원, 피브리노겐fibrinogen
섬유소원분석fibrinogen assay
섬유소용해계fibrinolytic system
혈변hematochezia
혈종hematoma
혈뇨hematuria
용혈성 요독증후군hemolytic uremic syndrome, HUS
혈우병 Ahemophilia A
혈우병 Bhemophilia B
출혈성 소인hemorrhagic diathesis
신생아 출혈질환hemorrhagic disease of the newborn
지혈hemostasis
헤노흐-쉐라인자반증Henoch-Schönlein purpura
헤파린heparin
비장기능항진증hypersplenism
특발성 혈소판감소성자반증idiopathic thrombocytopenia purpura, ITP
국제표준화비율International Normalized Ratio, INR
내인성 경로intrinsic pathway
간질환liver disease
루푸스항응고인자lupus anticoagulant
거핵구megakaryocyte
월경과다menorrhagia
기질화혈전organized thrombus
점상출혈petechiae
플라스민plasmin
혈소판 수platelet count
혈소판기능분석기platelet function analyzer
프로스타사이클린prostacyclin
C 단백protein C
프로트롬빈시간prothrombin time, PT
폐색전증pulmonary embolism
자반증purpura
울혈, 정체stasis
트롬빈thrombin
혈소판thrombocyte
혈소판감소증thrombocytopenia
혈소판증가증thrombocytosis
혈전증thrombosis
혈전성 혈소판감소성자반증thrombotic thrombocytopenia purpura, TTP
혈전thrombus
조직인자tissue factor
요독증uremia
비르효 3징후Virchow's triad
비타민 Kvitamin K
폰빌레브란트병von Willebrand disease
와파린warfarin

출혈장애와 응고장애는 혈관계와 조혈계 모두에 해당되는 내용이며, 다른 장의 분류와는 맞지 않으므로 이 장에서 별도로 소개한다.

구조와 기능

지혈(hemostasis)은 손상으로 인한 과도한 출혈을 예방하는 과정이다. 지혈작용은 혈관과 혈소판 그리고 혈장 내 화학적 응고인자의 복잡한 상호작용을 통하여 일어난다. 또한 수많은 활성 또는 억제기전은 지혈과정이 신속하면서도 과도하지 않도록 조절해준다.

혈관은 혈액의 흐름을 제한하고 순환되도록 한다. 혈관벽을 구성하는 내피세포는 정상상태에서는 혈액 내 혈소판과 혈장응고인자의 활성을 제한하지만, 내피세포가 손상을 입게 되면 혈관에서 혈액이 누출되지 않도록 혈소판과 응고기전이 활성화된다.

손상에 반응하여 혈관은 경련성 수축을 일으키게 되는데, 이는 손상된 혈관부위로의 혈류를 감소시켜 지혈을 돕는다. 세동맥 평활근의 경련은 혈관을 수축시켜 몇 분 안에 손상된 혈관에서 출혈을 멈추게 한다. 혈류는 손상받지 않은 혈관을 우회하여 순환함으로써 조직손상을 최소화할 뿐 아니라, 손상된 혈관이 스스로 치유될 수 있도록 한다. 중간 크기 이상의 혈관도 손상 시 경련성 수축을 일으켜 혈류량을 감소시킴으로써 지혈을 도울 수는 있지만, 출혈을 완전히 멈추기에는 충분하지 않다.

혈소판(platelets, thrombocytes)은 골수에 존재하는 거핵구(megakaryocyte)의 세포질 조각에서 유래한다. 거핵구에서 떨어져 나온 세포질 조각은 염증과 응고반응을 촉진시키는 수많은 강력한 활성인자를 포함하고 있다. 그러나 이들은 핵을 포함하고 있지 않고, 단지 미숙한 합성기관과 호흡기관만을 갖고 있다. 평균 150,000/㎕에서 400,000/㎕의 혈소판이 혈액 내에서 순환하며, 각각의 생존기간은 8~10일이다. 지혈이 더 이상 필요하지 않으면 노화된 혈소판은 단핵 식세포계에 의해 제거된다.

조직손상 시 혈소판의 주요한 역할은 혈관수축을 촉진하여 혈류를 물리적으로 차단하고, 이어지는 지혈과정에 필요한 화학물질들을 방출하며, 치유단계에서 응괴수축을 촉진하는 것이다. 손상된 내피세포의 표면에 혈소판이 붙는 과정을 **부착(adhesion)**이라고 한다. 본래 손상받지 않은 정상 내피세포는 **프로스타사이클린(prostacyclin)**이라는 혈소판 부착과 활성에 대한 강력한 억제인자를 생산한다. 또한 혈소판은 정상적으로 혈류의 중심에서 흐르기 때문에 내피세포에 달라붙기가 쉽지 않다. 그러나 내피층의 경미한 손상은 혈관내피세포 바로 밑에 존재하는 세포외 결합조직성분들을 혈장으로 노출시켜 혈소판과 응고인자들을 활성화시킨다. 혈소판이 혈관내피세포에 부착되면 다른 혈소판을 **응집(aggregation)**시켜 혈소판응괴(platelet plug)를 형성한다. 작은 혈관은 혈소판응괴만으로도 지혈이 가능하다(**그림 11-1**). 혈소판 부착과 응집은 콜라겐(내피세포의 손상으로 노출됨), 에피네프린(스트레스의 영향으로 부신에서 방출되거나 혈소판 자체에서 방출됨), 아라키돈산(손상 부위의 혈소판과 기타 세포들에서 방출됨), 아데노신삼인산(adenosine triphosphate, ATP; 혈소판에서 방출됨), 트롬빈(응고연쇄반응에 관여하는 효소 중 하나)으로 강화된다.

혈소판 유착과 응집 시 혈소판과립에서 방출되는 화학물질들은 지혈과 응고를 촉진시킨다. 이러한 화학매개체로는 혈관 평활근의 수축을 유발하는 혈관활성아민(vasoactive amine)과 추가적인 혈소판응집을 촉진시키는 에피네프린과 아라키돈산, 그리고 응고연쇄반응에 필요한 혈소판표면의 구성물질들이 포함된다. 혈소판은 회복과정에서도 필수적인 요소이다(4장 참조).

혈장이 액체에서 고체로 전환되는 과정을 **혈액응고(blood coagulation, blood clotting)**라고 한다. 이 과정의 고체화 단계는 간에서 생성되는 크기가 큰 수용성 혈장단백질인 **섬유소원(fibrinogen)**이 섬유소 단량체(fibrin monomer)로 전환되는 과정을 수반한다. 섬유소 단량체는 강력한 섬유성 불용성 단백질인 **섬유소(fibrin)**로 중합된다. 4장에서 확인했듯이, 섬유소원은 염증반응 시 조직으로 새어나가 응고되어 섬유성 삼출물(fibrinous exudate)을 형성한다. 이 과정이 혈관 내에서 일어날 때 이것을 **혈전증(혈전형성, thrombosis)**이라고 하며, 그 결과로 생긴 혈괴를 **혈전(thrombus)**이라고 한다. 혈전은 적혈구 및 혈소판과 이들을 포착하는 섬유소로 구성된다(**그림 11-2**).

혈전형성은 조직, 혈소판, 응고인자라 불리는 혈장단백질 간의 섬세한 상호작용을 필요로 하는 복잡한 과정이다. 섬유소의 형성은 이 과정의 마지막 단계로, **응고연쇄반응(clotting cascade)**이라고 불리는 일련의 효소반응에 의해 이루어진다. 각 단계에서의 생성물들이 다음 단계를 촉매하고 강화시키며, 일부 생산물은 이전의 단계 또한 강화시킴으로써 응고반응의 가속화를 일으키므로 이를 연쇄반응이라 명명한다. 응고연쇄반응이 일어나는 도중에 손상이나 염증이 발생하면 역시 혈장단백질인 억제인자가 활성화되어 응고연쇄반응이 느려지거나 멈춰지게 된다. 응고연쇄반응에 관여하는 인자들은 로마숫자로 나타내거나 각각의 명칭들로 부른다. 12개가 넘는 응고인자와 기타 억

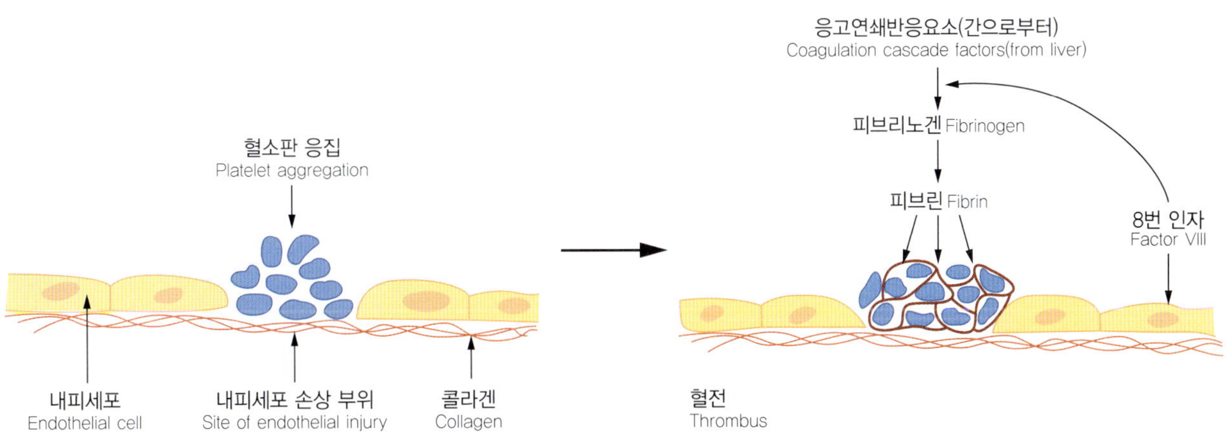

그림 11-1 혈소판이 응집되어 내피세포 손상부위 콜라겐에 고착된다.

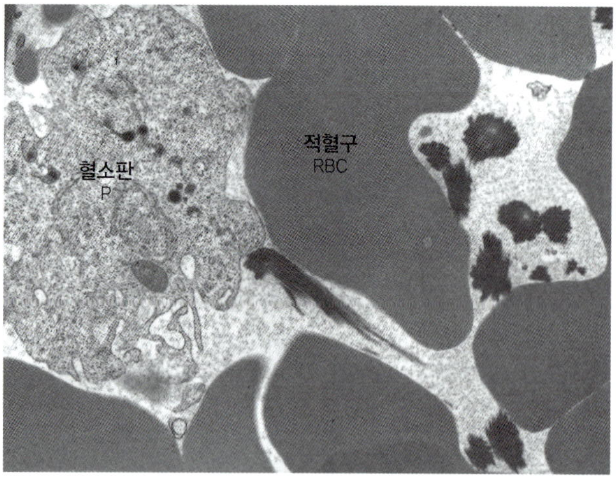

그림 11-2 혈소판(P)과 적혈구(RBC)가 포착된 혈전을 전자현미경으로 20,750배율로 확대하여 관찰한 모습. 어두운 점은 혈전을 붙들고 있는 피브린이다.

제인자들은 하나 이상의 분자들에 작용하기도 하고, 일부는 하나 이상의 명칭을 가지고 있기 때문에 전체기전을 이해하는 것이 상당히 복잡하게 느껴질 수 있다. 응고연쇄반응의 상세한 과정을 모두 암기할 필요는 없다. 앞으로 논의될 내용은 연쇄응고반응에서 가장 중요한 몇몇 화학물질과 일부 과정을 소개하고자 하는 것이다. 출혈장애와 응고장애를 이해하고 진단하기 위해서는 연쇄응고반응에 대한 최소한의 기본 지식을 학습할 필요가 있다.

이해를 돕기 위해 연쇄응고반응이 **그림 11-3**에 제시되어 있다. 앞서 언급한 대로, 연쇄응고반응의 최종 결과는 섬유소원이 전환되어 안정적인 섬유소응괴(fibrin clot)를 형성함으로써 혈액이 굳어지는 것이다. 섬유소원이 섬유소로 전환되는 과정에는 두 개의 활성효소가 관여한다. 첫

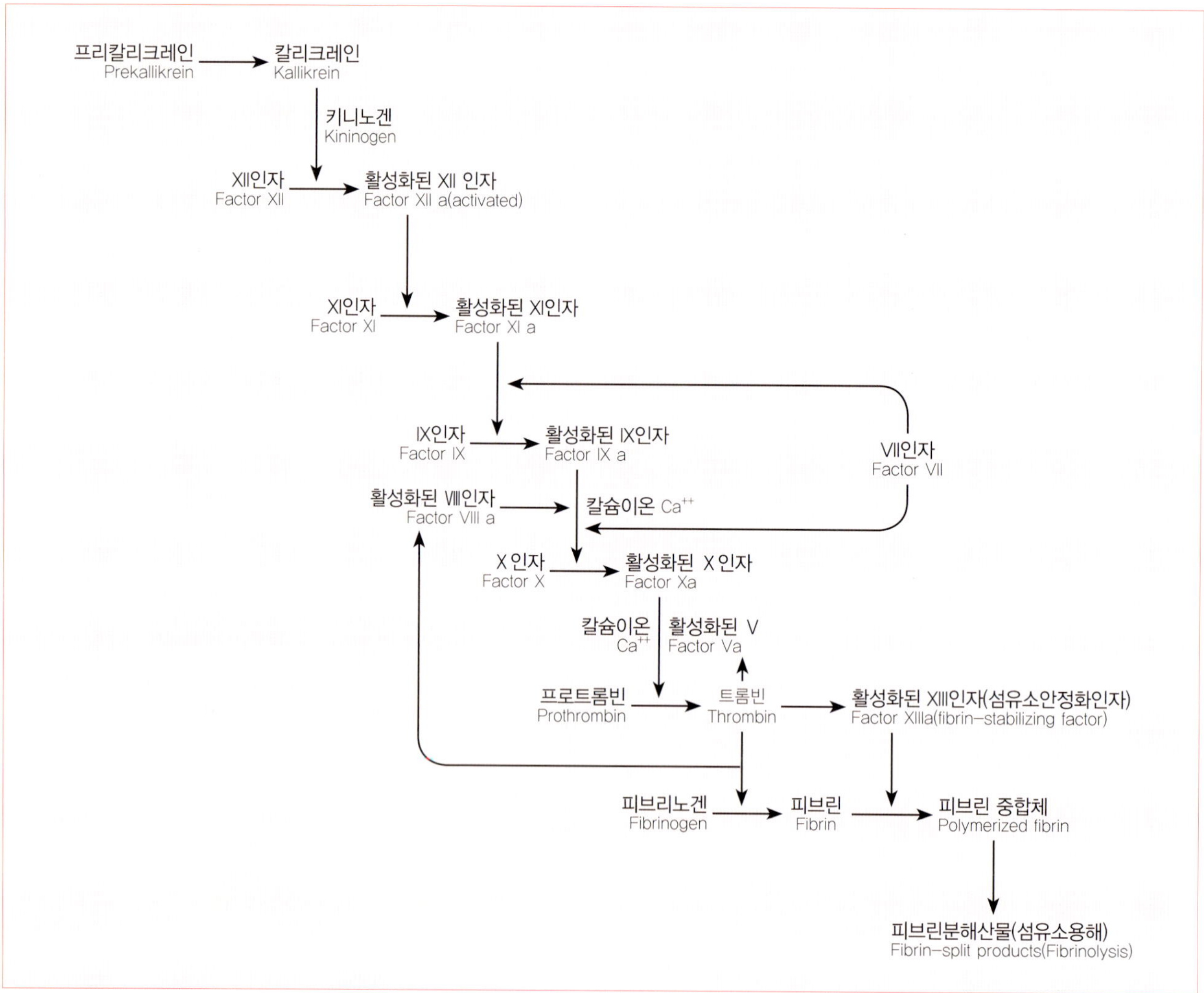

그림 11-3 혈액응고와 섬유소용해의 화학적 연쇄반응

번째 효소는 **트롬빈(thrombin)**으로 섬유소원을 섬유소 단량체로 전환시키는 역할을 한다. 섬유소 단량체는 두 번째 효소인 **섬유소안정인자[fibrin-stabilizing factor, XIII인자(factor XIII)]**에 의해 활성화되어 안정화된 섬유소 중합체(fibrin polymer)로 바뀐다.

섬유소응괴를 안정화시키는 활성효소를 비롯하여 응고연쇄반응에 관여하는 모든 효소는 혈액 내를 순환하고 있는 전구물질로부터 활성화된 것이다. 트롬빈은 프로트롬빈(prothrombin, II인자)이라는 활성화되지 않은 상태의 전구물질로부터 생성된다. 프로트롬빈이 트롬빈으로 전환되는 과정은 활성화된 X인자(factor X activated, factor Xa)에 의해 이루어지는데, X인자의 보조인자인 V인자와 칼슘이온, 인지질도 함께 관여한다.

그림 11-3에 제시된 응고연쇄반응을 보면, X응고인자가 두 가지 경로를 통해 활성화됨을 알 수 있다. 첫 번째로 **외인성 경로(extrinsic pathway)**는 세포외액과 혈액에 존재하는 **조직인자(tissue factor, III인자)**라고 불리는 분자가 VII인자와 결합하는 과정이다. 두 번째로 **내인성 경로(intrinsic pathway)**는 X인자가 활성화된 혈장 IX인자(factor IXa)에 의해 활성화된 X인자(factor Xa)로 전환되는 과정이다. IX인자가 X인자를 활성화시키기 위해서는 보조인자인 활성화된 VIII인자와 칼슘이온이 필요하다. IX인자는 XI인자나 조직인자/VII인자 복합체에 의하여 활성화되며, XI인자는 활성화된 **XII인자(factor XII)**, 하게만인자(Hageman factor)에 의해 XI a로 활성화된다.

응고연쇄반응 중 몇몇 반응은 하나 이상의 활성효소에 의해 촉매되고, 트롬빈 자체가 몇몇 보조인자(V인자, XIII인자)를 활성화시킨다는 것에 주목한다. 또한 트롬빈은 염증반응에 관여하여 몇몇 분자들을 활성화시키는 역할을 하기도 한다(4장 참조). 사실 염증반응과 응고반응은 모두 손상에 대한 조직의 대처반응이며, 트롬빈은 단지 그 두 반응에 모두 관여하는 분자 중 하나일 뿐이다. 결과적으로 손상부위에서 트롬빈이 과도하게 소모되면, 전응고인자(procoagulant, 응고인자의 전구물질)와 함께 응고연쇄반응에 필수 단백질인 응고억제인자들이 활성화된다. 그러므로 트롬빈은 단지 안정화된 섬유소 중합체를 형성하는 데만 관여하는 것이 아니라 손상에 대한 신체반응을 여러 가지 방식으로 조절하는 중요한 역할을 수행한다.

일단 혈괴가 형성되고 난 후에는 그것을 적절하게 제거하여 조직의 치유를 돕는 과정이 필요하며, **섬유소용해계(fibrinolytic system)**가 이를 담당한다. 이 과정 역시 효소 반응의 연속으로, 각각의 단계에서 불활성 혈청단백질로부터 생산된 활성효소가 관여한다는 점에서 응고연쇄반응과 유사하다. 활성효소인 **플라스민(plasmin)**은 조직유래 플라스미노겐 활성인자(tissue plasminogen activator)나 유로키나아제(urokinase)와 같은 활성인자에 의하여 플라스미노겐(plasminogen)으로부터 만들어진다. 플라스민은 불용성 섬유소응괴를 섬유소분해산물(fibrin split product)이라고 불리는 가용성 조각들로 분해한다. 크기가 큰 몇몇 혈전들은 완전히 용해되지 못하는데, 이러한 혈전들은 육아조직으로 대체되고 섬유화되어 결과적으로 반흔을 남긴다. 이와 같이 반흔조직으로 대체된 혈전을 **기질화 혈전(organized thrombus)**이라고 부른다.

클로닝과정을 거친 재조합 조직 플라스미노겐 활성인자(tissue plasminogen activator, tPA) 또는 스트렙토키나아제(streptokinase)는 뇌혈관 또는 심혈관 내 혈전으로 발생한 뇌졸중 및 심근경색 환자들을 치료할 수 있다. 단, 이러한 혈전용해제(clot-buster)는 영구적인 조직 손상이 초래되기 전 대략 증상 발생 후 3시간 이내에 투여해야 만 좋은 결과를 기대할 수 있다.

지혈은 출혈을 예방하기 위해 필요하지만, 적절히 조절되지 않을 경우 바람직하지 않은 결과를 가져올 수도 있다. 몇몇 응고억제인자들은 억제되지 않은 응고반응에 의해 초래될 수 있는 혈전형성으로 인한 잠재적인 조직파괴를 막는 역할을 한다. 앞서 언급히였듯이, 혈관내피세포는 혈소판의 기능을 강력하게 억제하는 프로스타사이클린을 생산한다. 이때 다른 응고억제인자들도 프로스타사이클린과 함께 활성화된다. **항트롬빈(antithrombin)**은 트롬빈과 결합해 트롬빈을 불활성화시킨다. **C 단백(protein C)**은 보조인자인 S 단백(protein S)이 존재할 때 활성화되어 보조인자인 V인자와 VIII인자를 불활성화시킬 수 있다. 또한, 조직인자 경로억제물질(tissue factor pathway inhibitor, TFPI)은 조직인자/VII인자 복합체를 억제한다. 이러한 많은 항혈전성 분자들이 심근경색, 심부정맥혈전증, 습관성 유산과 같은 산발성 혈전으로 인한 질환을 앓고 있는 환자에게서 발견되며, 항혈전분자들이 존재함에도 불구하고 질병이 발생되는 현상을 설명하기 어렵다.

주요질환

외상은 가장 흔한 출혈의 원인이다. 경미한 외상성 출혈(무릎 찰과상이나 손가락 베임)은 정상 지혈과정에 의해 조절된다. 그러나 큰 혈관이 손상되었을 경우 정상 지혈과정에 의하여 신속하고 충분하게 출혈을 방지하지 못한다. 혈액소실을 보충하고 외상을 외과적으로 조절하기 위해 의료기관을 방문하는 것이 중요하다. 큰 혈관의 갑작스런 파열에 의한 출혈이 가장 생명을 위협한다. 예를 들어, 치명적인 출혈은 파열된 대동맥류나 소화성궤양의 출혈로부터 생겨날 수 있다. 또한 외상이나 수술은 기존 혈관질환이 있는 환자에게서 심각한 출혈을 야기시킬 수 있다.

혈소판 수가 10,000/μl 이하로 떨어졌을 때나 혈소판에 결함이 있을 때 지속적인 출혈을 예상할 수 있다. **혈소판감소증(thrombocytopenia)**의 전형적인 원인은 골수 기능부전과 말초조직에서의 혈소판 파괴를 들 수 있다. 골수부전은 백혈병이나 암세포가 골수로 전이되는 것과 같은 원발성 속발성 질환에 의하여 생겨날 수 있다. 또한 화학요법과 같은 의학적 치료에 의해서도 유발된다. 이 경우 거핵구는 사라지고 혈소판 수는 급작스럽게 떨어진다. 말초조직에서 혈소판의 파괴 또한 많은 질환을 일으킨다. 예를 들어, 비장이 비대해지면 혈소판을 격리시켜 이들이 혈액내에서 순환할 수 없도록 한다. 특발성 혈소판감소성자반증(ITP)에서와 같이 혈소판에 반응하는 항체는 면역매개 혈소판 파괴를 일으킨다. 가령 암치료 화학요법에 의해 일시적으로 혈소판이 부족하게 된 환자는 혈소판 수혈로 치료할 수 있으나, 혈소판감소증의 근본원인을 항상 찾고 치료해야 한다.

혈우병과 같은 유전성 응고장애는 드물지만, 혈우병 환자들은 많은 기간에 걸쳐 상당히 많은 의학적 치료를 필요로 한다. 후천적인 응고장애는 보통 다른 질환이나 몇몇 개인적으로 민감한 약제들과 관련하여 나타난다. 항응고요법은 혈전 위험성이 증가된 환자에게 이용되지만, 조절되지 않는 심각한 출혈을 예방하기 위해 조심스럽게 사용해야 한다.

혈전증은 이차적으로 나타나기도 한다. 병리학의 아버지라 불리는 독일 학자 Rudolf Virchow는 혈전증을 유발하는 상황을 기술하였다. 내피세포 손상, 혈행의 정체나 교란, 과다응고 상태 등을 **비르효 3징후(Virchow's triad)**라고 부른다(그림 11-4). 표 11-1은 내피세포 손상, 혈행 변화, 과다응고 상태에 기여하는 다양한 상황들을 제시하고 있다. 이것은 다음 부분의 혈전증(thrombosis)에 의한 특징적인 질환 부분에서 설명하도록 한다. 이 장에서는 혈전 일부가 분리될 수 있고, 혈행을 통해 순환하다가 결과적으로 작은 혈관에 박힌다는 것을 확인하는 것으로 충분하다. **폐색전증(pulmonary embolism)**을 동반한 혈전증에서 이와 같은 상황들이 나타날 수 있다. 보통 골반이나 다리의 정

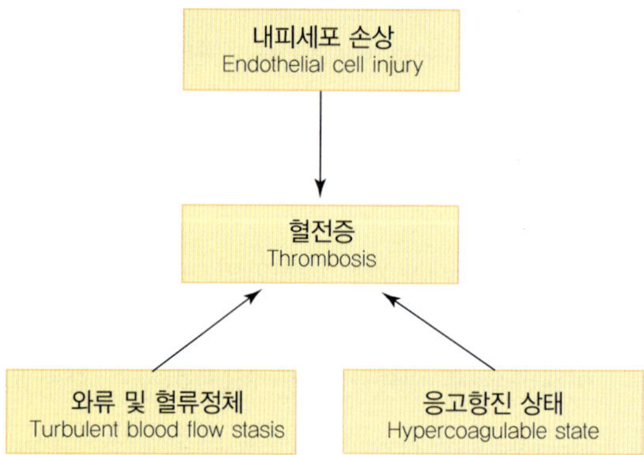

그림 11-4 비르효 3징후. 응고항진, 비정상적 혈류, 내피세포 손상이 각각 혹은 함께 혈전형성에 기여한다. 세 가지 요인 중 내피세포 손상이 가장 중요한 요인이다.

표 11-1 비르효 3징후를 초래하는 상황

내피세포의 손상	불안정한 혈류	응고항진
• 외상 • 혈관염 • 흡연 • 방사선조사 • 죽상경화증 • 경색 • 불안정한 혈류 • 박테리아 내독소	• 동맥의 분기(bifurcation) • 죽상경화증 • 동맥류 • 정맥정체(정맥판막부전, 침상안정)	• 에스트로겐 증가(경구피임약, 임신) • 외상 • 수술 • 유전성 응고이상증 • 암 • 비만

맥에서 형성된 혈전이 떨어져 나가 우심장을 거쳐 폐로 이동하면 폐동맥에 박힐 수 있다. 혈전을 일으키기 쉬운 원인들을 감안할 때, 특히 입원 환자들에게서 심부정맥혈전증(deep venous thrombosis, DVT)과 폐색전증이 흔하며, 심지어는 건강한 경우에도 발생할 수 있다(임신한 여성).

파종혈관내응고(disseminated intravascular coagulation, DIC)는 위중한 환자들에게서 발생 시 심각한 상황을 초래한다. 환자들은 섬유성 혈전이 작은 혈관에서 전신으로 퍼져 미세한 경색과 광범위한 조직 손상을 입게 되고, 동시에 출혈이 광범위하게 위장관 점막과 같은 다른 혈관으로까지 퍼지게 된다. 응고와 출혈은 치료하기에 매우 어려운 상황을 야기하는데 응혈촉진제 투여가 산재성 혈전증을 악화시키는 반면에 항응고제의 투여는 출혈을 악화시킨다.

증상, 징후, 검사

출혈의 과거력이 있거나 혈액검사소견이상으로 인해 출혈경향이 있다고 알려진 환자를 일컬어 **출혈성 소인(hemorrhagic diathesis)**을 갖고 있다고 한다. 과도한 출혈이나 과도한 혈전을 유발하는 응고기전의 이상을 **응고병증(coagulopathy)**이라고 한다. 혈소판 결함이나 감소는 피부와 코, 위장관, 요로 점막 등의 작은 혈관에서 일어나는 출혈인 **점상출혈(petechiae)**(**그림 11-5**), **비출혈(epistaxis)**, **혈뇨(hematuria)**, **혈변(hematochezia)**의 원인이 될 수 있다. **월경과다(menorrhagia)**나 분만 후 출혈 증가는 여성에게 나타날 수 있다. 응고인자가 결핍되었을 경우 경미한 외상에도 출혈이 발생하며, 조직에 혈액이 모이는 **혈종(hematoma)**을 일으킨다. 혈종이 발생하는 전형적인 장소는 관절, 연부조직, 뇌조직이다. 피부에서의 광범위한 혈액 축적을 **자반(purpura)**이라고 한다.

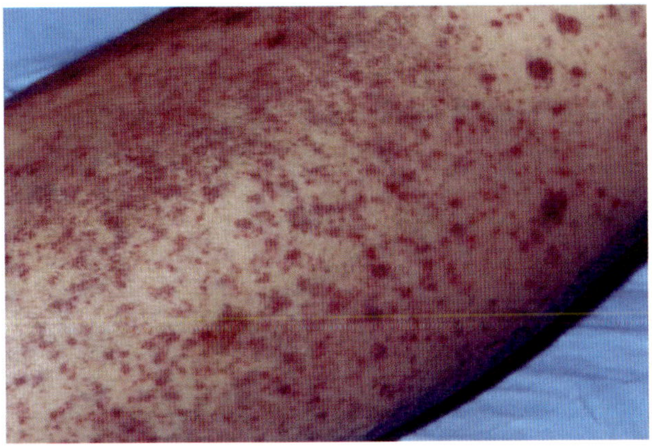

그림 11-5 점상출혈(petechiae). 지혈대(tourniquet) 사용 후 환자의 피부에 나타난 작은 출혈

포경수술이나 발치 또는 **가족력(family history)**과 같은 이전의 출혈 경험은 선천성 응고결핍의 진단 근거가 된다. 수술 예정인 환자에게 이러한 과거력을 조사하는 것은 중요하며 그것은 출혈 장애를 선별하는 검사 결과가 정상으로 나오더라도 문제를 발생시킬 수 있기 때문이다.

출혈 장애를 위한 혈액검사는 혈관, 혈소판, 응고연쇄반응의 비정상적 기능 초래와 같은 특별한 병리학적 문제를 판단하는 데 사용된다. 또한 검사는 치료 효과를 관찰하고 수술 전 고위험 환자를 선별하는 데 유용하다. 일반적인 검사들은 다음과 같다.

혈소판 수(platelet count)는 입원 환자들 중 가장 많이 수행되는 전혈구 측정검사(CBC)로 간단하게 확인할 수 있다. 정상 혈소판 수는 150,000~400,000/㎕이지만 혈소판 수가 10,000/㎕를 넘는다면 혈소판 감소로 인한 지속적인 출혈은 잘 나타나지 않는다. 혈소판 기능장애는 혈소판 수 검사로는 알 수 없다. 혈소판 기능장애는 다음 검사로 확인할 수 있다.

출혈시간(bleeding time, BT)은 더 이상 응고장애를 사정하는 데 사용되지 않지만 역사적으로 흥미 있는 검사이다. 출혈시간 검사의 핵심은 상완에서 1mm 깊이 1cm 길이로 상처를 낸 뒤 얼마 뒤에 출혈이 멈추는지를 확인하는 것이다. 검시기 표준지침을 따라 수행되었는지 확인할 수 있는 여러 방법이 있으나 방법을 시행하거나 해석하는 데 항상 어려움이 존재한다. 그뿐만 아니라 환자들로부터 선호받지 못하는 검사법이다. 이 검사는 혈소판, 혈관, 응고 단백질이 서로 상호작용하는지에 대한 간단한 검사로 BT가 지연되거나 단축된다고 무엇이 문제인지를 파악할 수는 없다. 이러한 이유로 최근에는 체외에서 진행되는 혈소판 활동에 대해 측정할 수 있는 보다 정교한 검사를 시행하고 있다. **혈소판기능분석기(platelet function analyzer, PFA-100)**는 혈소판 의존성 응고를 측정할 수 있는 검사 도구이다.

혈소판의 잠재적인 활성제인 세포외 분자 콜라겐의 막에 구멍을 통해 혈액을 강제적으로 흐르게 한다. 혈소판

플러그가 형성되어 구멍을 막는 데 걸리는 시간을 폐쇄시간(closure time, CT)이라고 한다. CT는 양적인, 그리고 질적인 혈소판 결함에 대해 매우 예민하다. 그러나 특별한 혈소판장애 간에 구별이 불가능하므로 혈소판 응집검사 혹은 von Willebrand factor assays와 같은 특수한 검사가 뒤따른다.

활성부분트롬보플라스틴시간(activated partial thromboplastin time, aPTT)은 응고기전 중 내인성 경로의 결핍을 검사한다. 구연산염을 포함한 용기에 환자의 혈액을 담는다. 구연산은 혈액응고에 필수물질인 칼슘과 결합을 하며, 따라서 바이얼에 담긴 혈액은 검사할 때까지 응고되지 않는다. 세 가지 구성요소가 검사 시작 시 첨가된다. 칼슘, 응고체계를 활성화시키기 위해 정교하게 다듬어진 유리와 같은 표면 접촉물질, 혈소판의 대체물인 인지질이 그것이다. 이 검사에서는 일반적으로 30초 이내에 섬유소가 형성되어 혈액을 응고시킨다. 이 검사는 혈우병과 같은 내인성 경로의 결핍을 민감하게 진단할 수 있으나, 프로트롬빈, 섬유소원, VII인자의 결핍에는 덜 민감하다. 예전엔 출혈질환이 혈액응고 중 내인성 경로의 문제로 인해 생겨나는 것으로 보았으나 세부인자의 기능을 측정할 수 있는 조사들이 가능해졌다.

프로트롬빈시간(prothrombin time, PT)은 응고과정에서 외인성 경로 장애를 측정하는 데 이용된다. 이 검사법은 단백질인 프로트롬빈, VII인자, V인자, X인자의 결핍을 알 수 있다. 이는 섬유소원의 결핍에는 민감하지 않다. 구연산염이 첨가된 혈장 바이얼에 조직인자와 칼슘을 더해줄 경우 VII인자는 X인자를 활성화시킨다. PT는 대개 **INR(international normalized ratio, 국제표준화비율)**이란 용어로 표현된다. PT는 검사실마다 진단에 사용하는 시약에 따라 다양하다. 정상적인 비가 1이라는 것은 환자의 PT가 정상인과 동일하다는 것을 뜻한다. INR은 혈전을 녹이는 와파린 치료를 받는 환자에게도 사용된다. 같은 용량의 와파린이라도 이에 대한 반응은 사람마다 다르다. 따라서 환자로 하여금 출혈은 일으키지 않으나 치료의 범주에 해당하도록 약물의 역치를 세심하게 조절하는 작업이 필요하다.

PTT나 PT 둘 다 섬유소원에는 민감하지 않기 때문에 **섬유소원 분석(fibrinogen assay)**은 섬유소원 수준을 측정하는 데 사용할 수 있다. **섬유소분해산물/D-이합체(fibrin degradation products/D-dimer)**는 체내에서 섬유소 분해를 반영한다. 검사 결과는 특히 파종혈관내응고(DIC) 진단에 유용하며 심부정맥혈전증(DVT)이 의심되는 환자 선별에 도움이 된다.

특이질환

이 장에서는 유전적/선천적, 염증성/퇴행성, 신생물 장애와 관련된 질병들에 대해 논의하기로 한다. 이 장애가 출혈이나 응고를 야기하는지, 응고체계의 어느 부분에 영향을 미치는지 구분하는 것이 질환을 더 쉽게 이해하는 데 도움이 된다. 드문 유전질환인 혈우병이나 폰빌레브란트 인자결핍(von Willebrand factor deficiency)은 응고기전의 특별한 구성요소에 영향을 미치지만 신체 내 다른 생리적 반응의 변화에 따른 이차적인 출혈과 혈전의 발생이 매우 빈번하게 일어난다. 자가면역질환에서부터 퇴행성 질환, 영양결핍, 외상, 종양, 간부전, 신부전 등 다양한 범주의 질환들이 혈관에 손상을 주거나 혈소판의 수나 기능에 문제를 일으키거나 혈액응고 연쇄반응의 교란을 일으킨다. 표 11-2는 혈관 손상으로 야기되는 출혈의 결과 나타나는 질환에 대해 기술하고 있다. 이 표에서는 혈관손상을 일으킬 수 있는 다양한 질병에 대해 소개하고 있다. 필수적인 요소들만 암기하고 습득하여 기본적인 생리적 과정을 이해하길 바란다. 많은 세부적인 내용들은 입문 단계의 독자들에게 부담이 되므로 간단하게 출혈이나 혈전성 합병증의 결과가 되는 몇몇 장애들만을 다루기로 한다.

출혈성 질환

혈관장애

출혈을 야기하는 혈관장애의 가장 일반적인 원인은 외상과 혈관의 침식을 일으키는 질환이다(표 11-2). 이러한 상황의 일부에서는 원인과 결과가 분명하므로, 출혈은 정상 지혈과정에 의해 혹은 환자나 의료진에 의해 물리적으로 출혈을 막음으로써 조절될 수 있다. 점상출혈이나 자반 자체는 생명을 위협하지 않는다. 점상출혈이나 자반을 일으키는 기저질환이 비교적 양호한 경우가 많기 때문이다. 그러나 장기 내부의 출혈은 심각한 결과를 초래할 수 있다. 가령 **아밀로이드(amyloid)**는 다양한 질환에서 만들어지는 단백질로 대개는 뚜렷한 이유 없이 나이가 들면서 생

표 11-2 출혈을 야기하는 혈관장애

원인	병태생리
외상	혈관벽의 물리적 파괴
감염: N. meningitides에 의한 수막염	박테리아 독소에 의한 혈관벽의 손상
심내막염	
패혈증	파종혈관내응고
농양/기관지확장증	감염과정에 따른 혈관벽 침식
유전질환/선천성 질환: Ehlers-Danlos증후군	콜라겐 생성의 유전적 장애
유전성 출혈성모세관확장증	점막과 피부의 혈관이 얇고, 약하며, 복잡하게 뒤엉켜 있어 출혈이 쉬움
장과(딸기류의 과실) 동맥류	뇌 기저부의 동맥류성 확장은 파열되기 쉬움
면역질환: 약물반응(항생제, 항경련제, 이뇨제 등을 포함한 많은 약제)	순환하는 면역복합체는 혈관벽에 침착되어 염증을 일으킴
헤노흐-쉐라인자반증(Henoch-Schönlein)	
Takayasu 동맥염을 포함한 기타 동맥염	염증(대부분의 경우 특발성)은 혈관벽을 약화시킴
대사장애/영양장애/퇴행성 질환/내분비질환: 비타민 C 결핍증(괴혈병)	비타민 C는 콜라겐의 형성에 필수적임
노화	노화에 따른 영양상 요구가 충족되지 않으면 콜라겐이 구조적으로 약해짐
죽상경화증	혈관벽을 약화시키는 동맥류를 형성함
쿠싱증후군	코르티코스테로이드의 과다 생산은 혈관구조를 유지하는 데 필요한 단백질을 소모시킴
아밀로이드증	불용성 단백질(아밀로이드)은 혈관벽에 침착되어 혈관벽을 구조적으로 불안정하게 만듦
신생물: 혈관의 신생물	신생물성 혈관은 정상 혈관만큼 튼튼하지 못함
기타 신생물	종양은 혈관을 침식함(예: 폐암)

겨난다. 이 단백질은 물에 녹지 않으며, 혈관 벽에 쌓이는 경향이 있다. 아밀로이드가 뇌 혈관에 축적될 때 뇌혈관은 약해지고 저절로 출혈이 일어나기 쉬운 상태가 된다. 두개강의 공간은 매우 제한되어 있어서 적은 양의 혈액이라도 생명을 위협하는 뇌압의 상승을 초래한다.

외상과 파열된 동맥류로 인해 발생하는 혈관 파열에 의한 출혈은 순환계의 허탈(collapse)과 쇼크로 인해 생명을 위협한다. 심지어 상대적으로 작은 동맥과 정맥에서도 많은 양의 혈액소실이 생겨날 수 있다. 대동맥류의 파열과 같은 훨씬 안 좋은 내부 장기의 출혈은 다량의 혈액이 체강으로 소실되어 나쁜 경우, 환자가 갑자기 쓰러져 증상이 뚜렷해지기 전까지 발견되지 않을 수 있다. 일단 증상을 발견하는 즉시 혈액을 멈추고 혈액을 보충하는 방안이 시행되어야 한다. 출혈 부위가 접근 가능하다면 압박하고, 봉합하거나, 지혈대를 적용할 수 있다. 이런 방법들이 사용될 수 있지만 무엇보다도 병원에서 확실한 관리를 받는 것이 중요하다. 많은 혈액이 손실되었다면 첫 번째 선택은 응급상황에서 다량의 혈액을 대체하기 위해 생리식염수를 공급한다. 환자가 상당한 보유능력이 있으므로 적혈구 대체는 대부분 필요치 않으나, 쇼크의 예방을 위해서 혈액양은 반드시 즉각적으로 대체되어야 한다.

생명을 위협하는 정도의 출혈이 아니더라도 어떤 출혈

질환은 다른 장기에 심각한 피해를 준다. **헤노흐-쉐라인자반증(Henoch-Schönlein purpura)**은 어린아이들에게 발생하는 질환으로 연쇄구균인두염과 같은 세균감염 후 발생한다. 세균감염 후 이 세균에 대항하기 위해 만들어진 항체가 자신의 혈관벽 단백질과 반응하여 혈관벽에 염증을 일으키고 이어서 출혈을 일으키는 것이다. 촉진할 수 있는 자반증인 피부발진은 이 상태에서 보통 첫 번째 징후로 나타나지만 일반적으로 문제를 초래하지는 않는다. 더 중요한 문제는 심한 복부경련을 일으키는 위장관 출혈, 심한 통증을 수반하는 관절염, 급성신부전을 초래하는 사구체 손상이다. 신부전이 발생하면 투석에 의존해야 한다. 따라서 특별한 점상출혈과 반상출혈이 피부에 나타나는 것과 같은 초기의 발현이 신체검진에서는 무해한 것처럼 보일지라도 근본적인 상태를 진단하고 치료하는 것이 필수적이다.

혈소판장애

혈소판 수가 100,000/㎕ 이하 혹은 150,000/㎕ 이하로 다양하게 정의되는 혈소판감소증(thrombocytopenia)은 광범위하고 자연적인 출혈을 야기한다. 그러나 10,000/㎕ 이하로 과도하게 떨어지는 경우는 드물다. 급격한 출혈이 없는 환자에게 시행되는 예방 차원의 혈소판 수혈은 의사마다 견해가 다르다. 그러나 혈소판 수가 30,000~50,000/㎕을 초과하면 대부분 혈소판을 수혈하지 않는다. 혈소판 수의 감소로 인한 발현으로는 점상 출 혈, 혈뇨, 위장관 출혈 증상이 있다. 혈소판 감소의 원인은 혈소판 생성이 감소되거나 혈소판 파괴가 증가하는 것이다. 골수 부전이나 조혈 조직의 파괴는 혈소판 생성에 장애를 준다. 이것은 골수이형성증(myelodysplasia)이나 골수증식성질환(myeloproliferative disease)과 같이 골수의 일차적 질환으로 인한 결과이거나 이차적으로 의학적, 의원성 또는 신생물성 상태에 기인하여 나타날 수 있다. 일차, 이차 골수부전의 원인은 10장에서 다루었다.

골수검사는 일차, 이차 골수부전에서 거핵구의 증가를 확인하는 방법이다. 혈소판 파괴가 증가될 때 거핵구는 정상이거나 증가할 수 있으며 혈소판 파괴가 증가하는 원인 또한 다양하다. **특발성 혈소판감소성자반증(idiopathic thrombocytopenia purpura, ITP)**은 자가면역질환으로 환자는 혈소판에 대한 항체를 만든다. 항체가 부착된 혈소판은 간과 비장의 대식세포에 의해 빠르게 제거된다. 특발성 혈소판감소성자반증은 자가면역질환으로 원발성으로 생겨날 수 있고, 전신홍반성낭창(systemic lupus erythematosus) 또는 HIV/AIDS와 같은 다른 면역질환에서 이차적으로 발생할 수도 있다. **혈전성 혈소판감소성자반증(thrombotic thrombocytopenia purpura, TTP)**과 **용혈성요독증후군(hemolytic uremic syndrome, HUS)**에서는 골수에서 혈소판이 생성되는 것보다 더 빨리 소모가 이루어진다. TTP가 성인에게 영향을 주는 주된 특발성 질환이라면, HUS는 위장관 감염 이후 어린이나 노인에게서 발생한다. 둘 다 작은 혈관에서 광범위한 혈전을 형성한 다음 조직 손상뿐 아니라 용혈(적혈구를 파괴하여 빈혈을 일으킴)을 일으킨다. 파종혈관내응고(DIC) 또한 혈관 구조 내에서 미세한 혈전형성으로 혈소판을 소비하지만, 근본적인 문제는 혈소판 수보다는 응고에 있다. 비장의 질환은 정상 혈소판을 비장에서 과도하게 격리시켜 제거하여 골수에서 혈소판을 정상적으로 생산함에도 불구하고 말초혈액에 혈소판 수의 감소를 초래한다. 이러한 상태를 **비장기능항진증(hypersplenism)**이라고 한다. 비장기능항진증의 원인은 문맥고혈압, 유육종증, 림프종, 유전성 저장 질환, 결핵, 말라리아와 같은 다양한 질병을 포함한다.

혈소판의 기능장애는 유전적으로 생길 수 있고, 후천적으로 생길 수 있다. 유전적 질환은 드물긴 하지만 혈소판의 기능을 이해하는 데 도움을 주기 때문에 관심을 갖게 된다. **폰빌레브란트병(von Willebrand disease)**은 상염색체 우성 유전질환으로 폰필레브란트인자라고 부르는 혈장단백이 부족한 질환이다. 이 인자는 혈소판이 세포외기질인 아교질에 부착하는 것을 도우며, 아울러 VIII인자와 결합하여 이들의 반감기를 높이면서 기능을 유지시키는 역할을 한다. 폰필레브란트병을 가진 환자는 혈소판 기능검사와 응고기능검사(aPTT) 모두에서 이상반응을 보인다. 이러한 환자들은 확실히 식별하는 것이 중요한데 그 이유는 일상생활에서는 중대한 출혈 관련문제가 나타나지 않지만 수술을 받아야 할 경우 심각한 문제를 겪을 수 있기 때문이다. 기타 유전적 혈소판 기능장애로는 폰필레브란트인자에 대한 혈소판의 수용체결핍, 혈소판응집의 결핍, 응괴의 수축, 혈소판 방출인자의 결핍 등이 있다.

이 장에서는 혈소판 기능에 지장을 초래하는 후천성 장애를 설명하고자 한다. 이들 영역은 의원성, 유전성과 대사성에 속한다(예: 간 또는 신부전). 그 중 요독증과 아스피린 복용 두 가지 예를 소개한다. 심한 신부전시 노폐물이 혈액에 쌓이는 것을 요독증(uremia)이라고 한다. 요독증은 혈소판의 부착과 활성을 약화시키는 등 혈소판 기능의 이상을 초래한다. 그 명확한 기전은 알려져 있지 않다. 하나의 기전은 혈소판에 독이 되는 독소가 혈액 내에 존재하는 것이 있다. 아스피린(aspirin)은 혈소판에서 프로스타글란딘과 트롬복산 A_2를 합성하는 것을 방해한다. 트롬복산 A_2는 혈소판이 활성화되었을 때 분비되는 첫 번째 화학물질로서 다른 혈소판의 응집과 부착을 촉진시킨다. 작은 통증이 있어 아스피린을 가끔씩 복용한다면 트롬복산 A_2의 결핍이 큰 문제를 일으키진 않지만, 관절염처럼 만성염증의 통증을 조절하기 위하여 지속적으로 아스피린을 복용할 경우 위장관 점막에 심각한 손상을 주어 궤양과 이로 인한 출혈을 일으킬 수 있다. 게다가 혈소판 기능감소를 유도하여 출혈을 악화시킬 수 있다. 그러나 하루에 정해진 작은 용량의 아스피린을 복용하면 위장관 출혈을 일으키지 않을 뿐 아니라 경동맥, 관상동맥에서의 혈전형성을 억제할 수 있다. 나이 많은 환자나 관상동맥, 뇌동맥 경색의 위험이 높은 환자들에게 매일 유아용 아스피린을 복용시키는 근거가 여기에 있다.

응고장애

응고장애 역시 유전적 혹은 후천적이다. 유전성 장애는 많은 응고인자들의 역할에 대하여 의학적 전문가의 견해에서 확인할 수 있다. 혈우병은 가장 흔한 유전성 응고장애로 두 가지 유형 모두 성별과 관련이 있다. 두 가지 가장 흔한 혈우병 유전자는 X염색체에서 나타나므로 여성에게서 두 개의 불완전한 유전자가 요구되는 동안 남성이 더 영향을 받지만 이는 매우 드물게 발생한다. 혈우병 A(hemophilia A), 또는 전형적인 혈우병은 남성의 5,000명 중 1명에서 VIII인자 결핍으로 발생하며 20%가 가족력이 없이 새로운 돌연변이로 나타난다. 혈우병은 유럽인에서 많으며 빅토리아 여왕은 결핍성 X염색체 보유자로 이 염색체가 그녀의 아들들 중 한 사람과 딸들 중 두 사람을 통해 스페인, 러시아, 프러시아(프로이센)에 전해졌다. 크리스마스 질환이라고도 불리는 혈우병 B(hemophilia B)는 IX인자의 결핍으로 혈우병 A의 1/10 정도로 발생한다. 이 질환을 가진 사람은 관절, 근육, 연조직에 출혈이 있고 발치나 포경수술과 같은 단순한 수술에서도 과도한 출혈을 유발할 수 있다. 출혈에 대한 과거력이나 응고인자 결핍을 위한 다양한 선별검사(platelet count, PT, PTT)와 VIII와 IX인자에 대한 특수검사에 의해 진단될 수 있다. 혈우병 환자들은 일생 동안 출혈문제로 고통을 받게 되고, 전형적인 퇴행성관절염으로 인한 관절 내 출혈로 신체장애가 올 수 있다. VIII인자와 IX인자는 일생동안 대체하기 위해 또는 응급상황 시 구입할 수 있으나, 가격이 비싸다.

후천적 응고장애는 유전질환보다 흔하다. 응고인자의 부적절한 생산, 과도한 응고인자의 파괴, 응고를 방해하는 약제에 의해 나타날 수 있다. 혈장에서 순환하는 모든 응고인자들은 간에서 생성되는데 폰빌레브란트인자(Von Willebrand factor)만은 내피 세포에서 생산된다. 심한 급 · 만성 간질환(liver disease)은 이런 응고인자의 결핍을 초래함으로써 출혈증상이 나타난다. 몇몇 인자는 합성과정에서 비타민 K(vitamin K)가 요구된다. 비타민 K는 장내세균에 의해 생성되는 지용성 비타민으로 항생제 사용으로 인한 대장균의 감소나 지방흡수 장애로 인하여 비타민 K의 생성이 결핍될 경우 출혈성 경향이 나타날 수 있다. 장내 세균이 없는 신생아는 신생아 출혈질환(hemorrhagic disease of the newborn) 예방을 위해 비타민 K를 투여한다.

응고인자들은 과도한 응고에 의해 빠르게 소모될 수 있으므로 역설적으로 과도한 응고의 결과 출혈성 경향이 먼저 나타나게 된다. 이것을 소모성 응고병증(소모성 응고이상증, consumption coagulopathy)이라고 하며 가장 심각한 형태가 파종혈관내응고(DIC)이다. 다른 형태의 응고인자의 파괴는 혈우병 환자에게서 발생하는데 외인성 응고인자의 수혈을 받을 경우 이들에 대한 항체가 만들어져 응고인자의 파괴를 초래하기 때문이다.

강력한 항응고제는 혈전을 만드는 데 관여하는 혈장단백질을 억제한다. 와파린과 헤파린이 가장 대표적인 항응고제이다. 와파린(warfarin)은 응고인자를 생성하는데 필요한 비타민 K를 활성화시키는 간내 효소을 억제함으로써 혈액응고를 막는다. 헤파린(heparin)은 항트롬빈을 활성화시키고, 활성화된 항트롬빈은 트롬빈과 Xa인자 등 다른 응고인자들을 불활성화시킴으로써 응고기전을 억제한다. 두 가지 약제는 임상상황에서 다르게 사용된다. 와파린은 혈전형성의 위험이 높은 외래환자에게 사용된다. 구강으로 복용하고 치료 용량에 이르기까지는 오랜 시간이 소요되지만 효과는 오래 유지된다. 헤파린은 급성기에 사용되며 고위험성으로 입원 환자의 혈전형성을 예방하기 위해 사용한다. 반감기는 90분이며 정맥이나 피하로 투여된다. 와파린과 헤파린의 용량은 주의 깊게 조절되어야 효과적인 항응고 효과를 유지하면서 출혈 경향이 증가되는 것을 예방할 수 있다. 헤파린은 aPTT에 의해 약물농도가 확인되는 반면 와파린은 INR을 통해 약물농도가 확인된다. 프로타민은 헤파린 투여량이 많았을 때 이를 치료하기 위해 와파린을 과량 투여하였을 경우에는 비타민 K를 투여한다.

혈전성 질환

그림 11-4는 비르효 3징후를 나타낸 것으로 혈전형성을 일으키는 인자들을 예측할 수 있다. 혈관장애, 비정상적 혈류, 응고장애 모두 과도한 혈전을 형성할 수 있다. 때때로 이들 3가지 모든 수준에서 이상이 있을 수 있으나, 하나라도 이상이 있을 경우 혈전형성을 초래할 수 있다. 다양한 기저질환이 혈관의 손상, 비정상적 혈류, 응고이상을 초래한다(표 11-1).

제어되지 못한 혈전은 여러 방면에서 질병을 일으킨다. 작은 혈관에서 혈전증으로 혈액의 흐름이 막히면 조직에 허혈성 손상이 온다. 이것이 뇌경색과 심근경색에서의 손상기전이다. 혈전은 전신의 매우 작은 혈관에서 형성되지만 광범위한 조직 손상의 원인이 되며 이미 언급한 바 있는 혈소판감소성자반증과 파종혈관내응고에서 발생한다. 대동맥이나 대정맥에 발생하는 혈전은 보통 완전히 혈관을 막지 않는다. 특히 대정맥에서는 혈전이 혈관을 완전히 막는다고 하더라도, 대개는 문합이 충분하게 이루어져 다른 정맥을 통하여 막힌 부위로부터 정맥혈로의 노폐물 이동이 이루어진다. 그러나 큰 혈전이 떨어져 나가 먼 곳으로 이동할 경우 질병을 일으킨다. 큰 혈전으로부터 떨어져 나와 순환계를 돌고 있는 혈전조작을 **색전(emboli)**이라고 한다. 경색된 심근부위에서 형성된 혈전은 색전 발생률을 높이고 전신 순환계로 운반되어 신장이나 비장의 작은 동맥을 막을 수 있다. 색전증은 신장과 비장 경색의 주요 원인이다. 다리나 골반의 정맥에 형성된 혈전은 우측 심장과 폐를 통해 순환할 수 있으며, 이는 잠재적으로 폐색전증을 일으킬 수 있는 위험요인이다(8장, 12장).

혈전이 형성되면, 이로 인한 합병증을 예방하는 것이 필수적이다. 스트렙토키나아제나 tPA와 같은 섬유소용해 약물을 투여하여 조직 손상이 일어나기 전에 혈전을 녹일 수 있다. 혈전이 처음 발생한 장소에서 혈전 생성 원인이 무엇인지를 밝히는 것이 중요하다. 혈전은 재발 위험성이 높기 때문에 모든 환자들은 발생할 수 있는 혈전 위험요인에 대해 주의 깊게 평가되어져야만 한다. 질환을 치료할 수 없다면, 유전적 돌연변이와 같은 기질적 위험 요소가 있으므로 항응고요법을 시행해야 한다. 이것은 혈소판 기능을 방해하는 간단한 유아용 아스피린(81mg)이나 와파린 복용이 될 수 있으며 이때에는 계속적인 INR 측정과 추후관리가 요구된다.

혈관장애

혈관내피가 손상을 입으면 내피 밖 세포외기질 분자들이 혈소판과 응고단백에 노출된다. 이러한 콜라겐, 조직인자와 같은 세포외 물질들은 혈소판과 응고 반응을 강력하게 활성화시킨다. 따라서 혈관내피세포의 손상은 혈전형성의 가장 큰 원인이 된다. 내피세포 손상은 경색이나 정맥염 부위에서 발생할 수 있으며, 전자의 경우 심장에서 혈전을 형성하는 주요원인이다. 사실 심실 내 혈전은 심근경색의 두려운 합병증 중 하나이다(9장 참조). 혈전증은 또한 죽상경화판 부위에서 발생할 수 있다. 만약 혈전증이 작은 동맥에서 발생한다면, 혈전에 의한 폐색은 동맥에 공급되는 조직경색의 원인이 될 수 있다. 이것이 심근경색을 유발시키는 기전 중 하나이다(9장 참조). 혈관염은 좀 더 작은 혈관에 영향을 준다(8장 참조). 염증과 응고반응 사이엔 많은 상호작용이 존재한다. 따라서 혈관염에서는 혈관내피세포의 손상으로 인한 조직의 노출에 더하여 염증반응 하나만으로도 응고기전을 촉진시킬 수 있다.

염두에 둘 것은 혈전이 만들어지기 위해 혈관내피세포가 반드시 기저막으로부터 물리적으로 벗겨져야만 되는 것은 아니다. 혈관내피세포는 프로스타사이클린, 산화질소, 트롬보모듈린과 같은 항혈전물질들을 항상 지니고 있다. 혈전형성물질 대 혈전형성 억제물질의 상대적인 비가 높아질 경우 혈전형성이 유도된다. 혈전형성물질의 비를 높이는 요소로는 혈압의 상승, 혈류 흐름의 와류, 혈액 내 침입한 세균의 내독소, 흡입한 담배연기에 존재하는 독소, 방사선조사, 고콜레스테롤 혈증 등이 있다.

비르효 혈전형성의 3요소 중 두 번째인 혈류흐름의 이상은 여러 가지 방법으로 혈전형성을 유도한다. 그 중 첫 번째로 혈류흐름의 이상은 혈관내피의 손상을 일으킬 수 있다. 또 다른 하나는 죽상경화판 위에서 혹은 동맥 분지에서 혈류가 소용돌이치게 되면 혈소판들이 혈류의 중심에서 밀려나 말초혈관에까지 이르게 된다. 이것은 혈소판들이 내피세포와 접촉하도록 하여 그로 인해 활성화될 수 있는 가능성을 높인다. 세 번째는 혈류가 소용돌이칠 때 혈관내 와류의 인접한 곳에서는 혈액 웅덩이가 생겨 혈액의 흐름이 **정체(stasis)**된다. 혈액의 정체는 동맥류나 혈관벽이 밖으로 부풀어 있을 때에도 발생할 수 있다. 혈액의 정체가 발생할 경우 혈소판과 응고인자들이 신속히 그 정체 장소에서 빠져나가지 못하여 혈전이 만들어질 수 있다. 사실 동맥류의 경우 심근에서 발생했던지 대동맥에서 발생했던지 혹은 작은 동맥에서 발생했던지 간에 항상 혈전을 함유하고 있다. 울혈은 다리와 골반의 정맥에서 혈전이 만들어지는 기전이 된다. 만일 정맥의 판막이 주변 근육의 작용이 약해져 완벽히 닫히지 않을 경우 정맥내 혈액은 느려지거나 역류하게 되어 심장을 향해 정상적인 속도로 빠져나가지 못한다. 이러한 혈류 속도의 감퇴나 완전한 혈액의 정체는 혈전형성을 가속화시킨다.

혈소판장애

혈소판 수와 기능 이상은 혈전증의 흔한 원인은 아니다. 혈소판의 수가 500,000/㎕를 넘는 과도한 혈소판으로 정의되는 **혈소판증가증(thrombocytosis)**은 혈전증을 유발하거나 역설적으로 출혈을 일으킬 수 있다. 특발성 혈소판증가증, 적혈구의 소실이나 파괴에 의한 이차적 골수증식, 암, 비장절제, 염증성 질환 등이 그 원인이다. 일시적으로 혈소판을 증가시키는 더욱 흔한 원인으로는 외상, 수술 및 분만이 있으며, 이 경우 침대에 오랫동안 누워 있게 되면 정맥의 울혈을 일으키고, 이는 심부정맥혈전증과 이에 따른 폐색전증의 위험요인이 된다.

응고장애

파종혈관내응고(DIC)는 전신에 걸친 혈액응고에 의해 초래되는 임상적 징후이다. 수많은 혈전들이 전신의 작은 혈관에 생겨난다. 그러나 허혈성 합병증을 잘 일으키진 않으며, 오히려 임상적으로는 출혈성 경향을 보이는데 이는 미세혈전들을 만들기 위하여 응고인자와 혈소판이 소모되었기 때문이다. 점막으로부터 확산된 삼출물은 엄청난 혈액손실과 혈류학적 불안정성을 초래할 수 있다. 응고검사는 많은 이상을 나타내고 섬유소 분해산물은 비정상적인 증가를 보인다. DIC는 응고의 내인성, 외인성 경로를 통해 활성화되지만 일차적인 질환은 아니다. DIC는 광범위한 외상, 쇼크, 패혈증, 암, 임신 합병증 등 심각한 기저질환에 따른 이차적인 질환이다. 치료는 모든 결핍된 응고인자들을 회복시키기 위해 신선한 동결혈장과 혈소판을 수혈받는 것이다. 그러나 가장 중요한 치료법은 응고병증을 일으키는 기저질환을 치료하는 것이다.

드문 유전질환으로 항트롬빈III, C단백, S단백의 유전적 결핍이 있을 경우 자발적 혈전증이 생겨난다. 이러한 단백질들은 응고연쇄반응의 억제인자로, 결핍 시에는 혈전형성을 억제시킬 수 없다. 자발적 혈전증을 일으키는 비교적 흔한 유전질환으로 V인자의 돌연변이가 있다. 이를 **V인자 라이덴돌연변이(factor V Leiden mutation)**라고 부른다. 이 돌연변이는 보조인자인 인자 V의 구조적 변형을 유발하여 C단백에 의해 불활성화되지 않도록 한다. 유전자쌍 중 한 대립유전자에 라이덴 돌연변이를 지닌(이형접합체) 환자는 반복되는 혈전증으로 고생하며 특히 심부정맥혈전증이 잘 생긴다. 양측 대립유전자에 모두 라이덴돌연변이를 지닌(동형접합체) 경우 훨씬 심각한 합병증을 경험한다. 이 유전자를 가지고 있는 모든 사람에게서 합병증이 나타나거나 누구나 유전자검사를 받는 것이 아니기 때문에 전체 인구 내 돌연변이 발생률을 측정하는 것은 어려운 일이지만, 코카소이드인종(백인종)의 약 5%가 이 유전자를 가지고 있으며 기타 인종에서는 그보다 낮은 발생률을 보이는 것으로 추정된다. 위험요인이 없는 젊은 환자에게서 재발성 혈전증이 발생하거나 유산이 반복적으로 일어난다면, 대립유전자의 출현이 주목받을 수도 있다. 이러한 증상이 나타나면 반드시 돌연변이에 대한 검사를 해봐야 한다. V인자 라이덴과 **루프스항응고인자(lupus anticoagulant)**와 같이 혈전을 형성시키는 다른 유전질환이 함께 존재할 경우 혈전은 훨씬 더 잘 발생한다.

외상, 수술, 분만 후에는 혈소판과 함께 응고인자들의 수가 증가하기 때문에, 이러한 상태에서는 혈전이 형성되기가 쉽다.

연습문제

1. 다음 중 지혈과 응고의 차이점에 대해 가장 올바르게 설명한 것은?
   A. 지혈은 혈관 내 혈액의 병리적 정체를 말하며, 응고는 혈장의 고체화를 말한다.
   B. 지혈은 주로 혈관내피세포와 관련된 것이며, 응고는 주로 혈소판과 관련된 것이다.
   C. 지혈은 혈전의 형성을 말하며, 응고는 응고연쇄반응의 활성화를 말한다.
   D. 지혈은 손상된 혈관에 의해 혈류가 단절되는 것을 말하며, 응고는 혈장의 고체화를 말한다.
   E. 지혈과 응고는 동의어이다.

2. 응고연쇄반응을 일으키는 단백질과 그 억제인자들은 다음 중 주로 어느 것에 의해 생산되는가?
   A. 간 내 효소
   B. 골수 내 줄기세포
   C. 비장 내 망상내피세포
   D. 혈관내피세포
   E. 응고연쇄반응

3. 다음 중 IX인자를 활성화시키는 것은?
   A. 조직인자/VII인자 복합체
   B. 활성화된 XI인자
   C. 활성화된 X인자
   D. 트롬빈
   E. 칼슘

4. 다음 중 비장기능항진증이 있는 64세 여성에게서 관절에 자발성출혈의 위험성이 있다고 판단할 수 있는 혈소판 수치는?
   A. 100,000/㎕ 이하일 때
   B. 50,000/㎕ 이하일 때
   C. 25,000/㎕ 이하일 때
   D. 10,000/㎕ 이하일 때
   E. 5,000/㎕ 이하일 때

5. 이 장에서 논의한 다음의 유전적 상황에서 혈소판의 유전적 결함에 따른 결과는?
   A. 혈우병 A
   B. 혈우병 B
   C. 폰빌레브란트병
   D. 비장비대를 유발하는 고쉐병
   E. V인자 라이덴돌연변이

CHAPTER 12

폐

Lung

개요

구조와 기능
주요질환
증상, 징후, 검사
특이질환
- 유전질환/발달장애
  - 신생아호흡곤란증후군(유리질막병)
  - 낭성섬유증
- 염증성/퇴행성 질환
  - 감염성 질환
  - 폐쇄성 폐질환
  - 비감염성 간질성 폐질환
  - 혈관질환
- 과형성/신생물 질환

장기부전
연습문제

학습목표

1. 폐의 해부와 생리를 살펴보고 환기에 관여하는 구조와 분자를 검토한다.
2. 제한성 폐질환과 폐쇄성 폐질환의 개념을 알고, 이 질환들의 원인과 폐 기능, 징후의 차이점에 대해 서술한다.
3. 폐의 건강과 관련해 흡연의 유해성에 대해 서술하고, 흡연과 가장 연관성이 높은 질환을 확인한다.
4. 가장 흔하고 심각한 폐질환을 열거한다.
5. 폐질환을 확인하기 위한 혈액검사, 폐 기능과 관련된 임상 징후와 신체적 증상에 대해 서술한다.
6. 폐에 영향을 주는 선천적 질환과 유진질환의 원인, 징후, 치료에 대해 서술한다(신생아의 호흡곤란증후군, 낭성섬유증, 알파-1 항트립신결핍증).
7. 폐렴, 기관지, 간질성 폐렴의 유사점과 차이점에 대해 원인, 위치, 발현, 소인, 원인이 되는 유기체, 치료의 관점에서 서술한다.
8. 결핵의 자연적 경과와 원발성, 속발성 결핵의 특별한 차이점에 대해 이해한다.
9. 폐의 일반적인 육아종성 질환을 나열한다.
10. 폐쇄성 폐질환의 4가지 유형을 나열한다.
11. 천식의 원인, 발현, 치료에 대해 서술한다.
12. 만성폐쇄성 폐질환과 만성기관지염, 폐기종과의 관계를 규명하고, 만성기관지염과 폐기종의 임상적, 조직학적 차이점에 대해 서술한다.
13. 급성과 만성간질성 폐질환에 대해 나열하고, 각각의 원인과 발현, 치료에 대해 서술한다.
14. 폐색전증, 폐고혈압 및 폐경색처럼 폐에 영향을 미치는 혈관성 질환의 원인, 발현, 치료에 대해 서술한다.
15. 폐 신생물의 임상적, 조직학적 분류에 대해 서술하고, 폐암의 병기를 결정하는 방법을 이해한다.
16. 폐암의 원인, 발현, 치료에 대해 서술한다.
17. 핵심용어와 녹색으로 진하게 표시된 모든 용어를 정의하고 상황에 맞게 적절히 사용한다.

핵심용어

농양abscess
산증acidosis
급성호흡곤란증후군acute respiratory distress syndrome, ARDS
알파-1 항트립신 결핍증alpha-1 antitrypsin deficiency disease
폐포alveolus
탄분증anthracosis
무호흡apnea
석면증asbestosis
아스페르길루스Aspergillus
천식asthma
무기폐atelectasis
분아진균Blastomyces
기관지확장증bronchiectasis
기관지경검사bronchoscopy

만성기관지염 chronic bronchitis
만성폐쇄성 폐질환 chronic obstructive pulmonary disease, COPD
콕시디오이데스 Coccidioides
크립토코쿠스 Cryptococcus
청색증 cyanosis
낭성섬유증 cystic fibrosis
미만성(산재성) 폐포손상 diffuse alveolar damage, DAD
미만성 특발성 폐섬유증 diffuse idiopathic pulmonary fibrosis
확산 diffusion
폐확산능 diffusion capacity
호흡곤란 dyspnea
탄력소 elastin
폐기종 emphysema
농흉 empyema
육아종 granuloma
객혈 hemoptysis
히스토플라스마 Histoplasma
봉와상폐 벌집모양폐, honeycomb lung
유리질막병 hyaline membrane disease
고탄산혈증 hypercapnia
과민성폐렴 hypersensitivity pneumonitis
저산소혈증 hypoxemia
점막섬모 에스컬레이터 mucociliary escalator
미코박테리아 mycobacteria
비소세포암 non-small cell carcinoma
폐쇄성 폐질환 obstructive lung disease
기좌호흡 orthopnea
관류 perfusion
흉막삼출액 pleural effusion
진폐증 pneumoconiosis
폐렴 pneumonia, pneumonitis
폐부종 pulmonary edema
폐색전증 pulmonary embolism, PE
폐고혈압 pulmonary hypertension
폐경색 pulmonary infarct
억제성 폐질환 restrictive lung disease
유육종증 사르코이드증, sarcoidosis
규폐증 silicosis
소세포암 small cell(neuroendocrine) carcinoma
폐활량측정법 spirometry
계면활성제 surfactant
빈호흡 tachypnea
투베르쿨린검사 tuberculin test
결핵 tuberculosis
혈관염 vasculitis
환기 ventilation

구조와 기능

폐의 주요기능은 대기 중의 산소를 혈액으로, 혈액 내 이산화탄소를 대기 중으로 이동시키는 것이다. 또한 해독 기능을 하는 신장, 간과 같이 공기와 혈액의 거름 역할을 하며, 특정 독소와 대사산물을 분비한다.

폐의 주된 기능을 수행하기 위해 공기는 대기에서 폐 말단까지 이동해야 하는데 이 과정을 환기(ventilation)라고 하며, 가스가 공기에서 혈액으로 또는 혈액에서 공기로 이동하면서 조직을 통해 지나는 과정을 확산(diffusion)이라고 한다. 관류(perfusion)는 폐모세혈관을 통한 혈류의 흐름을 말한다.

환기의 경로는 나무와 같은 구조로, 줄기인 기관과 큰 가지인 기관지로 이루어져 있다. 기관지는 공기가 차 있는 공간과 비교할 때 폐의 적은 부분을 차지한다(그림 12-1). 기관지에서의 공기 이동은 흉곽과 횡격막의 근육 움직임, 폐의 탄력적인 반동에 의해 이루어진다. 기관지벽의 평활근은 기관지의 직경을 조절해 공기흐름에 저항한다.

폐포(alveoli)는 얇은 벽과 넓은 입구를 가진 낭으로, 가

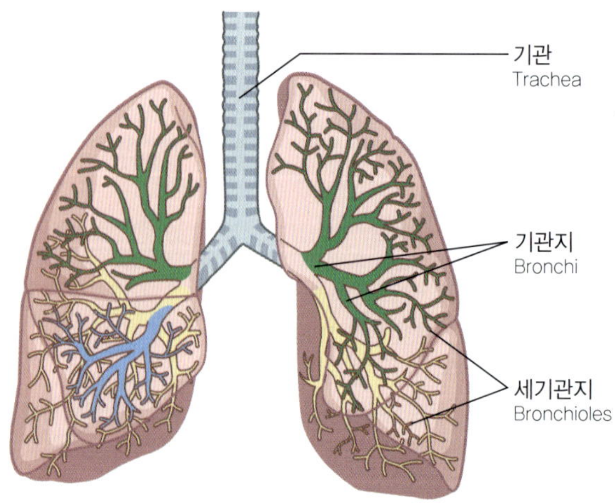

그림 12-1 기관과 폐의 해부학적 구조. 좌측 폐는 두 개의 엽으로 나뉘고, 우측 폐는 세 개의 엽으로 나뉜다. 기관은 기관지로, 기관지는 감소된 직경의 세기관지로 구분된다.

스교환을 위한 기능적 단위이다(그림 12-2). 호흡기관지로 연결된 폐포집락은 세엽(acinus)을 형성한다. 확산이 이루어지는 폐포벽의 구조는 매우 얇다. 폐포벽들은 확산이 이루어지는 공간으로 매우 얇으며, 이들은 모세혈관과 매우 적은 양의 결합조직, 상피를 두르고 있는 세포인 I형 폐포세포로 이루어져 있다. I형 폐포세포는 상피세포이긴 하지만 내피세포처럼 세포질이 매우 적고 폐포 안쪽 내면의 대부분을 이루고 있다. 폐모세혈관의 내피세포와 I형 폐포세포는 결합조직의 기저막을 공유하고 있으며, 두 세포 사이의 거리는 매우 짧아 가스가 쉽게 이동한다.

두 가지 다른 중요한 세포들이 폐포에 존재하는데, 그 중 한 가지는 II형 폐포세포로 이들은 인지질인 **계면활성제(surfactant)**를 분지하여 폐포를 덮고 있는 체액에 의한 표면장력을 낮추어 줌으로써 숨을 내쉬는 동안 폐포가 무너지는 것을 예방한다. 계면활성제는 태아기 후기까지 만들어지지 않기 때문에 조산아의 경우 폐부전의 위험성이 커진다. 폐조직의 발달이 충분해도, 계면활성제 없이는 폐포가 충분히 열리지 않는다. 따라서 신생아의 혈액은 충분히 산소공급을 받지 못하게 되는 것이다. 폐포 내 또 하나의 중요한 세포로 대식세포가 있다. 이들은 폐포까지 흡인된 이물질을 잡아먹는 역할을 한다. 대식세포는 세기관지 주위의 결합조직 내에도 존재한다.

폐결합조직은 그것의 기능에 특별히 필수적인 **탄력소(elastin)**라고 불리는 분자를 포함하고 있다. 탄력소는 압력을 주면 늘어나는 촘촘한 나선의 단백질이다. 압력을 제거하면, 탄력소는 원래의 상태로 되돌려진다. 이 속성은 폐에 상당한 탄력성을 제공한다. 즉, 폐포가 흡기 동안 공기로 확장됨에 따라 탄력소 섬유들은 신장되고 그들의 반동(recoil)으로 공기가 폐로부터 밖으로 내보내진다.

비록 피부, 구강, 장관이 총체적 환경오염에 더 많이 노출되지만, 폐가 더 손상받기 쉬운 이유는 말단의 폐포 내층은 보호가 아닌 가스교환을 위해 만들어져 있기 때문이다. 폐포의 보호는 세엽쪽 근위부 세기관지의 특수한 상피세포의 내층에 의해 이루어진다. 이것을 **점막섬모 에스컬레이터(mucociliary escalator)**라고 한다. 이 상피는 원주세포로 구성되어 있는데, 몇 개는 내강의 표면에 섬모를 가지고 있고, 다른 것들은 점액을 생산한다. 점액은 흡입된 먼지 입자를 잡아끌고, 섬모는 그 점액을 위쪽으로 이동시켜 구강 쪽으로 향하게 하여 배출시킨다. 기관지에서 과도한 양의 물질이 모일 때는 기침반사가 이것을 방출하도록 도와준다. 폐포 속으로 들어간 미립자 물질은 폐포 대식세포에 의해 탐식된다.

폐의 기능적인 질병은 이들이 폐실질의 확장을 못하게 하는지 폐포까지 공기의 흐름을 막는지의 여부에 따라 구분할 수 있다. **제한성 폐질환(restrictive lung diseases)**은 폐의 탄성이 파괴되는 질환이다. 폐가 흉곽으로 달라붙어 공기를 내뱉는 동안 공기가 완전히 빠져나가지 못하는 염증성질환이나 횡격막이나 가슴근육의 수축을 방해하여 폐

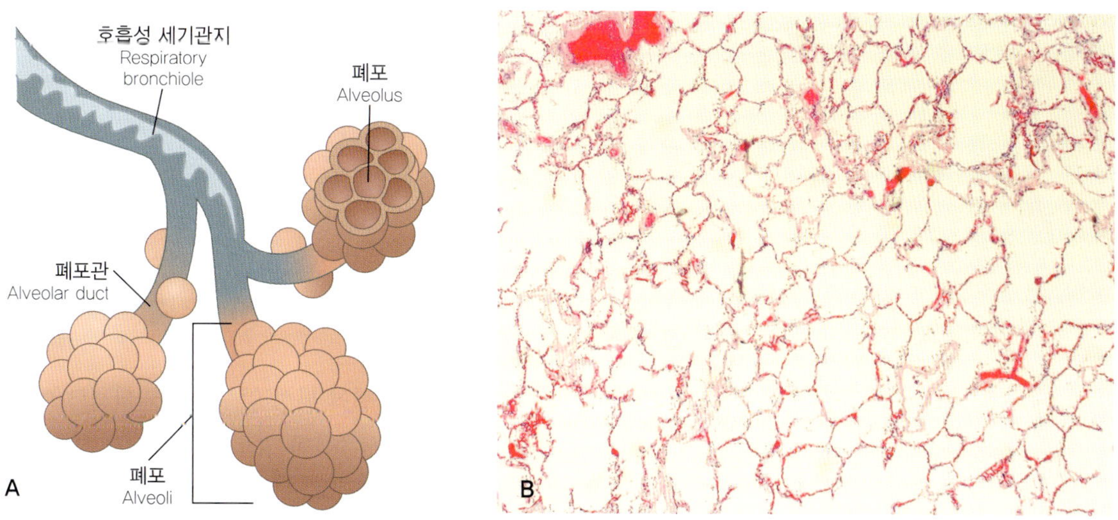

그림 12-2 폐의 조직학적인 그림. A: 세엽은 관으로부터 공기를 공급받는 호흡성 세기관지, 폐포관, 폐포 군집으로 구성되어 있다. B: 세엽의 구조는 조직학적으로 쉽게 구분되지 않는다. 대신에 폐는 매우 얇은 폐포벽으로 에워싸인 다각형 공간의 시트처럼 보인다.

가 확장되지 못하는 근육질환 또는 폐섬유증 같이 폐의 결합조직의 탄성이 파괴되는 질환이 이에 해당한다. **폐쇄성 폐질환(obstructive lung diseases)**은 기관지를 통한 공기의 유출을 막아서 공기가 말단의 분지로부터 나올 수 없게 된다. 폐쇄성 폐질환은 기관지가 두꺼운 점액에 의해 폐쇄된 만성폐쇄성 폐질환과 기관지 평활근의 수축으로 기관지가 좁아지는 천식을 예로 들 수 있다.

각 질병을 살펴보기 전에 몇 가지 정의를 차례로 살펴보고자 한다. 다음의 상황은 그 자체가 질병은 아니지만 다양한 폐질환의 과정에서 나타날 수 있다. **무기폐(atelectasis)**는 폐의 허탈을 말한다. 폐의 허탈이 생기는 두 가지 원인이 존재한다(그림 12-3). 외부로부터 압력이 가해질 경우 폐가 수축되어 폐 속의 공기가 빠져 나올 수 있다(압박성 무기폐). 또 기관지의 폐쇄가 있을 경우 폐색된 기관지보다 말초에 있는 공기는 모두 흡수되어 무기폐가 발생할 수 있다(흡수성 무기폐). 흉강에 물질이 축적될 경우 외부의 압력이 폐에 더해지게 된다. 외상을 입거나 다양한 내상 질환에서 공기나 삼출액, 여출액, 림프, 혈액이 흉강에 채워질 수 있으며, 이럴 경우 흉강은 확장되어 폐를 압박한다. **기관지확장증(bronchiectasis)**은 폐쇄된 기관지 부위보다 먼 부위의 기관지가 확장되는 것으로 확장에 이어서 염증, 기관지 파괴, 농양 형성을 동반한다. 이것은 바이러스성 폐렴, 낭성섬유증, 결핵 혹은 이물질 흡인과 같은 다양한 상황에서 발생할 수 있다. 기관지확장증은 폐기능의 폐쇄성 양상을 초래한다. 이 질환의 치료로는 폐쇄를 일으키는 물질제거, 근원적인 질환 치료, 항생제 또는 소염제 사용, 그리고 만약 한 곳에 국한되어 있고 염증이 명확하지 않으면 침범된 폐분절의 수술적 제거 등을 들 수 있다.

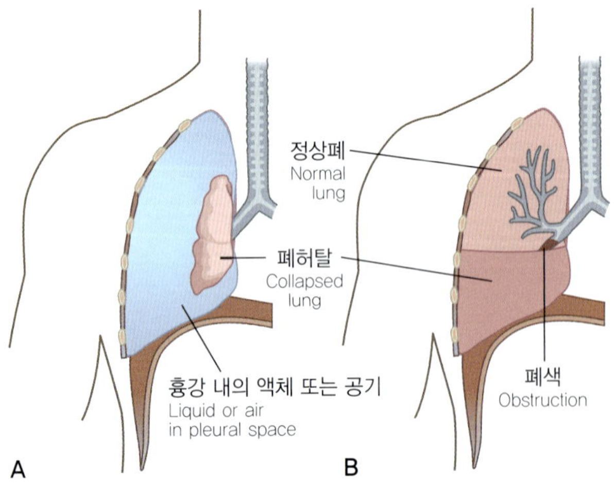

그림 12-3 A: 무기폐 또는 폐의 허탈은 흉강에 있는 액체나 공기로 인한 외부적인 압박을 받아 발생할 수 있다. B: 기관지폐쇄와 폐쇄 부위에서 먼 곳의 공기의 이차적인 재흡수에 의해 발생할 수 있다.

주요질환

폐에서는 다양한 염증성 질환과 파괴성 질환이 발생하며, 원발암이 흔하게 발생한다. 폐에서 발생하는 질환이 다양함에도 불구하고 폐질환으로부터 사망하는 대부분은 간접흡연을 포함한 흡연과 연관이 깊다. 흡연으로 인한 대표적인 폐질환으로 만성폐쇄성 폐질환과 폐암이 있다. 간접흡연은 또한 천식의 강력한 유발인자이기도 하다.

흡연과 퇴행성 폐질환 및 폐종양과의 관계가 밀접하다고 하더라도 우리는 흡연의 유해성에 대해서는 정확하게 모르고 있다. 담배는 수천 개의 각기 다른 화학물질을 포함하고 있다. 독성 물질은 몇 가지일 수도 있고, 몇몇 화학물질들의 조합일 수도 있다. 더구나 흡연의 유해성은 폐에만 국한되어 있는 것이 아니다. 흡연은 관상동맥질환, 위궤양, 신장암, 방광암, 췌장암, 유산, 저체중아 출산과 그 외에도 여러 가지 것들에 기여한다. 흡연으로 인한 건강문제로 발생하는 노동시간 감소와 건강관리에 소요되는 사회적 비용은 엄청나다. 미국 암학회는 국가적으로 흡연 관련 비용을 1,570억 달러로 추정하고 있고, 흡연이 매년 440,000건의 조기사망의 원인이 되고 있다고 보고하고 있다. 미국에서는 공공장소에서의 흡연이 법으로 금지되고 있고 흡연 반대 캠페인으로 흡연에 대한 일반적인 태도가 바뀌고 있다. 1960년대 중반까지 미국의 성인 약 40%가 담배를 피웠으나, 2007년에는 담배의 보급률이 20%까지 감소하였다. 다른 나라의 경우 사실상 미성년자에게 판매를 하거나, 공공 장소에서의 흡연에 대한 규정이 없어서 흡연 인구가 남성 인구의 70%에까지 이르렀으며, 해당 인구의 흡연으로 인한 피해는 막대할 것으로 추정된다.

미국에서는 성인 남성 암 사망원인의 1/3 이상이 폐암이다. 흡연을 시작하여 암으로 발전하게 되는 기간은 약 30~40년이 걸리므로, 현재의 폐암 발생은 이전 세대의 흡연 경향을 반영한다. 20세기 초반의 여성 흡연은 사회적으로 용인되지 않았고, 따라서 여성의 폐암 발생은 상대적으로 매우 낮았다. 이러한 태도는 반세기가 지나면서 변화하여, 1960년대까지 여성 흡연률은 남성과 거의 같아졌다. 이 결과 여성에게서 폐암 발생률이 상승하게 되면서 현재 여성 사망원인 중 폐암이 유방암보다 더 앞지르는 질환이 되었다. 대조적으로 스칸디나비아 같은 국가에서는 동일한 세기 동안 공공장소에서 여성의 흡연을 매우 강력하게 금지하였고, 그 결과 여성에서의 폐암 발생률이 낮아졌다.

흡연 말고도 폐에서 발생하는 중요한 질환은 다양하다. 폐렴(pneumonia)은 폐의 염증이다. 폐렴은 대개는 박테리아나 바이러스에 의해 발생된다. 일반적으로 세균성 폐렴은 대개 말기 환자에게서 발생한다. 대부분의 폐렴은 항생제에 곧바로 반응한다. 바이러스성과 마이코플라스마성 폐렴은 꽤 흔하지만 좀처럼 사망을 초래하지는 않는다. 폐렴(pneumonitis)이라는 용어는 폐의 염증을 보통 간질로 국한시키기 위한, 보다 덜 구체적인 의미로 사용되었다. 폐렴은 바이러스성 감염의 결과로 나타날 수도 있지만, 곰팡이 입자나 조류의 배설물 같은 유기적인 먼지, 방사선치료, 특정 항생제나 항암제와 같은 약물에 대한 반응에 의해서도 나타날 수 있다. 폐렴은 폐포벽에 영향을 주어 폐포벽을 부어오르게 하여, 폐포 사이의 가스 확산을 방해한다. 만성적인 경우에 비가역적인 반흔이나 심각한 제한성 폐질환을 초래한다. 만성폐쇄성 폐질환(chronic obstructive pulmonary disease, COPD)은 거의 대부분이 흡연자에게서 일어나는 만성기관지염과 폐기종의 조합으로 심각한 사망률과 장애의 원인이 되며, 폐이식을 시행하는 원인 중 하나이다.

천식(asthma)은 비파괴적인 질환으로 아동과 젊은 성인들에게서 가장 흔하게 나타난다. 세기관지의 평활근이 수축하면서 폐로부터 공기가 빠져나오는 것을 방해한다. 천식은 꽃가루나 먼지를 흡입하면서 나타나는 알레르기성 반응일 수도 있지만, 추위나 운동, 흡연에 의해서도 발생할 수 있다. 천식은 상당한 의학적 주의를 요한다. 급성일 때는 자주 응급치료가 필요할 만큼 심각하다. 다행히 비가역적인 천식으로 인한 사망은 매우 드물다. 낭성섬유증(cystic fibrosis)은 백인에서 가장 흔한 유전질환이다. 유전적 변이는 기도에서 정상보다 두꺼운 점액의 분비를 유발한다. 이 끈끈한 점액은 정상적인 점막 섬모 운동을 방해할 뿐만 아니라 이곳에서 세균이 잘 자라나도록 한다. 낭성섬유증을 앓는 어린이는 반복되는 세균성 폐렴으로 결국 폐가 파괴된다.

증상, 징후, 검사

호흡이 힘든 것을 호흡곤란(dyspnea)이라고 하며, 호흡이 부족한 것을 무호흡(apnea)이라고 한다. 기좌호흡(orthopnea)은 누운 자세로 있는 동안 호흡이 힘든 것을 말한다. 충분한 산소를 흡입하지 못하는 사람은 호흡이 더 빨라지게 되고(빈호흡, tachypnea), 보통 두렵고 불안하게 된다. 충분한 이산화탄소를 배출하지 못하는 사람은 졸립고(이산화탄소성 혼수, carbon dioxide narcosis) 위험조차 느끼지 못할 수 있다. 주요 기도부위의 부분적인 폐색은 시끄러운 호흡(noisy breathing)을 야기하고, 심한 경우에는 청진기 없이도 천명음과 수포음을 들을 수 있다.

기침은 기관지가 자극을 받거나, 깨끗해야만 하는 기관지에 점액과 같은 물질이 축적됨으로써 발생한다. 기침을 하여 폐에서 배출된 점액성 물질이 객담(sputum)이다. 기침을 할 때 혈액이 배출되는 객혈(hemoptysis)은 암 혹은 결핵과 같은 심각한 파괴성 질환을 의미한다.

신체검진으로는 호흡의 수와 양상을 관찰하는 것이 포함된다. 빈호흡(tachypnea)은 폐질환이나 열이 날 때와 같이 대사율이 증가한 경우 산소요구량이 증가되면서 발생한다. 청색증(cyanosis)은 혈액의 부족한 산소포화도의 결과로 점막과 심지어 피부가 푸르게 변하는 것이다. 타진(percussion)은 가슴에 손가락을 대고 두드리는 것이다. 타진은 둔탁한 숭저음이 생기면 이는 폐에 경화증이나 흉막에 삼출물이 있음을 시사한다. 청진은 청진기로 폐의 소리를 들으면서 비정상적인 음을 구별할 수 있다. 거품이 많은 소리는 수포음(rales)이라고 하며, 요동치는 공기-체액의 혼합에 의해 생기고, 심부전이나 폐렴에 의하여 생기는 폐의 여출액과 삼출액이 있음을 가리킨다. 천명음(wheezes)은 천식이나 만성폐쇄성 폐질환에서 발생하는 기도 폐쇄를 나타낸다. 정상 호흡음 감소는 폐조직 경화나 흉막삼출을 암시한다.

폐활량측정법(spirometry)이나 폐기능검사는 폐의 기능적인 용량을 측정하는 일반적인 검사이다. 폐활량측정법은 노력성 흡기와 호기 동안 폐의 안쪽으로 그리고 바깥쪽으로 흐르는 공기의 양을 시간과 관련하여 측정한다. 휴식

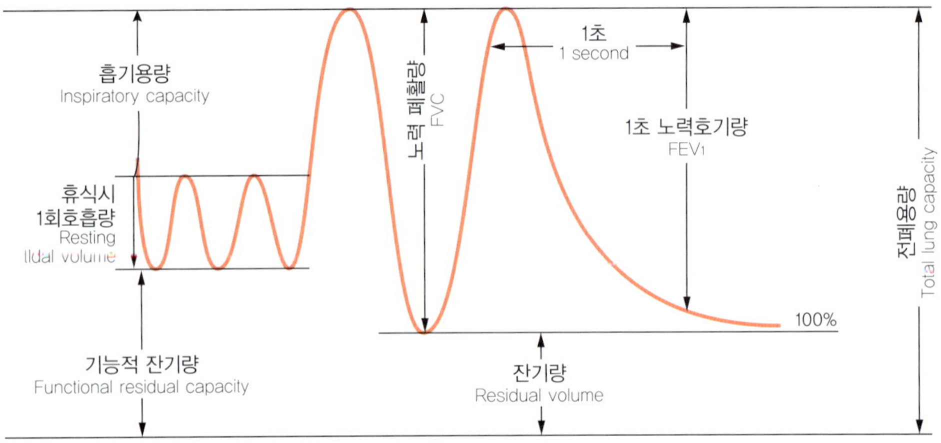

그림 12-4 폐기능검사

시 숨쉬는 동안 폐의 내부에서 외부로 이동하는 공기의 양인 일회호흡량과 최대한 힘을 들여 숨을 내쉬었다가 들이마실 수 있는 공기의 최대량인 노력성 폐활량(forced vital capacity, FVC)을 **그림 12-4**에서 비교해보자. 노력성 폐활량(FVC)은 폐가 완전하게 팽창하지 못하도록 하거나 폐조직의 탄성을 방해하는 제한성 폐질환에서 감소한다. 또 다른 정보를 제공해 주는 측정치는 1초간 노력성 호기량으로, FEV_1이라고 하며, 1초 동안 최대한의 힘을 들였을 때 폐 바깥으로 내보낼 수 있는 공기의 양을 말한다. 이 측정치는 큰 기관지와 중간 크기의 기관지에서 공기가 밖으로 빠져나가는 것이 어려운 질환(폐쇄성 폐질환)에서 감소한다. 1초간 노력성 호기량(FEV_1)의 노력성 폐활량(FVC)에 대한 비율은 제한성 질환과 폐쇄성 질환을 구분할 수 있도록 한다. 제한성 질환에서는 FVC와 FEV_1이 모두 감소하고, 폐쇄성 질환에서는 FEV_1의 FVC에 대한 비율이 감소한다.

폐포벽을 가로질러 가스가 이동할 수 있는 능력인 **폐확산능(diffusion capacity)**은 또 다른 폐기능의 측정이다. 폐확산능력은 폐렴, 진폐증이나 폐섬유화와 같은 폐포벽의 염증, 파괴나 섬유화를 유발하는 질환에서 감소한다.

폐기능을 측정하는 궁극적인 수치는 동맥혈의 산소와 이산화탄소 함량이다. 이 검사는 확산이나 관류의 문제를 간접적으로 평가할 수 있다. 환기율이 정상일 때에도 가스교환 장애나 폐의 혈액공급부족, 혈액의 가스농도 비정상이 일어날 수 있다. 혈액 내 산소가 부족한 것을 **저산소혈증(hypoxemia)**, 이산화탄소가 많은 것을 **고탄산혈증(hypercapnia)**이라고 한다.

폐조직은 방사선촬영(radiography)으로 관찰 가능하다(예: 흉부 X선 또는 CT). 방사선촬영은 특히 암과 같은 폐의 종괴를 발견하거나 폐렴, 폐부종, 폐섬유화와 같이 정상구조가 파괴되는 과정을 발견하는 데 유용하다. 대개 방사선사진은 폐렴이나 폐부종을 진단하기에는 충분하다. 그러나 폐의 병변이 염증성인지, 종양성인지, 감염성인지 분간해야 할 경우 특별한 검사를 시행한다. 객담으로는 배양을 통한 세균동정과 세포검사(cytology)를 시행할 수 있다. 기관과 기관지를 내시경을 통해 관찰하는 **기관지경검사(bronchoscopy)**는 과정 중 조직을 떼어내어 조직검사를 할 수 있다. 흉막 혹은 흉막강의 체액이나 세포는 배양과 조직검사를 위해 사용된다. 만약 이러한 기술이 실패하면 질환의 특성을 밝히기 위해 개흉폐생검과 폐조직의 조직학적 검사(histologic examination)가 필요할 수도 있다.

특이질환

유전질환/발달장애

폐의 선천적인 이상은 드물다. 선천적인 폐의 기형에는 형성부전의 엽, 혈액 공급이 나누어진 엽(폐분리증), 다발성 낭종을 포함한다. 출생 시 폐가 충분히 성숙하지 못할 경우 신생아 호흡곤란증후군 또는 **유리질막병(hyaline membrane disease)**이 생겨날 수 있다. 유전질환인 낭성섬유증은 반복되는 폐감염의 결과 폐구조가 서서히 파괴된다. 폐에 발생하는 또 다른 대표적인 유전질환은 **알파-1 항트립**

신 결핍증(alpha-1 antitrypsin deficiency disease)으로 억제되지 않은 염증 효소에 의해 폐포 벽이 파괴되어 폐기종을 야기한다. 이 질환은 폐기종에서 일어나는 변화이기 때문에 만성폐쇄성 폐질환에서 다룰 것이다.

신생아 호흡곤란증후군(유리질막병)

폐포 계면활성제는 출생 시에 가장 중요하다. 만약 충분한 계면활성제가 있다면, 폐포는 팽창할 뿐 아니라 열린 상태를 유지하여 가스의 확산이 가능할 것이다. 폐가 팽창되지 않으면 폐포들은 허탈상태가 되고 다시 열려지기까지는 심한 저항을 받게 된다. 계면활성제 생산은 보통 약 임신 20주 정도에 시작되지만 태아기 후기까지도 폐포 환기를 지속시키는 충분한 양의 계면활성제가 존재하지 않는다. 계면활성제는 자궁 내에 양수 속으로 분비되는데, 양수천자로 얻은 검사물로 측정 가능하다. 양수천자는 안전한 조기 분만을 위해 충분한 계면활성제의 존재 여부를 결정하는 데 도움을 줄 수 있다. 조기분만을 해야 할 때, 유도 분만 전에 산모에게 글루코코르티코이드를 투여함으로써 계면활성제의 생산을 자극할 수 있다. 28주 전에 태어난 신생아는 유리질막병이 발병할 수 있는 고위험군이다.

유리질막병은 폐포의 허탈뿐만 아니라 폐포 안쪽 면을 두르고 있는 상피세포의 손상에 의해서도 발생한다. 폐부종의 원인이 되는 염증성 삼출물들과 혈액이 폐포에 가득 차고, 피브린이 풍부한 단백성분들이 확장된 세기관지와 폐포관에 쌓인다(**그림 12-5**). 이 유리질(분홍빛 무정형의)막은 이미 손상된 폐포 벽 사이의 가스교환을 더욱 방해한다. 이러한 상황에서 필수적인 산소요법은 고농도일 때 안타깝게도 폐포 내벽 세포의 부가적인 손상을 일으킨다. 이처럼 유리질막병은 치료와 아울러 손상과 유리질막의 형성의 순환이 지속될 수 있다. 외인성(합성 혹은 동물성) 계면활성제는 직접 폐의 내부로 뿌릴 수 있다. 이렇게 할 경우 질병의 악화를 감소시키며, 사망률을 40%까지 감소시킨다. 그러나 치료는 자연적으로 일어난다. 만약 영아가 충분히 오랫동안 생존한다면 폐는 스스로 계면활성제를 생산해내기 시작할 것이다.

이 질환에 대한 관리는 지난 20년간 향상되었다. 폐환기술의 발달과 계면활성제의 공급은 조산아나 미성숙아의 생존율을 높였다. 현재 호흡곤란증후군을 가진 신생아의 평균 사망률 약 10% 정도이다. 이 사망률은 조산아에서

참고 12-1 호흡곤란증후군(유리질막병)

원인
조산으로 인한 계면활성제의 부족

병변
염증(부종, 출혈)
폐포 내면을 따라 유리질막 형성

발현
빈호흡
호흡곤란
청색증

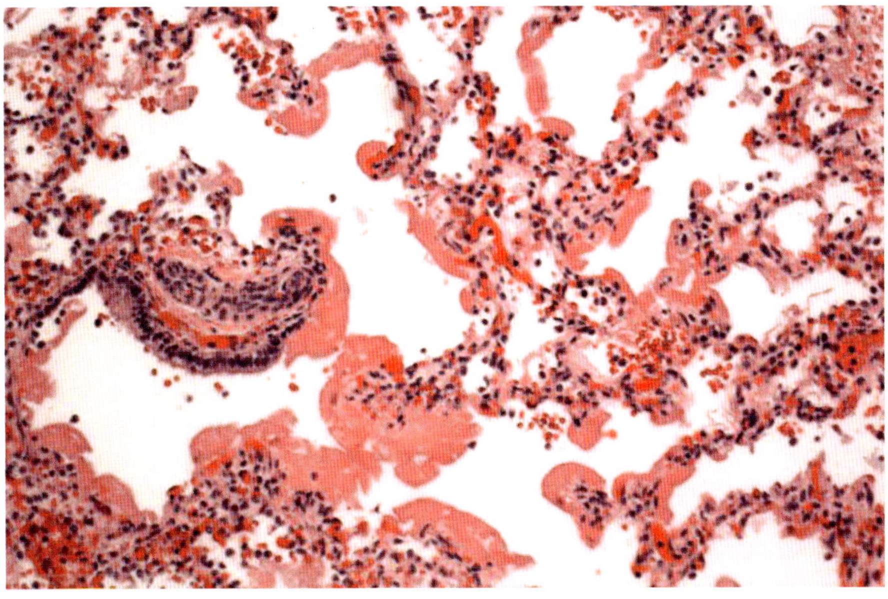

그림 12-5 신생아의 유리질막병. 짙은 분홍색의 유리질막은 폐포벽을 따라 나타나며, 폐포벽은 추가적으로 만성염증 세포에 의해 침윤되어 폐포세포의 내막이 보이지 않는다. (Courtesy of Dr. Michael Fritsch, Department of Pathology, University of Wisconsin School of Medicine and Public Health.)

더 높고, 분만예정일에 가깝게 태어날수록 낮다. 최근 관리 방법이 발전했음에도 불구하고 호흡곤란증후군은 여전히 조산아의 주요한 사망 원인이며, 생존한 영아는 영구적인 폐손상 때문에 장기적인 산소 공급이 필요할 수 있다.

낭성섬유증

낭성섬유증은 유럽에서 가장 흔한 유전질환이다. 이 유전자를 가진 백인은 20명 중 1명 정도로 추정된다(흑인이나 아시아인에서는 매우 드묾). 낭성섬유증은 백인 인구 2,000명당 1명꼴로 발생하는 상염색체 열성질환이며 미국에서는 매년 약 1,000명 정도가 이 질환으로 진단된다. 낭성섬유증은 7번 염색체에 있는 CFTR이라는 유전자의 돌연변이로 인해 생겨난다. 이 유전자는 땀샘이나 기관지, 췌장에서 염소이온의 세포막을 통한 수송을 조절하는 단백질을 암호화한다. 정확하게 어떻게 이 돌연변이가 두꺼운 점액을 분비하게 하는지 알려져 있지 않다. 세포 밖으로 분비된 염소이온은 물을 끌어들이는데 낭성섬유증에서는 염소이온을 세포 밖으로 분비하는 단백질의 돌연변이로 염소이온의 분비가 일어나지 않는다. 이 경우 물을 끌어들이지 못하여 끈적끈적하고 두꺼운 점액이 세포 밖에서 뭉치게 된다.

낭성섬유증에서 가장 먼저 나타나는 발현은 객담을 동반한 기침이다. 기도의 두꺼운 점액은 박테리아의 성장을 촉진시키고, 시간이 흐르면 질병에 걸린 아동은 반복적으로 폐렴을 앓게 된다. 낭성섬유증에서 폐감염의 원인이 되는 미생물은 황색포도상구균(Staphylococcus aureus), 녹농균(Pseudomonas aeruginosa), 버크홀데리아 세파시아(Burkholderia cepacia)이다. 이 중 버크홀데리아 세파시아는 낭성섬유증이 없는 사람들에서는 보통 폐렴의 원인이 되지 않는다. 이 질환이 진행됨에 따라 기관지확장증, 염증과정이 혈액 통로를 파괴함으로 생긴 객혈, 손상된 폐조직을 통해 흉강안으로 공기가 유출되어 발생한 무기폐, 결국에는 폐섬유증과 폐고혈압 등 폐손상이 추가적으로 나타난다. **그림 12-6**은 이러한 변화 중 몇 가지를 보여주고 있다. 낭성섬유증 환자들은 도처에 존재하는 곰팡이 아스페르길루스(Aspergillus)에 대한 알레르기 반응의 전개에도 취약하다. 후기 단계에서는 환기에 문제를 일으켜 환자들은 호흡곤란과 저산소증을 일으키게 되고 폐고혈압 때문에 심부전에 빠질 수 있다. 폐고혈압으로 인해 생기는 우심부전을 폐성심(cor pulmonale)이라고 부른다.

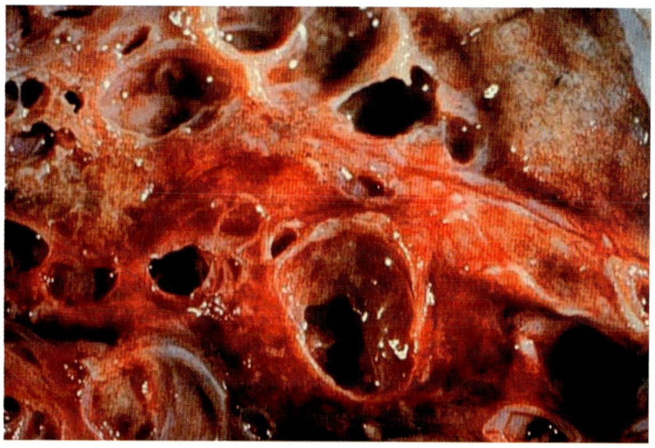

그림 12-6 낭성섬유증. 폐의 단면을 확대한 것으로 기관지확장증과 농양형성을 동반한 반복되는 감염발작의 결과로 형성된 거대한 낭성 병변을 나타내고 있다.

참고 12-2 낭성섬유증

원인
- 상염색체 열성 유전적 결함
- CFTR 유전자 돌연변이(염화물이온통로)

병변
- 기관지의 점액성 마개

발현
- 폐렴의 재발작
- 비정상적인 발한염화물검사
- 기관지확장증, 객혈, 기흉, 폐섬유증
- 폐외: 성장방해, 만성 부비동염

낭성섬유증에 의해 영향받는 다른 기관들에 대해서도 기억해야 한다. 두꺼운 점액은 부비동과 비강을 막아 만성 부비동염을 일으킨다. 낭성섬유증은 장관 내로의 췌장효소의 방출을 감소시켜 흡수불량과 성장 방해의 원인이 될 수 있다. 낭성섬유증의 초기 증상으로 피부에서 짠맛이 나기도 한다. 낭성섬유증이 한선에 영향을 주어 발한을 통해 증가된 염분의 배출을 초래하지만 이것이 질환을 유발하지는 않는다. 발한 시 염분의 증가는 발한염화물검사(sweat chloride test)라는 낭성섬유증의 예비 검사 중 하나의 기준이 된다. 낭성섬유증의 발현은 다양하다. 주로 췌장질환을 앓는 경우, 폐질환만을 앓는 경우, 췌장이나 폐의 증상 없이 비정상적인 낭성섬유증 유전자에 의해 일어날 수도 있는 만성부비동염을 앓기도 한다.

폐의 낭성섬유증의 치료는 감염의 예방과 관리 위주로 이루어진다. 점액 제거의 향상을 위한 기계적 조작, 아동의 흔한 호흡기 감염에 대항하기 위한 예방접종, 점액 제거를 용이하게 하기 위해 기도를 넓혀주는 기관지확장제의 투여, 폐감염이 있는 사람들에의 노출 피하기, 점액이 더 끈끈해지는 것을 예방하기 위한 수화 유지, 예방적 항생제 사용, 감염 발생 시 즉각적인 항생제 사용 등이 치료의 중심이 된다. 낭성섬유증을 가지고 있는 아동들은 자주, 주의 깊게 관찰할 필요가 있다. 환자관리 팀은 보통 물리치료사, 간호사, 사회복지사, 교육전문가, 심리학자 등으로 구성되며, 전체 가족을 위한 지지, 교육 및 상담이 포함된다. 앞에서 제시된 것과 같은 적극적인 치료로 폐질환 말기의 진행을 연기시킬 수도 있지만 진행을 완전히 막을 수는 없다. 50년 전만 해도 대부분의 낭성섬유증을 가진 사람들은 어린 시절에 사망했지만, 요즘은 대부분이 30대까지 생존한다. 이 질환의 유전적 치료는 아직 발견되지 않았다. 최선의 내과적인 치료 중재에도 불구하고 적절한 혈중 산소포화도를 더 이상 유지할 수 없는 사람들의 경우에는 사망률은 높지만 폐이식을 시행하도록 한다.

염증성/퇴행성 질환

염증성/퇴행성 질환에는 4가지 종류가 있다. 감염, 만성 폐쇄성 폐질환, 급·만성 비감염성 간질성질환(interstitial diseases), 혈관질환이다.

감염성 질환

폐렴

폐렴 또는 폐의 감염은 크게 3가지로 분류할 수 있다. 엽성폐렴(lobar pneumonia)은 폐의 뚜렷한 영역을 침범하며, 대개는 한 엽을 침범한다. 반면 기관지폐렴(bronchopneumonia)은 보통 한쪽이나 양쪽 폐에서 기관지를 중심으로 여러 곳에서 병변이 생긴다. 그리고 폐렴(pneumonitis)으로 불리기도 하는, 간질성 폐렴(interstitial pneumonia)은 폐포벽에 영향을 미치는 확산적 과정이다(그림 12-7, 표 12-1). 조직학적으로 엽성폐렴과 기관지폐렴에서는 폐포강이 급성염증세포, 부종액, 섬유소 등으로 채워져 있다(그림 12-8). 간질폐렴은 폐포 내에는 염증세포가 거의 없지만 폐포벽이 두꺼워진다. 이들 세 종류의 폐렴은 위험요인과 원인이 모두 다르다.

엽성폐렴은 대부분 폐렴구균에 의해 발생한다. 이 균주는 구강과 목에 흔히 상주하며, 보통은 질환을 유발하지 않는다. 엽성폐렴은 폐렴의 가장 흔한 종류로 상대적으로 쇠약한 사람뿐 아니라, 건강한 사람에게서도 나타난다. 세균과 염증반응 결과는 폐포의 구멍들을 통해 파도와 같이 확산되며 결국 폐의 엽 전체를 침범한다. 이러한 형태의 폐렴은 호흡곤란, 발열, 백혈구증가증 등 전형적인 호흡곤란 징후, 발열, 백혈구증가 소견에 의해 진단된다. 흉부 X선상 폐렴의 음영이 나타나고(그림 12-9), 객담검사에 서

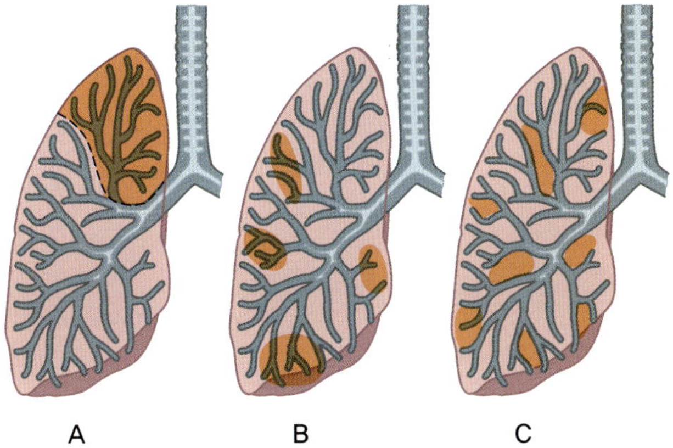

그림 12-7 폐에서의 분포에 따른 비교. A: 엽성폐렴, B: 기관지폐렴, C: 간질성 폐렴

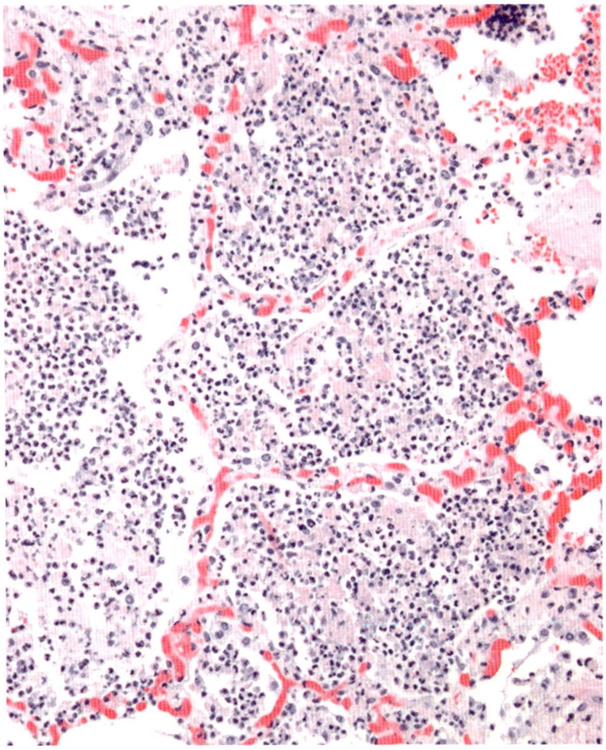

그림 12-8 급성폐렴. 폐포는 호중구와 섬유소로 채워져 있으며 폐포 모세혈관들은 울혈되어 있다.

표 12-1 엽성폐렴, 기관지폐렴, 간질성 폐렴의 분류

	엽성폐렴	기관지폐렴	간질성 폐렴
가장 흔한 원인균	• 폐렴구균	• 그람음성균 • 혐기성균 • 황색포도상구균 • 녹농균 • 진균	• 바이러스 • 폐렴마이코플라스마
증상 및 징후	• 호흡곤란 • 발열 • 백혈구증가증	• 호흡곤란 • 발열 • 백혈구증가증	• 상기도 감염 • 경한 증상
방사선영상 소견	• 한쪽 폐의 산재성 경화	• 한쪽 또는 양쪽 폐에 퍼져 있는 반점상의 경화	• 간질성 양상의 산재성 선과 결절
기저상태	• 초고령, 기저질환	• 쇠약 • 수술 후 상태 • 근육성 질환 • 면역억제	• 없음
조직학적 소견	• 급성염증세포와 폐포내 염증성 삼출물	• 급성염증세포와 폐포내 염증성 삼출물	• 폐포벽의 염증

그람양성 쌍구균이 보이며, 객담배양에서 폐렴구균이 자란다. 폐렴구균은 페니실린과 같은 항생제에 매우 예민하므로 질환은 치료에 극적으로 반응하게 된다. 게다가 폐렴구균백신은 효과적인 예방법이다.

기관지폐렴은 작은 기관지가 점액에 의해 막히거나, 위산을 흡인하거나 종양, 이물질 흡입에 의하여 발생한다. 미생물들은 막힌 부위보다 원위부에 갇히게 되고 그곳에서 증식하여 감염원의 중심을 양산한다. 감염의 범위 및 정도는 폐색의 원인, 개인건강상태 그리고 원인미생물의 특성에 따라 차이가 있다. 서로 다른 많은 종류의 세균과 비세균성 미생물이 기관지폐렴의 원인이 될 수 있다. 쇠약한 환자들과 복부 감염을 가진 이들에게서 혐기성 박테리아를 포함한 그람음성 장내 미생물은 흔한 원인이 된다. 만성폐질환 혹은 폐쇄성 암과 같이 만성질환자의 폐렴의 원인이 되는 세균은 상기도에 있는 정상 상주균일 수 있다.

패혈증 환자에서 순환하는 세균은 폐로 옮겨져 다양한 병소의 폐렴을 유발한다. 아스페르길루스증과 같은 진균류는 기관지폐렴의 원인이 되기도 하며, 이는 일차적으로 면역기능이 저하된 사람에게서 발생한다.

기관지폐렴의 가장 뚜렷한 두 가지 종류는 흡인성 폐렴과 레시오넬라병이다. 흡인성 폐렴(aspiration pneumonia)은 보통 구강과 위로부터 미립자성 물질인 박테리아를 흡인하여 폐의 더욱 깊숙한 곳으로 옮겨졌을 때 발생한다. 이는 수술 후, 쇠약한 사람의 경우에 폐가 충분히 확장되지 못하므로 가장 흔하게 발생한다. 수술 후 환자는 통증으로 인해 심호흡이나 기침을 하려고 하지 않으나 심호흡과 기침은 기관지 점막 섬모의 에스컬레이터 운동에 매우 중요하다. 쇠약한 환자와 중독 환자들 그리고 다발

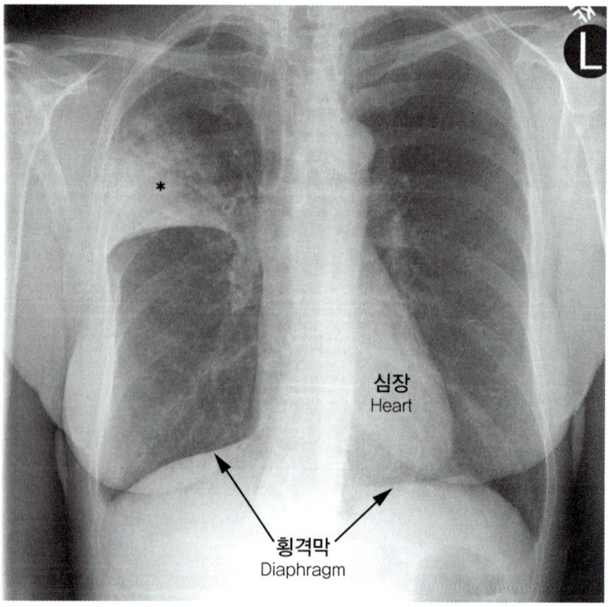

그림 12-9 성인 여성의 우측 상부엽 엽성폐렴의 흉부 X선 사진. 상엽의 아래쪽 모서리를 따라 폐렴의 날카로운 경계(*표시)가 보임에 주목한다. (Courtesy of Dr. Donald Yandow, Department of Radiology, University of Wisconsin School of Medicine and Public Health.)

경화증과 같이 내인성 근육 질환을 가진 환자들은 음식 등을 기도로부터 보호하는 인두반사의 기도보호 기능에 어려움이 있다. 이러한 환자들은 또한 흡인성 폐렴이 진개될 위험성이 있다. 레지오넬라증에 의한 기관지폐렴(legionnaire disease)은 물 저장탱크나 냉각장치에 서식하는 폐렴 레지오넬라(Lesionella pneumophilia) 세균을 흡입함으로써 발생한다. 염증성 병소는 빠르게 합쳐져 폐의 광범위한 부분을 감염시키며(그림 12-10), 빨리 치료하지 않으면, 치명적이 될 수 있다.

기관지폐렴은 엽성폐렴에 비해 진단과 치료가 더 어렵다. 기관지폐렴은 원인균을 찾기 위해 다양한 객담배양검사가 필요할 수 있고 폐렴은 잠재성 질환에 의해 감추어질 수도 있으며 방사선촬영상 변화는 덜 명확하다. 그럼에도 불구하고 기관지폐렴은 쇠약한 환자나 침상안정 환자의 매우 중요한 사망원인이므로 빨리 발견하고 치료되어야 한다. 이 질환은 또한 AIDS, 골수이식을 시행한 사람, 그리고 장기 이식환자와 같은 면역기능이 저하된 환자의 가장 흔한 사망 원인 중 하나이다. 이러한 환자들에게 기관지폐렴의 원인이 되는 미생물은 보통 정상 방어기전을 가진 사람에게는 무해하다. 이러한 미생물로는 원생동물균(Pneumocystis jiroveci), 바이러스(cytomegalovirus), 진균(Aspergillus, Mucor, Cryptococcus), 세균(Staphylococcus, gram-negative bacteria)이 있다.

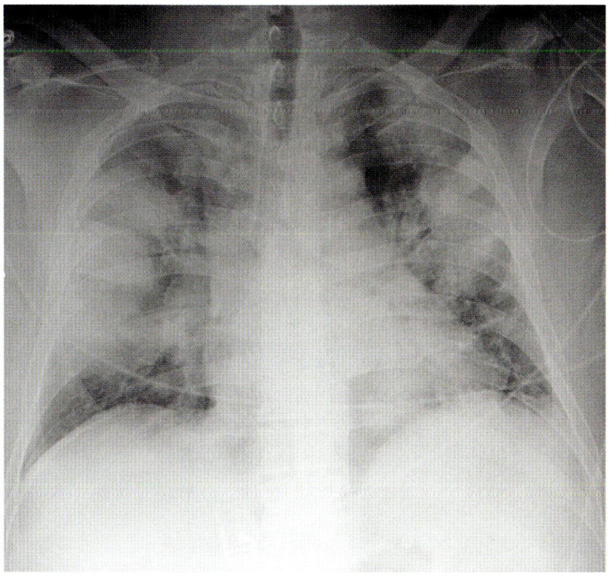

그림 12-10 레지오넬라균에 의한 기관지폐렴 환자의 흉부 X선 사진. 양측 폐의 모든 엽에 솜털 같은 흰색 침윤이 보인다. (Courtesy of Dr. Donald Yandow, Department of Radiology, University of Wisconsin School of Medicine and Public Health.)

만약 기관지폐렴이 적절하게 치료되면 대부분 폐에 어떠한 잔여 손상도 남기지 않는다. 몇 가지 경우에 폐의 주변에 작은 반흔이 형성될 수 있지만 이들은 단지 부수적인 결과로 폐기능에는 손상을 초래하지 않는다. 심한 경우에는 괴사와 폐조직의 국소부위에 화농 혹은 농양(abscess)을 형성할 수도 있다. 폐농양은 이차적으로 흡인, 신생물에 의한 폐색, 폐조직의 경색으로 인한 중복감염 또는 폐의 잔여물이 혈액으로 전파되어 박테리아가 전신을 순환하여 발생하는 패혈증을 일으킨다. 폐렴의 또 다른 합병증은 농흉(empyema)으로 이는 흉막강 내에 있는 농을 말한다. 농흉은 박테리아가 폐에서 흉막표면으로 전파되었을 때, 혹은 농양이 흉막표면을 통해 침식하거나 그것의 내용물을 흉막강 내로 유출할 때 발생 가능하다. 이 농양과 농흉은 치료를 위해서 수술과 배액이 필요하다.

엽성폐렴과 기관지폐렴과 달리, 간질성 폐렴의 염증과 감염성 폐렴은 폐포강 내보다는 폐포벽에 더 영향을 미치며 조직학적으로 급성염증반응이 덜 현저하다. 간질성 폐렴은 상기도 호흡기 감염에 의해 자주 발생한다. 간질성 폐렴은 정도가 경미하여 환자가 지각하지 못하는 것에서부터 기침, 발열, 권태감 등을 동반하는 중증에 이르기까지 다양하다. 간질성 폐렴의 가장 흔한 원인은 바이러스이며, 그중 인플루엔자 바이러스(influenza viruses), 호흡기 세포융합바이러스(respiratory syncytial virus), 홍역(rubeola, measles), 리노바이러스(rhinovirus)는 가장 잘 알려진 원인균이다. 그러나 박테리아 같은 미생물(bacteria-like organism)인 마이코플라스마 폐렴균(Mycoplasma pneumoniae)이 가장 흔한 원인균이다. 마이코플라스마는 소위 걸어다니는 폐렴 혹은 폐렴의 원인이며, 엽성 혹은 기관지폐렴과는 달리 환자가 침상에 누워 치료받을 필요는 없다. 마이코플라스마 폐렴은 항생제 치료에 의해 빠르게 치료될 수 있다. 물론 항생제는 바이러스성 폐렴에 유용하지는 않으며, 수액치료 및 휴식과 같은 지지적인 방법을 병행해야 비로소 최선의 치료가 된다. 그러나 염증의 주요 부분이 박테리아에 의해 이차적으로 감염되어 기관지폐렴 혹은 농양을 초래하고 항생제 치료가 필요할 가능성은 항상 존재한다.

폐결핵

20세기 후반 결핵(tuberculosis, TB)은 과거의 유물이 되었다. 결핵은 치료 가능하고, 전 세계적으로 박멸될 수 있을 것으로 기대되었다. 그러나 이 질환은 가난하고 인구가 밀집한 지역에서는 지속적으로 높은 이환율을 보였으며, 1980년대에는 결핵균이 그간 치료에 사용되있던 약물들에 대한 내성을 보이기 시작했다. 오늘날 결핵은 인구집단에 또 다시 중요한 고민거리가 되었다. HIV, 말라리아와 함께 결핵은 감염으로 인한 사망의 주요한 원인이다. 결핵의 문제는 약물치료로 박멸하는 데 저항을 하면서 복잡해졌다. 약물에 내성이 없는 결핵을 치료하기 위해 적어도 서로 다른 4가지 이상의 약물을 최소한 6개월 정도 복용해야 한다. 이러한 약물은 간 독성을 포함하여 때로는 견디기 힘든 부작용을 나타낸다. 약제에 내성이 있는 결핵은 추가적인 장기간의 항생제 치료를 요하기도 한다. 효과적인 치료가 빈곤, 약물 및 건강관리에의 접근성 결여에 의해 방해받는다는 것은 의심할 여지가 없다. 게다가 치료의 조기종료에서와 같이 감염의 불완전한 근절은 박테리아의 약제에 대한 내성을 증대시켜준다.

결핵은 Mycobacterium tuberculosis나 Mycobacterium bovis에 의해 생긴다. 전자는 폐결핵을 일으키는 균으로 훨씬 흔하며 공기를 통해 사람에서 사람으로 전파된다. 후자는 장결핵을 일으키는 균으로 감염된 우유를 섭취함으로써 전파되며, 사람대 사람으로 전파되지 않는다. 우유를 살균시킴으로써 감염을 예방할 수 있다.

결핵의 질병 과정은 매우 잘 알려져 있다. 초기 혹은 일차감염은 보통 무증상이다. 감염이 확실하면 폐포의 대식세포가 박테리아를 탐식하지만 결핵균은 자신을 탐식한 대식세포 내의 용해소체효소에 의해 분해되지 않는다. 결핵균은 대식세포 내에서 살아남을 뿐만 아니라 심지어는 복제되기까지 한다. 대식세포들은 합쳐져서 **육아종(granulomas)**을 형성하고 이것은 주변 조직으로부터 결핵균을 가두어 이들이 퍼지지 않도록 한다(그림 12-11). 육아종은 특히 크기가 큰 경우, 중심부에 건 락(치즈 형태)괴사가 보인다. 이들은 대부분 폐의 말단에서 발견되고 때로는 폐문림프절에서도 발견된다(그림 12-12A).

일차감염 동안 박테리아는 혈류를 따라 뇌, 난관, 비장, 뼈 혹은 신장 등 다른 기관들로 옮겨진다. 전파된 기관의 육아종 내에서 결핵균은 오랫동안 휴시기에 들어가 있으며, 서서히 감지하기 어렵지만 광범위하게 기관을 파괴시킨다. 결핵성 수막염은 초기에 치료되더라도 대개는 치명적이다. 척수의 결핵균 감염은 지속적인 병리적 골절의 원인이 되기도 하고, 척주가 심하게 휘어지는데, 이 질병을 포트 병(Pott disease)이라고 한다. 난관의 결핵감염은 전 세계적으로 불임의 가장 중요한 원인이 된다. 박테리아의 확산이 광범위할 경우 다양한 기관에서 많은 작은 육아종이 형성되는데, 이러한 형태의 결핵을 속립성결핵(miliary

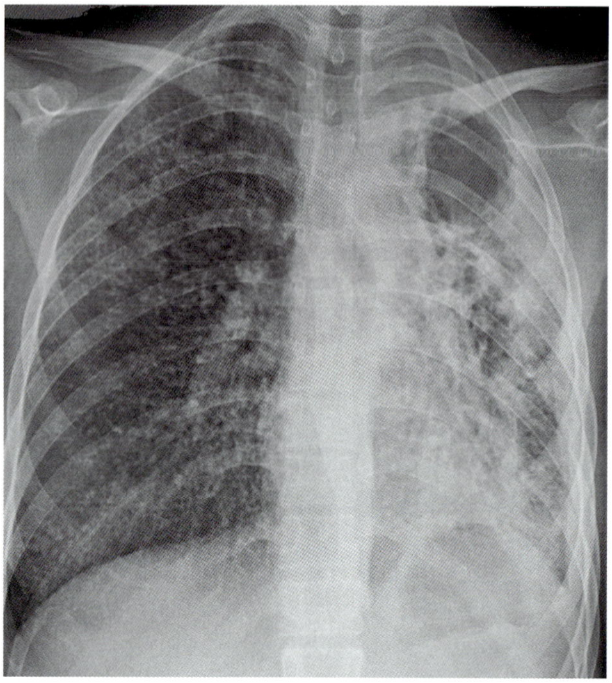

그림 12-11 결핵 환자의 흉부 X선 소견. 양측폐에서 수많은 반점과 큰 덩어리로 합쳐진 흰색의 결절들이 육아종이다. (Courtesy of Dr. Donald Yandow, Department of Radiology, University of Wisconsin School of Medicine and Public Health.)

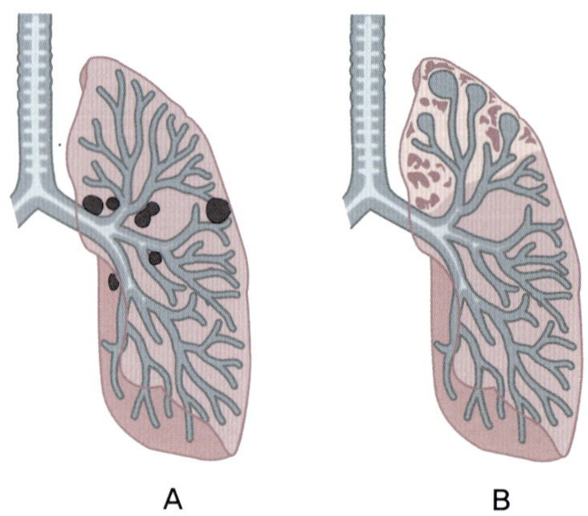

그림 12-12 A: 고립된 말초의 일차성 육아종을 동반한 폐문림프절의 이차성 육아종. B: 기관지, 육아종과 연결된 공동과 폐와 흉막의 반흔화를 동반한 진전된 폐결핵.

tuberculosis, 각각의 육아종이 작은 수수 낟알 모양 같아서 붙여진 명칭)이라고 한다.

일차감염과 이로 인한 타 장기로의 전파 가능성보다도 훨씬 예후가 나쁜 것이 감염의 재활성화이다. 결핵균에 일차적으로 감염된 사람에게서 면역이 교란될 경우(고령, 영양결핍), 또는 결핵균에 이차적으로 노출될 경우 이차 감염이 일어난다. 이차감염은 일차감염과는 그 중증도나 침범부위, 조직파괴의 정도가 현저히 다르다. 이미 노출된 경험이 있기 때문에 환자의 림프구는 결핵균을 이물질로 인식하여 보다 빠른 염증반응과 광범위한 조직의 괴사를 일으킨다. 이차결핵은 폐의 첨부에서 발생하는데, 그 이유는 결핵균이 산소분압이 높은 폐첨부에서 더 잘 자라기 때문이다. 염증반응으로 인한 괴사는 폐조직을 파괴시킬 뿐만 아니라 기관지 벽을 무너뜨린다. 이로 인해 기관지를 통해 괴사성 잔해가 떨어져 나와 괴사자리에 구멍을 남기게 된다(그림 12-12B). 공동화병소는 결핵의 재발에 대한 증명으로 이러한 염증반응에 이어서 폐조직은 손상에 대한 복구를 시도하게 되고, 그 결과 광범위한 반흔이 남게 된다. 질환이 그 과정을 계속할 때까지 복합적인 염증과 섬유화 진행에 의해 폐는 완전히 손상된다.

이차성 혹은 재발된 결핵에서 결핵 간균은 괴사가 일어난 부위에서 억제되지 않고 복제되어 많은 수가 가래와 배출된 괴사성 잔해에서 나타난다. 환자들이 가장 전염성이 강한 시기는 이차감염 단계이다. 더욱이 이 단계 동안 박테리아는 다시 혈류로 들어가 다른 기관들로 전파될 수도 있다. 활동성 결핵 환자는 질병이 상당히 진행되기까지 어떠한 증상도 경험하지 않을 수 있다. 환자는 발열, 야간발한, 그리고 체중감소를 가장 흔하게 호소한다. 이런 증상은 염증의 급성기 반응을 일으키는 종양괴사인자(TNF)나 인터류킨과 같은 사이토카인의 분비에 의한 것으로 보인다. 역사적으로 소모성 질환으로 불렸던 결핵의 악액질은 급성기 반응물질의 분비에 의해 생겨난다.

결핵의 검사는 매우 다양한 단계를 거친다. 초기에 박테리아에 노출되면 숙주에서 지연형 과민반응을 유발한다. **투베르쿨린검사(tuberculin test)**는 적은 양의 비활동성 결핵항원을 피하에 주입시켜 지연형 과민반응이 일어나는 것을 관찰하는 법으로 이전에 결핵균에 감작된 경험이 있는 환자는 검사에서 큰 두드러기가 생긴다. 그러나 이 검사는 결핵의 활동성 혹은 잠복성(latent) 여부를 판별하지는 못한다. 검사에서 양성인 환자는 보다 정밀한 검사를 위해 흉부 X선 촬영을 시행한다. 불규칙적이고 뾰족한 병변이 특히 폐상엽에 많이 나타나면, 비록 증상이 없는 환자일지라도 결핵을 심각하게 의심해볼 수 있다. 확진은 객담 배양을 통해 확인할 수 있다. **결핵균(mycobacteria)**의 성장은 매우 느리다. 배양 검사에서 양성반응이 나타나려면 6주 혹은 그 이상이 걸릴 수도 있다. 결핵균 속에만 있는 DNA 물질을 조사하는 새로운 분자검사의 경우 조기 진단이 가능하다. 이것은 결핵 치료약제에 다양하게 내성을 보이는 경우에 매우 중요하게 사용된다. 예전에는 균 배양 검사를 통해 결핵균 감염을 진단하는 데 수주가 걸렸으며, 또한 해당 균에 적용되는 항생제를 선택하는 데에도 몇 주가 소요되었다. 지금은 결핵균의 감염 여부뿐만 아니라 약재내성 여부도 약재내성을 유발하는 핵심 유전자에 대한 표지자를 붙여 빠른 기간 내에 선별할 수 있다. 어떤 경우에는 건락성 육아종을 찾기 위한 조직학적 검사와 더불어 영향 받은 폐조직에 대해 침습적인 폐생검(또는 분자탐침 검사)이 필요할 수도 있다.

결핵성 항산균(M. tuberculosis)과 가성 결핵균(M. bovis) 이외의 결핵균도 인간에게 심각한 감염을 일으킬 수 있다. 레프로스 항산균(M. leprae)은 나병의 원인이 되며 보통 폐를 침범하지는 않는다. 면역이 억제된 환자의 경우, 가성 결핵균 복합체(M. avium complex, MAC)는 심각한 감염을 일으킨다. 폐의 가성 결핵균 복합체는 결핵성 항산균과 유사하게 파괴를 초래한다. 또한 MAC는 산재성 감염을 초래할 수 있다. HIV를 적절하게 치료받은 환자들에서 림프절에 국한된 감염으로 가성 결핵균 복합체가 발현될 수 있다.

진균성 폐렴

폐에 침범할 수 있는 진균성 미생물의 대부분은 일차적인 인간 병원체가 아니며 토양 또는 새나 박쥐 등의 배설물에서 성장한다. 이들의 대부분은 지리적으로 제한된 환경에서 서식한다. **히스토플라스마(Histoplasma)**의 경우는 미국의 중심부에 지배적으로 많이 나타나며, 효모와 같은 진균류인 **분아진균(Blastomyces)**은 미국 서부와 중동부에 서식한다. 그리고 곰팡이와 버섯 진균류인 **콕시디오이데스(Coccidioides)**는 미국 서남부에 서식한다. **효모균(Cryptococcus)**은 일차 숙주인 비둘기가 서식하는 곳에서 찾을 수 있다. 그리고 **아스페르길루스(Aspergillus, 누룩곰팡이균)**는

참고 12-3 결핵

원인
결핵균

병변
폐와 폐문림프절의 육아종
육아종, 공동, 섬유증을 동반한 이차적인 폐첨부의 병변
뇌, 뼈, 난관, 신장 외 다른 기관에서의 독립된 결핵
속립성 결핵

발현
피부반응검사상 양성
X선상 폐첨부의 병변
기침, 중증일 경우에는 객혈을 동반
호흡곤란
진행될 경우 악액질

토양 속에 존재한다. 이들이 폐에 영향을 미치는 가장 흔한 진균 미생물이다.

진균류에 의한 일차감염은 무증상일 수도 있으나 고열, 기침, 발적, 근육통을 동반하는 감기 같은 병의 원인이 될 수도 있다. 원인균에 의한 인체 반응의 중증도는 흡인된 진균류의 양에 의해 결정된다. 만일 감염된 진균의 양이 많다면, 일차감염만으로도 생명을 위협할 수 있다. 콕시디오이 도마이코시스(coccidioidomycosis)의 일차감염에서 나타나는 특징적 유형의 증상을 San Joaquin Vally 열이라고 부른다. 이는 갑자기 많은 양의 먼지를 땅을 파는 중 흡입하였을 경우 발생하는데, 특히 보호장비를 갖추지 않고 미국 남서부지역의 땅을 탐사하는 고고학자들에게서 나타난다. 한 번 흡인할 경우, 진균류는 신체를 통해서 전파되며, 또 다른 기관을 감염시킨다. 히스토플라스마의 경우 눈에 매우 치명적인 감염을 일으키고, 크립토코쿠스(Cryptococcus)는 척수막에 감염시켜 생명을 위협하는 뇌척수막염을 일으킨다. 이들 균종의 전파와 후유증은 면역이 억제된 개인에서 보다 흔하고 광범위하며 심각하다.

진균이 폐를 감염시킨 후 어떻게 변화하는지는 숙주의 면역반응과 감염된 진균의 종류에 달려 있다. 히스토플라스마균류에 대한 반응은 육아종형성이다. 대식세포는 결핵균과 같이 히스토플라스마균류 또한 완전히 죽일 수 없다. 그러므로 식균작용 후 주위에 육아종을 형성하게 된다. 이들은 시간이 지나면 석회화되며 결핵처럼 보이는 림프절 안에 작은 육아종을 형성한다. 콕시디오이데스, 분아진균, 효모균에 대한 급성 반응은 보통 급성 호중구성 폐렴이지만 결과적으로 이들 미생물에 대한 반응으로 괴사성 육아종 또한 진행된다. 시간이 지나면 계속적인 염증, 공농형 병변, 기관지확장증 그리고 섬유화에 의한 폐조직의 파괴가 있을 수 있다.

아스페르길루스에 대한 숙주의 반응은 가장 다양하다. 이 미생물은 'fungus balls'이라고 부르는 단단하게 뭉쳐진 집락을 형성한다. 이는 예전에 흡인성 폐렴을 경험한 알코올중독 환자의 몸 안에 있는 농양 강과 같이 이전부터 존재하는 공간에 서식한다. 이러한 진균집락(fungus balls)은 드라마틱하게 증상이 있을 수도 있지만, 대개는 동맥과 기관지 내에 침투하여 진행될 때까지 임상적으로 나타나지 않는다. 그러나 이 숙주는 아스페르길루스 항체에 대한 과민 반응을 증가시킬 수도 있다. 이를 알레르기성 폐기관지 아스페르길루스라고 부른다. 심하게 면역력이 억제된 환자에게서 아스페르길루스 원인균은 침습적으로 될 수 있고 직접적으로 혈관벽을 침범하여(그림 12-13) 먼 곳의 조직을 색전화한다. 이 산재성 감염에 대한 숙주의 반응은 매우 활발하여 환자는 패혈성 쇼크와 같은 질병으로 쉽게 쓰러질 수 있다.

이 진균류는 조직생검에서 발견할 수 있으나 확실한 진단은 미생물학적 검사를 통해 내려야 한다. 항진균제는 유용하다. 일부 연구는 서로 다른 유형의 미생물을 위해 더 나아졌지만 치료는 대부분 오래 걸리고 독성과 결부된다. 잠재적 감염의 치료는 불필요한데, 이는 히스토플라스마의 예에서와 같이 재발하여 심각한 합병증을 초래할 가능성이 매우 낮기 때문이다. 불행히도 항진균제는 진균감염이 매우 심각하여 사망에 이르는 면역력이 억제된 환자들에게서는 충분히 빠른 효과를 나타내지 못할 수 있다.

폐쇄성 폐질환

폐쇄성 폐질환은 기관지를 통한 공기의 흐름에 일부 장애가 있을 때 발생하며 부적절한 환기로 이어진다. 폐쇄성 상태는 만성기관지염, 폐기종, 천식, 기관지확장증을 포함한다. 만성폐쇄성 폐질환(chronic obstructive pulmonary disease, COPD)이라는 용어는 대부분 흡연자에게서 발달하는 만성기관지염과 폐기종의 조합을 의미한다. 이 부분에서는 천식, 만성기관지염, 폐기종에 대해서 논의할 것이다. 기관지확장증은 낭성섬유증과 같은 잠재성 질환의 합병증이다. 기관지확장증의 폐쇄성 증상은 폐섬유증으로부터 초래되는 감염과 제한성과 같은 질환의 발현과 더불어

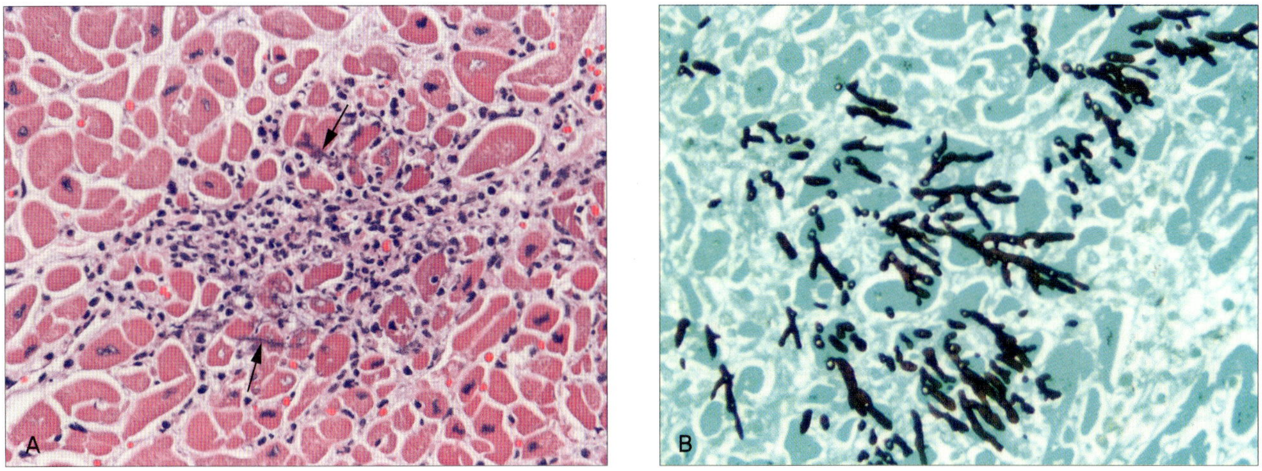

그림 12-13 침습성 누룩곰팡이. 현미경 사진은 산재성 누룩곰팡이 감염으로 사망한 환자의 심장 내시경 소견이다. **A:** H&E 염료 처리한 절편. 진균류(화살표 표시)는 심장근육을 침습하여 미세농양의 집락의 형성을 이끌어낸다. **B:** Gomori methenamine silver로 진균성 검은균사의 벽을 염색함. 심근세포는 녹색이다. 이 염색에서는 본래의 H&E 염색 절편에서 식별된 것보다 더 많은 미생물이 두드러져 보인다.

나타난다.

폐쇄성 폐질환은 기관지를 통한 공기 흐름의 폐색과 같이 동일한 병인으로부터 초래되므로 이 질환의 다양한 유형에서 그 증상들은 매우 유사하다. 천명음(wheezing)은 일부 폐쇄된 기관지를 통해 공기가 흐르면서 발생하는 시끄러운 호흡음이다. 기침은 과도한 점액선의 생성으로 인한 결과이며, 보통 지연되어 나타나는 가스교환에 따른 호흡곤란과 빈호흡은 흔한 증상이다. 이들은 폐활량 측정에서 FVC는 거의 정상에 가까우나, 기관지로부터 배출되는 공기에 대한 저항 때문에, FEV_1은 감소한다. 흉부 X선 촬영상 어떠한 변화도 나타나지 않을 수 있다.

천식

천식은 기관지경련으로 인해 나타나는 호흡곤란을 말한다. 이는 일시적인 사건으로 어떤 유발요인이 기관지경련을 일으키고 유발요인이 제거되면 기관지폐색은 대부분 해결된다. 환자는 천식발작(asthmatic attack) 사이에는 정상으로 보인다. 천식발작 중에 환자는 흉부가 조이는 듯한 감각을 느끼게 되어 호흡은 짧아지고, 흡기나 호기 시 천명음, 기침 그리고 매우 불안하고 두려움을 느끼게 된다. 천식발작이 있을 때에는 발작 동안 점액성 물질을 과도하게 생성하며, 이는 회복기 동안 잦은 기침을 유발한다. 이 질환은 폐에 영구적인 손상을 초래하지는 않으나 중증이고 만성인 경우에는 조직학적인 변화를 일으켜 기관지근육의 과도증식 및 타액선의 과도 분비가 발생한다. 조직학적으로 천식을 진단할 수는 없지만, 진단은 폐활량계와 기관지확장제 투여에 의한 가역성으로 기도폐색을 임상적으로 증명하는 것에 달려 있다.

천식은 만성기관지염이나 폐기종과는 달리 가역적이다. 기관지 경련을 일으키는 발작의 원인이 되는 자극을 제거하고, 다양한 기관지 확장제와 항염증약제의 사용은 증상을 완화시키고 심지어 증상 예방에도 도움이 된다. 앞서 언급했듯이 기도폐색의 가역성은 임상진단의 기초가 되고 있다.

병리학적 소견으로 볼 때, 천식은 외부의 알레르기원 또는 자극물에 의해 발생하며, 이는 기관지의 과도반응 및 염증반응을 일으킨다. 그 중 하나가 제1형 과민반응이다. 이를 외인성 혹은 아토피성천식이라고 부른다. 또 다른 유형은 기도의 자극물질에 대한 내인성 과민반응에 의해 중재되며 면역학적 반응을 유발하지는 않는다. 천식 유발요인의 예로는 스트레스, 흡연, 운동, 추위, 바이러스 감염 등이 있다. 대부분의 천식환자들은 이러한 두 가지 분류의 모든 자극원에 민감성을 나타내고 자극의 특성과는 상관없이 동일한 약제들이 기관지 수축을 이전의 상태로 되돌리고 염증을 호전시킨다.

아토피성 천식(atopic asthma)은 가장 흔한 유형이다. 이는 유년기부터 발생하며 비염이나 습진과 같은 또 다른 알레르기 증상을 나타낸다. 천식유발물질은 흔히 환경적 항원, 즉 꽃가루, 집먼지(바퀴벌레 배설물, 동물의 비듬은 잠재적 자극원이 됨), 음식(예: 우유) 등이다. 이 항원은 비만세포와 T림프구의 반응으로부터 히스타민 분비를 자극하고, 그 결과 광범위한 기관지부종과 점액 생성, 그리고 평활근과 기관지벽에 경련성 수축을 일으키는 사이토카인을 방출하게 된다.

비아토피성 또는 내인성 천식(nonatopic or intrinsic asthma)의 병태생리는 아토피성 천식처럼 비만세포, 사이토카인, 그리고 T림프구들에 의해 활성화되지 않는다. 이 질환은 자극원에 의한 부교감신경 섬유의 직접적인 자극이나 기관지벽 내의 변화하는 염증반응에 의해 발생하는 것처럼 보인다. 아스피린과 같은 약물들이나, 에폭시수지(epoxy resins), 포름알데하이드(formaldehyde)와 같은 환경 속의 화학물질들에 반복적으로 노출될 경우 천식발작을 일으키게 된다.

만약 천식유발요인이 확인된다면, 천식발작을 예방하기 위해 노출을 피하는 것이 중요하다. 그러나 이 방법이 반드시 실현 가능한 것은 아니다. 특히 여름철 돼지풀 꽃가루같이 환경에서 도처에 존재하는 항원의 경우는 더욱 그렇다. 신체는 이러한 소량의 항원에 노출을 반복하면서 탈감작(desensitization)을 일으킨다. 이로써 신체는 방어적 항체-중재 반응을 발달시켜 천식발작을 예방할 수도 있다. 만약 천식 유발요인을 모른다면, 피부반응검사(skin testing)를 실시한다. 이는 아주 소량의 항원을 주입하여 결과로 나타나는 팽진의 크기를 관찰하는 것이다. 아토피성 천식의 경우, 피부반응검사는 종종 하나의 항원보다 더 많은 항원에 대한 감수성을 나타낸다. 많은 경우에 알레르기원 또는 자극원은 찬 공기 혹은 운동과 같이 여러 번의 천식발작을 거치면서 단순히 관찰에 의해서 확인된다.

천식 치료는 기관지근육과 점액선의 활동을 감소시켜주는 것이다. 확실한 치료는 천식의 중한 정도에 따라 발작을 조절하는 것이다. 몇몇의 환자는 천명음과 조이는 듯한 증상을 호소할 때 투여하는 평활근을 이완시켜주는 기관지확장제를 통해 간단히 치료가 가능하다. 아동들에게 있어서 아토피성천식의 대부분은 이 방법에 의해 치료가 된다. 대부분 아동의 경우 아토피성천식은 성장함에 따라 중증도가 덜해진다. 다루기 어려운 천식의 경우 환자들은 기관지확장제를 예방적으로 사용할 수도 있다. 심지어 어린아이들에게도 기관지확장제를 투여해야만 할 때는 개개인에 맞게 힘주어 내뱉을 수 있는 공기의 양을 측정하는 간단한 폐활량계를 사용할 수 있다. 이 폐활량계는 천식발작과 잦은 입원을 사전에 예방하는 매우 효과적인 방법이다. 상태가 심각한 경우에는 스테로이드와 같은 항염증약물을 치료적 약제에 추가할 수도 있다.

참고 12-4 천식

원인
- 알레르기원
- 바이러스 감염
- 다른 자극물: 추위, 운동, 약물, 직업상 기화물질

병변
- 기관지 경련
- 염증
- 점액 생성 증가

발현
- 천명음
- 호흡곤란
- 기침

Brittle 천식은 중증의 천식을 일컬으며 지속적으로 조이는 느낌, 기침 또는 천식발작 사이의 천명음, 약물의 유지에도 불구하고 빈번하고 급격한 상태의 악화 등을 수반한다. 이러한 유형의 천식 환자는 집중적인 약물조절과 잦은 입원치료를 요한다. 지연되는 발작을 천식지속상태(status asthmaticus)라고 한다. 과거에 효과적인 관리전략이 강구되기 전에는 천식 지속상태는 흔하지 않았으며 천식 환자들에게는 두려운 상황이었다. 이 상태에서의 호흡은 매우 위태로와서 가스교환이 안 되고 환자는 심한 저산소증에 빠지게 된다. 이 상태가 신속하게 복귀되지 못하면 천식지속상태는 치명적인 상황이다.

만성폐쇄성 폐질환: 만성기관지염과 폐기종

만성기관지염(chronic bronchitis)은 2년 동안 적어도 3개월 이상의 객담을 동반한 지속적인 기침을 나타내는 질환이라고 임상적으로 정의된다. **폐기종(emphysema)**은 형태학적으로 폐포벽의 파괴에서 나온 결과로 지속적인 공기공간(air space)의 확장을 특징으로 한다(그림 12-14). 만성폐쇄성 폐질환에서는 사실상 전적으로 흡연자에게 발생하는 폐기종과 만성기관지염이 복합적으로 나타난다. 하지만 모든 흡연자에게서 발병하는 것은 아니고, 어떤 사람들은 다른 사람들에 비해 더욱 심하게 영향을 받는다. 만성기관지염이 더욱 두드러진 증상일 수 있으며 폐기종이 더욱 현저하게 나타나는 경우도 있다. 하지만 다른 증상 없

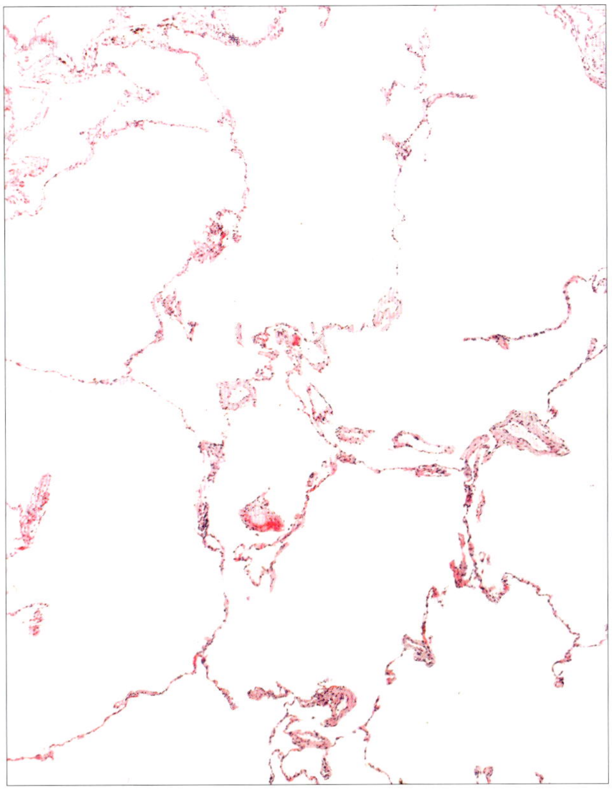

그림 12-14 폐기종. 현미경 소견에서 팽창된 공극(air space)과 그림 12-2B의 정상 폐포의 크기를 비교해 보도록 한다.

이 하나의 증상만이 나타나는 경우는 흔치 않다. 비흡연자에게서 두 가지 증상이 모두 발생할 수도 있으며 단지 한 가지 형태의 폐색만이 초래될 수도 있다. 예를 들어 낭성섬유증을 가진 환자의 경우에는 반복되는 폐의 감염으로 인해 나타나는 만성기관지염이 잘 발생한다. 알파-1 항트립신이 결핍된 환자의 경우에는 매우 심각한 폐기종으로 진행된다. 그러나 이 경우에는 만성기관지염을 동반하지는 않는다.

비록 임상적으로 만성기관지염이라고 정의되어도 시간이 지남에 따라 지속적인 염증에 대해 이차적으로 조직학적 변화가 발생한다. 기관지의 점액선이 과형성되며 이는 기관지의 만성 자극으로 인해 발생하는 점액 생성의 증가를 반영한다. 이 점액은 기도폐색의 원인이 된다. 근육경련의 어느 정도에서 또한 이러한 역할을 담당하므로 만성폐쇄성 폐질환의 증상은 천식에서와 같이 기관지 확장제로 개선될 수도 있다. 만성기관지염을 가진 환자는 폐의 말초 공기통로에 있는 완전히 제거되지 않은 점액전색(mucus plugs) 때문에 자주 호흡기 감염을 일으킨다. 흡연은 매우 다양한 방법으로 질환을 더 심각하게 만든다. 그것은 기관지 점액선에 의해 자극에 대한 과도한 점액 생성으로 나타난다. 또한 흡연은 기관지 분지로부터 청소 역할을 담당하는 점액선에서의 섬모 활동을 방해한다. 더욱이 흡연으로 인한 만성적인 자극과 염증은 기관지 점막세포의 화생과 형성이상을 유발한다. 만성기관지염은 필요시에는 기관지 확장제, 항생제, 스테로이드로 치료가 된다. 그러나 환자가 금연을 하지 않으면 완전히 회복되지는 않을 것이다.

폐쇄성 폐질환인 폐기종은 폐실질이 소실된 질환으로 폐를 구성하는 탄력단백질인 엘라스틴의 양이 감소되어 결과적으로 공기의 흐름을 유지시키는 폐의 탄성이 소실된 질환이다. 담배의 독성은 폐의 효소와 자유 기간의 균형을 방해하여 결과적으로 폐포벽의 파괴와 손상을 초래한다. 이는 알파-1 항트립신 결핍증으로 인한 손상의 기전이다. 이 유전질환에서는 폐에 염증반응이 생길 경우 호중구에서 분비하는 단백분해효소가 알파-1 항트립신에 의해 정상적으로 억제되지 않고 폐실질을 녹인다. 알파-1 항트립신 결핍증 환자는 젊었을 때 심한 폐기종이 발생하며, 흡연은 질병의 악화를 가속화시킨다. 유전질환이 아닌 흡연과 연관된 폐기종의 경우도 유사한 병리기전을 거친다. 흡연은 염증반응을 유발시켜 호중구를 끌어들이고 폐조직에 존재하는 항단백분해효소들은 호중구에서 분비하는 단백분해효소들을 적절히 제거하지 못하여 폐조직의 손상이 유발된다.

폐기종은 폐중심성 폐기종, 범세엽성 폐기종, 중격주위 폐기종, 수포성 폐기종으로 분류한다. 이러한 유형들은 서로 다른 병인들과 관련이 있다. 흡연은 폐중심성 폐기종의 원인이 되며, 또는 말초기관지에서 분리된 말단기관지 주위의 폐포를 파괴한다. 알파-1 항트립신결핍은 폐 중심과 말초의 폐포 파괴의 원인이 되거나, 범세엽성 폐기종의 원인이 된다. 그러나 실제적으로는 병인에 관계없이 결과적으로 폐의 전부위에서 폐포가 파괴된다. 수포성 폐기종(bullous emphysema)은 수포를 형성하거나, 크게 보이는 거품을 형성한다. 이러한 진행은 폐의 흉막하에 사상흔하게 발생하며 파열에 취약하다. 파열이 일어나면 공기가 흉막강 내로 들어가게 되며 기흉, 무기폐, 갑작스러운 호흡곤란의 원인이 된다. 이는 만성폐쇄성 폐질환으로 인한 사망의 주요 원인 중 하나이다. 심각한 수포성 질환은 수술로 수포를 절제하므로 치료할 수 있다.

폐기종과 만성폐쇄성 폐질환은 모두 환기의 문제로 인해 발생한다. 근본적으로, 공기는 폐색이 있는 곳으로부터 먼 곳에 모아진다. 이것은 산소가 부족하고 이산화탄소가 많은 공기가 신선한 공기로 효과적으로 대체되지 못함을 의미한다. 폐의 전체 크기는 보아신 공기로 인해 증가하게 된다. 그러나 용적이 증가함에도 불구하고 폐 내의 대부분의 공기는 가스교환에 효과적으로 기여하지 못하는 '죽은' 공기이다. 흉강은 눈에 띄게 확장되어 '술통형 가슴(barrel chest)'이라는 별칭으로 불린다. 방사선촬영상 납작해진 횡격막과 폐에 의해 점유된 공간이 증가할 뿐만 아니라 공기/조직 비율이 증가되므로 폐의 방사선 투과성이 증가된다(그림 12-15).

정상적으로 혈액 내 이산화탄소의 농도는 뇌의 호흡중추를 자극해서 호흡을 조절한다. 이산화탄소의 정체는 호흡률을 증가시키도록 호흡중추를 자극한다. 이러한 이유로 만성폐쇄성 폐질환 환자의 경우는 자주 빈호흡이 나타난다. 그러나 만성적으로 이산화탄소 수치가 증가된 경우는 호흡중추는 높은 이산화탄소 수준에 대해 반응하게 되고 낮은 혈중 산소가 호흡을 자극하게 된다. 질환의 이러한 단계에서는 산소 요법은 호흡자극원(낮은 산소농도)을 제거하게 되므로 환자를 사망에 이르게 할 수도 있다.

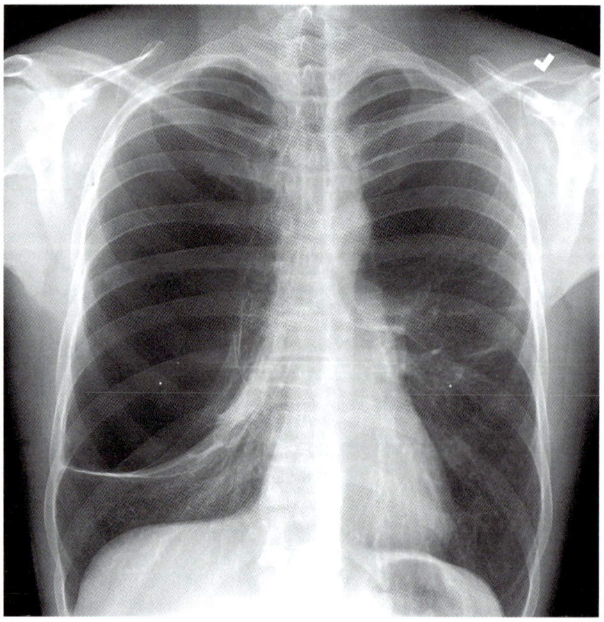

그림 12-15 만성폐쇄성 폐질환 환자의 흉부 X선. 양쪽 폐, 특히 우측 폐영역은 조직감소로 인해(기종) 부분적 투과를 보이고, 횡경막은 폐용적 증가로 인해 양측이 모두 아래쪽으로 밀려 내려가 있다. (Courtesy of Dr. Donald Yandow, Department of Radiology, University of Wisconsin School of Medicine and Public Health.)

순수한 만성기관지염과 폐기종은 임상 양상을 달리한다. 만성기관지염은 산출성 기침, 재발하는 폐감염, 피부와 점막이 푸르게 변하는 심한 저산소증으로 나타난다. 폐기종 환자에서는 보통 술통형 가슴이 나타나는데 이것은 확대된 공기 공간에 과도한 공기가 모아지기 때문이다. 폐기종 환자는 보통 활모양으로 구부리고 앉는 자세를 취하게 되는데, 이는 숨을 내쉬는 동안 횡격막을 올려주고 가슴을 압박하는 데 도움을 주기 위함이다. 과호흡과 호흡부속 근의 사용에는 매우 많은 양의 에너지가 사용되며, 이에 따라 폐기종 환자는 대체로 마른 체형을 보인다. 이러한 특징적 외형은 각각 일차적인 만성폐쇄성 폐질환이나 폐기종 환자에 대하여 임상 저술가들에게 'blue bloater'와 'pink puffer'이라는 영감을 주었다.

만성폐쇄성 폐질환의 치료는 지지적인 치료, 약물요법, 그리고 수술적 중재의 조합으로 이루어진다. 금연은 치료를 위해 매우 중요하다. 비록 금연으로 질환이 완전히 회복될 수는 없지만, 폐의 비 활동성을 감소시켜주면서 그로 인한 폐손상을 예방해주는 역할을 한다. 스테로이드는 염증을 완화하고, 기관지확장제는 기도개방 유지에 도움을 주며 산소도 공급될 수 있다. 감염 치료를 위해 항생제가 사용되고 수술은 기관지확장증 또는 수포가 있는 병변의 제거를 위해 필요할 수도 있다. 또한 죽은 공기를 모으고 있는 폐의 용적을 감소시켜 많이 손상 받지 않은 폐의 다른 부분이 충분히 확장되도록 한다. 이러한 중재에도 불구하고, 만성폐쇄성 폐질환은 매우 심각한 병의 유발과 사망원인이 된다. 이 질환은 미국에서 심장질환, 암, 그리고 뇌혈관질환에 이어 네 번째로 사망을 초래하는 원인이며 대부분 수년간의 장애 후에 사망에 이르게 된다. 만성폐쇄성 폐질환에서 사망은 대부분 심한 고탄산혈증(hypercapnia)과 함께 심각한 가스교환 장애의 결과이며 세포 기능이 제대로 이루어지지 않아 혈액의 **산성(acidosis)**이 증가하므로 **산증(acidosis)**을 유발하고 폐성심, 울혈성 심부전 혹은 기흉을 초래한다.

비감염성 사이질성 폐질환

폐포벽과 같은 사이질의 질환은 제한성 폐손상에 영향을 준다. 폐포 벽은 염증과정, 부종액, 섬유화가 진행됨에 따라 뻿뻿해지고, 탄력성이 저하된다. 이로 인해 전체적인

참고 12-5 만성 폐쇄성폐질환

원인
- 흡연
- 알파-1 항트립신 결핍

병변
- 폐포의 융합이 있는 폐포벽의 파열
- 점액생산증가
- 수포(bullae)
- 기관지천식

발현
- 호흡곤란, 빈호흡
- 원통형가슴
- 만성기관지염
- 폐감염
- 호흡을 위한 노력 증가
- 기흉

폐활량이 감소되면 초당 강제호기량(FEV_1) 또한 감소된다. 사이질성 폐질환의 증상은 제한성 폐질환의 증상과 유사하다. 호흡곤란, 빈호흡이 있으며, 더 이상 적절한 산소공급이 어려워져 결국에는 청색증이 나타난다. 또한 환자들은 폐고혈압, 폐성심, 폐감염의 전개에 취약해진다.

사이질성 폐질환은 급성 또는 만성일 수 있다. 급성 형태로는 폐부종과 산재성 폐포 손상이 있다. 두 가지 상태 모두 심각하고, 잠재적으로 치명적이며, 집중적인 의료관리가 필요하다. 이들은 대개는 제한성 폐질환으로 분류하지 않는다. 제한성 폐질환은 전통적으로 만성적이고 우울한 질환군으로 매우 다른 의학적 치치가 필요하다. 그럼에도 불구하고 어떻게 사이질성 질환이 환기의 부조화를 유발시키는지 설명하고자 급성사이질성 폐질환을 만성질환과 함께 다루기로 한다.

폐부종(pulmonary edema)은 일차적인 폐질환으로는 드물다. 폐부종은 체액을 조절하는 기전이 파괴되거나, 폐 모세혈관이 손상되었을 때 발생한다. 예를 들면, 순환체계를 통해 피를 순환시키는 심장이 제 기능을 하지 못하는 울혈성 심부전에서는 정맥경로에 수분이 저류되고, 이것이 모세혈관벽을 통해 침투하여 이차적으로 정수압이 상승된다. 폐에서는 수분이 간질 내와 폐포로 유출되는데 이로 인해 간질의 유연성이 떨어지고 가스 확산을 방해하여, 공기강 내에 있는 수분으로 인해 환기에 어려움이 생긴다. 울혈성 심부전이 있는 상태에서 폐부종은 대개 천천히, 그리고 잠행적으로 진행된다. 환자들은 대개 누울 때 호흡곤란을 호소하며, 이를 기좌호흡이라 일컫는다. 환자들은 수면 시에 머리 밑에 여러 개의 베개를 놓아야 할 수도 있다. 이는 중력에 의해 체액을 폐의 아래쪽으로 이동시켜 상대적으로 폐의 상부는 건조해져서 더 많은 가스교환이 가능해진다. 폐부종 또한 갑자기 발생하기도 하는데, 이는 모세혈관이 손상되기 때문이다. 담배, 약물 또는 화학물질, 그리고 흡인된 위 내용물들은 대부분 모세혈관 내피 손상을 야기하는 물질들이며, 이로 인해 수분이 사이질 공간으로 이동하게 된다.

폐포벽의 급성 손상으로 야기되는 손상은 조직학적인 특성으로 **급성호흡곤란증후군(acute respiratory distress syndrome, ARDS)**을 야기하는데, **미만성 폐손상(diffuse alveolar damage, DAD)**이 특징이다. 이 상태는 형태학적으로 신생아의 호흡곤란증후군과 일치한다. 신생아 호흡곤란증후군에서 폐포 벽의 염증과 폐포내막세포의 손상은 폐포에 부종액과 적혈구로 채워지는 상태를 야기하며 단백질성의 유리화침전물이 폐포 내벽을 둘러싼다(그림 12-5). 불행히도 미만성 폐손상을 야기시키는 요인들은 매우 많다(표 12-2). 가장 흔한 원인들로 패혈증, 미만성 폐감염, 흡인, 두부손상이 있다. 미만성 폐포손상은 대개 둥근 모양으로 폐 양쪽에 발생한다. 감염세포의 축적과 폐포벽의 잔해들은 폐를 과도하게 무겁고 경직되도록 한다. 부검에서는 가볍고 솜털 같은 느낌보다는 단단하고 고무처럼 탄력이 느껴진다. 성인호흡곤란증후군은 매우 심각한 상태로 50% 이상에서 치명적이다. 이 질환은 대부분 매우 빠르게 진행하며, 중환자실로의 입원이 필요하다. 만약 치료법을 알고 치료가 가능하다면 반드시 자극을 주는 물질을 제거해야 하며 폐가 자연적으로 치유되는 동안 산소공급 및 기계적 환기보조와 같은 지지적인 방법들이 치료에 포함되어야 한다. 환자는 폐손상의 흔적이 없이 완전하게 회복이 가능하거나 미만성 폐손상이 일어나 섬유증의 정도가 다양하게 진행될 수도 있다.

만성 산재성 사이질성 질환(chronic diffuse interstitial disease)은 천천히, 그리고 어떤 자극물질에 반복적으로 노출되지만 이를 감지하지 못하는 환자들에게 종종 발생한다. 많은 경우에 섬유화의 원인은 알려지지 않았다. 이러한 상태는 모두 폐포벽의 섬유증이 공통점이며, 이로 인해 다양한 중증도의 억제성 폐질환을 야기한다. 신체 검진 시에는 비정상적인 호흡음과 함께 호흡곤란과 빈호흡이

표 12-2 산재성 폐포손상(급성호흡곤란증후군)을 유발하는 요인

감염 • 압도적인 세균성 폐렴 • 바이러스성 폐렴 • 진균성 폐렴 • 주폐포자충(Pneumocystis jiroveci pneumonia) • 균혈증 • 패혈성 쇼크
외상 • 화상 • 익사 직전 • 폐좌상 • 두부손상 • 지방 또는 공기 색전증
흡인/흡입 • 위 내용물 • 흡연 • 고농도 산소 • 부식성 화학물
의원성 • 약물 • 혈액 생성물의 수혈 • 방사선조사 • 조영물질 • 폐 수술 • 인공심폐기 사용
대사성 또는 전신 상태 • 요독증 • 췌장염 • 파종혈관내응고
기타 • 높은 고도 • 교원질 혈관성 질환
특발성

나타나지만 기도폐색의 증거(예: 천명음)는 보이지 않는다. 흉부 방사선촬영에서는 정상 폐 크기를 나타내지만 산재성 음영, 결절 또는 연마한 유리 불투명체(ground glass opacities)라고 불리는 불규칙한 선들이 폐 전체에 나타난다. 질병의 초기단계에서는 다양한 질환의 조직학적 변화가 있을 수 있으나, 시간이 경과함에 따라 폐는 모두 같은 모양으로 변화한다. 큰 공기 공간들이 섬유띠에 의해 서로 분리되므로 봉와상폐(벌집 모양의 폐, honeycomb lung)(그림 12-16)라고 이름 붙여졌으며, 감염과 농양 형성이 병발한다. 얇고 정교하며 유연한 폐포벽이 뻣뻣한 섬유성조직의 두꺼운 띠로 대체되면서, 결국 호흡곤란, 청색증, 폐고혈압, 폐성심, 사망을 야기하는 폐기능의 억제성 유형이 초래된다. 이러한 폐는 세균, 진균, 바이러스 그리고 특히 결핵균 감염에 매우 취약하다.

다양한 상태들은 만성적, 산발적 간질성 손상을 야기한다. 질환들의 대부분은 알려진 자극제에의 노출, 특징적인 방사선촬영 형태, 항체에 대한 혈청검사(콜라겐 정맥 질환), 그리고 폐기능검사에 의해 임상적으로 진단될 수 있다. 개방적 폐생검은 보조적인 정보를 제공하지만 항상 필요한 것은 아니다. 종종 제한성 폐질환의 원인이 밝혀지지 않아 환자들은 치유보다는 일종의 증상완화와 질환과정의 호전을 목표로 완화적인 치료를 받는다. 만성 미만성 사이질 폐손상을 유발하는 질환으로는 진폐증, 과민성폐렴, 유육종증, 그리고 특발성 폐섬유증이 가장 흔하다. 이러한 질환들을 살펴보기로 한다.

진폐증(pneumoconiosis)은 작은 물질들을 흡입하면서 환경적으로 유발되는 폐섬유증이다. 폐포 대식세포는 기관지 점막 섬모운동에 의해 제거되지 못한 공기 중 떠다니는 입자를 잡아먹는다. 그러나 만일 흡입된 먼지의 양과

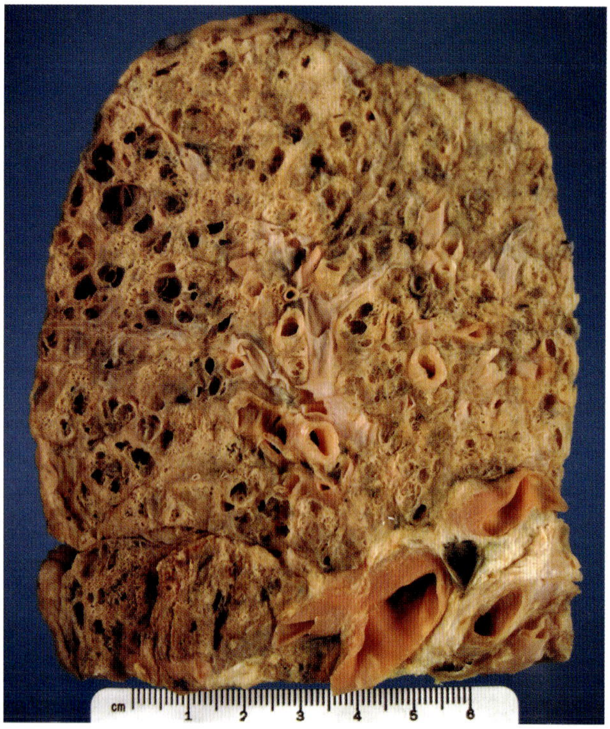

그림 12-16 봉와상폐. 폐섬유증으로 사망한 환자의 폐상부엽으로 정상적으로 보여지는 폐실질은 존재하지 않는다. 다양한 크기의 공간들이 섬유증 띠에 의해 둘러싸여 있다.

흡입 기간이 긴 경우 대식세포의 먼지제거능력은 떨어지게 된다. 먼지 입자들은 폐포에 침착되어 만성염증을 유발시키고, 폐포 대식세포의 만성적인 활성화는 폐섬유화를 초래한다. 대개 진폐증은 작업환경에서 발생한다. 광부들, 이산화규소(유리 절단기, 모래 발파공에 있음) 및 절연판과 같은 강력한 발화지연제인 석면에 노출되어 작업하는 사람들은 이 질환이 발생할 위험성이 있다. 그러나 폐섬유증은 노출된 사람의 일부에서만 발생한다.

탄분증(anthracosis)은 폐와 배액되는 림프절에 탄소가 축적되는 질환이다. 이 질환은 도시 거주자, 공장 근로자, 석탄 광부들에게 발생하는데 이들은 거의 매일 적게 혹은 많게 오염물질이나, 석탄입자들을 흡입한다. 탄소 자체는 섬유작용이 매우 적으므로 일반적으로 탄분증은 무해하다. 단순히 부검 시에 놀라운 발견을 하게 된다. 새까만 검은 선들과 결절들이 흉막 표면에서 교차하고 폐실질에 산재해있으며 폐문 림프절들을 검게 얼룩지게 한다. 반면, 광부들에게서는 탄광에서 일한지 수년이 지난 후에야 비로소 진행성 섬유증이 나타난다. 석탄이 어떤 사람에게는 단순히 대식세포에 붙어 축적되고 또 다른 사람에게는 거대한 폐섬유증을 초래하는지 그 이유는 알려져 있지 않다. 이는 아마도 단순히 석탄 입자보다는 다른 부수적인 물질의 흡입, 병을 유발하는 먼지들, 그리고 이에 대한 개인의 선천적인 염증반응과 같은 요인들의 작용에 의한 것일 수 있다.

규폐증(silicosis)은 석영과 같이 투명한 형태의 이산화규소 흡입에 의해 발생한다. 이들은 섬유증을 유발하는 강력한 물질들이다. 이 기전은 사이토카인에 의해 증가하는 염증성 세포 수의 보충을 포함하는 것으로 보이며 사이토카인은 이산화규소 입자들을 빨아들이는 대식세포에 의해 분비된다. 초기에 폐에서는 섬유성 반흔의 작은 결절들이 형성되고 결국에는 합체되어 폐의 말기단계를 초래한다(그림 12-17).

섬유성 규산염의 흡입으로 초래되는 석면증(asbestosis) 또한 사이질성 폐섬유증을 야기한다. 석면증은 탄소, 규소와 다르게 발암성으로 알려져 있다. 폐암과 흉막의 악성종양인 중피종은 모두 석면에의 노출과 깊은 연관성이 있다. 석면 섬유를 지니고 있는 많은 사람들이 큰 질병 없이 살아가는 것을 보면, 석면증의 결과는 예측하기 어렵다.

말기 폐 상태를 유발하는 다른 환경적 · 직업적 질환으로 과민성 폐렴(hypersensitivity pneumonitis)이 있다. 명칭이 암시하듯이 이 질환은 자극물질의 흡입에 대한 지연된 형태의 과민반응을 포함한다. 이와는 반대로, 알레르기성 과민반응의 주된 반응자인 호산구들은 과민성 폐렴에서는 두드러져 보이지 않는다. 대신에 간질성 조직은 림프세포와 성긴 육아종(loose granulomas)에 의해 침윤된다. 자극제는 버섯 재배에 사용되는 건초나 토양에 있는 곰팡이 혹은 동물의 배설물과 같이 대부분 생물체에서 유래하는 유기성 먼지이다. 과민성폐렴을 유발하는 미세분진들은 매우 많다(표 12-3).

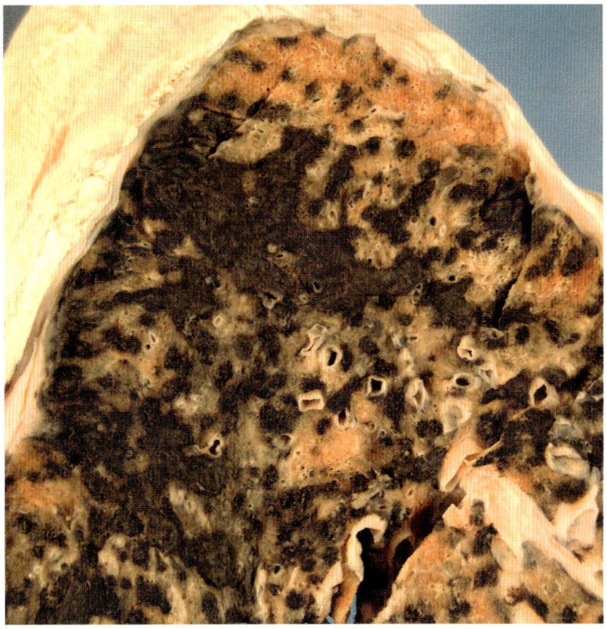

그림 12-17 규폐증에 의해 영향받은 폐의 사진. 날카롭게 윤곽을 나타내는 검은 부분들은 석탄 입자로부터 떨어져 나온 탄분증 색소들에 의해 침착된 섬유증 부위들이 합쳐진 부분들이다.

표 12-3 과민성 폐렴을 유발하는 것으로 알려진 입자

농산물	건초, 곡식알, 보리, 사탕수수, 단풍나무 껍질, 버섯 재배용 흙, 혼합비료, 이탄이끼, 치즈 포장, 포도
물(연무)	가습기, 에어컨, 사우나, 뜨거운 욕조, 실내 수영장
동물	새 배설물 또는 깃털, 연체동물 외피먼지
화학약품	습관성이 있는 정제 코카인(흡연용), 플라스틱, 페인트, 합성수지, 베릴륨(금속원소, Be)

유육종증(사르코이드증, sarcoidosis)은 전신에 비건락성 육아종을 일으키는 질환으로 임상 양상이 매우 다양하다. 가장 흔하게 침범되는 부위는 폐와 림프절 부위이다. 어떤 이들에서는 폐섬유화증이 가장 주요한 과정으로 이러한 환자들은 림프절 질환을 지닌 환자들에 비해 예후가 매우 불량하다. 파종된 경우 비건락성 육아종이 심장, 간, 피부, 눈을 포함한 신체의 모든 기관에서 생겨난다. 폐에서 국소적인 작은 육아종성 염증들은 결국 융합하여 폐실질에 큰 반흔을 남긴다(그림 12-18). 이 질환은 자연적으로 혹은 스테로이드 치료로 퇴화될 수 있다. 단지 소수의 환자들만이 말기 단계의 폐섬유증으로 진전된다. 유육종증은 젊은 성인들에게서 가장 흔하며 여성, 흑인, 미국 남부 거주자들에게서 더욱 흔하다. 이 질환은 면역학적 소인과 아마도 감염성인, 아직 확인되지 않은 항원에의 노출의 조합으로부터 발생된 것으로 보인다.

미만성 특발성 폐섬유증(diffuse idiopathic pulmonary fibrosis)은 원인을 알 수 없는 폐손상의 뚜렷한 유형을 일컫는 임상적 용어이다. 이러한 사이질성 폐질환의 형태에 있어서 섬유화 과정은 폐의 말초에서부터 시작되며 폐문의 안쪽을 향해 진행된다. 이러한 유형은 폐의 컴퓨터단층촬영 영상으로 쉽게 확인할 수 있다. 폐의 서로 다른 부분들은 시기가 다른 염증성, 섬유화 병소를 보이는데 정확히 말하면 어떤 부분은 이미 심하게 섬유화한 반면에 다른 부분은 최소한의 영향을 받는다. 항염증제를 투여함에도 불구하고, 이 질환은 예측 불가능하며 종종 치명적이다. 특

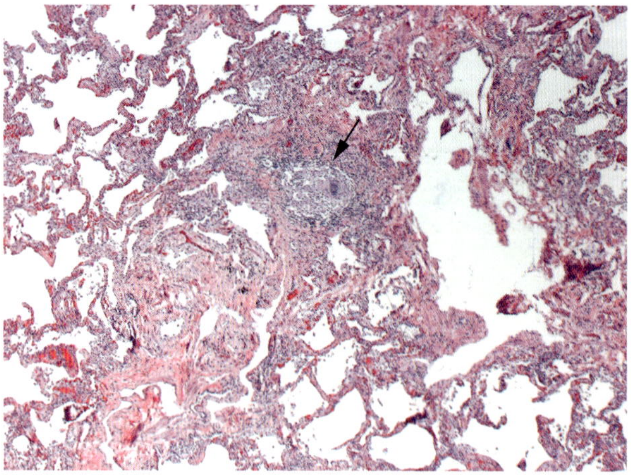

그림 12-18 유육종증(사르코이드증). 화살표는 육아종을 가리킨다. 정상 폐의 폐포벽과 비교했을 때(그림 12-2B), 섬유화가 증가되어 있고, 육아종 부근의 폐포벽은 두껍고 딱딱해져 있다.

참고 12-6 만성간질성 폐질환

원인
- 무기성 먼지(석탄, 이산화규소, 석면)
- 유기성 먼지(곰팡이, 분변)
- 불분명

병변
- 폐의 국소적, 산재성

발현
- 호흡곤란
- 폐고혈압, 폐성심
- 농흉, 결핵, 기타 감염

발성 폐섬유증은 환자들에게서 만성폐쇄성 폐질환과 낭성섬유증 다음으로 폐이식이 필요한 질환이다.

혈관질환

폐부종은 좌심부전의 결과 혈액이 폐에서 심장으로 빠져나가기 못해 폐정맥의 압력이 상승됨으로써 초래되는 질환이다. 심할 경우 체액은 폐포벽으로부터 폐포로 최종적으로 흉막강으로 이동하여 흉막삼출액(pleural effusion)을 생성한다. 사이질액과 흉막삼출액은 모두 폐기능을 억제시킨다.

폐색전증(pulmonary embolism, PE)은 가장 잠재적이고 치명적인 질환이다(8장에 간략하게 기술되어 있다). 이는 다리와 골반 정맥에 있는 색전들이 우측심장과 폐동맥으로 이동하면서 생긴다. 폐색전은 때때로 임상적으로 뚜렷하게 나타나기도 하지만 부검을 통해 더욱 자주 발견된다. 사실상 임상적으로 폐색전증을 진단하기는 매우 어렵다. 폐색전증의 발현은 다양하지만 대부분 어느 정도의 갑작스러운 호흡곤란을 포함하며 흉막성 흉통을 동반하기도 한다. 특히, 큰 색전이 폐동맥의 분지를 막을 경우(분기점 양쪽으로 갈라지는 부위에 위치하여 안장형 색전이라고 불림) 갑작스러운 사망을 초래할 수 있다. 작은 색전들이 폐의 말초부위로 이동한다면 심각한 손상을 야기하지 않고 색전을 해결할 수 있다. 장기적인 부동 또는 침상 안정, 최근의 수술, 다리 또는 골반 골절, 임신, 비만, 암, 자주 의심되지 않는 잠재성 혈관응고장애 등 다양한 상황이 폐색전을 형성하는 경향이 있다.

폐고혈압(pulmonary hypertension)은 이미 만성폐쇄성 폐질환과 말기 폐질환에서 언급되었으며 폐성심을 일으킨다. 재발하는 폐색전증과 자가면역질환 같이 다양한 다른

질환들이 폐고혈압을 야기할 수 있다. 폐고혈압의 특징적인 병터는 죽상경화증으로 큰 직경의 동맥 내막에 지방선조와 죽종판이 나타나고, 현미경 소견에서의 폐동맥벽의 비후를 보인다. 폐고혈압은 임상적으로 전신순환의 1/4을 초과하는 폐의 맥관구조 내의 압력이라고 정의된다. 심장의 우측 부위는 저항에 대항하여 혈액을 박출해야 하므로 더 큰 힘을 생성해야 하고 결과적으로 우심부전이 연이어 발생한다. 이는 급성 또는 만성 상태에 의해 초래될 수 있다. 예를 들면 급성폐성심은 폐색전의 결과로 생기며 만성 폐성심은 폐기종과 섬유성 폐병변과 관련성이 있다.

폐경색(pulmonary infarcts)은 매우 드물다. 그 이유는 폐가 혈액공급을 서로 문합을 이루고 있는 두 동맥으로부터 받기 때문이다. 그 중 하나는 폐혈관에서 기시하는 폐동맥이고 다른 하나는 흉부 대동맥에서 기시하는 기관지 동맥이다. 이 두 동맥들 사이의 측부 순환으로 인해 폐동맥의 어느 한 군데가 막히더라도 조직은 여전히 다른 동맥으로부터 혈류를 공급받으므로 폐 조직은 허혈로부터 어느 정도 보호된다. 그럼에도 불구하고 중간 크기 동맥에서 폐색전을 경험하는 위중한 환자들에서 경색이 발생할 수 있다. 경색은 흉막강을 기저부위로 발생하기 때문에, 경색의 진행 과정 중 염증이 발생하게 되면 흉막염성 흉통(pleuritic chest pain)을 야기할 수도 있다.

마지막으로 다양한 혈관염증(vasculitic) 질환은 폐동맥에 영향을 줄 수 있다. 베게너 육아종(Wegener granulomatosis), 미세다발성 혈관염 그리고 처르그-스트라우스 증후군(Churg-Strauss syndrome) 등은 매우 드문 자가면역질환으로 폐소동맥과 모세혈관에 염증을 일으키고 이어서 폐실질의 허혈성 상을 일으킨다.

과형성/신생물 질환

폐암은 미국에서 암 사망의 가장 흔한 원인이다. 폐암의 사망원인으로 흡연이 관련되어 있음은 이 장의 초반에서 논의한 바 있다. 양성 폐신생물은 드물며 대부분은 폐기능의 이상을 초래하지 않는다. 암으로 의심되지 않아 관심을 두지 않았던 부위가 우연히 방사선촬영을 통해 보여질 수도 있다.

대부분의 폐암은 기관지 상피세포에 있는 줄기세포로부터 발생하므로 기관지성 암종이라는 다른 용어로도 불린다. 폐암의 분류는 암세포가 유래되는 정상세포의 유형에 따라 결정한다. 가장 흔한 조직학적 변형은 편평세포암과 선(생)암이다. 그러나 이 분류는 임상적으로 매우 유용하지는 않다. 치료와 예후를 위해 암종을 소세포성, 비소세포암으로 분류하는데, 이 중에서 비소세포암이 더 흔하다. 일반적으로 소세포암이 비록 초기에 화학요법에 반응하기는 하지만 외과적으로 완치될 수 없고 급속하게 치명적이 되는 반면에, 비소세포암은 수술에 의해 잠재적으로 치료 가능하기 때문에 이러한 분류는 임상적으로 유용하다.

비소세포암(non-small cell carcinoma)의 많은 조직학적 변형들이 있는데 이들 중 일부는 폐의 발생 부위를 예측할 수 있다. 가령 편평세포암(그림 12-19)은 폐문부와 같이 중심부위에서 생겨나는 반면, 선암(그림 12-20)은 폐의 말단에서 생긴다. 이러한 암종들은 흉막, 흉벽, 종격동 구조물과 같은 인접한 조직들을 광범위하게 침범한다. 폐암의 증상들은 종양의 직접적인 확장과 관련이 있다. 가령 쉰목소리는 폐암이 후두신경을 침범한 결과이다. 다른 증상들은 암덩어리에 의한 폐색으로 인해 생겨난다. 가령 암이 자라 기관지를 막으면 호흡곤란, 폐렴, 객혈 등의 증상이 나타난다. 폐암이 폐문부 림프절로 전이되는 것은 매우 흔하며, 혈행을 통하여 다른 많은 장기로 전파되는 현상도 매우 흔하다. 뇌와 뼈로의 전이는 임상적인 문제들을 야기하는 것으로 악명이 높으며 간 전이는 말기 단계에서 특히 더 보편적이다. 진단은 방사선 촬영에 의해 확인될 수도 있지만 객담 세포진단학과 폐생검에 의해 확증되어야 한다.

폐암의 병기(표 12-4)는 처음 병소의 크기, 부분적으로 확산되는 정도, 림프성 혹은 혈행성 경로인지에 의해 림프결절이나 원발성 기관까지의 확산 여부를 포함한다. 모든 암에 있어서와 마찬가지로 아직 크기가 작고 폐에 국한된 암종의 발견은 외과적으로 치유될 수 있으므로 바람직하다. 대부분의 비소세포성 폐암은 3기에서 발견되지만 이 단계에서는 이미 암이 퍼져 있고 병변도 더 이상 절제할 수 없는 시기이다. 폐암을 선별하는 것은 매우 어렵다. 흉부 X선 촬영이나 고해상도 컴퓨터단층촬영술 같은 방사선촬영은 작은 결절도 발견해낼 수 있으나 이는 선별도구로 특이성이 없고 비용면에서도 효과적이지 않다(그림 12-21). 심지어 오직 고위험군(흡연자)을 선별했다고 하더라도 이미 불필요한 재검사를 시행하는 의료체계에 추가적

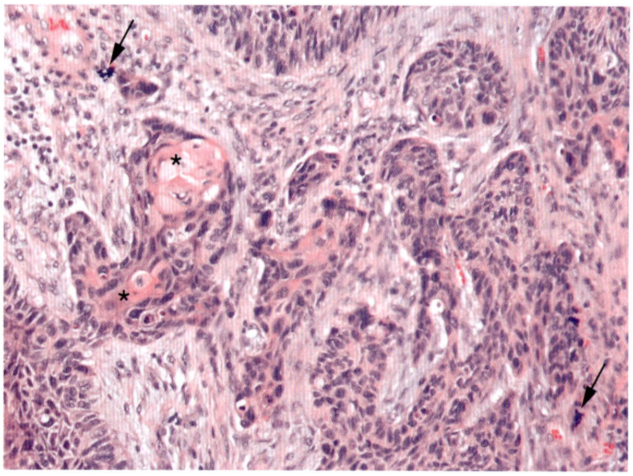

그림 12-19 편평세포암. 표피의 발달단계를 반복하는 응집된 세포의 불규칙한 판으로부터의 악성세포들은 케라틴 형태(별표)로 완성된다. 유사분열 형태(화살표)는 흔하다.

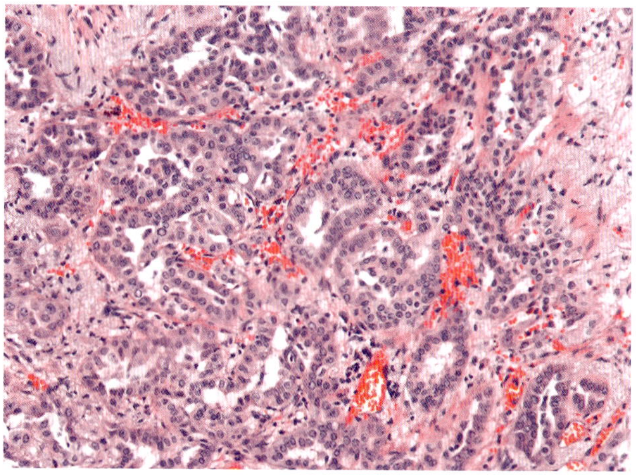

그림 12-20 선암. 악성세포들은 불규칙하고, 제대로 정렬되지 않은 분비선들을 형성한다.

인 부담만 주고 중요하지 않은 결절의 발견으로 방사선 촬영 외에 부수적인 검사를 요하게 될 것이다. 게다가 이전 연구에서는 폐암에 대한 선별검사가 질환의 사망률을 감소시키지 않는다고 보고하였다. 다시 말하면 어떤 암들은 조기에 발견할 수는 있어도 이것이 생존에 이득이 되지는 않는다는 것이다. 비소세포암의 치료에는 화학요법, 수술 그리고 방사선치료가 포함된다.

다른 암종과 다르게 보이는 비소세포암의 변형은 기관지폐포성 암종(bronchoalveolar carcinoma)이다. 이러한 형태를 가진 암의 중요성에 대해 병리학자들 간에 상당한 논란이 있어 왔으나 지금은 폐의 제자리에 위치한 암종 혹은 비침습적인 암종으로 표현되는 것처럼 보인다. 침습적인 암종에 있어 악성세포들은 폐실질의 주위를 파괴하고 성장하면서 섬유증을 초래한다. 이것은 직접적인 검사에서는 불연속적 결절을, 흉부 X선 촬영에서는 선으로 에워싼 음영을 형성한다(그림 12-21). 그러나 기관지 폐포성 암종의 악성세포들은 폐실질을 침범하지 않는다. 이들은 폐포 공간들을 채우면서 본래 자연 형태의 구조를 유지하고 폐포벽을 따라 커진다. 이 암종들은 흉부 X선 촬영과 직접 검사에 의해 폐렴과 유사함을 보일 수 있다. 이러한 종류

표 12-4 비소세포성 폐암의 단계별 기준과 예후

단계	설명	5년 생존율
IA 단계	• 폐에 국한된, 3cm보다 크지 않은 종양	80%
IB 단계	• 폐에 국한된 3~5cm 사이의 종양 • 주기관지 쪽으로 확장되거나 내장성 흉막을 침범한 종양 • 무기폐와 관련되었거나 폐색부위로부터의 원발성 폐색성폐렴인 종양	60%
IIA 단계	• IB단계 조건에 부합하는 모든 종양과 환측의 국소 림프결절로 전이된 종양 • 폐에 국한된 5~7cm 크기의 종양	40~50%
IIB 단계	• 5~7cm 크기로, 환측의 국소 림프 결절로 전이된 종양 • 폐에 국한된 7cm보다 큰 종양 또는 • 폐를 넘어 다른 구조(흉벽, 횡격막, 심막)까지 침범한 종양 • 폐 전체를 포함하지만, 결절이나 원위부로는 전이되지 않은 무기폐 혹은 폐색성폐렴과 관련된 종양 • 어느 크기라도 같은 폐엽에 있는 서로 떨어진 종양결절을 동반한 종양	
IIIA 단계	• IIB 단계에 부합하는 모든 종양으로 암과 같은 쪽으로 림프절 전이가 있으나 폐문부위보다는 원위부로 전이된 종양	25~30%
IV 단계	• 어느 크기라도, 침범의 정도와 상관없이 림프결절을 침범하고, 원위기관으로 전파(전이성 질병)된 종양	10%

의 암 환자들은 침습성의 비소세포암을 가진 환자들보다 생존율이 훨씬 더 높은 경향이 있다.

소세포(신경내분비계)암[small cell(neuroendocrine) carcinoma]은 형태학적으로나 임상적으로 비소세포암과 확연히 구별된다. 형태학적으로 소세포암은 세포질이 빈약한 점착성이 약한 세포들, 많은 수의 세포분열, 괴사된 부위의 존재로 구성된다(그림 12-22). 임상적으로는 거의 항상 흉강과 그 이상에 광범위하게 퍼져 있을 때 발견된다. 외과적 완치는 불가능하다. 화학요법과 방사선치료는 생명을 연장할 수는 있지만 완치시키지는 못한다. 몇몇 소세포암은 비정상적으로 호르몬을 생성함으로써 나타나는 증상 때문에 발견된다. 소세포성 폐암에 의해 분비되는 가장 흔한 호르몬은 부신피질 자극 호르몬으로 환자들은 쿠싱 증후군(Cushing syndrome)을 나타내기도 한다(24장 참조).

소세포암은 신경내분비세포의 계통에서 유래한다. 폐에서 발생하는 매우 소수의 다른 종양은 신경내분비세포로부터 유래한다. 이러한 병소들의 세포들은 두드러진 악성 특징을 제외하고는 소세포암과 닮았다. 이들을 유암종(carcinoid tumors)이라고 하며 전형적인 것과 비전형적인 것의 두 가지 형태가 있다. 비전형성은 악성(괴사 또는 증가하는 유사분열 형태)의 특징을 지닌 것을 일컫는다. 전형적인 유암종들은 대개 전이되지 않고 절개로 완치되는 본질적으로 양성인 질환이다. 비전형적인 유암종들은 더 악성의 특성을 보일 수 있다. 즉, 더 크게 성장하며 림프절과 다른 기관으로 전이된다. 그러나 소세포성 암종만큼 치명적인 것은 거의 없다. 이 세 가지 독립체들은 하나의 종양이 사실 더 높은 단계의 형태로 될 수 있음을 보여주는 증거가 거의 없음에도 불구하고 악성화의 연속체에 놓여 있다고 생각될 수 있다. 악화되는 신경내분비 종양들의 연속체라는 개념은 보다 새로운 용어에 반영되어 있으며 전형적인 유암종은 '잘 분화된 신경내분비 암종', 비전형적 암종은 '중간 정도로 분화된 신경내분비 암종', 그리고 소세포암종은 '거의 분화되지 않은 신경내분비 암종'이라 한다. 유암종은 비흡연자들에게서도 발생할 수 있는데 기침과 원발성폐렴을 포함한 폐쇄성 증상들을 유발하면서

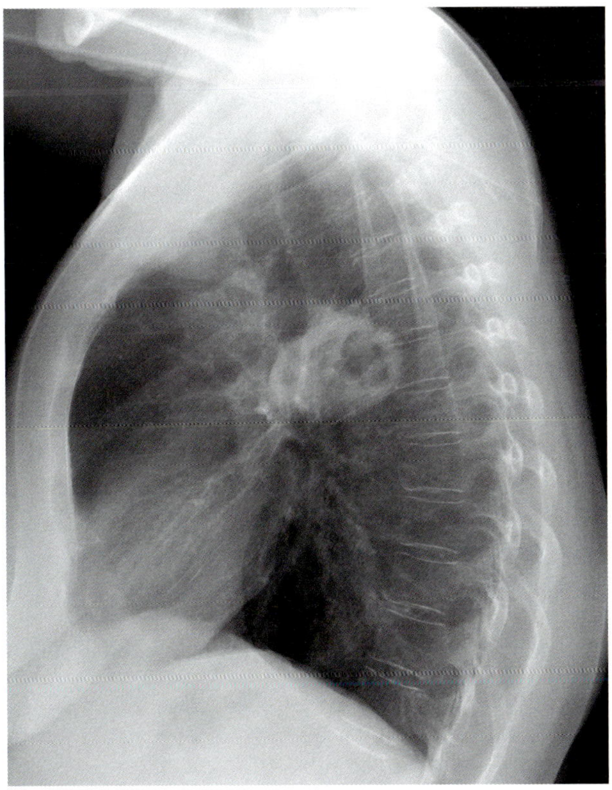

그림 12-21 여성 노인의 측면 X선 사진. 우측 상엽에 암종의 불연속적인 결절이 보인다.

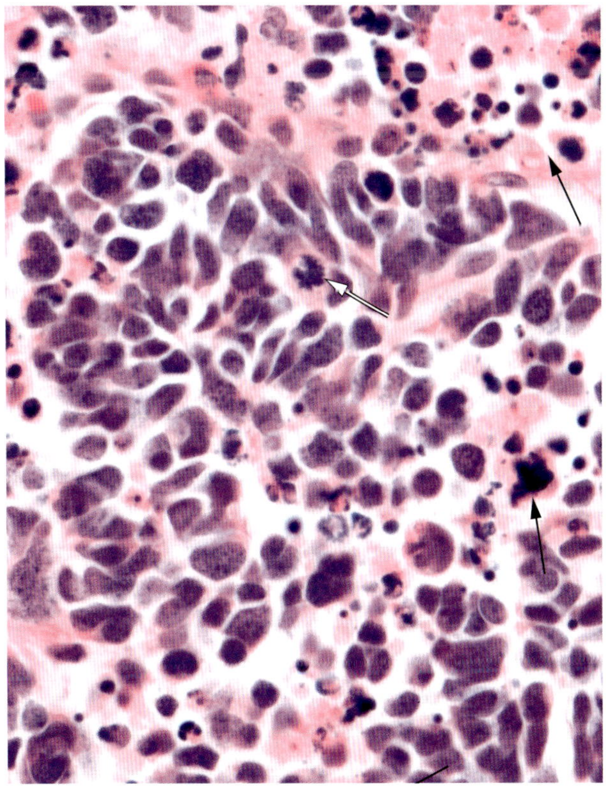

그림 12-22 소세포암. 흰색 화살표는 비전형적인 유사분열 형태를, 검은색 화살표는 괴사성 그리고 자연사 세포들을 가리키고 있다.

참고 12-7 폐암

원인
- 불분명
- 흡연
- 석면증

병변
- 편평상피, 소선의 또는 잘 분화되지 않은 세포덩어리, 대개는 기관지로부터 발생

발현
- 호흡곤란
- 체중감소
- 폐렴
- 객혈
- X선상 형태

기관지 내강으로 자라는 경향이 있다. 유암종은 홍조, 설사, 그리고 청색증을 초래하는 혈관에 작용하는 아민을 생산할 수 있다. 이것을 유암종성증후군이라고 한다.

비소세포암이 단지 대세포성 암종으로 불리지 않는 이유는 대세포성 암종은 비소세포암과 소세포암 집단에 모두 발생하기 때문이다. 이 부분은 용어가 상당히 혼란스럽기 때문에 이러한 변형들에 대한 논의는 더 필요하지 않다. 만약 어떤 이들이 "대세포 암종"이라고 한다면, 대부분 대세포 신경내분비성 암종을 일컫는 경우가 많은데, 이는 신경내분비성 암종의 고등급 변형이다.

결과적으로 폐는 다른 부위로부터 혈류에 의해 퍼지는 전이암(metastatic cancer)의 가장 흔한 장소이다. 미세종양 색전들은 흉막 또는 폐의 섬유성 결체조직 내에 있는 작은 혈관 통로로 이동할 수 있다. 이곳에서 미세종양색전들은 흉막표면에 있는 선모양의 가닥 또는 결절로 성장하거나 혹은 대부분 다양하게 확장되어 폐실질 내의 결절들을 에워쌈으로써 성장할 수 있다. 폐로 확산되는 가장 일반적인 종양은 대체로 가장 흔한 종양들(유방암, 전립선암, 대장암)이다. 또한 육종들은 혈류를 통해 전파되므로 폐는 육종이 전이가 되는 특징적인 부위이기도 하다.

장기부전

폐부전은 폐포 벽을 통과한 공기 교환이 다음의 정도로까지 위태로울 때 초래된다. 즉, 혈중 산소포화도가 세포호흡을 유지하는 데 불충분할 정도로 그리고/혹은 이산화탄소가 외부세포환경의 산증을 야기하는 정도로까지 상승하여 생명 유지가 힘들 때이다. 많은 질환들이 폐부전을 야기한다. 폐포벽을 통과하는 가스교환장애와 질병은 폐포가 신선한 공기들로 채워지는 것을 막는 상황으로 생각될 수 있다. 폐포벽의 질환은 앞서 언급했던 급성(성인 호흡곤란증후군, 폐부종)과 말기 폐섬유증으로 진행되는 만성 질환을 포함하여 모든 제한성 질환을 포함한다. 게다가 척주가 심각하게 휘어짐, 늑골 골절 혹은 호흡근을 약화시키는 신경근육의 퇴화는 부적절한 환기를 초래할 수 있다. 무기폐는 다른 유형의 제한성 폐 손상으로 결국 생명을 위협한다. 폐포를 침범하는 질병으로 폐쇄성 질환뿐만 아니라 폐로 공기가 유입되는 것을 막는 다양한 외상들(물에 빠짐, 이물질 흡인, 목졸림)이 있다. 어떤 질환들은 처음에는 폐를 침범하지 않으나 폐의 기능이상과 사망을 초래하기도 한다. 예를 들면, 외상 또는 아편 독성에 의한 호흡중추 활동의 감소는 호흡을 감소시킬 수 있다.

폐부전의 임상 양상은 큰 폐색전의 발현, 양측 폐의 무기폐로 인한 급사, 급성호흡곤란증후군처럼 짧은 기간 동안의 심한 병환 이후 죽음에 이르는 경우, 대부분 장기간의 거역할 수 없는 폐기능의 감소 등으로 나타난다. 후자의 경우 대개 호흡부전은 폐성심의 발달과 다리와 복부의 체액 축적, 간경화 그리고 문맥성 고혈압을 동반하는 우심부전의 증상들을 동반한다. 폐부전에 더하여 폐렴이 가해질 경우 빨리 사망에 이를 수 있다. 폐암은 감염, 폐색 그리고 악액질을 포함한 다양한 기전에 의해 사망을 초래할 수 있다.

연습문제

1. 기관지분지를 통한 공기 흐름의 저항은 다음 중 무엇에 의해 조절되는가?
   A. 기관지 평활근
   B. 점액 생성의 비율
   C. 계면활성제
   D. 제1형 폐세포
   E. 탄력소

2. 제한성 폐질환과 폐쇄성 폐질환 사이의 가장 특징적인 차이점은 무엇인가?
   A. 제한성 폐질환은 가역적이고 폐쇄성 폐질환은 비가역적이다.
   B. 제한성 폐질환은 폐의 운동성 제한을 말하며, 폐쇄성 폐질환은 폐가 완전히 확장되지 못하는 것을 말한다.
   C. 제한성 폐질환은 폐활량 검사 측정 시 최고유속(peak flow)이 감소한 것이며, 폐쇄성 폐질환은 총 폐용적(total lung volume)이 증가한 것이다.
   D. 제한성 폐질환은 폐의 탄성도 파괴에 의한 것이며, 폐쇄성 폐질환은 공기통로로부터 공기의 흐름이 폐색되어 발생하는 것이다.
   E. 제한성 폐질환은 흔히 흡연에 의해 발생하나, 폐쇄성 폐질환은 대부분 감염에 의해 발생한다.

3. 낭성섬유증, 과민성 폐렴과 특발성 폐섬유증은 어떤 공통점을 가지는가?
   A. 유전질환이다.
   B. 폐의 말기 단계로 진행한다.
   C. 미국에서 폐이식을 요하는 가장 흔한 3가지 이유이다.
   D. 흡연과 강한 연관성이 있다.
   E. 유년기에 발생하기 시작한다.

4. 속립성결핵은 다음 중 어떤 것을 말하는가?
   A. 척수의 결핵
   B. 몇몇 기관에서 발생하는 산재성 육아종
   C. 군대 신병들에게 발생하는 결핵
   D. 비장의 결핵
   E. 잠복성 결핵

5. 숨가쁨, 기침, 미열을 동반한 24세 여성이 의사를 방문했다. 이 증상들은 그녀가 남자친구 집으로 이사한 직후부터 나타났는데, 그녀의 남자친구는 외래종 새들로 가득 채워진 집에 살고 있다. 그녀는 어릴 때 천식을 앓았으나, 이번 증상들은 "천식과 같지 않다"는 것이다. 그녀는 다음 중 어떤 상태 때문에 가장 힘들어 할 것으로 생각되는가?
   A. 성인이 되면서 그 증상들이 변화했고 새의 깃털이 유발요인이 된 천식
   B. 새를 좋아하는 남자친구에게 무시당한다고 느껴짐으로 인한 전환장애
   C. 새로 인해 발생하는 입자들에 대한 노출이 유발요인인 과민성 폐렴
   D. 많은 요인에 의해 유발 가능한 산재성 폐포손상
   E. 새나 남자친구와는 무관한 유육종증

6. 스키를 타다 다쳐 여러 군데 다리 골절이 발생한 26세 임산부가 침상안정 상태에 있다. 의사는 어떤 상태가 발생하는 것을 가장 우려해야 하는가?
   A. 기관지성 폐렴
   B. 신생아 유리질막병
   C. 폐색전
   D. 폐경색
   E. 급성호흡곤란증후군

7. 다음 중 폐암과 관련된 내용으로 옳은 것은?
   A. 미국에서 여성과 남성 암 사망의 주된 원인이다.
   B. 비소세포암은 흡연과 관련이 없다.
   C. 거의 전이되지 않는다.
   D. 권장되는 선별과정으로 초기에 발견될 수 있다.
   E. 여성은 에스트로겐에 의해 보호되어 폐암 발병률이 낮다.

CHAPTER 13

구강, 상부호흡기관, 귀

Oral Region, Upper Respiratory Tract, and Ear

개요

학습목표

1. 머리와 목의 구조, 기능 그리고 가장 많이 발생하는 질환을 확인한다.
2. 두부와 경부질환의 일반적인 증상, 심부기관의 시각적 검사를 위한 도구, 방사선촬영 기술, 두부와 경부기관의 구조와 기능을 사정하기 위한 다른 특수 검사들에 대해 알아본다.
3. 구순열과 구개열을 비교 · 대조하고 병인과 합병증 및 치료에 대해 확인한다.
4. 치아부식, 치주질환의 정의와 원인, 예방 및 합병증에 대해 알아본다.
5. 헤르페스구내염과 아프타성 궤양의 원인과 임상적 발현을 비교 · 대조한다.
6. 상부호흡기 감염의 원인, 치료 및 연령에 따른 합병증에 대해 알아본다.
7. 부비동염을 정의하고 원인을 확인하며 급 · 만성 단계에서 치료에 대한 이론적 설명을 인지한다.
8. 중이염의 정의와 역학, 임상적인 인식과 관리, 잠재적인 합병증을 서술한다.
9. 감각신경성 난청과 전도성 난청의 차이를 구별하고 신생아, 아동, 성인과 노인의 난청 원인을 비교 · 대조한다.
10. 두부와 경부의 가장 흔한 악성 신생물과 관련 바이러스 감염을 확인한다.
11. 두부와 경부의 장기부전에 대해 알아본다.
12. 핵심용어와 녹색으로 진하게 표시된 모든 용어를 정의하고 상황에 맞게 적절히 사용한다.

핵심용어

급성 괴사성궤양성 치은염 acute necrotizing ulcerative gingivitis
알레르기성 비염 allergic rhinitis
아프타성 구내염 aphthous stomatitis
청력계 audiometer
와우각 cochlea
전도성 난청 conductive hearing loss
크루프 croup
난청 deafness
치아부식 dental caries
치태 dental plaque
귀 ear
후두개 epiglottis
유스타키오관 eustachian tube

잇몸gingiva
헤르페스구내염herpes stomatitis
인플루엔자influenza
후두경laryngoscope
후두larynx
백반증leukoplakia
부정교합malocclusion
메니에르병Meniere disease
점액표피암mucoepidermoid carcinoma
유행성이하선염mumps
코nose
폐쇄성 수면무호흡obstructive sleep apnea
구강oral cavity
소골ossicles
중이염otitis media
이경화증otosclerosis
이경otoscope
이하선염parotitis
치주질환periodontal disease
인두pharynx
다형태성 선종pleomorphic adenoma
양압인공호흡기positive pressure ventilator
노인성 난청presbycusis
치수염pulpitis
침샘salivary glands
감각신경성 난청sensorineural hearing loss
부비동sinus
부비동염sinusitis
쇼그렌증후군Sjögren syndrome
편평세포암squamous cell carcinoma
이명tinnitus
편도tonsils
기관절개술tracheostomy
고막tympanic membrane
미분화 비인두암종undifferentiated nasopharyngeal carcinoma
상기도감염upper respiratory infection
현훈vertigo
전정기관vestibular apparatus

구조와 기능

두부와 경부는 신체의 다른 부분에 비해 작지만 많은 구조를 포함하고 있으며, 서로 복잡하고 깊은 관련성을 가지고 있다(그림 13-1). 치아, 혀, 구강벽을 포함한 구강(oral cavity)은 소화기계, 호흡기계, 신경계(미각)의 일부이며 언어능력을 위한 구획이다. 침샘(salivary glands)은 음식물을 부드럽게 하기 위한 수분 제공 및 탄수화물 소화효소를 포함한다.

코(nose)는 비인두와 기관을 통과하는 공기 내 큰 입자를 걸러내고 습기를 제공하여 호흡에 있어 매우 중요한 역할을 한다. 코의 상단부분에는 냄새를 맡기 위한 감각 기관이 존재하며, 주변은 부비동(sinuses)으로 둘러싸여 있고, 코, 부비동 및 기관은 호흡기 점막으로 이어진다. 인두(pharynx)는 공기의 통로인 동시에 연하작용에 관여할 뿐 아니라 신체 내 · 외부의 압력을 조절하는 유스타키오관(eustachian tubes)을 포함하고 있다. 또한 항원인식, 이물질 포식 등 면역작용에 관여하는 림프계통인 편도(tonsils)를 포함하고 있다. 후두(larynx)는 공기가 폐로 가기 위한 주요한 통로로 성대를 포함하며, 후두개(epiglottis)에 의해 음식물이 기도로 흡인되는 것을 예방한다.

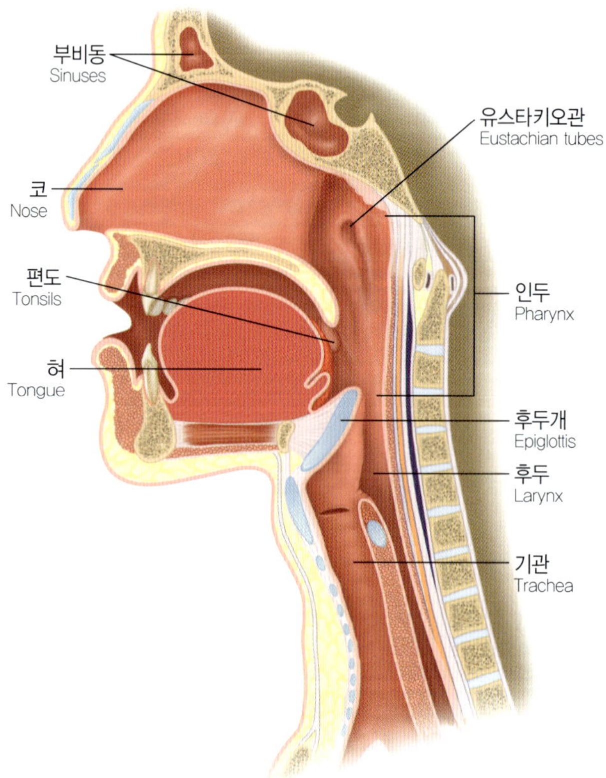

그림 13-1 두부와 경부기관의 해부학적 구조

귀(ear)는 소리를 감지하고 전정기관(vestibular apparatus)의 안쪽 부분에서 신체의 평형을 관장하는 감각기관이다. 이소골(귓속뼈, ossicles)은 중이에 있으며, 고막(tympanic membrane)으로 외이와 중이를 구분한다. 외이에서 중이로 이어지는 외이도는 고막을 향해 대기 중에서 진동을 전도한다. 고막에 부딪힌 소리진동은 이소골을 통해 속귀로 전달되면서 내이에 있는 와우각(달팽이관, cochlea)의 림프액에 파동을 일으킨다. 이러한 움직임, 파동을 청각세포가 감지하고 청신경을 거쳐 뇌로 전달된다. 전정기관은 내이에 위치하며, 몸의 균형을 담당한다. 둥근주머니는 수직방향의 움직임을, 타원주머니는 수평방향의 움직임을 감지하며, 세반고리관은 회전 움직임을 감지한다. 둥근주머니와 타원주머니는 서로 직각으로 놓여있으며, 내림프액으로 채워진 낭으로 구성되어 있다.

목(neck)은 머리와 뇌로 혈액을 운반하는 주요 혈관들, 머리와 경추를 안정적으로 지지하고 움직임을 제어하는 주요 근육들과 갑상선 및 수많은 림프조직들을 포함한다. 림프절은 주로 목의 혈관들을 따라 존재하며, 두부와 경부(후두와 갑상선), 가슴(폐 및 유방)에서 발생한 암종의 빈번한 전이와 함께, 이차성 림프종과 감염으로 증대된다. 이 장에서는 앞서 언급한 기관에 영향에 주는 질병에 대해 주로 다루고자 한다.

주요질환

구강에서 치아와 관련된 주요질환은 치아부식(dental caries), 박테리아에 의해 생긴 치아의 구멍 및 치주질환(periodontal disease) 또는 치아손실을 초래할 수 있는 잇몸의 염증을 들 수 있다.

코, 인후두를 포함한 상부호흡기관에서의 주요질환은 바로 감염이다. 상기도감염(upper respiratory infection)은 대부분 자연적으로 해결되지만 합병증 또한 발생할 수 있다. 가장 흔한 합병증으로 부비동염(sinusitis)을 꼽을 수 있으며, 비강 분비물, 두통과 안면 통증 등의 증상이 수반된다. 또한 상기도감염은 폐로 확산될 수 있으며 여기에 다른 세균성 감염이 더해지면 기관지염이나 폐렴을 초래할 수 있다. 인플루엔자(influenza) 바이러스에 의한 상부 호흡기감염은 아동과 노인 그리고 기저질환을 가진 사람들에게는 치명적일 수 있는데, 1918~1919년 사이 전 세계적인 인플루엔자 유행으로 100만 명이 넘는 사람들이 사망했다. 이에 역학자들은 현재 지속적으로 새롭고 치명적인 바이러스의 출현을 감시하고 확산을 방지하기 위한 감염예방 전략들을 개발하고 적용하고 있다.

중이염(otitis media)은 주로 유아와 어린 아이들에게 발병되며, 상당한 통증이 수반되는 질환이다. 또한 청력손실 즉, 난청(deafness)은 높은 연령, 유전적 요인 및 중이나 내이 혹은 청각신경을 손상시키는 퇴행성 질환 등 여러 가지 요인으로 인해 발생되는데, 65~75세 사이의 성인 30~35%에서의 청력소실의 가장 흔한 원인은 청력민감도의 점진적인 감소이다.

외부 환경적 요인(항원)에 따라 이차적으로 발생하는 호흡기점막과 안구결막의 염증이나 알레르기(allergies)는 매우 흔한 질환이다. 눈과 코(알레르기성 비염, allergic rhinitis), 부비동과 인후의 가려움증, 부종과 분비물 증가와 같은 알레르기 증상의 조절은 건강관리의 상당히 많은 부분을 차지한다.

두부와 경부를 침범하여 생명을 위협하는 대표적인 질환으로 암을 꼽을 수 있다. 다른 기관(organ)보다는 암의 발생이 상대적으로 드물기는 하지만 구강(잇몸과 구개), 혀 또는 인두나 후두에서 발생하는 암의 대부분은 편평세포암(squamous cell carcinoma)으로서, 흡연과 크게 연관성이 있다. 만약 암이 초기에 확인된 경우에는 안전한 절제로 치료될 수 있으나 일반적으로 먹고, 삼키고, 말하고 숨쉬는 활동의 어려운 정도를 포함한 질환이 심각성을 고려하여 치료가 이루어진다.

증상, 징후, 검사

두부와 경부의 신체검진은 촉진과 시진을 통해 이루어진다. 치아부식이란 박테리아에 의해 치아 법랑질(tooth enamel)에 구멍이 생기는 것으로, 대부분은 증상이 없으며, 깊게 침투하여 신경에 영향을 미치는 경우 매우 심한 고통이 야기된다. 치아부식을 포함한 구강염증이나 신생물 등은 치과검진을 통해 확인이 가능하다.

귀 검진 시 이경(otoscope)을 사용하여 외이와 고막의 외부표면을 검사하며, 이때 중이에 있는 액체나 농은 고막에 반사하여 보여질 수 있다. 얼굴과 목의 림프절 종창 또는 침샘의 결절 같은 덩어리는 해당부위의 촉진을 통해 검진한다.

비강, 인두 및 후두질환 시 환자는 코의 답답함, 꽉 찬 느낌, 쉰 목소리, 인후의 간지러운 느낌이나 혹 또는 연하곤란이나 연하 시 통증 등의 증상을 보일 수 있다. 환자의 증상에 따라 거울이나 후두경(laryngoscopes) 같은 광섬유 기술을 사용한 특수한 기구들을 이용하여 상부호흡기관의 점막이나 성대의 기능을 사정한다.

방사선촬영(X-ray)은 육안으로 확인이 어려운 치아의 부식 위치를 진단하기 위하여 사용된다. 컴퓨터단층촬영술(computed tomography, CT)의 경우 부비동염의 중증도와 종양의 범위를 추적하기 위해 사용되며, 자기공명영상(magnetic resonance imaging, MRI)은 두부와 경부의 연조직(soft tissues)을 평가할 때 특히 유용하다. 형광투시경(fluoroscopy)은 연하 관련 기관들을 사정할 때 사용되는데, 연하 시 각 해부학적 구조의 관계를 관찰하기 위하여 방사선영상 촬영이 함께 이루어진다.

청력기능검사는 청력계(audiometers)를 사용하거나 청각을 자극시키는 장치를 사용한다. 청력검사는 피검사자가 청력기계에 발생되는 서로 다른 강도와 높낮이의 음(tone)을 듣고 이에 대한 반응을 통해 청력을 사정한다.

미생물 배양 검사는 감염을 일으키는 유기체를 확인하고자 할 때 시행된다. 특히 환자가 인후통(sore throat)을 호소할 때 연쇄상구균에 의한 인후감염(streptococcal throat infection)을 확진하기 위하여 수행되는데, 이는 류마티스성 심장질환이나 사구체신염으로 발전할 위험이 있기 때문이다. 조직생검은 부비동의 진균감염과 같이 특정 감염질환의 원인을 파악하거나 신생물 혹은 과형성을 발견하기 위하여 시행된다.

특이질환

유전질환/발달장애

구강 및 귀 구조의 유전 혹은 발달 기형은 단독 혹은 다른 기관의 장애와 동반되어 발생한다. 구순열과 구개열은 두부와 경부에서 자주 발생하는 선천성 기형이며, 윗니와 아랫니 사이의 비정상적인 맞물림인 부정교합(malocclusion)의 경우에도 선천적 요인에 따른 부적절한 치아발달의 한 형태이다. 또한 아동 난청의 절반은 유전적 요인이며, 그 외 절반은 태아기 풍진 감염과 같은 선천적인 질환의 결과로 나타난다. 얼굴구조의 특이한 기형은 아동기의 심각한 지적장애를 일으킬 수 있다.

구순열과 구개열

구순열(cleft lip)은 윗입술의 중간이 분리된 것을 말하는 것으로(그림 13-2), 구개열(cleft palate)이 동반되어 나타나기도 한다. 구개열이란 비강과 구강이 정상적으로 분리되지 못한 입천장의 결함으로 구순열 및 구개열 모두 배아후기 발달장애가 원인이다. 대부분 생후 2년 안에 수술로 교정이 가능하지만, 그때까지 유아들은 유스타키오관이 인두로 적절하게 개방되지 않아 귀의 반복적인 감염과 함께 수유에 곤란을 겪게 된다. 수술을 통해 발성, 저작 및 외형을 교정하거나 향상시켜주고 유스타키오관의 고유한 기능을 회복시켜준다. 이러한 선천성 결함은 입술 및 입천장을 만드는 조직(tissue)의 발달장애에 따른 결과이며, 기형 유발물질에 의해 야기되기도 하지만 대부분 명확한 원인을 모르는 경우가 많다.

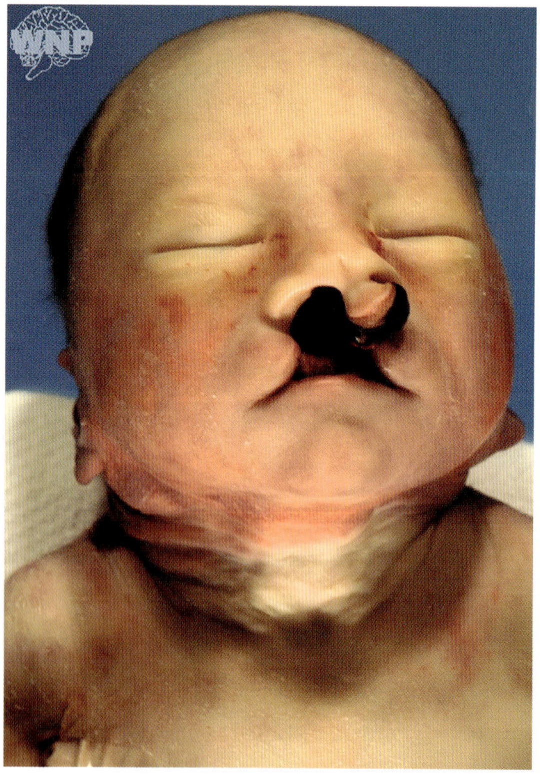

그림 13-2 거의 만삭인 태아에서의 구순열과 구개열. 출생 시에는 생존했으나 많은 다른 기형을 갖고 있어 생존이 어렵다. 윗입술의 중간 부분(인중)의 조직, 비강(비주) 그리고 구개가 융합되지 않았음에 주목한다. (Courtesy of Dr. Shahriar Salamat, Department of Pathology and Laboratory Medicine, University of Wisconsin School of Medicine and Public Health.)

참고 13-1 구순열과 구개열

원인
배아기 이상

병변
정중선의 어느 쪽이든 윗입술의 결함(구순열)
입 천장의 결함(구개열)

발현
비정상적 외형
언어능력 장애
수유장애

염증성/퇴행성 질환

구강, 상부호흡기관 및 귀에서 주로 발생하는 건강문제는 감염이다.

치아부식

치아부식(충치, dental caries)은 세균성 질환으로, 아동기에 가장 많이 발생한다. 박테리아는 치태(dental plaque)라고 부르는 끈기 있고 보이지 않는 덩어리의 형태로 치아 표면에 부착하며, 당 대사작용을 통해 생성된 산(acid)이 치아의 에나멜 층을 부식시킨다. 치아부식은 치수(dental pulp)의 감염과 괴사를 초래하게 되며, 치수염(pulpitis)의 합병증으로 치아손실(tooth loss), 치근단주위의 농양(periapical abscess), 육아종(periapical granuloma)과 낭종(periapical cyst) 등을 일으킨다. 치아부식의 예방을 위해서는 불소가 함유된 치약 사용, 양치질과 치실을 사용한 치태 제거 및 당 섭취를 줄이는 것이 좋다. 또한 치근관요법(root canal therapy)은 치수염에 의해 초래되는 치아 손실을 예방할 수 있다.

참고 13-2 치아부식

원인
치태
고탄수화물 식이
구강위생불량

병변
충치(공동)
염증을 일으킨 치수(후기)

발현
전체적인 강 혹은 치아법랑질의 구멍
X선상 법랑질 결함
통증
치아의 손실(후기)
치수염과 합병증

치주질환

치주질환(periodontal disease)은 치아의 지지조직 또는 잇몸(gingiva)에 발생하는 만성적이고 경증의 염증으로 대부분 통증은 없다. 치아부식과 치태가 주요 원인으로, 연령이 증가함에 따라 발생빈도가 높다. 치주질환은 잇몸 조직의 변화를 일으키며, 잇몸의 출혈을 증가시키고, 염증이 치아 아래의 뼈까지 퍼지는 경우 치아소실을 초래한다. 칫솔질과 치실로 치태를 제거하는 것으로 치주질환을 예방하고 감소시킬 수 있다.

구취

구취(halitosis)는 입냄새(bad breath)의 의학적 명칭으로, 마늘과 같은 특정 음식이나 입안 세균이 단백질을 분해하면서 생기는 황화가스(sulfide gases)의 불쾌한 냄새에 의해 야기된다. 입안 세균은 잇몸, 혀의 안쪽 및 치태 안에 서식하며, 특히 잇몸의 급성 세균성 감염으로 궤양과 출혈이 나타나는 급성 괴사성궤양성 치은염(acute necrotizing ulcerative gingivitis; Vincent's disease, trench mouth)과 관련성이 높다. 치은염이 심한 경우 과산화수소로 세척하고 항생제를 복용하며, 경증의 경우 철저한 구강위생을 통해 적절하게 치료된다.

헤르페스구내염

단순헤르페스바이러스 I(herpes simplex type I, HSV-1)은 인간에게 매우 널리 퍼져 있는 바이러스이다. 초기 감염 이후 안면신경조직에 잠복해 있으며, 입술경계의 피부와 점막, 잇몸이나 경구개 주변에서 통증이 있는 수포, 궤양과 가피를 형성한다(그림 13-3). 최초 감염은 보통 아동기에

참고 13-3 치주질환

원인
치태, 치아부식
구강위생불량

병변
치은염
치근막염

발현
시진에서 잇몸의 변화
출혈
X선상 뼈의 흡수
치아손실(후기)

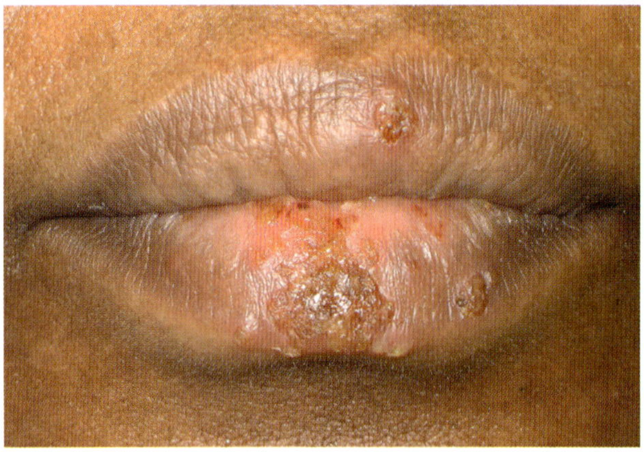

그림 13-3 헤르페스구내염. 위 · 아래 입술에 여러 개의 삼출성 궤양과 수포가 나타난다. (Courtesy of Yale Residents' Slide Collection, Dermatology Department, Yale University School of Medicine.)

발생하여 인두염, 림프선종과 같은 심각한 증상이 동반되기도 하며, 가족 구성원들 간에 쉽게 전파된다. 헤르페스구내염은 외상과 같은 스트레스, 강렬한 태양의 갑작스런 노출, 면역력저하, 다른 바이러스성 질환에 따른 발열 등에 의해 재발한다. 생식기 헤르페스(genital herpes)는 단순헤르페스바이러스 II(HSV type II)에 의해 발생한다.

아프타성 구내염

아프타(aphthous)는 반점을, 스토마(stoma)는 입이라는 뜻으로, 아프타성 구내염(aphthous stomatitis, canker sores)은 구강 내 통증이 있는 염증성 반점을 말한다. 반점들은 경계가 뚜렷하고 깊이가 얕은 통증성 궤양으로 7~10일 사이에 점차적으로 치유된다(**그림 13-4**). 재발한다는 점에서 헤르페스구내염(herpes stomatitis, cold sores)과 유사하지만 구강 점막 내 발병 부위와 그 형태에서 차이를 보인다. 원인으로 감귤류 과일, 잇몸의 외상, 영양 결핍, 특정 약물과 일부 자가면역질환을 들 수 있다. 증상경감을 위한 대증치료를 실시하나, 철분 결핍과 같은 기저요인이 있다면 함께 치료하도록 한다.

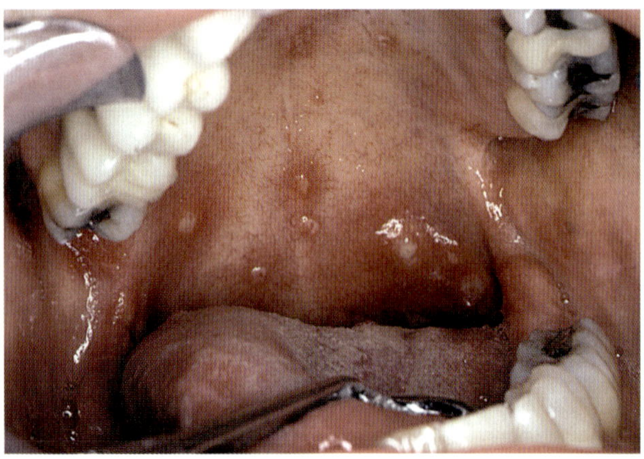

그림 13-4 아프타성 구내염. (Courtesy of Sol Silverman, Jr., DDS/CDC.)

상기도감염

상기도감염(upper respiratory infection, URI)은 인후통(인두염), 비강분비물(비염), 두통, 발열, 피로감, 근육통, 기침, 부비동 통증 등의 임상증상이 나타나며, 이들 중 일부 증상이 현저하게 나타나거나 다른 증상 없이 나타나기도 한다.

상기도감염은 별다른 치료 없이 보통 며칠에서 몇 주 이내 회복되는 자기제한적(self-limiting)인 경과를 가진다. 상기도감염의 감염원은 재채기나 기침 시 비말로 전파되기 때문에, 환자는 기침, 재채기 시 코와 입을 막고 하도록 하며, 흐르는 물이나 젤 타입의 소독제를 사용하여 자주 손을 씻어 전파를 줄이도록 한다. 상기도감염은 치료할 수 없지만 증상 완화를 위한 대증요법을 실시한다.

바이러스는 상기도감염의 가장 큰 원인으로 다양한 종류가 있으나 리노바이러스, 코로나바이러스, 아데노바이러스, 호흡기합포체바이러스(respiratory syncytial virus, RSV) 등이 대표적이다. 인플루엔자 바이러스는 감기와 비슷한 증상을 보이지만 중증도는 높다.

연쇄상구균(Streptococci), 보르데텔라속 백일해균(Bordatella pertussis) 및 헤모필러스 인플루엔자(Haemophilus influenzae) 또한 상기도감염을 일으키며, 일부는 백신접종으로 예방이 가능하다. 그러나 바이러스의 종류는 매우 다양하고 항원의 구성요인들이 변화하기 때문에 효과적인 면역개발은 어렵다. 인플루엔자 바이러스의 경우에도 세계 역학조사에 기초하여 다가오는 해에 만연할 것이라 예측하는 독감 바이러스에 대한 백신을 개발하고 있지만, 단지 바이러스의 몇 가지 특질에 대해 개발되고 바이러스의 항원적 구성이 지속적으로 쉽게 바뀌기 때문에 독감 백신에 예방적 효과를 전적으로 기대할 수 없다.

일반적으로 상기도감염은 그 원인을 명확하게 규명하지 않고 있다. 그러나 베타용혈성 연쇄상구균(beta hemolytic streptococci)은 반드시 확인하여 항생제 치료가 필요한데, 그 이유는 감염 기간을 줄여줄 뿐 아니라 류마티스열, 연쇄상구균 감염 후의 신장염, 뇌막염 또는 성홍열

참고 13-4 상기도감염

원인
인플루엔자를 포함한 몇 가지 유형의 바이러스
A군 연쇄상구균
다른 박테리아(드묾)

병변
비인두 점막의 발적
편도선 혹은 아데노이드의 부종
편도선의 염증삼출물

발현
비염, 인두염, 편도선염, 후두염
발열, 피로, 근육통
기침
합병증: 중이염, 부비동염, 폐렴, 크루프, 류마티스성 심장질환, 연쇄상구균 감염 후 신장염, 사망(인플루엔자)

같은 심각한 후유증의 발병을 감소시켜주기 때문이다. 연쇄상구균 혹은 바이러스에 의한 상기도감염은 임상 증상이 비슷하기 때문에 신체검진이나 일반혈액검사를 통한 확인을 어렵다. 이에 인후의 연쇄상구균 감염 여부는 미생물 배양 혹은 신속 연쇄상구균 검사(rapid strep test)를 시행하고 항생제 치료여부를 결정한다. 이외 다른 원인균, 바이러스에 따른 상기도감염은 자기제한적(self-limiting)인 경과를 거치고, 후유증을 일으키지 않기 때문에 항생제 치료가 필요 없다.

대부분의 상기도감염은 경미한 질병이지만 아동과 노인에서는 심각한 합병증을 일으킨다. 아동에서는 상기도감염에 따른 비인두 림프조직(adenoids) 및 인두편도의 부종은 유스타키오관의 입구를 폐쇄하고 그 결과 중이염이 발생할 수 있다. 또한 비대해진 편도는 부분적으로 호흡을 막아 수면을 방해하고 불안정을 초래할 수도 있다. 이런 합병증은 반복되는 상기도감염을 더욱 악화시키기 때문에 소아 환자에서 편도선과 아데노이드를 제거하기도 한다. 주로 후두를 포함하는 상기도감염은 후두부종, 부분적인 기도폐색 및 흡기의 어려움을 초래하여, 아동에게는 후두경련인 **크루프(croup)**를 유발한다. 크루프는 흡기 시 크고 고음의 소리(천명음)가 들리거나 컹컹거리거나 쇳소리의 기침이 특징이며, 환자들은 숨을 쉬지 못한다고 느끼며 매우 불안해하고 호흡하기를 힘들어 한다.

비강점막의 부종은 부비동의 분비물 배액이 원활하지 못하여 부비동염을 유발한다. 또한 상기도감염의 합병증으로 폐렴이 발병하는 경우, 노인이나 심각한 면역손상 혹은 다른 기저질환을 가진 환자에게서는 사망을 초래할 수 있다. 일반적으로 상기도감염만으로 사망을 초래하는 경우는 매우 드물지만, 독감(influenza)의 경우 아동과 노인에게서 사망률은 높은 편이다.

부비동염

부비동이란 코 주위의 얼굴 뼈 속에 있는 빈 공간을 말하며, 이 공간들은 작은 구멍을 통해 코 속과 연결되어 부비동 내의 분비물 배설이 이루어진다. 부비동염이란 부비강의 작은 구멍들이 막혀서 부비동 내 분비물이 고이게 되고 이는 이차적으로 부비동에 염증을 발생시키고 점막을 붓게 하여 작은 구멍들을 더욱 폐쇄시키게 되어 염증이 심해지게 된다. 부비동관의 폐색은 비중격 만곡과 같은 해부학적 요인이나 호흡기 점막의 염증에 따른 부종으로 나타나게 된다. 부비동염의 일반적인 원인은 바이러스, 상기도감염 및 알레르기를 들 수 있으며, 부비동 내 축적된 분비물은 진균이나 세균 감염의 발생을 높여 증상을 더욱 악화시키는 원인이 된다.

부비동염의 지속기간이 한 달 미만인 경우 급성 부비동염, 그 이후 계속되거나 재발하는 경우에는 만성 부비동염

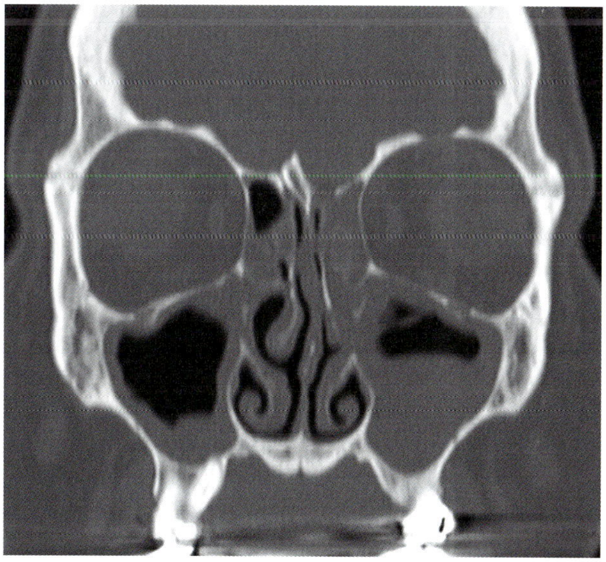

그림 13-5 부비동염 관상면의 CT 사진. 두개골은 하얗게 두드러져 보이고 비갑개는 얼굴의 중앙에서 소용돌이 모양을 하고 있다. 양측 상악동에서 특히 좌측의 경우 부비동강의 남은 빈(검은색) 공간을 가닥으로 가로지르는 동질의 회색 음영을 포함한다. 회색 음영은 체액, 염증세포, 점액, 부종성 호흡기 점막 등으로 구성된 급성 염증성 삼출물을 나타낸다. 똑같은 회색의 음영이 좌측의 사골동까지 퍼져 사골동의 흔적을 지우고 있으며 우측 사골동 역시 포함하고 있다. (Courtesy of Dr. Michael Hartman, Department of Neuroradiology, University of Wisconsin School of Medicine and Public Health.).

으로 정의한다. 부비동염의 증상은 비강울혈, 두통, 침범된 부비동 쪽의 안면통증, 진하고 누런 점액성 콧물 및 뒤로 넘어가는 콧물(후비루)이다. 방사선촬영으로 분비물로 채워진 부비동을 확인할 수 있다(그림 13-5). 부비동염은 증상완화를 위한 부비동 세척, 약물치료(충혈완화제, 진통제)를 시행하며, 대부분의 경우 저절로 치유된다. 그러나 세균 혹은 진균이 혼합된 감염인 경우 증상은 더욱 악화되며, 이런 경우 항생제 또는 항균제의 투여가 필요하다. 진균성 부비동염은 당뇨가 있거나 면역력이 손상된 사람에게서 더 많이 발생한다.

만성 부비동염은 치료가 어려운 편으로 항생제 또는 항균제 치료에도 반응하지 않는 경우 수술적인 치료를 고려해 볼 수 있다. 수술적 치료로는 부비동의 작은 구멍을 폐쇄하는 용종이나 염증 제거, 편위된 비중격의 복구 혹은 부비동 배액관의 확대와 같은 경우이다.

알레르기성 비염

알레르기성 비염은 환경적 요인에 대한 알레르기 반응으로, 유발요인(항원, 알레르겐)으로는 집먼지 진드기, 꽃가루, 곰팡이, 애완동물의 털 혹은 비듬, 바퀴벌레의 배설물 등이 있다. 또한 지방보다는 도시, 여성보다는 남성, 모유보다 분유로 수유를 했던 아동에게 더 많이 발생하며, 가족력의 경향이 있다. 대표적인 악화요인으로는 기후변화, 감기, 공기오염, 스트레스 등이 있다.

알레르기가 가장 많이 발생하는 연령층은 학령전기 아동이며 젊은 성인에게서는 그보다 낮은 빈도로 발생한다.

알레르기성 비염은 심각하거나 치명적인 질병은 아니지만 상당한 불편감을 일으킨다. 지속되는 코막힘, 흐르는 맑은 콧물, 눈과 목의 가려움 등의 증상으로 피로감이 나타나며, 가장 흔한 합병증으로 부비동염이 있다. 알레르기성 비염을 가진 사람들은 학습과 기억력 감퇴를 포함한 인지적 장애와 함께 심리적 · 사회적 장애를 호소한다.

알레르기 증상을 경감시키는 다양한 약물 중 가장 효과가 좋은 약물로 항히스타민제를 꼽을 수 있다. 항히스타민제는 비만세포에서의 히스타민 방출을 차단하여 점막 부종 및 분비물 생성을 크게 감소시키지만 졸립거나 인지지연(cognitive delay)과 같은 부작용을 유발한다. 슈도에페드린(pseudoephedrine)과 같은 충혈완화제 또한 비염을 감소시키지만 비슷한 부작용이 있을 수 있다. 비강통로의 점막 표면에 주사하는 스테로이드는 백혈구, 특히 알레르기 반응에서 중요한 역할을 하는 호산구의 활동을 감소시킨다. 결막의 염증 감소를 위해 안약을 사용하기도 한다. 또한 탈감작요법(desensitization therapy) 혹은 알레르기항원(allergen)을 주사하는 면역요법이 시행되는데, 이는 알레르기 유발요인을 확인할 수 있을 때 유용하다. 환자의 확인된 알레르기항원의 농도를 점차 늘리면서 반복적으로 노출시키는 것으로, 이를 통해 환자의 면역체계 변화 및 알레르기항원에 대한 과잉반응을 조절하기 위하여 시행된다. 그러나 알레르기 비염에 있어 가장 최선책은 원인물질과 악화요인을 피하고 환경을 청결하게 하여 사전에 예방하는 것이다.

중이염

중이염은 중이에 생기는 염증이다. 유아나 어린 아동의 상기도감염 후유증으로 흔히 발생하며, 성인의 경우 해부학적 구조의 차이로 중이염에 잘 걸리지 않는다.

중이염의 원인으로 인두의 부종은 유스타키오관의 폐색을 유발하고 중이의 공기가 소실되어 중이강 내부에 음압이 형성되며, 주변의 삼출액이 중이에 고이게 된다. 또한 리노바이러스(rhinoviruses) 같은 상기도감염을 일으키는 바이러스는 유스타키오관과 중이의 감염을 일으켜 부종, 관의 폐색 및 분비물 증가를 초래한다. 중이에 축적된 삼출액은 세균 감염 및 증식이 가능한 환경이 되며, 감염이 없더라도 축적된 삼출액은 심한 통증을 유발한다. 아동은 평소보다 민감해지고, 귀를 자꾸 만지거나 잘 듣지 못하는 등의 행동을 보일 수 있다. 또한 화농성 중이염의 경우 고막이 파열되어 외이로부터 농이 배액될 수 있다.

참고 13-5 중이염

원인
- 유스타키오관의 폐쇄
- 바이러스
- 박테리아
- 알레르기

병변
- 중이의 염증
- 중이 내 체액의 축적

발현
- 통증
- 부어있고 발적된 고막
- 발열
- 합병증: 유양돌기염, 고막파열, 청력소실, 언어발달 지연, 진주종

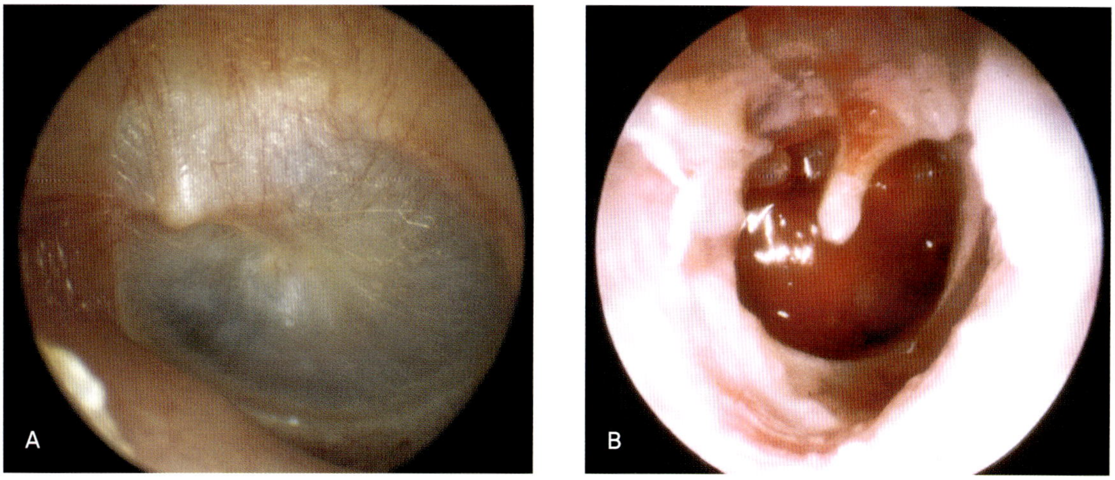

그림 13-6 중이염. A: 이경으로 보이는 정상 고막. 막은 얇고 반투명이다. B: 중이염에 의해 파열된 고막. 중이는 빨갛고 부어있으며 외이관이 염증성 삼출물로 덮여 있다. (Courtesy of A. © CNR/Photo Researchers,Inc.; B. © BSIP/Photo Researchers, Inc)

중이의 염증은 이경을 통해 부어오르고 붉게 발적된 고막을 관찰하는 것으로 쉽게 확인이 가능하다(그림 13-6). 중이염 치료 시 통증 완화를 위한 진통제(예: 아세트아미노펜 등)와 항생제를 사용하지만, 바이러스성 상기도감염에는 항생제 치료가 필요하지 않다. 다만, 중이염이 진행되는 경우 심각한 합병증으로 이행할 수 있기 때문에 여러 요소들을 고려하여 이를 최소화할 수 있는 치료를 선택해야 한다.

중이염에 따른 심각한 합병증으로 감염이 두개골 특히 귀 뒤의 유양돌기로 퍼지게 되는 것으로 영구적인 청력소실이나 뇌에까지 감염이 확대될 수 있다. 또한 반복적인 중이염은 난청을 초래하며, 영구적인 청력 손실은 없더라도 난청을 동반한 빈번한 중이염은 아이들의 언어 발달의 장애를 일으킬 수 있다. 만성 중이염은 중이 내에 진주종(cholesteatoma)이라고 불리는 각질화된 조직 덩어리를 생성하며, 이는 중이를 감염시키고 주위 뼈나 연부조직을 파괴하여 청력 손실을 초래할 수 있다.

청력장애(난청)

난청은 유전적인 것에서부터 감염, 퇴행성, 외상, 그리고 의학적 치료의 부작용인 의원성에 이르기까지 매우 다양하고 광범위한 원인으로부터 초래될 수 있으며, 연령에 따라 병인 또한 다르다. 난청은 일반적으로 와우각이나 청각신경(auditory nerve)의 손상, 즉 소리를 감지하는 부분의 문제를 의미하는 감각신경성(sensorineural) 난청과 공기의 파동을 통해 소리의 파동을 전도하고 그것을 액체의 파동으로 변환시키는 외이나 중이의 손상, 즉 소리가 전달되는 경로의 문제를 의미하는 전음성(conductive) 난청으로 분류될 수 있다. 흔히 이 두 가지 종류의 청력장애가 함께 일어나기도 한다.

아동의 난청은 거의 대부분 선천성 또는 감염에 의해 일어난다. 선천적 청력장애의 원인으로 청력관(auditory canal) 및 중이뼈의 기형, 거대세포바이러스(cytomegalovirus), 풍진, 톡소플라스마증과 같은 자궁내감염, 우성상염색체, 열성성염색체, X성염색체 및 미토콘드리아 같은 다양한 유전적 상태, 기형발생 또는 조산 등이 있다. 또한 감염의 대표적 원인으로 중이염을 들 수 있다.

참고 13-6 청력장애(난청)

원인
- 선천적
- 감염성
- 퇴행성(노인성 난청)
- 약물
- 메니에르증후군
- 이경화증
- 외상

병변
- 감각신경성 난청
- 전도성

발현
- 청력소실
- 이명
- 현훈

연령 증가에 따른 청력소실을 노인성 난청(presbycusis)이라고 한다. 노인성 난청은 매우 흔하지만 회복은 어려우며 낮은 자존감, 사회적 고립, 우울 및 치매와 관련이 있으므로, 조기에 발견하는 것이 중요하다. 노인성 난청은 대부분 대칭적으로 시작되며, 이명(tinnitus) 혹은 귀의 울림과 관련이 있다. 노인성 난청은 지속적인 소음 노출, 약물, 감염, 혈류 감소, 난청 가족력의 유전적 인자, 흡연 및 당뇨, 심혈관질환, 고혈압과 같은 기저질환 등이 그 원인과 위험요인으로 알려져 있다.

청력장애의 치료로 보청기를 들 수 있으나, 사용 및 외형상 불편감, 높은 유지비용과 함께 배경소음의 증폭으로 대화소리가 명확하게 들리지 않는다는 이유로 외이도용 보청기(external aids)를 기피하는 경우가 많다. 반면 인공와우 이식은 뼈를 통해 소리를 전도하는 방식으로 수술은 안전한 편이며, 감염의 합병증이 적은 편이다. 인공와우 이식은 고도의 난청이 있는 경우 시행하며, 노인성 난청의 치료로는 잘 사용되지 않는다.

메니에르병(Méniére disease) 또는 내림프성 수종(endolymphatic hydrops)은 전정기관의 퇴행성 질환으로, 3대 증상은 갑작스런 회전감 있는 현기증(현훈, 어지러움, vertigo, dizziness), 이명, 청력소실이다. 현훈은 보통 적어도 20분 이상 지속되고 가끔은 하루 종일 지속되며 심할 경우 구토를 유발한다. 청력장애는 감각신경성으로 현훈이 있는 동안에 더욱 심해진다. 메니에르병의 원인이 불명확하고 진단을 위한 특수 검사가 없기 때문에 진단에 있어 가장 중요한 것은 바로 특징적인 병의 증상이다. 그러나 이런 증상들은 뇌졸중이나 청각신경의 종양 등 다양한 상황에서도 발생할 수 있으므로 메니에르 진단 시 가능한 다른 원인들을 배제하면서 주의 깊게 내려져야 한다. 메니에르 증상은 전정기관 내 종창 혹은 체액으로 인한 팽만에 기인한 것으로 생각되며, 이에 이뇨제와 항히스타민제 투여를 통한 체액 및 종창을 감소시키고, 혈관을 수축시키는 담배, 카페인 및 초콜릿 등의 섭취를 피하는 것으로 증상 발현을 예방할 수 있다. 심한 경우에는 내이를 외과적으로 파손시키는데 부작용으로 영구적인 청력장애를 초래하지만 증상은 극적으로 완화된다.

청력장애의 또 다른 원인인 이경화증(otosclerosis)은 중이에서 새로운 뼈가 자라는 것으로 이소골(ossicles)의 진동을 방해하여 결과적으로 청력의 기계적인 손실을 초래한다. 이경화증은 젊은 여성에게서 호발하며 점진적인 청력장애를 보이나, 외관상 고막은 정상이고, 특징적인 증상이 없는 편이다. 이경화증 환자들은 내이의 기능이 정상이므로 보청기로 난청을 교정할 수 있다. 또한 새롭게 자란 뼈를 일부 또는 전부를 제거하고 인공삽입물을 삽입함으로써 이소골의 체인을 재건하는 수술을 할 수 있는데 성공률이 매우 높은 편이다.

이 외 모든 연령대에서 난청을 일으키는 원인으로 진주종, 신생물, 심인성 원인과 독소 등이 있다.

침샘의 퇴행성 질환

침샘의 염증성, 퇴행성 질환은 드문 편이지만 그 중 하나로 유행성이하선염(볼거리, mumps)을 들 수 있다. 이하선염(parotiditis)은 전 세계적으로 아동기에 발생하는 흔한 질환 중 하나로 이하선에 바이러스가 감염되어 통증 및 종창을 유발하며, 다른 조직의 염증을 수반한다. 유행성이하선염은 예방접종(vaccination)을 통해 예방 가능한 질환이다.

타석(sialoliths)이란 침샘에서 형성된 돌로 대부분 하악선(submandibular gland) 감염이 원인이 되며, 침샘관의 폐색으로 통증과 종창을 초래한다.

쇼그렌증후군(Sjögren syndrome)은 눈물과 침을 형성하는 세포의 자가면역에 의한 파괴로 입이 마르고 눈이 건조한 증상이 발생하는 만성 자가면역질환이며, 흔히 류마티스관절염과 함께 나타난다. 눈과 입의 건조함은 극심한 불편감과 함께 눈과 치아의 심각한 손상을 초래할 수 있으므로 인공눈물, 인공타액 등이 증상 완화를 위한 치료제로 사용되며 일상생활에서의 적절한 예방법으로 심각한 손상을 피할 수 있다.

과형성/신생물 질환

편평세포암

두경부의 가장 대표적인 신생물로 편평세포암을 꼽을 수 있다. 구강, 혀, 인두, 편도 및 후두에 침범하는 편평세포암은 흡연 및 알코올과 깊은 연관성이 있으며, 입술 및 귓불에 발생하는 편평세포암은 햇볕의 노출과 관련성이 있다. 두경부의 편평세포암 대부분은 침습적이지 않고 전이가 잘 되지 않아 절제로 쉽게 치료되며, 때로는 방사선요법이 수반되기도 한다. 구강, 인두, 후두에 발생하는 편평세포암의 완전한 절제는 암종의 위치에 따라 연하곤란, 미각 손상에서부터 목소리 상실에 이르기까지 기능적 손실을 남긴다. 또한 암종이 작은 경우 부분 절제로 치료가 가능하나, 더욱 큰 병변은 방사선요법을 병행할 필요가 있는데 이때 구강인두(oropharynx) 점막의 심한 통증과 염증이 발생할 수 있다. 편평세포암의 예후는 암종 크기, 림프절 침범 및 원격전이와 관련이 있다.

편평세포암의 증상은 성장 부위와 관계가 있는데, 입술, 혀, 인두, 및 후두의 암종은 퍼져있는 궤양형태의 외피로 싸인 병변을 볼 수 있다(그림 13-7). 혀에서는 백태(white plaque)로 처음 확인되는데, 이것을 **백반증(leukoplakia)**이라고 한다. 입천장에서 발생한 암종은 비인두 통로의 폐쇄를 초래할 수도 있으며, 인후의 경우 쉰 목소리, 통증 혹은 연하곤란이 나타난다. 암이 전이된 경우 목 주위에 증대된 림프결절이 촉진된다. 특히 MRI는 주변 연조직으로 암종의 퍼져 있는 정도를 사정하기 위해 시행한다.

두경부 암종의 일부는 바이러스와 관련이 있는데, 일부 연구에서 인유두종바이러스(human papilloma virus, HPV)가 두경부의 편평세포암과 90%정도 관련성이 있다고 보고하고 있다. 앞서 언급한 인유두종 바이러스는 고위험군인 발암성 인유두종 바이러스로 자궁경부의 편평세포암의 원인으로 잘 알려져 있다. 이 외 두경부의 편평세포암과 관련 있는 다른 바이러스로 단순헤르페스바이러스(herpes simplex virus, HSV)와 인체면역결핍바이러스(human immunodeficiency virus, HIV)가 있다.

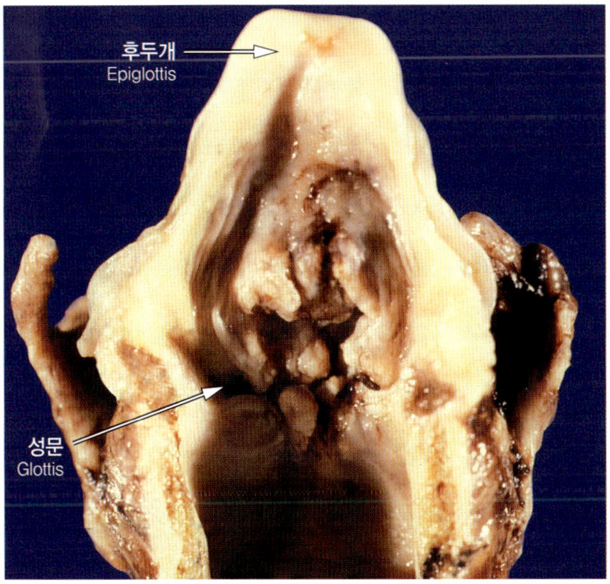

그림 13-7 후두의 편평세포암의 육안적 형태. 후두는 뒤쪽으로부터 개구되어 있고 균상의 용종 형태 덩어리를 나타내며 양측 성대 추벽을 파괴하고 후두개까지 확장한다.

단핵종(mononucleosis)의 원인인 엡스타인–바 바이러스(Epstein–Barr virus, EBV)는 **미분화된 비인두암종(undifferentiated nasopharyngeal carcinoma)**의 병인으로 알려져 있다. 아시아와 아프리카에서 높은 이환율을 보이며, 중국 일부 지역에서는 모든 암의 18%를 차지하고 있다. 성인의 90%는 아동기와 청소년기 동안에 EBV에 감염되지만, 비인두암의 지역적 발생률의 차이는 환경적, 인종적, 유전적 요인이 관여하는 것으로 추정된다.

해부학적으로 비인두암종은 수술적 접근이 어려우나, 방사선치료에 비교적 민감하게 반응하기 때문에 관해(remissions)상태에 이를 수 있다.

침샘암

침샘암은 매우 드물지만, 발생하는 경우 대부분 이하선에서 발생하며 혼합종 혹은 **다형태성 선종(pleomorphic adenoma)**의 양성종양이다. 침샘의 악성 신생물로 **점막표피암종(mucoepidermoid carcinoma)**이 있으며, 방사선노출, 흡연력이 침샘의 신생물의 위험요소로 알려져 있으며, 대부분 특발성이다.

장기부전

저작(masticate) 기능의 손상은 치아 손실, 하악 골절, 광범위한 암 수술, 심각한 선천적 기형으로 발생한다. 환자들은 매우 부드러운 음식과 액체는 삼킬 수 있지만 적절한 열량 섭취를 유지하기는 매우 어렵다.

연하(deglutition) 곤란은 연하운동에 작용하는 근육 및 신경의 기능적 이상으로, 원인질환으로는 신경근육질환인 다발경화증(multiple sclerosis), 척수회백질염(poliomyelitis), 뇌혈관 발작(cerebrovascular accident)이나 구강이나 혀 또는 인두의 암으로 인한 광범위한 수술 등이 있다. 또한 연하기관은 음식물이나 위 내용물이 기도로 흡인되는 것을 막아준다. 따라서 연하곤란 시 부적절한 열량 섭취와 함께 기도 흡인의 위험성이 증가되며, 이는 기도의 화학적 손상과 흡인성 폐렴으로 이어질 수 있다.

증대된 편도로 인두통로(pharyngeal passages)가 좁아지는 경우 호흡 기류가 원활하지 못하여 심한 코골이가 발생할 수 있다. 나아가 **폐쇄성 수면무호흡(obstructive sleep apnea)**은 수면 시 호흡이 1분 동안 반복적으로 멈추는 것으로 잠재적으로 일상생활을 위협하는 질환이다. 산소포화도가 저하되면 호흡을 재개하기 위해 반쯤 깨어있거나 아예 깨어나게 되어 수면을 방해하게 되고, 이는 만성 수면부족과 수면의 질이 현저히 떨어지게 되면서 낮 동안의 기능 장애로 고통 받게 된다. 폐쇄성 수면무호흡의 원인으로 환자가 이완되어 누워 있을 때 인두통로가 허탈(collapse)되면서 발생하는 것으로 생각되며 주로 비만인 사람에게서 나타난다. 비인두 내 편도와 같은 과잉조직의 제거와 수면 시 인두의 개방상태를 유지하는 양압인공호흡기(positive pressure ventilator) 등의 외부 장치를 이용해서 증상을 해결할 수 있다.

목소리 소실을 일으키는 후두의 대표적인 질환은 바로 암으로, 암의 증식은 성대주름을 마비시키고, 결국 수술로 인해 영구적으로 제거된다. 환자는 상부 식도를 통해 입안으로 공기를 밀어내는 것을 학습함으로써 다시 대화할 수 있다.

청력소실이 두경부 질환으로 인한 가장 흔한 장기부전으로 관련 내용은 이 장의 앞부분에서 논의하였다.

연습문제

1. 다음 중 미국에서 머리와 목 부분에 나타나는 암 중 가장 흔한 병은?
   - A. 비인두암종
   - B. 다형태성 선종
   - C. 편평세포암
   - D. 점액표피암
   - E. 진주종

2. 후두경검사(laryngoscopic exam)는 다음에 제시된 환자의 문제 중 어느 것의 원인을 확인하기에 가장 적합한가?
   - A. 반복된 중이염과 현재 연하 시 이통을 호소하는 43세 남성
   - B. 지속적으로 흐르는 콧물과 인후에 가려운 증상이 있는 23세 남성
   - C. 만성 부비동염과 인후 뒤로 지속되는 분비물을 호소하는 33세 여성
   - D. 말할 때 쉰 목소리와 통증을 호소하고 알코올중독자이며 담배를 많이 피우는 43세 남성
   - E. 지속적인 구강 건조로 연하곤란을 호소하는 43세 여성

3. 치아부식의 합병증이 아닌 것은?
   - A. 치근단주위의 농양
   - B. 육아종
   - C. 치수염
   - D. 치아손실
   - E. 치태

4. 다음 중 부비동염의 원인으로 가장 적합하지 않은 것은?
   - A. 진균감염
   - B. 박테리아감염
   - C. 비강 용종
   - D. 알레르기
   - E. 바이러스 감염

5. 다음 중 반복된 중이염에 따른 합병증이 아닌 것은?
   - A. 언어발달장애
   - B. 진주종
   - C. 난청
   - D. 고막파열
   - E. 유스타키오관(이관)의 폐쇄

6. 다음 중 노인성 난청의 원인은?
   - A. 풍진의 자궁내 감염
   - B. 일상에서 소음, 약품, 외상에의 노출
   - C. 약의 독성
   - D. 아동기에 반복된 중이염
   - E. 메니에르병

7. 다음 중 두부와 경부의 암종 발달에 있어 위험요소가 아닌 것은?
   - A. 음주와 흡연의 병행
   - B. 치아부식
   - C. 구강성교
   - D. 엡스타인-바 바이러스(EBV) 감염
   - E. 햇볕에 노출

CHAPTER **14**

위장관계

Gastrointestinal Tract

개요

학습목표

1. 위장관의 해부학적 구조와 기능을 확인한다.
2. 위장관의 일반적인 질환 및 그에 따른 원인, 증상, 진단적 검사, 합병증 및 중재를 확인한다.
3. 소화관의 가장 일반적인 기형과 그 원인, 증상, 치료 및 합병증에 대해 기술한다.
4. 소화관 질환을 진단할 때, 주로 사용되는 실험실검사와 방사선사진술을 나열하고 설명할 수 있다.
5. 위장관의 4가지 주요 기형상태를 나열하고, 합병증을 설명할 수 있다.
6. 선천성 유문협착증과 히르슈슈프룽병의 원인, 병변, 징후, 치료방법을 설명할 수 있다.
7. 위식도역류질환을 정의하고 증상, 치료 및 주요한 합병증이 무엇인지 정의한다.
8. 위염과 소화성 궤양에 대해 기술한다.
9. 흡수장애의 주요 원인을 설명하고 기술한다.
10. 감염성 설사와 식중독의 원인, 증상, 치료에 대해 파악한다.
11. 서혜부탈장과 합병증 및 치료를 기술한다.
12. 급성충수염이 종종 오진되는 이유를 알 수 있다.
13. 궤양성 대장염과 크론병의 병변이 포함되는 소화기관의 부분, 염증 양상, 합병증 및 치료를 비교한다.
14. 위막성 대장염을 정의하고 어떤 환자에게 이 질환이 나타나는지 기술한다.
15. 결장게실증의 병인, 병변, 발현을 기술한다.
16. 위장관계 암의 발생빈도, 사망률, 발병 연령, 가장 일반적인 진단 시기, 위험인자, 예후를 비교한다.
17. 결장암의 전 단계 병변을 설명하고, 진단 방법에 대해 인지하며, 주기적인 대장내시경검사의 필요성을 이해한다.
18. 소화와 흡수부전의 결과를 이해하고, 위장관 여러 부위의 기능 결핍이 어떤 영향을 미치는지 기술한다.
19. 핵심용어와 녹색으로 진하게 표시된 모든 용어를 정의하고 상황에 맞게 적절히 사용한다.

핵심용어

급성충수염acute appendicitis
선종adenoma
마비성 장폐색adynamic ileus
위전정부antrum

항문anus
충수appendix
자가면역성 위염autoimmune gastritis
위장축소술bariatric surgery
바륨관장barium enema
바레트식도Barrett's esophagus
보툴리누스 중독botulism
셀리악병celiac disease
클로스트리듐디피실레Clostridium difficile
결장colon
대장내시경검사colonoscopy
선천성 횡격막탈장congenital diaphragmatic hernia
선천성 유문협착증congenital pyloric stenosis
변비constipation
크론병Crohn disease
CT 대장내시경검사CT colonoscopy
설사diarrhea
게실염diverticulitis
십이지장duodenum
이질dysentery
연하곤란dysphagia
내시경검사endoscopy
장독소enterotoxin
상피epithelium
식도폐쇄esophageal atresia
식도esophagus
누공fistulae
식중독food poisoning
기저부fundus
급 · 만성위염acute · chronic gastritis
위식도역류질환gastroesophageal reflux disease, GERD
장내 미생물환경gut microfloral environment
헬리코박터균Helicobacter pylori
토혈hematemesis
혈변hematochezia
치질hemorrhoids
식도열공탈장hiatal hernia
히르슈슈프룽병Hirschsprung disease
과형성 용종hyperplastic polyp
회장루 혹은 결장루ileostomy or colostomy
회장ileum
항문폐쇄증imperforate anus
서혜부탈장inguinal hernia
내인인자intrinsic factor
과민성대장증후군irritable bowel syndrome
공장jejunum
락타아제 결핍lactase deficiency
점막고유층lamina propria
흡수장애malabsorption
말트림프종MALT lymphoma
메켈게실Meckel diverticulum
거대결장megacolon
흑색변melena
장간막mesentery
점막mucosa
점막근육층muscularis mucosae
고유근육층muscularis propria
잠혈분변검사occult fecal blood test
소화성궤양peptic ulcer
천공perforation
연동peristalsis
악성빈혈pernicious anemia
용종polyp
위막성 대장염pseudomembranous colitis
유문pylorus
장막serosa
단장증후군short bowel syndrome
S상결장경검사sigmoidoscopy
소장small intestine
위stomach
점막하층submucosa
총비경구영양total parenteral nutrition, TPN
여행자 설사traveler's diarrhea
위관영양tube feeding
궤양성 대장염ulcerative colitis
상부위장관조영술upper GI series
비디오캡처 내시경검사video capture endoscopy
바이러스성 장염viral enteritis

구조와 기능

소화기계와 위장관계는 구강인두(입, 침샘, 인두), 소화기계(식도, 위, 소장, 대장, 충수와 항문) 그리고 담췌관(간, 담낭, 담도, 췌장)을 포함한다(**그림 14-1**). 구강인두계의 구조는 13장에서 논의되었고 간, 췌장, 담낭은 15장에서 논의될 예정이다. 이 장에서는 음식물 저작, 수분 및 영양분의 흡수, 소화산물의 배출 등 일차적으로 소화기능을 담당하는 기관에 대해 다룰 예정이다. 소화란 섭취한 음식물

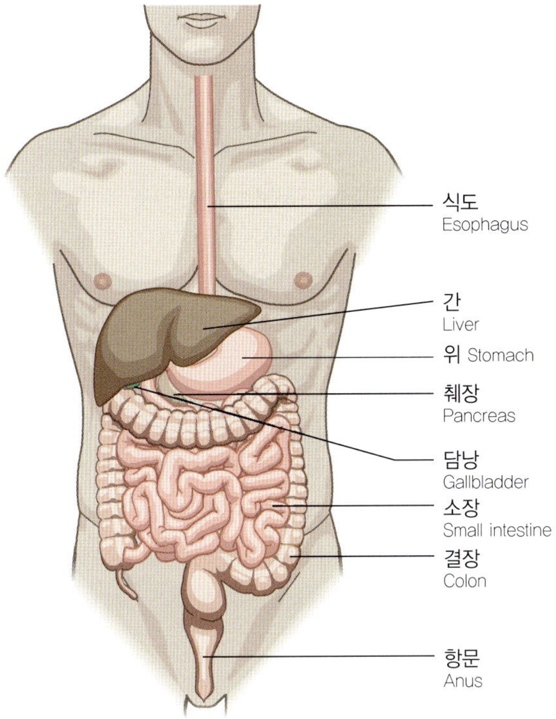

그림 14-1 소화기관의 해부학적 구조

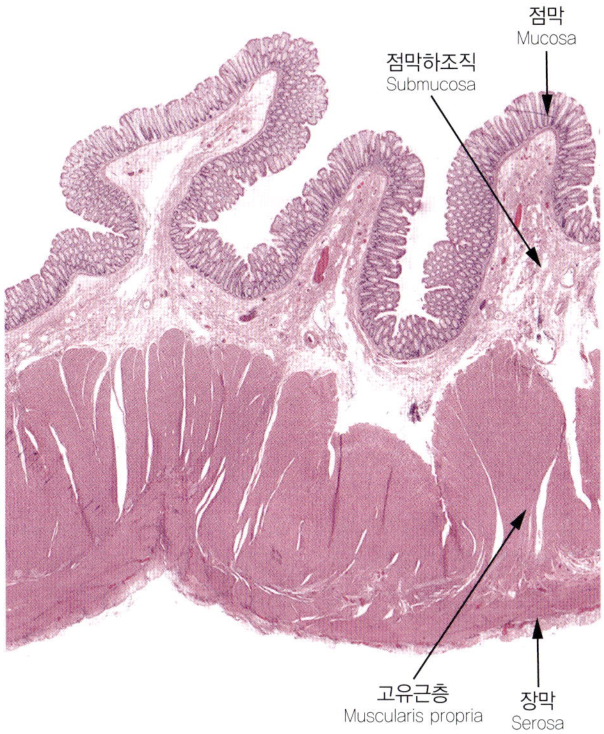

그림 14-2 결장점막의 조직 구조

이 세포로 흡수되기 위한 물질로 변화시켜 에너지 생산 및 조직의 동화작용을 위해 사용되는 기능적·화학적·효소적 과정이다.

식도(esophagus)는 인두에서 **위(stomach)**로 음식을 운반하는 곧은 근육질 관이다. 위는 부위별 다양한 상피조직을 갖는 기관으로, 위의 체부(body)나 **기저부(fundus)**의 점막 세포는 염산(hydrochloric acid) 및 단백질분해효소(proteolytic enzyme)를 분비하여 소화를 돕는다. 위의 서부나 **전정부(antrum)**의 점막세포는 강한 산성의 위액으로부터 상피세포를 보호하는 점액을 분비한다. 위의 가장 끝부분인 **날문부(pylorus)**는 소장으로 위 내용물을 넘겨주고 그 속도를 조절하는 날문조임근(괄약근)에 의해 둘러싸여 있다.

소장(small intestine)은 **십이지장(duodenum)**, **공장(jejunum)**, **회장(ileum)**으로 나누어지며, 가장 중요한 기능은 '흡수'이다. 영양소별로 소장에서 흡수되는 부위는 서로 다른데, 철분은 십이지장에서, 비타민 B_{12}는 회장 원위부에서 흡수된다. 대장 또는 **결장(colon)**은 맹장, 상행결장, 횡행결장, 하행결장, 직장으로 나뉜다. **충수(appendix)**는 맹장에 붙어 있는 기능이 없는 퇴화된 기관이다. 결장은 소화 이후 음식잔여물의 저장고이며, 수분 흡수의 주요 부분이다. **항문(anus)**은 소화관의 마지막 부위로, 직장의 내용물 배출은 두 개의 항문조임근에 의해 조절된다.

위장관의 모든 부분은 연결되어 있으며, 그 벽은 점막층, 점막하층, 고유근육층, 장막층의 4개 층으로 구성되어 있다(**그림 14-2**). **점막층(mucosa)**은 다시 세 개의 층으로 이루어지는데, 표면을 싸고 있으며, 선(gland)을 형성하는 **상피(epithelium)**세포, 상피를 지지해주는 느슨한 결합조직인 **점막고유판(lamina propria)**, 그리고 점막의 국소적 운동을 담당하는 얇은 민무늬근인 **점막근육층(muscularis mucosa)**이다(**그림 14-3**). 점막층을 구성하는 세포들은 소화관의 각 단계에 따른 특정 기능에 따라 달라진다. 식도는 입에서 잘게 부서진 음식물이 위로 쉽게 내려가도록 촉진하는 중층편평상피세포로 이루어져 있다. 위는 음식물 분해를 돕는 산(acid), 단백질분해효소를 분비하는 두꺼운 선이 있는 점막과 산으로부터 위 점막 보호 점액을 분비하는 점막으로 이루어져 있다. 소장 점막은 융모가 있어 흡수를 위한 넓은 면적을 제공하며, 대장의 점막은 변의 저장과 배출을 용이하게 하는 다량의 점액을 분비하는 세포로 이루어져 있다.

점막의 깊은 부위인 **점막하층(submucosa)**은 점막에 구조적 지지를 제공한다. 점막하층은 풍부한 림프와 혈관이

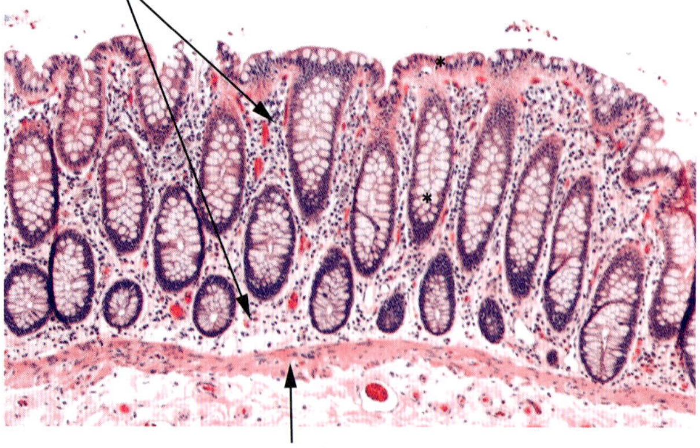

그림 14-3 결장의 점막은 내강의 표면을 따라 퍼져 있는 상피세포(*)에 의해 정렬된 선(glands)으로 이루어진다. 선은 염증세포가 가득 찬 고유근육층에 의해 분리된다. 점막근층은 점막하층으로부터 점막을 분리한다.

분포하여, 흡수된 영양소를 간으로 운반하는 역할을 한다. **고유근육층(muscularis propria)**은 소화관에서 음식물 이동을 위한 율동적인 수축을 한다. **장막(serosa)**은 복강 내에 위치한 소화관의 바깥표면에 존재하는 얇고 부드러운 막이다. 장막은 부드럽고 미끄러워 구불구불한 장의 고리(loops)가 서로 엉키지 않도록 한다. 장막은 혈관, 림프, 신경을 포함하고 장에 붙어 있는 결합조직인 **장간막(mesentery)**과 연결되어 있다.

장관의 소화, 흡수, 배설을 위해서는 내강의 내용물들이 적당한 속도로 관을 따라 움직이고, 역으로 이동하지 않아야 한다.

연동운동(peristalsis)이란 근육이 수축하면서 물결치는 것으로, 이는 부서진 음식물이 식도로 내려가고 식도하부 끝에 있는 괄약근은 역류를 예방한다. 위의 연동운동은 체부에서 유문쪽으로 진행되며, 소화된 음식이 섞여 십이지장으로 배출되도록 돕는다. 위가 더 크게 팽창할수록 수축이 더욱 강하게 일어나고 위는 더 빨리 비워지게 된다.

정상 상태에서 소장의 내용물은 소장 상부에서 가장 빠르게 이동하고 하부에서는 속도가 줄어든다. 소장이 정상적으로 비워지지 못할 때에는 유문의 괄약근이 부분적으로 닫혀서 장 내용물이 위로 역류하게 된다. 위가 지나치게 팽창하면 식도괄약근이 열리고 복부가 수축하면서 위와 소장에 있는 음식물이 식도 쪽으로 강하게 밀려 올라와 구토가 유발된다. 소장에서 소화 및 흡수 과정 중 남은 내용물은 회장에서 맹장으로 서서히 통과하고 회맹판(ileocecal valve)에 의해 내용물의 역류가 이루어지지 않는다. 결장에서의 이동 속도는 남은 고체물질의 양과 함유된 수분의 양에 달려 있다. 직장이 팽창되면 배변반사에 의해 항문괄약근이 이완되어 배변이 일어난다.

소화과정은 구강에서 시작되며 음식물을 씹는 동안 침샘에서 분비되는 탄수화물분해효소인 아밀라아제(amylases)는 음식물과 섞이게 된다. 위에서 분비되는 염산은 펩시노겐을 펩신으로 활성화시키며, 펩신은 소화과정에서 단백질의 노화에 관여한다. 많은 양의 소화효소가 십이지장에서 분비되는데 그 일부는 췌장에서 배출되며 아밀라아제, 단백질분해효소인 트립신(trypsin), 지방분해효소인 리파아제(lipase) 등이 포함된다. 거기에 담즙산염(bile salts)은 간에서 생성되는 담즙(쓸개즙)의 주요 구성성분으로 지방을 유화시켜 리파아제에 의한 지방 분해 및 흡수를 돕는 작용을 한다. 소화과정의 마지막 단계는 소장에서 일어나며, 복잡한 내분비와 신경기전이 관여한다. 예를 들면, 음식물을 보면 신경자극을 통해 타액과 위액의 분비가 일어나고 위 체부(gastric antrum)의 팽창은 산의 생성과 위를 비우는 것을 자극하는 호르몬인 가스트린이 분비된다. 십이지장으로 음식물이 배출되면 세크리틴(secretin)과 판크레오지민[pancreozymin, 콜레시스토키닌(cholecystokinin)] 호르몬이 분비되는데, 이들은 췌장에서 더 많은 소화효소와 체액을 분비하고 담낭에서 십이지장으로 담즙 배출이 일어나도록 한다.

인간의 위장관은 약 500여 종의 세균이 군락을 이루고 있다. 출생 이후 이들 세균은 소화관에 군락을 이루게 되고 몇 주 안에 장내 정상균무리(gut microfloral environment)를 형성한다. 회장과 결장에는 소화기관 내 세포수의 10배 정도로 추정되는 많은 세균들이 밀집되어 있으며, 분변의 반 이상이 이러한 세균을 포함하고 있다. 장내 세균은 여러 중요한 기능을 수행하는데, 특정 탄수화물의 소화를 촉진하고, 엽산과 비타민 K와 같은 영양소를 생산한다. 또한 장의 상피세포의 기능과 발달에 영향을 미치고 위장면역체계의 발달과 민감성에 영향을 미치며 특정 약물의 대사에 관여한다. 장내 정상균무리의 변화는 음식물 알레르기, 염증성 장질환과 흡수장애 증후군과 같은 다양한 질환과 관련 있다.

주요질환

환자들이 직면하는 소화기관의 가장 흔한 문제는 운동성의 기능적 변화이다. 변비(constipation)는 배변 횟수가 적거나 변의 배출이 어려움을 의미하며 소량의 식사 및 노화와 관련성이 깊다. 설사(diarrhea)는 비정상적인 횟수의 묽은 변을 의미하며, 영아 사망의 가장 흔한 원인 중 하나이다. 설사를 일으키는 대표적 원인으로 음식으로 인한 감염 혹은 독소이다. 설사와 변비 모두 질병이 아닌 증상으로 이를 일으키는 근본적인 원인을 확인하고 교정해야 한다.

과민성 대장증후군(irritable bowel syndrome)은 대표적인 소화기관의 기능적 변화로서 명확한 원인은 아직 밝혀진 것이 없으며 증상으로 변비, 설사, 경련성 복부통증(crampy abdominal pain)이 포함되며, 증상 조절을 위한 식이조절이 중요하다.

위식도역류질환(gastroesophageal reflux disease, GERD)은 위의 산성 내용물이 식도로 역류하여 발생하는 질환으로 가장 전형적인 증상은 가슴쓰림(heart burn)이다. 헬리코박터균(Helicobacter pylori)에 의한 위염, 위십이지장궤양은 연령 증가에 따른 이환율 증가를 보이나, 개발도상국에서는 젊은 층에서의 유병률이 훨씬 높은 편이며, 이들 간 전염은 밀집된 생활환경과 오염된 음식물 및 식수의 섭취와 관련 있는 것으로 보인다.

항문질환은 환자들에게 불편감을 주는 중요한 원인 중 하나이다. 경미한 항문 문제로는 아이들의 경우 요충으로 인한 가려움, 성인의 경우에는 항문소양증으로 인한 가려움과 치질(hemorrhoid) 등이 있다. 심각한 항문질환으로 혈전성 치질(thrombosed hemorrhoids), 치열(fissures), 농양(abscesses)과 모소낭(pilonidal sinuses)이 있다.

용종(polyp)은 위장관 어디에서나 자랄 수 있으며, 내시경을 통해 위장관 점막에서 육안으로 관찰이 가능하다. 결장에서 용종은 암 전 단계로서 적시에 제거해야 결장선암(colonic adenocarcinoma)으로의 진행을 예방할 수 있다. 우리나라의 경우 국민건강보험공단에서 국가암검진사업을 실시하고 있으며, 대장암 조기발견을 위해 만 50대 이상의 남녀 모두를 대상으로 잠혈분변검사(fecal occult blood test)를 실시하며, 양성(대변에서 피가 섞여 나옴)으로 판정받은 경우 대장내시경검사 혹은 대장이중조영검사를 실시하고 있다.

서혜부탈장(inguinal hernia)은 복강 안의 장기가 서혜부 주위를 통해 복강 밖으로 빠져나오는 것으로, 탈장의 예방적 교정술을 시행할 수 있다. 이외에도 급성충수염(acute appendicitis), 식욕을 억제하기 위해 위의 크기를 줄이는 위장축소술(bariatric surgery), 결장암 등이 위장관계의 주요질환이다. 위장관계 질환에 의한 외과적 수술은 소화기관의 통증과 폐색을 초래하는 복강유착을 초래할 수 있으며, 복강유착 완화를 위한 수술이 시행되기도 한다.

집중적인 건강관리를 요하는 의학적 상태로 암, 십이지장과 위궤양, 그리고 염증성 장질환[궤양성 대장염(ulcerative colitis), 크론병(Crohn disease)]이 있다. 관련 질환들은 세부질환에서 자세히 다룰 예정이다.

증상, 징후, 검사

소화관 질환의 징후는 대부분 출혈, 운동성의 변화, 천공으로 나타난다. 표 14-1은 소화관 질환의 합병증, 징후 및 일반적 원인에 대해 정리하였다.

출혈은 출혈 위치와 정도에 따라 서로 다른 양상의 징후를 보인다. 상부위장관(식도, 위, 십이지장)의 심한 출혈은 밝은 적색의 토혈(hematemesis)로 이어지며, 위산과 접촉한 경우 커피찌꺼기(coffee grounds)의 형태를 보이게 된다. 또한 상부위장관 출혈이 소화관 아래쪽으로 내려오면서 혈액이 변화되어 검고 타르같은(tarry stools) 흑색변(melena)으로 나타나는 반면, 하부위장관(소장, 대장, 직장 및 항문)의 심각한 출혈은 밝은 색으로 보이는 혈변(hematochezia)을 보이게 된다. 상·하부소화기관의 경미한 출혈은 분변의 색깔 변화가 거의 없거나, 흰지기 육안으로 확인하기 어려우므로, 분변의 혈색소를 확인하는 잠혈분변검사(occult fecal blood test)를 시행한다.

경미하지만 지속적인 출혈은 철분의 손실을 가져와, 결국 철결핍성 빈혈(irondeficiency anemia)을 초래한다. 또한 경미한 출혈은 암의 초기 징후일 가능성이 있으므로, 선별검사로서 잠혈분변검사나 일반혈액검사를 주기적으로 시행하는 것이 중요하며, 결과에 이상이 있는 경우 출혈의 위치를 파악하기 위한 검사들이 추가적으로 시행되어야 한다.

운동성의 변화(altered motility)는 운동기능의 항진 혹은 저하와 관련이 있으며, 징후로는 구토, 설사, 장음 감소 혹은 증가로 발현된다. 소화관 폐색은 이를 극복하기 위해 폐색된 분절의 장 근위부에서 강력한 수축이 유발되

표 14-1 위장관 질환의 발현 및 일반적 원인

	증상/징후	일반적 원인
출혈	• 토혈 • 흑색변 • 혈변 • 잠혈분변검사 • 철결핍성 빈혈	• 소화성 궤양 • 식도 정맥류 • 소화기관의 어느 부위의 암 • 치질
변화된 운동성	• 구토	• 장염 • 폐색 • 중추신경계질환 • 유문협착
	• 설사	• 장염 • 염증성 장질환 • 흡수장애 • 과민성 대장증후군
	• 변비	• 저섬유성 식사 • 선천성 거대결장 • 암
	• 폐색	• 서혜부탈장 • 유착 • 마비성 장폐색
	• 연하곤란	• 식도 궤양, 협착
천공	• 통증 • 단단한 복부 • 백혈구증가증 • 발열	• 충수염 • 게실염 • 경색 • 독성 거대결장 • 암 • 심부의 궤양

어, 장 내용물의 출렁거림(sloshing), 장음 증가 및 복부팽만이 나타난다. 폐색이 회복되지 않으면 위장의 내용물이 위와 식도로 밀려나와 구토를 유발하게 된다. 부분적인 폐색은 금식 상태에서 비위관 튜브를 삽입하여 가스를 제거해주면 대부분 스스로 회복이 가능하다. 완전 폐색은 폐색 분절을 제거하는 외과적 교정술을 시행한다.

마비성 장폐색(adynamic ileus)은 기능적 장폐색으로 기계적 장폐색과 달리 위장 근육의 마비에 의한 움직임 및 배출의 지연을 말한다. 마비성 장폐색은 복부수술 후 처음 며칠 사이에 가장 흔하게 일어나게 되며, 구토나 흡인으로 인한 폐렴 등이 발생할 수 있으므로 수술 후 며칠 간은 금식을 요한다.

구토, 설사 및 변비는 가장 대표적인 운동성의 기능적 변화로, 일반적인 질병, 중추신경계 질환 혹은 과민성 대장증후군이나 위장염(gastroenteritis)과 같은 위장관질환과 연관이 있다. 상기 증상들이 심해지거나 지속된다면, 유문협착(pyloric stenosis), 염증성 장질환(inflammatory bowel disease) 혹은 암과 같이 구조적 변화를 의심해 볼 수 있다.

복강 내 장관의 **천공(perforation)**은 장에서의 자극성 물질(산, 장관 세균, 분변 등)이 복강 내로 배출되어 복막을 통해 퍼지고 심각한 감염을 유발하는 생명을 위협하는 상태이다. 복막염은 발열, 갑작스럽고 극심한 복부통증, 복부강직, 마비성 장폐색 및 백혈구증가증을 초래하며, 쇼크를 유발할 수 있다.

연하곤란(dysphagia)은 음식을 삼킬 때의 통증, 식도에서 내려가다가 지체되거나 중간에 걸려서 더 이상 내려가지 않는 것으로 식도부위의 궤양이나 폐색과 같은 다양한 원인으로 발생한다. 복부통증은 천공을 포함한 다양한 질환에서 발생한다. 십이지장궤양(duodenal ulcers)은 복벽

의 깊은 곳에서 감지되는 만성적이고 방사되지 않는, 타는 듯한 상복부의 통증을 유발한다. 충수염의 초기 징후는 배꼽 주위의 통증으로 우하복부로 통증이 옮겨가면서 더욱 심해진다. 심하고 쥐어짜는 듯한 복부 통증은 염증성 장질환의 증상 중 하나이지만 운동성 장애에 의해 일어날 수도 있다.

위장관계의 증상은 다양한 병변에 기인하여 나타나기 때문에 혈액검사, 방사선검사, 내시경검사를 통하여 그 원인을 명확히 파악하는 것이 필요하다. 위 내의 산을 측정하는 위액분석(gastric analysis) 검사는 산의 결핍(염산결핍증, achlorhydria) 혹은 다량의 산 분비를 확인할 때 사용된다. 위장관 내용물 검사, 혈액 및 소변검사는 섭취량과 배설량을 비교하거나 혈액 내 영양소 수치의 확인을 통해 위장관계 흡수정도를 평가할 수 있다. 또한 분변검사를 통해 위장관의 기생충과 기생충 알을 확인할 수 있으며, 분변배양은 특정 박테리아 병원체를 찾기 위해 시행한다. 호기검사(breath tests)는 헬리코박터균과 같은 병원성 박테리아 확인을 위해 시행되는데, 균의 대사에 의한 비정상적인 대사산물이 폐를 통해 배출되어 날숨에서 감지된다. 마지막으로 현미경을 통한 조직검사는 염증 및 자가면역질환, 신생물 진단에 필수적이다.

방사선검사는 대부분 장 검사 시 사용된다. 방사선검사(X-ray)에서 공기는 검게, 액체는 하얗게 나타나는데, 장폐색의 경우 폐색 부위 위쪽 장관에서 증가된 공기음영이 관찰되며, 폐색 아래 부위에는 공기 음영이 잘 보이지 않게 된다. 이와 유사하게 횡격막 아래의 공기는 장천공의 징후이다. **상부위장관조영술(upper GI series)**은 바륨을 활용하여 식도, 위, 소장 상부의 비정상적인 해부학적 모양, 윤곽 등을 확인하는 방사선검사이다. **바륨관장(barium enema)**은 위장관 튜브를 통해 직장과 결장에 바륨을 주입하고 방사선검사를 통해 장 내강에서 자라나는 암 등을 확인할 수 있다(그림 14-18). **CT 대장내시경검사(CT colonoscopy)**는 CT 영상을 이용해 위장관 내의 용종을 비롯한 신생물 등을 확인하며 가상내시경검사(virtual endoscopy)라고도 불린다.

내시경검사(endoscopy)는 광학계를 조작할 수 있는 관을 장기에 삽입하여 신체 여러 내강을 관찰하는 것으로, 생검겸자(biopsy forceps) 장치도 있어 시진뿐 아니라 조직학적 검사도 가능하다. 내시경검사로 직장과 하부 S상결장을 보기 위한 **S상결장경검사(sigmoidoscopy)**, 대장과 회장 원위부를 검진하고 조직생검을 위한 **대장내시경검사(colonoscopy)**, 식도, 위 및 십이지장 검진 및 생검을 위한 상부위장관 내시경검사(upper gastrointestinal endoscopy)가 있다. 상부위장관 내시경검사는 소장까지 튜브의 삽입이 가능하고 출혈 부위 및 소장 용종의 위치를 확인할 수 있다. 또한 소장은 **비디오 캡처 내시경검사(video capture endoscopy)**로도 들여다볼 수 있는데, 이 검사는 환자가 알약만한 크기의 소형 카메라를 삼킨 후 연동운동에 의해 위장관을 통과하면서 사진을 찍게 된다. 이 사진은 녹화 장치로 전송되어 컴퓨터로 다운되고 위장관 전문의에 의해 판독된다.

특이질환

유전질환/발달장애

위장관의 발달이상은 주로 배아기 기형에 의해 생기며 수술로 교정된다. 질환의 발현은 메켈게실과 같이 자각증상이 없는 것에서부터 유문협착이나 선천성 거대결장과 같이 외과적 치료가 필요한 것에 이르기까지 다양하다. 위장관 기형 중 다른 장기조직의 기형과 관련된 경우도 있으나, 여기에서는 가장 일반적인 질환에 대해서만 논의하기로 한다.

기형

메켈게실(Meckel diverticulum) 혹은 제대장간막관(Om-

참고 14-1 기형

원인
- 배아기 이상

병변
- 배아 구조의 잔유물(메켈게실)
- 불완전한 관(식도폐쇄, 항문폐쇄증)
- 탈장이 있는 복벽의 결손(횡격막탈장, 서혜부탈장)

발현
- 없음
- 출혈
- 천공
- 장 폐색
- 구토, 장운동의 부재
- 흡인
- 호흡 손상
- 장 감돈

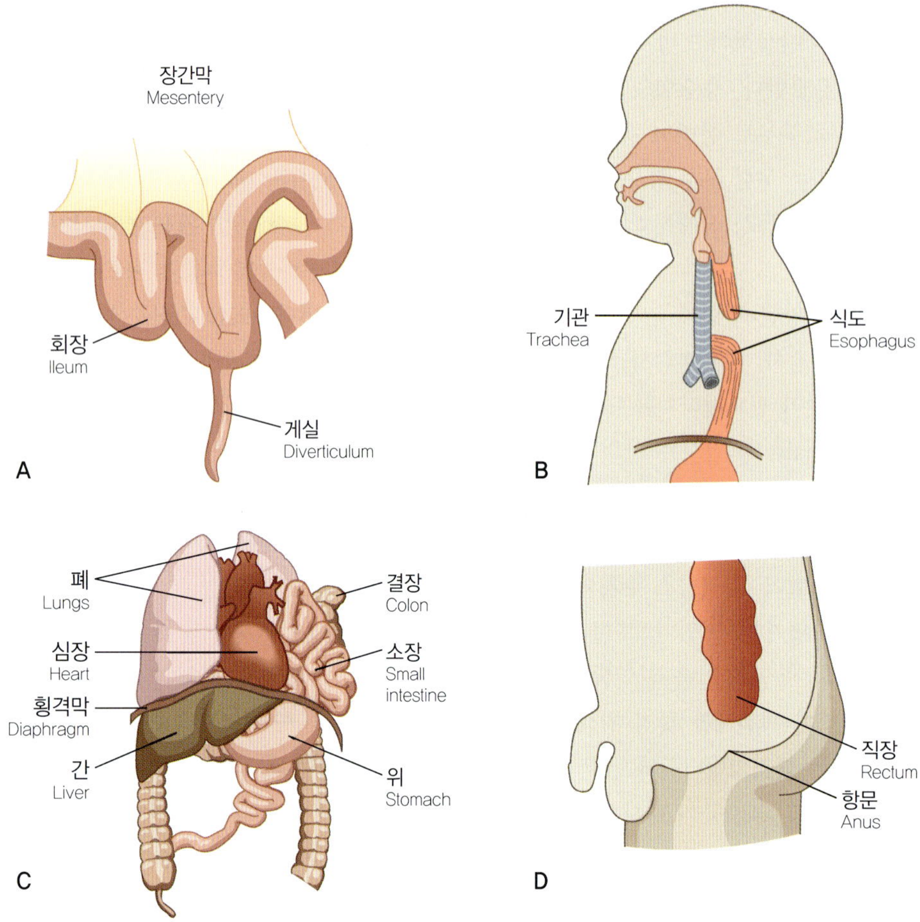

그림 14-4 위장관 기형. A: 메켈게실, B: 식도폐쇄, C: 선천성 횡격막 탈장, D: 항문폐쇄증

phalomesenteric duct)은 배아초기 난황낭과 회장을 연결하는 난항관이 폐쇄되지 않아 발생하며(**그림 14-4A**), 전체 인구의 약 2%에서 발견된다. 메켈게실의 점막은 소장점막이 아닌 위점막 혹은 췌장조직이 발견되거나 이소성 조직이 관찰되는 경우도 있다. 게실의 위점막에서 배출되는 위액은 게실 벽에 미란, 천공, 복막염을 초래할 수 있다. 게실 내 다른 병적과정으로 출혈 또는 소장폐색을 일으킬 수 있다.

식도폐쇄(esophageal atresia)는 상부 식도가 막힌 주머니로 끝나는 식도의 선천적 기형으로(**그림 14-4B**), 종종 기관식도루가 관찰된다(tracheoesophageal fistula). 소화기관 강(canal)의 연속성을 확립하고 폐로 위액의 역류를 예방하기 위하여 수술적 요법을 통한 교정이 필요하다.

선천성 횡격막탈장(congenital diaphragmatic hernia)은 횡격막의 식도가 지나가는 구멍을 통해 소화관의 일부분이 흉곽으로 밀려 올라가는 것(**그림 14-4C**)으로 소화기관의 기능에는 영향을 주지 않지만 폐를 압박해 호흡이상을 초래할 수 있다. 선천성 항문폐쇄증(imperforate anus)은 항문과 직장이 연결되지 않고 항문이 닫힌 채 태어나는 선천성 질환으로(**그림 14-4D**), 직장과 주위 다른 기관의 누(fistulae)를 형성하여 요도 또는 질을 통한 변의 불수의적 배출이 발생하게 된다. 이는 수술요법을 통한 교정이 필요하다.

선천성 유문협착

선천성 유문협착(congenital pyloric stenosis)은 유문근의

참고 14-2 선천성 유문협착

원인
불명확함

병변
두꺼워진 유문괄약근 근육

발현
2~4주에 나타남
보통 남아에게서 나타남
투사성 구토
탈수와 체중 감소

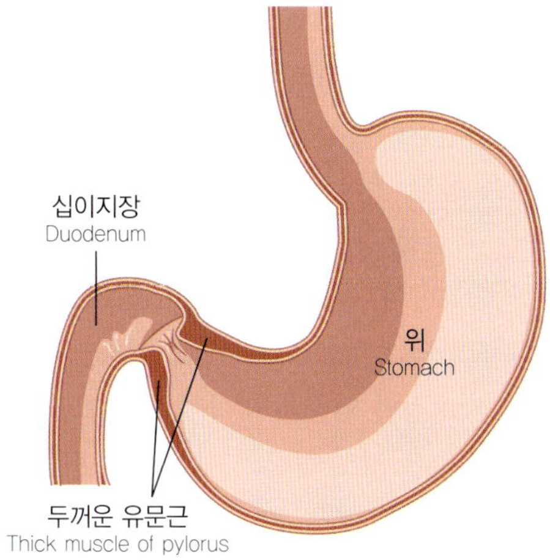

그림 14-5 선천성 유문협착

비대로 유문강이 길어지고 좁아진 것으로 비후성 유문협착증이라고도 불린다(**그림 14-5**). 남아에게 많으며, 생후 2~4주부터 수유 후 투사성 구토를 보인다. 발병원인은 아직 정확히 밝혀져 있지 않으며, 메켈게실과 함께 소화기관의 가장 흔히 나타나는 발달기형이다. 유문근의 비대는 상복부 촉진 시 올리브 모양의 덩어리로 느껴질 수 있으며, 두꺼워진 유문근을 절개하여 열어주는 수술(ramstedt pyloromyotomy)을 시행한다.

선천성 거대결장*히르슈슈프룽병, Hirschsprung disease*

위장관의 점막하층 및 고유근육층에는 풍부한 신경총이 있으며, 연동운동 및 호르몬 생성을 조정하여 음식물의 소화와 흡수를 가능하도록 한다. 그러나 유전적 혹은 환경적 요인에 의해 선천적으로 장관신경절세포가 없어 변배출의 장애를 가져오고 그 결과, 장의 팽만으로 거대결장(megacolon)이 된다(**그림 14-6**). 과거에는 결장에 발생한다 하여 선천성 거대결장(Hirschsprung disease)이라 불렀으나, 병변이 결장에만 국한되지 않기에 네덜란드 의사인 H. Hirschsprung(1830~1916)의 이름을 따 현재 히르슈슈프룽병으로 불린다. 아동에게서 복부팽만, 구토, 만성변비 등의 증상이 지속될 경우 해당 질환을 의심해볼 수 있으며, 대장조영술, 조직검사를 통해 진단한다. 신경절세포가 없는 분절의 외과적 제거 및 장관신경절세포가 있는 장을 항문까지 끌어내려 재부착함으로써 배변 조절 및 원위부 결장의 기능을 회복하도록 한다.

참고 14-3 선천성 거대결장

원인
- 불명확함

병변
- 직장 분절에서 신경절 부재
- 결장의 좁아짐, 대장의 팽창
- 거대결장

발현
- 변비
- 복부 팽만
- 다양한 연령에서 나타남

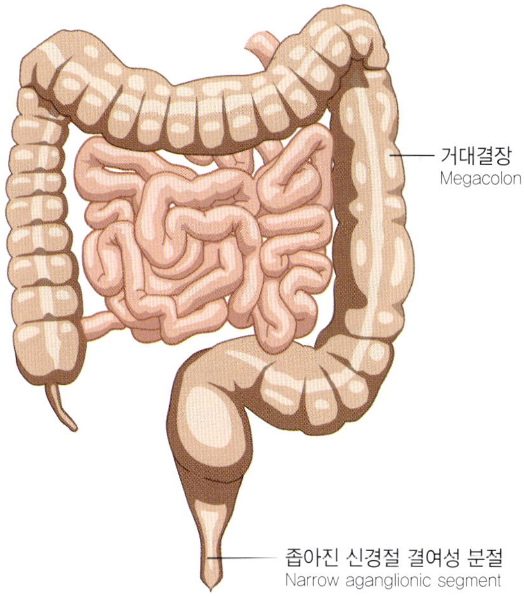

그림 14-6 선천성 거대결장

염증성/퇴행성 질환

이 장에서는 식도에서 항문까지 가장 흔하게 발생하는 염증성/퇴행성 질환에 대해 다루고자 하며, 장관경색(bowel infarction), 장 염전(volvulus), 과민성 대장증후군(irritable bowel syndrome), 요충감염(pinworm infection), 치질(hemorrhoids), 모소낭(pilonidal cysts) 같은 질환은 다루지 않는다.

역류성 식도염

역류성 식도염(reflux esophagitis), 다른 말로 위식도역류질환(gastroesophageal reflux disease, GERD)은 하부식도괄약근의 기능부전에 따른 괄약근의 이완으로 위의 산성 내용물이 역류하여 하부식도의 점막층과 점막하층이 자극을 받는 것이다.

또 다른 원인으로 식도열공탈장(hiatal hernia)을 들 수 있는데, 횡경막을 통해 식도위 접합부위 및 위의 일부가 흉강 안으로 밀려들어가면, 위 내용물의 역류가 증가된다(그림 14-7). 역류성식도염은 흔한 질환으로 아동에게서도 발생할 수 있으며, 연령 증가에 따라 발생빈도가 증가한다. 음주, 흡연, 비만, 임신 등이 악화요인으로 작용할 수 있으며, 대표적 증상으로 가슴쓰림이 있다.

지속적이고 심한 역류는 염증으로 이어지고, 지속적인 염증은 식도 점막의 화생(metaplasia)을 일으킨다. 즉, 식도점막을 이루는 중층편평상피세포가 위형(gastric-type)인 점액분비가 가능한 원주상피세포로 대체된다. 또한 위점막은 장형(intestinal-type) 상피세포와 점막세포로 이차 화생 변화를 겪는다(그림 14-8). 만약 이러한 변화가 식도위 접합부에서 3cm 이상 확장되면 바레트식도(Barrett's esophagus)라 하는데, 이는 암의 전조증상이므로 내시경 및 생검을 통한 주기적인 모니터링이 필요하다. 심한 역류를 겪는 사람들 중 약 10% 정도가 바레트식도로 발전하고 그중 1%만이 식도선암(esophageal adenocarcinoma)으로 진행되는 것으로 보고되고 있다.

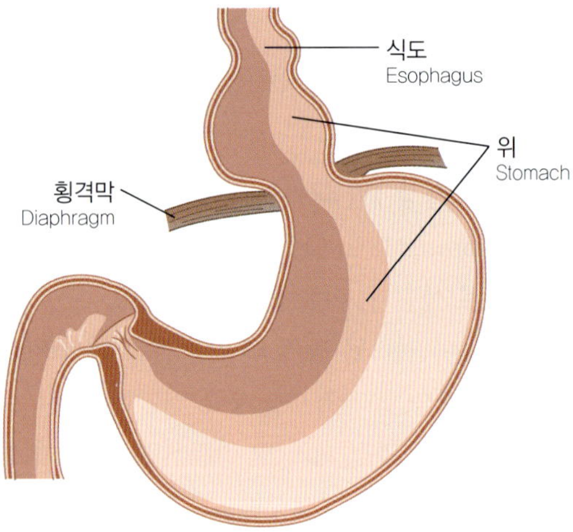

그림 14-7 식도열공탈장

참고 14-4 역류성 식도염
원인
하부식도괄약근의 기능부전
식도열공탈장
음주
흡연
비만
임신
병변
식도 원위부의 염증
위 화생
장 화생(바레트식도)
궤양, 협착
발현
가슴앓이, 흉통, 기침
내시경검사: 탈장, 식도염, 위와 장 화생
연하곤란
식도 선암

심각하고 지속적인 염증은 궤양과 반흔으로 이어진다. 반흔 부위의 수축은 식도 협착의 원인이 되며, 연하 시 통증과 고형 음식, 심한 경우 유동성 음식의 섭취장애를 초래한다.

역류는 다른 합병증이 나타나기 전에 중요하게 다루어져야 한다. 최소한 환자는 초콜릿, 커피, 알코올 등 산성 역류를 증가시키는 음식을 피하고 위산의 생성을 감소시키는 양자펌프억제제(proton pump inhibitor) 약물을 복용한다. 염증은 역류가 치료되면 감소하지만 바레트식도의 경우 비가역적이므로, 바레트식도 진단을 받은 사람은 이형성과 암의 조기 발견 및 치료를 위해서 주기적인 내시경검사나 생검을 시행해야 한다.

위염

급성 위염이란 위를 보호하는 점막의 급성 손상으로 위액에 노출됨으로써 발생하는, 위점막의 급성염증성 질환이다. 위점막을 손상시키는 가장 흔한 원인으로 알코올과 비스테로이드 항염증제(NSAIDs)가 있다. 위 상피세포는 정상적으로 2~6일마다 재생되므로 반복적인 자극이 없다면, 표피 손상은 빠르게 회복한다. 그러나 NSAIDs의 장기

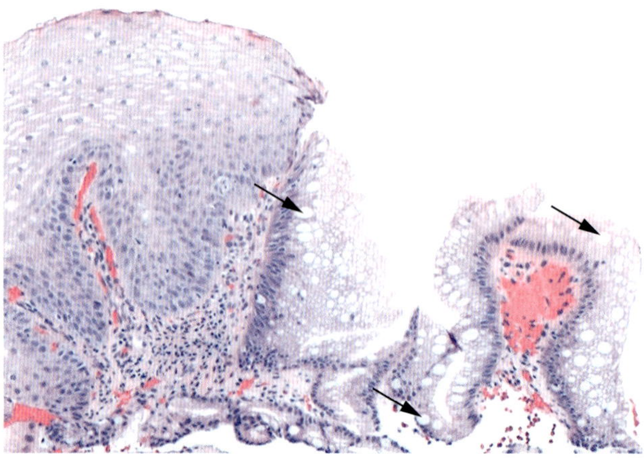

그림 14-8 식도에서의 장화생. 식도의 정상적인 편평상피 점막층(사진의 왼쪽)이 점자척으로 장상피로 변화되고 있다(화살표: 무신을 분비하는 배상세포를 포함한 편평상피의 장화생).

복용, 화학요법, 방사선요법, 만성적 알코올섭취는 심각한 손상을 초래할 수 있고 결국 출혈 또는 천공을 동반한 상피세포의 파괴를 야기한다. 급성 **위염(gastritis)**의 증상은 오심, 구토, 상복부 통증 등이다.

만성 위염은 크게 자가면역성 위염과 헬리코박터균 위염(Helicobacter gastritis) 등 두 가지로 분류한다. **자가면역성 위염(autoimmune gastritis)**은 벽세포가 위치한 위 기저부를 포함하는데, 위산을 분비하는 벽 세포에 대한 자가항체를 생성하는 자가면역질환으로, 지속적인 벽세포의 파괴는 위 기저부의 위축을 야기한다. 또한 **내인인자(intrinsic factor)**에 대한 자가항체도 생성되어 회장에서의 비타민 B_{12} 흡수의 감소를 일으켜 결국 **악성빈혈(pernicious anemia)**로 이어진다. 악성빈혈의 증상으로 손발저림, 신경통, 경증의 인지장애 등의 신경학적 증상, 피로, 창백, 심계항진 등의 빈혈증상, 갑상선호르몬의 기형과 함께 빨갛고 특이하게 부어오른 혀(tongue)가 관찰된다. 악성빈혈은 비타민 B_{12} 보충제를 복용하여 치료할 수 있다.

헬리코박터균은 위 점막층의 표면에 상주하며(그림 14-9) 전정부에서 급·만성 염증을 일으키는 나선모양의 편모를 가지고 있는 세균이다. 만성위염의 경우 90% 이상이 헬리코박터균의 감염에 의해 발생한다. 헬리코박터균에 감염된 경우 증상이 없거나, 명치부위의 타는 듯한 통증, 식욕저하를 호소하며, 개인마다 차이가 있다.

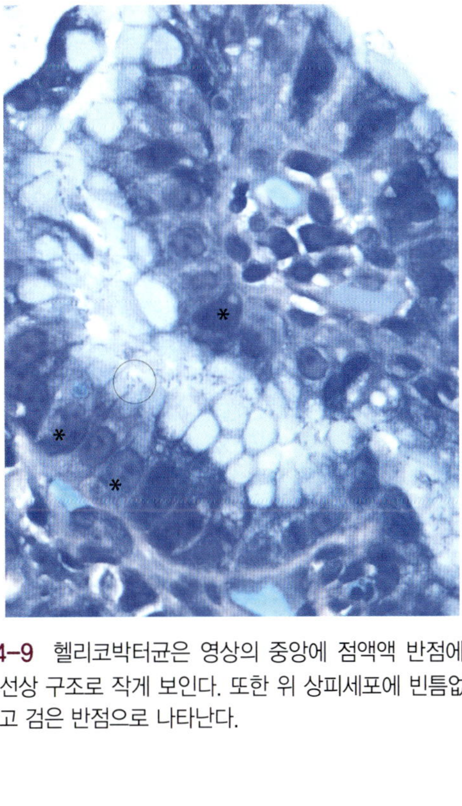

그림 14-9 헬리코박터균은 영상의 중앙에 점액액 반점에서 검은 자주색 선상 구조로 작게 보인다. 또한 위 상피세포에 빈틈없이 달라붙어 작고 검은 반점으로 나타난다.

참고 14-5 급성과 만성 위염

원인
Helicobacter pylori
자가면역성 위염
NSAIDs, 음주

병변
위 점막의 염증

발현
오심, 구토
상복부 통증
식욕 상실
출혈
위암, 림프종의 발달 경향(H. pylori 감염에서만)

항생제와 양자펌프억제제(proton pump inhibitors)의 병행요법은 헬리코박터균 감염에 가장 많이 쓰이는 치료법이다. 헬리코박터균의 완전한 제거를 위해서는 몇 주간 지속적으로 약물을 복용해야 하며, 임의로 중단할 경우 내성이 생기므로, 약물순응도가 매우 중요하다. 헬리코박터균 감염은 소화기관과 십이지장궤양뿐만 아니라 다양한 악성종양의 강력한 위험인자로, 헬리코박터균에 감염된 사람은 그렇지 않은 사람에 비해 위암으로 진행될 확률이 6배 이상 높으며, 명확하지 않지만 췌장암과의 관련성도 제기되고 있다.

헬리코박터균은 **말트림프종(MALT lymphoma)**의 발달을 자극한다. 헬리코박터균 감염에 의한 위의 지속적인 염증은 점막관련림프조직(mucosa-associated lymphoid tissue)의 면역세포를 자극하여, 결국 림프종을 야기시킨다. 위말트림프종은 보통 위에 국한되어 있는 무통성 림프종이지만 질병이 진행되면 다른 장기로 퍼질 수 있다. 헬리코박터균을 제거하면 말트림프종이 소멸된다고 보고되고 있어 항생제로 치료가 가능한 유일한 암이다.

헬리코박터균 위염은 혈액검사를 통한 항체유무, 호흡검사를 통한 H. pylori 대사산물 유무, 내시경을 통한 위액검사로 진단할 수 있다(그림 14-9).

소화성 궤양

소화성 궤양(peptic ulcers)은 일반적으로 십이지장 상부에서 나타나지만 위 또는 지속된 위식도역류질환의 경우 식도에서도 나타난다. 'peptic'이라는 단어는 궤양을 형성하는 요소 중 위에서 생성되는 산성 소화액을 의미한다. 위

점막은 두꺼운 점액(방어인자)을 형성하여 소화액으로부터 위점막을 보호하지만, 십이지장과 식도에는 효과적인 방어인자를 가지고 있지 않다. 위산분비(공격인자)의 증가는 보통 다른 요인과 결합하여 상피세포를 손상시키고 이는 풍부한 혈관을 포함하는 점막하층을 드러내고 위산과 소화효소의 부식성 활동을 더욱 더 진행시킨다.

소화성 궤양은 날카롭게 구멍 난 상피세포의 손상부위에 염증성 삼출물에 싸인 육아조직이 형성된다(**그림 14-10**). 소화성 궤양의 전형적인 증상으로 식후 1~3시간에 나타나는 오심, 구토, 팽만감, 타는 듯한 상복부 통증이 있으며, 음식물에 의해 완화되며 공복인 밤 동안 더 심해진다. 흉부나 등으로 방사되는 통증은 심근경색으로 오인

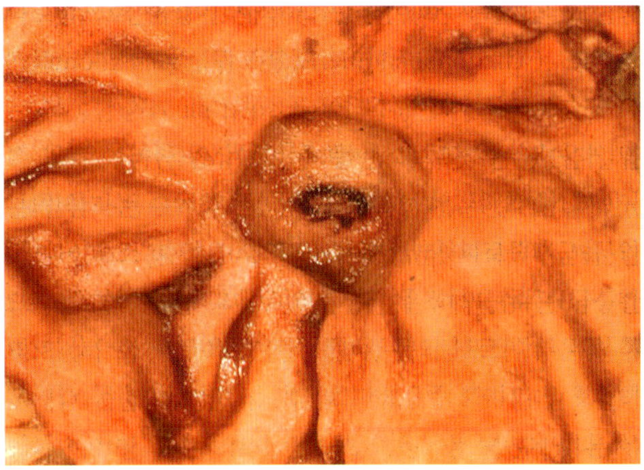

그림 14-10 소화성 궤양. 위점막은 황갈색으로 약간 과립성이다. 궤양은 사진의 중앙에서 보이는 구멍이 뚫린 결손부위이다. 궤양 밑바닥의 말초 주변에 새로운 출혈(검붉은 물질)이 있는 괴사성 파편이 있다.

참고 14-6 소화성 궤양

원인
- 위산 증가
- Helicobacter pylori
- NSAIDs, 스테로이드제제
- 흡연, 스트레스

병변
- 십이지장궤양
- 위궤양
- 식도궤양

발현
- 복통
- 체중 감소
- 다량 혹은 잠복출혈
- 천공

되기도 하며, 체중감소가 나타날 경우 악성 궤양인지를 반드시 감별 진단해야 한다. 소화성 궤양의 다른 증상인 출혈은 토혈, 흑색변, 철결핍성 빈혈 등이 나타날 수 있으며, 기본적인 혈액검사로 확인이 가능하다. 피로나 창백한 증상과 함께 궤양이 큰 혈관이나 동맥을 침범하는 경우 위로 혈액이 유출되어 짧은 시간 동안 많은 양의 혈액 손실을 초래하므로 응급 수술이 필요하다. 궤양 부위에 출혈을 일으키는 혈관을 결찰하거나 지지는데 내시경적 치료가 적용된다. 궤양의 또 다른 심각한 합병증인 천공은 궤양이 위장벽 전체를 침식해 들어갈 때 발생하며 복막염을 초래한다.

위산의 분비는 헬리코박터균의 감염, 스트레스, 알코올성 간경화증이나 저칼슘혈증과 같은 다양한 의학적 상황에 의해 증가하며, 상피세포의 손상은 NSAIDs나 스테로이드의 사용과 흡연 등에 의해 초래된다. 소화성 궤양의 가장 큰 위험 인자는 헬리코박터균으로, 소화성 궤양 환자의 75%가 헬리코박터균 감염을 보이고 있다.

소화성 궤양의 치료는 위산 감소를 위한 위산분비억제제, 헬리코박터균 제거를 위한 항생제 투여 및 NSAIDs와 같은 궤양을 유발시키는 위험인자를 제거하는 것이다. 대부분의 십이지장궤양은 의학적 치료를 통해 또는 자연적으로 치유되기도 하지만 재발도 흔하다. 일부 환자에서는 수술적 중재가 필요한데, 치유되지 않는 궤양을 제거하고 위산분비 자극호르몬인 가스트린을 분비하는 전정부(gastric antrum)를 제거하거나 위산 분비선을 제거하기 위해 기저부 일부를 제거한다. 더불어 미주신경절단술을 통해 위산을 생성하는 신경자극을 감소시킨다.

흡수장애증후군

흡수장애(malabsorption)란 음식물을 소화하거나 흡수하지 못하는 것으로, 위장관계 상피세포의 효소활동과 영양소 흡수에 손상을 주는 다양한 질병에 의해 초래된다. 그 원인으로 유전적 요인에 따른 효소 결핍, 췌장 기능부전, 장내 정상세균총을 변화시키는 감염성 질환, 자가면역질환, 광범위한 소장의 외과적 절제에 따른 흡수 표면적의 감소 및 노화로 인한 비특이적 퇴행성 변화 등이 있다.

효소결핍의 경우 **락타아제 결핍(lactase deficiency)**은 동양인의 약 90%에서 나타난다. 락타아제란 유당분해효소로서 결핍되면, 우유와 유제품에 많이 포함되어 있는 유당(락토오스, lactose)의 소화능력이 감소한다. 락토오스

불내증이 있는 사람이 유제품을 섭취하면 장내 세균이 락토오스를 발효시켜 많은 양의 가스를 생산하게 되고 이로 인해 복통, 복부팽만(abdominal bloating), 고창(flatulence), 설사(diarrhea)를 일으킨다. 락타아제는 음식이나 보충제를 통해 섭취할 수 있으나 락토오스를 함유한 음식(lactose-containing foods)을 피함으로써 증상을 예방할 수 있다. 소화와 관련된 다른 효소들의 감소 및 결핍은 유사한 증상을 일으킨다.

셀리악병[(소아지방변증, celiac disease)(비열대성스프루, celiac sprue)]은 인구의 1~2%에서 나타나며 특히 북유럽계 사람들에서 주로 발생하는 흡수장애증후군으로 소장을 침범하는 자가면역질환이다. 이 질환은 밀에 포함된 글루텐 단백질에 노출 시 트랜스글루타미나아제(transglutaminase)가 단백질을 변형시켜 면역반응(글루텐 성분에 대한 항체생산)을 유발시키고 그 결과 소장 융모의 위축 및 염증반응을 유발한다. 정상적인 융모는 길고 섬세하며 손가락 모양처럼 돌출되어 있는데 짧고 뭉툭해지거나 심지어 완전히 편평해진다(그림 14-11). 이로 인해 흡수할 수 있는 표면적이 상당히 감소되어 탄수화물, 지방, 비타민, 칼슘, 철분을 포함한 영양소의 흡수가 감소된다. 이는 위장관계 증상으로 이어져 복통, 설사, 고창, 지방질의 냄새가 심한 대변(지방의 흡수가 감소되어 발생), 필수비타민과 무기질의 결핍으로 인한 혈액응고장애(비타민 K 결핍), 부갑상선기능항진증(칼슘 결핍), 철결핍성 빈혈을 초래한다. 밀로 만든 음식(국수, 빵)과 같이 글루텐이 함유된 음식을 피하는 것이 유일하게 효과가 입증된 치료방법으로 염증이나 융모의 구조적 변형을 회복할 수 있다. 셀리악병은 유전적 요인에 따른 가족력, 제1형 당뇨병과 같은 다른

참고 14-7 흡수장애증후군

원인
- 효소결핍
- 글루텐 과민성
- 췌장 기능부전
- 위장관의 외과적 정복

병변
- 점막의 염증과 위축
- 췌장위축과 같이 근본적인 원인과 연관된 병변들

발현
- 복부팽만, 고창, 설사
- 다량의 냄새가 심한 대변
- 체중감소, 성장지연
- 지방과 탄수화물 흡수 검사의 비정상 소견
- 장 조직검사의 비정상 소견(소아지방변증)
- 이차적 영향: 철결핍성 빈혈, 응고장애, 부갑상선기능항진증

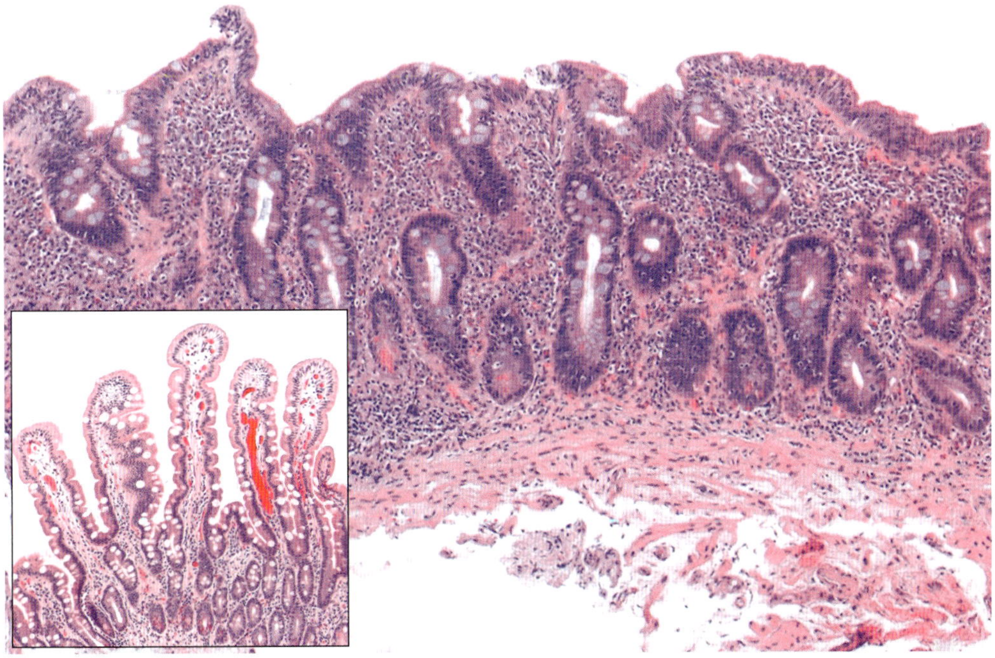

그림 14-11 복강 스프루(celiac sprue). 길고 손가락처럼 생긴 융모가 있는 정상 십이지장 점막을 보여준다. 복강 스프루에서 융모는 보이지 않으며, 점막은 편평하고 고유층은 염증세포에 의해 팽창되어 있다.

자가면역질환과도 관련이 있다. 또한 염증이 치료되지 않고 지속된다면 장에 선암이나 T세포 림프종이 발생할 수도 있다. 진단은 생검을 통한 십이지장의 조직학적 검사나 혈청 내 항글루텐 항체의 존재 여부를 통해 이루어진다. 정확한 진단은 글루텐이 포함된 식이를 완전히 금한 후에 증상이 개선되거나 십이지장의 손상이 회복되는 것으로 확인할 수 있다.

감염성 설사와 식중독

장내 감염은 전형적으로 분변-구강 경로를 통해 전파된다. 음식을 통해 섭취된 대부분의 미생물은 위산에 의해 분해되어 기관(organ)에 별다른 손상 없이 위장관 경로를 통과한다. 전염성이 강한 미생물은 위산에 의해 분해되지 않고 상부 소장점막에 침범(바이러스)하거나 소장의 원위부와 결장에 침범(아메바, 이질균, 캄필로박터)한다. 전염성이 낮은 미생물이나 위산에 의해 분해되기 쉬운 미생물이 질환을 유발하기 위해서는 많은 양이 체내에 들어와야 하며, 이는 식중독과 관련이 있다.

살모넬라(salmonella)와 같이 병원성 세균은 부패한 음식을 통해 섭취되고 그 수가 숙주의 방어능력을 넘어서게 되면 질병을 일으킨다. 또한 장은 장티푸스, 결핵과 같은 전신성 감염을 일으키는 미생물의 침입경로가 되기도 한다. 영양불량이나 다른 장기의 감염 증상을 일으킬 수 있는 촌충(tapeworm), 요충(pinworm), 흡충(fluke)과 같은 기생충이 장에 잠복해 있을 수도 있다. 이 장에서는 설사와 식중독을 일으키는 감염성 요인에 대해 논의하도록 한다. 표 14-2는 이 중 일반적인 질환을 비교하였다.

바이러스성 장염[viral enteritis, 유행성 장염(intestinal flu)]은 위장관 감염 중 가장 흔한 유형이다. 가장 흔한 원인으로 로타바이러스(rotavirus), 노로바이러스(norovirus)가 있으며, 설사로 인한 유아 사망의 대부분을 차지한다. 바이러스성 장염은 계절적 · 산발적으로 발생하며, 공공장소에서 쉽게 전파되는 유행성을 띠며, 성인보다 아동에게서 주로 나타난다. 소장의 상피세포에서 성장하며 1~2일 내에 오심, 구토, 설사 및 권태를 초래하고 하루 또는 며칠간 증상이 지속된다. 진단은 임상증상을 통해 추정하며, 치료는 구토와 설사로 인한 과도한 체액 손실을 예방하기 위한 수액요법 등이 실시된다.

여행자 설사(traveler's diarrhea)는 외국으로 여행하는 사람들에게 발생하는 급성 설사병을 말한다. 현지인들은 보통 면역력이 있거나, 이전의 노출로 경미하게 앓게 된다. 장독소생산 대장균(enterotoxigenic Escherichia coli, ETEC)와 캄필로박터제주니(Campylobacter jejuni)는 여행자 설사의 주된 원인균이다. 대장균(E. coli)은 출생 후 수 시간 내에 장관 내에 정상적인 군집을 이루는 박테리아이다. 그러나 다른 형태의 균들은 병원성을 띠는데, 장독소를 배출하는 ETEC는 장내 나트륨과 수분의 배출을 유도하고 흡수를 방해하는 독소를 배출한다. 여행자 설사에 이환된 사람은 설사와 복통으로 인해 불편함을 경험하며, 심한 경우 며칠간 정상적인 생활을 하지 못하게 된다. 대

표 14-2 감염성 설사와 식중독 비교

	원인	발현	지속기간	배경
바이러스성 장염	Rotavirus, norovirus가 가장 일반적	급성 발병 설사, 구토 탈수를 일으킬 수 있음	1~2일	유행성, 계절적; 주간보호센터, 양로원
여행자 설사	장독소를 생성하는 E. coli가 가장 일반적	급성 발병 설사, 복부경련, 권태감	약 1주일	외국 여행
식중독	세균 예를 들면, Salmonella 장독소	부패한 음식 섭취하고 1~4시간 후 급성 발병	1~2일	보통 같은 음식을 섭취한 몇몇 사람들에게서 발병함
이질	세균성(Shigella) 아메바성(Entamoeba histolytica)	다량의 점액성 혹은 혈액 섞인 설사	약 1주일, 아메바이질은 만성적일 수 있음	유행성 혹은 풍토병, 불결한 공중위생, 오염된 물
장티푸스	Salmonella typhi	발열, 혈액 섞인 설사, 섬망	4~6주	유행성; 무증상의 보균자
콜레라	Vibrio cholerae	다량의 묽은 설사	24시간 내에 치명적임	유행성

부분 자연 치유되며 특정 원인균을 밝혀내거나 항생제 치료가 필요하지 않다. 예방법으로 소독하지 않은 물이나 조리하지 않은 음식을 피해야 한다.

식중독(food poisoning)의 경우 같은 음식을 섭취한 몇몇 사람들이 구토와 설사 증세를 보인다면 의심해볼 수 있다. 부패된 음식의 원인을 확인하기 위해 보건당국에서 역학조사를 실시한다.

식중독의 병리적 원인인 살모넬라(Salmonella) 또는 캄필로박터제주니는 음식물에서 성장하고 구토와 설사를 일으키는 장독소(enterotoxins)를 배출하거나 장 상피세포에 손상을 줄 수 있다. 장독소는 박테리아에 의해 생산되어 숙주세포에 유해한 영향을 주는데, 포도상구균(Staphylococcus aureus)이 배출하는 장독소 B(enterotoxin B)는 면역세포를 활성화시켜 염증반응을 자극한다. 클로스트리듐보툴리눔(Clostridium botulinum)이 배출하는 보툴리누스 독소는 신경세포에 손상을 준다. 포도상구균의 경우 자연 치유되며 독소가 배출되고 장 상피세포가 재생될 때까지 수액공급 등의 보존적 치료를 한다. 그러나 보툴리누스 중독(botulism)은 잠재적으로 호흡근을 포함한 근육의 마비를 일으킬 수 있으므로 필요하다면 몸에서 독소가 배출될 때까지 기계적 인공호흡기를 포함한 보존적 치료를 할 수 있다.

모든 형태의 식중독은 음식물의 냉장보관, 청결유지 및 멸균적인 밀봉과정을 통해 예방 가능하다. 오염된 음식을 조리하면 살모넬라와 같은 박테리아는 멸균되지만, 장독소까지 제거하지는 못한다. 영아의 보툴리누스 중독은 원인균에 오염된 꿀(honey)이 주된 원인으로, 생후 1년까지 장내 정상세균총이 형성되지 않기 때문에 클로스트리듐보툴리눔이 영아의 장내에 서식할 수 있다. 이에 생후 1년 이내의 영아에게 꿀 또는 꿀이 들어간 음식을 주어서는 안된다.

이질(dysentery)은 점액성, 혈성 설사를 동반한 급성 열성질환이다. 세균성 이질(bacillary dysentery)은 Shigella가 그 원인으로, 오염된 음식이나 물을 통해 전파되며, 전염성이 매우 강해 적은 양의 세균으로도 발병할 수 있다. 아메바이질(amoebic dysentery)은 이질아메바원충(Entamoeba histolytica)에 의해 발병한다. 이질은 대부분 수인성 질병으로 공공장소나 위생상태가 불량한 인구밀집 지역에서 주로 발생한다. 설사와 함께 발열, 오한, 복통, 구토가 동반된다. Shigella 감염은 자연 치유되지만 이질아메바의 경우 혈류를 통해 신체의 다른 부위로 이동할 수 있고 원위부에 농양을 형성할 수도 있다. 간 농양이 이질아메바 감염의 가장 흔한 합병증으로, 원충의 박멸을 위해 항생제 치료가 필요하다. 이질의 진단학적 검사는 대변검사로서 Shigella는 배양검사를 통해서, 이질아메바는 직접적인 분변검사를 통해 확인할 수 있다.

장염에서 장티푸스(typhoid fever)와 콜레라(cholera)를 빼놓을 수 없으며 모두 전염성의 치명적인 위장관계 감염이다. 살모넬라 타이피균(Salmonella typhi., 식중독을 일으키는 Salmonella와 혼동하지 않도록) 또는 살모넬라 파라타이피균(S. paratyphi)이 원인인 장티푸스는 4~6주간 지속되며 고열, 복통, 구토, 설사, 위장관 출혈과 함께 심한 경우 뇌염(encephalitis)을 일으키고, 치료받지 않을 경우 사망률이 약 20%에 달한다. 잠복기 동안 장티푸스균은 간과 담낭에 존재하며 무증상으로 전파된다. 장티푸스 발병률이 높은 곳을 방문하는 여행자들은 예방접종(vaccination)을 해야 한다.

콜레라는 치료받지 않을 경우 사망률이 약 60%에 달하는 급성 설사질환으로, 비브리오 콜레라(vibrio cholerae)가 원인균이다. 콜레라균은 대장 상피세포의 투과성에 변화를 일으키는 장독소를 배출하는데 이로 인해 다량의 묽은 설사가 나타난다. 감염된 환자는 한시간만에 1L의 체액이 손실될 수 있고 24시간 이내에 급격한 탈수에 이르게 되고 수일 내에 사망할 수 있다. 치료하지 않을 경우 높은 사망률을 보이나 적절한 시기에 수액요법, 항생제 치료 등의 치료가 이뤄지면 사망률을 1% 이하로 낮출 수 있다. 2010년 아이티지진과 같은 자연재해나 도시폭동으로 상하수도 시설이 파괴되거나 위생상태가 불량한 인구밀집지역에서 장티푸스의 높은 발병률을 보이기 때문에 이를 예방하기 위한 최선책으로 상하수도 시설 정비를 포함한 적절한 공중위생을 체계화하는 것이 중요하다.

서혜부탈장

서혜부탈장(inguinal hernia)은 일반적으로 복강 안이 내용물이 서혜부 주위를 통해 복강 밖으로 빠져나온 '탈장(rupture)'을 말한다(그림 14-12). 탈장된 장의 고리들이 감돈(복강 내로 복귀하지 못하는 것)되거나 들러붙어서 나머지 부분의 장과 같이 움직일 수 없게 된다. 감돈된 탈장(incarcerated hernias)은 꼬이거나, 폐쇄되거나, 꼭 끼이

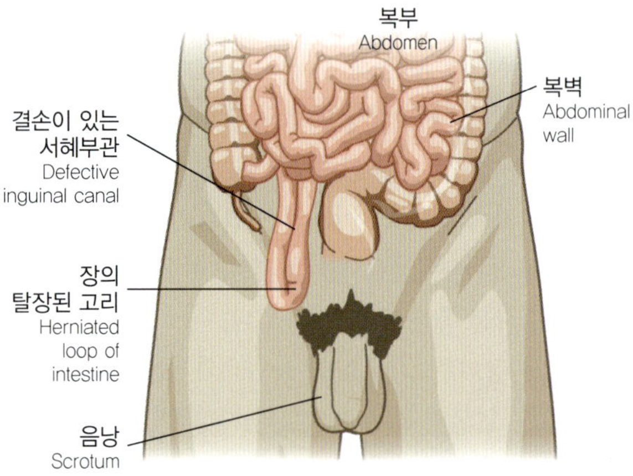

그림 14-12 서혜부탈장

> **참고 14-8 서혜부탈장**
>
> **원인**
> 서혜부복벽의 선천적 결함
>
> **병변**
> 복막의 낭이 복부근육을 통과하여 팽창됨
>
> **발현**
> 신체사정 시 낭이 만져짐. 장의 고리는 복강 안으로 다시 밀어 넣어질 수 있음
> 감돈, 폐쇄, 경색, 천공, 복막염

게 되는데, 이를 교액(strangulation)이라 하며, 장이 괴사되어 천공과 복막염을 초래하게 된다. 이와 같은 합병증이 발생하기 전에 수술로 탈장을 복원하는 것이 가장 최선의 방법이다.

서혜부탈장은 여성보다는 남성에게서 흔하게 나타나는데, 이는 서혜부관과 관련이 있다. 남성의 경우 태아 발달기에 복막에 있는 고환이 서혜부를 거쳐 음낭으로 운반되는 서혜부관이 있는데, 보통 스스로 막히지만 열린 채로 남아 있거나 혹은 무거운 물건을 드는 경우와 같이 복압이 상승하는 경우 다시 열리게 되며, 이를 통해 장기가 빠져나오는 것을 간접탈장이라고 한다. 탈장은 소아나 여성에서도 발생할 수 있으며, 다른 부위에 생길 수도 있다. 예를 들면, 배꼽 부분의 복벽은 약한 부분으로 쉽게 파열되거나 복강 안의 장기가 피부 밑으로 빠져나오기 쉬우며, 특히 비만한 사람들에게 발생한다. 또한 수술 상처부위는 원래의 근육조직보다 약해서 쉽게 파열되거나 복강 안 장기들이 복벽을 통해 나오기 쉽다.

급성충수염

충수(vermiform appendix)는 근위부 결장(맹장)의 한쪽 끝에 달려있는 벌레 모양의 기관으로 기능은 없지만 급성 염증을 일으킨다(**그림 14-13**). 장내 정상세균이나 혹은 딱딱한 변이 충수 내강을 막는 경우 염증을 일으키는 경우도 있지만 근본적인 원인은 밝혀지지 않았다. 급성충수염은 외과적 절제를 함으로써 농양 형성, 천공으로 인한 복막염 등의 합병증을 예방할 수 있다.

충수염은 성인보다는 소아나 청소년에게 더 흔하게 발생한다. 통증은 대부분 배꼽 주변부터 시작되며 점차 우하복부로 옮겨진다. 촉진 시 압통을 유발하고 반발통이 나타난다. 반발통(rebound tenderness)은 복부를 깊이 눌러 심부를 촉진한 후 손을 뗄 때 통증이 더욱 심해지는 것을 말한다. 어떤 환자는 걸을 때 복통을 호소하는데, 발이 땅에 닿을 때의 충격이 복부로 전달되기 때문이다. 또한 발열, 식욕부진 및 백혈구 수치의 상승이 나타날 수 있다. 그러나 이런 증상들은 인접 장기의 질환에서도 나타날 수

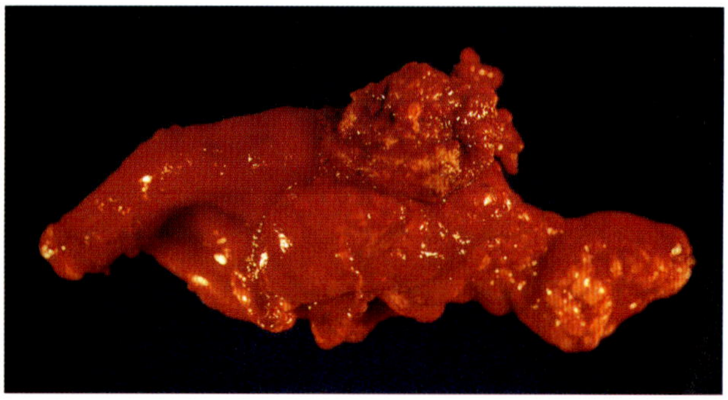

그림 14-13 급성충수염. 왼쪽이 절제된 충수의 말단부위, 오른쪽은 첨부. 충수는 밝은 선홍색이고 가운데 부분이 천공되었다. 파열된 부분으로부터 출혈성, 섬유성 파편의 덩어리가 삼출되었다. 주위 지방조직 또한 염증 소견을 보이고 있다.

> **참고 14-9 급성충수염**
>
> **원인**
> 대부분 불명확함
> 분변
>
> **병변**
> 충수의 급성염증
> 심한 경우 농양과 복막염
>
> **발현**
> 복통, 반동압통
> 식욕부진, 발열
> 백혈구증가증

있는 증상이므로, 이학적 검사로서 CT 촬영이 진단에 도움이 될 수 있다. 경험 있는 의사도 환자의 복부통증이 충수염에 의한 것인지 정확하게 예측하기는 어려우며, 실제 충수염으로 진단되어 절제한 충수의 약 15~40%의 병리학적 검사결과 완전히 정상인 것으로 나타났다.

급성충수염은 수술이 필요한 응급상황으로 충수가 파열되면 복막염을 일으키고 패혈증에 빠질 수 있다. 최근에는 복강경으로 충수절제술이 시행되고 있으며 복부의 작은 절개창을내고, 이 구멍을 통해 비디오 카메라를 포함한 여러 기구들을 복강 내에 넣고 시행하는 수술로써 수술 후 회복은 매우 빠르다.

염증성 장질환

염증성 장질환(inflammatory bowel disease)은 장관 내 만성 염증이 호전과 재발을 반복하는 질환으로 궤양성 대장염(ulcerative colitis)과 크론병(Crohn disease)이 대표적이다. 명확한 발병기전은 밝혀져 있지 않지만 유전적, 면역학적, 미생물학적, 환경적 요인의 상호작용에 기인한 것으로 생각된다. 두 질환 모두 설사, 출혈, 복통을 일으키며, 이는 환자의 일상생활에 상당한 지장을 초래하며, 심한 통증과 체중 감소를 일으킨다. 염증성 장질환은 백인에서 흔하고 청소년이나 젊은 성인에게서 호발한다.

두 질환의 양상이 비슷하기 때문에 명확한 감별을 위해서는 병력, 혈액검사, 방사선검사, 내시경검사 혹은 조직학적 검사 등 여러 가지 검사를 병행하여 진단한다. 두 가지 질환의 가장 큰 차이점은 손상의 양상으로(표 14-3), 궤양성 대장염의 경우 염증 또는 궤양이 대장의 점막층에 국한되어 연속적으로 나타나며, 병소는 직장에서 시작되어 대장 전체에 걸쳐 존재한다(그림 14-14A). 간혹 원위부 회장도 침범할 수 있지만 그 외 식도, 위, 소장으로 확대되지 않는다. 크론병은 장벽의 모든 층을 침범하며, 대장을 포함한 소화관의 어느 부위에서나 발생하는데, 특히 원위부 회장에서 가장 많이 발생한다(그림 14-14B). 염증의 분포양상은 궤양성 대장염과 달리 연속적이지 않으며, 염증이 심한 경우 이환되지 않은 점막과 분리되기도 한다.

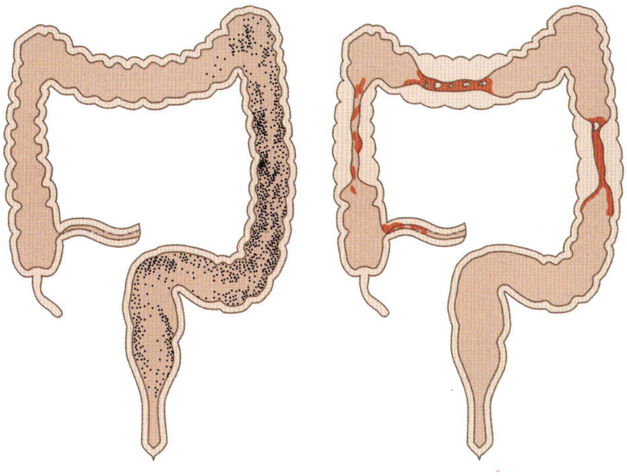

그림 14-14 결장과 말단 회장에서의 궤양성 대장염(A)과 크론병(B)의 분포

두 가지 질환 모두 장기간의 심각한 합병증을 일으킨다. 궤양성 대장염의 만성염증은 암의 전단계인 이형성증을 일으키며, 약 10년 후에 대장암이 발병하기 시작한다. 궤양성 대장염 환자의 약 5%에서 결장암이 발생하지만 염증이 장 전체에 걸쳐 이환되었다면 결장암의 위험성은 더 높아진다. 궤양성 대장염 환자들은 주기적으로 내시경검사와 조직검사를 시행하여 이형성증의 조기발견에 노력해야 한다. 궤양성 대장염 환자의 약 5%에서 원발성경화성 담관염(primary sclerosing cholangitis)이 발생하는데 담관의 염증성 폐색으로 인해 담즙의 배출이 막히고 결국 간경화증과 합병증이 발생한다. 크론병의 합병증은 장벽의 두꺼운 염증으로부터 초래되는데, 이로 인해 협착, 장관의 폐쇄, 농양 및 인접장기, 특히 항문 주위 누공이 가장 흔

표 14-3 궤양성 대장염과 크론병의 차이

	궤양성 대장염	크론병
장관 내의 분포	직장을 침범하고 근위부로 진행되어 회장 말단을 침범할 수 있음	회장과 결장이 가장 흔하고 위, 식도, 구강도 침범될 수 있음
장벽의 침범	점막에만 국한됨	장벽을 통과하여 침범
점막의 침범	연속적임, 광범위한 표재성 궤양	불연속적임(반점), 깊고 날카로우며 선상 열상과 궤양
합병증	악성종양, 원발성경화성 담관염	협착, 농양, 누공, 지방과 비타민 흡수장애
수술	심한 경우나 악성종양이 발생한 경우 치료적 목적으로 시행	합병증의 치료를 제외하고는 금기

참고 14-10 염증성 장질환

원인
불명

병변
궤양성 대장염–미만성, 만성적 결장 점막의 염증
크론병–소화기관 어느 부위에서나 국소적이고 두꺼워진 염증소견, 회장에 가장 흔함

발현
만성설사
만성출혈로 인한 빈혈
체중감소
악화와 회복이 반복됨
일상생활에 지장을 초래함
후기 합병증으로 암 발생

하게 발생된다. 크론병 환자 중 결장이 침범된 경우 궤양성 대장염만큼 높지는 않더라도 이형성증과 암종을 확인하기 위한 주기적인 내시경검사를 시행해야 한다. 염증성 장질환 환자들은 눈, 피부, 관절 등 신체 다른 조직에도 염증이 나타날 수 있다.

염증성 장질환의 치료는 장관 내 염증을 경감시키는 것이다. 스테로이드, NSAIDs(예: 아스피린 관장), 항암제(예: methotrexate), 염증반응을 방해하는 약물들 모두 효과가 있는 것으로 증명되었다. 치료에 반응하지 않거나 조직학적으로 이형성증이 발생한 심한 궤양성 대장염 환자의 경우에는 결장 전체를 제거하는 것이 효과적이다. 크론병의 경우 협착부위 절제술과 누공 절개술이 시행될 수 있으나 사실상 남아 있는 위장관에서 100% 재발이 되며, 수술 문합부위도 치유가 잘 안된다. 또한 철결핍성 빈혈, 비타민 결핍, 체중감소 예방을 위한 식이관리가 필요하다.

위막성 대장염

위막성 대장염(pseudomembranous colitis)에서 위막은 대장 점막표면에 끈적한 삼출물을 형성하는 괴사세포, 점액, 섬유소, 급성염증세포를 포함하고 있다(그림 14-15). 위막성 대장염은 장기간 항생제 사용으로 장내 정상세균총이 감소하면서 발생하는데, 이때 **클로스트리듐 디피실리균(Clostridium difficile)**의 급격한 증식에 의한 장독소 배출로 장내 상피세포의 비가역적 손상이 야기되면서, 손상된 점막 위로 염증세포와 더불어 괴사된 조직이 배출된다. 발열, 복통, 백혈구증가증, 탈수를 일으키는 물 같은 설사(watery diarrhea) 등의 증상이 나타나며, 심할 경우에는 염증이 대장 전체로 퍼지게 되어 독성 거대결장(toxic megacolon)으로 발전, 생명을 위협하게 된다. 독성거대결장이란 대장의 일부가 심하게 늘어나고 마비되는 것이 특징이고 천공, 패혈증, 쇼크로 진행될 수 있다. 치료하지

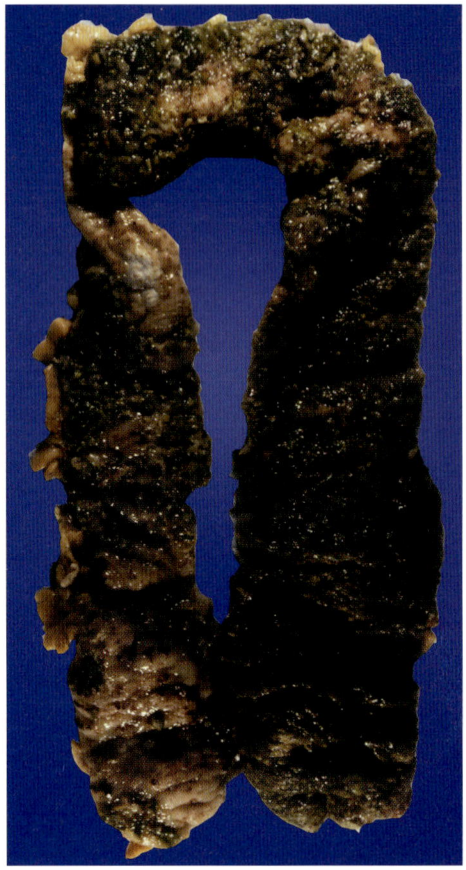

그림 14-15 위막성 대장염. 결장은 관강 표면이 노출되어 있다. 분홍빛 점막이 보이지만 정상인 부분은 상대적으로 적고 대부분 표면이 녹색 또는 검은색의 괴사조직으로 덮여 있다. 이것을 위막이라고 하며, 괴사성점막, 급성염증세포, 섬유소, 박테리아로 구성되어 있다.

참고 14-11 위막성 대장염

원인
항생제 사용(C. difficile의 과성장을 허용함)
C. difficile 장독소

병변
대장의 표면을 덮는 위막으로 죽은 세포와 염증성 파편으로 구성됨

발현
복통, 발열, 백혈구증가증, 묽은 설사
독성거대결장, 패혈증, 쇼크

않을 경우에 사망률은 약 20% 정도에 이른다. 독성 거대 결장은 궤양성 대장염이나 히르슈슈프룽병(Hirschsprung disease)과 같은 질환과 함께 발병할 수 있으며, 항생제 치료중인 위막성 대장염 환자가 갑자기 설사를 한다면 의심해야 한다.

결장게실증

결장벽 바깥으로 도출된 비정상적인 작은 주머니인 게실(diverticulum)은 결장벽 중 선천적으로 약한 부위에 압력이 증가하게 되면서 발생하고 나이가 들어감에 발생 빈도가 증가한다. 게실은 특히 S상결장에서 호발하는데, 이는 결장 중 가장 좁은 부위인데 반해 상대적으로 높은 압력을 받기 때문이다(그림 14-16). 대부분의 게실은 증상을 보이지 않지만 내강이 대변 덩어리로 막히게 되면 게실염(diverticulitis)을 초래하게 되며 복통, 발열, 오심, 변비 등의 증상이 나타난다. 염증이 있는 게실에는 농양이 생기거나 천공으로 인한 복막염이 발생할 수 있으며, 응급 수술과 함께 적극적인 항생제치료(antimicrobial therapy)가 필요하다. 염증이 가라앉으면 조직에 반흔이 남아 장폐색이 생길 수 있는데, 이 또한 수술적 치료가 필요하다. 드물게는 게실에 인접한 동맥의 혈관벽 손상으로 인해 파열되면 대량의 직장 출혈이 발생할 수도 있다.

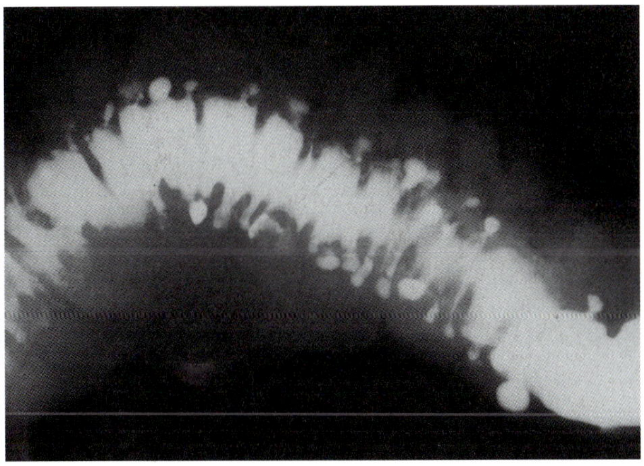

그림 14-16 게실증. 이 그림은 바륨 관장 후 영상소견이다. 바륨은 방사선불투과성으로 하얗게 보이고 수많은 게실 혹은 장벽의 낭성 주머니를 채우고 있다.

참고 14-12 결장게실증

원인
노화와 관련

병변
장벽을 통과하는 결장 점막의 낭성주머니
대부분 직장을 제외한 좌측 결장에 발생

발현
대개 무증상
통증, 발열, 장 기능의 변화를 동반한 게실염
협착과 폐쇄
다량의 직장 출혈

과형성/신생물 질환

위장관에 발생하는 암은 전체 암 발생 중 약 20%를 차지하며 그중 결장암이 대부분을 차지한다. 이 장에서는 결장암과 그 전구체(precursors)를 중심으로 논의하며, 그 외 소화기관의 암에 대해서는 몇 가지 중요한 부분에 국한하여 논의하기로 한다. 표 14-4에 이들 암종의 유병률, 생존율, 가장 흔히 발견되는 병기, 진단 시 평균 연령, 위험요인들을 비교해 놓았다.

식도와 위암의 주요 원인으로 위식도역류질환(GERD)과 헬리코박터균 감염이 있으며, 관련 내용은 앞서 언급한

표 14-4 식도, 위, 소장, 결장직장, 항문의 악성종양

	발생빈도	5년 생존율	일반적으로 진단되는 병기	진단 시 평균연령	위험요인
식도	4:100,000	20%	3기, 4기	68세	흡연, 음주, 위식도역류질환(GERD)
위	8:100,000	25%	3기, 4기	71세	H. pylori, 음식의 방부제, 흡연, 유전적 요인
소장	2:100,000	형태에 따라 매우 다양함	3기	67세	유전적 요인, 크론병
결장/직장	49:100,000	80%	1기, 2기	71세	저섬유소 식사, 유전적 요인, 신체활동 없음, 비만, 흡연
항문	2:100,000	60%	1기	61세	인유두종바이러스(HPV), 흡연

바와 같다. 소장암은 매우 드물며, 암종형태와 위험요인이 다양하여 일반화하기에는 어렵다. 전체 소장암의 50% 이상이 선암으로 가족성 암증후군(familial cancer syndromes)이나 크론병, 셀리악병 등의 질환에서 상대적으로 많이 발생하는 것으로 알려져 있다. 항문암(cancer of the anus)은 항문바깥부부의 편평세포 점막에서 주로 발생하고 자궁경부암과 같이 인유두종바이러스(HPV), 인간면역결핍바이러스(Human immunodeficiency virus, HIV)와 밀접한 관련이 있다. 항문암은 볼 수 있고 만질 수 있는 부위에 발생하므로 쉽게 발견 가능하며, 국소적인 경우에는 외과적 절개로 치료가 가능하다.

결장 용종

용종은 점막표면으로부터 돌출된 것으로 염증병소이거나 양성 또는 악성 신생물일 수도 있다. 용종은 대개 증상이 없으며, 크기가 커지는 경우 출혈로 인한 혈변, 점액변이나 장폐색에 따른 복통, 설사, 변비 등의 증상을 보일 수 있다. 용종 진단을 위해 대장조영술, 내시경검사 혹은 CT 대장조영술 등을 실시하며, 특성 및 양상을 파악하기 위한 조직학적 검사가 필요하다.

과형성 용종(hyperplastic polyps)은 정상 창자움의 급속한 증식에 따른 작고 융기된 형태로(그림 14-17), 대부분은 전암성 병변(precancerous lesion)이 아니며, 발생원인은 명확하지 않다. **선종(adenomas)**은 전암성 병변으로 시간이 지나면 암종으로 발전할 가능성이 높다. 이런 이유로

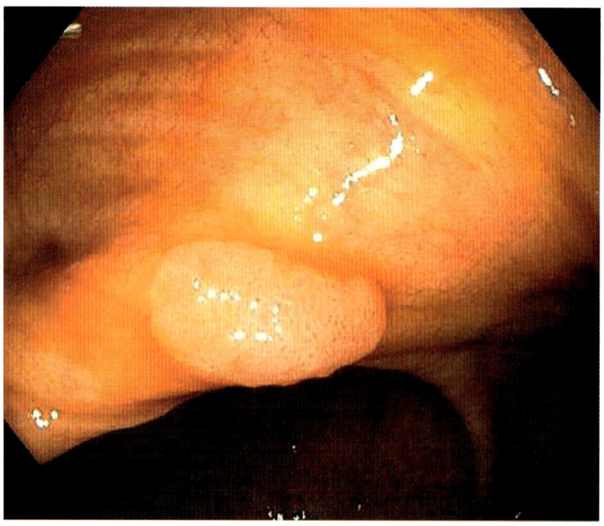

그림 14-17 결장 용종. 내시경 사진. 결장 점막표면의 돌출된, 색깔이 옅고 융기된 병소

참고 14-13 결장 용종

원인
연령 증가
저섬유성 식이, 고지방식이

병변
과형성 용종
선종

발현
내시경검사로 발견
크기가 큰 용종의 경우 출혈, 장운동의 변화

50세 이상의 성인의 경우 내시경을 통해 용종이 확인 되면 종류와 상관없이 제거하며, 주기적으로 검사를 시행한다.

결장직장암

직장과 결장의 상피세포는 모두 단순원주상피이며, 직장암 발생위험인자는 결장암과 동일하므로, 결장과 직장에 발생한 암은 결장직장암(colorectal carcinoma)으로 통틀어 일컫는다. 결장과 직장의 선암은 가족성선종성 용종증(familial adenomatous polyposis, FAP)의 유전적 요인, 장기간 지속되는 염증성 장질환의 합병증에 의해 산발적으로 발생된다. 산발적으로 발생하는 결장직장암은 다른 형태의 암보다 식습관과 연관성이 높은데, 붉은 육류, 가공 처리된 육류, 고열(튀기거나 굽는 조리방법)에서 조리된 음식의 과도한 섭취는 위험요소로 작용하며, 채소와 과일 등 섬유소의 섭취는 예방적 요인으로 작용한다. 또한 지역적 특성에 따라 발생률이 달라지는데, 개발도상국에 비해 선진국에서 결장직장암의 발생률이 높다. 또한 연령의 증가, 부동, 비만, 흡연, 알코올 섭취, 제2형 당뇨병 등이 위험요소로 알려져 있다. 이들 위험요소 중 일부는 결장을 비우는 것(colonic emptying)이 지연된다는 공통점을 가지고 있다. 대변이 장시간 결장의 상피세포와 접촉하게 되면 점막 손상이 촉진되고 암을 유발하는 돌연변이의 생성이 증가한다.

결장직장암은 주기적인 대장내시경검사를 통해 조기발견이 가능하다. 내시경검사를 힘들어 하는 환자들은 바륨관장(그림 14-18)이나 종양을 찾아내는 CT 대장조영술을 시행할 수 있다. 만약 암이 결장벽에 국한되어 있다면 수술적 절제로 치료 가능하다.

점막에서 발생한 암은 점차 성장하여 결장의 벽을 뚫고 장막을 침범하고 내강으로 퍼지게 된다(그림 14-19). 암세

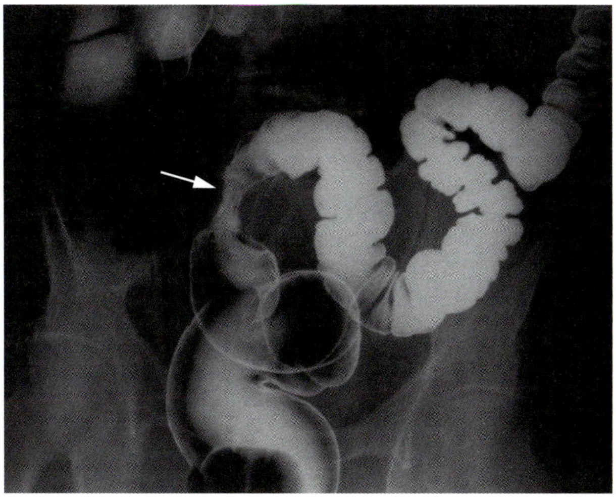

그림 14-18 암종에 의해 관강이 폐쇄되어 근위부 대장이 늘어난 협착된 결장암(화살표)의 바륨관장 영상

포가 점막아래 깊은 층까지 침범된 경우 결장 주변과 장간막 지방에 있는 림프절을 통해 다른 장기로 전이되거나, 혈류에 접근할 수도 있고 직접 정맥을 침범할 수도 있다. 혈액을 통한 암세포의 전이는 간에서 가장 많이 발견된다. 표 14-5는 결장선암의 병기 구분과 병기별 5년 생존율을 보여주고 있다.

증상은 암의 장의 내강과 장관 벽의 침범 정도에 따라 달라지는데(그림 14-20), 주요 증상으로 출혈과 배변 습관의 변화를 들 수 있다. 출혈은 육안으로 대변의 혈액 유무를 확인하거나, 잠혈분변검사 또는 혈액검사상 철결핍성 빈혈로 발견할 수 있다. 성인 남성의 철결핍성빈혈은 다른 명확한 원인이 없는 한 결장암에 의한 것으로 볼 수 있다.

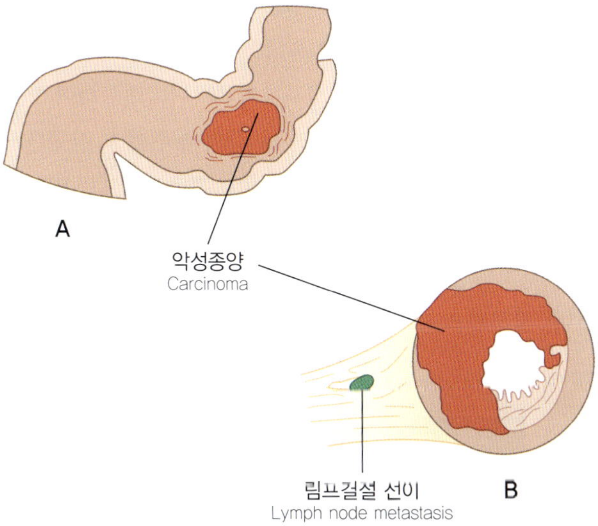

그림 14-19 장벽을 통해 성장한 결장의 악성 종양

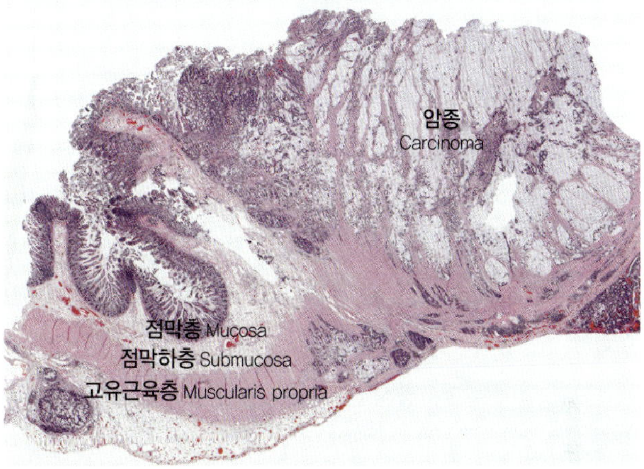

그림 14-20 장벽을 침범한 암종. 좌쪽 이미지에서 점막, 점막하, 및 고유근육층의 정상소견이 보인다. 우측 이미지의 경우 풍부한 점액을 생산하는 상피(점막)세포의 고도의 무질서한 성장은 점막하 및 고유근육층의 흔적을 없애고, 장막 표면위로 확산되고 있다(맨 우측 아래쪽 이미지). 또한 장막하 지방조직 내 단단하고 작게 뭉쳐진 세포들이 나타난다(맨 좌측 아래쪽 이미지). 이 암종은 매우 진행된 높은 병기의 암이다.

표 14-5 결장암 병기와 병기별 5년 생존율

	병기	5년 생존율
I	암이 점막하 또는 고유근육층 내에 국한됨	93%
IIA	암이 장벽 전층을 통과함	85%
IIB	암이 직접 인접 장기 혹은 구조로 확산됨	72%
IIIA	림프절 1~3개 전이되고 암이 점막하 또는 고유근육층 표면에서 성장함	83%
IIIB	림프절 1~3개 전이되고 암이 장벽 전층을 통과하여 자라고 인접구조로의 직접적인 성장은 있을 수도 있고 없을 수도 있음	64%
IIIC	림프절 4개 이상 전이되고 장벽 안으로 어느 정도 깊이로 성장함	44%
IV	다른 장기로 원격전이됨	8%

Data from the National Cancer Institute's SEER database of patients diagnosed with colon cancer between 1991 and 2000.

참고 14-14 결장직장암

원인
산재성, 관련 위험요인(예: 저섬유소 식이, 비활동성 비만)
가족성 암증후군(예: 가족성선종성 용종증)
장기간의 염증성 장질환

병변
선암
장벽의 다양한 침범과 림프절, 간, 다른 기관으로의 전이

발현
흔히 무증상: 내시경검사나 바륨 관장으로 발견됨
철결핍성 빈혈, 잠혈분변, 혈변
배변습관의 변화

결장암으로 인한 배변 습관의 변화로는 설사, 변비, 연필처럼 가는 실변이 나타난다. 대장 폐색이나 통증의 증가는 종양이 더욱 광범위하게 자랐다는 것을 의미한다.

진단을 위해서는 조직학적 검사가 필요하다. 진단 당시 전이되지 않은 선암의 경우 보통 수술적 절제가 시행된다. 절제된 대장의 조직검사를 통해 정확한 병기를 판단하고 치료방법과 예후를 확인할 수 있다. 만약 종양이 림프절이나 다른 장기로 전이되었다면 항암치료와 방사선치료 및 추가적인 외과적 처치(예: 전이된 간의 부분절제술)가 필요할 수도 있다. 직장암의 경우 종양의 크기를 줄이기 위해 수술 전에 흔히 방사선치료나 항암치료를 시행하기도 한다.

장기부전

흡수기능의 장애는 짧은 기간 동안은 견딜 수 있으나 심한 구토나 설사는 치명적인 체액손실을 일으킬 수 있다. 영아들은 체액소실에 민감하기 때문에 정맥이나 경구를 통한 수액보충이 성인보다 자주 필요하다. 또한 위장관 질환으로 인한 사망률의 대부분은 소화 · 흡수의 이상보다는 질병 과정 중 발생하는 합병증에 기인한다. 예를 들면 천공에 따른 복막염(예: 독성거대결장), 대량의 위장관 혈액소실(예: 위궤양), 장폐색(예: 크론병에서 장협착)이 있다.

장관의 상당 부분을 절제하더라도 어느 정도의 기능은 유지할 수 있다. 예를 들어, 식도를 완전히 절제하고 위를 흉곽으로 끌어당겨 인두 바로 밑 식도의 남은 부위와 연결하면 장의 연속성을 유지할 수 있다. 비만한 사람들의 체중감소 및 식욕 억제를 위하여 위장축소술(bariatric surgery)을 통해 위의 크기를 작게 만들 수 있다. 심한 궤양성 대장염의 치료로 장 전체가 절제되거나 크론병, 폐색, 경색(예: 장간막동맥의 폐쇄)으로 소장의 상당 부분이 절제되기도 한다. 수술 후 위와 장의 용적이 작아지므로, 부드러운 음식을 자주 소량씩 섭취하고 필수 비타민과 무기질 같은 식이보충제의 섭취가 필요하다.

만약 근위부 장의 연속성이 유지되지 않거나 환자가 삼킬 수 없을 만큼 매우 쇠약해진 경우에는 위관영양(tube feeding)으로 열량과 영양소를 공급할 수 있다. 만약 짧은 기간 동안 열량 보충이 필요한 경우에는 위관을 통해 코에서 위까지 영양분을 전달한다. 반면에 장기간 영양공급이 필요한 경우에는 경피적 내시경위루술(percutaneous endoscopic gastrostomy, PEG)로 복벽을 통해 위까지 관을 삽입한다.

배변 또한 기계적으로 우회시킬 수 있는데, 결장이나 직장 절제가 필요하거나 혹은 소장이 막히게 되면 구측장관을 복부의 피부쪽으로 개구시켜 항문을 대신하여 변을 배출하게 된다. 이때 개구시키는 장의 부위에 따라 회장루(ileostomy) 또는 결장루(colostomy)로 불린다. 개구부는 분변을 모으기 위해 환자들이 쉽게 교체할 수 있는 장루주머니가 부착된다(그림 14-21). 장루시술 후 일상생활은 가능하며, 장루관리 및 장세척이 지속적으로 필요하다.

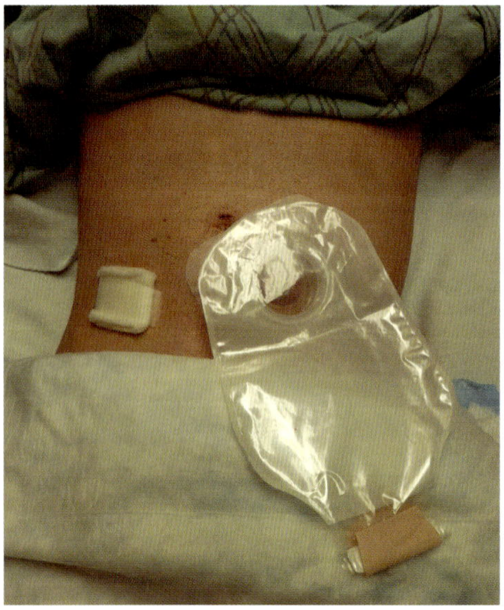

그림 14-21 장루. 염증성 장질환으로 수술받은 환자의 복부사진이다. 배꼽의 왼쪽에 있는 장루에 플라스틱 주머니가 부착되어 있다. (Courtesy of Lynette Scott, Nursing, University of Wisconsin Hospitals and Clinics.)

소장의 만성 흡수장애는 쉽게 회복하기가 어렵다. 소장의 1/2에서 2/3 이상이 수술로 절제되었다면 흡수장애는 더욱 심해진다. 단장증후군(short bowel syndrome)의 경우 소장의 길이가 짧아 지방과 수분의 재흡수가 감소되고 환자들은 자주 지방성 변을 보게 되며 비타민과 무기질 결핍이 증가된다(칼슘, 지용성 비타민 A, D, E, K와 칼륨, 마그네슘, 엽산, 아연). 심한 경우 환자들은 체중감소와 영양실조로 고통받을 수 있다. 철결핍성 빈혈이나 응고장애와 같은 이차적인 합병증을 예방하기 위해서는 필수 영양소 및 열량 보충 식이가 필요하다.

총비경구영양(total parenteral nutrition, TPN), 즉 혈류를 통한 탄수화물, 지방, 염분, 단백질, 필수 무기질과 비타민의 공급은 쇠약한 환자들이나 소장의 기능이 심하게 손상된 환자들에게 필요하다. TPN은 장기적으로 사용이 가능하며, 흔한 합병증으로 튜브 감염이나 지방산의 축적으로 간부전 등이 있다.

연습문제

1. 위장관의 각기 다른 부분에서 특정한 기능을 하기 위해 상피세포로 구성된 조직학 층의 명칭은?
   A. 점막고유판
   B. 점막층
   C. 고유근육층
   D. 점막하층
   E. 장간막

2. 위장관 질환의 가장 대표적인 증상은?
   A. 장운동의 기능적 변화
   B. 영아 설사
   C. 위장관염
   D. 출혈
   E. 위식도역류질환

3. 대장내시경 선별검사의 목적으로 가장 적절한 것은?
   A. 바레트식도의 화생을 발견하기 위해
   B. 크론병의 이형성을 발견하기 위해
   C. 용종을 발견하고 제거하기 위해
   D. 게실을 발견하기 위해
   E. 암종을 발견하기 위해

4. 결장게실이 있는 76세 남성 환자가 대변에 선홍색 피가 섞인 것을 발견했다. 다음 중 무엇을 뜻하는가?
   A. 흑색변
   B. 혈변
   C. 토혈
   D. 설사
   E. 대변의 잠혈

5. 오랫동안 위식도역류질환을 앓고 있는 56세 남성 환자에게서 발생 가능한 질환이 아닌 것은?
   A. 바레트식도
   B. 협착
   C. 위암
   D. 식도선암
   E. 궤양

6. 헬리코박터균 감염의 합병증이 아닌 것은?
   A. MALT 림프종
   B. 위선암
   C. 소화성궤양
   D. 바레트식도
   E. 만성 위염

7. 레스토랑에서 밥을 먹은 3명 모두 밥을 먹은 후 구토와 설사 등을 호소했다. 그늘이 먹은 음식에 어떤 바이러스에 감염된 것일까?
   A. 클로스트리듐보툴리늄
   B. 포도상구균
   C. 노로바이러스
   D. 시겔라
   E. 비브리오 콜레라

8. 다음 중 미국에서 가장 흔한 암은 무엇인가?
   A. 위암
   B. 식도암
   C. 소장암
   D. 결장암
   E. 항문암

CHAPTER 15

간, 담낭 및 췌장

Liver, Gallbladder, and Pancreas

개요

구조와 기능
주요질환
증상, 징후, 검사
특이질환
    유전질환/발달장애
        선천적 간질환
        췌장의 낭성섬유증
    염증성/퇴행성 질환
        바이러스성 간염
        간의 화학적 손상
        지방간
        간의 자가면역질환
        담낭염과 담석증
        췌장염
    과형성/신생물 질환
        전이성 간암
        췌장암
장기부전
        간경변증
연습문제

학습목표

1. 간, 담낭, 췌장의 구조와 기능을 검토하고 간세포의 주요기능을 명명한다.
2. 간, 담낭, 췌장에서 가장 빈번하게 발생하는 질환과 치명적인 질환에 대해 기술한다.
3. 간, 담낭, 췌장 손상 시 일반적으로 나타나는 증상 및 징후를 나열하고 기저질환과 관련지어 설명한다.
4. 간질환을 감지하기 위해 사용되는 실험검사를 나열한다.
5. 간, 담낭, 췌장 등에서의 질병을 감지하고 관리하기 위해 사용되는 영상기술과 간생검의 역할을 나열한다.
6. 신생아 황달의 원인을 설명한다.
7. 췌장의 낭성섬유증의 병인, 병변, 징후를 설명한다.
8. 간염바이러스를 설명하고, 질병의 징후, 그와 연관된 다른 질병과 원인에 대해서 설명한다.
9. 특이체질이 약물을 받아들이는 반응과 약물의존도의 차이를 설명하고, 각각의 예를 든다.
10. 지방간(fatty liver disease)의 원인과 그의 합병증에 대해 설명한다.
11. 간의 자가면역병의 3가지 형태를 설명한다.
12. 간경화와 그의 발전단계를 설명한다.
13. 담석의 형성과 발현 및 치유 과정을 기술한다.
14. 급 · 만성 췌장염의 원인, 병변, 발현에 대해 서술한다.
15. 간경화증의 정의, 기전, 합병증 및 이와 관련된 기능부전에 대해 살펴본다.
16. 핵심용어와 녹색으로 진하게 표시된 모든 용어를 정의하고 상황에 맞게 적절히 사용한다.

핵심용어

세엽acinus
급성 췌장염acute pancreatitis
알부민albumin
알칼리성 인산분해효소alkaline phosphatase
아스파르테이트아미노전이효소aspartate aminotransferase, AST
자가면역성 간염autoimmune hepatitis
담즙bile
담즙산염bile salts
담관폐쇄biliary atresia
담관산통biliary colic
빌리루빈bilirubin
세관canaliculus
담관암cholangiocarcinoma
담낭절제술cholecystectomy
담석증cholelithiasis
만성 췌장염chronic pancreatitis
간경변증cirrhosis
응고인자clotting factors

응고장애coagulopathy
총담관common bile duct
담낭관cystic duct
사이토크롬 p450cytochrome p450
효소성 괴사enzymatic necrosis
역행성 내시경 담관췌장조영술 endoscopic retrograde cholangio pancreatography, ERCP
전격성 간염fulminant hepatitis
담낭gallbladder
간성뇌증hepatic encephalopathy
간염-A, B, C, D, E형hepatitis A, B, C, D, E
간세포암hepatocellular carcinoma
간세포hepatocyte
간비대hepatomegaly
개인체질의idiosyncratic
랑게르한스섬islet of Langerhans
황달jaundice
쿠퍼세포Kupffer cell
간liver
대사증후군metabolic syndrome
미셀micelle
췌장pancreas
바터씨 유두papillar of Vater
문맥성 고혈압portal hypertension
문맥삼분지portal triad
간문맥portal vein
원발성 담즙성 간경변primary biliary cirrhosis
원발성 경화성 담관염primary sclerosing cholangitis
동양혈관sinusoid
자발성 세균성 복막염spontaneous bacterial peritonitis
지방성 간염steatohepatitis
지방변증steatorrhea
지방증steatosis
요소질소urea nitrogen
정맥류varices

구조와 기능

간(liver)과 췌장(pacreas)은 외분비관을 가진 기관으로(그림 15-1), 간에서 생성된 담즙(쓸개즙, bile)은 총간관(common hepatic bile duct)과 담낭관(쓸개주머니관, cystic bile duct) 통해 담낭(쓸개, gallbladder)으로 운반되고 저장된다. 저장된 쓸개즙은 총담관(쓸개관, common bile duct)을 통해 이동하여, 십이지장의 개구부인 바터씨 유두(papilla of Vater)로 분비된다. 췌장에서는 소장에서 음식물을 소화시키기 위한 효소를 생성 · 분비한다. 복부장기에서 대부분의 혈액은 간문맥(portal vein)을 통해 간으로 운반되며, 간의 실질세포인 간세포(hepatocytes)를 지나면서 여과되고 간정맥을 통해 심장으로 귀환한다. 또한 간문맥의 혈액은 영양분은 풍부하나 산소가 거의 없으므로 간은 간동맥(hepatic artery)을 통해 산화된 혈액을 공급받는다. 간세포는 간 실질의 대부분을 차지하며, 동양혈관(굴모양혈관, sinusoids)에 의해 분리되어 있는 판 형태의 간세포줄(cords or plates) 형태로 정렬되어 있다(그림 15-2). 동양혈관이란 간문맥과 간동맥에서 나온 혈액이 중심정맥으로 흘러들어가기 위한 혈관으로, 동양혈관의 상피는 쿠퍼세포(Kupffer cell)라는 식균작용을 하는 포식세포가 존재하여 혈액에 들어있는 이물질 제거를 돕는다. 간세포 또한 쿠퍼세포와 함께 노폐물 제거 및 영양소 흡수에 관여하며 노폐물은 간세포에 의해 대사된다. 대사산물은 혈액으로 되돌아와 간세포에 저장되거나 쓸개즙의 구성성분으로 전환되어 담세관(쓸개모세관, bile canaliculi)으로 분비된다. 담세관은 간세포줄 사이에 존재하며, 간세포에서 생성된 담즙은 담세관을 통해 문맥쪽에 있는 간관(hepatic duct)으로 흘러들어간다. 간동맥, 간문맥 및 간관은 문맥삼분지(간세

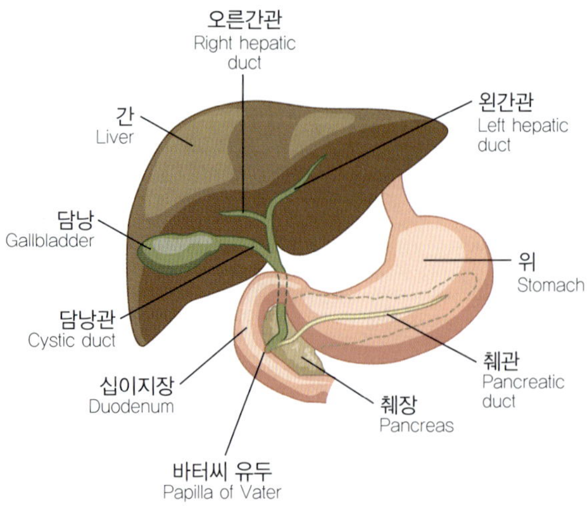

그림 15-1 간, 담관, 췌장의 해부학적 구조

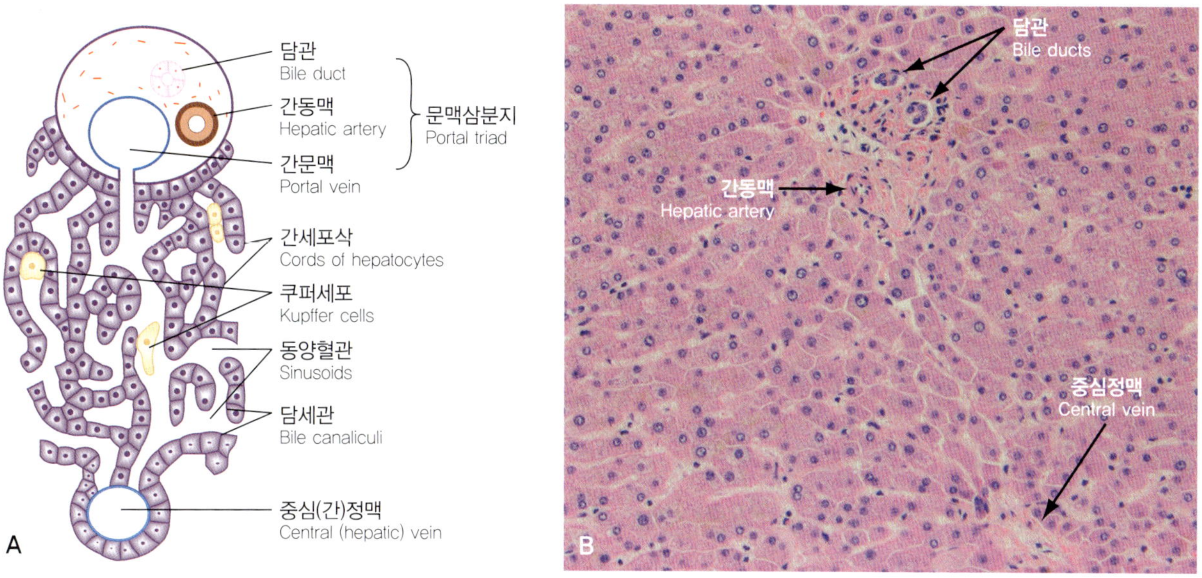

그림 15-2 간의 기본 조직구조. **A**: 도식, **B**: 현미경 사진

표 15-1 간 기능

영양 • 지방대사 　• 지방의 유화를 위한 담즙 생성과 장에서의 흡수를 도움 　• 지방산과 콜레스테롤의 합성, 저장 및 대사작용 • 탄수화물 대사 　• 뇌와 적혈구에 의해 즉시 사용하기 위한 당의 생성 　• 탄수화물 저장 • 비타민과 무기질 저장 　• 비디민 D, E, K 　• 비타민 B_{12} 　• 구리 　• 철
노폐물의 정화 • 빌리루빈 • 암모니아 • 약물제제 • 환경적 독소 • 내인성 호르몬 • 약물남용
혈량 조절 • 알부민 생성
지혈 • 혈청단백질 응고인자 생성
면역조절 • 순환 혈류 내 세균 제거 • 간동양 내피세포에 의한 항원 발현

동이, portal triad)를 이룬다(그림 15-2).

간은 소화와 외분비기능, 영양분의 대사와 저장, 해독, 새로운 분자의 합성에 있어 중요한 역할을 하며, 생명 유지에 무척 중요하다(표 15-1). 간의 많은 대사기능 중 여기서는 간기능검사에서 사용되는 지표와 관련 있는 담즙 및 빌리루빈 분비, 질소물질의 대사, 혈청단백질의 생산, 해독 기능에 대해 간략하게 살펴보겠다.

소화과정에서 간의 중요한 역할은 담즙 생성이다. 담즙은 담즙산염(bile salt)으로 구성되어 있는데, 콜레스테롤로부터 만들어지는 양극성분자로 구형덩어리나 미셀(mi-

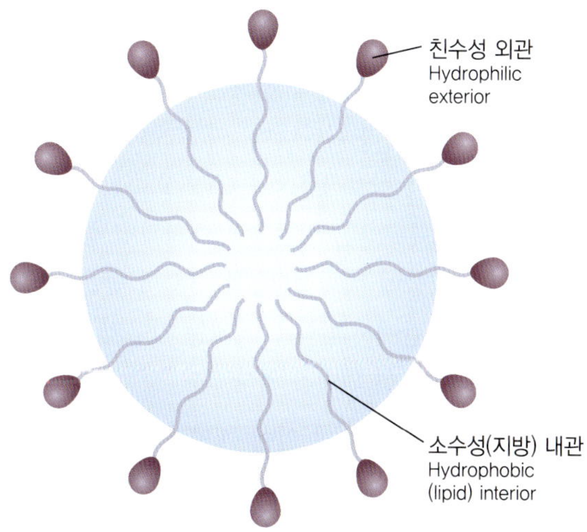

그림 15-3 미셀입자의 도식도

celles)로 응집된다(그림 15-3). 담즙은 지방을 유화 혹은 용해시켜 지용성 비타민A, D, E, K를 포함한 지방의 소화를 촉진하며, 콜레스테롤이 결정화(crystallizing)되는 것을 방지한다. 담즙 생성이나 분비가 방해된다면 지방소화는 크게 영향을 받는다.

담즙은 헤모글로빈의 분해산물인 **빌리루빈(bilirubin)**과 연관이 있다. 수명이 다한 적혈구는 비장에서 헴(heme)과 글로빈(globin)으로 분해되며, 헴은 여러 과정을 거쳐 간접빌리루빈이 된다. 간접빌리루빈은 혈중 알부민과 결합하여 간으로 운반되며, 간세포에 의해 글루쿠론산(glucuronic acid)과 결합하여 수용성 형태인 직접빌리루빈 혹은 결합형 빌리루빈이 형성된다. 이 후 담세관으로 보내진 뒤 담즙색소로서 그 역할을 한다. 빌리루빈은 밝은 노란색이며 간의 이상, 담관 폐쇄 등에 문제가 있을 시 피부, 눈과 내부장기에 **황달(jaundice)**이 나타난다.

또 다른 간세포의 대사산물로 **요소질소(urea nitrogen)**가 있다. 죽은 세포의 파괴 혹은 장내 세균에 의한 단백질 분해는 암모니아와 같은 질소생성물이 생성되고, 이는 혈액으로 흡수된다. 간은 이들 질소생산물을 요소질소로 전환시키고 이는 혈류로 돌려보내 신장에서 소변으로 배출된다. 심한 간부전은 혈액 내 암모니아를 축적시키고 심한 신부전은 혈액 내 요소질소의 축적을 초래한다.

간은 알코올을 포함한 약물대사에 있어서 중요한 기관이다. 간세포는 잠재적으로 독성물질들을 중화시키고 조직으로부터 제거하는 풍부한 효소를 가지고 있다. 가장 중요한 효소는 **사이토크롬 p450(cytochrome p450)**으로 CYP라고 불리기도 한다. 이 효소는 acetaminophen, barbiturates, warfarin, alcohol을 포함한 많은 약물의 해독작용을 촉진시킨다. CYP 활성화 정도는 유전적 다형으로 약물대사 속도는 개인차가 나타나며, 이 효소에 의해 제거되는 일부 약물들 간의 상호작용으로 CYP 효소의 활성이 저해되거나 손상될 수 있다. 또한 약물대사과정 중 일부 매개물질이 기존 약물에 비해 실제 독성이 더 높은 경우도 있다. 다시 말해, 간에서의 독소 제거는 다음와 같이 임상적으로 세 가지 중요한 의미가 있다.

1. 약물을 해독하는 데 있어 개인적 변수(약물 대사속도의 차이)는 예상치 못한 임상적 반응을 야기한다. 치료적인 효과를 위해 다른 사람들보다 높은 용량이 필요하거나 혹은 아주 적은 용량에서도 심각한 결과로 고통받는 사람들이 있을 수 있다.
2. 동일한 효소체계에 의해 제거되는 약물(acetaminophen, barbiturates)을 함께 투여하는 경우 약물과 그들 매개물의 제거에 있어 지연을 초래할 수 있다.
3. 효소체계가 손상되면 대사매개물 및 활성산소(reactive oxygen species)가 축적되고, 이는 세포손상을 야기한다(예: 지속적인 음주).

간에서는 여러 가지 중요한 혈청 단백질을 생산한다. **알부민(albumin)**은 삼투압 유지 및 혈액 내 비결합빌리루빈(unconjugated bilirubin)과 같은 비용해성 분자를 운반할 수 있다. 알부민 수치의 변화는 간 손상을 의미한다. 간에서 생성되는 다른 단백질로 혈액응고기전에 관여하는 **응고인자(clotting factors)**이다. 심각한 간질환이 있는 환자들은 혈액응고와 출혈 시간이 지연된다. 그러므로 간은 지혈 및 혈액량 조절에 있어서 절대적으로 중요하다.

췌장은 외분비와 내분비기능을 갖고 있는 기관으로 모두 영양과 관련이 있다. 췌장은 복막 뒤쪽 복부중간에 수평으로 놓여 있는 길고 좁은 샘 기관(glandular organ)이다. 췌장의 꼬리(tail)는 왼쪽에서 비장 쪽으로 뻗어 있고 머리(head)는 위의 원위부 뒤쪽에서 십이지장 근위부의 구부러진 부분에 자리잡고 있다(그림 15-1). 췌관은 췌장에 길게 뻗어 있고 담관과 연결되어 십이지장으로 들어간다.

췌장의 대부분은 샘(glands)이나 **세엽(acini)**으로 구성되며(그림 15-4), 췌관으로 아밀라아제(amylase), 리파아

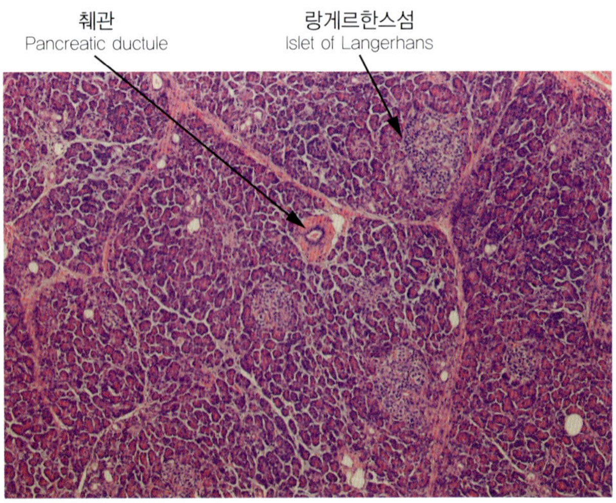

그림 15-4 췌장의 조직구조. 췌장 조직의 크기는 섬유성 띠에 의해 분리된 엽 안에서 조직화된 세엽으로 구성된다. 세엽의 단백질과 같은 생성물은 췌장관에 의해 배출된다. 실질 전체에 흩어져 있는 엷게 염색된 세포의 둥근 집합은 췌장의 내분비 단위인 랑게르한스섬이다.

제(lipase) 그리고 트립신(trypsin)이라는 소화효소를 분비하여 탄수화물, 지방, 단백질을 소화한다. 췌선(pancreatic glands) 사이에 위치한 랑게르한스섬(islets of Langerhans)은 인슐린과 글루카곤 호르몬을 생성하고 혈액으로 분비하며, 혈액 내 포도당 농도를 조절한다. 낭성섬유증(cystic fibrosis)에서 일어나는 것과 같이 췌장 조직의 파괴나 제거는 소화효소와 인슐린 생산의 부족을 초래하여 혈당조절 및 영양분 흡수에 장애를 일으킨다. 췌장효소는 경구적으로 대체되나 인슐린은 주사를 통해서만 가능하다.

주요질환

간, 담낭, 췌장에 영향을 주는 가장 흔한 문제는 담석(gallstones)으로 콜레스테롤 담석이 가장 흔하다. 담석은 대부분 무증상이지만 총담관을 폐쇄하는 경우 담즙 배출에 장애가 생기고, 담낭 내의 압력이 증가하고 담낭이 늘어나 통증이 발생한다. 담석의 가장 확실한 치료는 쓸개의 외과적 절제, 즉 담낭절제술(쓸개제거술, cholecystectomy)이다.

간에 영향을 주는 가장 흔한 질환은 간에 염증이 생기는 간염(hepatitis)이다. 간염의 원인으로는 감염, 자가면역질환, 약물, 음주, 비만 등이 있다. 간염 중 아프리카와 아시아 일부 지역에서 흔히 발생하는 A형간염의 경우 급성으로 발병하며, 자연적으로 치유된다. 알코올 및 약물에 의한 간염은 원인이 되는 요인을 파악하여 이를 예방할 수 있는 가역적인 상태이다. 그러나 대부분의 간염은 비가역적이거나 간에 심각한 손상이 발생할 때까지 모르는 경우가 많다. 염증이 오래 지속되면 간세포가 현저하게 손상되고 간에 심한 반흔을 남기며 간경변증(cirrhosis)을 초래한다. 간경변증은 회복이 불가능하며 간부전(liver failure)으로 진행된다. 간의 가장 흔한 원발성 종양인 간세포암(hepatocellular carcinoma)도 간경화에서 진행되는 경우가 많다. 만성 C형간염 바이러스에 의한 간염으로 간 이식을 받는 경우가 미국에서는 가장 흔하다. 간은 신장 다음으로 이식을 많이 하는 장기이다.

간경화에서 발생하는 간세포암은 간의 가장 흔한 원발성 종양으로 세계적으로 암 사망원인 중 5위를 차지한다. 그러나 지리학적인 차이를 보이는데, 중국의 경우 전세계 사망건수의 50%를 차지하지만, 미국에서는 단지 2~4%에서 사망을 초래한다. 이는 국가 간 위험요인의 차이점에 기인하는데, 아시아와 일부 아프리카에서 간세포암은 만성 B형간염 바이러스 감염과 관련 있는 반면, 서방국가에서는 만성 C형간염 바이러스 감염이 간세포암과 관련이 있으며, 지난 20년 동안 거의 2배로 증가하였다. 그러나 실제 서방국가에는 간의 원발성 종양보다는 전이성 종양의 발생이 더 높으며, 흑색종(melanoma), 림프종(lymphoma), 육종(sarcoma)을 포함한 어떤 암이라도 간으로 전이될 수 있지만 소화기 암에서의 전이가 가장 흔하다.

췌장을 침범하는 가장 흔한 질환은 염증과 신생물(neoplasia)로, 췌장염은 주로 알코올, 담석과 연관성이 있고 심각성의 정도는 매우 다양하다. 췌장암은 우리나라에서의 암 사망원인 중 5위를 차지한다.

증상, 징후, 검사

황달(jaundice)은 간질환의 객관적 징후로, 가장 처음 황달이 나타나는 곳은 보통 공막(sclerae)이다. 황달은 용혈성 빈혈의 경우와 같이 헤모글로빈 파괴가 증가하거나 간질환, 담관폐쇄로 나타난다. 담석산통(biliary colic)은 담석에 의한 담관폐쇄로 인한 우상복부 및 옆구리의 심한 통증을 말한다. 췌장염에 의한 통증은 보통 상복부에 생기며 등쪽으로 방사된다. 의도치 않은 체중감소는 만성 췌장염이나 암과 같은 췌장이나 간의 심각한 질환의 징후일 수 있다. 지방변증(steatorrhea)은 냄새가 심하고 화장실 물 위로 뜨는 기름진 변의 배출로 지방흡수에 문제가 있음을 의미한다. 간의 크기는 우측 상복부 갈비뼈 바로 아래에서 간의 아래쪽 가장자리를 촉진함으로써 사정할 수 있다. 간비대(hepatomegaly)는 알코올성 지방간과 전이성 질환의 경우 두드러지게 나타난다.

혈액검사는 간, 췌장, 담낭질환 진단에 있어 필수적이다. 간의 상태를 확인하기 위한 기본적인 검사로는 빌리루빈, 총단백(total protein), 알부민, 아스파르테이트 아미노전이효소(aspartate aminotransferase, AST), 알칼리성 인산분해효소(alkaline phosphatase)를 포함한다. 빌리루빈 수치의 상승은 황달과 같은 원인에 의해 나타나며, 황달이 나타나게 되며, 최소 정상치의 2배가 된다. 심한 만성간질환이 발생하면 혈청 단백질 특히 알부민 수치가 낮아진다. AST는 간염으로 간세포의 손상이 발생할 때 상승하며, 알칼리성 인산분해효소는 담즙 대사나 배출에 장애가 있을 때 빌리루빈이 상승하기 전에 증가한다. 혈액응고검사는 응고인자를 생성하는 간 기능을 사정하는 검사이다.

췌장효소는 혈액에서 확인이 가능하다. 급성 췌장 손상의 경우 아밀라아제와 리파아제가 상승되는데, 이는 손상된 췌장조직에서 췌장효소가 혈관으로 유출되기 때문이다. 방사선촬영, 내시경검사, 초음파 등의 영상검사는 구조적·기계적 질환을 평가하는 데 유용하다. 담석의 20%는 석회화되어 방사선(X-ray 혹은 CT 등)검사로 확인할 수 있다(**그림 15-5**). 그러나 초음파검사를 더욱 선호하는데, 이는 환자가 방사선에 노출될 위험이 없고, 담석과 심한 염증까지 확인할 수 있기 때문이다. **역행성 내시경 담관 췌장조영술(edoscopic retrograde cholangiopancreatography, ERCP)**은 식도를 통해 십이지장까지 내시경을 삽입한 다음, 바터팽대부(ampulla of Vater)를 통해 담관 및 췌관에 역행성으로 방사선불투과성 조영제를 주입 후 방사선촬영을 통해 담관 및 췌관의 협착이나 폐색 등의 병변을 관찰할 수 있다. 필요 시 생검을 위한 조직을 얻을 수 있다. CT와 MRI는 췌장과 간의 종양을 평가하기 위해 사용된다.

특이질환

유전질환/발달장애

선천적 간질환

대부분의 신생아는 고빌리루빈혈증을 보이는데, 이는 빌리루빈결합을 위한 간 효소체계의 발달미숙, 모유 속 효소에 의한 빌리루빈 결합방해, 출생 후 배아적혈구 소실 및 성숙한 적혈구 대체과정에서 발생하는 적혈구 파괴량의 증가로 발생한다. 심한 고빌리루빈혈증의 경우 영구적 뇌손상을 초래할 수 있으나, 대부분 조기 발견 및 치료를 통해 회복한다. 또한 대부분의 고빌리루빈혈증은 증상이 경미하고 일시적이어서 몇 주 이내에 사라진다. 진성황달(frank jaundice)의 경우 광선요법이나 자연광 및 청색광에 노출시키는 것이 도움이 되는데, 왜냐하면 빛은 빌리루빈을 수용성 물질로 분해시켜 결합할 필요 없이 바로 체내에서 배출이 가능하도록 하기 때문이다.

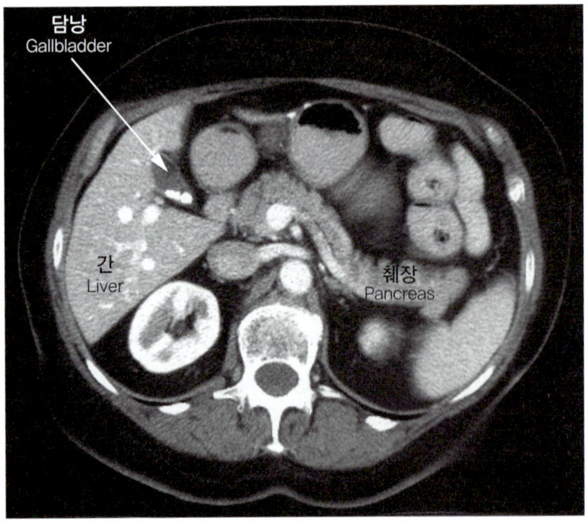

그림 15-5 CT 스캔은 담낭 안의 흰색의 둥근 결석들을 보여준다.
(Courtesy of Dr. Donald Yandow, Department of Radiology, University of Wisconsin School of Medicine and Public Health.)

고빌리루빈혈증이 지속되는 경우에는 주의 깊은 관찰을 요한다. 태아적모구증에 따른 과도한 적혈구 파괴, 자궁 내 감염 및 신생아 감염에 따른 간실질의 손상 혹은 담관폐쇄에 따라 고빌리루빈혈증이 지속될 수 있다. 또한 일부 희귀 유전질환의 경우에 빌리루빈 대사가 손상되는데, 빌리루빈의 결합이나 세관 수송에 관여된 효소에 영향을 주는 돌연변이에 의한 유전질환으로 대부분 치명적이지 않다.

생후 3개월 이내에 생기는 **담관폐쇄(쓸개관폐쇄, biliary atresia)**는 심각하고 치명적이어서, 영유아기 간 이식의 주된 원인이 된다. 염증, 자가면역 혹은 바이러스감염으로 담관 내강이 점차 좁아져서 폐색된다. 손상이 간외담관(extrahepatic biliary tract)인 총담관에 한정될 경우, 이들을 우회하는 외과적 절차가 시행될 수 있으나 염증이 간내담관으로 확장되는 경우 문맥 부위의 섬유증(fibrosis)을 초래한다. 이런 경우 간경변증이 빠르게 진행한다.

췌장의 낭성섬유증

낭성섬유증은 주로 폐의 질환으로 알려져 있으며, 췌장에서도 발견되는데, 담관의 낭성 확장과 실질조직의 섬유증에 의해 췌장을 손상시킨다. 끈적한 점액에 의해 췌관이 막히면서 폐색 부위로부터 흐름이 역류하여 낭성 확장을 초래하며 소장으로의 소화효소 이동에 장애가 생긴다. 췌장의 소화효소가 손상된 췌관으로부터 유출되어 췌장조직을 손상시키므로 환자는 반복적인 췌장염으로 고통받게 되고 장내 효소활동 결핍으로 영양소의 흡수장애(malabsorption)와 영양실조(malnutrition)를 겪게 된다. 후자의 경우 췌장 효소를 경구적으로 투여하여 증상을 완화시킬 수 있으나 췌장의 손상은 비가역적이다. 만성적 염증으로 인슐린을 생산하는 췌장샘의 파괴로 이차적으로 당뇨병이 발생할 수 있다. 낭성섬유증은 유전질환이지만 그 발현은 폐, 췌장의 기능부전, 만성 부비동염 등 매우 다양한 형태로 나타날 수 있다.

염증성/퇴행성 질환

바이러스성 간염

다양한 바이러스[Epstein–Barr virus, 거대세포바이러스(cytomegalovirus), 황열(yellow fever)을 유발하는 바이러스, 간염바이러스의 A, B, C, D(delta), E형]는 간에 영향을 미친다. 이 중 간염바이러스는 일차적으로 간에 영향을 미치기 때문에 간친화성(hepatotropic)이라 불린다. 간친화성 바이러스는 세계적으로 널리 퍼져 있고 간부전의 가장 흔한 원인이므로 여기에서는 이들을 중점적으로 살펴보기로 한다(표 15–2).

A형간염 바이러스(hepatitis A virus, HAV)는 RNA바이러스로 가장 많이 발병하는 간염바이러스이다. 전 세계적으로 하수처리가 잘 되지 않고 비위생적인 곳에서 많이 발생한다. 바이러스는 산발적 혹은 유행성으로 퍼지며, 물과 음식의 분변 오염에 의해 전파되고 가까운 사람들 간 접촉으로 위험이 증가하고 확산된다. 잠복기는 2~4주이며, 증상 발현 후 1주일까지 대변 안에 A형간염 바이러스가 배설된다. 발열, 오심, 구토, 식욕감퇴 등의 증상이 급성으로 나타나며, 대부분 황달이 나타난다. 신체검진에서 간비대와 압통이 나타나며, 혈액검사 상 AST(aspartate aminotransferase) 및 항A형간염 바이러스 항체 IgM(immunoglobin M)의 상승으로 진단한다. 혈액검사 상 IgM 항체없이 항A형간염 바이러스 항체 IgG의 상승은 과거 A형간염을 앓았던 것을 의미한다. 대증요법, 휴식, 고단백 식이요법 외에 더 특별한 치료는 없다. 대부분의 환자들은 증상 발현 후 6주 이내 회복되고, 만성간염으로 진행되지 않으며, 간은 완전하게 재생된다. 특정한 항체를 생산함으로써 면역체계가 바이러스에 반응하기 때문에 연속적인 노출은 질병을 유발하지 않으며 예방접종은 효과적이다. 우리나라의 경우 A형간염은 제1군 감염병으로, 예방접종은 만 1세 이상 아이들에게 시행하도록 권고하고 있다.

B형간염 바이러스(hepatitis B virus, HBV)는 만성간질환을 일으킨다. HAV 및 HBV 모두 발열, 권태감, 황달 증상과 함께 급성질병을 일으킨다. 그러나 HAV와는 달리 HBV는 간에 지속적으로 남아, 감염된 개인은 무증상의 보균자로서 다른 사람에게 전파시킬 수 있으며 만성간염으로 발전하여 결국 간경화증으로 진행되기도 한다. 이미 언급한 바와 같이 HBV는 세계적으로 만성간질환과 간세포암의 주요 원인이다. 아시아 일부와 아프리카에서 높은 발병률을 보이는데, 이 지역에서의 HBV 감염의 90%가 모자간 수직감염이다. 성인 이후 감염은 대부분 자연회복되고, 만성으로 진행되는 경우는 5% 미만이나, 주산기 및 유년기 감염은 만성화될 가능성이 더욱 높다. HVB 감염 경로는 수직감염, 감염자와의 성접촉 및 수혈, 오염된 주사기의 재사용 등 체액과 혈액에 의한다.

HBV는 1개월에서 6개월의 긴 잠복기를 거치며 증상도 점진적으로 나타나며, 무증상인 경우도 있다. 진단학적 검사는 혈액 내 항원과 항체를 검출하는 간단한 혈액검사를 통해 이루어진다(그림 15–6). 바이러스 표면을 덮고 있는 항원을 B형간염 표면항원(HBsAg)이라 하고 바이러스 중심에 있는 두 개의 항원은 중심(c)항원(HBcAg)과 e항원(HBeAg)이라 한다. 표면항원은 질환 발현 전 수주

표 15–2 간친화성 바이러스의 비교

바이러스	A형 간염	B형 간염	C형 간염	D형 간염	E형 간염
형태	RNA	DNA	RNA	RNA	RNA
전파경로	분변–구강	비경구적, 주산기, 성접촉	비경구적	비경구적	분변–구강
만성간질환	없음	10%	~80%	5%	없음
진단	IgM	HBsAg or antibody to HBcAg	HCV RNA을 위한 분자검사	IgM, IgG or viral specific antigens	IgM, IgG or viral specific antigens
높은 발병률	하수처리와 위생이 불량한 시골	아시아	서방국가들, 미국	감염을 위해 HBV를 필요로 함	동물원성 감염증 보균자; 인도
치사성	<1%				임산부에서 높음

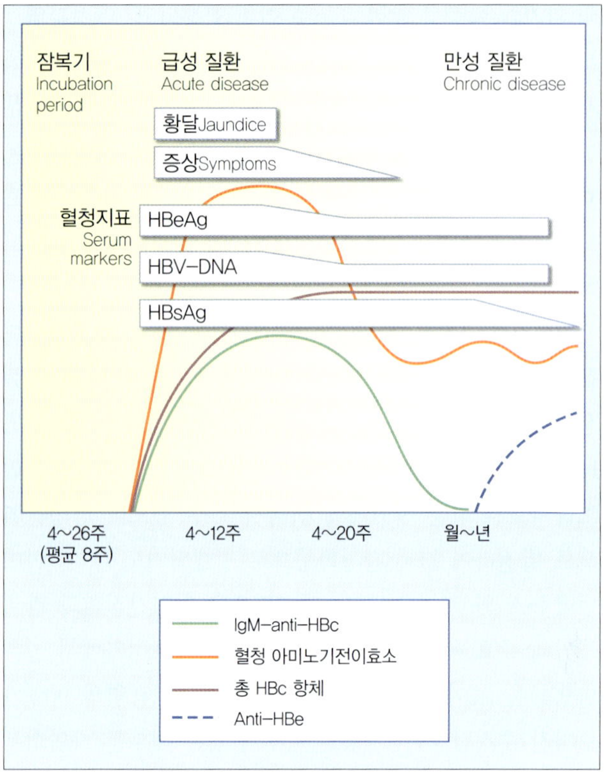

그림 15-6 B형 간염에 대한 혈청표지자 배열

간 혈액에서 검출되며, 회복기에도 지속되다가 감염 후 대략 6개월이 지나면 서서히 감소되어 사라진다. 회복기 이후 표면항원에 대한 항체가 증가하나, 실제 표면항원이 혈액에서 사라지기 전까지는 검출되지 않는다. 표면항원 항체(Anti-HBsAg)는 평생 HBV 감염에 대한 면역성을 부여하여 재감염되지 않으나, 드물게 만성간염으로 진행하기도 한다. e항원(HBeAg)은 질환에 이환되어 있는 동안 존재하며 이는 지속적인 바이러스의 복제와 감염을 의미한다. c항원과 e항원에 대한 항체(antibodies to HBcAg and HBeAg)는 최근의 감염을 의미하며 면역성을 부여하지는 않는다. 간생검이 간염진단을 위해 반드시 필요한 것은 아니지만 검사를 시행하는 경우에는 전형적으로 세포질의 선명하지 않은 '젖빛 유리(ground glass)' 형태가 관찰되는데(그림 15-7), 이는 세포의 매끈면 소포체에 표면항원이 축적 되어 생긴 결과이다.

HBV에 감염된 환자는 매우 다른 임상적 증상을 보일 수 있다. 급성간염은 증상이 있거나 무증상일 수도 있으며 바이러스가 완전히 사라지면서 회복된다. 감염된 사람 중 약 95%가 호전되며, 1% 이하에서 생명을 위협하는 **전격성 간염(fulminant hepatitis)**으로 진행한다. 약 5% 정도가 만

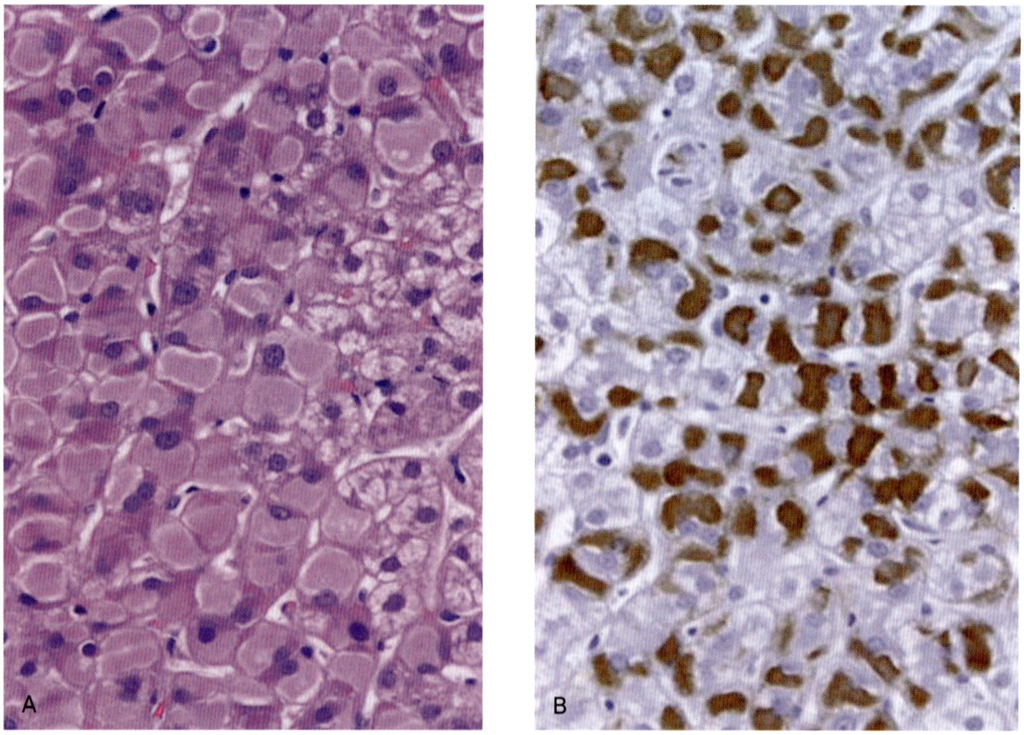

그림 15-7 B형간염 바이러스에 감염된 간세포. **A:** 기본적인 H&E 염색된 부분으로 간세포의 세포질은 젖빛 유리(ground glass) 형태로 나타난다(정상 간세포와 비교, 그림 15-2). **B:** B형 간염항원을 위한 면역조직화학은 세포의 세포질에서 양성(brown color)을 보여준다. (Courtesy of Dr. Rashmi Agni, Department of Pathology and Laboratory Medicine, University of Wisconsin School of Medicine and Public Health.)

성간염으로 진행되고 그중 20% 정도는 간경변증으로 발전한다. 표면항원에서 추출한 백신은 평생면역을 부여하며 우리나라의 경우 국가예방접종사업 중 하나로 영·유아 대상 B형간염 예방접종을 시행하고 있으며, 생후 1개월 이내 1차 B형간염 예방접종을 시작으로, 총 3회의 기초접종을 권고하고 있다.

C형간염 바이러스(hepatitis C virus, HCV)는 만성간염을 일으키는 주된 원인으로, 2주에서 6개월의 잠복기를 갖는 RNA 바이러스이다. 오염된 혈액과 체액을 통해 전파되는데, 감염자와의 성접촉 및 수혈, 오염된 주사기의 재사용, 소독되지 않은 침의 사용, 피어싱, 문신을 새기는 과정에서 감염될 수 있다.

급성감염은 대부분 무증상이며 드물게 피로, 구역, 구토, 근육통, 황달 및 소변 색이 진해지는 증상을 보인다. 일단 HCV감염이 일어나면 바이러스는 항원성이나 단백질 구성을 변화시킬 수 있다. 이러한 항원의 불안정성은 신체의 면역시스템을 회피하므로, 아직까지 HCV 백신개발이 가능하지 않은 이유이기도 하다. HCV감염의 특징은 약간 변형된 바이러스에 의한 반복된 감염은 무증상의 염증상태를 지속시킨다. B형간염과 다르게 C형간염 환자의 대부분이 만성질환 상태에 이환되며, 약 20% 정도는 5~20년 안에 간경화로 진행한다. 혈액검사결과 AST 상승과 C형간염 바이러스에 대한 항체(anti-HCV Ab), HCV RNA가 검출된다. 간생검은 염증 및 섬유화 정도를 관찰하기 위해 시행되나(그림 15-8), 진단의 확정을 위해 필수적이지는 않다. 조직학적 변화는 비특이적인데, 만성염증성 침윤이 문맥삼분지에서 진행되며, 괴사된 간세포들이 문맥 주위와 간세포소엽 안에 나타난다. 시간이 지나면서 문맥삼분지는 섬유성 조직으로 대체되고, 기존 담관을 우회하는 작은 담관가지들이 증식하게 된다. 간세포는 어느 정도 재생되나, 기존 간 실질조직의 파괴로, 간문맥의 혈액은 간세포에까지 이를 수 없게 되고, 여과되지 않은 많은 양의 찌꺼기가 남겨진다.

C형간염의 치료는 페그인터페론-알파(pegylated interferon-alpha)와 리바비린(ribavirin)의 약물치료로 감염 호전 및 간경화로의 진행을 늦출 수 있지만, 상당한 부작용이 있어 모든 환자에게 추천되지는 않는다. 한 번 간경화로 진행되면 간암 및 간부전으로 발전되며, 이들 치료법으로 간이식을 진행한다. 그러나 재감염 및 간경화로의 진행을 배제할 수 없으며, 간이식을 받은 환자의 약 30%

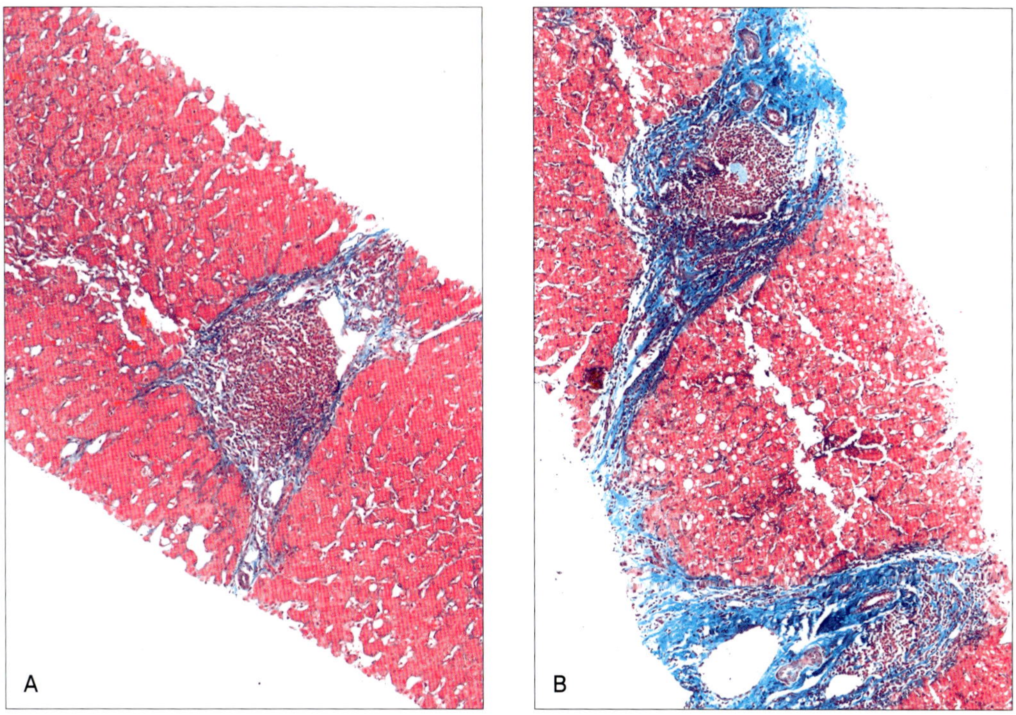

그림 15-8 만성 C형간염 바이러스 감염에서 섬유증의 단계. 두 개의 간생검은 삼원색으로 염색되어 있으며 섬유성 조직의 주요 구성성분인 콜라겐은 푸른색이다. A: 불규칙한 콜라겐의 스파이크가 문맥삼분지부터 뻗어 나와 있고, 다양한 간격을 띠며 실질 안으로 팽창되어 있는데, 이는 1단계 섬유증의 예이다. B: 콜라겐은 더욱 밀집되고 두 개의 문맥삼분지 사이에 교량을 형성하는데, 이는 3단계 섬유증이다.

참고 15-1 바이러스성 간염

원인
간염바이러스 A, B, C, D, E형

병변
간세포의 괴사
간의 염증
섬유화

발현
식욕부진
권태감
황달
간압통
AST 상승
혈청 항원, 항체의 지속
간부전

에서 5년 이내 간경화로 진행되는 것으로 보고되고 있다.

델타(Delta) 병원균 또는 D형간염 바이러스(hepatitis D virus, HDV)는 불완전한 RNA 바이러스로 복제를 위하여 HBV의 세포 합성장치를 필요로 한다. 즉, HBV에 감염된 사람만 HDV에 감염될 수 있고 자연적 혹은 예방접종에 의해 HBV에 대한 항체가 생기면 델타병원균의 감염도 보호받을 수 있다. 동시감염이나 HBV에 감염된 후에 HDV에 감염되면 급성간염이 더 심각해지거나 만성간염이 악화되고 간경화 이환율이 증가된다.

E형간염 바이러스(hepatitis E virus, HEV)는 장관을 통해 전파되는 급성간염이다. E형 간염은 인수공통전염병(zoonotic disease)으로 아시아 일부 지역에서는 A형 간염보다 더 유행한다. 대부분의 경우 자기제한적 질환(self-limited disease)으로 보균상태나 만성화되지는 않지만, 임산부에서는 전격성 감염으로 발전될 수 있다.

간의 화학적 손상

모든 조제약물과 일부 약초는 간 독성과 연관성이 있으며, 약물 과다복용과 같이 독성 정도를 예측할 수 있거나 혹은 예측하지 못한 반응이 나타날 수 있다. 개인별 독성물질 대사(metabolism) 혹은 약물 및 대사에 대한 면역반응의 차이로 예측하지 못한 반응이 나타난다. 중증의 급성 혹은 만성 간질환자들은 간에서의 노폐물 제거기전이 이미 손상되었기 때문에 독성물질에 따른 간 손상에 취약하다. 약물로 인한 급성 간손상은 흔히 발생하며, 전격성 간염(fulminant hepatitis)의 10%가 화학적 손상에 의해 발생한다.

참고 15-2 간의 화학적 손상

원인
약물과민성
약물의 화학작용 혹은 대사의 독성 매개물질

병변
간세포 괴사
담관 손상

발현
황달
비정상적인 임상적 검사 결과 평가
약물에 노출된 과거력

약물 과다복용으로 간 독성을 일으키는 대표적인 약물은 아세트아미노펜이다. 이 약물은 자살을 시도하는 사람들이 선택하거나 아동에게 우연치 않게 고용량을 투여하여 발생한다. 아세트아미노펜을 고용량 복용하면 약물대사기전이 과도하게 반응하게 되고 사이토크롬 p450에 의한 약물대사 결과 간세포에 독성이 매우 강한 대산산물을 생성하여 간을 손상시킨다. 과다복용이 발견되는 순간 위세척을 시행하고 해독을 위하여 아세틸시스테인(acetylcysteine)을 투여한다.

일반적으로 마취제로 사용되는 할로탄(Halothane)은 특히 과거에 이 마취제에 노출된 경험이 있는 환자에게서 매우 낮은 비율이지만 심각한 간세포의 괴사가 진행된다.

약물과 독성은 간세포, 담관 혹은 간세포의 효소기전 등에 손상을 주며, 급·만성간염, 담즙정체(cholestasis), 지방증(steatosis) 및 섬유화 등의 질환을 초래한다. 일부 약물은 간정맥에 혈전증을 일으킬 수 있고, 일부는 육아종성 염증이나 심지어 신생물의 형성을 유도한다. 간의 화학적 손상의 발현은 매우 다양하고 다른 질환과 상당히 겹치므로, 높은 의심척도(high index of suspicion)를 가지는 것이 가장 중요하다. 간 손상을 진단하기 위한 특별한 검사는 없으며 바이러스에 대한 혈청학적 검사, 종양에 대한 영상검사, 간기능검사를 통해 비정상적인 양상을 분석하여 간 손상을 일으키는 모든 원인들을 의심해보아야 한다. 약물 중단 후 간 기능의 회복은 독성에 의한 간 손상의 결정적인 증거로 생각할 수 있다.

지방간

지방증(steatosis)은 간세포에 지방이 비정상적으로 축적되는 것으로(그림 4-7), 지방성 변화(fatty change)라고도 불린다. 지방증의 가장 흔한 원인은 알코올과 비만이며,

일부 약물은 간세포의 지방축적을 유발한다.

알코올은 간세포 밖으로 지방산 이동 시 필요한 세포조직을 손상시켜 세포 내 지방산 축적을 초래한다. 간 기능은 개인차에 따르는데, 소량의 알코올 섭취로도 간세포의 지방축적을 유발하거나 알코올수치가 높아도 간 기능에 문제가 없어 지방산 대사가 이루어지기도 한다.

비만한 사람의 간에 지방이 축적되는 기전은 아직 확실히 알려져 있지 않지만, 신체 전반에 지질이 증가하는 수준 그 이상의 지방축적이 간에서 나타난다. 그러나 비만한 사람 모두에게서 지방증이 나타나는 것은 아니다. 또한 **대사증후군(metabolic syndrome)**이나 복부비만, 제2형 당뇨병, 고혈압 그리고 이상지질혈증(dyslipidemia)이 있는 경우 지방증이 더욱 흔하게 나타난다.

지방증은 알코올성 혹은 비알코올성 지방간 중 가역적이며 금주나 적절한 식이 및 체중감소를 통해 회복 가능하다. 그러나 급격한 체중감소나 기아(starvation)는 오히려 간의 지방성 변화를 이끈다. 지방증 그 자체는 간세포 기능의 심각한 손상이 없는 한, 문제를 일으키지 않는다. 그러나 지방증이 염증과 관련되는 **지방성 간염(steatohepatitis)**으로 이환될 경우 면역세포에 의한 간세포의 괴사가 초래되고 지속적·반복적인 염증반응은 결국 섬유성 조직인 간경변증으로 이행된다.

임상적으로 지방증과 지방성 간염은 대부분 무증상이므로, 간기능검사 상 약간의 비정상적인 소견이 보이면 간생검을 시행하여 특징적인 지방 액포(fat vacuoles), 염증, 섬유화 등이 진행되었는지 확인해야 한다. 임상적으로 의미 있는 지방증은 CT 스캔으로 발견할 수 있으며, 임신성 지방간 질환의 경우 심각한 간부전의 징후 및 증상이 나타나며, 산모 및 태아나 신생아 사망률이 매우 높은 위험한 질환이다.

참고 15-3 지방증

원인
- 알코올중독
- 비만
- 급속한 체중감소, 기아
- 특정 약물
- 임신

병변
- 지방성 변화
- 지방성 간염
- 섬유증
- 미세한 결절성 간경변증

발현
- 알코올 섭취로 인한 다른 임상적 발현, 비만
- 간비대
- 간기능 검사상 변화
- 간경변증의 소견

자가면역질환

간의 자가면역질환은 드물지만 장기간의 염증에 대한 이차적인 간경변증과 간기능부전을 초래하는 심각한 질환이다. **자가면역성 간염(autoimmune hepatitis)**에서 염증은 간세포를 표적으로 하여 괴사 및 섬유화를 이끈다. 여성에서 호발하며, 전신홍반성낭창(systemic lupus erythematosus, SLE) 또는 소아지방변증(celiac disease)과 같은 다른 형태의 자가면역질환과 관련이 있다. 간염과 비슷한 증상을 보이며, 섬유화로 간이 완전히 손상될 때까지 발견되지 않을 수도 있다. 적절한 면역억제요법이 없다면 진단 후 몇 개월 안에 사망에 이를 수 있다.

원발성 담즙성 간경변(primary biliary cirrhosis)은 여성에게서 호발하는 질환 중 하나이다. 기전은 명확히 알려지지 않았지만 간세포가 아닌 담관 상피세포에 대한 자가면역반응으로, 간내담관이 섬유화 조직으로 대체된다. 담즙정체, 지방변증과 함께 황달 증상이 나타나며, 간경변증을 초래한다.

원발성 경화성 담관염(primary sclerosing cholangitis)은 궤양성 대장염과 매우 밀접한 연관이 있다. 담관에 염증이 발생하지만 손상의 양상은 원발성 담즙성 간경변에서 보여주는 것과는 차이가 있는데, 간내·외 담관 모두를 침범하며, 산발적인 염증 병소가 나타난다. 염증이 발생한 담관 부위는 반흔과 폐색이 일어나며, 영상검사에서 담관의 협착과 확장된 분절이 교대로 나타나는 '구슬모양'의 담관이 보인다. 원발성 경화성 담관염은 비특이적인 간 손상 및 담즙정체을 초래하고, 결국 간에 비가역적인 반흔을 유발한다. 이 질환이 있는 환자들은 간세포암뿐만 아니라 **담관암(쓸개관암, cholangiocarcinoma)**의 높은 이환율을 보인다.

담낭염과 담석증

쓸개즙은 대부분 수분이며, 담즙산염, 빌리루빈, 인지질(phospholipids) 및 콜레스테롤 등으로 구성되어 있다. 콜레스테롤은 물에 불용성이지만, 담즙산염과 인지질과 더불어 안정된 화합체(미셀, micelle)를 형성하여 용존상

> **참고 15-4 담낭염과 담석증**
>
> **원인**
> 담즙산염 내 콜레스테롤의 침전
> 위험요인: 연령, 여성, 비만, 북미 원주민
>
> **병변**
> 담석
> 경증 만성염증
>
> **발현**
> 대부분 없음
> 식후 통증
> 담석산통
> 통증, 발열과 백혈구증가증

태가 된다. 담즙은 담낭 점막세포에서 수분을 흡수하여 농축되는데, 고콜레스테롤 혈증과 같이 이들 비율이 변화하면 콜레스테롤의 과포화 상태 및 용존능력 저하로 결정체를 형성하게 되며, 담즙색소 및 칼슘과 함께 결석을 형성한다(**그림 15-9**). 결석의 수, 크기, 모양과 색깔은 매우 다양하며, 위험요인으로는 고령, 비만, 고지방식이 등이 있으며, 아메리칸 인디언에게서 담석 발생률이 높은 편이다.

담석은 여러 가지 방법으로 발현되는데, 대부분 합병증을 유발하지 않아 담석이 있는지조차 인식하지 못하는 경우도 있다. 담석으로 인한 합병증은 급성 담낭염과 담관염이 있다. 급성 담낭염은 심한 통증을 유발하는 것이 특징이다. 담관염은 담석이 쓸개관 아래로 이동하여 총담관의 폐색을 일으켜 담석산통과 황달을 일으킨다.

담낭 내 담석은 만성 담낭염을 초래하는데, 합병증을 수반하지 않은 경우 대부분 무증상이며, 고지방식이나 매운 음식을 섭취했을 때 식후 통증과 같은 증상이 나타날 수 있다. 이렇듯 만성 담낭염의 증상이 모호한 탓에 다른 질환으로 오해하는 경우도 있다. 담석의 다른 합병증으로는 급성 췌장염과 매우 드물게 담낭이나 간외 담관의 종양이 발생하기도 한다.

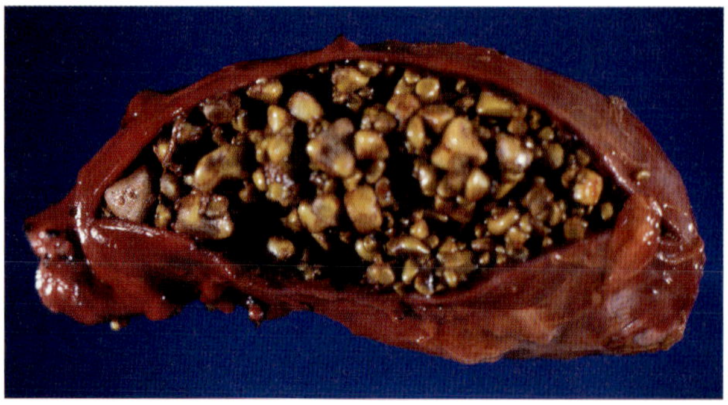

그림 15-9 담석. 세로로 절개한 담낭 안에 노란 결석이 많이 보인다.

췌장염

췌장염이란 췌장에 염증이 생긴 것으로, 췌장의 손상은 염증뿐 아니라 자가소화를 유발한다. 즉, 췌장의 세엽세포에 의해 생성된 소화효소가 세포 또는 관에서 흘러나와 췌장이나 주위 지방질조직을 소화하는데, 이를 **효소성 괴사(enzymatic necrosis)**라고 한다. 급성 췌장염의 경우, 조직 재생이 가능하지만 만성 췌장염의 경우 췌장은 지속적·반복적 염증 결과에 따른 반흔조직으로 대체되어 영구적인 기능손상을 초래한다.

급성 췌장염(acute pancreatitis)의 가장 대표적인 원인은 알코올과 담석이다. 이는 담석이나 걸쭉한 담즙 찌꺼기가 췌장관을 막아 십이지장으로의 췌장액 배출이 원활하지 않게 되어 염증을 유발하는 것으로 생각된다. 음주가 어떻게 급성 췌장염을 유발하는지에 대해서는 명확하게 알려지지 않았다. 급성 췌장염을 유발하는 다른 위험요인으로 고중성지방혈증(hypertriglyceridemia), 감염(예: 볼거리), 특정 약물, 췌장에 혈액을 공급하는 동맥의 질환, 외상, 쇼크 및 유전적 요인이 포함된다.

심각한 **만성 췌장염(chronic pancreatitis)**은 서서히 진행된다. 환자들은 췌장세엽이 섬유화로 대체됨으로써 흡수불량이 유발되고 랑게르한스섬의 파괴로 당뇨가 생기게 된다. 알코올중독자에게서 나타나는 말기 췌장염은 간경변증에 비해 흔하지 않지만, 이들 두 가지 질환이 함께 나타나는 경우도 있다. 만성 췌장염의 가장 흔한 원인은 급성 췌장염의 재발에 따른 췌장의 비가역적인 반흔에 기인한다. 만성적으로 췌장을 손상시키는 원인으로 낭성 섬유증, 담석으로 인한 반복적인 췌장염의 발병, 췌장관 폐쇄, 췌장관 주변의 자가면역성 염증을 들 수 있다.

급성 췌장염의 증상은 복부 중앙과 등에 구멍을 뚫는 것처럼 느껴지는 통증, 좌측 어깨의 방사통으로 나타난다. 만성 췌장염 또한 심한 복부통증을 일으킨다. 급성 췌장염은 혈중 아밀라아제, 리파아제수치와 요중 아밀라아제 수치가 증가된다. 그러나 심각한 만성 췌장염에서 세엽이 파괴되는 경우 소화효소 수치는 더 이상 상승하지 않는다. 만성 췌장염은 흡수불량이나 당뇨의 형태로 발현될 수 있다.

급성 췌장염의 합병증으로 가성낭종(pseudocyst)이 생길 수 있는데, 췌장과 주변조직의 자가소화로 인한 괴사조

참고 15-5 췌장염

원인
- 알코올
- 담석
- 고중성지방혈증
- 기타(외상, 쇼크)

병변
- 췌장과 주변 지방조직의 효소성 괴사
- 가성낭종, 농양, 위장출혈(급성)
- 섬유화(만성)

발현
- 복부통증
- 흡수불량(후기)
- 당뇨병(후기)
- 쇼크(급성)

직이 가득 찬 주머니로서, 커지게 되면 파열되어 복막염과 심각한 염증을 일으킨다. 가성낭종이 감염되면 이차적으로 농양(abscess)이 생길 수 있으며, 낭종 내 출혈이나 손상된 췌장조직 내 출혈은 출혈성 췌장염(hemorrhagic pancreatitis)으로 이어지게 되는데, 이는 외과적 응급상황이 필요한 치명적인 상태이다. 국소적 합병증은 장폐색이나 소장의 마비 그리고 위장출혈을 포함한다. 췌장효소의 하나인 트립신은 키닌체계, 응고체계 및 보상체계를 활성화시키고, 이는 전신성 염증반응, 쇼크 및 산재성 혈관 내 응고(disseminated intravascular coagulation)를 초래할 수 있다.

과형성/신생물 질환

간에서의 전이성 암은 원발암보다 발병률이 높다. 간의 가장 대표적인 원발성 암은 간세포암(hepatocellular carcinoma)으로 보통 간경변증의 합병증으로 발생한다. 담낭암과 담관암(cholangiocarcinoma)은 드물게 발생하지만 대부분 치명적이다. 간세포암과 담낭암 및 담관암은 드물게 발생하므로 더 자세하게 다루지는 않는다.

전이성 간암

결장암, 위암, 췌장암 등 복부 장기에서 발생하는 암은 특징적으로 간에 전이될 뿐 아니라 림프종, 폐암, 유방암에서 간으로의 전이 또한 흔하게 발생한다. 어떤 환자는 원발성 암과 관련된 증상이 발현되기 전에 전이성 간암이 나타나기도 한다. 일단 암이 간으로 전이되면 대부분 치료하기 어렵다. 그러나 병소가 국한되어 있거나, 환자의 건강상태가 좋은 경우, 혹은 남아 있는 간세포가 건강하다면 전이된 병소를 절제하거나 심지어 간의 전체 엽 혹은 분절을 제거해도 간기능부전을 초래하지 않는다.

참고 15-6 전이성 간암

원인
- 복부장기의 암
- 육종을 포함한 다른 암종
- 알려지지 않은 원발성 암

병변
- 간에서의 하나 혹은 그 이상의 암 결절

발현
- 없을 수 있음
- 간비대
- 황달(후기)
- 결절성 간
- 간생검 상 암종

췌장암

췌장암 중 가장 흔하고 치명적인 것은 췌관 선암으로, 대부분 췌장의 머리(head)에서부터 진행되고 총담관 폐색으로 인한 황달과 주변 조직의 신경이 침범하여 통증을 유발한다. 췌장염에서와 같이 통증은 주로 등으로 방사된다. 췌장암은 5년 생존율이 5~10%인 매우 악성 질환이다. 우리나라의 경우 췌장암의 발생률은 8위를 차지하지만, 높은 치사율 때문에 암으로 인한 사망률은 5위를 차지한다.

췌장암은 초기 증상이 없고 효과적인 선별검사법이 개발되지 않아 대부분 외과적인 치료를 할 수 없을 정도로 질병이 진행된 후 진단되는 경우가 많다. 췌장암은 보통 악성세포가 췌장관이나 총담관을 막거나 신경을 침범할 때까지 증상이 나타나지 않는다. 췌장암의 원인은 아직 명확하게 밝혀지지 않았으며, 유전적 소인 외 대표적인 위험요인으로 잘 알려진 것은 흡연과 비만이다.

장기부전

급성 간부전은 심각한 간세포의 괴사로 인해 발생하는 치명적인 질환으로, 대부분 바이러스성 간염이나 약물독성에 기인한다. 만성 간부전은 간경변증과 관련이 있으며, 이와 관련된 내용은 나중에 살펴보도록 한다. 담낭의 기능부전은 대부분 담관 혹은 총담관의 담석 혹은 염증성 협착

참고 15-7 췌장암

원인
불명확 함; 흡연은 위험 인자임

병변
선암이 가장 흔함

발현
황달
체중감소
통증

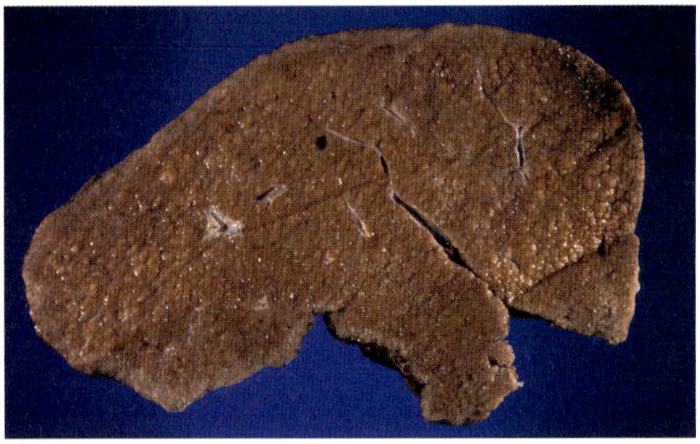

그림 15-10 간경변증. 정교한 결절 양상은 알코올 관련 간경변증을 암시한다.

으로 인한 폐색으로 발생한다. 쓸개는 제거하여도 소화기계에 유해한 영향을 주지 않는다. 급성 췌장기능부전은 잘 알려져 있지 않지만 급성 췌장염에서 조직파괴로 인한 다량의 사이토카인(cytokines)의 방출로 쇼크에 이르게 하기 때문에 매우 치명적인 질환이다. 만성 췌장부전 시 광범위한 췌장 세엽의 손상은 흡수장애로 이어지고 랑게르한스섬의 광범위한 손상은 당뇨병으로 진행될 수 있다.

간경변증

간경변증(cirrhosis)은 대부분의 심각한 만성 간질환의 말기 상태를 지칭하는 용어로 섬유화와 간세포의 결절성 재생이 특징적이다. 손상된 간세포는 정상적으로 재생되지만, 간의 미세한 결합조직이 염증으로 파괴되는 경우 섬유조직으로 대체되어 제 기능을 하지 못하게 되고, 재생된 간세포와 담도계, 정맥 및 동맥 사이의 유기적인 네트워크에 결함이 생기게 된다. 다시 말해, 간세포가 정상적인 효소체계를 유지하더라도 손상된 간의 구조로 인해 적절한 기능을 하지 못하게 된다.

간경변증의 대표적인 원인으로 지속적인 과음과 만성 간염을 꼽을 수 있다. 담관경화증과 같은 다른 형태의 간경화증은 담관폐쇄에 의해 발생하는데, 색소침착에 의한 색소성 간경변(pigmentary cirrhosis), 담즙성 간경변(biliary cirrhosis), 선천성 담관폐쇄나 윌슨병(유전적 구리 대사 이상)과 같은 유전적 상태, 알파-1-항트립신 결핍 등에 기인한다.

간경변증에서 넓은 띠 형태의 섬유화는 간세포를 문맥삼분지와 중심정맥이 부족한 결절의 형태로 분리시킨다(그림 15-10, 15-11). 손상의 양상은 간경변증의 원인을 결정하는 데 도움이 되는데, 대부분의 알코올성 간경변증은 미세한 결절성 간의 형태로 나타나며, 만성 바이러스성 간

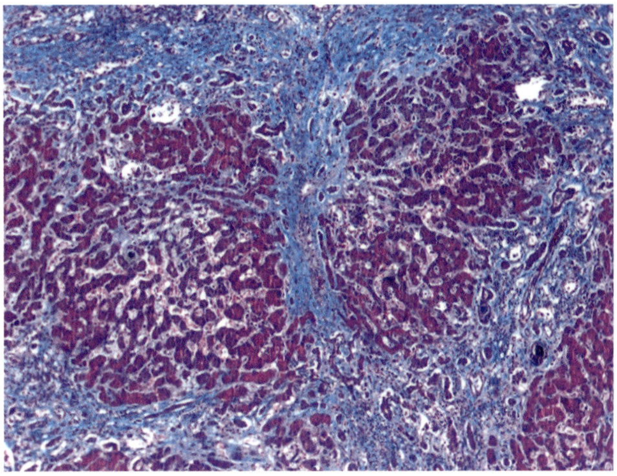

그림 15-11 간경변증. 간의 단면은 삼원색으로 염색되어 있으며 콜라겐은 푸른색이다. 섬유증의 밀집된 띠는 문맥삼분지나 중심정맥을 포함하지 않은 간세포의 결절을 둘러싸고 있다.

염에 기인한 간경변증의 경우보다 큰 재생 결절과 좀 더 넓고 불규칙한 섬유성 조직의 띠를 나타낸다. 간경변증으로의 이환은 수개월에서 수년이 걸리며 대부분 간의 심각한 파괴가 일어날 때까지 증상이 나타나지 않는다. 간경변증으로 인한 합병증으로 문맥성 고혈압(portal hypertension)이 발생하는데, 이는 간문맥의 혈압상승을 의미하며, 간 조직의 섬유화 증가에 따른 간정맥의 혈액 흐름의 저항성 증가로 나타난다. 문맥계의 압력 증가는 대정맥으로 통하는 측부순환(문맥대정맥통로, portosystemic shunt)을 만든다. 흔히 측부순환이 일어나는 곳은 식도 원위부 말단의 식도정맥, 항문과 직장 부위의 정맥, 제와정맥이다(그림 15-12). 이들 혈관은 증가된 혈류로 인해 팽창되어 정맥류(varices)를 초래하고 그 결과 파열되기 쉽다. 식도정맥류 파열은 간경변증 환자들에게 흔한 사망원인이다. 또한

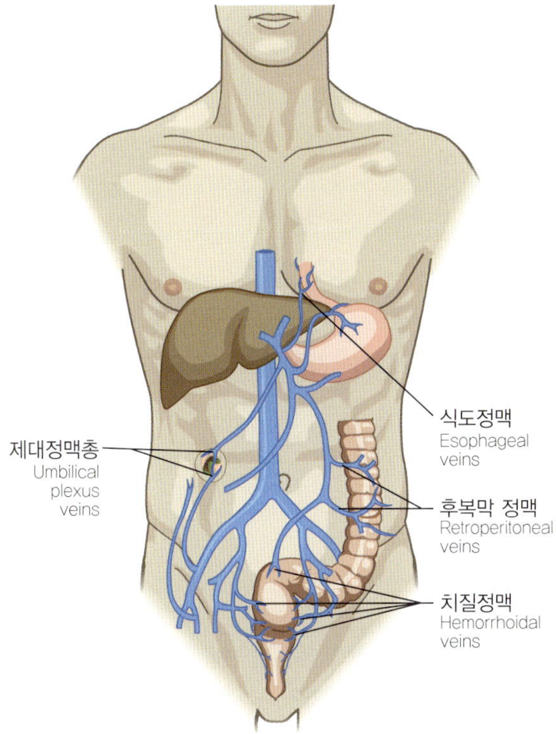

그림 15-12 간경변증 환자에서 간문맥 측로(portal-venous shunts)의 일반적인 위치

문맥성 고혈압은 비장울혈 및 비장비대의 원인이 되며, 비장종대는 비장의 혈구파괴를 증가시켜 빈혈, 백혈구감소증, 혈소판감소증을 초래한다.

간경화로 인한 간세포로 흐르는 문맥계 혈류의 감소는 암모니아와 같은 노폐물을 더 이상 걸러내지 못하게 된다. 고암모니아혈증(hyperammonemia)은 **간성뇌증(hepatic encephalopathy)**을 유발하여 혼미(stupor)와 혼수(coma) 등 의식상태의 변화를 일으킨다. 간경변증으로 인한 측부순환의 생성 또한 간세포로의 혈류 흐름이 감소되어, 약물대사가 저하되고 감염에 대한 감수성이 높아진다(정상적으로는 간에 상주하는 대식세포가 혈류로 들어온 박테리아를 제거한다).

간경변증의 또 다른 합병증인 **복수(ascites)**는 혈액 속의 액체성분이 혈관 밖으로 나와 복강 안에 고인 것을 의미한다. 일반적으로 복부에 1,500mL 정도의 체액 축적은 눈에 띄지 않으나, 이보다 많은 양의 체액이 축적될 경우 배가 부풀어 오르게 된다. 복수의 병인은 복잡하다. 간세포기능의 저하로 순환하는 혈액 내에 간에서 생성되는 알부민이 충분하지 못하게 되어 삼투압(osmotic pressure)을 유지하지 못하게 된다. 또한 문맥성 고혈압은 교질삼투압(oncotic pressure)을 증가시키는데, 낮은 삼투압과 높은 교질삼투압으로 인해 체액이 순환계 밖으로 흘러나오게 된다. 복수는 장내 세균 감염에 취약한데, 이를 **자연발생적 세균성 복막염(spontaneous bacterial peritonitis)**이라고 한다.

혈장 단백질의 부족은 **응고장애(coagulopathy)**를 초래한다. 간에서의 성호르몬 대사작용의 변화는 에스트로겐 효과를 유발하는데, 피부 내 소혈관 확장(거미혈관종, spider angioma)과 남성의 유방증대(여성형 유방, gynecomastia) 등이 나타난다. 또한 간과 담관계통의 기능부전은 간세포 내 담즙 역류 및 순환계 흡수를 통한 황달을 초래 한다. 만성 간부전 말기에는 신장과 폐로 가는 혈류의 감소로 간신증후군(hepatorenal syndromes)과 간폐증후군(hepatopulmonary syndrome)을 초래한다. 이것은 예후가 극히 불량하며, 집중적인 의학적 처치가 요구된다.

만성적인 간의 염증과 반흔은 간세포암의 위험성을 증가시킨다. 앞서 언급했듯이 간세포암은 B형 및 C형간염 바이러스와 연관이 높으며, 보통 늦게 발견되어 치료가 복잡한 편이다.

보통의 간경변증 환자는 하나 또는 그 이상의 징후 또는 증상[여성형 유방증, 손바닥의 홍반(palmar erythema), 거미혈관종, 제대 또는 치질정맥류)]이 나타나면서 의학적인 주의를 기울이기 시작하는데, 선별검사로 시행하는 간기능검사가 정상인 경우가 많기 때문에 신체검

참고 15-8 간경변증

원인
- 음주
- 바이러스성 간염
- 유전질환
- 담관 폐색
- 자가면역질환

병변
- 섬유성 띠
- 간세포의 재생된 결절

발현
- 황날
- 간성뇌증
- 출혈성 정맥류
- 복수
- 거미혈관종
- 여성형 유방증
- 조직검사상 경화 소견
- 비장비대
- 응고장애
- 간세포암

진 시 이들 증상에 주목할 필요가 있다. 복수와 황달은 대개 점진적으로 나타나며, 질환 말기에 더욱 심해진다. 식도정맥류의 출혈은 위장관계로의 다량의 혈액손실이 급격(dramatic)하고 급성(acute)으로 나타난다. 간성뇌증, 간성신증후군, 간성폐증후군은 간질환 말기에 발현된다.

간경변증이 많이 진행된 상태라면 환자는 출혈이나 감염으로 몇 년 이내에 사망한다. 간질환을 조기 발견하여 원인을 제거한다면, 간경병증으로 진행하는 것을 예방할 수 있다. 그러나 C형간염 바이러스나 자가면역질환과 같이 제거가 불가능한 몇 가지 원인들이 있는데, 세심하고 주기적인 관리를 통해 간경변증으로의 이행을 최대한 늦출 수 있다. 합병증 치료의 목표는 외과적 또는 내과적 관리로 완치를 기대할 수 없다. 예를 들면, 식도정맥류의 경우 색전술과 결찰술로 혈류의 흐름을 차단하고 복수를 줄이기 위해 이뇨제가 투여된다. 적절한 영양보충, 항생제, 락툴로오스(암모니아의 축적을 방지), 금주 및 독성물질을 피하는 것 모두가 간경변증 환자의 관리에 있어 중요하다. 그러나 결과적으로 환자들은 이식수술을 하지 않는 한 간경병증과 합병증으로 사망하게 된다. 간 이식은 간경변증 환자의 유일한 치료법이지만 상당한 위험성을 수반한다. 또한 기저질환으로 C형간염 바이러스 감염 또는 일부 자가면역질환의 경우 이식된 간에서 재발할 수도 있다.

연습문제

1. 12세 남자아이가 여름캠프에서 돌아온지 3주 후 발열, 식욕부진, 황달을 앓고 2주 후에는 별다른 이상 없이 회복되었다. 가장 적절한 질병으로 맞는 것은?
   A. A형간염
   B. B형간염
   C. C형간염
   D. D형간염
   E. E형간염

2. 일반적으로 급성 췌장염과 가장 관련 있는 것은?
   A. 담석증
   B. 낭성섬유증
   C. 외상
   D. 췌장암
   E. 쇼크

3. 다음의 물질 중 간에 의해 제거되고, 축적되면 간성뇌증을 일으키는 것은?
   A. 요소질소
   B. 암모니아
   C. 빌리루빈
   D. 비타민 K
   E. 중성지방

4. 간세포암으로 발전하는 가장 큰 위험요인은?
   A. 흡연
   B. 간경변증
   C. 담석
   D. 화학물질
   E. 알코올

5. 환자가 악취나는 회색의 기름진 변을 본다고 호소한다. 이러한 문제의 원인은 무엇인가?
   A. 췌장암
   B. 간세포암
   C. 식사 시 지방의 소화장애
   D. 간으로 지방산 이동의 장애를 초래하는 문맥성 고혈압
   E. 간경변증

6. 건강한 68세 여성의 복부에 덩어리가 촉진되어 의사를 방문하였다. 촉진 시 증대된 결절성 간이 만져진다. 가장 의심되는 질병은?
   A. 간세포암
   B. 간경화
   C. 전이성 결장암
   D. 췌장의 가성낭종
   E. 전이된 갑상선암

CHAPTER 16

신장, 하부요로, 남성생식기

Kidney, Lower Urinary Tract, and Male Genital Organs

개요

구조와 기능
주요질환
증상, 징후, 검사
특이질환
- 유전질환/발달장애
  - 신장 수, 크기, 모양의 이상
  - 신장 이형성
  - 요관, 방광, 요도의 선천적 이상
  - 잠복고환
- 염증성/퇴행성 질환
  - 요로감염과 신우신염
  - 요로결석(신장결석, 신결석)
  - 사구체질환
  - 남성생식기 감염
- 과형성/신생물 질환
  - 양성전립선비대증
  - 전립선암
  - 방광 요로상피암
  - 신장암
  - 고환암

장기부전
연습문제

학습목표

1. 비뇨기계와 남성생식기의 구조와 기능을 검토한다.
2. 가장 흔한 비뇨기계 및 남성생식기질환과 암의 외과적 중재법을 확인한다.
3. 빈뇨, 배뇨곤란, 야뇨, 긴박뇨, 혈뇨, 핍뇨, 무뇨 및 옆구리통증의 영향을 설명한다.
4. 방광경검사와 소변검사 등 비뇨기계와 남성생식기의 신체검사, 검사실검사의 요소를 설명한다.
5. 신증후군과 신장염증후군을 비교 · 대조하고 질환 발현의 예를 제시한다.
6. 비뇨기계와 남성생식기의 질병을 진단하는 전립선특이항원, 방사선촬영, 신장조직생검의 역할을 설명한다.
7. 비뇨기계와 남성생식기의 가장 흔한 유전적 · 선천적 상황을 설명하고 나열한다.
8. 상염색체 열성과 상염색체 우성 다낭성 신질환을 비교 · 대조한다.
9. 요로감염의 위험요인과 원인 및 합병증을 설명한다.
10. 신장결석의 원인과 발현 및 치료방법을 설명한다.
11. 사구체질환에서 면역-중개손상(immune-mediated injury)을 설명하고 구체적인 예를 제시한다.
12. 만성 사구체손상의 가장 흔한 원인을 확인한다.
13. 남성생식기의 가장 흔한 감염성 질환을 설명한다.
14. 전립선비대증과 전립선암의 원인과 병변, 발현, 치료 및 합병증을 비교한다.
15. 전립선암, 방광암, 신장암, 고환암의 발생률, 진단 시 연령, 진단 단계, 5년 생존율, 치료방법, 감별 방법과 위험요소를 비교 · 대조한다.
16. 글리슨점수(Gleason score)를 정의하고, 전립선암 진단에서의 중요성을 설명한다.
17. 급성과 만성신부전의 원인과 발현 및 치료방법을 구별한다.
18. 만성신부전의 합병증을 포함한 치료방식에 대해 기술한다.
19. 핵심용어와 녹색으로 진하게 표시된 모든 용어를 정의하고 상황에 맞게 적절히 사용한다.

핵심용어

급성 신장손상acute kidney injury
급성감염후 사구체신염acute postinfectious glomerulonephritis
알도스테론aldosterone
안지오텐신 IIangiotensin II
항이뇨호르몬antidiuretic hormone
상염색체 우성 다낭성 신질환autosomal dominant polycystic kidney disease
상염색체 열성 다낭성 신질환autosomal recessive polycystic kidney disease
고질소혈증azotemia

세균성 전립선염bacterial prostatitis
양성전립선비대증benign prostatic hypertrophy
방광bladder
클라미디아chlamydia
만성신부전chronic kidney failure
집합관collecting tubules
크레아티닌creatinine
잠복고환cryptorchidism
방광경검사cyctoscopy
직장수지검사digital rectal examination
말기신질환end-stage renal disease
부고환epididymis
국소분절사구체경화증focal segmental glomerulosclerosis
글리슨점수Gleason score
사구체신염glomerulonephritis
사구체경화증glomerulosclerosis
사구체glomerulus
임질gonorrhea
혈액투석hemodialysis
인체백혈구항원human leukocyte antigen, HLA
수신증hydronephrosis
간질interstitium
신장kidney
신결석kidney stone
쇄석술lithotripsy
막성신장병증membranous nephropathy
사구체맥관막mesangium
미세변화질환minimal change disease
유행성이하선염 고환염mumps orchitis
신장염증후군nephritic syndrome
신아세포종nephroblastoma
신원nephron
신증후군nephrotic syndrome
음경penis
족세포, 포도사이트podocyte
증식성 사구체신염proliferative glomerulonephritis
전립선암prostate cancer
전립선(샘)prostate gland
전립선 특이항원prostate-specific antigen, PSA
신우신염pyelonephritis
신장생검renal biopsy
신세포암renal cell carcinoma
신피질renal cortex
신수실renal medulla
신우renal pelvis
레닌renin
재흡수resorption
분비secretion
정낭seminal vesicle
정세관seminiferous tubules
정상피종seminoma
매독syphilis
전신홍반성낭창systemic lupus erythematosus
고환testis
이식거부반응transplant rejection
이식transplantation
관상 원주tubular casts
세(뇨)관tubule
요소질소urea nitrogen
요독증uremia
요관ureter
요도urethra
소변검사urinalysis
요로감염urinary tract infection, UTI
요로결석urolithiasis
요로상피암urothelial carcinoma
(수)정관vas deferens
방광요관역류vesicoureteral reflux

구조와 기능

신장(kidney)은 신동맥으로부터 혈액을 공급받고 신정맥으로 내보내는 양측성 후복막기관이다(**그림 16-1**). 신장에서 생성된 소변은 후복막강에 놓인 요관(ureter)을 통해 골반 내 근육주머니인 방광(bladder)에 저장된다. 방광하부의 괄약근은 방광을 닫아놓았다가 요의가 있을 때 이완되어 배뇨(urination, micturition)하도록 한다. 소변은 방광으로부터 요도(urethra)를 통해 흘러간다. 여성의 요도는 매우 짧지만 남성의 요도는 전립선(prostate gland)을 가로질러 음경(penis)에 이르는 길이로 여성보다 길다. 남성 생식기의 분비 또한 요도를 통해 이루어진다. 정자는 체강의 약간 바깥쪽에 있는 음낭의 좌우 양측에 놓인 고환(testis)에서 생산되고, 각 고환을 부분적으로 에워싸면서 치밀하게 감겨진 부고환(epididymis)에 저장된다(**그림 16-2**). 부고환에 저장되었던 정자는 음낭 밖으로 이어지는 정관(vas deferens)을 통해 방광주변의 전립선으로 들어가

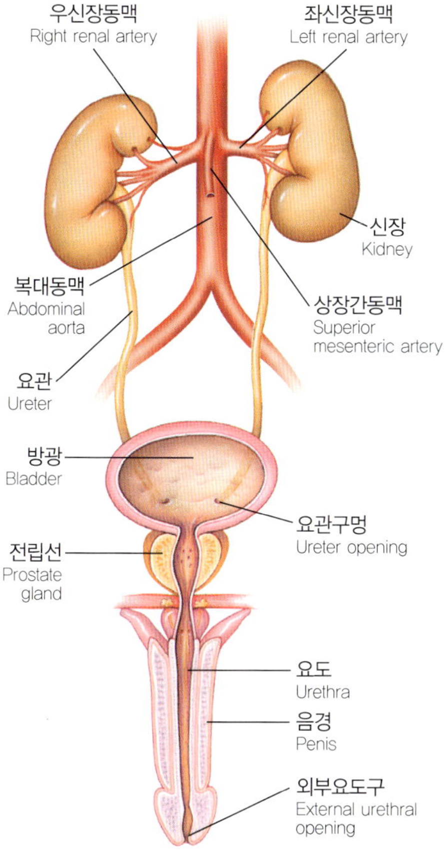

그림 16-1 비뇨생식계의 해부학적 구조의 계통도

서 전립선과 전립선 뒤에 놓여 있는 한 쌍의 **정낭(seminal vesicles)**에서 분비되는 액체와 혼합되어 요노를 통과하게 된다.

해부학적으로 남성생식기와 하부요로가 매우 관련성이 있으므로 이 장에서는 상부와 하부요로 및 남성생식기의 질환을 다루고자 한다.

신장은 피질, 수질과 골반으로 이루어진다(**그림 16-3**). **신피질(renal cortex)**은 신장의 주요한 기능적 단위인 **사구체(glomeruli)**와 대부분의 **세관(tubules)**을 포함한다. **신수질(renal medulla)**은 헨레고리(loops of Henle)라고 불리는 세관의 특수한 원위부위와 **집합관(collecting tubules)**을 포함한다. 집합관을 지난 소변은 요로상피를 따라 이루어진 공간인 **신우(renal pelvis)**를 지나 요관으로 이동한다.

상부요로(upper urinary tract)라는 용어는 신장과 요관을 언급한다. 신장은 혈압조절, 신진대사 후 노폐물 배설, 산-염기균형을 위해 필수적인 기관이다. 상부요로는 몸속의 염분농도, 물, 수소이온을 조절하고 약과 독소와 같은 노폐물이 섞인 혈액을 여과시키는 기능을 수행한다. 신장은 매분 심박출량의 20%를 받아들인다. 주요 신동맥은 몇 차례에 걸쳐 세동맥과 소동맥으로 분기되어 결과적으

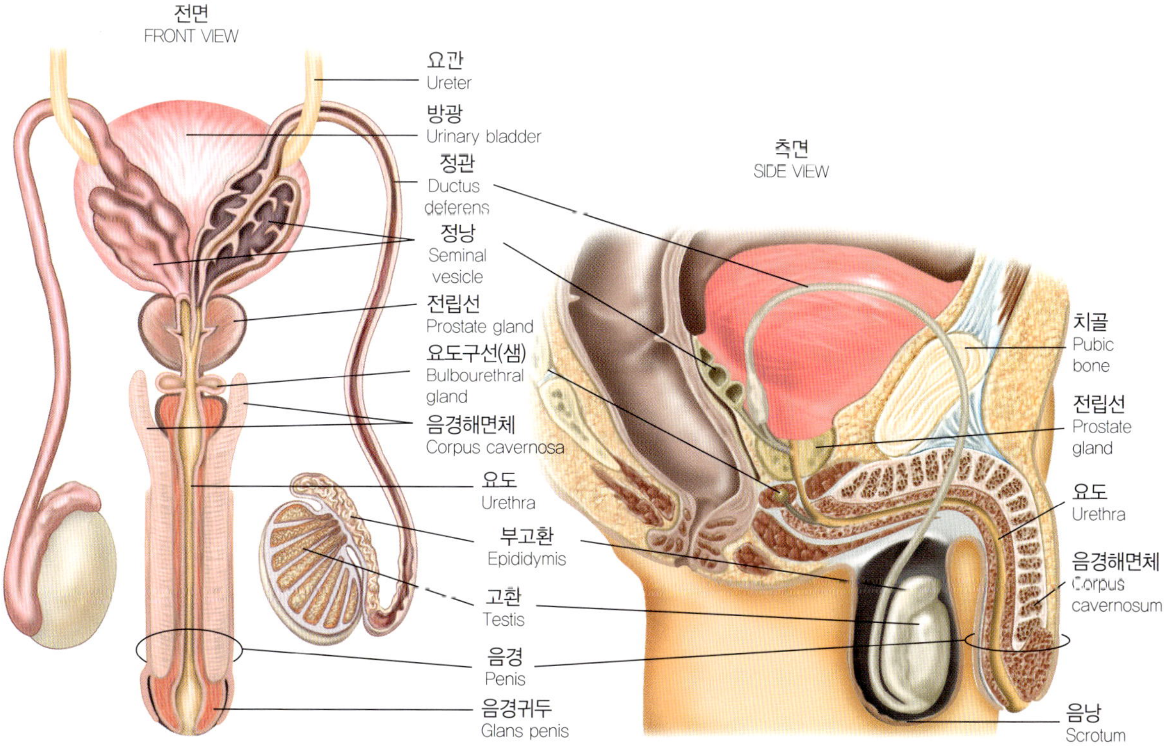

그림 16-2 남성생식계 계통도

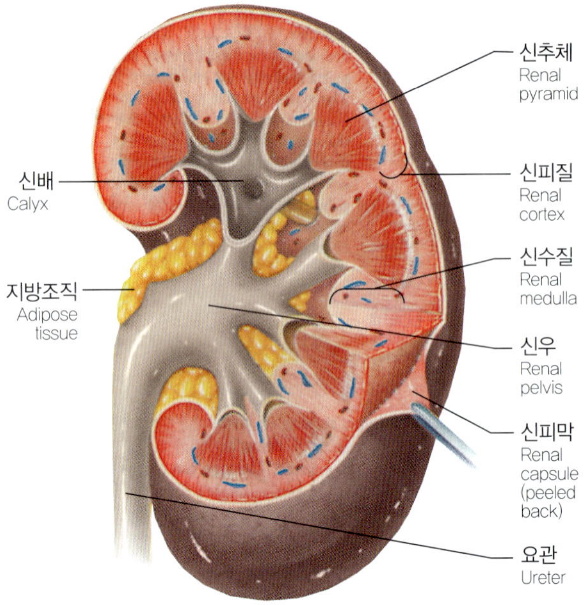

그림 16-3 신장구조의 계통도

로 신사구체에 혈액을 공급하게 된다. 신장의 기본적 기능 단위인 **신원(nephron)**은 사구체, 세뇨관 그리고 연관된 혈관들로 구성되어 있다(**그림 16-4**). 각각의 사구체는 모세혈관 다발이며 **족세포(podocytes)**라고 불리는 상피세포층으로 덮여 있다(**그림 16-5**). 모세혈관 다발은 사구체의 **사구체맥관막(mesangium)**을 형성하는 특별한 세포들에 의해 지지되고 있다. 모세혈관을 따라 늘어선 내피세포와 상피세포 사이에서 세포질은 얇은 기저막이다. 족세포의 족돌기(foot processes)는 기저막을 덮고 광범위하게 서로 연결되어 여과가 일어나는 작은 틈만을 남긴다. 그러므로 내피세포, 상피세포 그리고 기저막은 작은 구멍이 많은 필터를 형성하여 혈액내 분자들이 사구체 주변의 보우만공간(Bowman's space)으로 분비될 수 있도록 한다. 그곳에서 여과물은 상피세포에 의해 정렬되고 풍부한 모세혈관 망상조직에 의해 둘러싸여 있는 세뇨관으로 들어간다(**그림 16-6**). 세뇨관은 수질을 가로질러 신우에 이르는 집합관을 형성하기 위해 합쳐진다. 세뇨관과 사구체 사이의 모든 지지조직을 신장의 **간질(interstitium)**이라고 한다.

세관 상피세포는 세관 구멍과 주변 모세혈관 사이의 분자 수송을 위한 특별한 부위로 이 장에서는 신장 피질에서의 액체와 전해질 교환에 대해 간단히 설명하겠다.

세관 상피세포에서의 선택적 활동은 안정적인 나트륨, 칼륨, 수소이온 농도를 유지하여 혈액을 일정하게 유지하도록 한다. 모세혈관에서 세관까지는 **분비(secretion)** 과정을 통해, 반대로 세관에서 모세혈관까지는 **재흡수(resorption)** 과정을 통해 산-염기 균형을 조절하고 요소(urea), 질소(nitrogen), 물, 나트륨, 포도당 등을 끊임없이 교환한다. 따라서 방광에서 처음 생성된 소변과 사구체여과액의 화학성분 및 그 농도는 세관의 재흡수와 분비기능에 의하여 크게 달라진다. 소변의 마지막 성분은 집합관에서 수분이 다시 혈액으로 재흡수된 후 결정된다.

분비(secretion), 재흡수(resorption) 그리고 흡수(absorption)는 신장피질과 수질에서의 강한 삼투작용뿐만 아니라 직접적으로 신장 상피세포의 활동에 영향을 미치는 호르몬순환에 의해서도 이루어진다. **항이뇨호르몬(antidiuretic hormone)**은 뇌하수체 후엽에서 혈장량 감소나 혈장 삼투압 증가에 대한 반응으로 분비된다. 항이뇨호르몬은 집합관의 상피세포가 삼투성을 증가시켜 더 많은 물이 혈류로 재흡수되도록 작용하여 혈

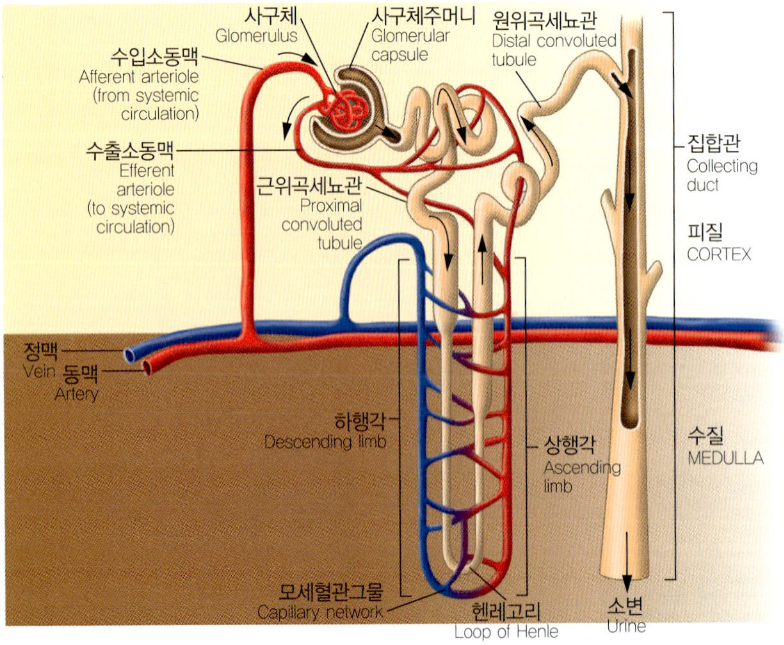

그림 16-4 네프론의 구성요소

액을 희석시키고 혈액량과 혈압을 증가시킨다. 또한 사구체에 공급되는 소동맥 벽에는 사구체부근장치(juxtaglomerular apparatus)로 불리는 세포덩어리가 있는데, 이는 교감신경계와 레닌을 분비하는 사구체의 여과율 감소에 의해 활성화된다. 레닌(renin)은 혈장 글로불린인 안지오텐시노겐으로부터 신체의 혈관수축을 활성화시키고 혈압을 높이는 안지오텐신II(angiotensin II)를 생성하는 과정에 촉매작용을 하고 부신피질에서 알도스테론(aldosterone)

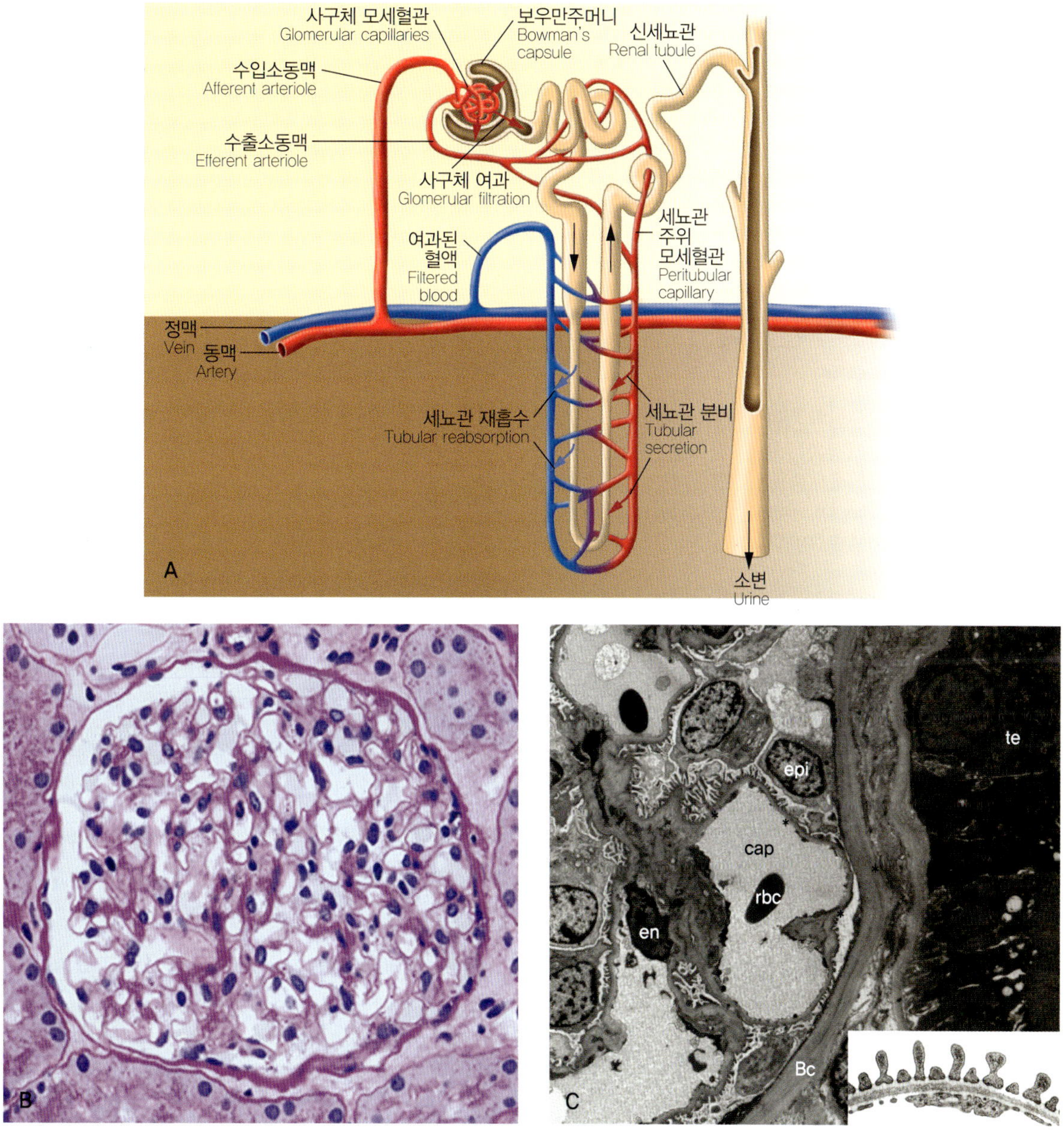

그림 16-5 사구체의 구성요소. A: 계통도, B: 광학현미경. 이 사구체는 PAS로 착색되어 있다. 기저막과 사구체맥관막은 어두운 분홍색이다. 모세혈관 고리의 매우 얇은 벽과 사구체맥관막의 성김에 주목해야 한다. 보우만주머니는 모세혈관 고리 주변의 더 짙은 분홍색 선이다. 수입소동맥과 수출소동맥 그리고 근위곡세뇨관의 기시부는 이 절단면에서는 포착되지 않았다.(Courtesy of Dr. Jose Torrealba, Department of Pathology, University of Wisconsin School of Medicine and Public Health.) C: 전자현미경 사진으로 오른쪽에 더 크고 검게 착색된 세포가 세관 상피세포이다(te). 사구체의 모세혈관 다발을 둘러싸는 보우만주머니는 그림의 중앙을 가로질러 내려오는 넓은 회색선이다(Bc). 적혈구(rbc)는 기저막(*)의 얇은 선에 둘러싸인 모세혈관 내강(cap)의 가운데에 있다. 작은 실 모양의 돌기들이 기저막 바깥 표면의 우측 각에 붙어 있다. 이는 족세포 혹은 매우 특수한 상피세포의 바깥 주머니인 족돌기들이다. 상피세포 핵은 epi로 표시되어 있고, 인접 모세혈관 고리(en)에서 보인다. 삽입한 그림은 족세포와 기저막의 관계를 확대해서 보여준다. 여기에서 족세포는 기지막의 최상부에 있고 상피세포 세포질은 안쪽(바닥)의 표면을 따라 있다. 상피세포 세포질과 족세포 사이의 공간은 작은 공간 혹은 여과가 일어나는 통로를 형성한다. (Courtesy of Dr. Weixiong Zhong, Department of Pathology, University of Wisconsin School of Medicine.)

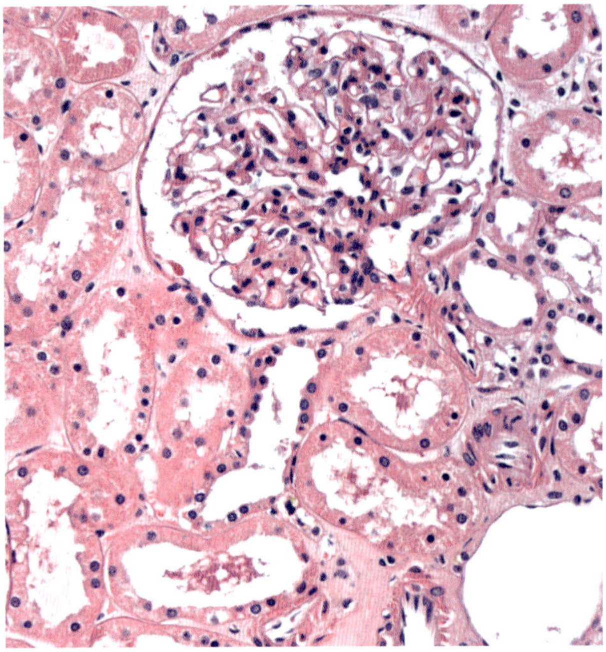

그림 16-6 신피질. 사구체는 단단히 채워진 세관에 의해 둘러싸여 있다. 아주 작은 간질조직 또는 간질이 세관과 사구체 주위에 있다. 세관 주변의 모세혈관망은 H&E의 착색된 절단면에서는 식별이 어렵다. (Courtesy of Dr. Jose Torrealba, Department of Pathology, University of Wisconsin School of Medicine and Public Health.)

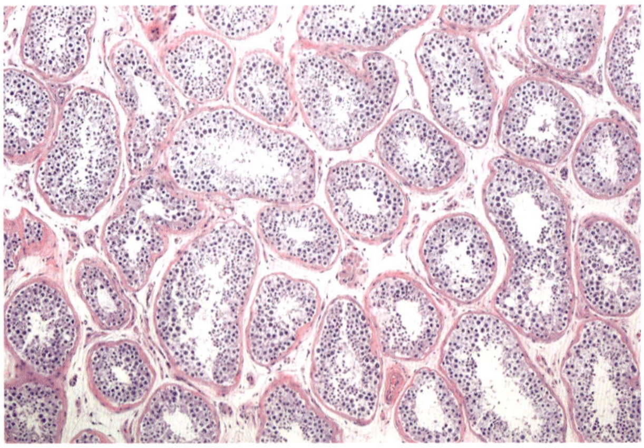

그림 16-7 고환. 정세관은 작은 중재적 기질로 단단히 채워져 있다. 테스토스테론을 분비하는 라이디히세포(Leydig cells)의 집단이 나타난다.

의 분비를 자극하여 신장 세관에 의해 나트륨과 물의 재흡수를 촉진하여 혈액량을 증가시키도록 한다. 레닌-안지오텐신-알도스테론 시스템은 9장 '심장'에서 다룬 본태성 고혈압의 병인에서 중요하다.

고환은 기본적으로 정자가 생성되는 조밀하게 얽혀진 정세관(seminiferous tubules)으로 구성된다(**그림 16-7**). 테스토스테론 분비세포는 정세관 사이 간질 속에 있다. 정자생성은 지속적으로 일어나지만 부고환에서 방출된 정자는 오직 사정 동안에만 정관을 통해 배출된다. 전립선 분비물은 정액의 주요한 부분을 구성한다. 정액(seminal fluid)은 정자의 성숙을 유도하고 영양분을 공급하며 질의 산성 환경을 중화하고 항균 기능을 가진다.

주요질환

요로감염(urinary tract infections, UTIs)은 상기도감염에 이어 인체에서 두 번째로 흔하게 일어나는 감염성 질환이다. 요로감염은 여성에게 더 흔하며, 여성 5명 중 1명은 일생 동안 요로감염에 이환될 것으로 추정된다. 하부요로감염의 심각한 합병증은 요관(ureter)을 통해 신장에 이르는 역행성 감염이다. 신장의 감염은 신우신염(pyelonephritis)이라고 한다. 신우신염은 신장에 영구적인 반흔을 남기고 신장기능을 저해하며 치료되지 않을 경우 패혈증과 사망을 유발할 수 있는 매우 심각한 질병이다.

남성의 전립선은 나이가 들면서 비대된다. 양성전립선비대증(benign prostatic hypertrophy)은 빈뇨, 실금, 야뇨등과 같은 배뇨장애를 초래한다. 양성전립선비대증은 45세에서 75세 남성에서 호발하는 질환으로 60대 이상 남성의 60%가 관련증상을 가지고 있고, 매년 4백만 명 이상이 양성전립선비대증으로 진료를 받는다. 전립선의 크기를 줄이기 위한 약물 치료가 유용하긴 하지만 항상 성공적이지는 않기 때문에 경요도전립선절제술(transurethral resection of the prostate)이 남성 비뇨생식기계에 행해지는 가장 흔한 수술로 보고되고 있다.

신결석(kidney stone)은 신우, 수뇨관, 방광 또는 요도에서 만들어져서 소변의 흐름을 막고 극심한 고통을 유발하는 매우 흔한 질환이다. 인구의 약 10%에서 70세쯤 신결석의 징후가 나타나는데, 이러한 신결석 징후의 발생은 지난 10년 동안 증가하고 있는 추세이다. 대부분의 신결석은 자연히 사라지거나 진통제와 다량의 수분을 보충하면 서서히 사라진다. 하지만 만약 좁은 수뇨관이나 요도를 통과하기에 신결석이 너무 크다면 주의가 필요하다. 신결석을 제거하는 새로운 방법 중 하나는 쇄석술(lithotripsy)로 쇄석술은 외부에서 적용되는 강도 높은 충격 파동에 의해 결석들이 분쇄되고 작은 조각들은 자연적으로 배출되도록 하는 방법이다. 쇄석술은 결석을 제거하기 위한 외과적 수술보다 더 흔하며 비뇨기계에서 행해지는 가장 흔한 시술 중 하나이다.

모든 사람들에게는 두 개의 신장이 있고 다량의 보유능력을 가지고 있으나 불행하게도 신장기능의 비가역적 손상인 말기신질환(end-stage renal disease)은 너무 흔하다. 미국에서 대부분의 말기신질환의 원인은 고혈압과 당뇨병이다. 이 질환의 치료는 신장이식과 혈액투석뿐이지만 신장이식(kidney transplantation)은 기증자의 공급이 제한되어 있다. 미국에서는 말기신질환을 가진 약 17,000명의 환자들이 매년 신장이식을 받는다.

나이가 많거나 동반된 질환 때문에 이식을 받지 못하는 사람들과 신장기증을 기다리는 사람들은 정기적으로 혈액투석(hemodialysis)을 통해 혈액에서 노폐물을 제거하고 있다. 혈액투석은 혈액이 외부 장치에 의해 여과되어 다시 환자의 혈류로 들어가게 하는 장치로 미국에서는 50만 명 이상의 사람들이 혈액투석을 받고 있다.

요도의 악성종양은 대부분 나이가 많은 환자에게서 발생하는(표 16-5) 반면, 고환암은 평균 진단 나이가 34세의 젊은 남성에게서 주로 발생한다. 가장 흔한 비뇨생식기의 악성종양은 전립선암(prostate cancer)이다. 미국에서 남성의 전립선암은 폐암에 이어 두 번째로 가장 흔한 사망원인이다. 방광과 신장암은 덜 흔하지만 여전히 암 진단 10위 안에 속한다. 이 암들은 아직 국소적일 때 가장 흔하게 발견되므로 5년 생존율은 90% 정도이다. 전립선암 진단을 위한 혈장 PSA 검사, 촉진을 통한 고환암 진단과 같이 진단이 유용하거나 자연적인 초기 진행과정에서 혈뇨와 같은 증상이 나타나므로 조기 발견이 용이하다.

증상, 징후, 검사

요로감염을 가진 대부분의 환자들이 빈뇨(frequency), 배뇨곤란(dysuria), 야뇨(nocturia), 긴박뇨(urgency)를 경험한다. 게다가 소변은 농에 의해 흐려질 수도 있다. 전립선염(prostatitis)은 요통으로 간단히 확인할 수 있다. 신우신염(pyelonephritis)은 전형적으로 급성의 강한 옆구리 통증과 발열, 백혈구증가증과 같은 전신 감염증상으로 확인할 수 있다. 신장사구체의 질병은 혈뇨(hematuria) 또는 부종과 고혈압과 같은 전신 증상으로 나타난다. 신결석(renal calculi)은 특징적으로 결석이 신우에서 방광으로 이동하면서 서혜부까지 미치는 강하고 날카로운 옆구리 통증을 유발한다. 신세뇨관의 급성괴사는 신장의 심각한 손상으로부터 야기될 수 있고, 핍뇨(oliguria, 감소된 소변량) 혹은 무뇨(anuria, 완전히 소변 생성이 없음)로 나타난다.

요로와 생식기관의 검사는 음경이나 외음부를 시진하여 성병 감염에 의한 삼출물이나 궤양의 징후를 확인할 수 있으며, 복부촉진을 통해 신장의 종양이나 방광팽만을 확인할 수 있다. 남성은 서혜부촉진을 통해 탈장이나 잠복고환(undescended testis)을 확인할 수 있고, 고환종양 또한 촉진을 통해 알 수 있다. 직장수지검사(digital rectal examination)는 직장으로 손가락을 삽입하여 전립선의 뒤쪽을 촉진하는 검사로 전립선의 크기를 측정하고 암의 전조가 되는 소결절 형성을 파악하기 위해 시행된다.

요도와 방광은 요도를 통해 렌즈와 빛으로 장비를 갖춘 관을 삽입하는 방광경검사(cyctoscopy)로 더욱 시각화될 수 있다. 방광경검사를 통해 가늘고 긴 관을 요도에 삽입하여 생식기 점막내층을 관찰하고 결석을 제거하며 현미경검사를 위한 생체조직을 얻을 수 있다.

소변검사 또한 중요하다. 소변은 약제[항마이코박테리아성 약물 리팜핀은 소변을 주황색(orange)으로, 비타민 B 복합보충제는 형광 노란색(neon yellow)으로 바꾼다.]와 음식, 여러 질병에 의해 색이 변할 수 있다. 탈수는 소변을 짙게 만들고 요로감염은 소변을 뿌옇게 만든다. 소변에 섞인 피는 소량이라도 소변을 분홍색이나 적색으로 보이게 할 수 있다. 다양한 음식, 약물 및 질환은 소변에서 특이한 악취를 유발하기도 한다. 아스파라거스는 소변에서 톡 쏘는 냄새를, 요로감염은 매우 고약한 냄새를, 조절되지 않은 당뇨병은 달콤한 냄새를 유발한다.

소변검사는 현미경검사를 포함한다. 이 검사는 적혈구, 백혈구, 박테리아, 원주뿐만 아니라 신진대사 이상을 알 수 있는 혈액의 결정체, 결석 진행의 위험성을 발견할 수 있다(그림 16-8). 관상원주(tubular casts)란 세뇨관 혹은 집합관에 침전된 단백질, 지질 혹은 세포 조직파편의 단단한 결합으로 소변의 흐름에 의해 배출된다. 무세포 원주(acellular casts)의 다양한 형태는 탈수증 혹은 만성신부전, 원위세뇨관 흐름의 이상을 의미한다. 백혈구원주가 신장 감염 시 형성되는 반면에 적혈구원주는 사구체손상 시 나타난다. 상피세포도 급성세뇨관 괴사와 같이 세뇨관에 심각한 손상이 나타날 때 원주를 형성할 수 있다.

과거 의사들은 포도당의 존재와 pH 변화를 파악하기 위해 소변의 맛을 보았지만, 지금은 다행히 그런 변화들을 수량으로 측정할 수 있는 실험실 검사들이 있다. **소변검사(urinalysis)**로 많은 일반적인 비뇨기계장애의 존재 여부를 발견할 수 있다. 요시험지검사(dipstick)는 특정한 화학성분에 반응하여 색이 변하는 시약을 바른 종이를 사용하여 비중, pH, 단백질, 당, 아질산염(nitrite), 케톤 혹은 백혈구 에스테라아제(leukocyte esterase)의 존재 여부를 발견하기 위해 사용된다. 백혈구 에스테라아제는 요로감염일 때처럼 소변에 백혈구가 존재할 때 증가한다. 백혈구 에스테라아제 양성반응이면 미생물검사인 소변배양검사와 소변민감도검사(urine culture and sensitivity tests)가 이루어질 수 있다. 게다가 더욱 특수화된 검사로 다양한 다른 화학물질을 발견할 수 있다. 이들 검사로는 약물남용의 대사물질, 면역단백질(immunoproteins), 카테콜라민(catecholamines)과 그 대사물질, 요산(uric acid) 그리고 다른 많은 것을 포함한다.

신장기능은 사구체여과에 의해 배설되는 혈액의 두 가지 물질인 **요소질소(urea nitrogen)**와 **크레아티닌(creatinine)**의 측정 수준에 의해 쉽게 평가된다. 이 두 가지 물질의 혈중농도는 질소화합물(요소질소)과 근육(크레아티닌)의 정상 대사 평형상태를 평가하여 신원(nephron)의 활동을 반영한다. 사구체가 손상되어 적절하게 혈액을 여과할 수 없을 때 요소질소와 크레아티닌이 상승한다. 혈액에서의 크레아티닌청소율은 사구체여과율(glomerular filtration rate) 또는 사구체의 적절한 혈액 대사산물 제거 능력의 임상적 측정치이다.

신체검사상 소견과 비정상적 검사실 결과는 신증후군(nephrotic syndromes)과 신장염증후군(nephritic syndromes) 같은 손상의 확실한 형태를 나타낸다. **신증후군(nephrotic syndrome)**은 사구체여과 기관의 손상결과이다. 근본적으로 단백질, 주 알부민이 신장을 통해 소실되면 그 결과 혈액의 교질삼투압(oncotic pressure)이 손상된다. 환자는 혈관에서 체액이 빠져 나와 부종이 나타나고, 검사결과 심한 단백뇨(>3g/24hr, 정상은 <150mg/24hr)와 혈청알부민의 감소를 보인다. 또한 신증후군에서는 고지혈증(hyperlipidemia)이 나타나거나 소변에서 지질의 증가가 나타날 수 있다. 신증후군의 가장 흔한 원인은 미세변화질환과 같은 원발성 사구체질환과 당뇨병, 아밀로이드증(amyloidosis), 전신홍반성낭창(systemic lupus erythematosus)과 같은 전신성 질환이다. **신장염증후군(nephritic syndrome)**은 신장, 특히 사구체에 염증성 질환이 있을 때 발생한다. 소변에 혈액과 적혈구 원주가 나타나고 환자는 부가적으로 혈청 요소질소와 혈청 크레아티닌 수치 증가, 소변량 감소 등과 같은 신장기능 저하의 징후를 보인다.

검사실검사로 남성생식기 기능의 사정 또한 가능하다. 정액의 구성을 분석하고 정자를 현미경으로 관찰하면서 정자의 모양과 운동성을 사정하여 불임을 검사할 수 있다. 가장 흔하게 행해지는 검사는 혈액에서 **전립선특이항원(prostate-specific antigen, PSA)** 수치를 검사하는 것이다. 전립선특이항원은 전립선에 의해 만들어지는 적은 양의 단백질로 남성에게서 약간 상승할 수 있지만, 전립선특이항원검사에서 정상보다 높은 수치는 전립선암을 강하게

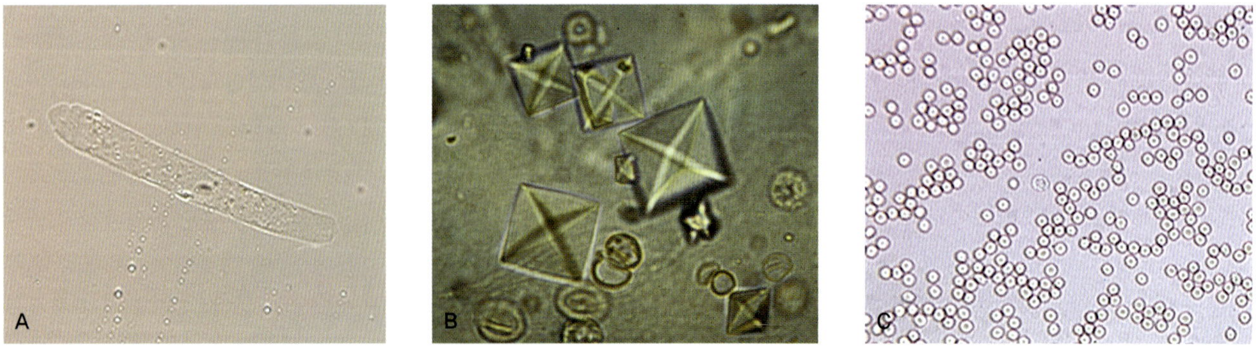

그림 16-8 소변의 현미경검사. A: 초자양원주. 탈수 또는 약한 요흐름 상태에서 관에서 굳어진 세뇨관 상피성 단백질로 구성된 가장 흔한 형태의 원주이다. B: 결정체. 신결석 구성성분의 대부분은 옥살산칼슘이다. C: 적혈구. 적혈구의 존재는 신피질에서 요도까지 비뇨기계의 손상을 의미한다. 염증성 병변, 암, 결석 또는 기계적인 외상은 모두 혈뇨를 야기할 수 있다.(Courtesy of Ms. Stacy Walz, Clinical Laboratory Science Program, University of Wisconsin School of Medicine and Public Health.)

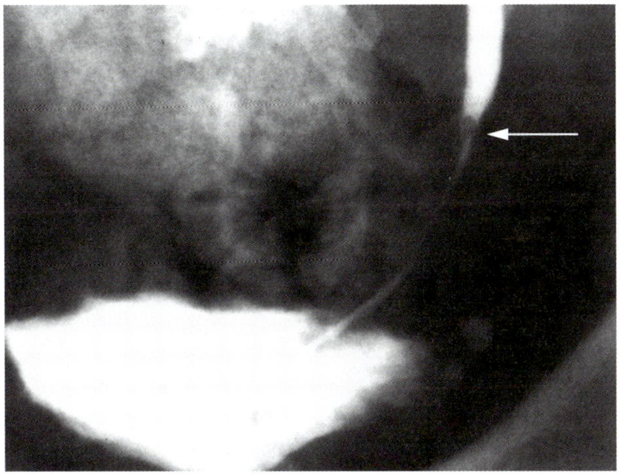

그림 16-9 경정맥신우조영술(intravenous pyelogram). 조영물질이 영상의 아랫부분과 우측 요관의 근위부를 채운다. 결석(흰색 화살표)은 요관에 있으며, 위쪽 요관의 팽창을 초래하고 소변이 원위부에 차는 것을 방해한다. 방광에 있는 조영제는 반대쪽 요관을 통해 소변으로 배출된다.

암시한다. 현재 50~70세 사이의 모든 남성에게 매년 PSA 측정을 권유하고 있다.

방사선촬영술은 요로의 구조를 사정하는 데 이용 가능하다. 방광조영술(cystogram)은 방광의 크기와 모양, 소변 흐름의 패턴을 결정한다. 카테터를 통해서 조영제를 방광으로 주입하고 방사선영상을 얻는다. 소변의 역류와 같이 비정상적 방광 내용물의 요관으로의 역류는 이 방법으로 발견이 가능하다. 경정맥신우조영술(intravenous pyelogram, IVP)은 요관이나 신장의 큰 구조상의 문제를 확인할 수 있다. 정맥 내로 주입되는 방사선불투과성 조영물질은 사구체에서 세뇨관으로 여과되고 신우(renal pelvis)와 요관에서 농축된다. 골반이나 요관의 팽창은 요관 아래쪽의 소변 흐름 폐쇄를 나타낸다(**그림 16-9**). 집합관에서 조영제의 정상 패턴이 일그러져 보임은 종양이나 낭종을 암시하고 신우에서의 결석은 가득 채워진 결함으로 나타난다. 방광조영술과 경정맥신우조영술은 요관을 삼차원적으로 재구성하는 정교한 컴퓨터단층촬영술(CT)로 많이 대체되었다(**그림 16-10**). 통상적으로 CT 영상과 초음파검사는 신장과 고환의 암이나 낭성질환과 같은 종괴를 진단하는데 유용하다.

신장생검(renal biopsies)은 신장피질 구조의 통합성을 평가하기 위해 시행된다. 조직을 추출해내기 위해 가는 바늘을 옆구리 피부에 삽입하고 광학현미경, 면역형광검사, 전자현미경으로 검사한다. 생검은 특히 사구체질환의 특

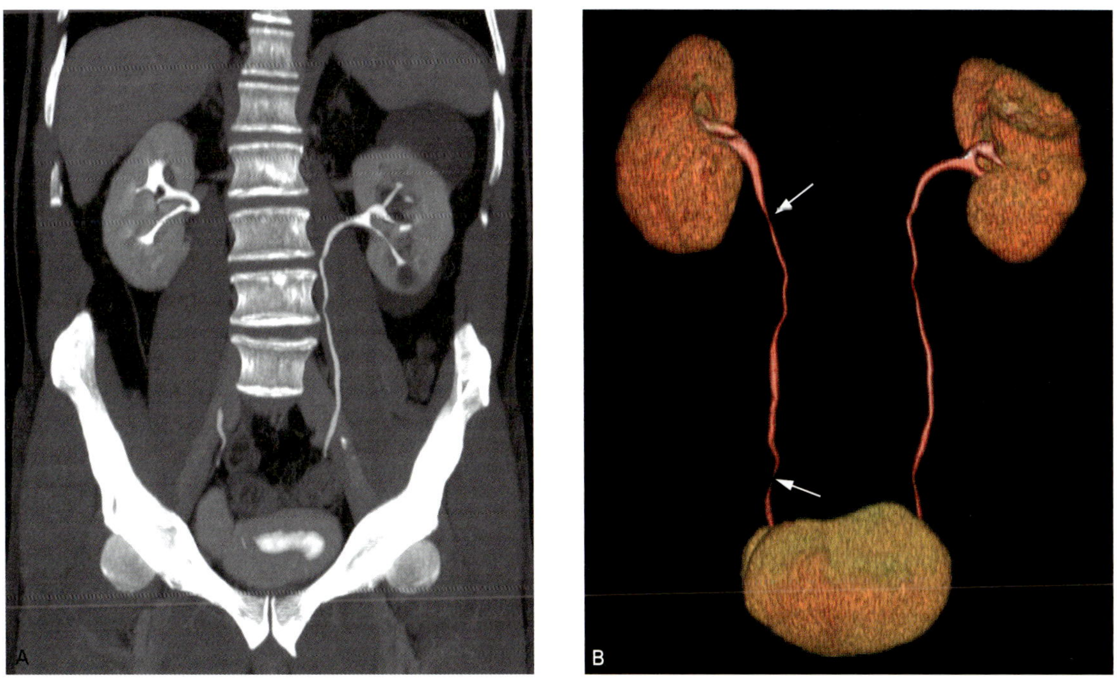

그림 16-10 CT 요로조영술(CT urogram). **A:** 관상면에서 좌측 요관은 신장에서 방광까지 따라갈 수 있다. 우측 요관 중심부는 조영제가 채 워지지 않았다. **B:** 신장, 요관, 방광의 관계가 삼차원적으로 제시되어 있다. 비록 작은 낭종이라도 신장의 표면에서 보여질 수 있다. 우측 요관(화살표)에서 두 부분의 협착이 보이고, 그 위의 요관 부분은 좌측 요관과 비교해 볼 때 약간 팽창되어 있다. (Courtesy of Dr. Myron Pozniak, Department of Radiology, University of Wisconsin School of Medicine and Public Health.)

성을 결정하는 데 유용하며 당뇨병 또는 전신홍반성낭창과 같은 만성질환에서 나타나는 사구체손상 진행과정이 추정가능하다.

특이질환

유전질환/발달장애

신체 모든 기관 중 선천성 이상으로부터 가장 흔하게 영향을 받는 기관이 비뇨생식기이다. 태아의 신장은 자궁 내 태아를 둘러싸고 있는 양수를 생성한다. 만약 신장이 적절한 기능을 하지 못해 양수 생성이 불충분하면 포터증후군(Potter syndrome)이라고 부르는 특유의 일련의 장애가 발생한다. 이 증후군은 폐가 성숙되지 못하고 태아의 성장에 문제가 생기며 사지기형 그리고 특유의 안면기형을 유발하는 증후군이다. 이 증후군을 가진 태아는 일반적으로 출생과 동시에 사망한다. 이 장에서 기술되고 논의된 질환의 상태가 삶과 공존할 수 없는 것과는 대조적으로 어떤 질환은 심지어 성인이 될 때까지 발견되지 않는다.

신장 수, 크기, 모양의 이상

신장의 발육부전(agenesis)은 드물게 발생하고 만약에 양측성일 경우에는 생존이 불가능하다. 그러나 대부분 일측성으로 발생하며 다른 쪽 신장은 정상이므로 환자는 신장기능부전이 발생하지 않을 수 있다. 그러나 신장형성부전(hypoplasia)은 일측성이더라도 주의를 요한다. 신장형성부전에서는 정상 신원이 감소되어 있으므로 사구체여과율이 감소되고 그 결과 소아 환자에서도 고혈압을 유발할 수 있다. 또한 손상되지 않은 신원이 여과해야 할 혈액량이 과중되면서 정상 신장도 빠르게 손상되어 말기신질환으로 진행될 수 있다. 소아에서 신장형성부전은 말기신부전의 가장 흔한 원인으로 신장이식으로 치료한다. 드물게 두 개 이상의 신장이 발달할 수 있고 가끔 정상적으로 신장의 하부가 융합되어 말발굽 모양의 마제신(horseshoe kidney)이 나타나기도 한다(**그림 16-11**). 마제신은 특이한 모양임에도 불구하고 신장기능은 정상이므로 임상적으로 문제가 되지 않는다.

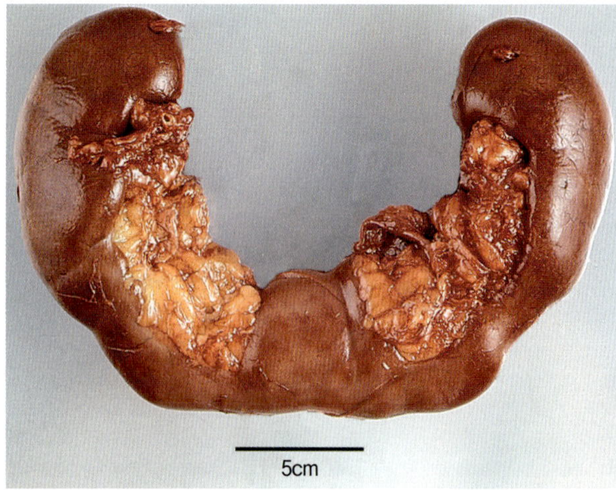

그림 16-11 마제신. 태아 발육 동안 두 개의 신장 하부가 융합된다.

신장 이형성

배아발달 중의 신장실질의 기형은 신장피질세포를 파괴할 수 있고 사구체와 세뇨관의 발달을 부실하게 하며, 연골 또는 뼈로의 간충조직 구성성분의 비정상적 분화를 초래할 수 있다. 신장이형성(dysplastic kidney)은 종종 크기가 다양한 낭종에 의해 형태가 변한다. 만약 신우와 요관도 비정상적으로 발달한다면 소변정체 또는 역류와 반복되는 요로감염까지도 발생할 수 있다. 만약 신장이형성이 일측성이고 반대쪽 신장이 완전히 정상이면 신장기능부전이 발생하지 않을 수 있지만 양측성이면 신장기능부전 증상이 나타날 수 있다. 신장이형성은 1,000명 중 3명꼴로 발생하고 예후는 일측성인지 혹은 양측성인지에 따라 결정된다.

요관, 방광, 요도의 선천적 이상

유전성 다낭성 신질환 Hereditary Polycystic Kidney Diseases

다낭성 신장(polycystic kidneys)은 신세뇨관의 팽창을 의미한다. 다발성 낭종(multiple cysts)의 형성을 초래하는 과정은 대부분 퇴행성이다. 다양한 크기의 낭종은 원인과 상관없이 종종 말기신부전에서 보인다. 다낭성 신장을 초래하는 두 가지 유전성 질환은 다음과 같다.

상염색체 열성 다낭성 신질환(autosomal recessive polycystic kidney disease)으로 불리는 영아형 다낭성 신질환은 종종 출생 시 나타나거나 유아기와 아동기 초기에 나타나며 모두 간과 관련성이 있다. 유전적 장애는 신장의 집합관과 신세뇨관, 간의 담관세포에 있는 단백질을 암호화하는 PKHD1 유전자와 관련이 있지만, 이러한 단백질 이상이 다낭성 신장과 간의 섬유증을 유발하는 기전은 명확히 알려져 있지 않다. 이러한 상태는 10,000명 출생에 단

참고 16-1 유전성 다낭성 신질환

원인
상염색체 열성(PKHD1)
상염색체 우성(PKD1 또는 PKD2)

병변
다양한 크기의 다수의 낭종, 양측성
담관의 낭종과 간성 섬유증
다른 기관(췌장, 비장)의 낭종; 뇌혈관 동맥류(성인형인 경우에만)

발현
서서히 진행되는 신부전, 유아기 또는 유년기(열성형)나 성인(우성형)에게 나타남

지 1~4명 정도 영향을 준다. 심한 경우에는 다낭성 신장이 출생 전 초음파에서 보여질 수 있고, 포터증후군을 초래할 수도 있다. 그러나 이러한 경우는 드물고 아동은 대부분 생존하며 성장하면서 신세뇨관 기능부전과 고혈압을 포함하는 신부전의 잠행성 징후가 진행된다. 간의 병발은 섬유증이 진행될 때까지 임상적으로 발현하지 않는다.

상염색체 우성 다낭성 신질환(autosomal dominant polycystic kidney disease)은 열성 다낭성 신질환에 비해 매우 흔하고, 출생 시 400명에서 1,000명 중 1명 정도에 영향을 준다. 대부분 성인이 될 때까지 발현하지 않고 간의 병발은 증상을 나타내는 것이 흔하지 않다. 대부분의 상염색체 우성 다낭성 신질환은 신세뇨관 세포에 있는 단백질을 암호화 하는 유전자 PKD1(Polycystic Kidney Disease Type 1)이나 PKD2(Polycystic Kidney Disease Type 2)의 돌연변이에 의해 발생한다. 열성 다낭성 신질환과 마찬가지로 유전자의 이상과 신세뇨관 팽칭의 병태생리학적 관련성은 알려져 있지 않다. 낭포는 잠행성으로 발달하며 신장은 환자에게 투석을 필요로 하는 완전히 진행된 신부전이 생길 때까지 신장실질을 모두 대체하는 다양한 크기의 얇은 벽의 낭종들에 의해 매우 크게 증대되고 형태가 변형된다(그림 16-12). 상염색체 우성 다낭성 신질환은 보통 고혈압 또는 만성신부전이 발생하는 성인이 될 때까지 발견되지 않는다. 그러나 유전자검사는 질병을 갖고 있는 개인의 친인척을 위해서는 유용하다. 환자는 또한 간, 췌장과 같은 다른 기관의 낭포가 발달할 수 있고 파열되기 쉬운 뇌혈관동맥류 확장의 발생률이 보다 높다. 그러므로 유전자검사는 신부전과 잠재적으로 치명적인 뇌혈관동맥류의 검사지침으로 사용할 수 있다.

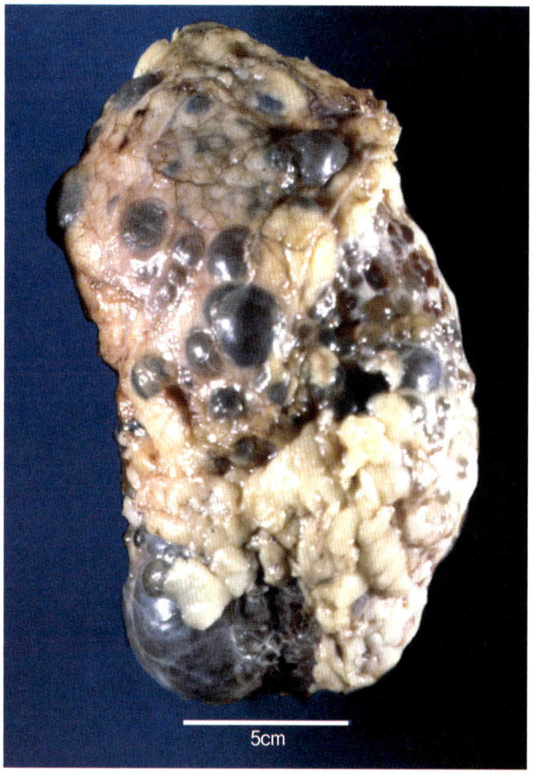

그림 16-12 성인 다낭성 신장(adult polycystic kidney). 신장은 정상보다 더 커져 있고 피질표면은 다양한 크기의 많은 낭포에 의해 변형되고 신장 주위 지방조직이 촘촘하게 유착되어 있다.

잠복고환

잠복고환(cryptorchidism)은 '숨겨진 고환'을 의미한다. 고환은 태아기 동안 복부에서 발생해서 태아기의 마지막 달에 골반과 서혜륜(inguinal ring)을 지나 음낭으로 내려온다. 출생 시 대개 양쪽 음낭(scrotal sac) 안에 있으나 약 1% 정도에서 한쪽 또는 양쪽에서 고환의 하강이 정지된다. 만약 1세까지 고환이 하강하지 않으면 후에 어떤 기능도 하지 못한다. 대신에 흉터조직에 의해 정세관(seminif-

참고 16-2 잠복고환

원인
고환(편측 또는 양측, 대개 편측)이 음낭으로의 하강 실패

병변
고환은 복부, 골반 또는 서혜관에서 보임
서혜부탈장과 관련있을 수 있음

발현
비어 있는 음낭
양측성이고 교정되지 않으면 불임을 초래할 수 있음
고환암의 위험성 증가

erous tubules)이 대체되면서 퇴화된다. 양쪽 고환의 퇴화는 불임의 원인이 된다. 만약 고환이 서혜륜에 갇히게 되면 탈장이 나타날 수 있다. 게다가 고환의 잠복은 암이 발생하기 쉽다. 양쪽 고환 모두 하강하지 않는 경우 가장 위험하고 한쪽 고환만 하강하는 경우에도 일반적인 경우보다 위험하다. 최근 암의 위험성을 줄이기 위해 사춘기 전 잠복고환의 외과적 제거가 권고되고 있다.

염증성/퇴행성 질환

요로감염과 신우신염

결장 박테리아에 의한 요도의 감염은 요로감염의 가장 흔한 원인이 되며 상위관으로 퍼진다. 대부분의 요로감염의 원인이 되는 박테리아는 장에서 감염되며 그중 대장균(Escherichia coli)이 가장 흔하다. 여성이 남성보다 요로감염이 더 잘 발생하는 이유는 여성의 요도가 짧기 때문이다. 박테리아가 방광까지 이동하는 거리가 짧고 요도는 항문과 가까워서 박테리아 감염이 더 흔하다. 요로감염의 증상으로는 배뇨곤란, 빈뇨, 긴박뇨가 있다. 깨끗하게 받은 소변검사에서 백혈구 에스테라아제(leukocyte esterase)의 증가가 있을 수 있고 현미경검사에서는 박테리아와 백혈구가 나타날 수 있다. 대부분 단순 요로감염의 치료는 단기간의 항생제 치료로 충분하다.

요로감염의 다양한 위험요소는 표 16-1에 열거하였다. 가장 큰 위험요소는 여성의 해부학적 구조이다. 여성의 반정도에게서 요로감염이 발생한다. 감염된 소변이 요로로 배출되지 못하면 박테리아가 빠르게 확산될 수 있는 좋은 배지가 된다. 그러므로 신결석 또는 양성전립선비대증이 있는 환자에서 방광이 비워지지 못하고 소변이 정체되는 요로폐쇄는 요로감염의 원인이 된다. 소아, 특히 남아에게서 **방광요관역류(vesicoureteral reflux)**는 신우신염의 원인이 된다. 이러한 상태에서는 방광에 대한 요관의 해부학적, 기능적 관계가 방해를 받아 소변이 방광에서 신장으로 역류하게 된다. 이상이 있는 요관과 신우는 심하게 팽창되고 소변흐름이 손상되어 박테리아의 성장이 가능해진다. 감염이 빨리 치료되지 않으면 소변의 정수압(hydrostatic pressure)과 반복되는 신우신염이 신장을 완전히 파괴시킬 수 있다. 역류는 외과적으로 교정 가능하다.

신우신염(pyelonephritis) 또는 신장의 감염은 요로감염의 가장 심각한 합병증이다. 대개 하부요로감염에서부터 발생되지만 몸 전체에서 신장으로 오는 혈류를 통해 퍼지는 다른 감염의 박테리아로부터 발생할 수도 있다. 급성 신우신염에 걸린 환자는 옆구리의 급성통증, 발열, 백혈구증가증이 나타난다. 현미경으로 보면 요로감염의 다른 소변검사 소견뿐만 아니라 신장에 백혈구 원주도 보인다. 소변은 박테리아와 백혈구로 가득 차 있는 농뇨(pyuria)가 특징적이다. 감염은 사구체보존과 관련되는 간질조직과 세뇨관에 영향을 미친다. 감염에 의해 파괴된 신장조직은 재생될 수 없어서 한번 감염에서 회복되면 반흔조직으로 대체된다. 피질과 수질을 지나는 깊고 넓은 반흔은 이전의 신우신염을 나타낸다. 신우신염의 치료는 적절한 항생제 요법과 필요하다면 신우신염이 발달하지 않도록 역류, 폐쇄, 기타 감염 등을 경감시키는 것이다. 항생제 치료에도 불구하고 질병이 오랜 기간 지속되는 경우 만성신우신염(chronic pyelonephritis)이라고 한다. 만성신우신염은 주

표 16-1 요로감염의 위험요인

위험요인	근거
여성	짧은 요도, 항문과 가까운 요도, 폐경기 이후의 요도/질상피 위축
성생활	요도 자극
피임용 격막	불명확함
폐쇄: 신결석, 양성전립선비대, 선천성 기형	정체된 소변에서 세균 성장
당뇨, 만성질병	면역 저하
요관 역류	소변이 방광에서 신장으로 역류함
기계적 조작, 도뇨	요관으로 세균 유입, 요로상피의 자극
다른 부위 감염	박테리아의 혈행성 파종과 신장의 감염

참고 16-3 요로감염과 신우신염

원인
대장 박테리아로 인한 요도의 세균 감염
요도에서 방광, 요관, 신장으로의 상행성 감염

병변
요도의 염증, 요로감염이 있는 방광(방광염)
신우신염에서 신장피질간질과 세뇨관의 감염

발현
배뇨곤란, 긴박뇨, 빈뇨(요로감염)
옆구리 통증, 발열, 백혈구증가증, 패혈증(신우신염)
소변검사: 백혈구 에스테라아제 증가; 현미경검사에서의 박테리아와 백혈구; 신우신염에서 백혈구 원주
만성신우신염에서 신부전 가능성

로 지속적이거나 간헐적인 요로폐쇄나 방광요관역류에 의해 증진된다. 신우신염의 또 다른 합병증으로는 원인이 되는 유기체에 의한 혈류의 파종으로부터 오는 패혈증이 있다. 패혈증을 동반하는 경우는 치명적이다.

요로결석(신장결석, 신결석)

신결석(그림 16-13)은 흔히 칼슘, 수산칼슘(calcium oxalate)이나 인산칼슘(calcium phosphate)으로 이루어진다. 신결석 형성의 가장 중요한 원인은 결석 성분이 과포화되어 소변에서 침전되고 결정화되는 것으로 고요산혈증(hyperuricemia)이 나타나는 통풍(gout), 시스틴뇨증(cystinuria)과 같은 유전적 대사 결함이 결석을 형성하게 한다. 이때 결석은 주로 요산으로 형성되거나 시스틴으로 형성된다. 탈수, 장기적인 침상안정, 부갑상선질환에서 나타나는 적은 소변량은 뼈에서의 칼슘 유리와 기관의 감염을 자극하여 신결석의 형성을 용이하게 한다. 그러나 대다수의 결석이 형성되기 쉽게 하는 원인은 알려져 있지 않다.

칼슘 함유 결석은 X선상에서 보인다. 그러나 이것은 신장결석의 약 80% 정도이다. 그러므로 X선상에 나타나는 것이 없다고 해도 환자에게 신장결석이 없음을 의미하지는 않는다. 더 민감한 검사는 초음파검사이다. 작은 결석이 신우에서 요관으로 지나면서 발생하는 갑작스럽고 심한 옆구리통증을 경험한 환자들은 그들이 경험했던 어떤 통증보다 심하다고 표현한다. 진통제와 결석이 요로를 따라 배출될 수 있도록 많은 양의 물을 섭취하는 것이 즉각적인 치료방법이다. 결석을 가진 환자에게서 혈뇨가 나타날 수 있다. 만약 결석이 요관에서 제거되지 않으면 비뇨

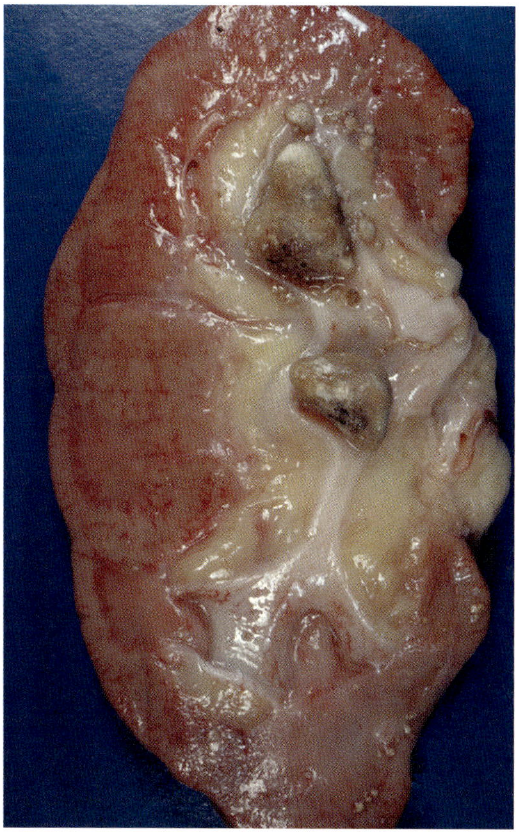

그림 16-13 신결석. 신장은 집합계를 노출시키기 위해 열려져 있다. 신우 안에 있는 회색으로 보이는 거친 결석은 신배까지 자리하고 있다.

기과전문의는 요도, 방광, 요관을 지나는 카테터를 사용해서 결석을 제거해야만 한다. 쇄석술(lithotripsy)은 신장 결석을 작은 조각으로 부수어 자연적으로 제거되도록 하는 비침습적인 시술이다.

요관의 결석은 수신증(hydronephrosis) 또는 비뇨기계의

참고 16-4 신결석

원인
대부분, 질병에 걸리기 쉬운 상태는 알려지지 않음
탈수
장기적인 침상안정
통풍, 시스틴뇨증 같은 대사 장애
요소분해효소-생성 유기체에 의한 감염

병변
신장에서 형성되어 요관, 방관, 요도를 통과하는 결석

발현
옆구리나 서혜부로 방사되는 극심한 통증
혈뇨
X선이나 초음파에 결석이 보임

막힌 부분 근위부의 큰 팽창을 일으킬 수 있다(그림 16-14). 이는 신우신염을 포함하는 요로감염이 될 수 있고 요로의 심각한 손상을 초래할 수 있다. 가끔 큰 결석이 신우를 채우는데 그 모양 때문에 사슴뿔모양 결석(staghorn calculi)이라고 한다. 사슴뿔모양 결석은 자신의 화학적 구성을 반영하여 스트루바이트 결석(struvite stones) 또는 삼중인산염결석(triple-phosphate stones)이라고 불린다. 이는 요소분해효소 생성 박테리아(urease-producing bacteria)에 의한 요로감염 상황에서 형성된다.

사구체질환

다양하고 많은 질병이 사구체에 손상을 줄 수 있으므로 사구체질환은 다양한 방법으로 분류된다. 사구체손상의 임상적 특징으로 부종, 단백뇨, 혈뇨, 소변에서의 요소질소와 크레아티닌의 증가, 혈중 단백질감소 등을 확인할 수 있다. 앞에서 신증후군과 신장염증후군의 징후, 증상 및 검사에 대해서 논의했다. 사구체질환을 학습하는 방법 중 하나는 무엇이 신증후군과 신장염증후군을 생성하는가, 그리고 점진적으로 말기신질환으로 진행하는 것은 무엇인지를 기억하는 것이다. 질환을 식별하는 또 다른 방법은 사구체의 염증을 일으키는 것과 경화 혹은 반흔을 초래하는 것을 구분하는 것이다. 이전의 손상패턴으로는 사구체의 염증성 손상을 나타내는 **사구체신염(glomerulonephritis)**과 사구체에 반흔을 형성하는 **사구체경화증(glomerulosclerosis)**이 있다. 사구체질환은 다수 또는 하나의 사구체 손상, 전체 또는 일부의 사구체손상, 손상된 사구체의 해부학적 위치에 따라 급성이나 만성으로 정의한다. 사구체질환은 또한 원인이 일차적으로 신장에 있는지 또는 이차적인 다른 원인들, 예를 들어 당뇨, 전신홍반성낭창과 같은 전신질환에 있는지를 고려할 수 있다. 이러한 질환의 분류와 명명법에 관해서는 이미 학습했을 것이다. 여기서는 일반적인 사구체질환의 발생에 대하여 논의하고 질환이 어떻게 사구체에 손상을 주며 임상적으로 어떻게 발현하는지에 대해 그 예를 살펴보고자 한다.

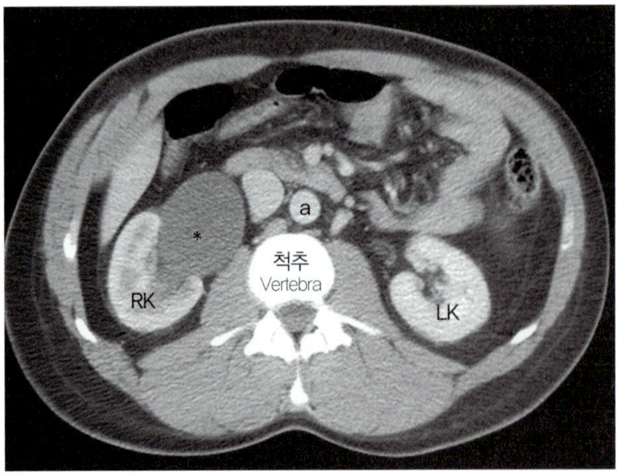

그림 16-14 수신증, CT 촬영. LK = 좌측신장, RK = 우측신장, a = 대동맥. *표는 우측요관 근위부의 극도로 팽창되어 있는 근위부위에 있다. 환자는 요관에 위치한 신장 결석으로 인한 수신증이 있다. (Courtesy of Dr. Myron Pozniak, Department of Radiology, University of Wisconsin School of Medicine and Public Health.)

대부분의 사구체질환은 면역매개손상(immune-mediated injury)에 의해 발생한다. 이것은 두 가지 유형으로 분류된다. 첫째, 비신장 관련질환에 대한 반응으로 혈액 내에서 항원-항체가 결합하여 혈액이 사구체를 통해 여과될 때 기저막에 축적된다. 둘째, 손상의 유형은 사구체 기저막에 대한 항체가 형성됨으로써 발생한다. 이러한 신장염의 항체는 사구체기저막에 일반적인 항체와 같은 특성을 갖는 외부 단백질, 아마도 바이러스 등에 대항해 형성된다. 그러므로 항체는 항체막에 대한 교차반응(cross-react)이라고 이야기된다. 두 종류의 면역매개반응 모두 기저막의 손상과 혈액을 여과시키는 능력의 손상을 초래한다. 만약 면역복합체(immune complexes)가 이후에 염증반응을 자극하면 적혈구는 소변으로 유출될 수 있다.

전형적인 면역복합체질환이 **급성감염후 사구체신염(acute postinfectious glumerulonephritis)**이다. 보통 인두염과 같이 신체 어느 곳이든지 A군 연쇄상구균의 특정 개체에 의한 감염에 뒤이어 발생한다. 초기 감염 1~3주 후 연쇄상구균 항원에 대한 항체가 형성되고 결과물로 형성된 항원-항체 복합체가 사구체기저막에 쌓이고 급성염증반응이 유발된다(그림 16-15). 기저막의 염증은 혈뇨, 부

참고 16-5 급성감염후 사구체신염

원인
- 항원-항체 복합체가 사구체 기저막에 축적
- 연쇄상구균 감염

병변
- 사구체의 급성염증

발현
- 혈뇨, 부종, 고혈압, 단백뇨
- 만성신부전으로의 진행은 매우 드묾

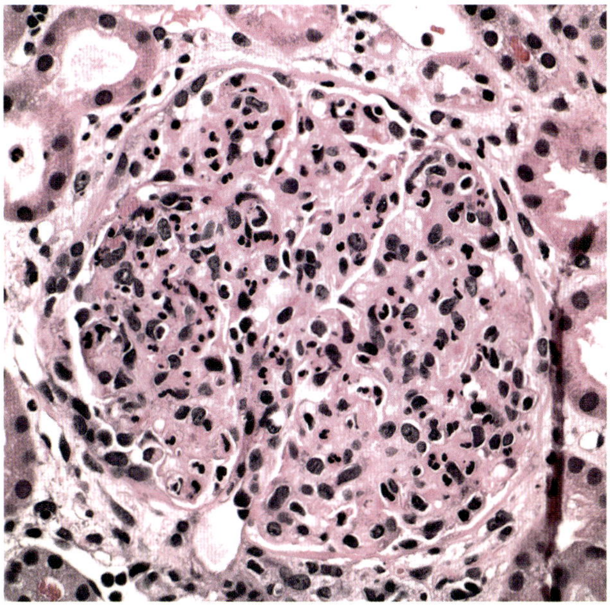

그림 16–15 급성감염후 사구체신염. 사구체 내에 수많은 다형핵 백혈구(호중구)가 있다. 모세혈관 내강은 눈에 띄지 않는다. (Courtesy of Dr. Weixiong Zhong, Department of Pathology, University of Wisconsin School of Medicine and Public Health.)

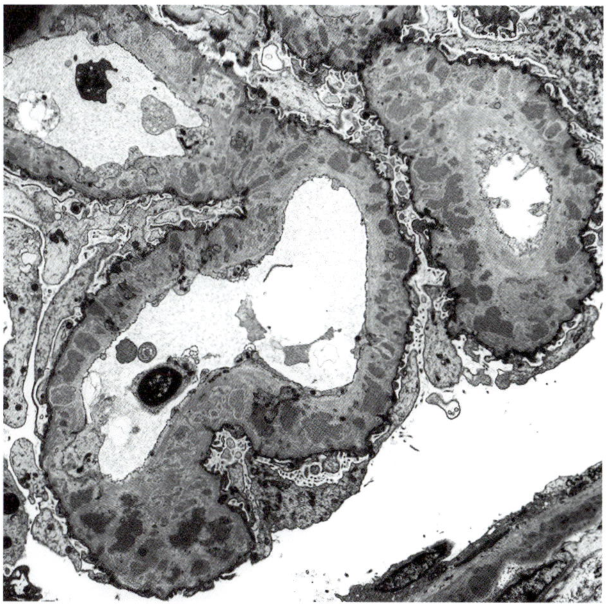

그림 16–16 막성신장병증. 모세혈관 기저막은 매우 두껍고 불규칙적인 전자 밀집 축적물을 포함하고 있다. 족세포가 나타나나, 융합되어 있고 두꺼우며 불규칙하다. 이것이 막성신장병증의 이차적 변화이다. (Courtesy of Dr. Jose Torrealba, Department of Pathology, University of Wisconsin School of Medicine and Public Health.)

종, 고혈압, 소변량 감소와 같은 신장의 발현을 초래한다. 또한 일반적으로 소변에서 단백질이 보인다. 급성 연쇄상구균감염후 신우신염(acute poststreptococcal glomerulonephritis)의 치료에서 합병증이 발생할 때 이미 초기의 박테리아 감염이 치유되었기 때문에 항생제는 효과적이지 않고 보존적인 치료를 시행한다. 즉, 수주에 걸쳐 질병이 자연적으로 퇴화할 때까지 과도한 수분과 고혈압을 조절한다. 소아에서의 회복률은 대략 95% 정도이고 성인에서는 약간 더 낮다. 양쪽 모누에서 회복되지 않은 그룹은 점진적인 신부전으로 진행한다. 급성 연쇄상구균성 사구체신염은 급성 신장염의 가장 흔한 원인이지만 선진국에서는 매년 10만 명당 1명 이하로 발생하여 흔하지는 않다. 5~12세의 소아에게 가장 흔하다.

사구체의 면역복합체 매개 손상이 모두 염증과 신증후군을 초래하는 것은 아니다. 염증반응 없이 사구체 여과능력의 손상은 신증후군을 초래한다. 성인에게 신증후군의 가장 흔한 원인은 **막성신장병증(membranous nephropathy)**이다. 막성신장병증에서는 염증반응 없이 면역복합체가 사구체의 기저막을 따라 축적된다(**그림 16–16**). 대부분의 경우에서 면역복합체가 발생하는 기저조건에 대해서는 알려지지 않았다. 항체는 다양한 외인성 또는 내인성 항원에 대항하여 형성된다(표 16–2). 면역복합체의 축적은 기저막의 비후를 야기한다. 또한 면역복합체는 세포막 공격 복합체로 보체회로를 활성화시킨다. 이것은 기저막의 유출을 만드는 세포막 공격 복합의 활동으로 생각된다. 막성신장병증은 일반적으로 신증후군의 잠재적 발병을 나타낸다. 이 질환은 코르티코스테로이드에 반응하지 않으며 진행은 매우 다양하다. 일부 환자는 자연적으로 완치되고 일부는 서서히 진행하여 약 40%가 신부전으로 진행한다.

소아에게 있어 신증후군의 가장 흔한 원인은 **미세변화 질환(minimal change disease)**이다. 이 질환은 소아 신증후군의 80%, 성인 신증후군의 15%를 차지한다. 여기서 논

표 16–2 막성신장병증의 원인

원인	예
특발성	
약물	Penicillamine, captopril, gold, NSAIDs
악성종양	폐암, 대장암, 흑색종
감염	B형 간염, C형 간염, 매독, 말라리아
자가면역질환	전신홍반성낭창, 갑상선염

참고 16-6 막성신장병증

원인
- 특발성
- 약물
- 암
- 감염
- 자가면역질환

병변
- 면역복합체가 기저막에 축적
- 기저막이 두꺼워짐

발현
- 신증후군
- 말기신질환(후기)

의된 다른 질병들과는 달리 이것은 면역복합체의 축적에 의해 발생하지 않는다. 대신 기저막을 덮고 있는 족세포의 족돌기가 손상을 받는다(그림 16-17). 다양한 임상 연구 관찰은 미세변화질환의 원인이 T림프구의 비정상적인 기능으로 기저막의 투과성을 증가시키는 사이토카인(cytokine)의 증가를 야기한다는 것을 암시하고 있다. 족돌기의 변화된 구성은 이차적인 현상으로 보이며 변화된 자체 면역 조절기전과 직접적인 관련성은 없다. 미세변화질환은 광학현미경이나 면역형광법상 사구체 모양의 변화가 없고 전자현미경상 족세포의 족돌기 파괴만이 유일하게 관찰된다. 막성신장병증과 함께 대부분의 미세변화질환은 특발성이다. 표 16-3은 미세변화질환과 연관성이 있다고 알려진 상황들이다. 이러한 조건들로 유발된 신증후군은 갑작스럽게 급성으로 발생한다. 사구체기능과 소변량은 보통 영향 받지 않는다.

참고 16-7 미세변화질환

원인
- 보통 특발성
- 감염
- 약물
- 신생물
- 알레르기
- 다른 신장질환

병변
- 족돌기에 침범

발현
- 보통은 소아
- 갑자기 신증후군 발생

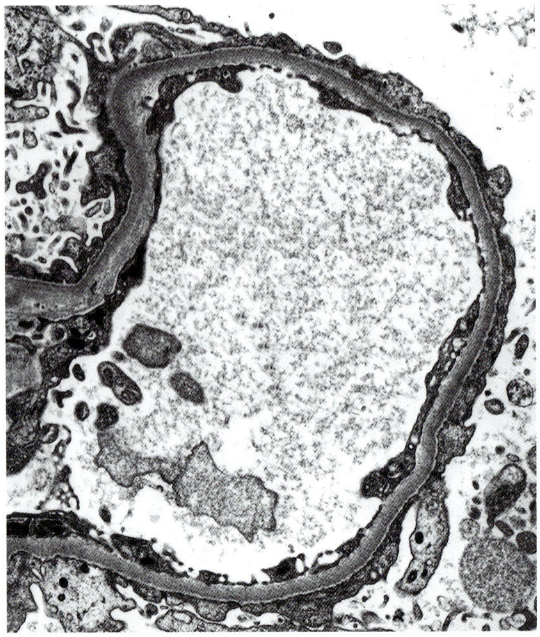

그림 16-17 미세변화질환. 족돌기가 융합되어있고, 기저막의 상피면을 따라 지속적인 선을 형성한다. 기저막 자체는 평상시 두께이다. 그림 16-4C와 비교해 본다. (Courtesy of Dr. Jose Torrealba, Department of Pathology, University of Wisconsin School of Medicine and Public Health.)

미세변화질환은 사구체기능 감소나 사구체손상의 형태학적 증거 없이 전형적으로 스테로이드요법으로 해결된다. 사구체질환의 또 다른 유형에서 병태유전학적으로 연관성이 있으며 아마도 미세변화질환의 변형과 같은 것이 만성 사구체손상이다. 이러한 질환을 **국소분절 사구체경화증(focal segmental glomerulosclerosis)**이라고 한다. 국소적이라는 것은 모든 사구체에서 관찰되는 것은 아니며 분절은 영향을 받은 사구체만 경화되거나 손상받는 것을 의미한다(그림 16-18). 미세변화질환에서처럼, 상피세포의 족돌기가 파괴된다. 시간이 경과하면 기저막의 과투과 영역으로 여과된 단백질이 막의 내부에 갇히게 된다. 이들 축적물은 매우 많아서 모세혈관을 막게 된다. 이것은 또한 지질의 작은 방울과 섞일 수 있다. 사구체는 점차적으로 경화되고 코르티코스테로이드 요법에 의해 상태가 호전되지 않으면 말기 신부전으로 진행하여 신장대체요법(투석 또는 이식)이 필요할 수 있다. 불행하게도 국소분절 사구체경화증은 신장이식을 받은 환자의 25~50%에서 재발하는데 아마도 신장이식 과정에서 대체될 수 없는 순환하는 면역요인 때문에 새로운 신장에 같은 종류의 손상을 유발하는 것으로 보인다. 신증후군의 원인 중 국소분절 사구체경화증은 소아와 성인에 있어서 두 번째로 가장 흔하다.

표 16-3 미세변화질환의 임상적인 연관성

원인	해석 혹은 예시
특발성	아동과 성인의 대다수 사례
감염	아동에게는 종종 미세변화질환의 개시에 선행함
약물	NSAIDs, 항생제, 예방접종
신생물 형성	혈액학적 악성종양은 미세변화질환에 선행하여 나타나거나 이후에 나타날 수 있음
알레르기	독성 담쟁이 덩굴, 곰팡이류, 돼지풀, 집먼지, 꽃가루, 벌침, 고양이털
다른 신장질환	전신홍반성낭창, 제1형 당뇨병, 다낭성 신질환, HIV 신장병증

다른 양상의 사구체손상 또한 일어날 수 있다. 즉, HIV는 특징적인 신장병증을 유발한다. 면역복합체질환 중 일부 형태에서 신염성도 신성도 아닌, 예를 들면 고립성 혈뇨(isolated hematuria)(Ig A 신장병증)와 같은 임상적인 비정상이 보인다. 그리고 일부 질환에서 사구체결합세포의 염증 또는 과증식으로 인해 사구체의 증가된 세포 충실성(cellularity)을 유발한다(막증식성 사구체신염). 일반적으로 사구체질환은 하나 혹은 다른 손상패턴이 특징이지만 **전신홍반성낭창(systemic lupus erythematosus, SLE)**은 다양한 손상의 형태를 야기할 수 있다.

전신홍반성낭창(SLE 또는 단순히 낭창)은 피부에서 신경계, 조혈계, 관절, 신장, 장막 표면에 이르기까지 많은 장기에 영향을 줄 수 있는 자가면역질환이다. 실제로 정의에 의하면 환자가 이 질환으로 진단받기 전에 네 가지 다른 SLE의 인지된 발현이 있어야 한다. 신장침범은 단백뇨나 소변에서 원주체가 발견되는 것으로 환자의 50~70%에서 일어난다. 심각한 경우 체중 증가, 부종, 거품뇨(foamy urine), 고혈압 등의 증상이 동반된다. 조직학적으로 낭창성 신장염(lupus nephritis)은 손상의 형태에 근거하여 분류된다. DNA와 항 DNA 항체로 구성된 면역복합체는 사구체의 결합조직(사구체 간질) 또는 사구체 다발기저막에 축적된다. 다음은 막성신장병증의 형태이다. 가장 흔하게 보이는 것이 괴사와 결과적으로 사구체의 반흔을 수반하는 사구체 일부의 염증이다. 이러한 종류의 손상은 소위 **증식성 사구체신염(proliferative glumerulonephritis)**이라고 불리는데 과형성, 과증식된 것처럼 보이게 하는 백혈구에 의해 사구체가 침윤되기 때문이다(그림 16-19). 면역형광법에 의해 보체단백질이 사구체 내에 존재하는 것

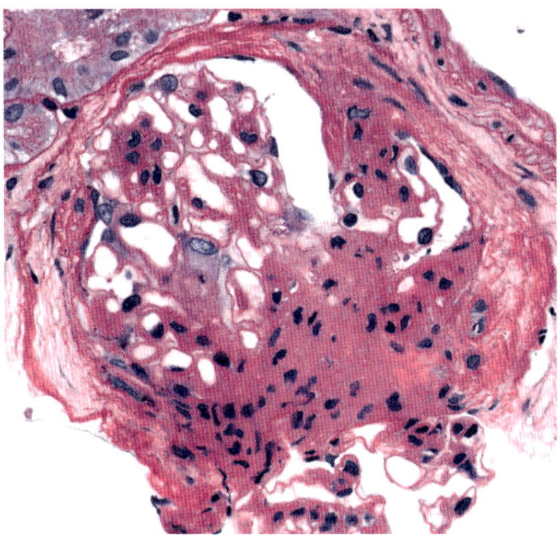

그림 16-18 국소분절 사구체경화증. 사구체의 상부에는 얇은 모 세혈관 loop가 있으나, 하부에는 세포의 견고한 성장에 의해 사구체 가 변형되었다. 경화 혹은 섬유화 과정은 사구체의 일부분에만 영향을 준다. (Courtesy of Dr. Jose Torrealba, Department of Pathology, University of Wisconsin School of Medicine and Public Health.)

참고 16-8 국소분절 사구체경화증

원인
- 알려지지 않음
- 유전
- 감염(예: HIV)
- 독극물(예: 헤로인)
- 다른 질병상태로 인한 네프론의 이차적 손상(당뇨, 고혈압, 비만, 겸상적혈구증)

병변
- 포획된 면역복합체 때문에 기저막이 두꺼워짐
- 점진적인 사구체 상처

발현
- 신증후군
- 서서히 말기신질환으로 발전

이 나타나며(그림 16-20) 전자현미경으로 보면 면역복합체의 축적이 관찰된다. 또한 면역복합체는 구조에도 영향을 줄 수 있는 신장의 세관과 모세혈관의 기저막에 쌓일 수 있다. 적절한 치료와 함께 대부분의 환자는 10년 이상 생존하나 사구체의 불가역적 손상으로 결국 신부전이 발생한다.

낭창을 제외하고 지금까지 논의한 질병들은 사구체의 원발성 질환으로 질병의 과정이 사구체에서 기원하며 모든 발현은 사구체기능의 억제로부터 기인한다. 그러나 사구체손상으로 발생하는 만성신부전의 대다수를 차지하는 전신질환은 고혈압과 당뇨이다. 고혈압은 피질세포에 혈액을 공급하는 세동맥의 벽을 두껍게 하고 혈액이 이러한 좁아진 세동맥을 통과하지 못하기 때문에 허혈성 손상이 유발된다. 결국 사구체가 손상되고 세뇨관은 위축되며 내강은 만성염증세포로 채워지고 섬유화된 세포로 대체된다(그림 16-21). 당뇨병에서 대사와 혈류역학적 결함은 사구체여과의 변화를 초래한다. 당불내성(glucose intolerance)은 기저막의 생화학적인 구성을 방해하는 것으로 보이며 결국 기저막은 누출을 야기한다. 또한 명확하지 않은 이유로 초기 당뇨에서 사구체여과의 증가와 모세혈관압의 증가는 일차적으로 사구체비대를 가져오고 결국 모세혈관 루프를 손상시킨다. 수년간 사구체는 비가역적인 손상을 입고 반흔이 남게 된다. 이들 두 질환은 진행에 오랜 시간이 걸리나 이러한 발생률 때문에 심각한 건강문제로 간주된다. 매년 10만 명 이상이 신대체요법이 필요한 만성신부전으로 진단되는데 이 중 44%는 당뇨가 원인이고 27%는 고혈압이 원인이다. 대조적으로 이 장에서 논의된 원발

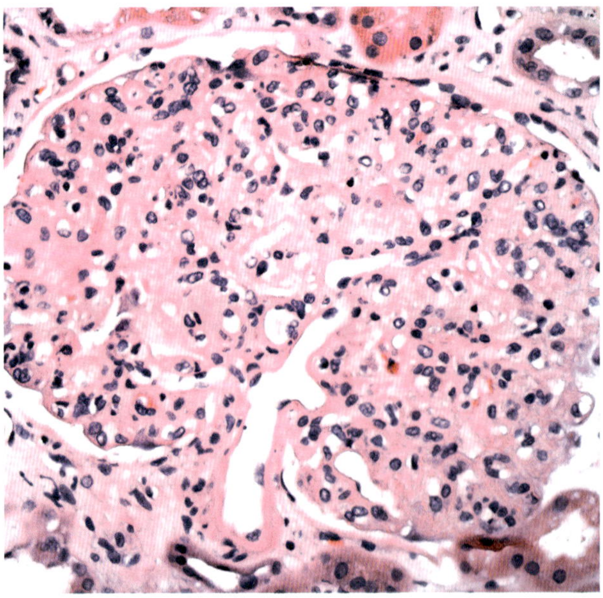

그림 16-19 증식성 사구체신염, 낭창. 사구체는 과증식 형태를 보이며, 사구체 내에 정상보다 많은 핵이 있다(그림 16-5B와 비교). 작고 어둡게 염색된 핵은 림프구의 핵이다. 기저막은 두꺼워지고, 모세혈관 내경은 눈에 띄지 않는다. (Courtesy of Dr. Weixiong Zhong, Department of Pathology, University of Wisconsin School of Medicine and Public Health.)

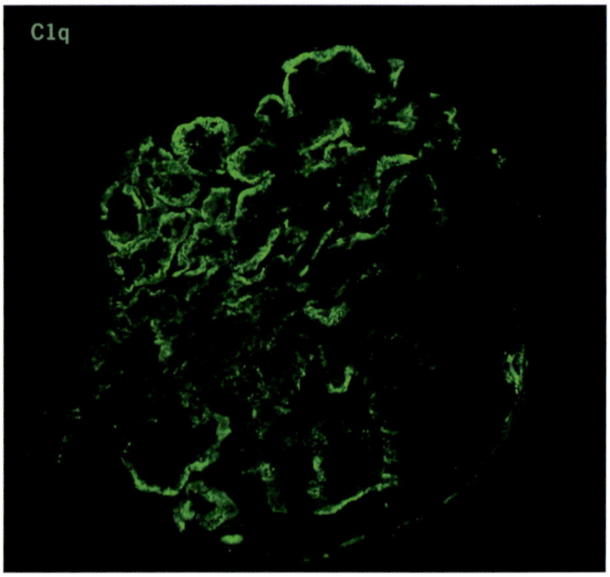

그림 16-20 C1q를 가진 면역형광염색 낭창. C1q는 보체단백질의 하나이다. 낭창에서 이 보체단백질은 모든 모세혈관 내강을 따라 기저막을 두드러지게 한다. (Courtesy of Dr. Jose Torrealba, Department of Pathology, University of Wisconsin School of Medicine and Public Health.)

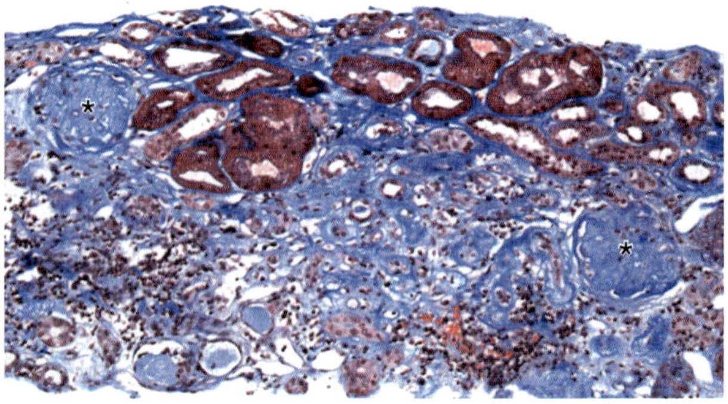

그림 16-21 신장 경화. 신장생검은 3원색으로 염색되어 섬유화 조직은 파란색으로, 신장세뇨관은 어두운 분홍색으로 보이게 한다. 두 개의 사구체는 완전히 경화되었거나 섬유성 조직으로 대체되었고(*), 정상적으로 눈에 띄지 않는 간질(그림 16-6 참고)은 섬유화에 의해 팽창되어, 세뇨관이 위축되거나 완전히 사라진 커다란 부분이 있다. (Courtesy of Dr. Jose Torrealba, Department of Pathology, University of Wisconsin School of Medicine and Public Health.)

참고 16-9 말기 사구체경화증

원인
- 당뇨
- 고혈압
- 사구체내에 만성 면역복합체의 축적
- 다른 전신질환(낭창, 아밀로이드증)

병변
- 사구체경화
- 기저질환에 따른 사구체 손상: 막성, 막증식성, 맥관막성, 염증성

발현
- 없음(초기)
- 체중증가, 부종, 거품뇨, 피로
- 단백뇨, 혈뇨, 원주체
- 고혈압
- 요독증(후기)

성 사구체질환은 만성신부전의 10% 이하를 차지한다.

남성생식기 감염

성전파성 질환(sexually transmitted disease)은 남성생식기 염증상태의 대다수를 차지한다. 가장 흔한 것은 **클라미디아(chlamydia)**로 요도염을 유발하고 요도의 묽은 분비물과 배뇨곤란을 초래한다. 모든 클라미디아 감염이 임상적으로 주목을 받는 것은 아니지만 발생률은 임상적으로 기록된 것보다 훨씬 높은 것으로 생각된다. **임질(gonorrhea)** 또한 남성에게 있어 요도염으로 발현할 수 있지만 부고환, 정낭, 전립선을 포함한 다른 기관들을 감염시킬 수 있다. 임질은 이러한 기관에 농양을 유발하고 다른 세포, 주로 관절에 퍼질 수 있다. 게다가 구강으로의 전파는 임균성 인두염(gonococcal pharyngitis)을 유발할 수 있다. **매독(syphilis)**의 평편한 무통성 궤양은 질보다는 음경의 표면에서 더 쉽게 관찰된다(**그림 16-22**). 그럼에도 불구하고 대부분의 매독은 남성과 여성 모두 2기에서 발견된다. 생식기 단순포진(genital herpes)과 생식기 사마귀(genital warts) 또한 남성에게 발생한다.

성전파성 질환은 남성과 여성 모두에게 영향을 주지만 남성에서 심각한 결과는 흔하지 않다. 즉, 질병이 남성의 생식기능을 손상시키는 일은 드물고 사녀에게 선파되지 않는다. 그럼에도 불구하고 남성이 성 파트너에게 전파하는 것을 막기 위해 일반적인 신체검진을 통해 반드시 선별되어야 하고 증상이 없더라도 치료를 받는 것이 중요하다.

고환(testes)은 감염에 크게 영향을 받지 않는다. 일반적인 성병은 부고환(epididymis)에 영향을 줄 수 있으나 대부분 고환에 영향을 미치지는 않는다. 고환에 영향을 줄 수 있는 감염원 중 하나는 **유행성이하선염 바이러스(mumps virus)**이다. 사춘기 이후의 남성 40% 이상에서 유행성 이하선염은 고환과 부고환 때로는 모두를 침범할 수 있다. 이것은 급성의 심한 고환 통증, 부종, 발열로 나타난다. 일반적으로 유행성이하선염 고환염(mumps orchitis)은 후유증을 남기지 않고 완치되지만 고환의 위축이나 생식기능 장애를 유발할 수 있다. 널리 알려진 유행성이하선염 예방접종이 이 질환의 발생률을 감소시켰다.

전립선의 염증은 잘 알려져 있지 않고 환자나 주치의 모두에게 귀찮은 상태이다. 불행하게도 매우 흔하게 발생하여 미국에서만 매년 약 200만 명이 이 질환으로 병원을 찾는다. 이 중 급성 또는 만성 **세균성 전립선염(bacterial prostatitis)**이 어느 정도를 차지한다. 세균성 전립선염은 요로감염과 같은 원인균에 의해 유발되며 긴박뇨, 빈뇨, 회음부 통증으로 나타난다. 급성감염은 직장수지검사 시 전립선의 압통을 유발할 수 있다. 또한 환자는 발열과 피로, 권태감 등 다른 급성감염의 징후가 있을 수 있다. 소

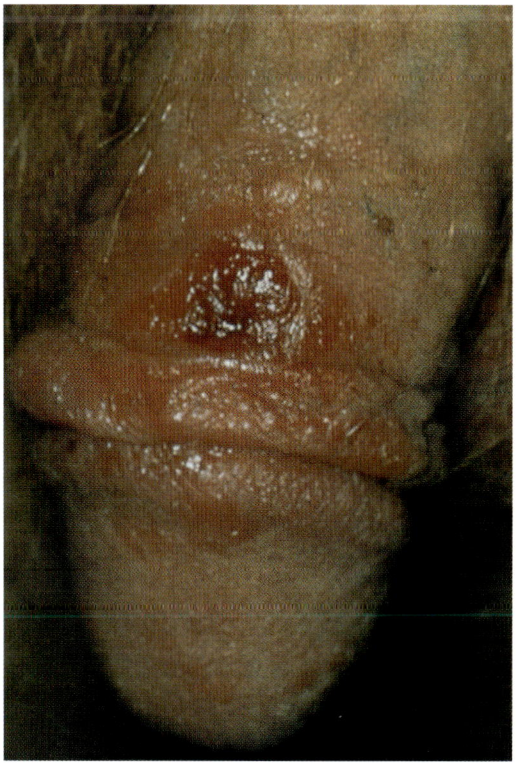

그림 16-22 매독. 원발성 경성하감

변은 탁하고 백혈구와 세균을 포함한다. 만성전립선염의 경우에는 소변을 채집하기 전에 전립선을 부드럽게 마사지함으로써 백혈구와 세균이 소변으로 나오도록 할 수 있다. 때로는 전립선이나 정낭의 농양과 같은 심각한 합병증이 발생할 수 있고 더욱 심각한 경우에는 패혈증이 발생할 수 있다. 항생제는 치료에 효과가 있다. 반면에 만성골반통증증후군(chronic pelvic pain syndrome)은 빈뇨, 긴박뇨, 회음부 통증이 나타나지만 배양 시에 감염성 유기체는 발견되지 않는다. 안타깝게도 대부분의 전립선염의 경우가 이 범주에 속한다. 증상은 극도로 악화되고 진단은 제외되며 원인이 무엇인지는 알 수 없고 따뜻한 물에 좌욕을 하고 비스테로이드항염증제(nonsteroidal anti-inflammatory drugs, NSAIDs)를 사용하는 것 외에는 치료방법이 없다.

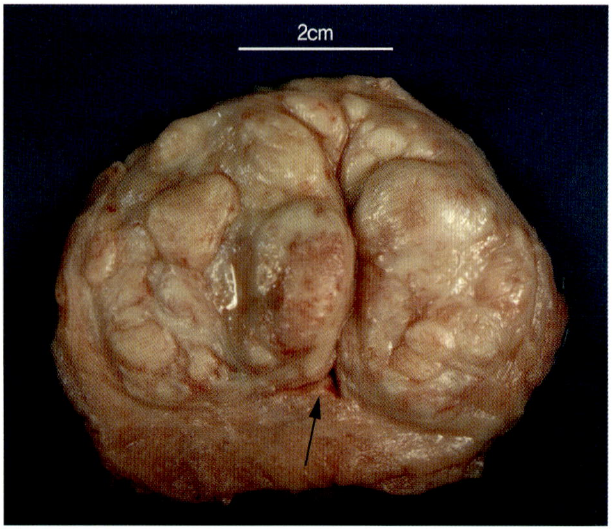

그림 16-23 양성전립선비대증. 이 전립선은 단면으로 절단한 것 이다. 크고 절단면으로부터 다수의 결절이 돌출되어 있다. 결절들은 또한 요관을 침범하여 좁은 구멍이 되도록 압축한다(화살표).

과형성/신생물 질환

양성전립선비대증

전립선의 비대는 요도 주위 전립선 조직의 과형성에 의해 발생한다. 선세포와 기질세포 모두 증식하지만 특히 기질세포가 더욱 증식한다. 전립선 주변 부위가 위축되고 과형 성 과정은 조직 전체에서 일어나는 것은 아니며 다수의 결절 발생을 유발한다(**그림 16-23**). 중심부 조직이 증대됨에 따라 방광의 유출에 악영향을 미친다. 양성전립선비대증(benign prostatic hyperplasia, BPH)의 증상은 빈뇨, 긴박뇨, 야뇨, 배뇨지연(hesitancy), 불완전한 방광의 비움(incomplete bladder emptying), 가늘어진 소변줄기(weak urinary stream)이다. 폐쇄가 심각한 경우에는 요로감염의 발생에 취약할 수 있다.

양성전립선비대증의 빈도는 나이와 함께 증가한다. 80세 이상의 남성에서 80%가 양성전립선비대증을 가지고 있는 반면에 31~40세에서는 단지 8%만이 이 질환을 갖고 있다. 양성전립선비대증의 발생은 인종마다 큰 차이를 보인다. 백인이나 아시아계보다는 젊은 흑인에게서 흔하다. 전립선 과형성의 원인은 알려져 있지 않다. 안드로겐과 에스트로겐 호르몬 모두 이것의 발생에 영향이 있으나 이러한 호르몬의 과다 또는 불균형만으로는 이 질환을 유발하기에 충분하지 않다.

양성전립선비대증 치료의 결정은 중증도와 증상에 근거한다. 전립선 기질의 근육부위에 작용하여 수축을 유발하는 약물(알파-1 아드레날린작용 길항제, alpha-1 adrenergic antagonists) 또는 테스토스테론의 작용을 저해하여 전립선 조직의 증식의 감소를 유발하는 약물(5-알파 환원효소 저해제, 5-alpha-reductase inhibitors)이 약물적 치료에 포함된다. 이러한 약물은 모두 환자에게 견디기 힘든 부작용을 유발할 수 있다. 최근에는 손상과 전립선의 완전절제에 수반되는 비가역적인 성기능 소실의 가능성을 최소화할 수 있는 수많은 수술적 기법이 개발되었다. 경요도절제술(transurethral resection)은 요도 내에서 비대된 조직을 잘라내는 것을 포함한다. 레이저 수술이나 전기적 에너지를 통해서 비슷한 효과를 얻을 수 있다. 전립선이 약간만 증대되어 있다면 증상 완화를 위해 전립선 조직의

참고 16-10 양성전립선비대증

원인
- 불명확함
- 과도한 안드로겐과 에스트로겐이 증식을 가능하게 함

병변
- 과다한 기질 조직, 선조직과 함께 다결절성 성장
- 요도주변 조직이 대부분 포함됨

발현
- 빈뇨, 긴박뇨, 배뇨지연, 야뇨
- 방광이 불완전하게 비워짐, 요정체
- 요로감염

절제 없이 전립선을 통과하는 절개를 시행한다.

전립선암

전립선암은 일반적으로 노인성 질환이다. 50세 이하의 젊은 남성에게는 매우 드물며 일부 전문가들은 오래 생존한다면 모든 남성에게 발생할 것이라고 주장한다. 미국에서는 남성 6명 중 1명에게서 전립선암이 발생한다. 이것은 남성에게 가장 흔하게 진단되나 사망률은 폐암이 더 높다. 전립선 선암종(prostatic adenocarcinoma)의 자연적인 성장은 매우 다양하다. 몇몇 우연히 발견되는 암은 느리게 성장하고 환자는 치료 없이 10년이나 그 이상 생존한다. 다른 종류는 치료에도 불구하고 매우 공격적으로 증식하고 전이된다. 또한 전립선암의 발생에는 다양한 인종적 차이가 있는 것으로 생각된다. 백인에서의 발생률이 흑인에서의 발생률의 2/3이며 아시아계 남성에서의 발생률은 백인의 절반이다. 현재 이러한 차이에 대해서는 설명되지 않고 있으며 암의 종류에 따라 어떻게 치료해야 하는지가 주요 과제이다.

전립선암의 위험인자로는 인종, 연령뿐만 아니라 가족력, 유전자 돌연변이(유방암의 원인으로 알려진 BRCA-2와 같은), 안드로겐 수치 상승, 아직 잘 알려지지 않았지만 식사, 환경요인 등이 있다. 안드로겐은 전립선 상피세포의 악성화를 촉진시키는 것으로 보이지 않으며 오히려 테스토스테론이 전립선 상피세포 성장인자로 영향이 크고 이 세포는 악성유전자형으로의 형질전환 후에도 테스토스테론에 대한 민감성을 유지하고 있다. 이 민감성은 전립선암의 치료와 내·외과적 안드로겐 생산 억제의 표적이 된다. 내과적으로 안드로겐 수용체를 차단하는 에스트로겐을 주입함으로써 안드로겐 생산을 제한할 수 있다. 외과적으로는 테스토스테론 생산 조직인 고환을 제거함으로써 안드로겐 생산을 제한할 수 있다. 항안드로겐 요법이 있지만 전립선암의 진행을 늦추는 데 유용할 뿐 치료효과는 없고 결국 세포들은 그들의 안드로겐 성장 촉진 영향에 대한 의존성을 잃게 되어 안드로겐의 부재 시에도 성장하게 된다. 이것은 암의 진행에서 좋지 않은 전조가 된다.

요즘 대부분의 전립선암은 전립선 특이항원(PSA) 검사로 조기 단계에서 발견된다. 전립선 특이항원은 오로지 전립선 상피세포에서만 생산되고 이는 악성물질을 포함하며 혈청에서 쉽게 측정할 수 있다. PSA 수치는 남성의 연령이 높아지고 전립선이 증대되면서 상승하는 경향이 있으나 갑작스런 상승은 전립선암을 의심할 수 있고 이때에는 생검이 시행되어야 한다. 대부분의 암은 직장에 인접해 있는 조직 즉, 전립선 주변에 생기게 된다. 따라서 별개의 결절이 형성되었다면 직장수지검사 혹은 경직장 초음파로 발견할 수 있다. 안타깝게도 보통 건강보험 혜택이 없거나 건강교육에 관한 지식이 부족한 대부분의 남성은 선별검사나 신체검진에서 배제된다. 그들은 체중감소, 뼈 전이로 인한 하부 요통 등 진행성 전립선암의 증상을 나타내는 경향이 있다. 전립선암은 뼈, 특히 하부 척추부분과 골반으로 전이되는 경향이 있다.

전립선암 선별검사인 PSA 검사는 적절한 치료를 지연시킬수도 있는 진행성 암의 발견에 유용할 뿐 아니라 증상이 나타나지 않는 암도 발견이 가능하다. 전립선암 치료를 위한 이상적인 방법은 없다. 대다수 항암치료 약물은 세포분화를 막는 데 능동적으로 빠르게 작용한다. 대부분의 전립선암의 경우에서와 같이 서서히 진행하는 암에서는 능동적 복제 변화를 겪는 세포의 비율이 낮기 때문에 항암치료는 효과적이지 못하다. 비록 방사선치료가 다량의 악성세포를 감소시키는데 항암치료보다 효과가 있다고 해도 이 경우에도 마찬가지이다. 전립선 주변의 캡슐에 대해서 확실히 정의된 바가 없고 선상피가 전립선 주위 결합조직에 위치하기 때문에 외관상으로 완전히 암을 제거했다 하더라도 재발하기 쉽다. 그러므로 외과적으로 전체 전립선을 제거하는 것은 치료에 효과적이지 않다. 항안드로겐 요법에 대해서는 이미 설명하였다. 최근 새로 암 진단을 받은 남성은 초기의 경우 암 성장의 증가된 비율의 징후가 나타날 때까지 치료를 미룰 수 있다. 이러한 선택을 능동

참고 16-11 전립선암

원인
- 불명확함
- 위험요인: 아프리카계 미국인, 연령 증가
- 가족력, 식습관 요인 등 추정

병변
- 선암
- 진행 시 뼈, 다른 장기로 전이

발현
- PSA 상승
- 직장수지검사 혹은 초음파상의 결절
- 선암의 조직생검
- 전이 시 체중감소, 뼈 통증

적 감시(active surveillance)라고 부른다. 선택된 경우에 치료를 연기하는 것이 더 나쁜 결과를 초래하지는 않는 것으로 보인다.

치료의 적절한 시기와 연속성은 여러 요인과 맞물린 전립선암의 진행을 줄일 수 있다. 의사들은 각 환자에 맞는 치료를 위해 계산도표(nomograms)나 알고리즘(algorithms)을 사용한다. 알고리즘에는 PSA 수치와 환자의 나이, 종양의 임상적 단계(표 16-4), 암과 암에 침범된 각각의 중심핵을 포함한 중심핵 생검의 수(실제로 전립선이 얼마나 많이 암에 의해 침범되었는지 예측함), 수술과 호르몬, 방사선치료에 대한 환자의 선호도, **글리슨 점수(Gleason score)** 등이 포함된다. 글리슨 점수는 암의 등급이다. 즉, 현미경 하에서 암이 얼마나 공격적으로 나타나는 가를 보는 것으로 1에서 5까지 암을 5단계로 나눈다. 1단계와 2단계는 극히 드문 반면에 3단계는 가장 흔하다(그림 16-24). 4단계와 5단계가 가장 높은 단계이고 예후가 나쁘다. 보통 전립선암은 다양한 성장 유형을 보여준다. 두 가지 가장 많은 유형이 글리슨 점수를 구성한다. 예를 들어 3단계와 4단계로 보여진 암은 글리슨 점수 3 + 4 = 7로 보고된다. 글리슨 점수는 높은 예측력을 보여준다. 글리슨 점수 6 혹은 7은 중간 정도로 성장하는 것을, 8~10은 암이 공격적으로 성장함을 나타낸다.

전립선암의 결과는 매우 다양하다. 어떤 환자는 전립선암으로 사망하고, 다른 환자는 전립선암은 치료되었지만 관상동맥질환이나 만성폐쇄성 폐질환(COPD)과 같이 관련 없는 질환으로 사망한다. 또 다른 환자는 젊은 연령에서 전립선암으로 고통받다가 급속한 진행으로 사망한다. 일반적으로 완치율이 매우 낮은데, 이는 치료방법이 임시변통 조치로 치유력이 없기 때문이다. 대부분의 전립선암은 비교적 서서히 성장하므로 5년 생존율은 100%에 가깝고 10년 생존율은 91%이다. 그러나 전립선암은 매우 널리 퍼져 있어서 놀라운 생존 통계에도 불구하고 여전히 미국에서 매년 2만 7천 명의 남성이 사망한다.

표 16-4 전립선암의 단계

단계	설명
I단계	암이 전립선의 1/2 엽 혹은 그 이하를 침범하고 전립선에 국한됨 Gleason score 6 이하, PSA < 10
IIA단계	암이 전립선의 1엽 이상 침범하지 않고, 전립선에 국한됨 Gleason score 7 이하, PSA < 20
IIB단계	암이 전립선의 양쪽을 침범, 전립선에 국한됨 Gleason score 8 혹은 그 이상 PSA ≥ 20
III단계	암이 전립선 주위조직 혹은 정낭을 침범
IV단계	암이 방광, 직장 혹은 골반벽 혹은 림프절까지 침범

방광 요로상피암

미국에서 다섯 번째로 흔한 암인 비뇨기계 암(표 16-5)은 70년 동안 특징적으로 여성보다 남성에게 흔히 진단되었

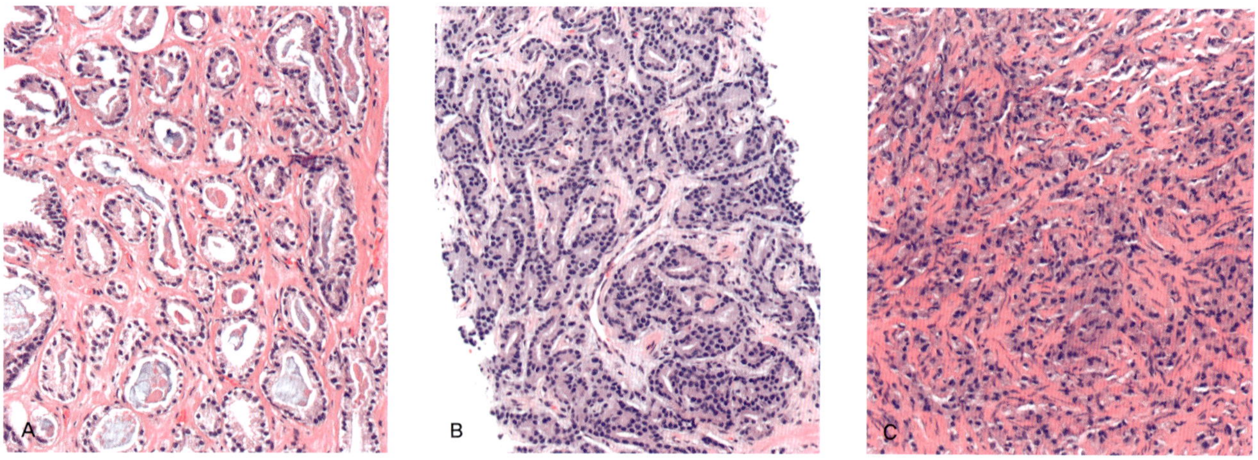

그림 16-24 글리슨 점수. **A:** 3등급-암세포가 단단히 싸여 성장하고 있지만 아직은 선 단위에서 각각 인식 가능하다. **B:** 4등급-선들은 더 이상 작거나 따로 떨어져 있지 않고 분기한 망상조직으로 정렬된다. **C:** 5등급-선들을 전혀 확인할 수 없음. 대신 각각의 암세포는 간질 내로 퍼져서 침투한다.

표 16-5 신장암, 하부 비뇨기계, 남성생식기 암의 발생 연령, 위험요인, 가장 일반적으로 진단이 내려지는 단계, 5년 생존율의 비교

단계	발생	진단 시 평균연령	진단 시 단계	5년 생존율	위험요인
신장(신장세포암)	14:100,000	64세	1기	68%	흡연, 연령 증가, 남성
방광암(방광요도암)	21:100,000	73세	상피내암과 1기	80%	흡연, 화학물질(예: aniline dyes), 남성
전립선(전립선 선암)	159:100,000	68세	1기	99%	연령 증가, 흑인
고환(생식세포암)	5:100,000	34세	1기	95%	원인 불명

다. 흡연이 가장 강력한 위험인자로 반 이상이 흡연자에게서 발생한다. 또 다른 강력한 위험인자로는 아닐린 염료(가죽이나 목공제품에 주로 사용)와 같은 화학물질에의 노출이 있다. 소변의 독성 화학물질의 응집은 방광의 표면 상피세포에 손상을 초래하여 암 발생에 취약하게 한다.

방광의 내벽은 이행상피(transitional epithelium)로 불리지만 이 용어는 현재 요로상피(urothelium)로 바뀌었다. 그런 이유로 방광의 점막내층 암은 **요로상피암(urothelial carcinoma)**으로 불리운다. 요로상피는 느슨한 결합조직의 점막하 조직샘과 혈관으로 지지되는 다층의 상피세포이다. 암은 섬유혈관 중심을 따라 요로상피세포의 증식을 특징으로 하므로 이를 성장의 유두성 유형(papillary pattern)이라고 부른다(**그림 16-25**). 유두성 요로상피종양은 저등급(low grade) 혹은 고등급(high grade)이 있는데 세포의 분화 정도에 따라 차이가 있고 이것으로 암이 얼마나 공격적인지 예측할 수 있다. 요로상피내암(urothelial carcinoma in situ)은 또한 유두성 성장을 유도하지 않고 점막하를 침범하지 않는 방광의 표면을 따라 퍼져 있는 악성세포의 퍼짐으로 특징지어진다.

대부분의 방광의 유두성 요로상피종양은 비침습적이다. 이것은 그들의 섬유혈관 줄기에서 증식하지만 점막하 혹은 그 이상 깊게 침습하지 않음을 의미한다. 침습성일 때에는 대부분 등급이 높다. 유두암은 방광경으로 쉽게 볼 수 있고 방광경을 통해 올가미와 같은 장치를 삽입하여 소작하거나 제거할 수 있다. 일반적으로 등급이 낮은 암은 자주 빈번하게 그리고 때로는 광범위하게 재발하는 경향이 있다. 이러한 유두성 성장을 제거하는 것은 침습적으로 되는 것 또는 고등급으로 되는 것을 예방하기 위해 중요하다. 상피내암은 방광의 표면으로 광범위하게 퍼지고 등급이 높아져 전조증상 없이 침습적 암이 될 수 있다. 상피내암은 방광경검사에서 방광을 따라 불규칙적인 붉은 반점으로 나타난다. 고주파요법(fulguration)이나 태우는 방법은 어느 정도까지는 상피내암을 억제할 수 있다. 상피내암과 저등급 유두성 요로상피종양은 때때로 면역요법의 한 가지 유형인 bacillus Calmette Guérin(BCG)로 치료될 수 있다. BCG는 처음에 결핵균에 대항하는 백신으로 개발되었다. 이것이 방광에 주입될 때에는 악성 성장을 제한하는 저등급 염증을 자극한다. 재발되는 상피내암 혹은 침습적인 요로상피암에서는 모두 다 제거하거나 혹은 방광의 침범된 부분에만 외과적 절제술이 시행된다. 외과의사에 따라 장의 일부분을 밖으로 내어 새로운 방광을 만들기도 한다.

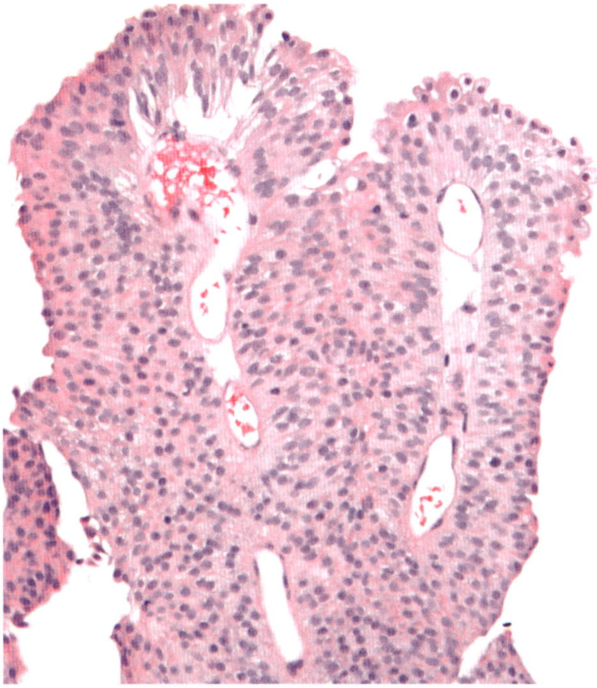

그림 16-25 저등급의 유두성 요로상피암. 암세포가 모세혈관과 결합조직을 포함한 유두줄기 주변에 상당히 정돈된 정렬로 성장하고 있다. 이러한 병변의 종류는 방광 내강 안으로 침투할 것이다.

방광암은 보통 통증이 없는 혈뇨를 보인다. 이는 방광

참고 16-12 요로상피암

원인
흡연
염료, 다른 유기화학물에 있는 화학적 발암물질

병변
상피내암
침습이 있거나 없는 유두성 암종

발현
혈뇨
방광경검사에서 불규칙적인 붉은 반점 혹은 유두성 성장

경검사나 생검을 통해 진단할 수 있다. 방광암의 예후는 종양의 등급과 단계에 따른다. 대부분의 요로상피암은 방광근에 침범하기 전에 그리고 제거술, 고주파치료, 방광내 면역요법으로 치료가 가능한 조기단계에 발견된다. 이러한 치료는 일시적인 것이고 치료에도 불구하고 80% 이상에서 종양이 재발한다. 환자들은 치료 후에도 소변으로 떨어져 나오는 비정형적 요로상피세포를 찾아내기 위해 소변의 세포학적 검사를 자주 해야 한다. 조기단계의 요로상피암의 5년 생존율은 거의 100%이지만, 근육을 침범한 경우에는 5년 생존율이 60%까지 떨어진다.

신장암

소아에서 발생하는 더욱 흔한 고형암 중 하나가 신장 피질의 원시세포(primitive cells)로부터 발생되는 **신아세포종(nephroblastoma)** 혹은 윌름종양(Wilms' tumor)이다. 미국에서는 1년에 신아세포종으로 단지 500건 정도가 진단되고 종양이 항암치료에 매우 잘 반응하는 경향이 있으므로 예후는 아주 좋다. 성인에서는 크고 다양한 양성 혹은 악성 종양이 신장을 침범할 수 있다. **신세포암(renal cell carcinoma)**(표 16-5)은 가장 흔한 악성종양이다. 이것은 미국에서 발생률과 사망률에서 15위 안에 들지만 목록에서는 매우 낮은 위치에 있다. 즉, 가장 흔한 암 진단의 8위와 암 관련 사망원인의 13위에 속한다. 미국에서는 한 해에 약 58,000명이 신세포암으로 진단받는다.

신세포암의 위험인자는 흡연, 연령, 남성으로 다른 암들과 비슷하다. 일부 조제약물, 만성신질환, 투석, 가족력 등도 또한 암에 취약한 요인이다. 신세포암은 폰히펠린다우병(von Hippel-Lindau disease)과 같은 암 증후군에서도 발생하며 이들 환자에서는 눈, 뇌, 부신, 뇌척수, 췌장, 신장을 포함한 신체의 다양한 조직에 낭종과 신생물이

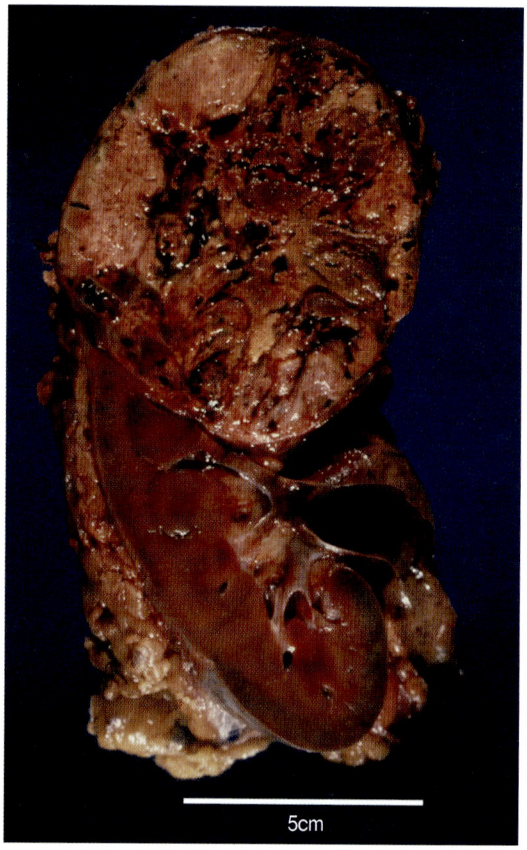

그림 16-26 신장암. 종양은 신장의 상부에 위치한다. 이 부분의 신장 조직은 모두 파괴되었으며, 종양은 신장의 피막을 바깥쪽으로 돌출되도록 한다. 종양의 표면을 자른 부분에는 부드럽고 부분적으로 출혈성인 괴사 조직이 보인다.

발생한다. 고전적으로 신장암은 옆구리 통증, 혈뇨, 촉진이 가능한 옆구리 종양의 3징후를 나타낸다. 그러나 이들 3징후가 모두 발현하는 경우는 드물고 대부분의 경우 무통성 혈뇨 혹은 다른 요인에 의한 방사선진단 과정에서 발견 된다.

신세포암은 신장 피질의 밝은 노란색의 잘 제한된 구형의 종양으로 성장한다(**그림 16-26**). 이것은 신정맥 안으로 성장하는 경향이 있고 그곳으로부터 하대정맥의 안으로 자라 심지어 심장의 우측을 채우고 막을 수 있다. 암은 근위세뇨관의 내면 상피조직으로부터 발생한다. 신세포암은 다양한 다른 양상으로 성장하여 일부는 예후적 영향을 갖는다. 예를 들어, 유두성 유형으로 성장하는 종양(유관속 관다발의 중심을 따라 성장하는 암세포)은 전통적인 투명세포암(풍부한, 시각적으로 투명한 세포질을 갖는 세포)보다 예후가 좋은 경향이 있다. 게다가 핵영상에 의해 결정된 단계 또한 예후와 관계가 있다.

참고 16-13 신장암

원인
흡연
연령 증가
남성
가족 암 증후군(예: Von Hippel-Lindau)

병변
신장피질의 노랗고 둥근 모양의 종양
신장혈관, 하대정맥 내로 성장

발현
전형적인 3징후(옆구리 통증, 혈뇨, 촉진 가능한 덩어리)는 드묾
방사선사진

치료의 첫 단계는 외과적 근절로 절제술을 하거나 종양의 크기가 작다면 냉동요법 혹은 고주파치료를 시행할 수 있다. 외과적 절제술로 처리할 수 없는 매우 큰 종양이라면 종양에 산소공급을 차단하기 위한 동맥의 색전술을 시도할 것이다. 항암치료와 방사선치료는 일반적으로 효과적이지 못하다. 치료는 암의 성장을 촉진시키는 특정한 수용체에 대항하는 것을 목표로 하며 암세포를 제거하기 위한 인체 고유의 면역 시스템을 강화하는 약물들은 임상적으로 연구 중이다. 다른 모든 암에서와 마찬가지로 예후는 종양의 단계에 따라 다르다. 전반적으로 5년 생존율은 약 70%지만 종양의 크기가 작고 국소적인 경우의 90% 이상 생존율에서부터 이미 전이된 경우의 10%에 이르기까지 다양하다.

고환암

고환생식세포 종양(testicular germ cell neoplasms)(표 16-5)은 흔하지 않고 일반적으로 암이 발생하는 연령보다 훨씬 젊은 나이의 남성에서 발생하며 진단의 평균연령은 34세이다. 종양은 고환에서 별개의 촉진 가능한 덩어리로 형성되므로 대부분 아직 국소적일 때 발견된다. 생식세포 종양은 각기 다른 모양의 다양한 형태학적 모양을 보이고 각각의 조직학적 유형은 약간 다르게 치료에 반응한다. 가장 흔하고 쉽게 치료되는 유형은 **정상피종(seminoma)**이다. 대부분의 고환암(testicular cancers)은 항암요법과 방사선요법에 반응이 좋고 암이 전이된 후에도 완치에 도달한다. 5년 생존율은 100%에 가깝고 10년 생존율조차도 많이 낮지 않다.

고환생식세포 종양(testicular germ cell cancers)은 흔하지 않다. 일생동안 고환암의 발달 위험은 단지 0.4%이고(전립선암은 16%임) 남성의 악성종양의 1%에서 다시 나타난다. 고환암은 아프리카계 미국인보다 백인에서 흔하고 가장 강력한 위험요인은 잠복고환(cryptorchidism)이다. 이전의 감염, 외상 혹인 꽉 조이는 옷은 통계학적으로 고환암과 관련성이 없었다.

장기부전

비뇨기관과 남성생식기관의 많은 기관들은 한 쌍으로 되어 있어 많은 보유기능을 갖는다. 예를 들면, 잠복고환, 암, 혹은 고환염전(testicular torsion)을 치료하기 위해 한쪽 고 환을 제거하더라도 남은 한 쪽 고환이 손상되지 않는다면 불임이 되지 않는다. 그러나 양쪽 기관을 파괴하는 질환은 사망을 초래한다. 고환의 부전은 정자 생산의 감소 또는 불능을 야기하고 따라서 불임이 된다. 30%에 달하는 부부가 불임의 치료방법을 찾고 있으며 불임의 원인은 남성에게 기인한다고 생각된다. 이것은 항상 초기 고환의 파괴 때문은 아니다. 즉, 남성 불임의 원인은 유전질환인 고환발육 부전증(예: 클라인펠터증후군), 정자생산호르몬의 비정상적인 통제, 정자의 약화된 운동성, 성기능장애 등이 있다.

신부전은 뚜렷한 두 가지 형태로 나타난다. 그중 하나는 독성 혹은 허혈성에 기인한 **급성신장손상(acute kidney injury)**이고 다른 하나는 신장에 서서히 반흔을 형성하는 질환에 의해 초래되는 **만성신부전(chronic kidney failure)**이다. 이 두 가지 형태의 신장 손상은 임상적 실명, 병인, 결과와 후유증 그리고 치료법이 서로 다르다.

신세뇨관 상피세포가 갑작스러운 중증 손상을 입을 때 이들은 괴사되기 쉽다. 급성세뇨관괴사(acute tubular necrosis, ATN)의 가장 흔한 두 가지 원인은 허혈, 즉 저혈류로 이차적인 혈량 손실 혹은 쇼크를 유발하는 것과 직접적으로 상피세포에 상해를 입히는 독성물질[특정 항생제, 방사선촬영에 사용되는 조영물질, ethylene glycol(antifreeze)]과 같은 독성물질, 독버섯, 수은과 같은 중금속)이다. 요결석 혹은 전립선 비대로 인한 요로의 이차적인 폐쇄는 급성세뇨관괴사를 일으킨다. 이는 요의 역류가 상피세포의 상해를 일으키기 때문인 것으로 추측된다. 사구체신염 혹은 낭창성 신염과 같은 본질적인 신

장질환 또한 급성세뇨관괴사를 일으킨다. 손상의 원인이 무엇이든지 간에 사멸한 신세뇨관 상피세포들은 근위 혹은 원위 세뇨관으로 떨어져 나와 그곳에서 축적되어 요의 흐름을 차단한다. 만약 손상이 매우 심하면 핍뇨와 무뇨가 초래된다. 결과로 발생하는 수분정체와 전해질 불균형은 대사성 독성물질이 위험 수준에 이르기 전에라도 생명을 위협할 수 있다. 급성세뇨관괴사를 앓는 환자는 수액과 전해질 불균형에 대한 면밀한 관찰과 치료가 필요하다. 약물은 손상을 입지 않은 신원의 여과 능력을 향상시키고 중증의 환자의 경우 축적된 수분 생성을 제거하기 위한 투석이 필요하다. 만약 기저원인이 제거된다면 세뇨관 상피세포는 대부분 재생될 수 있다. 미성숙한 신세뇨관 상피세포는 효과적으로 수분을 재흡수할 수 없으므로 치유단계(healing phase)에 환자는 과도한 소변배출로 탈수의 위험이 있다. 그러므로 회복단계(recovery phase)에는 환자를 면밀하게 관찰하는 것이 중요하다.

급성신장손상과 비교하면 만성신부전은 점진적으로 진행한다. 검사상 가장 빨리 나타나는 징후는 혈중 요소 질소와 크레아티닌 상승이다. 대부분의 경우에서 환자가 낭창성 신염이나 당뇨처럼 신장을 서서히 파괴시키는 기저질환이 있다면 신장기능은 자주 관찰되어야 한다. Angiotensin-converting enzyme(ACE) inhibitors와 같이 사구체 모세혈관의 흐름과 압력을 변화시키는 약물은 질환의 진행을 늦출 수 있다. 점진적인 신부전은 오로지 **질소혈증(azotemia)**이라 불리는 혈액 내 질소의 축적에 의해서만 생기는 것이 아니라 수분의 축적과 산과 전해질, 호르몬의 불균형에 의해 생긴다. 이러한 비정상이 임상적 주의를 요할 때 그러한 상태를 **요독증(uremia)**이라고 한다. 요독증의 증상 및 징후는 피로, 응고장애, 식욕 부진, 근육 쇠약, 심낭염과 심낭 삼출물, 의식상태의 변화, 심지어 혼수상태가 있다.

만성신부전 환자는 질소혈증과 요독증을 방지하기 위해 투석이 필요하다. 확실히 질환의 어느 단계에서 투석을 시작하는지는 다양한 요인들에 의존한다. 수분 과축적, 대사성 산증, 심각한 전해질 이상, 요독증의 증상 및 징후 등이 투석의 지표가 된다. 그러나 많은 경우에 투석은 앞서 말한 부작용이 진행되기 전에 시작되고 이때에는 혈액검사상 현저하게 크레아티닌 수치가 상승되고 사구체여과율이 저하된다.

투석에는 두 가지 주요한 형태가 있는데 혈액투석(hemodialysis)과 복막투석(peritoneal dialysis)이다. 혈액투석 시 혈액은 투석액으로 가득 찬 투과성막으로 이루어진 일련의 얇은 튜브를 통과한다. 혈액 내 물질과 투석액은 튜브의 벽을 통해 손쉽게 이동한다. 복막투석은 투석액이 복막강으로 주입된다. 복막은 혈관이 풍부하고 얇아서 복막의 모세혈관의 수분은 투석액으로 축적된다. 몇 시간이 지난 후에 수분은 복막강으로 다시 배액된다. 보다 흔한 형태의 투석은 혈액투석이다. 보통 정맥을 동맥에 연결하는 누관(fistula)은 투석 시 혈액공급을 용이하게 하기 위해 외과적으로 만들어진다. 각각의 혈액투석 기간은 몇 시간이 소요되고 최소한 일주일에 세 번이 필요하다. 복막투석은 혈액투석처럼 효과적이지 못하고 하루에 4~5회의 시행이 요구된다. 이는 매우 불편한데 그 이유는 많은 용량의 투석액이 각 사이클마다 복막강으로 주입되어야 하기 때문이다. 혈액투석과 복막투석 모두 특수 장비를 갖추고 집에서 시행할 수 있으나 부담이 되고 감염의 위험으로부터 자유롭지 못하다.

혈액투석을 대체할 수 있는 방법은 이식(transplantation)이다. 신장은 이식이 이루어지는 가장 흔한 고형장기이다. 미국에서는 매년 약 17,000명에 가까운 사람들이 신장이식을 한다. 신장은 생체 부분과 사망장기 기증자 양쪽에서 얻을 수 있다. 모든 투석 환자가 신장이식이 가능한 것은 아니고 주요한 제한 요인은 연령과 심장부전 혹은 간부전과 같은 병적인 상태이다. 정상 신장은 많은 보유 기능을 가지므로 보통 환자가 투석으로부터 벗어나기 위해서는 단 하나의 신장만을 필요로 한다. 신장이식은 환자의 삶의 질을 엄청나게 향상시켜주지만 환자들은 여전히 그들의 새로운 신장기능에 대해 빈번한 관찰을 필요로 한다. 더욱 중요한 것은 환자의 면역체계가 새로운 신장을 이질적인 것으로 인식하여 이를 제거하기 위한 시도를 하는 것이다. 그러므로 환자는 반드시 거부반응을 예방하기 위해 만성 면역억제치료(chronic immunosuppressive therapy)를 받아야 하고 면역억제제는 환자의 신장이나 다른 기관에 독성물질이 될 수 있다.

거부반응(rejection)은 세 가지 형태로 나타난다. 초급성 거부반응(hyperacute rejection)은 보통 기증자와 수혜자 간의 혈액 항원 불일치가 있을 때 나타난다. 이식받는 환자는 이미 순식간에(혈관 연결이 이루어지는 0.001초 안에, 집도의 눈앞에서) 기증자 신장의 즉각적인 면역공격을 초래하는 기증자 항원에 대항하는 순환항체를 갖는다. 적절한 선별검사로 사실상 이와 같은 거부반응은 오늘날에는 거의 없다. 급성 거부반응은 이식 후 1~6주 후에 나타난다. 이는 기증자와 수혜자의 인체백혈구항원(human leukocyte antigen, HLA)의 적합성에 문제가 있어서 발생한다. 완벽한 인체 백혈구항원의 조화는 일란성 쌍생아에서만 일어나기 때문에 어느 정도의 급성 거부반응은 사실 신장이식 시 예상할 수 있다. 급성 거부반응의 형태는 만성 면역억제 치료로 조절할 필요가 있다.

이식된 조직의 거부반응은 T세포이거나 항체 매개성이다. 만성 거부반응(chronic rejection)은 이식 후 몇 년이 지난 후에 발생한다. 이것의 기전은 알려지지 않았고 급성 거부반응의 표출과 부가적인 면역 손상의 혼합물로 나타난다. 대부분의 이식된 신장은 1년 동안 생존한다. 그러나 약 30%의 환자에서 5년 안에 이식 실패(graft failure)를 경험한다. 반면에 많은 기증자 신장은 10년 동안 충분히 기능할 수 있다.

환자들이 만성 면역억제치료에서 오는 병적인 상태를 경험하고 신장기능에 대한 지속적인 관찰이 필요할지라도 신장이식은 대부분의 환자에서 투석에 대한 매우 매력적인 대안이다. 그러나 기증자가 부족하여 신장 하나의 평균 대기시간이 대략 44개월이다. 신장 기증을 장려하기 위해 건강한 사람이 장기 중 하나를 기증하고 돈을 받는 것에 대해 많은 논쟁이 있다. 이처럼 장기 매매는 오직 이란에서만 합법화되어 있지만 전 세계적으로 가난하고 교육을 받지 못한 사람들이 탐욕스러운 중개인에 의해 불법적으로 신장을 팔도록 희생되고 있다. 의료 관광(의료적인 치료를 위해 다른 국가를 여행하는, 대부분 불법적으로 구입한 장기를 얻기 위해)은 몇 백만 달러의 산업이다. 장기는 그들에게 발생할 위험에 대해 거의 이해하지 못하는 소수인종을 포함한 사람들로부터 얻어질뿐만 아니라 장기가 적합하거나 미리 준비될 필요가 없어 수여자에게 합병증 발생률이 더욱 크게 증가한다.

불행하게도 일반적인 미국 시민들에게 그들의 장기를 기증하도록 하기 위한 윤리적이고 인간적인 호소는 만성 신부전 환자의 요구를 충족시키는 결과를 가져오지 못했다. 그러므로 장기 기증을 확대시키는 방법이 의학, 생명윤리, 법적인 분야에서 뜨거운 논쟁의 주제가 되고 있다.

연습문제

1. 혈액이 여과되는 신장의 부분은?
   - A. 수질
   - B. 사구체
   - C. 신원
   - D. 사구체간질
   - E. 족세포

2. 42세 여성 환자가 갑작스러운 고열, 심한 옆구리 통증을 호소하며 응급실을 방문하였다. 소변검사에서 백혈구와 원주(cast)가 나타났다면 가능한 진단은?
   - A. 급성 사구체신염
   - B. 신결석
   - C. 신우신염
   - D. 방광염
   - E. 신장암

3. 6세 여아가 부모에 의해 발목 부종이 발견되어 소아과 의사를 찾아왔다. 검사 결과 단백뇨, 저단백혈증, 고지방혈증이 나타났다. 예측할 수 있는 진단명은?
   - A. 급성 사구체신염
   - B. 신우신염
   - C. 신증후군
   - D. 간질성 신장염
   - E. 신장염증후군

4. 대부분의 사구체질환의 원인은?
   - A. 신장의 감염
   - B. 면역-중개 손상
   - C. 교차반응 항체
   - D. 사구체를 지나는 혈류의 변화
   - E. 사구체 기저막의 당화

5. 다음 중 장기 신대체요법(투석)이 가장 필요한 환자는?
   - A. 일측성 방광요관 역류에 의해 재발하는 신우신염으로 신장을 제거한 21세 남성
   - B. 신장암에 걸린 68세 남성
   - C. 당뇨병과 잘 조절되지 않는 고혈압이 있는 72세 여성
   - D. 미세변화질환에 걸린 7세 아동
   - E. 오토바이 사고로 심각한 혈액 손실 후 급성세뇨관 괴사를 겪은 52세 환자

6. 전립선암에서 글리슨 점수는 중요한 예측 요인이다. 이것이 의미하는 바는?
   A. 현미경에서 보이는 종양의 악성도를 특징짓는다.
   B. 환자의 연령과 침범된 전립선 비율의 합이다.
   C. 화학요법에 대한 반응을 예측한다.
   D. 예후에 있어 암의 진행 단계만큼 중요하지 않다.
   E. 생검 검체로 결정될 수 없다.

7. 잠복고환을 수술로 치료해야 하는 이유는?
   A. 고환암으로 발전될 위험이 높기 때문이다.
   B. 서혜부 탈장의 감돈이 쉬울 수 있기 때문이다.
   C. 불임을 유발하기 때문이다.
   D. 테스토스테론을 과잉생산하기 때문이다.
   E. 신체적으로 불편하기 때문이다.

8. 다음 중 급성신부전과 만성신부전의 차이가 아닌 것은?
   A. 급성신부전은 대부분 가역적이지만 만성신부전은 그렇지 않다.
   B. 급성신부전의 원인은 신장생검에 의해 파악할 수 있지만 만성신부전은 그렇지 않다.
   C. 만성신부전은 결국 신대체요법을 필요로 하지만 대부분의 급성신부전은 그렇지 않다.
   D. 만성신부전은 신원에 대한 손상에서 발생하는 반면, 급성신부전은 신장 세뇨관 상피세포의 손상으로 인해 발생한다.
   E. 만성신부전은 혈액요소질소와 크레아티닌을 증가시키는 반면, 급성신부전은 소변생성의 감소를 초래한다.

참고문헌

1. Altekruse SF, Kosary CL, Krapcho M, Neyman N, Aminov R, Waldron W, et al. SEER Cancer Statistics Review, 1975-2007. Bethesda, MD: National Cancer Institute.
2. American Cancer Society. Cancer Facts and Figures 2010. Atlanta, GA: American Cancer Society, 2010.

CHAPTER 17

여성생식기

Female Genital Organs

개요

구조와 기능
주요질환
증상, 징후, 검사
특이질환
- 유전질환/발달장애
- 염증성/퇴행성 질환
  - 임질, 클라미디아, 매독
  - 헤르페스감염
  - 첨형콘딜로마
  - 표재성 질감염
  - 자궁내막증
  - 기능부전성 자궁출혈
  - 비만
  - 다낭성 난소질환
  - 폐경
  - 경화태선과 만성단순태선
- 과형성/신생물 질환
  - 자궁의 평활근종
  - 양성난소종양
  - 자궁내막암
  - 난소암
  - 자궁경부암
- 임신성 질환
  - 자연유산
  - 자궁외임신
  - 패혈성유산
  - 태반장애
  - 자간전증과 자간
  - 임신성 영양아세포 신생물

장기부전
연습문제

학습목표

1. 여성생식기의 해부학적 구조와 월경의 호르몬조절에 대해 인지한다.
2. 의학적 주의를 요하는 여성생식기계의 가장 빈번한 상황을 기술한다.
3. 주로 발생하는 여성생식기 증상과 징후에 대해 기술하고 월경불순에 대해 정의한다.
4. 부인과 과거력과 신체검진에 대해 설명한다.
5. 여성생식기 질병검사에서 자궁경부암검사, 질경검사, 원추절제조직생검, 경관 확장 및 소파술, 초음파검사, 복강경검사의 역할에 대해 설명한다.
6. 흔한 성병과 그로 인한 여성생식기 합병증을 기술한다.
7. 질 또는 외음부 소양증의 흔한 원인을 나열하고 원인, 감염에 취약한 상태와 치료법에 대해 기술한다.
8. 자궁내막증을 정의하고 발생기전을 설명하며 증상과 합병증을 규명한다.
9. 기능부전성 자궁출혈의 원인을 설명하고 정상적인 월경과의 차이점을 인식한다.
10. 비만이 여성생식기 질병 발생에 미치는 영향에 대해 설명한다.
11. 다낭성 난소질환의 원인, 병변, 발현에 대해 설명한다.
12. 폐경을 정의하고 폐경이 여성 건강에 미치는 장 · 단기적 영향을 열거한다.
13. 자궁과 난소에 공통적으로 발생하는 양성신생물을 기술하고 어떠한 의학적 주의를 요하는지 설명한다.
14. 자궁, 난소, 자궁경관의 암과 관련된 발병률과 사망률을 비교한다.
15. 자궁경부암 발생 위험이 높은 HPV의 역할을 설명하고 자궁경부암 검사가 HPV 감염과 자궁경관 침습 전 편평 병변을 인지하는 데 어떻게 이용되는지 기술한다.
16. 자궁외임신의 발생기전과 생명을 위협하는 이유에 대해 설명한다.
17. 태반조기박리를 정의하고 태아와 산모에게 위협적인 이유를 설명한다.
18. 자간전증과 자간을 정의하고 어떠한 상황에서 발생하며 어떻게 치료하는지 설명한다.

19. 기태임신이 무엇을 의미하며 어떻게 발생하는지 설명한다.
20. 다양한 해부학적 · 심리적 · 생리적 장애에 의해 불임이 발생할 수 있음을 이해하고 얼마나 많은 불임이 남성적 또는 여성적 요인에서 기인했는지 이해한다.
21. 핵심용어와 녹색으로 진하게 표시된 모든 용어를 정의하고 상황에 맞게 적절히 사용한다.

핵심용어

유산 abortion
급성난관염 acute salpingitis
무월경 amenorrhea
의미미결정비정형편평세포 atypical squamous cells of undetermined significance, ASCUS
낭포/배반포 blastocyst
칸디다증 candidiasis
자궁경관 cervical canal
자궁경관 상피내종양 cervical intraepithelial neoplasia, CIN
자궁경부 구 cervical os
자궁경부 cervix
융모막암 choriocarcinoma
첨형콘딜로마 condyloma acuminatum
원추절제술 conization
황체 corpus luteum
경관 확장 및 소파술 dilation and curettage
태반형성장애 disorders of placentation
기능부전성 자궁출혈 dysfunctional uterine bleeding
월경곤란증 dysmenorrhea
이형성(증) dysplasia
자간 eclampsia
자궁외임신 ectopic pregnancy
자궁내막선암종 endometrioid adenocarcinoma
자궁내막증 endometriosis
자궁내막 endometrium
에스트로겐 estrogen
난관 fallopian(uterine) tube
수정 fertilization
섬유난포막종 fibrothecoma
난포 follicle
난포자극호르몬 follicle stimulating hormone
자궁저부 fundus of uterus
임질 gonorrhea
부인과학 gynecology
단순헤르페스바이러스 herpes simplex virus, HSV
인간 융모막 성선 자극호르몬 human chorionic gonadotropin, hCG
인유두종바이러스 human papillomavirus, HPV
포상기태 hydatidiform mole
자궁절제술 hysterectomy
불임 infertility
평활근종 leiomyoma
경화태선 lichen sclerosus
만성단순태선 lichen simplex chronicus
황체형성호르몬 luteinizing hormone
초경 menarche
폐경 menopause
월경과다 menorrhagia
월경 menses
월경주기 menstrual cycle
월경력 menstrual history
월경 menstruation
부정자궁출혈 metrorrhagia
포상기태임신, 기태임신 molar pregnancy
산과, 산과학 obstetrics
난소암 ovarian cancer
난소 ovary
배란 ovulation
난자 ovum
파파니콜로 도말검사 Papanicolaou test, Pap
골반염증성 질환 pelvic inflammatory disease
태반조기박리 placenta abruption
다낭성 난소증후군 polycystic ovarian disease
자간전증 preeclampsia
프로게스테론, 황체호르몬 progesterone
복강가성점액종 pseudomyxoma peritonei
매독 syphilis
기형종 teratoma
질편모충증 trichomoniasis
난관결찰 tubal ligation
자궁 uterus
질 vagina
성병 venereal disease
외음, 음문 vulva

구조와 기능

여성생식기는 외음(vulva)(대음순, 소음순, 음핵), 질(vagina), 자궁(uterus)(경부, 체부), 난관(자궁관, fallopian (uterine) tube], 난소(ovaries)를 포함한다(그림 17-1). 각 기관들은 임신을 위한 수정과 유지 그리고 분만을 위해 다양한 역할을 한다.

외음부(vulva), 질, 경부 외부는 보호적 비각질 중층편평상피세포로 둘러싸여 있다. 질 바로 밑에 있는 바르톨린선(Bartholin's gland)은 성적 자극이 있는 동안 질을 윤활하게 하는 점액물질을 생성한다. 자궁경부(cervix)는 질 쪽을 향하는 자궁원위부의 좁은 부분이다. 자궁경관(cervical canal)은 자궁강과 연결되어 있다. 자궁경부구멍(cervical os)은 자궁경관 아래 질강으로 열려 있고, 중층편평세포에서 점액을 분비하는 원주상피로의 이행이 있다. 이 원주세포에 의해 생성된 끈적한 점액의 점도는 자궁경관과 자궁내막 강에서 박테리아와 정자를 사실상 통과하지 못하게 한다. 난소로부터 난자가 방출되는 배란시기 즈음에 점액의 점도 변화는 정자를 통과시키고 자궁강으로 접근하게 한다. 자궁강 내의 과립상 점막은 자궁내막(endometrium)이라 불린다. 이곳은 수정된 난자(ovum)가 착상을 하는 곳이다. 자궁의 저부(fundus)는 굉장한 근육기관이다. 이 근육벽은 태아의 성장에 따라 임신 동안 늘어나고 커지며, 근육의 수축은 출산에 있어 중요하다.

난자들은 난포(follicles)라 불리는 특별한 구조를 가진 난소피질(ovarian cortex)에 묻혀 있다. 한 달에 한 번 난자 중 하나는 뇌하수체에서 생성된 호르몬에 의해 자극받아 '성숙(mature)'으로 불리는 일차 감수분열을 마치게 된다(태아기 동안 일차 감수분열을 시작하고 뇌하수체호르몬에 의해 자극받을 때까지 난자는 분열이 정지된 상태에 있다). 성숙되면 난자는 난포로부터 방출되어 난소의 표면으로부터 배출되는데, 이 과정을 배란(ovulation)이라고 한다. 난자는 빠르게 난관의 끝으로 이동하여 그 관의 내강으로 들어간다. 수정(fertilization)은 난자와 정자의 결합으로 난관에서 발생한다. 수정 여부에 상관없이 난자는 난관을 따라 움직이며 이후 자궁강 내에 도달한다. 난자가 수정되면 즉각적으로 감수분열이 끝나고 자궁강 내의 내막에 낭포(blastocyst) 형태로 유사분열을 하기 시작한다. 수정이 되지 않으면 월경과 함께 배출되며 새로운 난자가 난소에서 성숙하기 위해 자극된다.

난소들과 자궁내막은 임신을 위한 적당한 환경을 제공하기 위해 협력적으로 기능한다. 반복되는 월경주기(menstrual cycle)(그림 17-2)에서 자궁내막은 증식하고 낭포성장을 위해 영양분을 공급하는 물질을 생성하고 풍부한 혈액공급을 발달시키도록 자극된다. 자궁내막은 월경(menstruation) 동안 탈락되고 임신이 되지 않으면 즉시 다시 증식을 시작한다. 초경(menarche)은 사춘기 소녀의 첫 번째 생리기간을 말한다. 월경주기는 매월 출혈의 시작으로 정해지며 이 날짜는 쉽게 결정된다. 중요한 것은 배란

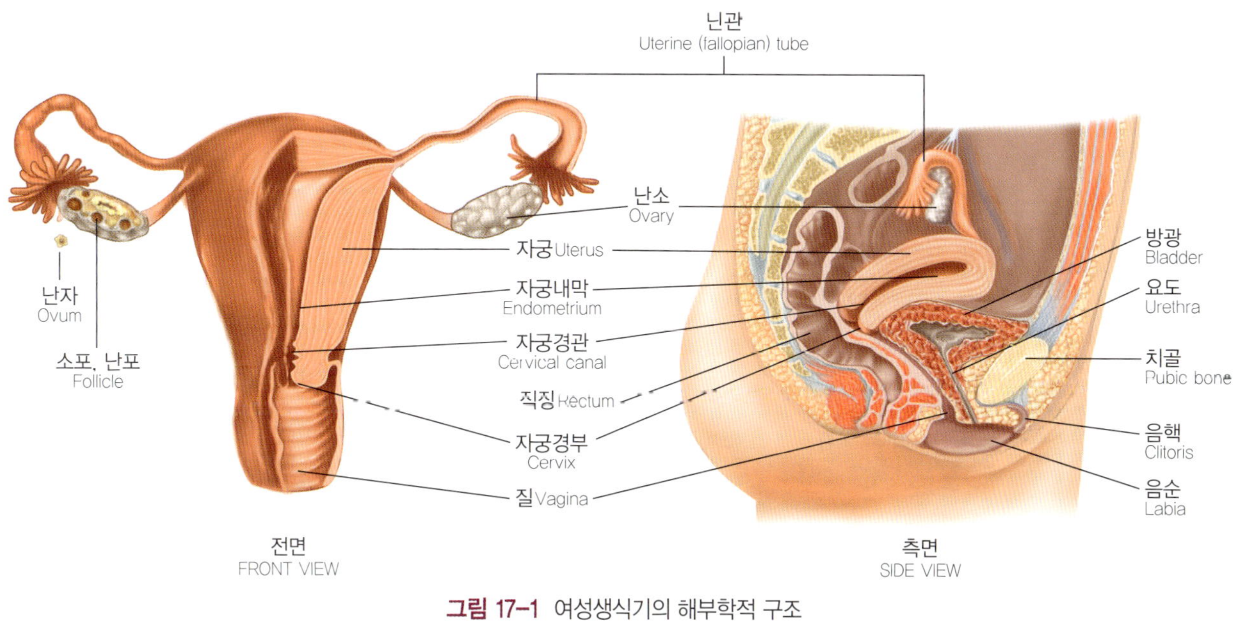

그림 17-1 여성생식기의 해부학적 구조

일로부터 더 정확하게 정해진다. 이것은 여성의 기초체온(basal body temperature) 상승에 의해 결정될 수 있다. 배란은 월경시작 2주 후에 발생한다. 배란 2주 전 자궁내막은 증식하거나 빠르게 성장한다. 배란 후 2주 동안 자궁내막은 가능한 임신을 준비하기 위해 분비 변화를 겪는다.

월경주기와 임신의 복잡한 내분비계조절은 뇌하수체, 부신, 난소, 태반으로부터 분비되는 호르몬을 포함한다(그림 17-2). 뇌하수체에서 생성된 **난포자극호르몬(follicle stimulating hormone)**은 난소에서 난포의 성숙을 자극한다. 성숙된 난포는 자궁내막샘 증식을 자극하는 에스트로겐을 생성한다. **에스트로겐(estrogen)** 수치가 임계 역치(critical threshold)에 도달할 때, 뇌하수체는 난포로부터 난소의 배출을 자극하는 **황체형성호르몬(luteinizing hormone)**을 방출한다. 비워진 난포는 **황체(corpus luteum)**라 불리는 지질세포의 큰 덩어리를 증대시키기 위해 유지된다. 이 세포들은 **프로게스테론(progesterone)**을 생산한다. 프로게스테론은 수정란의 착상을 위해 자궁내막의 분비물의 변화를 촉진한다. 임신이 되면 배아가 발달하면서 황체호르몬을 유지하는 **인간융모막성선자극호르몬(human chorionic gonadotropin, hCG)**을 생산한다. 임신이 되지 않으면 황체는 서서히 본래의 상태로 되돌아가고 황체호르몬의 퇴화는 자궁내막의 위축과 월경을 일으킨다. 프로게스테론과 에스트로겐이 모두 감소함에 따라 뇌하수체가 난포자극호르몬의 생성을 다시 자극하고 이 주기는 다시 시작된다.

주요질환

산과학과 부인과학은 의학의 가장 크고 다양한 영역 중 하나이다. **산과학(obstetrics)**은 분만을 언급하며 반면에 **부인과학(gynecology)**은 여성의 특별한 상태, 다시 말하면 여성생식기의 질병을 가리킨다. 산부인과 실무는 일차간호[파파니콜로 도말검사(Pap smear)와 임신한 여성의 태아 사정]에서 수술까지(예: 제왕절개, 종양 제거), 내분비학(예: 비정상적 자궁출혈의 관리)에서 피부병학(음부의 질병치료), 방사선학(초음파를 통한 태아영상)에서 조산술(합병증이 없는 질식 분만 도움)에 이르기까지 다양한 영역을 포함한다. 또한 고령여성과 복잡한 의학적 질환을 가진 여성의 임신 성공을 위해 불임치료와 고위험 임신관리 같은 많은 것들이 요구된다.

여성은 나이가 들어감에 따라 여러 산부인과적 변화로 인해 도움이 필요하게 된다(표 17-1). 일반적으로 여성생식기와 관련된 가장 흔한 문제들은 의학적 치료 혹은 피임과 그 반대되는 불임의 상담을 필요로 한다. 태아기의 간호와 분만, 폐경 증상의 조절, 감염의 진단과 치료 그리고 경부암을 위한 검사는 산부인과 실무에서 더욱 일상적인 활동 중 일부이다.

임신의 대부분은 복잡하지 않으며, 이는 어떠한 종류의 의학적 중재도 필요로 하지 않는 것을 의미한다. 태아와 산모건강의 산전모니터는 출산 동안 필요하다. 그러나 심각한 합병증은 임신 중에 발생할 수 있다. 이러한 합병증으로는 산모의 상황과 태아에게 불리한 영향을 주는, 예를 들어 당뇨, 고

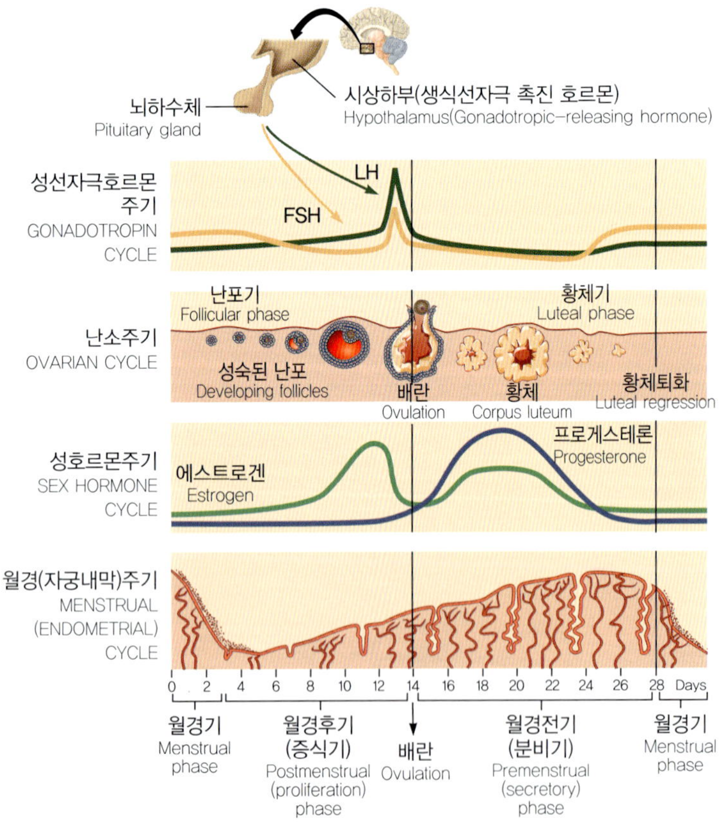

그림 17-2 월경주기. 한 주기 동안 자궁내막, 난소의 성숙 그리고 호르몬수치 변화의 시간적 관계

표 17-1 연령에 따른 여성생식기계의 가장 흔한 질병

사춘기/청소년기	생식 연령	44~55세	55세 이상
• 무월경(월경의 시작지연) • 월경곤란(증) • HPV 예방접종	• 피임 • 파파니콜로 도말검사 • 임신 • 불임 • 성매개성 질환 • 골반염증성 질환 • 기능부전성 자궁출혈 • 자궁내막증식증 • 다낭성 난소증후군	• 기능부전성 자궁출혈 • 폐경	• 암 • 자궁탈출

혈압뿐 아니라 임신 자체 질환인 자궁외임신, 자간전증, 태반조기박리와 같은 것을 포함한다. 또한 합병증은 분만 동안 그리고 분만 후에도 발생할 수 있다. 임신의 가장 흔한 합병증은 자연유산(spontaneous abortion) 혹은 유산(miscarriage)이다. 모든 임신의 1/4 정도가 유산되는 것으로 추정된다. 이들 대부분은 임신 첫 12주에 발생한다. 원인은 좀처럼 결정할 수 없으며 대부분 불완전한 태아의 유전적 결함이라고 추정된다. 반복되는 유산은 산모의 우울, 결혼갈등, 자아존중감 상실 등의 결과를 초래할 수 있다.

대부분 임신관련 논쟁의 주제는 선택적 유산(elective abortion)이다. 1973년 대법원 판결 이래 미국에서는 임신의 처음 두 번의 3개월기(first two trimesters)에 여성의 유산(abortion) 권리가 법률화되었다. 비록 원칙적으로는 합법적이지만 많은 연방과 주에서 여성의 외과적 유산을 줄이기 위한 의안을 제출하였다. 합성 프로게스테론 길항제 RU-486, 혹은 mifepristone은 2000년 FDA에 의해 미국에서 임신 중단을 위해 승인되었다. 외과적 혹은 의학적 임신중절은 정치적·종교적 논쟁에서 여성 자신의 신체 생산성을 조절하기 위해 여성의 권리를 주장하면서 도덕적 그리고 윤리적 딜레마를 내포하고 있다. 그러나 이러한 논쟁은 이 교재에서 다룰 범위는 아니다.

성매개성 질환(sexually transmitted diseases, STDs) 또는 **성병(venereal diseases)**은 여성에게서 장·단기간의 문제를 유발한다. 임질(gonorrhea)이 가장 일반적으로 보고되는 전염성 질환이지만, 발견되지 않아서 종종 보고되지 않는 클라미디아에 의해 초래되는 감염이 더욱 흔하다. 나팔관으로 임질과 클라미디아 감염이 퍼질 때 **골반염증성 질환(pelvic inflammatory disease)**의 원인이 된다. 골반염증성 질환은 통증과 불편감뿐 아니라 좀 더 심각하게 불임과 자궁외임신을 일으킨다. 단순포진바이러스는 일반적으로 경부, 질, 외음부에 침범한다. 그것은 작지만 날카로운 통증이 심한 수포가 반복적으로 생기고 파열되면 가피를 형성하고 치료되는 2주 정도의 과정을 거친다.

인유두종바이러스(human papillomavirus, HPV) 감염은 경부암에서 보통 나타난다. 경부 편평상피에서 HPV가 야기한 변화는 부인과 검진 동안 작고 뻣뻣한 솔로 긁어낸 편평세포의 현미경검사를 통해 발견할 수 있는데, 이것이 바로 **파파니콜로 도말검사(자궁경부암 세포도말검사, Pap smear)**이다. 파파니콜로 도말검사가 대중적으로 이용되기 전인 1950년대 이전에는 자궁경부암이 여성에게 발병하는 가장 일반적인 암 중 하나였다. 최근에는 침습되기 전에 병변이 쉽게 발견되고 치료되고 있으며 발병률은 점점 감소하고 있다. 이제는 자궁경부암(cervical cancer)이 자궁암(uterine cancer)보다 적게 발생한다. 난소암(ovarian cancer)은 자궁암보다 일반적으로 덜 발생하지만 더 치명적이다. 이는 높은 단계에 도달할 때까지 보통 발견되지 않기 때문이다. 골반과 복강 내는 좀 더 넓어서 암의 존재가 발견되기 전에 많은 난소암을 수용할 수 있다. 자궁내막암(endometrial cancer)은 일반적으로 넓게 퍼지기 전에 부적절한 질 출혈로 발견된다.

그러나 여성생식기의 가장 일반적인 종양들이 모두가 암은 아니다. **평활근종(leiomyoma)**은 자궁의 평활근결절 근육세포의 과대성장이다. 이것은 일반적으로 '자궁근종(fibroid)'이라 명명된다. 자궁근종은 비정상적으로 양이 많거나 불규칙한 월경주기를 일으키고 자궁벽 태반의 부착에 문제를 일으킬 수 있다. 월경불규칙을 일으키는 평활

근종은 **자궁절제술(hysterectomy)** 혹은 여성생식기의 가장 흔한 침습적 수술 중 하나인 자궁의 수술적 제거의 가장 일반적인 이유가 된다. 자궁관의 외과적 단절인 **난관결찰술(tubal ligation)**은 피임을 위해 시행되는 또 다른 흔한 외과적 시술이다.

임신과 종양 외에 여성생식기에 영향을 주는 가장 흔한 상황은 월경의 불규칙이다. **무월경(amenorrhea)**은 월경의 중단이다. 월경은 불규칙하게 그리고 과도하게 일어날 수 있다. 이 불규칙은 구조상 결함이 원인이 될 수 있으나(평활근종은 월경 동안 과도한 출혈의 원인이 됨), 종종 호르몬장애의 결과로 나타날 수 있다. 과도한 출혈은 **기능부전성 자궁출혈(dysfunctional uterine bleeding)**이라 불리며 호르몬의 불균형에 의해 초래되고, 생식기(reproductive years) 동안 많은 여성에서 적어도 한 번은 영향을 미칠 수 있다. 가장 흔한 시기는 초경 후 처음 몇 년 동안 그리고 폐경기 이전 동안이다. 모든 여성은 결국 영구적인 월경이 멈추는 **폐경(menopause)**을 겪는다. 미국에서는 인생에 있어 이 시기는 일반적으로 '일과성 열감(hot flashes)'과 같은 불쾌한 증상들을 수반하고 더욱 중요한 것은 폐경기 후 시기에 감소하는 에스트로겐 수준이 심장과 뼈 같은 신체 다른 기관에 부정적인 영향을 줄 수 있다.

증상, 징후, 검사

출혈, 통증, 질 분비물 그리고 내분비계 영향을 포함한 많은 증상들은 여성생식기와 관련이 있다. 정상 월경출혈 혹은 **월경(menses)**은 비정상적인 자궁출혈과 구분되어야 한다. 출혈량, 기간 혹은 양상에서 비정상적인 출혈이 있을 수 있다. 호르몬 변화는 비정상적인 출혈의 가장 일반적인 원인이지만 출혈은 또한 암의 주요 증상 중 하나이다. 출혈의 다양한 형태에 대해 설명하기 위한 몇 가지 이름이 만들어졌다. **월경과다(menorrhagia)**는 과다한 월경출혈을 말한다. **부정자궁출혈(metrorrhagia)**은 월경주기 사이에 자궁으로부터의 불규칙한 출혈을 말하며, 질 점적출혈(vaginal spotting)은 월경과 관계없이 소량의 출혈을 말한다. 기능부전성 자궁출혈(dysfunctional uterine bleeding)은 월경주기 동안 일상적인 호르몬흐름의 교란으로 야기된 비정상적 출혈을 말한다.

월경곤란증(월경통, dysmenorrhea)은 월경 동안 발생하는 경련성 통증이다. 많은 여성들은 배란시기에 난포파열이 원인인 복부자극 때문에 찌르는 듯한 한 방향의 복부통증(sharp, one-sided abdominal pain)을 경험한다. 이것은 배란통(중간통)이라 불린다. 파열된 난소낭과 급성 골반염증성 질환, 파열된 자궁외임신을 포함하여 심한 통증의 원인이 된다. 음부의 소양증(pruritis)은 일반적으로 젊은 여성에서 외음부와 질의 감염, 폐경 후 여성에서 외음부 피부위축성 변화와 연관성이 있다.

출혈 없는 질 분비물은 트리코모나스와 칸디다질염과 같은 경한 표재성 감염과 연관된다. 내분비변화와 관련된 증상은 월경시작 전에(종종 월경전 증후군이라 불림) 그리고 월별 호르몬주기가 서서히 중단되는 폐경기 때 흔하다. 그러나 모든 여성은 한 달에 한 번 호르몬의 흐름과 폐경을 겪는다. 월경 전과 월경 증상의 정도에서 상당한 문화적 · 개인적 다양성이 있는 것으로 생각된다. 이러한 차이는 인식되어야 하고 '비정상'이라고 표시되지 않아야 한다.

월경력(menstrual history)은 부인과 검진에서 중요한 부분이다. 월경주기(월경 사이 기간), 월경기간, 월경의 양, 그리고 주기의 규칙성에 대한 정보는 호르몬주기의 통합 지표를 나타낸다. 내분비이상의 또 다른 징후로는 에스트로겐의 감소로 인한 외음부의 소양증과 성교 시 통증 그리고 안드로겐의 과다분비로 인한 다모증(hirsutism) 즉, 남성형 얼굴 털의 성장, 가슴위축, 목소리 변화가 포함된다.

골반검사(pelvic examination)는 직접적 외음부시진, 질경(speculum)을 통한 질과 자궁경부의 검진으로 질 안쪽과 자궁경부를 확인하는 것과 자궁, 나팔관, 난소를 두 손으로 촉진하는 것을 포함한다. 외음부와 자궁경부의 암은 시진으로 확인 가능하다. 또한 외음부에서는 19장에서 설명되는 많은 피부병에 포함될 수 있는 첨형콘딜로마나 생식기사마귀 또한 직접적인 시진에 의해 보여질 수 있다. 질경검진 동안 질병과 자궁경부 외곽부분의 염증 혹은 암의 증상을 검진할 뿐만 아니라 세포학 검진을 위해 자궁경부로부터 부드럽게 세포를 도말할 수 있다(파파니콜로 도말검사).

양손 촉진법(bimanual examination)은 검진자의 한 손을 복부 위에 올려놓고 나머지 한 손의 손가락은 질 안에 넣어 두 손 사이에서 내부기관을 촉진하는 것이다(**그림 17-3**). 양손 직장검진법(bimanual rectal examination)은

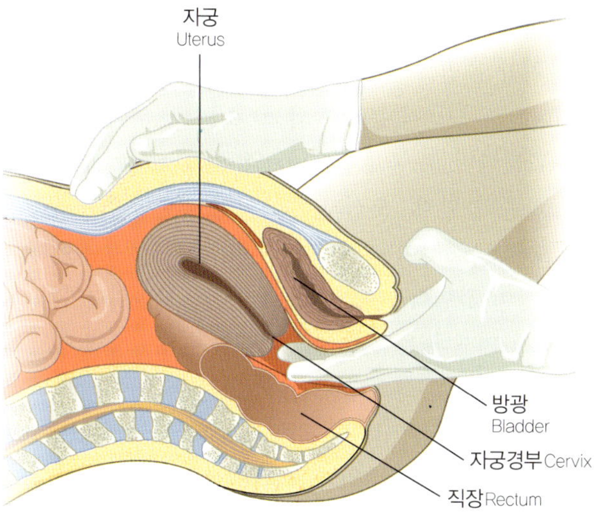

그림 17-3 양손 촉진

후굴된 자궁의 촉진이 가능하다. 물론 가장 일반적인 자궁의 덩어리(mass)는 성장하고 있는 태아이지만, 이것은 보통 다른 의미에서의 발견이다. 자궁의 평활근종(leiomyomata)과 다양한 난소암들은 종종 종괴의 촉진에 의해 발견된다. 난소는 전혀 촉진되지 않고 보통 검진하는 손가락으로 거의 불편감을 느낄 수 없는 기껏해야 얇은 작은 덩어리이다.

자궁경부의 가장 흔한 검사는 파파니콜로검사(Papanicolaou test, Pap)이다. 자궁경부검사는 일정한 간격으로 인유두종 감염과 그것이 원인이 되는 암 병변의 발견을 가능하게 한다. 비정상적인(출혈이 없는) 질 분비물의 도말은 감염성 질환의 시각적 발견을 위해 사용될 수 있다. 철결핍성 빈혈의 발견을 위해 혈액검사는 중요하다. 여성의 임신 시 태아에게 철분의 전달과 월경 시 철분부족은 일반적인 상황이다. 임신검사는 산모의 소변과 혈액에서 hCG의 측정을 포함한다. hCG는 처음으로 배아가 성장하면서 태반에서 만들어진다. 불임 혹은 비정상적인 증상에 대한 다른 호르몬은 혈액에서 측정될 수 있다.

조직생검은 여성생식기에서 병변의 특성을 결정하기 위해 일반적으로 사용된다. 외음부 병변은 특히 폐경 여성과 잠재적 악성병변을 가진 경우에 흔하다. 자궁경부는 육안으로 관찰되는 병변이 있거나 자궁경부검사에서 비정상적 소견이 있으면 조직검사를 시행한다. 이들 병변을 강조할 수 있는 자궁경부 염색과 질 확대경(colposcope)으로 병변을 확대해 보는 것은 가장 적절한 검체 부위를 선택하도록 도와준다.

원추절제조직생검(cone biopsy)은 체계적인 조직학 평가를 위해 자궁경부 구(멍)와 자궁경관을 포함한 조직의 원추 부분을 제거하는 것을 가리킨다. 자궁내막생검(endometrial biopsy)은 자궁내막의 병변과 비정상적인 자궁 출혈의 평가를 위해 필요하며, 이러한 상황에서 자궁내막암을 배제하기 위해 항상 필수적이다. 자궁내막생검의 한 과정은 **경관확장 및 소파술(dilation and curettage, D&C)**로 불리며 자궁경부를 확장하고 큐렛(curette)으로 자궁조직을 긁어내는 것을 포함한다. 자궁내막(endometrium)의 작은 표본은 자궁경부의 확장 없이 더 가는 생검용 큐렛으로 얻을 수 있다.

나팔관과 난소는 직접적으로 볼 수 없고 생검도 쉽지 않다. 이 기관의 질병은 종양을 사정하기 위해 우선적으로 사용되는 비침습적 절차인 초음파에 의해 평가될 수 있다. 초음파는 임신 동안 태아의 구조적인 결함 혹은 태반 질병을 보기 위해서 사용된다(그림 17-4). CT 촬영과 같은 방사선촬영은 골반 내 해부학과 병리학 과정의 정확한 서술에 도움을 준다. 자궁강 내 방사선비투과물질의 주입은 자궁관의 개방성 여부를 결정하는 데 도움을 줄 수 있다. 제와부 절개를 통해 복강 안으로 내시경을 삽입하는 복강경검사(laparoscopy)는 복부와 골반 내용물의 직접적인 시진을 위해 종종 필요하다. 이 절차는 특별히 자궁외임신의 진단, 자궁내막증, 골반염증성 질환과 명확한 치료가 계획되기 전인 암의 단계를 사정하기 위해 유용하다.

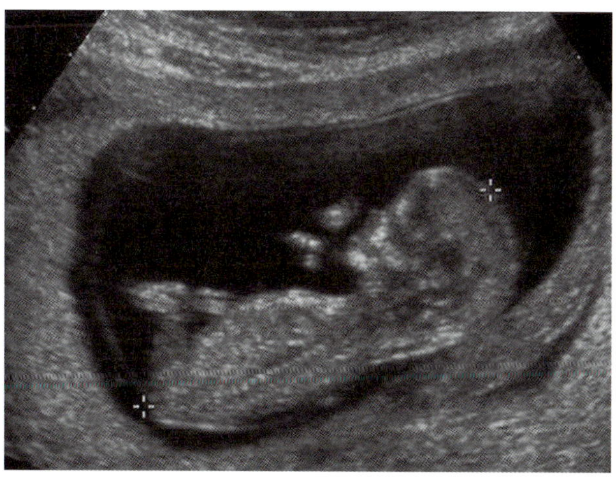

그림 17-4 자궁 내 태아의 초음파 영상. (Courtesy of Dr. Myron Pozniak, Department of Radiology, University of Wisconsin School of Medicine and Public Health.)

특이질환

유전질환/발달장애

다른 기관의 체계와 비교하여 여성생식기의 선천적 이상은 비교적 흔하지 않다. 다양한 정도의 중복자궁이 발생한다. 자궁내막을 두 개의 구획으로 나누는 자궁중격은 선천성 기형으로 임신이 정상적으로 진행되지 못하게 하는 경우가 있다. 자궁중격의 제거는 성공적인 임신 가능성을 높일 수도 있다. 배아잔존물로부터 형성된 낭포는 나팔관과 인접해서 그리고 자궁경부와 질의 측면에서 나타난다. 이러한 질병은 임상적 관심을 받지 못한다.

염증성/퇴행성 질환

성매개성 질병인 임질, 클라미디아, 매독은 16장에서 더 자세히 설명하였다. 여기서는 여성생식기에 직접적으로 연관된 감염에 대해서만 설명하도록 한다. 신체의 이 부분에 영향을 주는 다른 감염성 질환의 대부분은 성병이다(표 17-2). 또한 외음부의 다양한 염증성 상황은 폐경기 후의 여성에서 현저하게 발생하고 암으로 발전하게 된다. 이 절에서는 호르몬 문제를 다룰 것이다.

임질, 클라미디아, 매독

미국에서는 한 해 백만 명의 사람들이 **임질(gonorrhea)**, **클라미디아(chlamydia)** 그리고 **매독(syphilis)**에 감염된다. 이러한 질환은 보통 성생활이 활발한 10대와 젊은 성인에게서 나타난다. 그러나 어떤 사람들은 여러 파트너와 함께 무방비의 성관계를 가짐으로써 위험에 노출된다. 이러한 감염들은 여성에게 흔히 조용히 발생하는데, 이는 증상이 없는 것을 의미한다. 클라미디아와 임질 감염은 자궁관에서 박테리아가 감염을 일으키는 동안 돌이킬 수 없는 상처와 불임을 야기할 수 있다. 보통 경미한 요도염(urethritis)(배뇨 시 통증과 급뇨) 또는 질 분비물이 증상으로 나타나며, 드물게 **급성난관염(acute salpingitis)**의 결과로 통증과 발열, 오심과 비특이성 골반통증(nonspecific pelvic pain)이 나타날 수 있다. 후자는 대개 애매하고, 증상이 간헐적이다. 따라서 의사가 클라미디아와 임질감염에 대해 높은 가능성을 의심하지 않는다면 진단은 불가능하다.

골반염증성 질환(pelvic inflammatory disease, PID)은 자궁, 자궁관, 관 주위의 조직에서 클라미디아, 임질에 의해 감염된 합병증으로 미국에서 매년 1백만 명 이상의 여성에서 진단되는 매우 흔한 질환이다. 반흔조직은 심각하게 난관을 손상시키고, 난자는 더 이상 난관을 통과해서 자궁강 내로 갈 수 없으며 자궁외임신이나 나팔관 내 수정란 착상과 불임과 같은 심각한 합병증을 유발한다. 자궁외임신은 생명을 위협하는 것으로 관이 배아의 성장을 수용하지 못하고 파열되며 산모에게서 극심한 통증과 잠재적으로 치명적인 출혈을 일으킨다. PID에서 불임은 심리적으로 엄청난 충격을 유발하며 수술로 관의 개방성을 이루기는 불가능하기 때문에 호전되지 않는다. 시험관내 수정(in vitro fertilization)은 자궁관의 개방성을 필요로 하지 않으므로 임신이 가능한 유일한 방법이다.

매독의 첫 번째 병변은 경성하감(chancre)이라 불리는 통증 없는 궤양으로 질 안에서 발달하기 때문에 보통 감염된 여성이 병변을 보거나 느끼기는 어렵다. 여성은 이차매독의 전형적인 증상(두통, 피로, 림프선 부종과 같은 비특이적 증상을 수반한 손, 발바닥 그리고 점막의 발진)이 나

표 17-2 여성에서 성매개성 질환의 비교

질환	미생물	여성생식기에 미치는 영향	태아 혹은 신생아에 미치는 영향
임질	임균	골반염증성 질환	실명, 관절염, 패혈증
클라미디아	클라미디아 트라코마티스	골반염증성 질환	미숙, 충혈된 눈, 폐렴
매독	매독균	비특이성	자궁 내 태아사망, 선천성 매독
헤르페스	단순포진바이러스-2	외부 생식기의 수포	산재성 감염, 사망
HPV(저위험)	인유두종바이러스	첨형콘딜로마	후두유두종증(매우 드묾)
HPV(고위험)	인유두종바이러스 16, 18	자궁경부암	알려진 것 없음
질편모충증	트리코모나스균	소양증, 악취, 질분비물	저체중 출산(드묾)

타날 때까지 감염된 것을 인지하지 못할 수도 있다.

이 질환들은 성장하는 태아에 영향을 미칠 수 있다. 클라미디아(chlamydia)는 감염된 산도를 태아가 통과하면서 폐렴과 눈 충혈을 유발하고 임질균(gonorrheal organisms)은 관절의 염증과 패혈증을 유발할 수 있다. 매독균은 태반을 통과할 수 있어서 태아감염을 유발하는데 매독에 감염된 태아의 약 40%가 자궁 내에서 사망할 수 있고, 생존한 태아의 10%가 장애를 가지고 있거나 혹은 출생 후 이상이 진행될 수 있다. 이러한 장애는 신경조직에서부터(간질발작, 난청) 뼈, 비장, 간, 피부, 림프절까지 사실상 어느 조직도 포함할 수 있다. 선천성매독(congenital syphilis)을 가진 영아와 아동에서는 발달장애와 근육기형이 가장 흔한 합병증이다.

임신한 여성이 감염된 사실조차 모른다면 더욱 문제가 심각해진다. 따라서 모든 임신한 여성은 임신을 하면 곧바로 임질, 매독, 클라미디아 검사를 해야 한다. 이 질환들은 임신 초기에 기형을 발생시키지 않는 항생제(nonteratogenic antibiotics)로 간단하고 빠르게 감염을 근절할 수 있지만 합병증이 발생한 후의 치료는 무척 어렵다. 따라서 모호하고 비특징적인 증상을 가진 젊고 성생활이 활발한 여성은 이러한 질병에 대한 관찰과 주의가 필요하다.

헤르페스 감염

단순헤르페스바이러스(herpes simplex virus, HSV)는 음부와 경부의 편평상피에서 수포성 병변이 원인으로(**그림 17-5**) 성접촉에 의해 감염된다. 입술과 구강점막에서 구순헤르페스(cold sores)를 유발하는 바이러스는 HSV-1이다. 구강-성기 접촉에 의해 대부분 전달되는 생식기계 감염은 HSV-2에 의한 것보다 수포가 덜 심하고 덜 예측적이다.

HSV-2는 단지 생식기 헤르페스만을 유발한다. 전파는 수포가 발생했을 때 일어날 수 있으나, HSV-2는 정상처럼 보이는 피부로부터도 떨어져 나올 수 있다. 전파 후 약 2주 후에 환자는 외부생식기에 수포의 소낭(crop)이 발달한다. 이들은 예민하게 고통스러우며 대략 2주 정도 지속된다. 이 바이러스는 신경계에 자리를 잡고 있다가 정기적으로 재발하여 통증과 불편감을 동반한다. 또한 감염된 여성은 성적 관계에 있어서 거부를 당하거나 낙인찍혔다고 느끼기 때문에 빈번하게 심리적 손상을 입으며 생식기 헤르페스 전염이 활발할 때 질 분만으로 태어나는 아이에게는 심각한 파종성 감염(disseminated infection)이 나타날 수 있다. 활동성 병변을 가진 여성에서 태어나는 아기는 제왕절개를 통해 출산해야 한다.

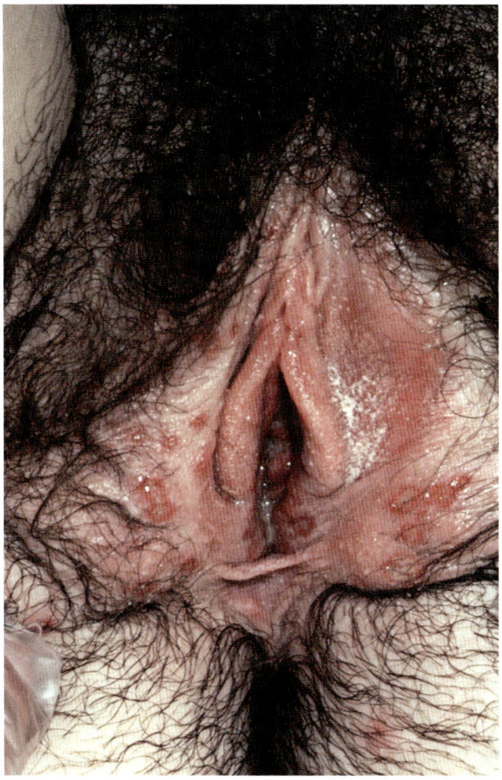

그림 17-5 생식기 헤르페스. (© Wellcome Trust Library/Custom Medical Stock Photo.)

일반적으로 감염된 여성은 일 년에 약 다섯 번 정도 생식기 헤르페스가 발생한다. 그러나 빈도와 활동성은 시간이 지나면서 감소하는 경향이 있다. 바이러스를 근절하기 위해 알려진 좋은 방법은 없으나 몇 개의 항바이러스성 약품은 정기적인 재발 기간과 농도를 감소시킬 수 있다.

참고 17-1 여성생식기 감염

원인
- 성전파성 박테리아, 바이러스 혹은 기생충
- 효모균의 과잉성장

병변
- 자궁관, 난관주위 조직, 경부, 질 그리고 음부 피부의 감염

발현
- 종종 없음
- 골반염증성 질환
- 불량한 임신 결과
- 불임
- 통증, 소양증, 질분비물, 성교 시 불편감

첨형콘딜로마

여러 유형의 **인유두종바이러스(human papillomavirus, HPV)** 혈청형은 인간에게 질병을 일으키는 것으로 알려져 있다. 인유두종바이러스는 자궁경부암과 성기사마귀로 알려진 **첨형콘딜로마(condylomata acuminata)**를 유발한다(**그림 17-6**). 이러한 병변은 성병으로 전염되는 것을 제외하고는 일반적인 피부사마귀(common skin wart)와 유사하고(심상성사마귀, verruca vulgaris) 촉촉한 점막에 발생하는 경향이 있다. 첨형콘딜로마를 유발하는 HPV 바이러스 종류가 다르기 때문에 첨형콘딜로마가 자궁경부암의 위험성을 증가시키지는 않는다. 그러나 HPV 바이러스는 생식기-생식기접촉에 의한 것뿐만 아니라 구강-성기접촉에 의해서도 전염되는 것으로 나타난다. 후두에 재발되는 편평유두종(squamous papillomas)은 HPV로 인한 것으로 생각되며 HPV는 또한 후두 편평암종과의 관련성도 점차 증가하고 있다. 콘딜로마는 부인과 검진에서 쉽게 관찰된다. 일반적으로 성기 피부와 점막에 작은 혹으로 나타나지만, 가끔은 크기가 상당히 클 수 있다. 종종 자연적으로 사라지지만 불편하다면 액체질소를 이용하여 치료할 수 있으며 매우 클 경우에는 외과적 수술로 제거할 수 있다.

표재성 질감염

트리코모나스 질염(**그림 17-7A**) 역시 성병으로 감염되는 원충 기생충 감염이다. 이로 인한 **질편모충증(트리코모나스증, trichomoniasis)**은 앞서 언급한 다른 성병과 같이 동일 인구학적 상황에서 가장 흔하다. 트리코모나스는 질에서 녹황색, 거품, 악취나는 분비물과 회음부의 가려움, 성교 시 불편감 그리고 때때로 요도염을 일으키지만 상부생식기에 영향을 미치지 않아서 배란 혹은 착상, 임신을 방해하지는 않는다. 하지만 질염은 매우 불편하다. 쉽게 관찰되는 질 분비물의 검사로 진단을 내리고 항생제로 치료한다.

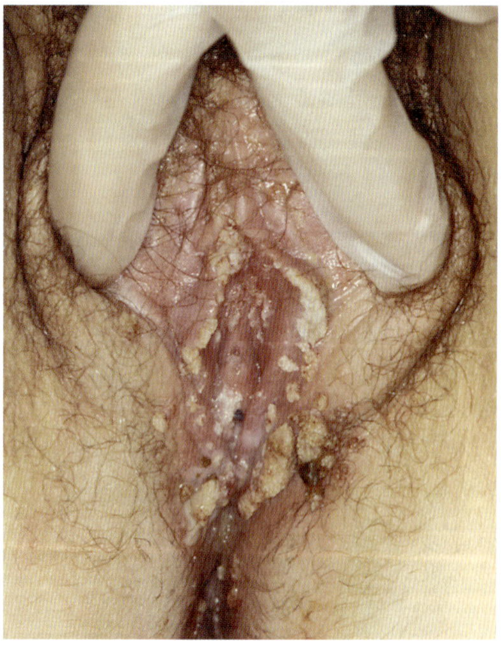

그림 17-6 첨형콘딜로마. (Courtesy of Joe Millar/CDC)

칸디다(**그림 17-7B**)는 일반적으로 질에 존재하는 진균류이다. 특정조건에서 과다한 수로 성장하고 표재성 질염(superficial vaginitis) 혹은 외음부 질염(vulvovaginitis)을 발생시키며 일반적으로 효모감염(yeast infection)으로 불린다. **칸디다증(candidiasis)** 증상은 가려움, 통증, 성교 시 불편감 그리고 희고 연한 치즈 비슷한 백색분비물을 포함한다. 칸디다의 과도한 증식은 질에 정상적으로 존재하는 어떠한 증상 혹은 이상이 발생하지 않는 다른 세균의 존재에 의해 예방된다. 예를 들어 정상 세균이 사라진다면 항생제 사용과 함께 칸디다는 급증한다. 면역억제, 화학요법, 임신, 당뇨 그리고 경구피임제 사용은 칸디다증을 증가시키는 원인이 된다. 칸디다증은 도말표본 혹은 질 분비물 배양에 의해 진단될 수 있다. 치료는 국소적으로 바르거나 구강으로 섭취하는 항진균제와 곰팡이 성장에 영향을 주는 기저조건을 조절하는 것을 포함한다.

자궁내막증

자궁내막증(endometriosis)은 인접장기(자궁, 방광, 항문)의 복막 표면뿐만 아니라 보통 난소와 자궁 밖, 자궁내막조직에서 발생하며, 이 조직의 기원은 불분명하다. 전이성 가설(metastatic hypothesis)은 여성의 90%에서 관찰되는 이전 월경 동안 나팔관에서 복강으로 흘렀던 약간의 자궁내막의 소부분을 근거로 하고 있다. 자궁내막의 이 작은 부분들은 골반장기 혹은 복막내막에 이식될 수 있다. 그 외 화생가설(metaplastic hypothesis)은 복막강과 골반조직의 중피 내막 스스로 자궁내막 형태의 선과 기질(stroma)을 야기하는 것을 암시한다.

그러나 자궁 외에 있는 자궁내막조직은 에스트로겐에 반응하며 자궁내막분비의 증식과 퇴화의 주기를 겪는다. 자궁내막의 작은 병변으로부터의 출혈은 심각한 통증을 일으킨다. 즉, 생리 시와 성교 시 통증, 결함 시 통증(pain

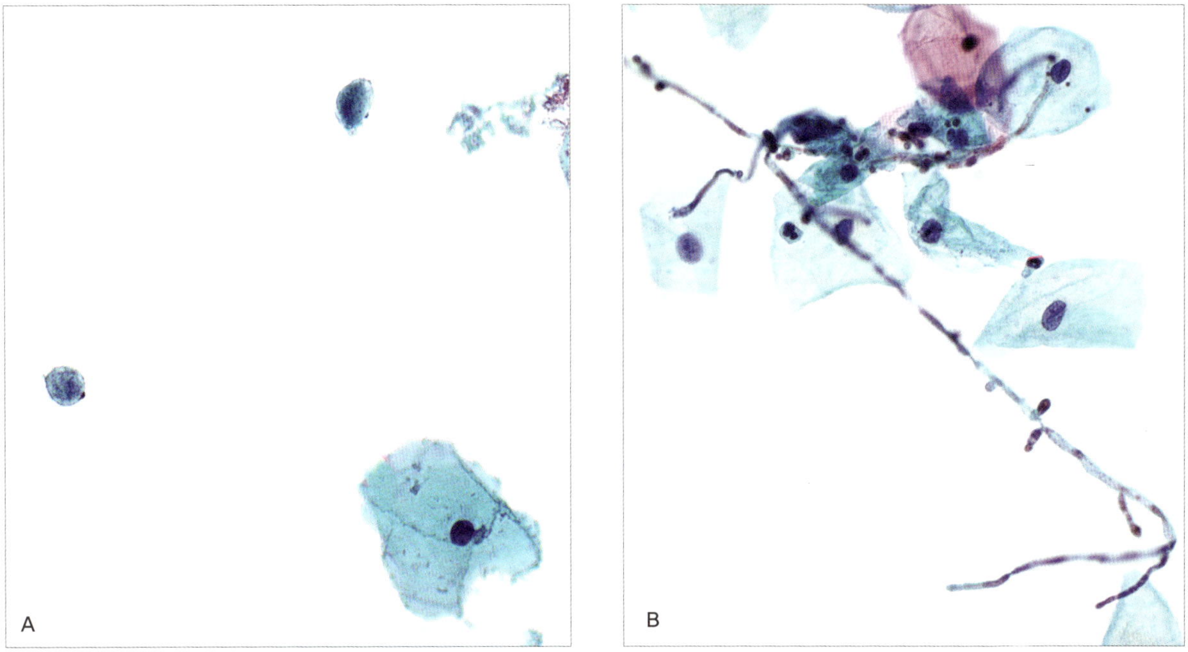

그림 17-7 A: 트리코모나스균. 오른쪽 아래 종이 같은 세포질 조직의 큰 파란색 세포는 정상편평세포이다. 두 개의 작은 둥근 구조물은 트리코모나스균이다. B: 칸디다. 정상편평세포와 급성염증세포는 칸디다의 실모양 균사 형태로 주위에 길게 집락을 이룬다.(Courtesy of Dr. Josephine Harter, Department of Pathology and Laboratory Medicine, University of Wisconsin School of Medicine and Public Health.)

with defection), 배뇨 시 통증 그리고 일반적인 비특이성 골반통증이다. 이 통증은 자궁내막 병변으로 인해 발생하거나 혹은 결국 유착에 의해 나타날 수 있다. 자궁내막증은 미국 여성의 15%에서 영향을 미친다. 주로 25~35세에서 발생하며 가장 일반적인 증상은 골반통증이다. 골반통증을 가진 여성의 약 80%가 자궁내막증을 갖고 있다. 자궁내막증의 경우 자궁내막 병변의 제거와 유착을 용해하기 위해 복강경 수술을 많이 시행한다.

다른 합병증도 발생할 수 있으며 자궁관의 상흔은 불임을 일으킬 수 있다. 난소표면에 큰 자궁내막증(endometriomas)(그림 17-8)과 출혈성 내강은 난소의 염전(torsion) 혹은 허혈성 질환의 결과에 따른 난소주위 염전을 일으킬 수 있다. 자궁내막증은 일반적으로 급성통증을 동반하며 응급수술을 요하는 심각한 상황을 초래한다. 마지막으로, 자궁내막증은 종종 난소의 특정 암과 연관되어 있고 분자연구에서 증명된 유전적 변화는 자궁내막증이 암의 진조가 될 수 있음을 시시한다.

기능부전성 자궁출혈

기능부전성 자궁출혈(dysfunctional uterine bleeding, DUB)은 미국에서 비정상 질 출혈의 가장 일반적인 원인

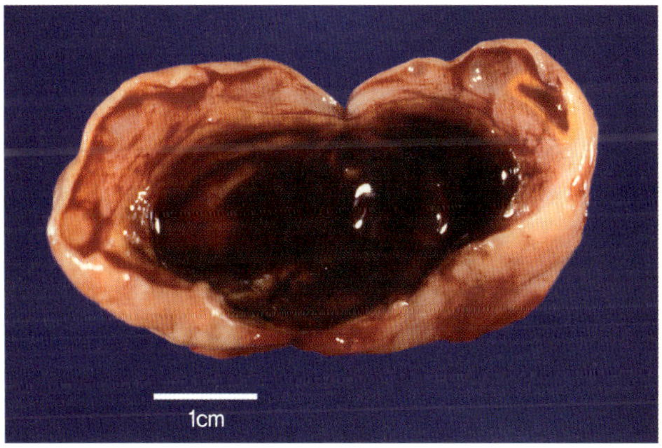

그림 17-8 자궁내막증. 출혈성 내용물을 보여주기 위해 낭포성 난소가 열려 있다.

참고 17-2 자궁내막증

원인

자궁강 외부의 자궁내막 조직은 월별 호르몬의 유출에 반응한다.

병변

복막 표면의 사궁내박선과 기질의 중심

자궁내막증

발현

통증

난소염전

불임

으로 자궁내막암이나 임신 합병증과 같은 구조적 결함에 의한 출혈이 아닌 비정상적인 자궁의 출혈이다. 기능부전성 자궁출혈은 난소주기의 호르몬 조절 장애의 결과이다. 배란의 실패는 무월경을 초래할 수 있으나, 때로는 반대로 과도한 출혈이 발생할 수도 있다(월경과다 혹은 자궁출혈). 배란이 발생하지 않는 경우 황체 발달이 되지 않고 프로게스테론이 생성되지 않는다. 에스트로겐은 자궁내막의 성장을 자극하고 자궁내막은 프로게스테론의 저항을 받지 않는 지속적인 에스트로겐에 노출된다. 이것은 분비의 변화를 겪지 않고 주기 내내 성장한다. 자궁내막은 결국에는 매우 두꺼워져서 혈액공급보다도 빨리 성장한다. 생리 흐름은 당시 자궁내막의 괴사가 일어나고 많은 것들이 남아 있기 때문에 평소보다 더 많다. 무월경 혹은 과다한 자궁출혈을 초래할 수 있는 많은 다른 질병들이 있을 수 있으므로 영양, 내분비계 기능, 해부학적 구조 및 종양에 대한 철저한 검사 후 진단하는 것이 필요하다. 임신 초기 몇 주 안에는 비정상적 출혈이 있을 수 있으며 각종 피임약에 의한 호르몬 불균형이 비정상적 출혈을 유발할 수 있다. 따라서 기능부전성 자궁출혈은 다른 기질적인 원인이 모두 제거된 후에 진단된다. 종종 호르몬의 과다 혹은 결핍은 출혈의 시기에 기초하여 단순하게 추측되고 여성의 생리주기보다는 임상검사에 의해 결정된다.

기능부전성 자궁출혈은 난소주기가 불규칙하기 때문에 불임을 유발할 수 있다. 종종 폐경 전 호르몬 주기가 통제되지 않는 여성에서 폐경이 되기 전 마지막 가임시기에 발생하며 이때에는 심하게 지속되는 출혈에 의한 철결핍성 빈혈을 주의해야 한다. 드문 경우 출혈이 너무 심해서 출혈성 쇼크가 올 수 있다. 기능부전성 자궁출혈은 호르몬 주기의 약품, 즉 자궁내막의 환경을 유지하기 위한 피임약으로 치료된다. 자궁내막을 안정화시키기 위해 프로게스테론이 사용되고 출산 연령층의 여성이나 출산을 유지하기 원하는 여성에서는 호르몬촉진치료가 더 선호된다. 만약 출혈이 심하거나 경구피임약의 제공에도 불구하고 호르몬이 조절되지 않으면 출혈을 영구적으로 끝내기 위해 자궁적출술(hysterectomy)을 시행한다.

참고 17-3 기능부전성 자궁출혈

원인
무배란을 초래하는 호르몬 불균형

병변
과도한 자궁내막 조직

발현
월경과다
자궁출혈
철결핍성 빈혈
심한 경우에 출혈성 쇼크

비만

비만은 여성생식기에도 문제를 유발한다. 지방조직은 안드로스테네디온과 테스토스테론과 같은 순환 중인 안드로겐(androgens)을 변환하는 방향화효소(aromatase)를 포함하고 있다. 안드로겐 호르몬은 남성에 비해 훨씬 적은 양이지만 여성에서는 부신과 난소에서 정상적으로 생성된다. 지방세포는 비만여성에게서 에스트로겐의 수치를 증가시키기 위해 순환하는 안드로겐을 에스트로겐으로 변환한다. 과도한 에스트로겐은 난소로부터 배출되고 성숙된 난포를 자극하는 뇌하수체호르몬의 배출을 방해한다. 비만 여성은 종종 무배란 주기를 갖는다. 또한 과도한 에스트로겐은 자궁내막의 증식을 자극하고 기능장애, 자궁출혈을 일으킨다. 그러므로 비만한 여성은 불규칙한 생리주기, 무월경, DUB, 불임 등으로 고통 받는다. 게다가 장기적인 에스트로겐의 자극은 자궁내막암과 유방암을 유발하는 가장 큰 위험요소로 알려져 있다.

다낭성 난소질환

다낭성 난소질환(polycystic ovarian disease)은 배란 조절에서의 혼란과 관련된 또 다른 질병이다. 이 질병은 여성의 약 5%에게 영향을 미치고, 불규칙한 월경주기와 불임을

참고 17-4 비만으로 인한 에스트로겐 과다

원인
소비보다 과한 열량 섭취
지방조직이 안드로겐을 에스트로겐 성분으로 변환시킴

병변
비만
자궁내막증식증

발현
불규칙한 생리주기
무월경
자궁출혈
불임
자궁암(유방암도 가능)

초래하는 비교적 흔한 질병이다. 이 질병의 이름은 영향을 받은 난소의 표면으로부터 많은 수의 커다란 작은 난포가 돌출되어 있는 것에서 지어졌다(그림 17-9). 이것은 난소로부터 배출되지 않았으나 성장하기 위해 자극된 난포들의 남은 부분을 나타낸다. 호르몬 장애가 이 질병에 어떻게 영향을 미치는지 정확하게 알려지지는 않았지만 다낭성 난소증후군을 가진 여성은 고안드로겐혈증에 의해 풍부한 남성형 털의 성장, 다모증, 인슐린 저항성(순수한 제2형 당뇨병이 아닐 경우), 비만 등의 징후를 나타낸다. 과도한 안드로겐과 에스트로겐(과도한 지방조직으로부터), 인슐린 저항성은 적당한 난포의 성숙을 방해하는 것으로 알려져 있다. 주로 식사와 운동으로 인슐린 저항성, 당뇨 및 비만을 조절하고 자궁내막의 정기적인 출혈을 회복하기 위해 경구피임약을 복용하는 것으로 치료한다.

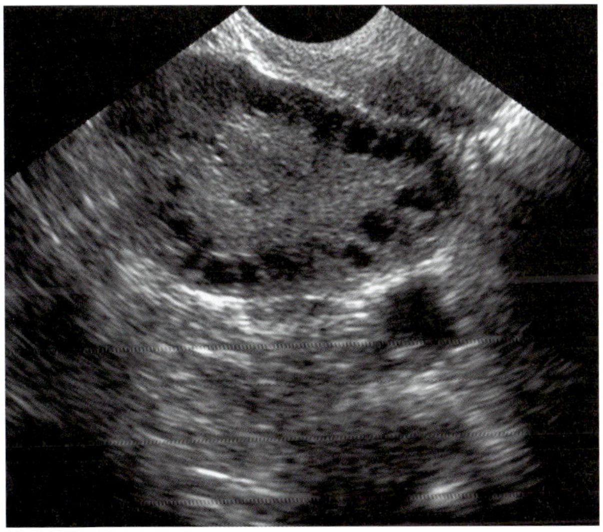

그림 17-9 다낭성 난소. 난소의 주변에 다발성 낭포가 초음파에 보인다.(Courtesy of Dr. Myron Pozniak, Department of Radiology, University of Wisconsin School of Medicine and Public Health.)

참고 17-5 다낭성 난소질환

원인
불명

병변
다낭성 난소

발현
불규칙한 생리주기
불임
안드로겐 과다, 인슐린 저항성, 비만의 증상과 연관됨

폐경

배란주기는 여성이 50대쯤 되면 점점 불규칙적으로 되다가 결국은 멈추게 된다. 폐경은 생리의 영구적인 중단으로 정의한다. 임신과 수유기간 동안 여성은 월경주기가 없지만, 이러한 배란의 억제는 가역적이며 결국 배란주기는 아기가 모유보다 이유식을 선호할 때 재개된다. 만약 여성이 양측성 난소절제술(bilateral oophorectomy) 또는 생식선의 외과적인 제거를 겪는다면 폐경은 좀 더 일찍 발생할 것이고 조기난소장애와 조기폐경의 다양한 의학적 상황이 발생한다. 일반적으로는 초경 후 약 40년 후에 생리중단이 자연적으로 발생한다.

생리중단은 난소에서 에스트로겐과 프로게스테론의 중단에 의해 발생한다. 에스트로겐 수치 감소로 난자에서 난소의 나머지는 폐쇄 혹은 쇠퇴하게 되고 자궁내막의 증식은 중단된다. 에스트로겐은 다른 장기에 광범위한 영향을 끼칠 뿐만 아니라 감소된 에스트로겐 수치는 다양한 방법으로 발현할 수 있다. 미국에서 보고된 자주 나타나는 증상들은 얼굴 홍조, 기분의 변화, 기억장애, 우울, 불안감, 불면증, 성교 시 통증, 질의 소양증과 건조함이다. 이러한 증상 중 일부, 예를 들어 홍조는 자연적으로 사라지지만 질의 소양증 및 건조함과 같은 증상은 이 부분의 수분을 유지하기 위해 에스트로겐이 필요하기 때문에 사라지지 않는다. 특히, 골다공증(osteoporosis)을 일으키는 뼈의 약화된 무기질화와 심장질환과 뇌졸중으로 이어지는 죽상동맥경화증이 촉진되지만, 몇 년 동안이나 느끼지 못하기 때문에 더욱 심각하다.

질 건조와 소양증은 에스트로겐이 포함된 크림의 국소적 도포로 치료될 수 있다. 경구호르몬요법은 낮은 에스트로겐 수치에 의해 발생되는 폐경 증상을 장기적으로 완화하는 데 효과가 있다. 그러나 에스트로겐 공급이 폐경기 증상을 조절하는 데 매우 효과적이고 에스트로겐을 복용하는 여성은 골다공증 발병률이 낮다고 보고된 연구가 있는 반면에 죽상동맥경화성 심장질환과 뇌졸중의 발생률이 실제로 증가하였다고 보고하거나 호르몬 대체요법을 한 여성에게서 자궁내막증, 유방암과 같은 호르몬에 의해 발생되는 암의 위험이 더 증가되었다는 보고도 있어 호르몬요법에 대한 논란은 지속되고 있다. 따라서 경구호르몬요법은 개인의 증상 및 다른 위험요인들을 고려한 후에 사용되어야 하며 골다공증과 심장질환은 생활양식의 조정(운

참고 17-6 폐경

원인
난소에 의해 감소된 호르몬 생산

병변
없음

발현
폐경 증상(홍조, 불안, 불면증, 기억력 장애)
질 건조함, 가려움, 소양증
가속되는 골다공증
가속되는 심혈관질환과 뇌졸중

참고 17-7 태선 외음부 질환

원인
자가면역 가능
감소된 에스트로겐

병변
백반증

발현
소양증
반흔 형성
외음부의 편평세포암에 대한 전구증일 수 있음

동, 식이) 및 고혈압 조절, 뼈의 무기질화 증진, 증가된 칼슘의 제공 및 고지혈증을 감소시키는 의약품을 복용하는 방법 등으로 예방해야 한다.

또한 모든 여성은 같은 방식으로 폐경을 경험하지는 않는다. 비슷한 사회적·경제적 수준의 여성에서도 차이가 있고 문화가 다른 경우에는 더욱 많은 차이가 난다. 미국에서는 폐경을 여성이 생식력을 잃었을 때로 정의하고 있는 반면에 아시아에서는 폐경은 남편의 가족에 의해 가상의 노예화와 임신으로부터 자유로워지는 시간으로 보는 관점이 있다. 예를 들어 일본에서는 폐경을 위한 단어가 없고 미국에서는 홍조 등은 여성을 괴롭히는 귀찮은 증상이 아니라고 보고되었다. 폐경 증상이 '모두 얼굴에 있다'고는 말하지 않는다. 이해하기 쉽지는 않지만 사회적 단어와 문화적 요인은 질병이 어떻게 인식되는지에 깊은 영향을 미친다. 이러한 다양한 차이가 비정상으로서, 단지 여성의 불편 혹은 부족감을 명명하기 위한 것이 아님을 인식할 필요가 있다.

경화태선과 만성단순태선

피부에 영향을 줄 수 있는 흑색종, 비흑색종 피부암, 수포성 질환, 사마귀와 헤르페스감염, 건선과 습진을 포함하는 모든 질병은 외음부에서도 발생할 수 있다. 경화태선(lichen sclerosus)과 만성단순태선(lichen simplex chronicus)이 외음에서 가장 흔한 두 가지 질환이다.

두 질환 모두 백반증(leukoplakia), 즉 흰색의 반이 외음부 피부에서 발견된다. 백반증을 일으키는 조건은 다양한데 악성질환의 경우도 포함된다. 따라서 이러한 병변이 있을 때에는 항상 조직생검을 하여 현미경 판독 후에 정확한 진단을 하도록 해야 한다. 이 두 질환의 이름에서 보이는 이끼(lichen)라는 단어에서 알 수 있듯이 이 질환들은 바위에서 자라는 이끼와 유사하다. 즉, 편평하고 얇고, 거칠고, 외형이 불규칙하다. 두 질환 모두 폐경기 여성에서 생기는 경향이 있고 염증성이다.

경화태선(lichen sclerosus)에서는 섬유화로 인해 기저진피는 두꺼워지는 반면에 피부는 양피지처럼 매우 얇아진다. 경화태선이 외음부 전체에 진행되면 질입구와 요도구가 수축하게 된다. 표피 아래 염증성 부위에 활성화된 T세포가 지속되는 것으로 보아 자가면역 조절이상이 병의 발병에 어떠한 역할을 하는 것으로 추측된다. 이 질환을 앓고 있는 여성은 외음부에 편평세포암이 생길 위험성이 높아진다.

만성단순태선(lichen simplex chronicus)은 폐경 이후 에 에스트로겐 감소로 인해 생기는 극심한 외음부 소양증과 관련이 있다. 이 상태에서 외음부 피부를 문지르거나 긁기 때문에 표피는 과다증식하거나 두꺼워지게 된다. 이러한 상태에는 국소적인 에스트로겐 크림의 사용이 최적의 치료이다. 이 질환은 편평세포암의 위험요인은 아니다.

과형성/신생물 질환

여성생식기의 모든 기관은 과다 증식 또는 신생물성 질환의 영향을 받을 수 있다. 이들 질환의 목록은 교재의 많은 분량을 차지하고 있지만, 이들 중 상당수가 매우 드물다. 여기서는 자궁근종(leiomyomata), 흔한 난소의 양성 질환, 가장 흔한 자궁, 난소, 자궁경부의 암종(표 17-3)에 대해 논의해 보고자 한다.

자궁의 평활근종

자궁근종(leiomyoma)은 자궁의 평활근에 생기는 양성질환이다(그림 17-10). 자궁근종은 흔히 섬유종(fibroids)으로 알려져 있다. 이러한 종양은 무성번식성(clonal)이다.

표 17-3 여성생식기 악성종양 비교

암	발생률	사망률	진단 연령	가장 빈번하게 발견되는 병기	위험요인	가장 흔한 조직학적 형태
내막암	23:100,000 여성	4:100,000 여성	폐경기 후 (평균 62세)	I	저항받지 않는 에스트로겐	자궁내막양 (자궁내막 모양의)
난소암	13:100,000 여성	9:100,000 여성	폐경기 후 (평균 63세)	IV	유전적(가족력)	장액성
자궁경부암	8:100,000 여성	2.5:100,000 여성	폐경기 후 (평균 48세)	I	성매개성 질환: HPV	편평세포
외음부암	2:100,000 여성	0.5:100,000 여성	폐경기 후 (평균 68세)	I	HPV, 경화태선	편평세포
융모막암	25:100,000 임신부	0.25:100,000 임신부	임신 후	IV	임신	융모막암

즉, 세포는 한 개의 조상세포(progenitor cell)에서 기인한 유전적인 생성과정을 공유하고 이러한 현상은 성장에 이득이 되었을 것이라고 추측한다. 이러한 세포들의 성장에는 에스트로겐이 필요하다. 자궁근종은 사춘기 전에는 발생하지 않고, 폐경 이후에는 퇴행한다. 흔히 25~35세 사이의 여성에서 매우 흔하게 발생한다. 매우 작은 자궁근종을 확인해낼 수 있는 민감한 영상학적 검사들은 가임기 여성의 75% 이상이 이 신생물을 가지고 있음을 증명한다. 이 종양의 대부분은 무증상이다. 여성의 25% 이하에서 의학적인 또는 수술적인 중재를 필요로 하는 문제를 유발한다.

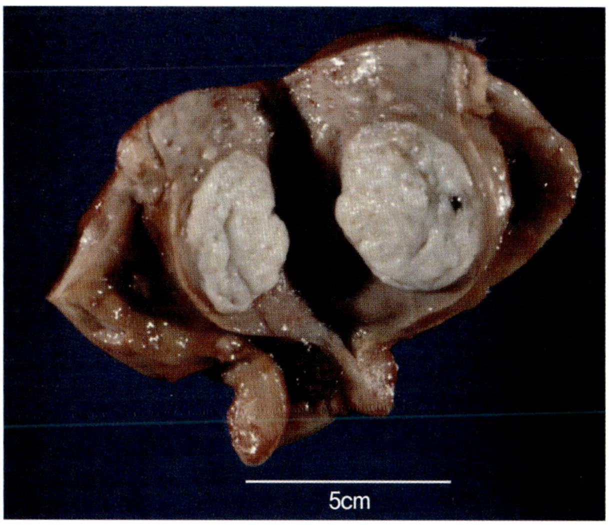

그림 17-10 자궁근종. 자궁은 열려 있고 절단면은 테두리 속에 잘 놓인 고형의 흰색 결절을 나타내고 있다.

자궁근종의 증상은 근종의 크기 및 위치와 관련이 있다. 만약 자궁으로 들어가는 자궁관의 입구를 막거나 크기가 너무 커서 자궁강 내를 가득 채우고 있을 경우에는 불임을 유발할 수 있다. 만약 자궁내막의 바로 아래에 위치하고 있다면 수정란의 착상이나 태반의 적절한 형성을 방해할 수 있다. 일반적으로는 임신 시에 자궁근종이 태아나 태반의 성장을 방해하지는 않는다. 태아나 태반은 임신기간 동안에 순환하는 에스트로겐이 증가하기 때문에 스스로 크기가 커질 수 있다. 만약 자궁근종이 줄기에 있는 자궁의 장막 표면에서 자라고 있다면 줄기가 꼬이거나 종양의 혈액공급이 줄어들어서 갑자기 심한 복통을 유발할 수 있다. 종양이 너무 커지면 골반을 압박하는 증상과 방광을 압축하여 요실금을 초래한다.

이외에도 자궁근종은 자주 피곤과 빈혈을 유발하는 과다월경출혈(excessive menstrual bleeding)을 초래할 수 있다. 미국에서는 대부분의 자궁절제술의 원인이 자궁근종으로 인한 과다월경출혈이다. 자궁절제술은 전신마취하에 시행되며 상당한 회복기간을 요하는 중요한 침습적인 수술이다. 수술에 동반되는 정신적인 고통만으로도 그 대가는 가볍지가 않다. 수술 이외에도 다양한 대안들이 있다. 호르몬요법(자궁에 작용하는 에스트로겐에 반작용하는 약물의 투여)은 종양을 위축시킨다. 과거 수십 년 간 덜 침습적이고 회복기간도 짧으며 자궁을 보존할 수 있는 새로운 중재법들이 개발되었다. 적출(enucleation)이나 평활근 주위로부터 종양의 외관을 벗겨내거나 초음파 종양제거술, 종양에 혈액을 공급하는 주요 동맥에 합성물질

참고 17-8 자궁의 평활근종

원인
에스트로겐 의존성 성장

병변
평활근의 양성 신생물
보통 다수임

발현
과다출혈
복부 충만감 또는 통증
불임

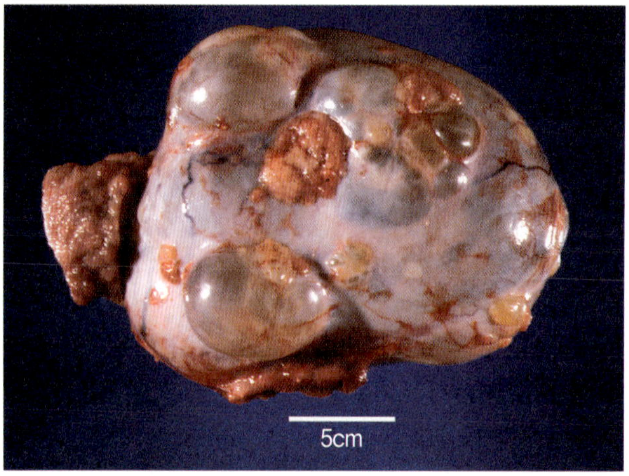

그림 17-11 난소의 장액성 낭포. 난소가 매우 크고 외부 표면이 많은 수의 얇은 벽을 가진 낭종에 의해 일그러져 있다.

을 주사해서 세포로 혈액공급을 못하게 하여 사멸시키는 섬유종색전술(fibroid embolization) 등이 그것이다.

양성 난소 종양

난소는 다른 기관에 비해서 다양한 종류의 종양들이 생길 수 있는 가능성이 많다. 종양은 낭포성일 수도 있고 고형일 수도 있다. 가장 흔한 낭포는 신생물은 아니고 낭성으로 커진 난포이거나 출혈성으로 변한 황체이다. 자궁내막증의 병소는 과도한 출혈을 겪으며 자궁내막증이라 불리는 혈액으로 가득찬 내강을 초래한다(그림 17-8). 배란되기 전에 생성된 난포들로 가득 찬 다낭성 난소(polycystic ovaries)는 이미 논의되었던 부분이다(그림 17-9). 낭종은 난소가 소위 '균형을 잃었다'고 할 만큼 커지거나 몹시 고통스러운 통증을 야기하는 난소 혈관경 주위의 꼬임과 심한 통증을 유발하는 낭종의 파열로 내용물이 복강 내로 흘러들어 왔을 때 주의를 끌게 된다.

난소의 종양은 악성보다 양성이 더 흔하다. 일반적으로 젊은 여성의 종양은 양성인 경우가 많은 반면에 폐경 전·후의 나이 든 여성들의 종양은 악성을 나타내는 경우가 많다. 난소에는 양성이나 악성으로 각각 발전할 수 있는 세 부분이 있다. 이들은 표면상피세포, 생식세포, 간질이다. 표면상피세포종양(surface epithelial tumors)은 양성이든 악성이든 간에 가장 흔한 종양이다. 이는 종양을 구성하고 있는 상피세포의 유형에 따라 조직학적으로 더욱 구분될 수 있다. 난소의 표면상피세포는 여성생식기 상피세포 종류로 구분될 수 있다. 즉 자궁경부에서 자궁내막선과 유사한 선상피세포, 세포 혹은 나팔관과 유사한 원주세포이다. 후자는 원주세포가 맑고 물 같은 액체를 생성하기 때문에 장액성 상피세포로 불린다. 대부분의 양성 표면 상피세포는 장액성 낭종(serous cysts)과 점액성 낭종(mucinous cyst)이다(**그림 17-11**). 이러한 종양들은 섬유성 조직의 다양한 등급을 가지며 각각 장액성 낭포선종(serous cystadenoma) 또는 점액성 낭포선종(mucinous cystadenoma)이라 불린다. 장액성 종양이 점액성 종양보다는 양측성으로 발생하는 경향이 많다.

생식세포와 간질에서 유래된 난소종양은 양성인 경향이 있다. 가장 흔한 생식세포 종양은 **기형종(teratoma)**으로 대부분이 피부와 피부 부속기와 비슷한 성숙세포로 이루어져 있기 때문에 흔히 유피낭종(dermoid cyst)으로 불린다. 병리학적 생성원인은 이해되지 않는다. 첫 번째 감수분열로 자동적으로 나뉘고 분화되어 성숙한 조직이 되면서 생성된 세포가 있는 난자에서 생겨난 것으로 생각된다. 기형종은 오직 한 가지 종류의 조직만 함유하고 있지는 않다. 일반적으로 피부, 위장관상피세포, 연골, 뇌, 심지어는 치아에 이르기까지 다양한 조직으로 구성되어 있다(**그림 17-12**). 기형종의 대부분은 낭포성이고 그 낭포는 머리카락이나 피지(땀샘에서 생성된 기름), 각질 파편을 포함한 다양한 물질로 차 있다. 여성에서 악성기형종은 매우 드물다.

양성간질성 종양(benign stromal tumors)에서 가장 흔한 것은 **섬유종(fibromas)**과 **난포막종(thecomas)**이다. 섬유종은 난소의 섬유성 조직에서 발생한다. 난포막 세포는 지질을 포함하고 있고 정상적으로 황체를 조밀하게 감싸고 있는 호르몬의 영향으로 활동하는 간질세포이다. 흔히 이 두 종류의 세포는 이러한 신생물 속에 같이 존재한다. 이들은 모든 난소 신생물의 약 4%를 차지하고 보통은 발견

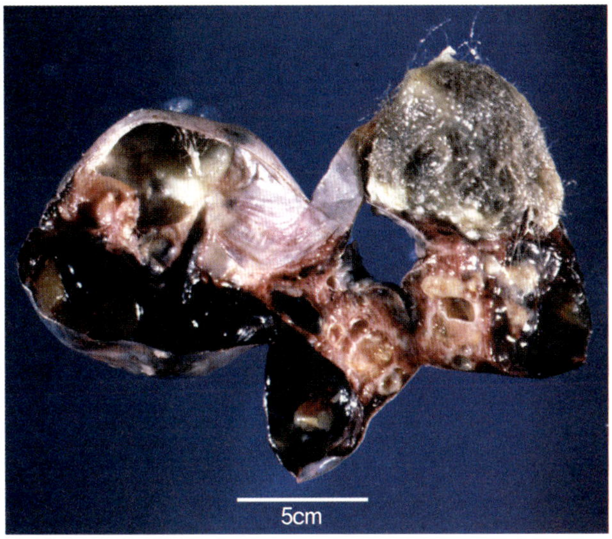

그림 17-12 기형종. 난소는 다양한 크기의 낭포성 공간을 나타내기 위해 열려있는데, 이들 중 몇몇은 혈액으로 채워져 있고 전위된 조직의 결절들을 나타내는 단단한 부분과 더불어 산재되어 있다.

되지 않는다. 이러한 종양들과 관련 있는 특이한 증후군중에 메이그증후군(Meigs syndrome)은 복수와 섬유난포막증과 관련되어 보통 우측에만 흉수증(hydrothorax)이 발생한다. 순수한 난포막종과 많은 다른 간질성 종양들은 종양에서 여성 또는 남성 호르몬이 분비되어 생리가 멈추거나 불규칙한 생리주기를 맞거나 얼굴의 수염, 유방 위축, 목소리 변화와 같이 남성화(virilization)가 되면 주의를 끌 수 있다.

난소 종양의 진단은 제거 후 조직학적 검사에 근거한다. 대부분의 난소 종양은 작고 양성이기 때문에 어떠한 종양을 제거해야 할지 결정하는 데 전문적인 판단이 필요하다. 최고의 치료방법을 결정하기 위해서는 어떠한 연령에서 특정한 종양이 발생하는 경향이 있는지, 특유의 과거력, 알려진 증상과의 관련성, 신체적 습관과 월경력, 임신력 등의 정보가 필요하다. 명백히 난소 염전 혹은 출혈로 인한 급성 통증은 수술적 응급상황이지만 모든 수술에는 생식력과 관련된 여성의 소원에 대한 이해가 선행되어야 한다.

자궁내막암

자궁내막선암종(endometrioid adenocarcinoma)은 미국 내 여성생식기 암 중 가장 흔하고 여성 전체에서 발견되는 (비흑색종 피부암을 제외하고) 네 번째로 흔한 암이다(표 17-3). 대부분은 폐경기 여성에게서 발생하는데, 예를 들어 비만한 여성이 폐경증상에 반하는 단독 에스트로겐을 복용하였거나 무배란 월경주기 때문에 불임인 경우와 같이 지속적이며, 에스트로겐에 노출기간이 길고 에스트로겐 단독 자극을 받는 것과 관련이 있다. 당뇨와 고혈압도 자궁내막암과 관계가 있다.

참고 17-9 자궁내막암

원인
무자극 에스트로겐(unopposed estrogen)
비만
고혈압

병변
선암, 보통 자궁내막 모양의 형태

발현
비정상적 질 출혈
대개 병기 I기에 발견

대부분의 자궁내막암은 폐경 이후에 생기기 때문에 출혈이 있는 경우 환자는 바로 비정상이라는 생각을 하게 된다. 따라서 자궁내막암은 자궁강 외로 퍼져나가기 전에 발견된다. 약 70% 정도의 자궁내막암이 자궁강 내에 있을 때 발견되고 따라서 자궁절제술 후 5년 생존율은 90%가 넘는다. 만약 종양이 자궁의 벽안으로 깊게 성장하거나 자궁 외로 퍼져서 방사선치료와 항암치료를 병행할 필요가 있을 때에는 생존율은 높지 않다.

조직학적으로 자궁내막암은 그 모양이 다양하다. 가장 흔한 유형은 양성 내막선(benign endometrial glands)과 유사하므로 자궁내막선암종이라고 불린다. 이 종양은 과다증식된 자궁내막에서부터 생긴다. 지속적이고 과다한 에스트로겐에 노출된 자궁내막은 과형성이 되고 추가적인 돌연변이로부터 신생물이 되는 데 취약하다. 이러한 변화는 자궁내막 조직생검을 통해 발견될 수 있으며, 단순과형성에서부터 세포학적 무정형(atypia)을 수반한 과형성 그리고 선암에 이르기까지 연속체 형태로 나타난다. 자궁내막의 과형성과 무정형을 수반한 과형성은 전암상태라 할 수 있으며 암의 진행을 예방하기 위해 치료해야 한다.

난소암

악성 난소 신생물은 양성에 비하면 극히 드물지만 현재까지 여성에게 나타나는 8번째로 흔한 암이고 여성에서의 암 사망률 5위를 차지한다(표 17-3). 양성 신생물과 같이 악성 종양도 표면상피, 생식세포 또는 기질적인 기원으로 분류되며 표면상피세포암(장액성, 자궁내막양, 점액성)이 악성 신생물의 대부분을 차지한다. **난소암(ovarian cancer)**의 원인은 밝혀지지 않았지만 유방암이 가장 강력한 관련 요인으로 추측된다. 그 외에 비만, 무출산경험자(임신한 적이 없는), 지속적인 에스트로겐 공급, 폐경 연령 등이 난소암 발생의 추가 위험요인인 것으로 보인다.

난소암은 종양이 커지는 것을 알 수 있는 특이증상이 없기 때문에 종종 난소 이외의 자궁 내 다른 기관, 림프절 또는 다른 장기에까지 이미 확산된 후에 늦게 발견된다. 여성들은 골반압박(pelvic pressure), 복부충만감(abdominal fullness), 고창증(bloating), 비뇨기계 증상 또는 변비를 호소할 수 있다. 증상의 악화가 진단적 영상으로 나타나기 전에 흔히 과민성대장증후군, 우울 또는 스트레스로 진단되기도 한다. 오직 약 15%만이 1기(난소에 국한됨)에 발견되는 반면에 60%는 4기에 발견된다. 1기에서 난소와 나팔관을 포함한 수술적 제거로 90% 이상이 치료된다. 진행된 질환에서는 양쪽 난소, 자궁과 골반림프절의 수술적 제거 후에도 추가적인 치료를 위해서 항암화학요법과 방사선요법을 병행하는 것이 필요하다. 비록 내막암 발생률이 더 높지만 난소암에서 모든 병기를 합쳐서 전체적으로 볼 때 5년 생존율은 약 50% 정도이고 매년 자궁내막암으로 사망하는 것보다 더 많은 여성이 난소암으로 사망한다.

병기(stage) 이외에 종양의 조직학적인 등급 또한 예후 판단의 기준이 된다. 현미경검사 시 장액성 종양(serous tumor)은 명백한 양성도 악성도 아니다. 그러므로 장액성 종양은 경계성 악성 잠재성(borderline malignantpotential) 종양이라고 불린다. 이러한 종류의 종양을 가지고 있는 환자들 중 일부는 여생을 질병으로부터 자유롭게 살아갈 수 있는 반면에 일부는 종양이 재발하여 악성화될 수 있다. 영역의 다른 측면에서 난소의 투명세포암종(clear cell carcinoma)은 특히 생존율이 매우 낮은 공격적인 신생물이다.

난소는 다른 장기로부터 암의 전이가 드물다. 난소로 전이되는 가장 흔한 암은 대장암, 유방암, 위와 췌장의 암이다. 난소암의 형태는 현미경적으로 매우 다양하기 때문에 난소암은 다른 부위의 암과 흡사할 수 있다. 난소로부터 생긴 암이 아니라 다른 부위에서 전이되었을 때에는 더욱 의심할 필요가 있다. 특히 두드러지는 현상은 충수의 장액성 종양과 난소의 장액성 종양이 함께 생기는 것이다. 종종, 이러한 종양들의 장액성 구성물이 복강 전체를 채우도록 퍼져서 **복강가성점액종(pseudomyxoma peritonei)**이라고 일컫는 상태가 된다. 일차적인 종양은 실제적으로 충수 종양이고 난소와 복막 부위를 포함하는 것은 이차적 양상으로 인식된다.

참고 17-10 난소암

원인
유전(가족력)
지속적인 에스트로겐 노출(비만, 무출산, 에스트로겐보충제)
폐경

병변
선암

발현
복부충만감, 골반압박
헛배부름, 오심, 빈뇨, 변비

자궁경부암

자궁경부의 편평세포암은 자궁경부암 중 가장 흔한 형태로 인유두종바이러스(HPV)가 원인이다. 자궁경부암과 HPV 간의 관련성의 발견은 매우 중요하여 2008년에는 의학과 생리학 분야에서 노벨상을 받았다. 다음해에 FDA는 자궁경부암을 유발하는 HPV에 대항하는 백신을 9~26세 여성에게 사용하는 것을 승인하였다. 한때는 여성암 사망의 주요 원인이었던 이 질환은 이제 다른 검사나 시술에 있어서 저렴하고 손쉽게 예방이 가능해졌다.

자궁경부암의 원인인 HPV는 성파트너 간에 전파되기 때문에 자궁경부암은 성매개성 질환(sex transmitted disease)이라 할 수 있다. 여러 명과 성관계를 가지거나 어린 나이에 성생활을 시작한 여성은 이 바이러스에 쉽게 감염되며 콘돔을 사용하더라도 HPV 감염을 완벽하게 막을 수는 없다. 남성은 자궁경부암을 일으키는 HPV에 의한 두드러진 병변이 발생하지 않으므로 남성 바이러스 보균자는 심지어 본인이 감염되었는지 알지 못한다.

HPV는 편평상피화생(squamous metaplasia)이 일어나는 경부 안쪽의 선세포에서 자궁경부 바깥쪽과 질의 편평상피세포로 변형(transforms)되는 부위의 미성숙세포를 감염시킨다(그림 17-13). 미성숙세포는 표면에 가까이 존재하기 때문에 바이러스에 노출되기 쉽고 편평세포에서 미성숙 세포가 성숙해갈수록 바이러스에 의해 옮겨진 유전자는 유전적 불안정성 또는 추가적인 성장에 도움을 주는 돌연변이를 유발하게 된다. 세포 내 바이러스의 존재는 조직학적으로 편평세포의 핵의 형태학적 변화에 의해 보여질 수 있다. 핵은 크고 종창되거나 혹은 수축하고 주름지며 종종 핵주변 이 투명한 운륜(halo)으로 둘러싸이는데, 이러한 변화를 원반세포증(koilocytosis)이라고 부른다. 세포의 변화된 성숙 정도는 현미경을 통해서 기저층에서부터 상피에 이르기까지 확인 가능하여(그림 17-14) 이형성증(dysplasia)을 식별할 수 있다. 이형성증은 자궁경부에서 침윤암의 전암성 병변이므로 조직검사에서 이형성증 병변이 보이는 경우 자궁경관 상피내종양(cervical intaraepithelial neoplasia, CIN)이라고 한다. CIN은 중증도에 따라 CIN-1, CIN-2, CIN-3로 등급화하며 후자의 경우에는 또한 자궁경부상피 내암(squamous cell carcinoma in situ)이라고 불린다.

HPV는 100가지 이상의 유형이 밝혀졌지만 오직 몇 개의 유형만이 자궁경부암을 유발한다. HPV 중 일부는 전암성 병변과는 상관없이 콘딜로마 또는 성기 사마귀의 원인이 된다. 미국에서 대부분의 암 유발 HPV는 HPV16과 HPV18로 이들을 고위험 인유두종바이러스라고 부른다. 대부분의 HPV 감염은 스스로 사라지기 때문에 HPV 감염이 있다고 해서 모두 암으로 발전하지는 않는다. 현재는 HPV 감염 시 유전학적 검사가 선별 도구로서 권장되지 않으며 많은 여성들이 바이러스를 갖고 있다고 확인되지만 어느 것이 중재를 필요로 하는지 예측할 수 없다. 파파니콜로 도말검사(Pap smear)는 고위험 HPV 검사 시 결과가 분명하지 않으면 시행하는 자궁경부암의 일차적인 선별검사이다.

원반세포증과 이형성증은 파파니콜로 도말검사에서 쉽게 확인된다. 성생활이 활발한 여성에서 편평상피화생이 가장 흔한 부위인 자궁경부 입구의 세포를 작은 솔을 통해 채취하고 모아서 고정한 뒤 현미경으로 관찰한다. 그림 17-15는 이형성증이 많이 진행된 편평세포의 형태학적 변화를 보여준다. 파파니콜로 도말검사 결과는 저등급 편평상피내 병변(low-grade squamous intraepithelial lesion, LGSIL)이나 고등급 편평상피내 병변(high-grade squamous intraepithelial lesion, HGSIL) 또는 편평세포암으로 판독된다. 때때로 편평상피화생 부위의 염증이 HPV 감염의 형태학적 특성을 보이는 경우가 있는데, 이러한 경우 파파니콜로 도말검사 결과는 의미미결정비정형편평세포(atypical squamous cells of uncertain significance, ASCUS)로 판독된다. ASCUS 도말의 경우에는 유전학적 검사를 통해서

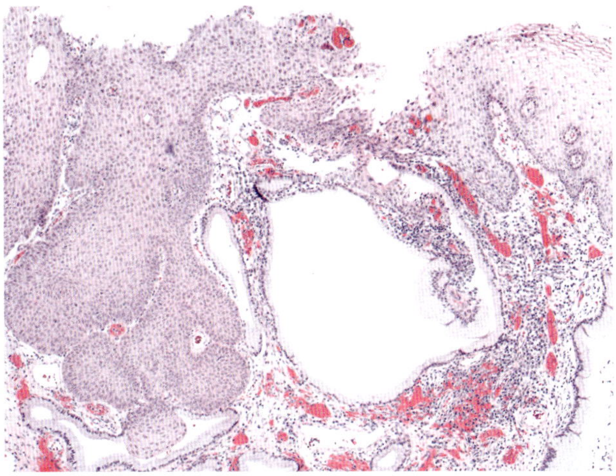

그림 17-13 편평상피화생. 사진의 우측에 보이는 것이 정상적으로 층을 이룬 편평점막층이다. 점막층의 아래쪽으로는 원주와 점액 분비선이 위치한다. 사진의 좌측에는 선들의 윤곽이 보이며, 그 선들은 편평세포로 가득 차 있다. 사진의 좌측 아래쪽에는 편평세포의 작은 군락이 선 안쪽으로 성장하고 있는 것이 보인다. 이는 자궁경부 원주와 편평점막 접합부의 일반적인 형태이다. (Courtesy of Dr. Josephine Harter, Department of Pathology and Laboratory Medicine, University of Wisconsin School of Medicine and Public Health.)

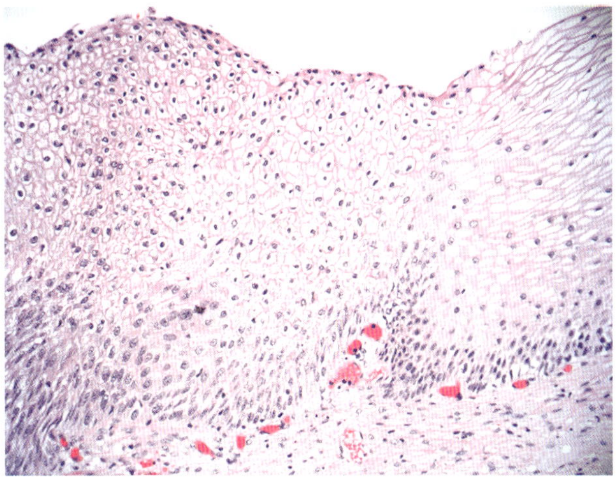

그림 17-14 이형성증. 사진의 오른쪽에 일반적인 층을 이룬 편평점막층이 보이는데, 점막의 아랫부분에는 기저세포가 작게 줄지어 있는 성숙된 형태를 보이고, 표면으로 이동할수록 핵이 점차 소실된 통통하고 다각형세포의 모습을 보인다. 사진의 왼쪽에는 세포가 군집해 있고 마구 뒤섞여 있는데 비정상적인 핵 크기와 모양을 보인다. 비정상적인 성숙은 자궁경부 편평점막 이형증의 특징이다. (Courtesy of Dr. Josephine Harter, Department of Pathology and Laboratory Medicine, University of Wisconsin School of Medicine and Public Health.)

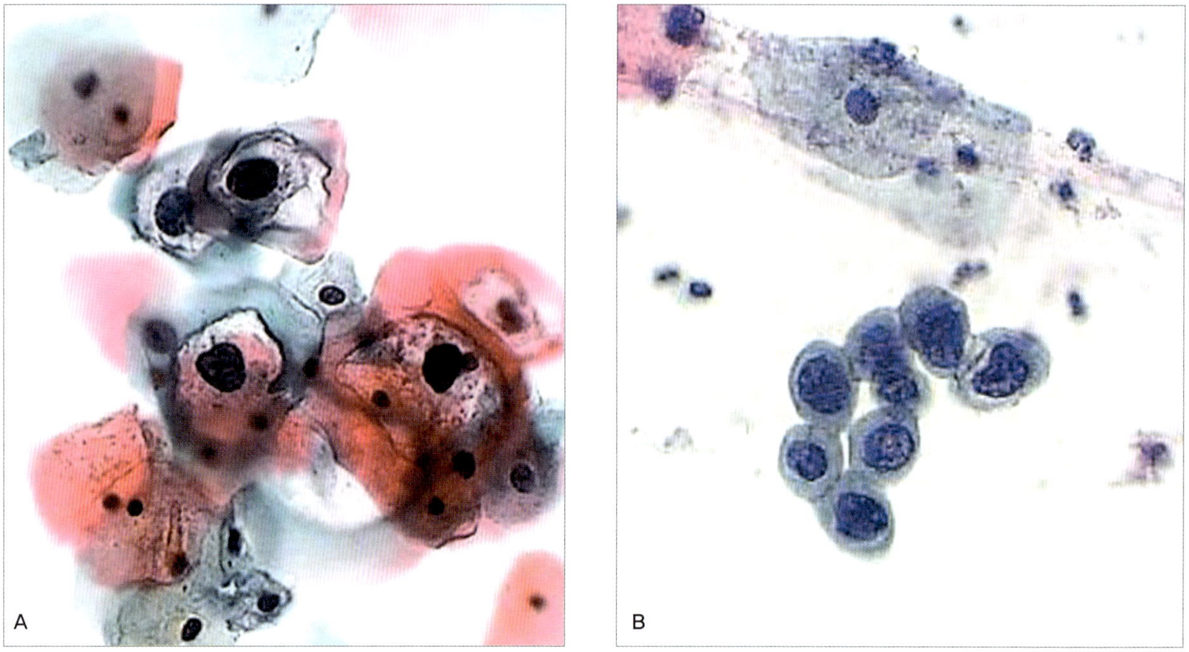

그림 17-15 A: 저등급 편평상피내 병변. 파파니콜로 도말검사. 화면의 주변부에 작은 핵을 가진 정상편평세포가 약간 보인다. 화면 중앙부의 세포는 보다 크고 어느 정도 불규칙한 핵을 가지고 있다. 이 세포들이 저등급 이형성증 세포이다. B: 고등급 편평상피내 병변. 화면의 윗부분에 정상편평상피세포가 보인다. 큰 핵과 불충분한 세포질을 가진 작은 세포들이 고등급 편평세포 이형성증을 가진 세포이다. (Courtesy of Dr. Josephine Harter, Department of Pathology and Laboratory Medicine, University of Wisconsin School of Medicine and Public Health.)

HPV 존재 여부를 검사하게 된다.

자궁경부 병변의 검사 및 치료 권장사항은 지속적으로 변화하고 있다. 일반적으로 성생활을 하는 여성은 매년 파파니콜로 도말검사를 받아야 한다. 검사 결과가 비정상이라면 더 자주 감별검사를 해야 한다. LGSIL 또는 HGSIL이 진단된 경우는 질확대경검사가 필요하다. 눈으로 보이는 병변을 조직생검하고 그 다음 치료는 조직검사 결과에 따라 계획하게 된다. CIN-2와 CIN-3 병변은 편평상피화생부위를 포함하는 자궁경부 말단 부위까지 제거하는 원추조직절제(conization)를 받게 된다. 이 시술들은 물리적으로 감염된 점막을 제거하여 감염의 확산과 암종의 발병을 예방한다. 원추조직절제는 미래에 자녀를 낳을 수 있는 여성의 능력을 저해하지 않는다. 침윤성 자궁경부암인 경우에는 방사선치료를 포함하여 더 광범위한 치료를 필요로 한다. 진행된 자궁경부암에서는 대부분 요관폐쇄와 신부전을 초래하는 국소적 침습에 의해 사망한다.

참고 17-11 자궁경부암

원인
HPV, 성매개성

병변
편평세포암종
선암(드묾)
전암 변화: LGSIL, HGSIL

발현
파파니콜로 도말검사상 비정상세포
비정상 질 출혈
자궁경부 덩어리

임신성 질환

임신성 합병증을 유발하는 수많은 문제들이 너무 많기 때문에 산과에서는 별도로 하위 전문분야를 통해서 다루고 있다. 임신 후 발생할 수 있는 퇴행성 및 종양과 관련된 몇 가지 흔한 질환에 대해 논의하고자 한다.

자연유산

다섯 번의 임신 중 최소 한 번은 임신 1기에 자연유산된다. 이러한 유산은 염색체이상으로부터 유발된 태아의 발달 이상적 결함 때문에 발생한다. 이러한 염색체의 비정상은 정자나 난자 각각에 의해서 생기는 것이므로 다음 임신은 정상적일 가능성이 크다. 환자는 경련(cramps)과 출혈을 보이며 태반조직은 자연적으로 빠져나오기도 하고 자궁경부 입구나 질 내에 남아 발견되기도 한다. 자궁경부 확대 및 소파술로 남아 있는 태반 조직을 제거해야 염증을 예방할 수 있다. 대부분의 병리학적 결과는 배아조직의 흔적 없이 태반 조직만 발견된다.

자궁외임신

전위(ectopic)는 정상위치 밖이라는 의미이고 **자궁외임신(ectopic pregnancy)** 역시 수정된 난자가 자궁강 내부가 아닌 흔히 나팔관(fallopian tube)과 같이 잘못된 위치에 착상되었다는 뜻이다(**그림 17-16**). 태아와 태반이 이러한 잘못된 위치에서 성장할 경우 나팔관은 성장하는 태아를 수용할 만큼 충분한 가소성이 없을 뿐만 아니라 태반이 자랄 수 있을 만큼 충분한 혈액공급을 해줄 수 없다. 어느 경우에라도 태아(embryo)는 사망할 수밖에 없으며 산모 역시 나팔관이나 태반에 공급되는 혈관이 파열되는 경우 생명을 위협하는 합병증에 직면하게 된다. 이는 수술이 요구되는 응급상황이며 증가하는 복통과 질 출혈, 혹은 자궁강내 출혈로 인한 약간의 현기증(light-headedness) 등에 의해 흔히 예고될 수 있다. 종종 여성이 자신의 임신사실을 모르는 경우 통증이 있을 때 급성충추염이나 난소 염전과 혼돈하게 되어 진단이 어려워진다.

자궁외임신은 상승된 hCG수치(동일 주수일 때 자궁강내 임신에서만큼 높지는 않음)와 골반검진 및 초음파에서 덩어리를 발견하는 것으로 진단한다. 만약 합병증이 아직 발생하지 않았다면 태아의 성장에 치명적인 기형유발약제인 메토트렉세이트(methotrexate)를 주사한다. 유산된 임신은 소멸되거나 퇴행할 것이다. 임신이 확실히 종결되었는지 확인하기 위해 치밀한 추적검사와 잦은 hCG 수치 관찰이 필요하다.

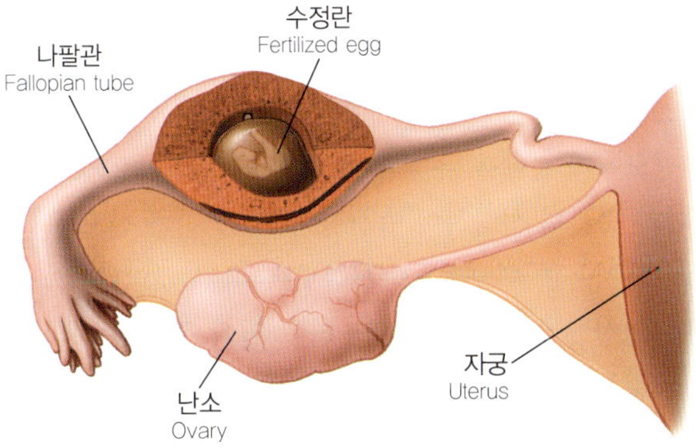

그림 17-16 자궁외임신

> **참고 17-12 자궁외임신**
>
> **원인**
> 수정란이 나팔관이나 복강내에 착상
> 위험인자: 골반염증성 질환, 자궁내막증, 복부수술, 흡연
>
> **병변**
> 태아와 태반이 나팔관이나 복강내에 있음
> 내부 혈종
>
> **발현**
> 통증
> 질의 혈종
> 초음파로 확인된 자궁외 임신
> 복강경으로 확인되는 혈종과 덩어리

자궁외임신은 일반적으로 임신의 2% 정도에서 나타나지만 나팔관이 이전에 상처를 입었을 경우에는 낭포가 관내에 착상할 가능성은 더욱 커지게 된다. 자궁외임신의 가장 강력한 위험 요소는 골반 내 염증성질환, 흔하지는 않지만 자궁내막증 혹은 이전의 외과적 수술을 받았던 경험이다. 흡연은 담배 속의 일부 화학물질들이 수정체가 나팔관 아래로 이동하는 것을 막는 경향이 있기 때문에 자궁외임신의 또 다른 매우 큰 위험요인이 된다. 한번 자궁외임신을 경험했던 여성은 또 다시 같은 위험에 처할 수 있지만 여전히 많은 경우에 자궁내임신의 성취가 가능하다.

패혈성 유산

패혈성 유산은 유산 후에 자궁의 감염과 관련이 있다. 흔히 숙련되지 않은 시술자가 무균술을 적용하지 않은 경우에 발생하며 감염이 복강 내로 퍼지면 사망하기도 한다. 치료법은 감염된 조직을 제거하고 입원하여 항생제치료를 받는 것이다.

태반장애

자궁내감염은 흔히 유산과 출생전후기/신생아기의 합병증을 유발한다.

태반의 발생은 수정 7~8일째에 자궁강 내 위치에 태아가 착상되었을 때 시작한다. 착상과 태반의 성장을 태반형성이라고 한다. 흔히 태반은 자궁저부의 내막에서 발생한다(**그림 17-17A**). 잘못된 위치에서 발생되는 경우에는 합병증이 발생할 수 있다. 만약에 태반 핵이 내막의 깊숙이 뿌리를 내리면 자궁근육층까지 침범될 수 있고 이러한 현상을 유착태반(placenta accreta)이라고 한다(**그림 17-**

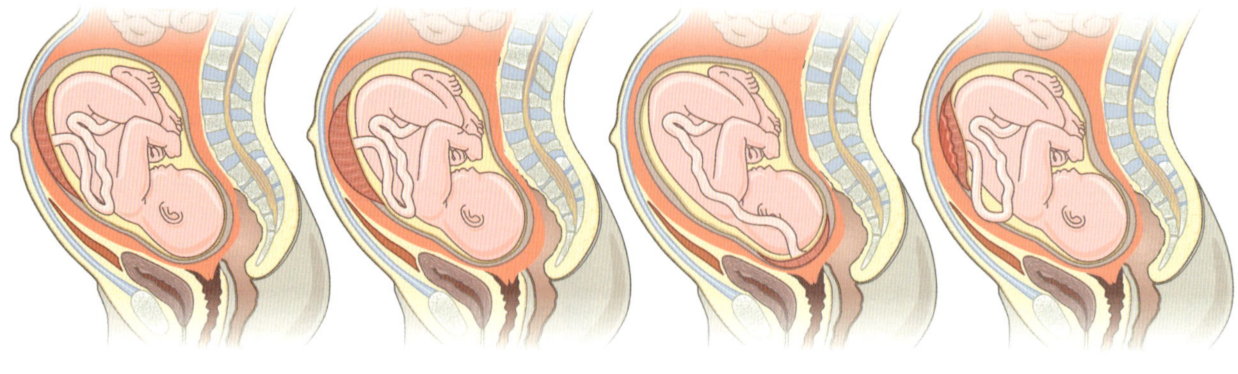

그림 17-17 태반위치 이상. A: 정상 태반, B: 유착태반, C: 전치태반, D: 태반조기박리

17B). 이는 태아의 성장에 꼭 해를 끼치지는 않지만 출산하는 동안이나 출산 후에 생명을 위협하는 출혈을 유발할 수 있다. 태반이 자궁의 아랫부분에 자리 잡으면 부분적으로 또는 완전하게 자궁경부 입구를 막을 수도 있다. 이러한 경우를 전치태반(placenta previa)이라고 한다(**그림 17-17C**). 전치태반은 태반이 태아가 나오는 입구를 막고 있어 출산 동안에 자궁경부 입구가 확장되고 태반이 찢어지면서 생명을 위협하는 출혈을 유발할 수 있기 때문에 제왕절개를 시도해야 한다.

또 다른 태반이상(disorder of placentation)으로 태반조기박리(placental abruption)가 있다(**그림 17-17D**). 박리(abruption)는 자궁에 붙어 있는 태반이 분리되는 것이다. 태반에 영양을 공급하는 혈관은 직경이 넓고 태반과 자궁벽의 공간까지 광범위하게 혈액을 공급한다. 이것은 태반조기박리에서 산모와 태아에게 역효과를 나타낼 수 있다. 산모는 많은 양의 혈액 손실로 출혈성 쇼크에 빠질 수 있고 또한 태아는 산소공급이 부족해진다.

태반조기박기는 임신의 약 1% 정도에서 생기며 보통 임신 초기 20주 이후에 발생한다. 산모가 고혈압이거나 고혈압을 유발하는 코카인 같은 약물을 사용하는 경우, 외상(자동차 사고나 추락 등)의 경우에 가장 흔하다. 또한 산모의 나이가 많을 때에도 더욱 흔하다. 제왕절개를 통한 응급 분만과 산모에게 혈액성분 수혈, 혈량 확장제 그리고 산재성 혈관내응고증(DIC) 예방과 같은 혈류역학적 지원을 하는 것으로 치료한다. 만약에 태아가 자궁 내에서 사망하지 않았다면 조산의 합병증과 저산소성 뇌손상을 겪게 될 것이다. 이러한 박리 상황에서 태어난 아기의 약 10%가 사망한다.

참고 17-13 태반조기박리

원인
산모의 고혈압
코카인
외상

병변
태반과 자궁벽 사이에 혈종 생성

발현
산모: 심한 통증과 거대한 질 출혈, 출혈성 쇼크
태아: 조산, 산소결핍성 뇌손상(anoxic brain injury), 사망

자간전증과 자간

자간전증(preeclampsia)은 고혈압과 산모의 내피의 기능부전으로 특징지어지는 생명을 위협하는 질환이다. 미국에서는 임신의 약 5% 정도에서 발생하며 산모 사망(임신과 출산 동안 합병증으로 초래된 사망)의 약 20%, 조산의 15%를 차지한다. 자간전증은 산모의 고혈압, 단백뇨, 부종으로 확인된다. 만약 발작이나 혼수 같은 중추신경계 관련 징후가 추가적으로 발생한다면, 이러한 상태를 자간(eclampsia)이라고 한다. 태아와 특히 태반을 출산하는 것은 산모에게 장애를 유발할 수 있기 때문에 치료의 목적은 태아가 충분히 성숙하여 출산할 수 있을 만큼 산모를 안정시키고 가능한 한 빨리 해산하도록 하는 것이다. 자간은 보통 임신 3기에서 흔하지만 더욱 일찍 증상이 나타나면 더 위중한 경향이 있다. 자간은 임신 20주 이전에는 발생되지 않는다.

자간전증과 자간의 병리학적 생성 기전은 완전히 명확

참고 17-14 자간전증과 자간

원인
- 손상된 태반관류로 인해 산모의 내피 기능부전을 초래하는 태반 요소들이 방출됨

병변
- 혈관수축
- 정맥의 증가된 투과성
- 응고능력 항진

발현
- 고혈압
- 부종, 단백뇨
- 경련, 혼수
- DIC 유형증후군

하지는 않다. 태반에 영양을 공급하는 내막 혈관이 잘 성숙하지 못하여 질병이 발생되는 것으로 생각된다. 태반에 산소공급이 원활하지 않으면 그것이 요인이 되어 산모의 조직 내피의 기능부전을 초래하기도 한다. 내피의 기능부전은 고혈압, 부종과 단백뇨를 유발하는 증가된 혈관 투과성, 일부의 경우에는 신체 전반의 작은 정맥에서 섬유소 혈전(fibrin thrombi)의 생성을 수반한 응고항진성(hypercoagulability)으로 발현하는데, 이는 산모의 조직 관류를 손상시킬 수 있다.

자간전증은 첫 번째 임신과 다태아임신에서 가장 흔하다. 산모는 흔히 갑자기 붓거나 머리가 아프고 시야에 이상이 생기기 전까지는 아무런 이상증상을 느끼지 못한다. 더욱 흔하게는 정기적으로 계획된 산전 검사 시 발견될 정도로 아무런 증상이 없기도 한다.

임신성 영양아세포 신생물

태반조직은 태아의 성장신호와는 무관하게 자라고 발전되면서 신생물화될 수 있다. 신생물성 태반조직은 임신 중이나 임신 후에 발생되므로 어떤 면에 있어서는 임신과 관련이 있다. 태아를 우선적으로 감싸고 있는 세포층과 태반의 융모로 발전되는 영양막(trophoblast)으로부터 악성세포가 발생한다.

대부분의 임신성 영양아세포 신생물(gestational trophoblastic neoplasms)은 양성이나, 이들을 **포상기태(hydatidiform mole)**라고 부르며, 그 결과로 일어나는 상태를 **포상기태임신(molar pregnancy)**이라고 한다. 포상기태는 정자의 염색체 중복으로 발생한다. 난자와 수정된 후 정자의 복제가 진행되거나 두 개의 정자가 하나의 난자와 수정되는 것이다. 만약에 난자가 어떤 유전적인 물질을 가지고 있지 않다면 '완전한' 포상기태가 되고 태아는 생성되지 않으며 난자가 유전적인 물질을 가지고 있다면 '불완전한' 포상기태가 생기는데 태아가 발달하더라도 생명을 유지하기는 어렵다. 이 모든 경우에 태반조직 각각의 융모는 투명하게 부풀어서 포도송이와 유사하게 된다(그림 17-18). 일부 포상기태에서 비정상적인 융모막융모가 자궁근육층까지 깊이 침범한다. 이러한 영역의 끝에서 **융모막암(choriocarcinoma)**은 침윤하고 전이되어 급속하고 넓게 퍼진다. 이는 기존에 포상기태가 있었거나 완벽하게 정상적인 태반 어디에서도 생겨날 수 있다.

임신성 영양아세포 신생물은 hCG를 분비하기 때문에 혈액이나 소변에서 측정될 수 있다. 사실상 질 출혈, 제태연령에 맞지 않는 과도한 자궁의 성장, 초음파상 비정상적인 태반조직과 태아의 부재가 확인되기 전까지 많은 포상기태 임신에서 산모는 자신이 정상적인 임신을 했다고 믿을 수 있다. 양성 포상기태임신(benign molar pregnancies)의 치료는 신생조직을 수술적으로 제거하고 지속적인 hCG 측정을 통해 재발되지 않음을 확인하는 것을 포함한다. 융모막암은 성장이 매우 빠르고 유사분열로 활성화되

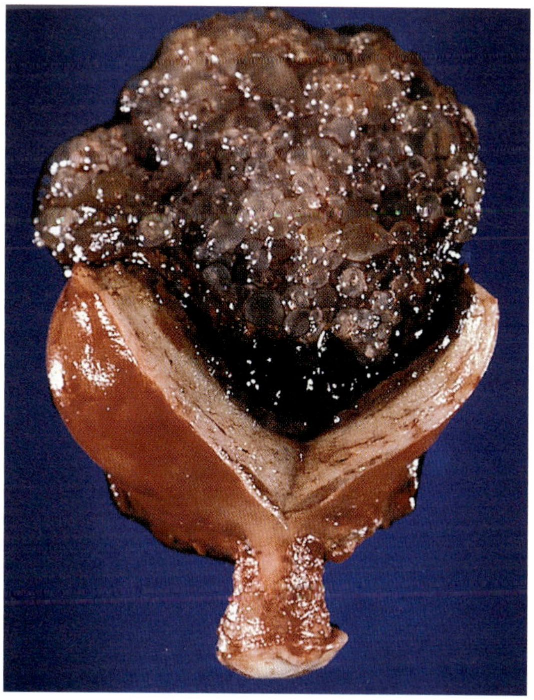

그림 17-18 포상기태. 자궁이 열려 있는 상태이다(자궁경부는 자궁 아랫 부분에 원뿔모양의 형태임). 자궁내강으로부터 반투명의 수포 덩어리들이 밀려나오고 있다.

참고 17-15 임신영양막병

원인
- 부계의 염색체 복제
- 이전의 기태 또는 비기태임신의 악성 변형

병변
- 포상기태
- 융모막암

발현
- 질 출혈
- 재태 연령에 부적절한 자궁크기
- 제태 연령에 부적절한 hCG
- 초음파상 기태와 대부분 태아의 부재가 나타남

어 있기 때문에 비록 광범위하게 전이되었다 하더라도 항암치료제에 매우 민감하게 반응한다. 미국에서는 포상기태임신이 드물다.

포상기태는 임신 1,000~2,000건 중 1건 정도에서, 침윤성 포상기태는 포상기태의 오직 일부에서만 발생하고 융모막암종은 40,000건 중 1건 정도로 발생한다. 예를 들어 아프리카나 아시아 같은 세계의 다른 지역에서는 이유는 설명할 수 없지만 발생률이 훨씬 더 높다. 일반적으로 임신성 영양아세포질환은 미국에서 부인과학종양의 약 1%를 차지한다.

장기부전

수정(fertility)과 불임(infertility)은 둘 다 중요한 건강관리 문제이다. 가임기(childbearing years) 동안의 대부분의 여성들은 얼마 동안은 일시적 혹은 영구적인 불임을 원한다. 출산 조절을 위한 일시적인 불임(temporary infertility)은 물리학적으로 자궁경부를 막거나(diaphragm), 살정제(spermicidal chemicals), 물리적인 삽입물로 피임(자궁내 장치), 배란억제호르몬(경구피임제), 착상저해 호르몬제(morning-after pill, 사후피임약) 등으로 이루어진다. 영구불임(permanent infertility)은 나팔관의 일부를 묶거나 잘라내는 방법을 통해서 이루어진다. 확실히 자궁 또는 난소를 제거하는 것이 불임의 한 방법이지만 불임을 목적으로 이러한 수술이 이루어지지는 않는다. 콘돔은 피임에 있어서 가장 효과적인 또 다른 방법이다. 정자의 통과를 막아줄 뿐만 아니라 AIDS를 유발하는 HIV바이러스를 포함하여 대부분의 성병 전파도 막아준다. 정관절제술(vasectomy), 즉 고환에서부터 음경까지 정자가 이동하는 정관을 절단하는 것은 남성에게 있어서 영구적인 불임을 초래한다. 이러한 기술들은 바람직할 수도 혹은 그렇지 않을 수도 있다. 성생활이 활발한 여성의 요구와 필요에 있어서 적절한 해결점에 도달하기 위해서는 의학적으로 전문적인 상담이 필요하다.

원하지 않은, 비자발적인 불임 또한 흔한 문제이다. 불임(infertility)은 1년 동안 성교 시 피임을 하지 않아도 임신이 되지 않는 것으로 정의된다. 가임기 커플의 약 10% 정도는 임신을 하기 위해서 의학적인 도움을 구한다. 불임 커플의 관심을 강조하는 생식내분비학 및 불임은 산과와 부인과 내의 준전문 분야로 이미 산과학, 부인과학 분야의 전문의라 하더라도 추가적인 훈련이 필요하다. 불임의 20%는 정자의 생성과 운반에 원인이 있고, 50%는 여성생식기관의 문제에 의해 초래되며, 나머지 30%는 남성과 여성 양측의 문제에 의해 초래된다. 많은 요인들이 남성과 여성에 있어서 임신을 방해한다. 예를 들면 생활양식(예: 흡연, 마리화나 사용, 여성의 과도한 운동, 스트레스), 연령의 증가, 성교 시의 신체적인 문제(예: 발기불능, 역행성 사정), 정자 혹은 난자의 생성 문제, 호르몬 불균형에서부터 자가면역질환에 이르기까지 기저질환의 상태 등이다. 불임의 평가는 이 장의 앞부분에서 논의되었던 내분비, 대사, 약물, 심리학, 해부학 전반의 접근이 남녀 모두에게 필요하다. 여기에는 뇌하수체, 난소, 부신, 갑상선, 지방세포에서 만들어지는 호르몬도 포함된다. 이러한 모든 요소 중 가장 중요한 것은 여성의 불임에 있어서 배란과, 골반염증성 질환이다. 배란(ovulation)은 앞에서 언급한 것처럼 복잡한 내분비 체계에 의해 조절된다. 그것은 뇌하수체, 난소, 부신, 갑상선, 지방조직 등에서 분비되는 호르몬을 포함한다. 이러한 호르몬의 과다와 결핍은 무배란주기(anovulatory cycles)를 유발할 수 있다. 골반염증성 질환(PID)은 상흔 조직으로 인해 자궁관 내강을 막고 난자가 자궁으로 이동하는 것을 방해한다. 관의 개방성은 드물게 수술적 방법으로 복구할 수 있다.

여성 불임의 많은 원인은 착상을 방해하는 저등급 자궁내막염에서 자궁경관점액에서 나타나는 항정자항체에 이르기까지, 고령산모에서부터 자궁구조의 선천적인 이상에 이르기까지, 자궁근종이 자궁관을 막고 있는 것에서부터 다낭성 난소증후군에 이르기까지, 흡연에서 비만에 이르기까지 다양하다. 불임은 부적절한 자궁 환경과 태반 순환 부전을 야기하는 고혈압 또는 전신홍반성낭창과 같은 전신질환의 결과일 수 있다.

그러므로 부부의 불임에 대한 평가는 남성과 여성 양측에 대한 총체적인 접근과 이들의 내분비, 신진대사, 의학적 · 심리학적 그리고 해부학적 조건에 대한 완전한 평가를 요구한다. 불임의 원인이 다양해짐에 따라 그 치료법도 다양해지고 있다. 수술에서부터 성상담, 배란유도호르몬, 정신과적 상담과 체외수정(in vitro fertilization), 때때로 정자와 난자 기증 후 자연모나 대리모에 착상시키기까지 모든 방법이 포함된다. 이러한 기술 중의 일부는 도덕적 · 법적 혹은 윤리적인 영역에서 부모됨(parenthood)의 정의를 고려하게 한다. 그러한 문제점 외에도 불임은 여성과 그의 파트너에게 심각한 스트레스와 불안의 원인이다. 부부간 불화, 성기능 부전, 우울, 불안과 실제적 혹은 인지된 사회적 비난은 불임의 흔한 후유증이다.

연습문제

1. 다음 중 난소 낭종 진단을 내리는 데 가장 좋은 검사나 절차는 무엇인가?
   A. 융모생식선자극호르몬 수치
   B. 복강경검사(Speculum examination)
   C. Pap 검사
   D. 양손 촉진법
   E. 초음파

2 통증이 있는 월경을 니디내는 용어는?
   A. 월경과다
   B. 월경곤란
   C. 초경
   D. 부정자궁출혈
   E. 폐경

3. 다음 중 성매개성 감염과 관련이 없는 것은?
   A. 자궁경부암
   B. 골반염증성 질환
   C. 칸디다증
   D. 질편모충증
   E. 이차성 매독

4. 영구적인 월경 중단은?
   A. 60세경에 발생한다.
   B. 경구 에스트로겐 보충제가 가장 좋은 치료법이다.
   C. 미국에서 여성에게 매우 드물게 증상을 유발한다.
   D. 급격한 골다공증의 진행과 심혈관계 질환과 관련이 있다.
   E. 여성생식기관 이외에는 증상을 일으키지 않는다.

5. 임신한 적이 없고 항상 정상 Pap 검사 결과를 보였던 71세 여성에게 점적 질 출혈이 나타났다. 또한 검사와 조직생검에서 암으로 진단되었다. 어떤 질환일 가능성이 가장 큰가?
   A. 자궁내막암 1기
   B. 자궁경부암 4기
   C. 난소암 1기
   D. 자궁내막암 3기
   E. 외음부암 1기

6. 35세의 임신한 여성이 24주째 정기검진을 하면서 최근 극심한 두통과 발이 붓는 증상을 호소하였다. 혈압은 160/90mm Hg이고 소변검사상 단백질 수치가 두드러지게 증가하였다. 그녀의 진단명은?
   A. 정상적인 임신에서 나타나는 변화이다.
   B. 자간전증
   C. 임신성 고혈압
   D. 자간
   E. 임신성 당뇨

7. 포상기태임신은?
   A. 지아에서 형성하는 기형종이다.
   B. 부계 염색체로부터 파생된 태반의 성장이다.
   C. 급속히 자라는 태반의 치명적인 악성 종양이다.
   D. 부계 염색체로부터 파생된 비정상 태반을 가진 태아의 성장이다.
   E. 자궁 밖에서 진행되는 임신이다.

CHAPTER 18

유방

Breast

개요

학습목표

1. 유방조직의 구조와 기능을 확인한다.
2. 유방암 문제의 중요성을 인식하고, 전 생애 위험도, 유병률, 사망률, 유방암 진단의 중위 연령에 관련된 주요통계를 확인한다.
3. 유방에 시행되는 가장 흔한 외과적 절차를 명명한다.
4. 유방 신체검진의 요소를 열거한다.
5. 유방암으로 오인되는 촉진 가능한 병변을 명명한다.
6. 유방조직의 평가에 이용되는 초음파검사와 유방촬영술을 설명하고 유방암에 추천되는 적절한 선별검사를 설명한다.
7. 급성유선염이 어떤 상태에서 일어나며 어떻게 치료하는지 설명한다.
8. 섬유낭 변화라는 용어에 포함되는 병변을 설명하고, 왜 이를 섬유낭성 질환이라고 하는지 이해하며, 유방암으로 발전할 수 있는 고위험 요소에 대한 병변을 열거한다.
9. 유방의 악성 간질종양과 양성종양을 설명한다.
10. 유방암의 위험요소를 열거한다.
11. 유방암의 예후인자를 열거한다.
12. 비침습암종과 침습암종의 차이점을 설명한다.
13. 흔한 남성 유방 병변에 대해 설명한다.
14. 핵심용어와 녹색으로 진하게 표시된 모든 용어를 정의하고 상황에 맞게 적절히 사용한다.

핵심용어

세엽 acinus
급성유선염 acute mastitis
유륜 areola
비정형 관증식 atypical ductal hyperplasia
유방암 breast cancer, BRCA
상피내암 carcinoma in situ, CIS
관확장(증) duct ectasia
관증식 ductal hyperplasia
에스트로겐 수용체 양성 estrogen receptor positive, ER positive
섬유선종 fibroadenoma
섬유낭 변화 fibrocystic change
유습문비증 galactorrhea
여성형 유방증 gynecomastia
허셉틴 Human Epidermal Growth Factor Receptor 2, Her2/neu
관내유두종 intraductal papilloma
침습암종 invasive carcinoma
수유 lactation
유관 lactiferous duct
소엽 lobule
종양절제술 lumpectomy
림프부종 lymphedema
유방촬영술 mammography
유방절제술 mastectomy
유두 nipple
옥시토신 oxytocin
엽상종양 phyllodes tumor
프로락틴 prolactin
감시림프절 sentinel lymph node
간질 stroma
다발성 유두 supernumerary nipple

구조와 기능

성숙한 유방은 **유두(nipple)**와 10~20개의 분리된 엽으로 구성되어 있으며, 배설관 또는 **유관(lactiferous duct)**이 있다(**그림 18-1**). 도관의 가지는 다른 삼차원공간으로 겹쳐 있고 **소엽(lobules)**이라 불린다(**그림 18-2**). 소선은 소엽과 유방의 유즙을 생산하는 단위인 **소핵(acini)**으로 구성되어 있다. 도관과 소핵은 두 층의 세포로 줄지어 있으며, 수축할 수 있고 유즙을 유두에 전달할 수 있는 내상피세포층과 외평활근 상피세포층으로 구성되어 있다(**그림 18-3**). 소엽 사이는 다양한 섬유질과 지방조직으로 이루어져 있다.

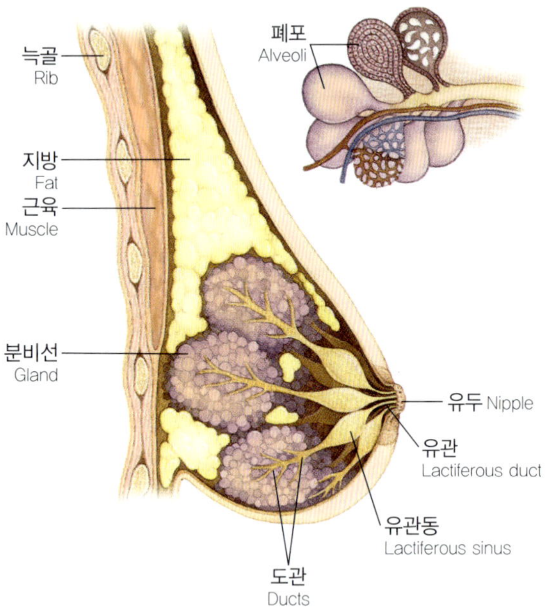

그림 18-1 유방의 도관과 소엽의 해부학적 구조

출생 시 남성과 여성의 유방은 관으로만 구성되어 있다. 자궁 내에서 모체 호르몬의 영향으로 관이 비대해져서 유방이 약간 돌출되어 보일 수 있다. 유방도관은 과형성을 겪는 사춘기 때까지 그대로 남아 있을 수 있다. 남성은 이러한 경우가 흔치 않으며, 보통은 퇴화한다. 사춘기에는 도관, 여성 유방의 확내로 인한 결합조직의 증식이 이루어진다. 월경주기 동안 에스트로겐과 프로게스테론의 생산으로 유방의 도관과 소엽이 약간씩 과형성된다. 어떤 여성은 월경 시작 전에 유방의 충만감과 압통을 느낀다. 폐경 후에 분비선이 서서히 위축되고, 그로 인해 나이 든 여성의 유방은 주로 관과 지방조직, 치밀한 결합조직으로 구성된다.

임신기간 동안 에스트로겐, 프로게스테론, **프로락틴(prolactin)** 생산 증가로 유방구조가 현저하게 변화를 일으킨다. 분비선의 증식은 소엽들의 구성으로 인해 유방 전체에서 나타난다. 유즙 생산은 출산 전까지는 발생하지 않으며 프로게스테론의 수준이 갑자기 떨어졌을 때 분비선의 상피세포에 의해 유즙이 생산된다. **옥시토신(oxytocin)** 호르몬은 평활근 상피세포 수축을 촉진하고 유즙은 관을 통해 유두로 전달된다. **수유(lactation)**는 산모가 유즙을 분비하는 것을 말한다.

수유기 후에는 처음 임신 전보다 풍부한 분비선이 남아

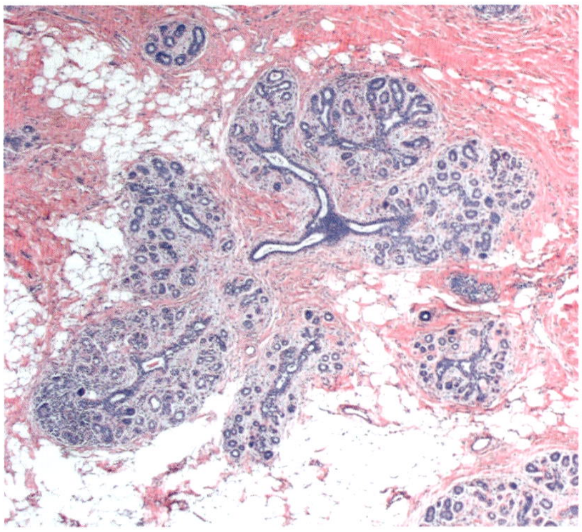

그림 18-2 유방 소엽. 섬유질(상부)과 지방조직(저부)으로 둘러싸여 있다. 소엽 중앙의 큰 관은 단단하게 군집되어 있으며, 작은 분비선 혹은 선포 끝까지 광범위하게 뻗어 있다.

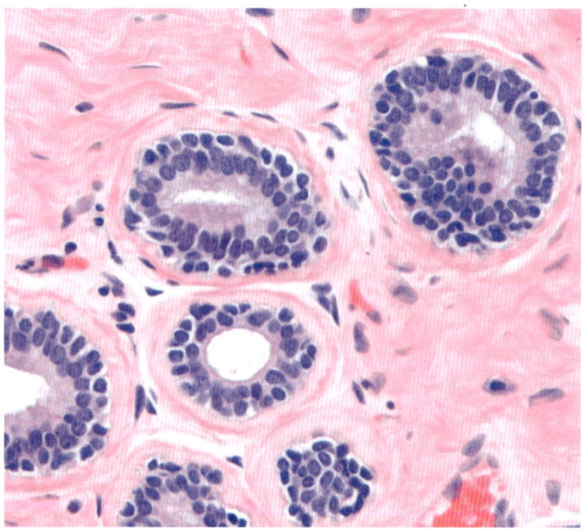

그림 18-3 유방 분비선. 각 선은 세포의 두 층(안쪽의 상피층과 바깥쪽의 근상피세포층)으로 이루어져 있다.

있을지라도 생리적 점액선의 증식이 점차 퇴화된다.

Mammo-와 mast-라는 접두사는 모두 유방을 나타낸다. Mammo-는 유방조직과 관련하여 사용되는 반면, mast-는 유방 자체를 나타낸다. 그러므로 mammography(유방촬영술)는 유방의 방사선투과시험을 가리키고, mastectomy(유방절제술)는 외과적으로 유방을 절제하는 것이다.

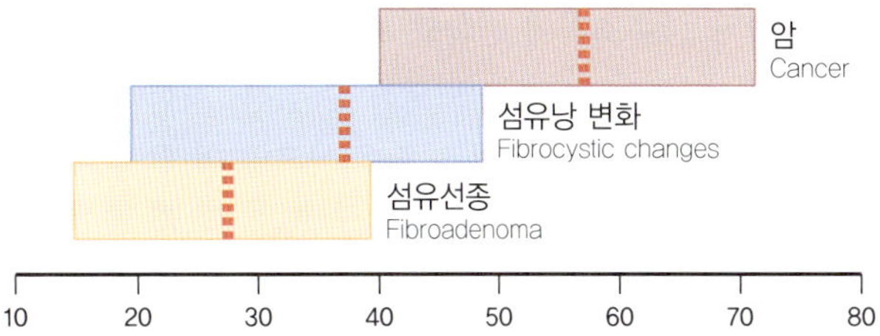

그림 18-5 과형성과 신생물 형성 병변이 흔히 진단되는 연령 범위. 빨간 점선이 평균을 나타낸다.

주요질환

유방암은 유방질환 중 가장 심각한 질병이다. 미국에서 약 8명 중 1명의 여성이 유방암으로 진단되며 매년 40,000명이 사망한다. 유방의 다른 병변은 유방암(예: 상피의 과형성)의 원인이 되거나 또는 신체검진과 영상검사(예: 섬유선종)에서 유방암처럼 보이기 때문에 중요하다. 유방 병변을 암을 우려하여 생검했을 때의 결과는 **그림 18-4**와 같다. 그래프에 나타난 것과 같이 악성보다 양성이 더 큰 비중을 차지하고 있지만, 유방암은 발생빈도가 높고 치명적인 질병이기 때문에 주의해야 한다. 과형성과 신생물 형성 유방병변이 가장 많이 진단되는 연령 범위는 **그림 18-5**에 나타나 있다.

가장 흔한 염증은 **급성유선염(acute mastitis)** 또는 유방조직의 박테리아성 감염이다. 이는 보통 여성이 모유수유를 하는 동안 발생한다. 여성이 수유를 처음 시도하거나 유지하는 것은 어려울 수 있지만, 다른 의학적 상태 때문은 아니다. 수유 선문가는 아기가 적절하게 유두를 물 수

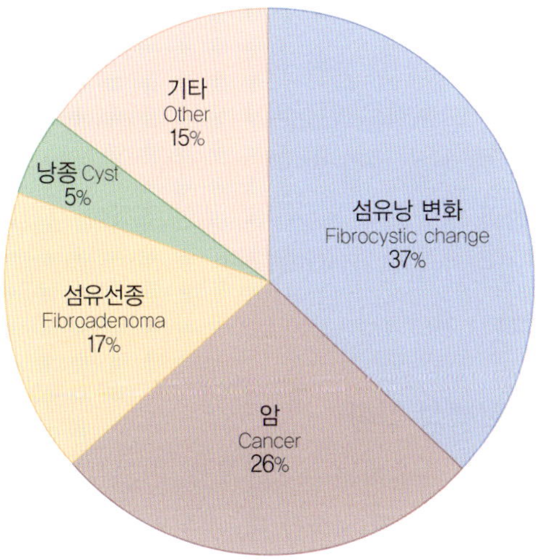

그림 18-4 암을 우려하여 생검했을 때의 결과

있도록 가르치고, 산모에게 불안과 불편감을 야기할 수 있는 모유수유와 관련된 다른 측면을 조언한다.

유방은 크기가 매우 다양하며, 유방 크기를 증가시키거나 감소시키는 수술을 시행하기도 한다. 지나치게 유방이 큰 여성은 유방의 무게로 인해 종종 목, 어깨, 등에 통증을 느끼며, 흉곽의 움직임이 제한되어 심한 경우 호흡 문제를 일으킨다. 남성은 가슴 크기에 대해 고민하지 않으며 확대 수술을 요청하지 않지만, **여성형 유방증(gynecomastia)** 또는 유방 증대는 남성을 불편하게 하고 곤란하게 만드는 요인이 된다. 여성과 마찬가지로 남성의 가슴 크기 증가는 에스트로겐의 증가 때문이다. 비만은 흔히 남성에게서 여성형 유방증을 야기시키는 주요 요인이다.

증상, 징후, 검사

유방 압통은 종종 월경주기 후반에 발생한다. 급성유선염은 국소 통증, 발적, 부종을 동반한다. 유방의 종양 병변은 보통 통증이 발생하지 않고 만져지는 덩어리가 생긴다. 우연히 발견될 수도 있지만 희망적으로 매월 유방자가검진을 통해 발견한다. 모든 혹이 암은 아니다. 섬유낭 변화와 양성섬유선종도 혹처럼 존재할 수 있다. 유방은 비정상적인 분비물을 생산할 수도 있다. **유즙분비증(galactorrhea)**은 임신과 관련 없이 유즙이 생산되는 것이다. 이러한 경우 보통 뇌하수체에서 프로락틴을 생산하는 종양에 의해 유즙이 생산된다. 혈액성의 물과 같거나 탁한 분비물은 보통 유두종과 관련이 있으며, 도관 내에 양성으로 자라거나 섬유낭 변화를 보인다. 암은 분비물이 있는 경우가 드물다.

유방검진은 시진으로 시작된다. 유방의 비대칭성, 유두 함몰, 병리적 소견을 나타내는 피부색이나 표면의 국소 적 변화를 확인한다. 시진 다음에는 촉진을 시행한다. 유방은

지방조직과 섬유조직에 변화를 보여 혹처럼 느껴진다. 섬유낭 변화에서도 덩어리가 느껴질 수 있다. 경험이 풍부한 전문가는 종양의 진행에 따른 혹과 섬유낭 변화에 따른 혹의 차이를 느낄 수 있다. 액와의 확대된 림프절을 감지하는 것은 중요하다.

유방촬영술(mammography)과 초음파는 신체검진 동안 발견된 유방의 혹을 평가하거나 유방암 스크리닝 방법으로 사용된다. 초음파는 특히 혹이 고형조직으로 구성되어 있는지, 암과 관련이 있는지, 액체가 가득 차 있는지, 양성의 낭포인지를 알려준다. 유방촬영술은 유방의 지방조직 안으로 비정상조직 석회화의 집락뿐만 아니라 고형물이 자라는 부분을 강조해서 보여주는 방사선촬영술이다. 비정상적인 석회화와 밀도 높은 불규칙한 윤곽을 가진 부분은 유방암일 가능성이 있다(그림 18-6). 유방촬영술의 주된 목적은 만져지는 혹을 평가하는 것이 아니라, 미리 선별하는 것이다. 그리고 유방암 선별검사의 목표는 덩어리가 만져지기 전에 초기에 종양을 발견하는 것이다. 조직이 조밀한 유방은 섬유조직이 비정상적인 고형물을 모호하게 할 수 있어 유방촬영술만으로는 감별할 수 없다. 이것이 40세 미만 여성의 선별검사로 유방촬영술이 사용되지 않는 이유이다.

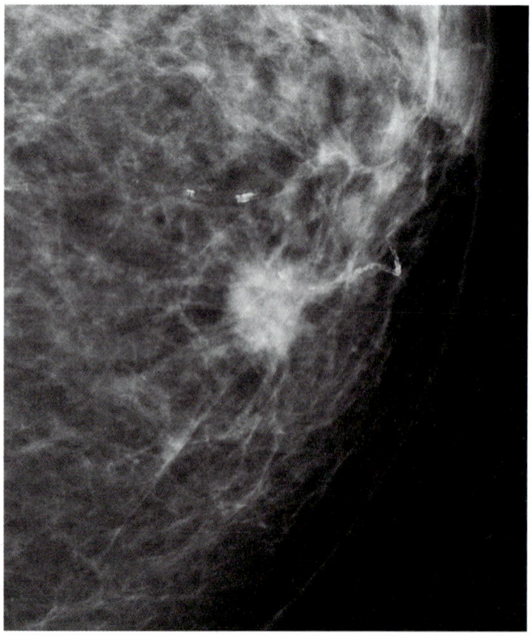

그림 18-6 유방촬영. 생검 시 유방 중간의 별모양 병변이 침습성 암종으로 밝혀졌다. (Courtesy of Dr. Lonie Salkowski, Department of Radiology, University of Wisconsin School of Medicine and Public Health.)

미국종양협회는 모든 여성이 40세부터 매년 유방촬영술을 시행하도록 권고하고 있다. 유방암의 가족력이 있어 유방암으로 발전될 가능성이 높은 여성은 더욱 조기에 선별검사를 시작해야 한다. 시간이 더 많이 걸리는 초음파는 유방의 밀도 때문에 유방조직의 적절한 시각화를 방해하는 젊은 여성에게 있어 선택적 선별양식이다. 이 장에 서술된 권고안은 논쟁의 여지가 있기 때문에 앞으로 개정될 수도 있으며, 40~50대 여성을 대상으로 하는 검사가 모든 여성에게 이로운 것은 아니다. 게다가 새로운 MRI는 유방촬영술과 초음파보다 젊은 여성과 고위험 여성에게서 유방암을 더 세심하게 발견할 수 있다.

방사선기술이 유방암의 진단을 확실히 나타내 주지는 못한다. 의심스러운 덩어리와 석회화 영역을 강조해 주기는 하지만, 진단은 조직의 생검을 통해 이루어진다. 생검은 방사선촬영술의 유도 하에 이루어진다. 처음 발견된 의심스러운 영역에 미세바늘을 삽입하여 조직을 뽑아낸다. 조직학적 검사를 통해 그 조직이 진짜 종양인지 아닌지를 밝혀내고, 등급을 나눌 수 있으며, 항암요법 시 사용할 암세포 표면의 수용체 존재 유무를 결정할 수 있다. 이러한 정보는 맞춤형 유방암 치료에 사용되고 있다.

특이질환

유전질환/발달장애

영장류는 포유류 중 특이하게 단지 두 개의 유방만을 중심선의 양측면에 각각 한 개씩 지니고 있다. 이는 4주차 배아 표면에서 형성되는 배아융기 또는 한 쌍의 유즙선에서 발달한다. 유즙선은 쇄골부터 서혜부까지 확장된다. 다른 포유 동물에서 한 쌍의 유관 단위와 유두는 이 선을 따라 발달하며, 때때로 인간의 다발성 유두(supernumerary nipple)도 이 선을 따라 발전한다. 사춘기에 에스트로겐과 안드로겐의 영향으로 유두 아래 유방조직이 성장하기 시작하여 상당한 불편감과 곤란함을 느낀다. 다발성 유두는 쉽게 수술로 제거된다.

염증성/퇴행성 질환

급성유선염은 수유하는 여성에게서 나타난다. 아기가 처음 태어나 젖을 빨기 시작할 때, 유두와 유색 피부로 둘러싸인 유륜(areolae)은 매우 건조하고 갈라지게 된다. 박테

참고 18-1 급성유선염

원인
신생아가 처음 빨기 시작할 때 유두와 유륜의 균열
박테리아, 주로 포도상구균

병변
급성염증
농양

발현
통증, 발적, 열감, 부종
농의 분비

리아는 피부의 갈라진 틈으로 들어가 감염을 유발하고 심지어 농양을 일으킨다. 급성유선염은 매우 통증이 심하고 발적을 동반한 유방의 부종, 발열이 나타난다. 중요한 것은 감염은 항생제로 제거할 수 있고, 피부의 갈라짐과 열상으로 인한 통증과 불편감은 곧 치유되므로 산모가 통증이 있어도 계속 모유를 먹이도록 하는 것이다.

원인을 알 수 없는 관확장증(duct ectasia)이라는 만성 염증은 주로 하나 이상의 도관에 나타나며, 폐경이 가까워졌을 때 발생한다. 도관은 괴사와 염증으로 가득 차 있으며 유두를 통해 방출된다. 관확장증은 혹을 생성하거나 피부에 상흔을 야기하고 암처럼 보일 수 있어 일차적으로 주의해야 한다. 유방의 외상은 흉터로 남는 국소적인 지방괴사를 일으키고 유방검진 시 암처럼 보이는 단단한 혹을 만든다.

과형성/신생물 질환

섬유낭 변화(섬유낭 질환)

섬유낭 변화(fibrocysitc change)는 유방의 상피와 기질 부분에 일어나는 다양한 변질을 포함한다. 일부 전문가들이 섬유낭 '질환'이라고 일컫는 이유는 일부의 변화가 유방암의 위험 증가와 관련이 있기 때문이다. 섬유낭 변화는 매우 흔하여 여성의 60%가 약간의 섬유낭 변화를 보이는 것으로 추측되는데, 이는 보통 양측성이다. 대부분 이 변화는 무해하고 유방암의 증가와도 관련이 없으며, 낭포와 섬유증으로 이루어져 있다. 신체검진 시 '울퉁불퉁한 덩이리'가 발견되기도 하는데, 이는 순환하는 호르몬 수치의 변화에 따라 압통이 느껴지거나 유동적인 덩어리가 만져지기 때문이다. 유방암의 위험 증가와 관련 있는 섬유낭 변화는 유방에서 비정상적으로 자라는 상피의 증식성 병변이다. 큰 도관 내에 유관 속 주변 상피세포의 국소적인 증식을 관내유두종(intraductal papilloma)이라고 부른다(그림 18-7). 이는 종종 장액성 또는 혈액성 유두 분비물 또는 작은 덩어리가 생겨 발견된다. 암은 임상소견 또는 방사선 사진으로 구별할 수 없기 때문에 유두종은 수술로 제거하는 것이 바람직하다. 대부분 증식성 병변은 관증식(ductal hyperplasia) 또는 도관 내 상피세포층의 증가로 인해 발생한다(그림 18-8). 관증식은 유방촬영술로 나타나는데, 특히 개화성이거나 넓게 퍼져 있으면 암에서 나타나는 것처럼 비정상조직 석회화와 관련이 있다. 이는 보통 덩어리나 분비물을 형성하지 않는다. 유두종과 관증식은 암으로 발

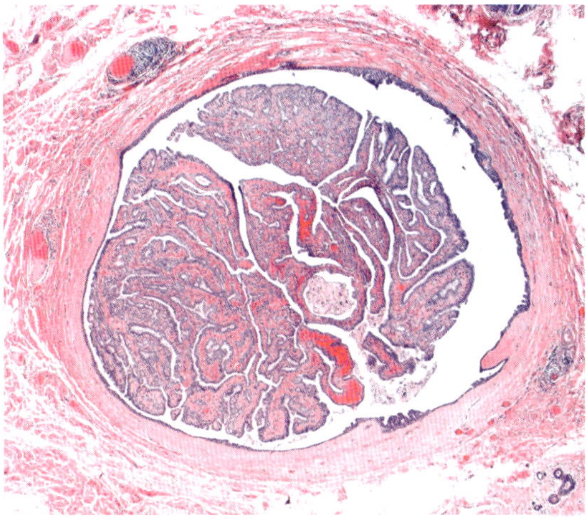

그림 18-7 관내유두종. 이 현미경 사진은 유방도관이 손가락 모양의 돌기 또는 유두돌기의 단단한 압축에 의해 채워져 있고 확장되어 있는 단면도를 보여준다. 관내유두종은 관의 성장을 막고 폐색을 야기하며 분비물 또는 혹을 발생시킨다.

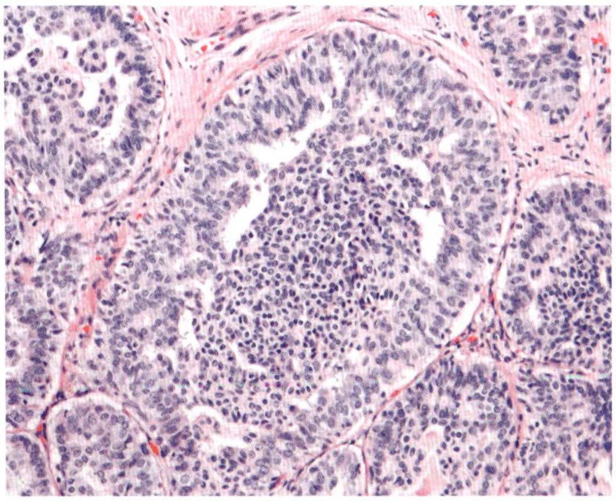

그림 18-8 관증식. 세포의 내벽은 두 층으로 구성되어 있는데 비해 도관의 내벽은 다층이다. 상피세포는 안쪽으로 자라고 사실상 관의 내강을 막는다.

참고 18-2 섬유낭 변화

원인
미상
호르몬의 변화 수치

병변
섬유증, 낭포, 번식성 상피 병소의 혼합

발현
혹, 신체검진상의 유두 분비물
혹, 낭포, 방사선상의 비정상조직 석회화
종종 양측성
확정 진단을 위한 생검 필요 시

전될 가능성이 특히 높다. 하지만 병변이 남아 있고 병변 자체가 암으로 발전될 가능성이 있을 때에는 꼭 그렇지는 않다. 암은 병변으로부터 멀리 떨어져 있는 양쪽 유방에 동시에 생기거나 반대편 유방에 발생한다. 관증식은 도관 전암 상태에서 볼 수 있는 세포와 비슷한 세포학적 이형성과 관련이 있다. 이는 비정형 관증식(atypical ductal hyperplasia)이라 불리며 암으로 발전될 가능성이 4~5배 높다.

간질종양

소엽의 간질(stroma) 또는 섬유성 결합조직의 과다증식은 단단한 덩어리 병변이 된다. 간질종양은 양성이거나 악성일 수 있다. 양성 섬유선종(fibroadenoma)은 소엽의 간질이 확장되고 상피성 관과 분비선이 압박되어 있다(그림 18-9). 이는 통증이 없고 움직이는 덩어리이며, 흔히 15~35세 여성에게 호발한다. 섬유선종은 암으로 발전될 가능성이 없으므로 굳이 제거할 필요는 없다. 그러나 도관 상피에 영향을 주는 변화(섬유낭 변화, 비정형 관증식, 암)일 경우 섬유선종의 상피로 발전될 가능성이 있다. 하지만 그러한 합병증은 거의 드물다.

간질종양이 악성일 경우 엽상종양(phyllodes tumor)이라 한다. 이 말은 악성 간질 증식이 나뭇잎 모양 같은 데 서 유래하였으며, 양성 상피에 의해 각각 둥글납작하게 둘러 싸여 있다(그림 18-10). 이 종양은 섬유선종처럼 종종 덩어리가 만져져서 발견되고 매우 빨리 자라며, 발견될 때는 크기가 상당히 크고 광범위한 외과적 절제에도 불구하고 재발된다. 엽상종양은 특이하게 40~50대에 발생하며, 섬유선종이 호발하는 나이보다 평균 10세 정도 더 많고, 모

참고 18-3 섬유선종

원인
미상

병변
분비선과 섬유조직의 양성종양

발현
분리된 유동성 있는 혹
젊은 여성에게서 발생한 경우
진단을 위한 생검

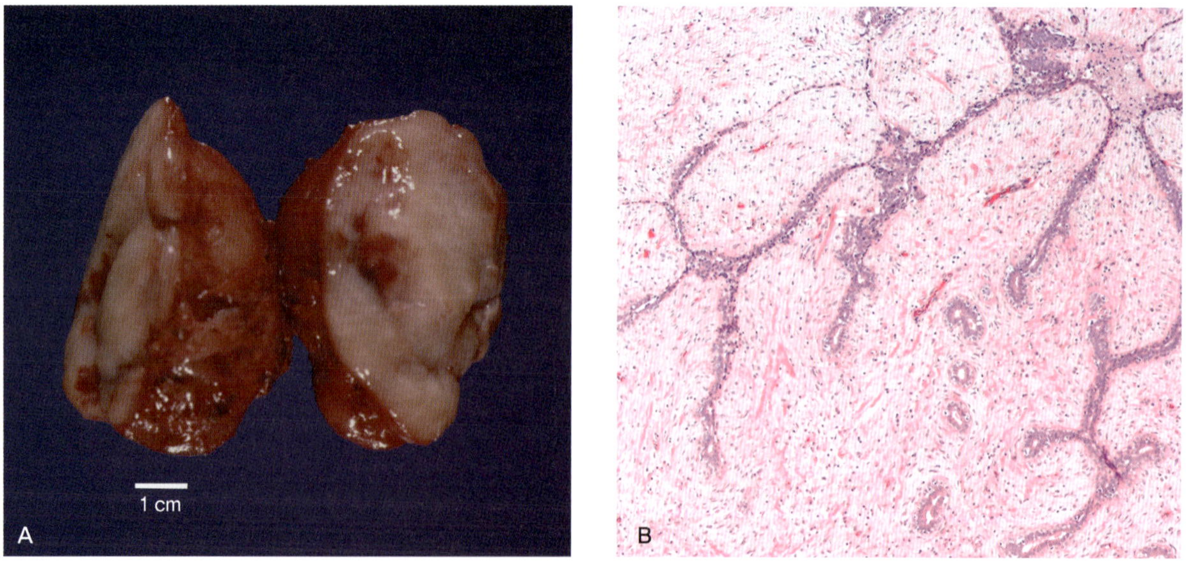

그림 18-9 섬유선종. **A:** 외관. 병변이 얼마나 날카롭고 단단한지를 보여준다. 부드러운 유방과 달리 혹이 만져진다. **B:** 현미경 사진. 밀도 높은 섬유조직의 종양이 길고 좁은 선을 압박하고 있다.

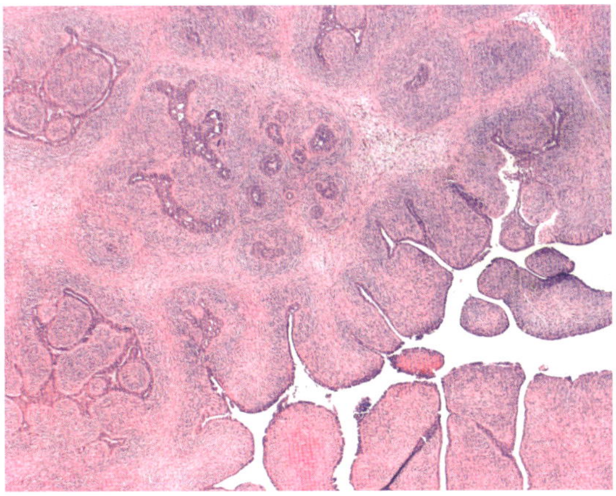

그림 18-10 엽상종양. 섬유선종에서처럼 기질이 좁은 틈새를 통해 유선이 압축되어 있다. 그러나 간질은 섬유선종보다 훨씬 더 세포성이며 크고 둥글납작하게 형성된다(오른쪽 아래).

든 유방암의 약 1%에서만 나타날 정도로 매우 드물다.

유방암

유방암은 미국 여성에게 흔히 진단되며, 여성에서 사망률이 두 번째로 높은 암이다. 미국에 살고 있는 250만 명의 여성이 유방암을 앓고 있으며, 약 4만 명의 여성이 매년 유방암으로 사망한다. 유방암의 전 생애 위험도는 12%이다. 이에 영향을 받는 여성의 연령 범위는 매우 넓지만, 유방암으로 진단되는 평균 연령은 61세이다. 유방암은 30세 이전에는 매우 드물지만 유방암이 발생하는 연령의 상한선은 없다. 병기와 상관없이 5년 생존율은 90%이나, 연령, 단계, 인종에 따라 매우 달라진다. 유방암의 사망률은 선진 서구 국가에서 매우 높으며, 중국, 일본, 중앙 아메리카에서 낮다(사망자가 중국은 여성 10만 명당 6명, 덴마크에서는 여성 10만 명당 26명). 이러한 차이는 유방암 역학에 관한 많은 연구의 주제가 된다.

유방암으로 발전되는 가장 강력한 위험 요소는 BRCA 유전자의 돌연변이이다(BRCA-1 또는 BRCA-2). 그러나 유전자의 돌연변이는 유방암에서 약 1~5%만을 차지한다. BRCA 유전자는 종양억제 유전자로, 손상된 DNA를 복구하고, 복구되지 않은 경우 세포분열을 막는다. 이 유전자 하나의 돌연변이는 유방암으로 발전될 가능성이 5배 이상이다(인구 60% 중에 위험한 경우가 12%를 넘는다). 이 돌연변이를 지니고 있는 여성은 또한 난소를 포함한 다른 장기로 암이 전이될 가능성이 있다. 비정상적인 BRCA 유전자를 지니고 있는 남성은 남성 유방암, 췌장암, 고환암, 전립선암으로 발전될 가능성이 높다. BRCA 외에 많은 유전인자가 Li-Fraumeni, Peutz-Jeghers, Cowden syndrome 같은 가족성 암 증후군과 연관될 가능성이 높다. 이 유전자의 특정 돌연변이에 대한 유전적 검사는 암 가족력이 있는 개인이 받을 수 있다. 결함 있는 유전자와 유방암 사이에 연관성이 있음은 밝혀졌지만, 유방암이 유전되는 경우는 단지 10%뿐이다.

지금까지 유방암의 대부분은 산발적이다. 산발적인 유방암은 유전자상으로 매우 이질적이며, 유방암의 병인에 대한 정확한 분자 경로는 밝혀지지 않았다. 유방암의 가족형을 나타내는 동일 유전자가 있다고 생각되지만, 이 추측에 대한 확실한 자료는 없다. 산발적인 유방암의 발전 위험 요소에 대해 일반적으로 말하지만, 정확히 그것이 유방암의 촉발인자라고 말할 수는 없다. 유방암은 유전자, 호르몬, 환경, 식이요법 등의 다양한 요인의 복잡한 상호작용에 의해 발병하기 때문이다.

일반적으로 유방암 발생의 가장 큰 요인은 여성의 성이다. 이는 양쪽 유방조직을 가지고 있는 것과 임신 기간 동안 순환하는 에스트로겐이 높은 수준으로 노출되는 것을 포함한다. 유방절제술(mastectomy) 또는 모든 유방조직의 외과적인 절제는 유방암 발생을 줄일 수 있다. 출산과 육아가 끝나면 유방암 유전자를 가진 여성은 예방적 유방절제술을 권고받는다. 그러나 유방조직이 있다는 이 유만으로 여성이 위험한 것은 아니다. 왜냐하면 남성 또한 유방조직을 가지고 있으며 남성 유방암은 유방암의 1%를 차지하기 때문이다. 유방조직이 에스트로겐에 노출되는 기간이 유방암 발생에 결정적으로 작용한다. 이른 초경, 늦은 폐경, 자녀가 없거나 적으며, 모유수유를 하지 않은 여성(모유수유는 대개 출산 후 몇 개월 동안 월경을 늦춘다), 비만, 외인성 에스트로겐 치료요법을 받은 여성은 유방암 발생률이 더 높다. 오랜 기간 동안 에스트로겐에 노출되면 어떤 기전인지는 모르지만 어떻게든 악성세포로 성장한다. 높은 연령, 백인종, 높은 사회경제적 지위, 이전의 방사선노출, 알코올 섭취량과 신체활동 부족 또한 유방암의 위험요인이다.

유방암종은 도관 또는 소엽상피로부터 발생하기 때문에 관암종(ductal carcinoma) 또는 소엽암종(lobular carcinoma)이라 불린다. 이들은 현미경으로 관찰 시 차이를 보이고 양상에 있어서도 차이가 나타난다(예를 들면, 소엽내암종은 등급은 낮지만 항상 혹이 형성되는 것은 아니며, 커지기 전까지는 발견되지 않는다). 그러나 임상적으로 관내암종과 소엽내암종의 치료는 똑같다. 유방 암종이 유관 또는 소엽으로 잘 둘러싸여 있는 경우, 이를 **상피내암(carcinoma in situ, CIS)**이라고 하며, 주위 조직에 침범하는 경우 **침습암종(invasive carcinoma)**이라고 불린다. **그림 18-11**은 비침습암종과 침습암종의 외관상 조직학적 차이를 나타낸다.

관내암종 자체가 암종으로 진행되고, 광범위한 경계의 외과적 절제술은 효과가 좋다. 반면에 소엽내암종은 유방암의 위험에 대한 표시라고 할 수 있다. 보통 절제하지는 않지만, 발견되면 몇몇 다른 이유 때문에 유방촬영술 또는 방사선 후 생검을 실시한다.

유방암의 첫 번째 치료법은 외과적 절제술이다. 만약 종양이 작다면, 단순히 종양과 주위 양성 유방조직의 가장자리를 제거한다. 이를 **종괴절제술(lumpectomy)**이라고 한다. 종괴절제술은 유방절제술과 마찬가지로 직경이 2cm보다 작고 림프절로 전이되지 않은 종양의 치료법이다(표 18-1). 만약 종양이 좀 더 광범위하면, 수술에 방사선치료와 항암화학요법을 추가할 수 있다.

악성세포가 세포 표면에서 특정 수용체를 표출하는지 여부에 따라 호르몬 요법과 표적요법 역시 치료 방법이다. 만약 세포가 **에스트로겐 수용체(ER positive)** 또는 **프로게스테론 수용체(PR positive)**를 표출하면 에스트로겐의 영향 아래 성장하고 반응한다. 타목시펜과 같은 항여포호르몬제는 악성세포의 성장을 더디게 하여 에스트로겐 신호화(estrogen signaling)를 막는다. 또한 **허셉틴(Her2/neu)**은 trastuzumab를 막아주는 역할을 하는 성장요인 수용체이다. 암의 허셉틴 표출은 일반적으로 매우 공격적이지만, trastuzumab는 암의 성장을 감소시키고, 수술과 항암화학요법 후에 재발을 막아주는 효과가 있다.

치료를 계획할 때 림프절의 상태에 대해 아는 것은 매우 중요하다. 초기 사정은 **감시림프절(sentinel lymph node)**의 조직학적 검진에 의해 이루어진다(**그림 18-12**). 이는 종양으로부터 림프액을 받는 첫 번째 림프절이다. 감시림프절은 방사성 조영제를 암부위에 주사하여 발견되며, 조

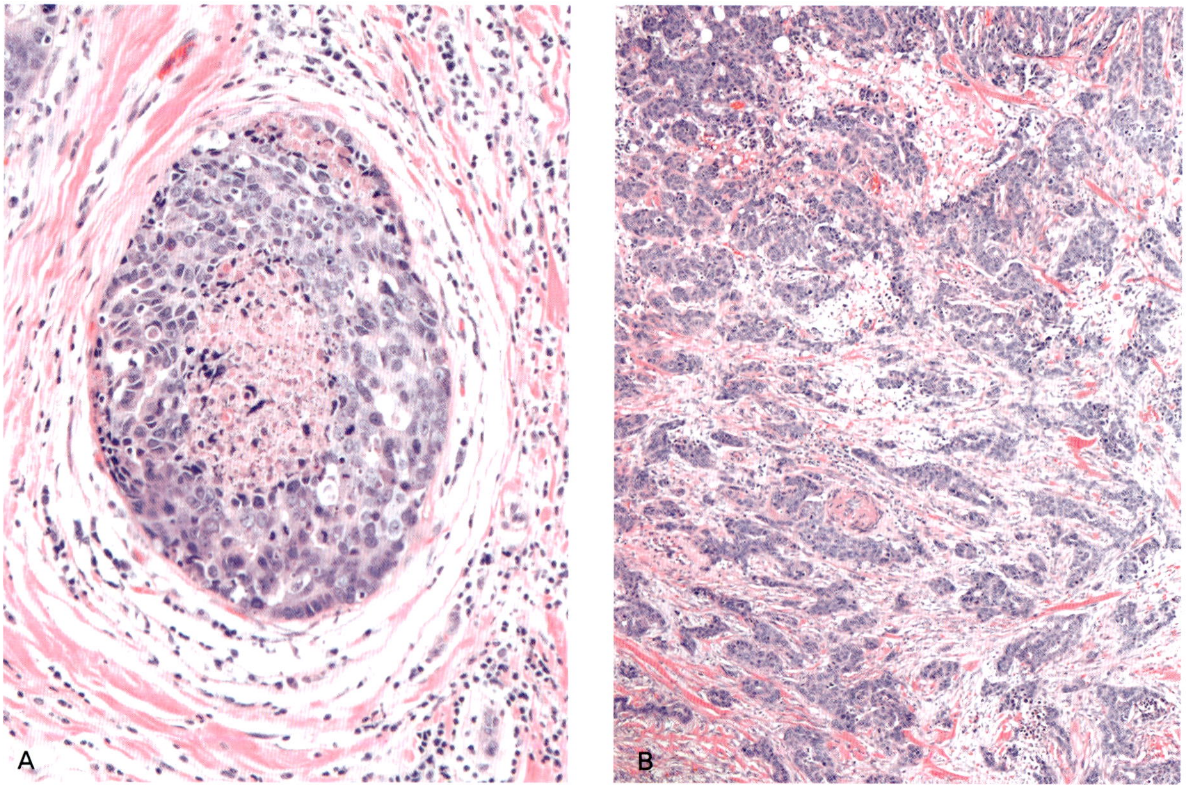

그림 18-11 유방의 도관암종. **A:** 비침습관내암종. 악성종양은 관의 내강을 채우고 확장하지만, 관의 벽을 넘지는 않는다. **B:** 침습관내암종. 악성세포는 조직을 통해 이전에 존재하던 유방의 구조와 관계없이 광범위하게 침범한다.

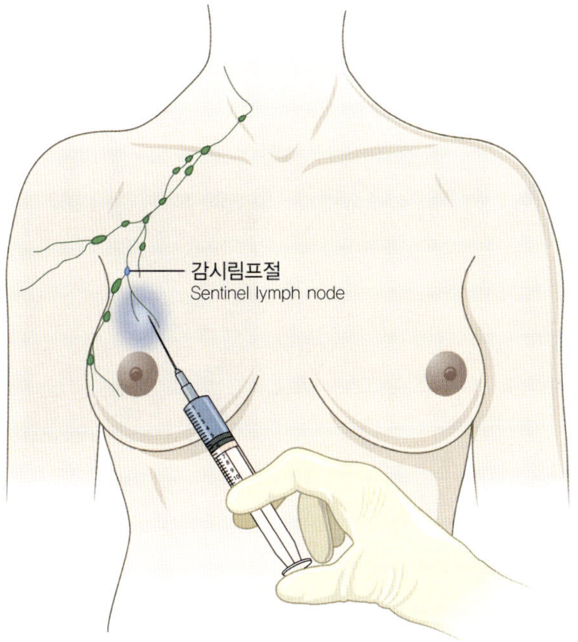

그림 18-12 감시림프절 생검

직을 마사지하고 조영제가 림프로 들어가기를 기다린다. 몇 분 이내에 방사성 조영제는 액와림프절으로 이동하지만, 때때로 종양이 흉강의 안쪽에 있으면 그곳으로 이동한다. 방사성 물질은 림프절을 통해 발견되어 조사할 수 있으며, 의사가 절제부위를 찾을 때 효과적이다. 림프절은 그 다음 조직학적으로 조사한다. 만약 감시림프절에 종양이 없으면 다른 림프절에도 종양이 있을 가능성은 매우 낮다. 액와림프절의 보존은 액와림프절 절제와 관련된 이환율을 막는다. 액와림프절은 팔에서부터 림프를 연결하기 때문에 절제 시 림프 흐름의 폐색으로 림프부종(lymphedema) 또는 팔의 부종을 야기할 수 있다.

유방암에 대한 가장 중요한 예후인자는 종양의 크기, 림프절의 상태, ER(에스트로겐)/PR(프로게스테론), Her2/neu 상태, 그리고 종양의 병기이다. 종양의 크기와 림프절의 상태는 병기에 반영되었고(표 18-1), ER(에스트로겐)/PR(프로게스테론) 그리고 Her2/neu 표출은 치료에 맞추어 쓰인다. 종양의 병기는 현미경으로 사정되며, 종양이 어떻게 구성되어 있는지, 핵의 형태는 어떠한지, 그리고 유사분열로 종양이 어떻게 형성되는지에 따라 결정된다(그림 18-13). 또한 확실한 성장패턴은 임상양상과 관련이 있다. 이는 완벽한 예측은 아니고 최근 형태학에 근거를 둔 전통적인 유방암의 범주에 대하여 ER(에스트로겐)/PR(프로게스테론) 그리고 Her2/neu 표출에 의해 종양을 분류하는 분자의 접근이 이의를 제기하고 있다. 어떤 검사로도 나타나지 않는 암은 삼중음성(triple negative)이라고 불리며, 호르몬 또는 표적치료에 반응할 수 없기 때문에 예후가 좋지 않다.

표 18-1 유방암의 병기와 5년 생존율

병기	설명	5년 생존율
0기	전암 상태	100%
1A기	종양이 2cm 미만	100%
1B기	종양이 2cm 미만, 림프절에 미세한 병소*	
2A기	종양이 2cm 미만이고 1~3개의 림프절에 전이** 또는 종양이 2~5cm 사이이고 림프절에 전이가 없을 때	86%
2B기	종양이 2~5cm 사이이고 1~3개의 액와림프절로 전이되었거나 종양이 5cm보다 크고 림프절 전이가 없을 때	
3A기	종양이 5cm보다 크지 않고 4~9개의 액와림프절 또는 내부 흉곽림프절로 확장 또는 종양이 5cm보다 크고 9개의 액와림프절까지 전이되었을 때	57%
3B기	크기와 상관없이 종양이 흉벽 또는 피부로 침투(림프 확산과 무관)	
3C기	크기와 상관없이 종양이 10개 이상의 액와림프절로 확산, 액와와 내부 흉곽림프절, 쇄골하 또는 쇄골상림프절로의 전이	
4기	크기와 상관없이 림프절을 포함한 종양의 원위 전이	20%

* 현미경적 위치는 비록 직경 2mm 이하라도 종양이다.

** 국소림프절은 액와림프절과 내부 흉곽림프절 모두를 포함한다. 액와림프절은 수술로 쉽게 접근할 수 있지만, 내부 흉곽림프절(유방)은 보통 감시림프절 절차에 따라 강조될 때 표본조사를 한다. 내부 흉곽림프절 전이는 액와림프절 전이보다 조금 더 나쁘게 진단된다.

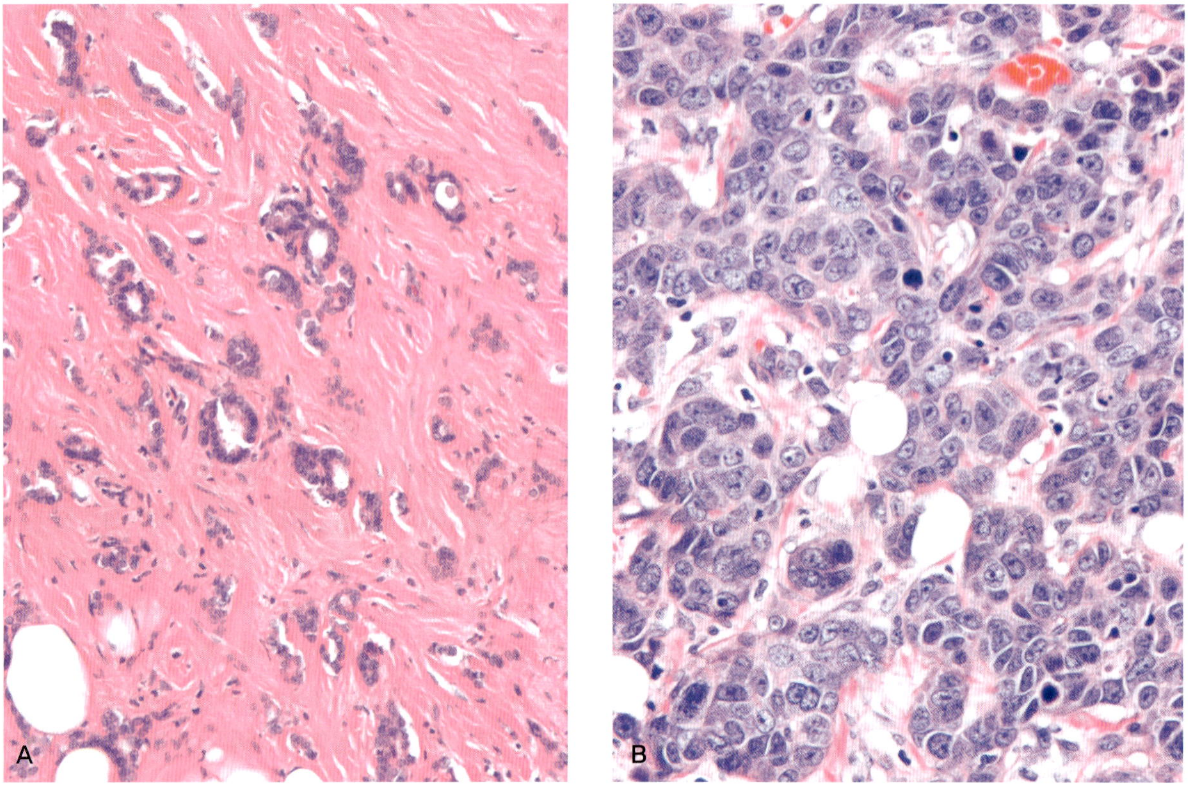

그림 18-13 유방암의 등급. A: 낮은 정도의 침습도관암종. 악성세포가 작고 불규칙하게 구성되어 있지만 분비선이 섬유기질을 통해 침투하고 있다. 세포는 균일한 크기의 핵을 지니고 있다. B: 높은 정도의 침습도관암종. 세포는 분비선을 형성하지 않지만 함께 붙어 있어 군집 형태를 이루고 있다. 핵은 불규칙한 크기와 모양을 띤다.

참고 18-4 유방의 암종

원인
- 증식성 섬유낭 변화
- 유전적 성향(BRCA, p53, PTEN)
- 여성의 성
- 에스트로겐 노출 기간
- 나이, 방사선, 알코올
- 지리적 편차

병변
- 도관 또는 소엽 선암
- 국소림프절과 다른 기관으로의 전이

발현
- 유방촬영술 또는 신체검진에서 혹 발견
- 유방촬영술상의 비정상적 석회화 군집
- 드물게 유방의 이차적 변화(유두 뒤당김, 피부 궤양), 림프절 촉지 또는 원위 전이
- 생검 또는 현미경검사에 의한 진단

선별검사인 유방촬영술의 확산으로 유방암은 주로 1기에서 발견된다. 많은 암이 비침습암종 단계에 있을 때 발견되고 외과적 수술로 침습암종으로 진행되는 것을 막는다. 외과적 절제술 후 유방암 1기의 5년 생존율은 100%이다. 그러나 이러한 통계학적 수치를 근거로 우리가 유방암을 잘 관리하고 있다고 생각하는 것은 무의미하다. 유방암이 지난 몇 년 동안 유의미하게 감소하지는 않았기 때문이다. 호르몬과 표적치료는 사망을 막는데 제한적이고 유방암은 여전히 여성에서 암 관련 사망의 두 번째 요인이다. 유방암은 주로 폐, 간, 뼈 또는 뇌로 전이될 수 있다.

남성 유방병변

도관과 결합조직의 증식에 의해 야기되는 남성 유방조직의 확대는 여성형 유방증이라 불린다. 남성 유방조직은 종말 소엽을 포함하지는 않고, 여성에서처럼 도관과 에스트로겐의 영향을 받아 증식하는 간질로 둘러싸여 있다. 남성에서 에스트로겐은 이차적으로 에스트로겐 분비세포 종양, 디지탈리스와 마리화나 같은 에스트로겐성 약물, 정상적으로 적은 양의 에스트로겐을 생성하는 대사의 감소를 야기하는 간경화, 클라인펠터증후군, 비만, 노화에 따른 안드로겐의 역효과에 의해 증가된다. 남성형 유방은 유륜

밑의 부종처럼 나타나고 종양으로 착각할 수 있다. 외과적 절제술이 치료 방법이 될 수 있지만, 여성호르몬과다증의 원인 역시 치료해야 한다.

남성 유방의 암종은 모든 유방암의 1%를 차지하며 암으로의 전생애 위험도는 0.11%이다. 이는 가족력에 의해 발생할 수 있다. BRCA-2는 남성 유방암과 관련된 강력한 유전자이다. 각각의 사례를 살펴보면, 노인층에서 남성 유방암은 여성 유방암보다 대개 높은 단계로 발견되기 때문에 예후가 좋지 않다.

연습문제

1. 유방암에 대한 설명 중 옳은 것은?
   A. 유방암은 미국에서 여성의 암과 관련된 사망원인 중 1위이다.
   B. 유방암은 보통 가족력 있는 사람에게 발생한다.
   C. 유방암의 발병률은 전 세계적으로 동일하다.
   D. 미국에서 유방암은 보통 초기에 발견된다.
   E. 유방암은 보통 여성의 폐경 전에 진단된다.

2. 유방에서 유즙을 생산하는 부분의 이름은?
   A. 유두
   B. 유관
   C. 소엽
   D. 지방조직
   E. 유륜

3. 25세 여성의 유방에 둥글고 유동성이 있으며 통증이 느껴지지 않는 혹이 있다고 한다. 생검 시 어떻게 나타날 것으로 예상되는가?
   A. 소엽내암종
   B. 유관확장증
   C. 도관내암종
   D. 섬유선종
   E. 엽상종양

4. 유방촬영술에 대한 진술 중 맞는 것은?
   A. 유방촬영술은 섬유조직이 나이에 따라 증가하므로 여성 노인에게 시행할 수 있는 믿을 만한 검사라고 할 수 없다.
   B. 높은 밀도, 불규칙한 윤곽, 석회화 군집은 유방암과 관련성이 있다.
   C. 유방촬영술은 만져지지 않는 혹은 발견할 수 없다.
   D. 유방촬영술은 고형 병변과 액체로 가득 찬 낭포의 차이를 구별하는 데 사용된다.
   E. 유방촬영술은 초음파보다 암을 발견하는 데 효과적이지 않다.

5. 양성 감시림프절이란?
   A. 암이 광범위하게 전이되었음을 의미한다.
   B. 종괴절제술보다는 유방절제술을 시행했음을 의미한다.
   C. 보통 액외에서 혹이 촉진되어 발견되었음을 의미한다.
   D. 호르몬치료의 필요성을 의미한다.
   E. 남아 있는 액와림프절 절제의 필요성을 의미한다.

CHAPTER 19

피부

Skin

개요

구조와 기능
주요질환
증상, 징후, 검사
특이질환
  유전질환/발달장애
    혈관성 병변(혈관종, 모세혈관 기형)
    모발질환
    색소침착질환
  감염성/염증성 질환
    바이러스성 발진
    사마귀
    여드름
    농양
    농가진
    매독
    표재성 진균증
    피부염
    접촉성피부염
    아토피피부염
    지루피부염
    담마진
    건선
  양성/악성 신생물
    일광변성과 광선각화증
    지루각화증
    멜라닌세포모반
    악성흑색종
    기타 색소성 병소
    기저세포암과 편평세포암
장기부전
연습문제

학습목표

1. 피부의 구조와 기능을 확인한다.
2. 흔히 발생하는 치명적인 피부질환과 피부의 악성 신생물에 대해 설명한다.
3. 전신질환과 관련된 피부 병소를 확인한다.
4. 각 피부 병소를 나타내는 용어를 정의한다.
5. 흑색종을 포함한 피부질환 진단에서 조직생검과 현미경검사의 역할을 확인한다.
6. 색소성 건피증과 백색증을 비교한다.
7. 원인에 따라 피부염을 정의한다.
8. 발생 위치에 따른 사마귀의 이름과 원인물질을 확인한다.
9. 여드름의 병인을 설명하고, 면포와 농포를 정의한다.
10. 여러 종류의 피부 농양에 대해 설명한다.
11. 표재성 진균증에 대해 설명한다.
12. 아토피피부염과 접촉성피부염을 비교하고 각각의 예를 제시한다.
13. 농가진, 담마진, 지루피부염, 건선의 임상증상을 설명한다.
14. 흑색종과 비흑색종 피부암의 원인, 위험요인, 발생 연령, 치료와 예후를 구분한다.
15. 태양광선 노출에 의해 발생하는 양성, 악성 피부 종양에 대해 설명한다.
16. 악성 멜라닌세포 증식과 양성종양을 임상적으로 감별하는 방법을 설명한다.
17. 과도한 피부 소실에 의해 발생되는 위협적인 합병증과 관리 방법에 대해 설명한다.
18. 핵심용어와 녹색으로 진하게 표시된 모든 용어를 정의하고 상황에 맞게 적절히 사용한다.

핵심용어

말단흑자흑색종acral lentiginous melanoma
광선actinic
광선각화증actinic keratosis
백색증albinism

탈모alopecia
아포크린선apocrine gland
아토피피부염atopic dermatitis
기저세포암basal cell carcinoma
기저층basal layer
생검biopsy
종기boil
화상병동burn unit
칸디다증candidiasis
큰종기carbuncle
경성하감chancre
면포comedone
복합모반compound nevus
첨형콘딜로마condyloma acuminatum
선천성모반congenital nevus
각질층cornified layer
기름딱지cradle cap
피부염dermatitis
진피dermis
형성이상모반dysplastic nevus
에크린선eccrine gland
습진eczema
주근깨ephelides
표피epidermis
발진황색종eruptive xanthoma
박리exfoliative
발적flare
종기furuncle
과립층granular layer
다모증hirsutism
진피내모반intradermal nevus
경계모반junctional nevus
각질형성세포keratinocyte
각화증keratosis
흑색점lentigo
악성흑자흑색종lentigo maligna melanoma
반점macule
조대술marsupialization
멜라닌melanin
멜라닌세포melanocyte
멜라닌세포모반melanocytic nevus
악성흑색종melanoma
상피내흑색종melanoma in situ
흑색종melasma
모반mole
모반세포모반nevocellular nevus
결절성흑색종nodular melanoma
비흑색종 피부암nonmelanoma skin cancer
구진papule
조갑주위염paronychia
모소낭pilonidal cyst
포도주색반점port wine stain
건선pruritus
발진rash
버짐ringworm
피지선sebaceous gland
지루각화증seborrheic keratosis
대상포진shingles
일광탄력섬유증solar elastosis
일광각화증solar keratosis
일광흑색점solar lentigo
가시층spinous layer
편평상피세포암squamous cell carcinoma
피하조직subcutis
표재확산흑색종superficial spreading melanoma
모세혈관확장증telangiectasia
백선tinea(various types)
독성표피괴사용해toxic epidermal necrolysis
편평사마귀verruca plana
심상성사마귀verruca vulgaris
팽진wheal
색소성 건피증xeroderma pigmentosum

구조와 기능

피부는 외부 자극으로부터 신체를 보호하고 과도한 체액 손실을 방지하며 촉감, 온도, 압력, 통증을 인지하는 중요한 감각기관이다. 또한 피부는 표면 혈액량을 조절하여 열 교환을 하고, 기화를 통해 피부 온도를 낮추는 발한 작용으로 체온을 조절한다.

피부는 중층편평상피인 **표피(epidermis)**, 모낭, 피지선, 한선, 혈관, 감각신경을 포함하는 섬유성 결합조직인 **진피(dermis)**, 지방세포로 구성된 **피하조직(subcutaneous tissue)**의 3개 층으로 구성된다(**그림 19–1**).

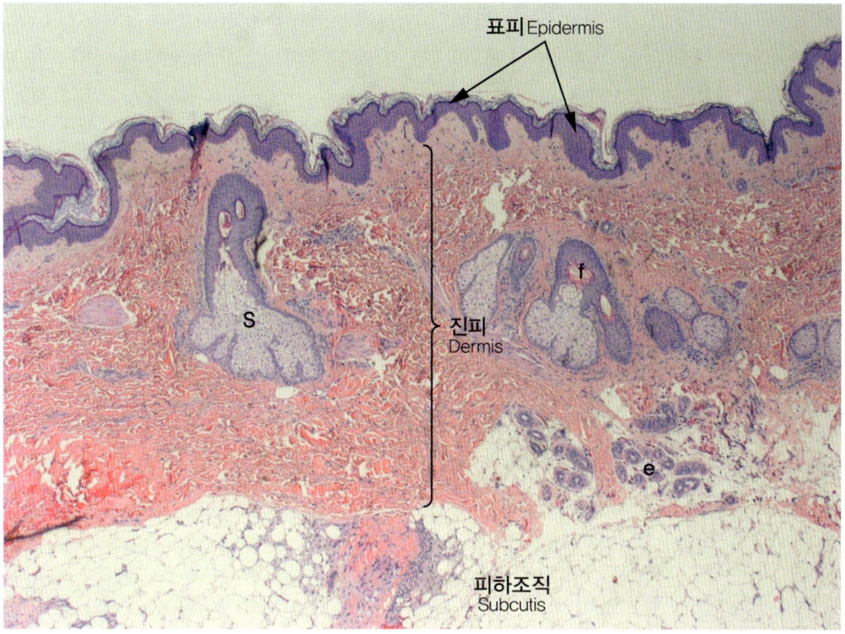

그림 19–1 피부의 조직학적 요소. 얇은 표피는 에크린선(e), 피지선(s) 같은 피부 부속물을 포함하는 두꺼운 아교질의 진피 위에 있다. 피지선은 진피에서 표피의 표면까지 연결되어 있고, 표피와 동일한 세포층으로 구성된 모낭(f)에서 피지, 기름을 배출한다.

표피는 각질형성세포(keratinocytes)로 구성된 중층편평상피이며, 4개 층으로 나뉜다(그림 19–2). 가장 깊고 입방형 배아세포의 단층인 기저층(basal layer)은 유사분열로 새로운 표피세포를 생성한다. 넓은 중간 지대를 형성하는 가시층(spinous layer)은 케라틴 원섬유를 생산하는 동안 점차 성장해가는 여러 층의 각질형성세포로 구성되어 있다. 과립층(granular layer)의 각질형성세포는 피부 표면과 수평 형태의 각질유리과립(keratohyaline granules)으로 채워져 있다. 이러한 세포들이 결국 죽고 핵이 빠지면서 가장 바깥층인 각질층(cornified layer)을 형성한다. 이 층의 두께는 신체 부위마다 다른데, 예를 들어 손바닥과 손가락에서는 매우 두껍고, 눈꺼풀에서는 매우 얇다. 기저층에서는 갈색 과립을 포함하는 큰 창백세포(pale cell)가 있다. 이러한 세포를 신경능선(neural crest)에서 발생한 멜라닌세포(melanocyte)라고 부르는데, 태양광선으로부터 피부를 보호하고 피부색을 형성하는 갈색 멜라닌(melanin)색소를 생산한다. 멜라닌세포의 농도는 신체 부위에 따라 다르다. 멜라닌은 피부가 태양광선에 노출될 때 생산이 증가한다.

진피(dermis)는 아교섬유(collagenous fibers)와 탄력섬유(elastin fibers)가 섞인 결합조직으로 구성된다. 높은 아교질 농도는 외부 자극에 대한 피부저항에 영향을 미치며, 탄력소는 외부 자극에 의한 변형 후 피부가 정상이 되도록 한다. 탄력섬유가 노화나 질환으로 파괴되면 피부는 늘어지고 주름이 많아진다. 젤처럼 점도가 높은 기질(ground substance)은 진피 섬유들을 함께 있게 한다. 에크린선(eccrine gland)은 피부의 심부 진피에 존재하며, 열에 반응하여 땀을 생산하는 역할을 한다(그림 19–1). 아포크린선(apocrine gland)은 제한된 영역(겨드랑이, 지골, 회음부, 배꼽 주위, 유두, 외이도, 입술 가장자리)에 존재하며, 사춘기까지는 대부분 휴면상태로 호르몬 자극에 의하여 끈적끈적한 단백질과 지방질이 풍부한 액체를 생산

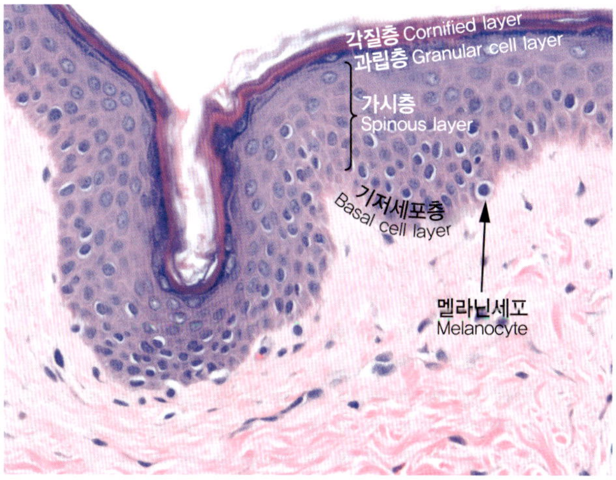

그림 19–2 표피층

한다. 손바닥, 발바닥, 생식기 영역을 제외한 피부 전체는 모발로 덮여 있다. 모발은 모낭내층의 세포 분화에 의해 생산된다. 모낭 또는 모구(hair bulb)는 모발의 성장, 퇴행, 휴면의 주기를 반복한다. 모낭에는 지방질이 풍부한 피지를 분비하는 피지선(sebaceous gland)이 있다(그림 19-1). 피지는 방수 기능이 있어 피부와 모발이 건조해지는 것을 방지한다.

주요질환

즉각적인 치료가 필요한 가장 흔한 피부문제로는 농양(abscess), 여드름(acne), 모반(nevi, moles), 사마귀(warts, verrucae), 습진피부염(eczematous dermatitis), 지루피부염(seborrheic dermatitis, dandruff)과 다양한 형태의 발진이 있다. 지루각화증(seborrheic keratosis)은 피부에 부착된 흑갈색의 사마귀성 병소로, 중년 이후에 얼굴, 몸통, 사지에 다발적으로 나타난다. 광선각화증(actinic keratosis) 또는 일광각화증(solar keratosis)은 햇빛에 많이 노출되는 노인에게 발생하는 전암 병소이다.

광범위 화상과 약물로 표피가 벗겨지는 독성표피괴사용해(toxic epidermal necrolysis)도 생명을 위협하는 피부문제이다. 표피의 광범위한 손실이나 파괴는 체액 소실과 황색포도상구균(Staphylococcus aureus) 또는 녹농균(Pseudomonas aeruginosa) 같은 세균에 의한 이차감염을 유발하므로 치명적인 위험요인이 된다. 미국에서 매년 70만 명이 화상사고로 인하여 응급실을 방문한다. 불장난 같은 위험한 행동으로 열탕화상(scalding burn)을 입는 아이들과 불을 포함한 위험한 활동에 참여하는 젊은 사람들, 피부 수용체 감각이 저하되어 전기장판 등에 의해 화상을 입는 노인이 가장 위험한 집단이다. 화상이나 중독성 표피박리증(exfoliative) 등으로 신체의 20% 이상 표피가 손상된 환자는 반드시 화상병동(burn unit)에서 치료받아야 한다. 화상의 심각한 후유증을 예방하기 위해서는 체온 조절, 체액 보존, 박테리아나 독소로부터의 내부 환경 보호가 중요하다.

피부 병소는 질병의 중요한 지표가 되기도 한다. 피부발진(cutaneous eruption)의 경우, 예를 들어 코와 양쪽 뺨의 특징적인 붉은 발진은 대부분 전신홍반루성낭창(systemic lupus erythematosus)의 조기 징후이다. 통풍(gout) 환자에게서는 요산염 결정 침착이 자주 발생한다. 이러한 침착은 손가락과 발가락 끝, 팔꿈치, 귀 둘레의 피하조직에 공통적으로 발생한다. 국한된 부위의 갈색 피부나 약간 위축된 피부는 당뇨 환자의 하지에서 흔히 볼 수 있다. 사지와 엉덩이 신근 표면의 작고 노란 구진들이 발생하는 발진황색종(eruptive xanthoma)은 유전적인 지질대사장애나 조절되지 않는 당뇨병에서처럼 혈중 중성지방(triglyceride) 수치가 현저히 상승했음을 나타내는 지표이다. 얼굴의 과색소 침착(hyperpigmentation)은 임신 마스크로 불리는 기미(melasma)를 포함하며, 임신한 여성의 90%에서 발생한다. 주근깨와 모반은 임신기간 동안 더 진해질 수 있다.

피부암은 대부분 악성종양으로 비흑색종 피부암(non-melanoma skin cancers, NMSC)이라 불리는 기저세포암과 편평세포암이 가장 흔하게 발생한다. 악성흑색종(melanoma)은 멜라닌세포의 악성신생물로 치사율이 높으며, 미국에서 여덟 번째로 많이 진단되는 암이다. 미국에서 매년 6만 9천여 명이 악성흑색종으로 진단받으며, 이들의 5년 생존율은 약 90%에 이른다. 악성흑색종은 림프계를 따라 원격 전이되는 경향이 있다. 비흑색종 피부암과 악성흑색종은 병리, 병력 및 진행 과정이 매우 다르지만 일광노출이라는 위험요인은 공통적이다. 광선각화증(actinic keratosis), 상피내 편평세포암, 상피내 흑색종, 형이상형 모반을 포함하는 전암성 병소나 조기 신생물은 악성화되거나 전이되기 전에 제거해야 한다.

증상, 징후, 검사

대부분의 피부질환은 생명을 위협하지는 않지만 보기 흉하고 가려움(pruritus)이나 통증을 유발하기 때문에 환자를 괴롭힌다. 다른 장기의 질환과는 달리 피부질환은 쉽게 노출된다. 얼굴, 팔, 다리, 손, 발, 복부의 병소는 쉽게 발견되고 등, 목, 겨드랑이, 다리 뒤쪽이나 귀 등의 병소는 주변인에 의해 발견된다. 회음부, 둔부 주름, 두피, 귀 뒤, 발가락 사이 등의 병소는 조금 더 주의가 필요하다. 피부병소의 흉한 모양과 암에 대한 두려움은 피부질환 환자에게 가장 큰 고민이지만 잠재적 병소를 찾기 위해 환자의 신체 곳곳을 살펴보는 것의 중요성은 강조되지 않았다.

병소의 전체적인 모양과 진전되는 양상만으로도 진단

을 내릴 수 있다. 전체적인 모양을 확인할 때는 크기, 병변의 위치, 다중성, 색, 모양, 질감 등을 살펴본다. 납작한 병소는 **반점(macular)**이라 하고 올라온 것을 **구진(papular)**이라 한다. **발진(rash)**은 전신 감염(홍역, 풍진, 수두, 성홍열, 2기 매독), 음식이나 약물 과민반응, 자극적이거나 알레르기를 유발하는 물질에 접촉하는 등 다양한 원인에 의해 피부에 발생하는 일시적인 병변이다. 다음은 흔히 사용하는 피부 병소와 관련된 용어들이다(**그림 19-3**).

- 반점(macule): 피부색 변함, 편평함, <10mm
- 반(patch): 피부색 변함, 편평함, 10mm≤
- 구진(papule): 융기됨, <10mm
- 판(plaque): 병변이 융기됨, 10mm≤
- 결절(nodule): 혹, 대개 두꺼움, 고체성 병변
- 농포 또는 농양(pustule or abscess): 농을 포함한 융기된 피부 병소
- 소포 또는 물집[vesicle or bulla(blister)]: 공기나 용액을 포함한 거품 같이 부푼 병소
- 팽진 또는 두드러기(wheat or hive): 부종에 의한 산등성이 같은 붉은 융기
- 비늘(scale): 피부에서 쉽게 분리되는 벗겨지기 쉬운 표면(각질)
- 딱지(crust): 병소 위 단단하게 삼출물이 건조된 것, 단단함

피부 시진 후 생검한 조직에 대한 현미경검사는 염증성 발진과 신생물을 구분해 준다. 절제 **생검(biopsy)**은 피부 악성종양을 평가하는 데 유용하며 종종 광선 치료에 사용된다. 전신질환이 의심될 때 혈액검사, 진균 감염이 의심될 때 도말검사, 박테리아의 화농성 병소를 배양하는 등 진단검사가 상황에 따라 이루어진다.

특이질환

유전질환/발달장애

모발의 분포와 색에 관련된 주요 유전질환은 특정질환을 고려할 수 있기 때문에 이 장에 포함되고, 혈관종(hemangiomas)과 신경섬유종(neurofibromatosis)은 다른 장에서 설명하고 있다.

혈관성 병변(혈관종, 모세혈관 기형)

영아혈관종(hemangiomas)은 신생아 때 나타난다. 진피에는 붉거나 푸르스름하게 나타나는 소혈관 증식이 초기에 급속한 성장을 거쳐 서서히 퇴화되는 과정으로 일어난다. 포도주를 피부에 떨어뜨린 것 같아서 **포도주색반점(port wine stains)**으로 불리는 모세혈관 기형은 신생아 초기에는 분홍빛이지만 성장하면서 색이 어두워지고 진해진다. 이마에 발생하는 단순성 혈관종은 발달지연, 발작장애, 뇌의 혈관성 병소와 연관이 있을 수 있다.

모발질환

모발의 분포, 색, 두피의 질감과 체모는 유전적으로 결정

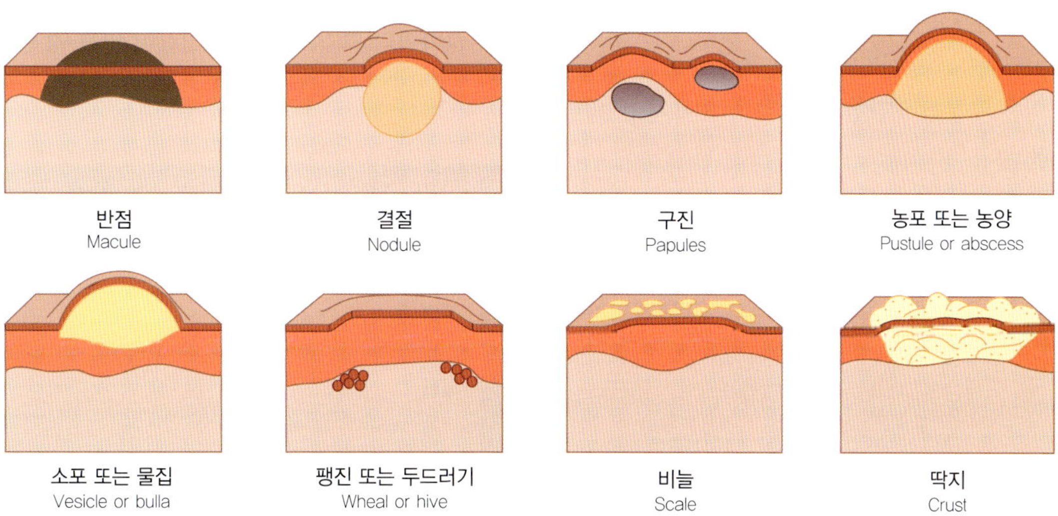

그림 19-3 다양한 피부 병소

되며, 호르몬의 영향을 받는다. **다모증(hirsutism)**은 체모가 과도한 상태를 말하며, 여성에게는 미용상 큰 고민거리이다. 여성보다 남성에게 자주 발생하는 조기 **탈모(alopecia)** 또는 대머리는 환경적 요인과 유전자에 의해 결정된다.

색소침착질환

백색증(albinism)은 멜라닌색소가 정상적으로 생산되지 않는 상염색체 열성질환이다. 백색증 환자는 피부, 모발, 홍채에 정상적인 색소가 부족하며, 피부의 멜라닌 결핍으로 태양광선에 민감해지고, 기저세포암과 편평세포암의 발생률이 증가한다. **색소성 건피증(xeroderma pigmentosum)**은 아동이나 성인 초기에 피부암을 유발하며, 태양광선에 대한 피부와 눈의 불내성이 특징인 드문 상염색체이상이다. 이러한 환자들은 태양광선에 의한 DNA 손상을 회복시키는 데 필요한 효소가 부족하다.

참고 19-1 색소침착 질환

원인
상염색체열성유전

병변
피부색소 감소(백색증)
DNA 복구기전 손상(색소성 건피증)

발현
창백한 피부, 모발, 홍채
다발성 피부암을 동반한 색소침착 이상

감염성/염증성 질환

첫부분은 피부감염의 다양한 종류와 피부감염을 일으키는 다양한 상황을 다루고 있다. **피부염(dermatitis)**은 문자 그대로 피부의 염증을 의미하지만, 만성 혹은 자연적인 알레르기일 수 있는 부분적 비감염성 염증질환같이 좁은 의미로 대개 사용된다.

바이러스성 발진

다양한 바이러스질환에 의한 발진은 대부분 아동에게 나타나며, 모양과 분포는 홍역, 풍진, 수두 등을 진단하는 기초가 된다. 수두의 원인인 대상포진바이러스(varicella zoster virus)는 아동기에 감염된 후 수십 년 동안 신경세포체에 잠복되어 있을 수 있고, 갑자기 **대상포진(shingles)**을 유발할 수 있다. 신체의 정중선을 통과하지 않고, 보통 특정 영역에 한정되어 있으며, 통증이 심한 발진이 특징이다. 급성통증은 몇 주 이내에 해결되지만 추후 몇 달이나 몇 년 동안 잔여 신경통증이 남을 수 있다. 대상포진은 노인이나 면역력이 저하된 환자에게 많이 발생한다.

사마귀

몇몇 균주의 인유두종바이러스(human papilloma viruses)는 중층편평상피의 신생물 증식 원인이다. 대부분은 양성이지만 일부는 **심상성사마귀(verruca vulgaris,** common wart), **편평사마귀(verruca plana,** flat wart), **첨형콘딜로마(condyloma acuminatum,** genital wart) 등 악성변화의 위험을 지니고 있다.

심상성사마귀는 손가락이나 손등 같은 신체 노출부위에 발생하는 돌출되고 건조한 병소이다(**그림 19-4**). 손바닥이나 발바닥의 사마귀는 편평하거나 돌출되어 있으며, 압박되면 통증이 느껴진다(그림 19-4A). 얼굴이나 목의 사마귀는 작은 손가락 모양으로 돌출될 수 있다. 심상성사마귀는 아동에게 흔하지만 어느 연령대에서나 발생할 수 있다. 사마귀는 자연스럽게 없어지지만, 충격을 주면 통증과 불편을 유발한다. 편평사마귀는 부드러운 피부색의 작은 구진이다. 첨형콘딜로마는 입안과 성기 점막에 발생하며, 특히 젊은 성인에게서 성병으로 감염될 수 있다(그림 19-4B).

사마귀를 제거하기 위해 전기소작, 액화질소를 이용한 냉동요법 등 다양한 치료법이 사용되지만 각질형성세포에 바이러스가 존속하기 때문에 이 방법으로 항상 치료되지는 않는다. 또한 병소에 인접한 피부는 사마귀의 성장은 없어도 자가접종에 의해 바이러스에 감염되어 있을 수 있다. 사마귀의 크기가 크고 불편감이 있을 경우 외과적 수술로 제거할 수 있다.

참고 19-2 사마귀

원인
인유두종바이러스

병변
중층편평상피의 증식

발현
신체 노출부위에 발생하는 사마귀 모양의 구진(심상성사마귀, 편평사마귀)
점막에 발생하는 구진(첨형콘딜로마)

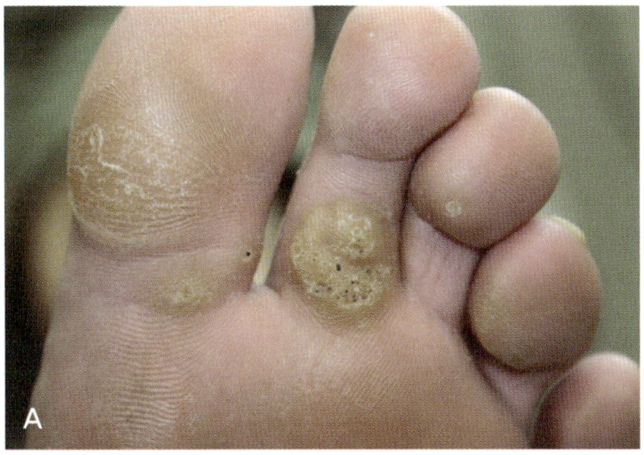

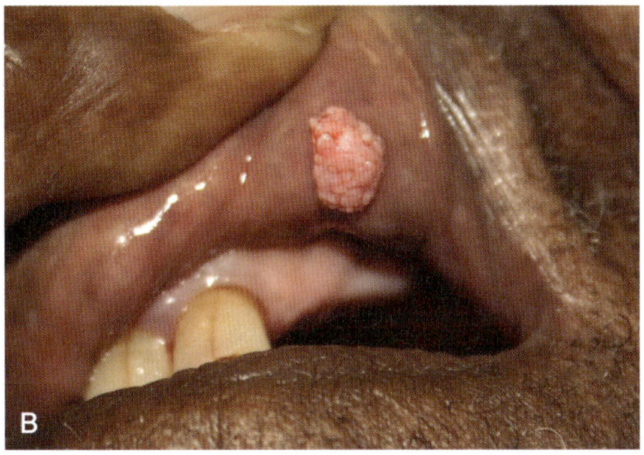

그림 19-4 사마귀. A: 발바닥에 발생한 심상성사마귀. B: 입술 점막에 발생한 첨형콘딜로마. (Courtesy of Yale Residents' Slide Collection, Dermatology Department, Yale University School of Medicine.)

여드름

사춘기 또는 초기성인기 동안 검은색이나 흰색의 **면포(comedones)**와 얼굴, 목, 등 상부의 농포는 여드름의 특징이다(그림 19-5). 면포는 여드름의 기본 병변으로 지질, 케라틴과 한께 피지선 분비가 왕성해지고, 모낭이 막혀 발생하여 병변이 약간 올라와 입구가 열려 있거나(검은색) 또는 닫혀 있게(흰색) 된다. 면포는 프로피오니박테륨 아크네스(Propionibacterium acnes) 박테리아가 서식한다. 케라틴, 기름, 박테리아 축적은 진피 속의 부서진 파편들과 발포성 급성염증반응의 침전물을 파열시켜 관 폐쇄를 유발하고, 독성 유기체들은 병소에 작은 농양을 생산하여 이차감염을 일으킨다.

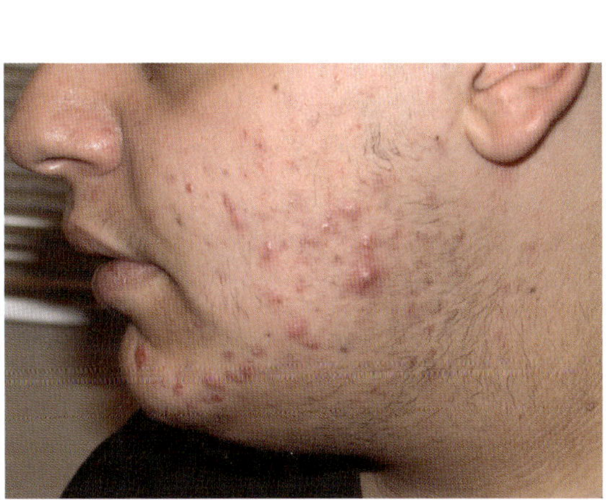

그림 19-5 청소년기 얼굴 여드름. (Courtesy of Dr. Richard Antaya, Department of Dermatology, Yale School of Medicine.)

참고 19-3 여드름

원인
- 케라틴과 피지가 모낭을 막음
- 프로피오니박테륨 아크네스
- 화학적 자극
- 이차감염
- 내분비 요인(사춘기에 안드로겐 방출)
- 유전적 소인

병변
- 면포
- 염증성 구진과 농포

발현
- 개방 · 폐쇄면포와 농포
- 청소년기와 초기 성인기에 발생
- 얼굴 흉터(후기)

여드름의 심각성은 피지선에 영향을 주는 호르몬, 유전, 개인에 따라 매우 다르게 나타난다. 여드름은 코르티코스테로이드 복용과 스트레스에 의해 악화될 수 있다. 심한 경우 흉터가 생기기도 한다. 치료는 세안으로 막혀 있는 모낭을 감소시키거나 국소 또는 경구 항생제로 세균을 감소시키는 방법, 국소 또는 경구용 레티노이드를 사용하여 모낭과 피지 생산을 조절하는 방향으로 이루어지며, 심한 경우 스테로이드로 염증을 감소시킨다.

농양

피부 농양(abscess)은 외부와 차단된 농이 고여 있는 국소적인 피부 감염이다. 황색포도상구균이 가장 흔한 감염 원인이다. 피부 농양은 피부 외상 부위, 모낭 주변, 파편 같은 매몰된 이물질에 의해 발생할 수 있다. **조갑주위염(paronychia)**은 손톱 주위 주름 속에 농양이 발생하는 것이다(그림 19-6). **모소낭(pilonidal cyst)**은 둔부 주름 위 피부에 내재된 모발 주위에 발생하는 농양이다. 농양이 흔히 발생하는 부위는 항문 주변과 목 뒤쪽이다. **종기(furuncles, boils)**는 모낭의 작은 농양이다. 통증이 느껴지는

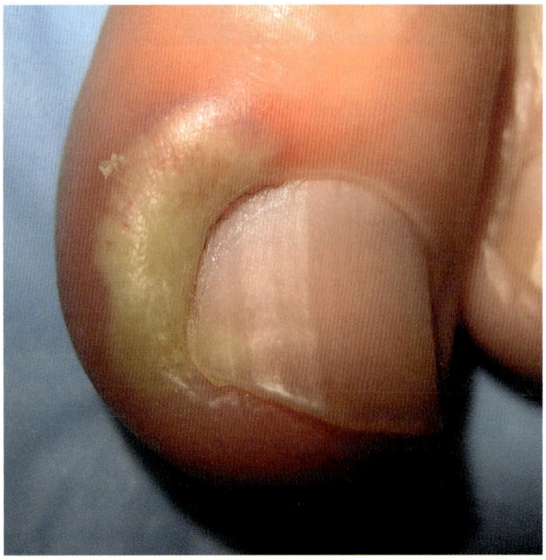

그림 19-6 손톱 주위 삼출물에 의해 부기가 발생하는 조갑주위염. (Courtesy of Yale Residents' Slide Collection, Dermatology Department, Yale University School of Medicine.)

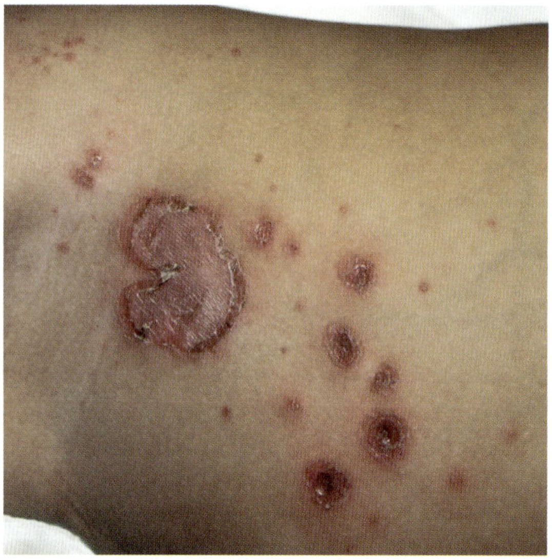

그림 19-7 수포농가진. (Courtesy of Yale Residents' Slide Collection, Dermatology Department, Yale University School of Medicine.)

참고 19-4 농양

원인
- 외상
- 이물질

병변
- 진피 또는 피하조직 농양
- 조갑주위염
- 모소낭

발현
- 통증, 종창, 열감, 발적
- 고름 분비

붉은색 돌출이 점차 화농성 삼출물 축적과 함께 조직의 액화 괴사를 의미하는 하얗고 부드러운 모양으로 변한다. 부풀어 오른 종기는 삼출물이 흐르면서 파열되고, 작은 흉터가 남는다. 농양은 절제와 배액으로 빠르게 치료된다. 모소낭 같이 재발된 농양은 낭을 열어 배액하기 위해 농루 적출이나 조대술(marsupialization, 낭을 절개하고 인접 덮개를 봉합하는 방법)을 사용하여 치료할 수도 있다. 파편이나 다른 이물질은 농이 생기기 전에 제거해야 한다. 종창(carbuncle)은 농루와 연관된 종기들이 집단을 이룬것이다. 이 병변은 목 뒤에서 종종 발견된다. 당뇨병에 걸리면 감염에 대한 저항력이 저하되어 종창이 생길 수 있다.

참고 19-5 농가진

원인
- 원인 불명
- 황색포도상구균

병변
- 다발성 표재성 얼굴 감염 병소
- 벌꿀색 딱지를 동반한 이완성 수포와 미란

발현
- 아동에게 발생
- 약한 염증에서 농포나 수포까지 다양한 단계의 얼굴 병소

농가진

농가진(impetigo)은 쉽게 터져서 딱딱한 미란을 형성하는 이완성 수포가 특징인 표재 박테리아 피부감염으로 대부분 아동에게 발생한다(그림 19-7). 얼굴에서 많이 발생하고, 황색포도상구균이 흔한 감염원으로 전염성이 매우 높다.

매독

매독(syphilis) 1기는 스피로헤타과 매독균(Treponema pallidum)이 원인인 경성하감(굳은궤양, chancre)으로 성기, 질, 자궁경부, 항문, 입의 점막에 주로 나타난다. 하감은 하나의 무통증의 궤양으로 4~12주 사이에 자연 치유되며, 이 시기에는 매독혈청검사를 해도 음성으로 나올 수 있지만 접촉에 의해 전염될 수 있다. 매독 2기는 다양한 피부 소견을 보이는데, 몸통과 사지의 반구진 발진이 가장

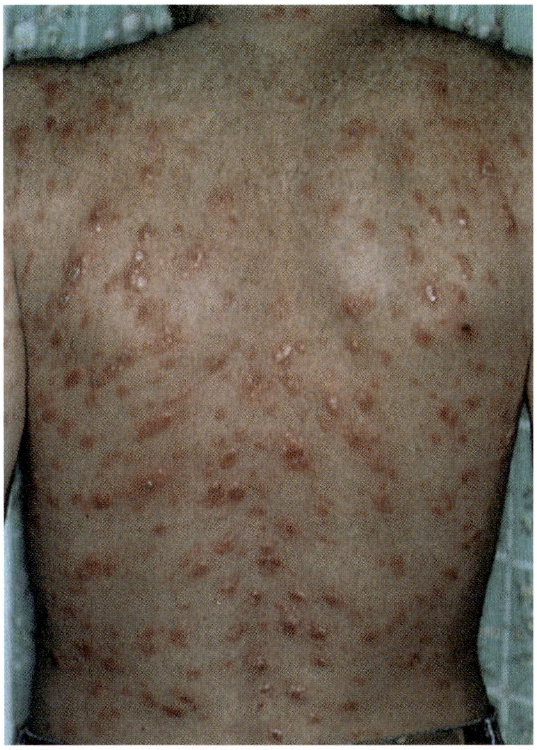

그림 19-8 매독의 이차 발진

흔하며(**그림 19-8**), 종종 손바닥, 발바닥에도 발진이 나타난다.

표재성 진균증

표재성 진균증(superficial fungal infection)은 모발, 손톱, 피부의 각질층에 진균이 있는 상태로 피부찰과 도말검사로 확인할 수 있으며, 진피는 감염 상태가 아니다. 표재성 진균증의 두 가지 형태는 **백선**(ring worm, tinea)과 **칸디다증**(candidiasis)이다. 백선은 다양한 진균이 원인으로 전형적으로 분홍색이나 붉은색 비늘 조각이 생기고 병소는 가렵다. 백선은 사람에서 사람, 동물에서 사람, 흙이나 주변 환경에서 사람으로 전염될 수 있다. 가장 흔한 표재성 진균증은 발가락 사이나 발바닥에 발생하는 **발 백선증**(무좀, tinea pedis)이다. 유전, 면역, 발한, 발과 접촉하는 모든 것이 병인이다. **완선**(jock itch, **tinea cruris**)은 회음, 엉덩이, 대퇴 안쪽의 표재성 진균증이다. 두피에 감염되는 **머리 백선증**(tinea capitis)과 수염에 감염되는 **수염 백선증**(tinea barbae)은 모발을 손상시키고 국소적인 탈모의 원인이 된다. 손톱의 진균감염은 불투명한 무색의 통증 없는 덮개를 형성하며, 이로 인해 손톱이 변형되고 손상된다. 손톱진균증을 제외한 피부에 발생하는 대부분의 표재성 진균증은 국소제를 사용하여 치료한다.

칸디다 알비칸스(Candida albicans)는 당뇨병, 백혈병, 림프종, 항균제나 면역억제제를 사용하거나 지속적으로 습기가 많은 경우 발생하며, 경계에 농포가 있는 촉촉하고 붉은 판(플라크)이 특징적이다. 당뇨 환자의 경우 피부 주름이나 손가락 사이 피부에 자주 발생한다. 구강 주위 피부에 발생하는 칸디다증(구각미란증, perleche)은 입꼬리 쪽에 붉은 균열을 만든다. 물을 자주 만지는 사람, 바텐더, 식당 주방에서 일하는 사람 등은 큐티클 없이 노랗게 변색되고 통증은 없으나 붉게 부어오르는 만성 조갑주위염(paronychia)에 취약하다. 칸디다증 감염을 동반한 만성 조갑주위염은 완치가 어려울 수 있다.

참고 19-6 표재성 진균증

원인
- 백선
- 칸디다증

병변
- 각질층 진균
- 농포가 있는 촉촉한 붉은 판 또는 얇은 플라크

발현
- 특정 부위 피부 흉터

피부염

피부염(dermatitis)은 염증에 의한 다양하고 광범위한 피부상태를 의미한다. 피부염은 약물, 화학물질, 방사선, 외상, 대사질환, 면역질환 등 다양한 자극이 원인이 된다. **습진**(eczema)은 유전적 소인이 있고 만성적이며 재발이 잘 되는 원인 불명의 **아토피피부염**(atopic dermatitis)에 사용되는 용어이다.

피부염은 피부과를 찾는 환자의 약 1/3의 원인이다. 급성 피부염은 붉고 미세한 수많은 미란과 딱지, 삼출물이 발생한다. 나중에 피부는 정상 피부선(태선화, lichenification)이 뚜렷해지고 비늘이 생기며 단단해진다. 심한 소양감이 있으며, 계속 긁으면 병소의 딱딱한 부위가 넓어진다. 피부염의 조직학적 형태가 특이하지 않기 때문에 임상양상과 병소의 분포를 확인하여 진단을 내린다. 피부염은 병인에 의해 분류되지만 원인은 불분명하다. 표 19-1에 원인과 형태에 따른 분류가 있다.

표 19-1 피부염의 종류

종류	형태	위치	빈도	중증도
접촉성	습진	접촉 부위	가장 흔함	고통스러움, 재발
아토피	습진	얼굴에서 시작하여 사지까지	흔함	흉측함, 기능 손상
지루	기름, 흉터	두피, 얼굴, 몸통	흔함	가변적
광유도	습진 또는 발진	노출된 피부	흔함	경도
박탈성	표피 표면에 딱지 형성	전신	흔치 않음	치명적

접촉성 피부염

접촉성 피부염(contact dermatitis)은 습진성 피부염(eczematous dermatitis)의 한 종류로 옷, 화장품, 보석 및 각종 금속에 의한 화학적 알레르기에 대한 지연형 과민반응으로 나타난다. 피부 변화가 항원과 접촉한 부위에 발생하기 때문에 피부 발진의 윤곽과 위치는 원인물질에 대한 중요한 단서이다(**그림 19-9**). 피부접촉검사(patch test)는 의심되는 물질을 환자 등 위에 올려 반응을 보는 방법으로, 알레르기 원인을 검사한다. 물질에 의한 국소적인 반응은 패치를 떼고 48~72시간 내에 확인할 수 있다. 원인물질을 피하는 것은 발진을 해결하기 위해 반드시 필요하다. 접촉성 피부염은 원인물질에 의해 다시 나뉜다.

옻나무에 의한 접촉성피부염은 흔히 발생한다(**그림 19-10**). 옻나무에 민감한 사람은 접촉 후 1~2일 이내에 옻나무 잎의 기름이 닿은 부분에 직선 모양의 수포가 생긴다. 신체의 다른 부위로 기름이 퍼지면 처음 접촉한 부분보다 발진 부위가 넓어진다. 옻나무에 의한 발진이 심각하다면 염증반응을 줄이기 위해 전신 코르티코스테로이드 사용이 필요하다. 참나무에 민감한 사람 또한 알레르기성 접촉성 피부염이 발생한다.

참고 19-7 접촉성 피부염

원인
- 환경적 알레르기 항원(옷, 화장품, 금속, 식물, 화학물질 등)
- 옻나무

병변
- 피부의 염증
- 표피에 수포 형성

발현
- 접촉 부위의 홍반성, 습진성의 소양성 반점 또는 플라크
- 옻나무 기름이 접촉한 부위의 수포
- 민감한 사람은 수시간 내에 발진 발현

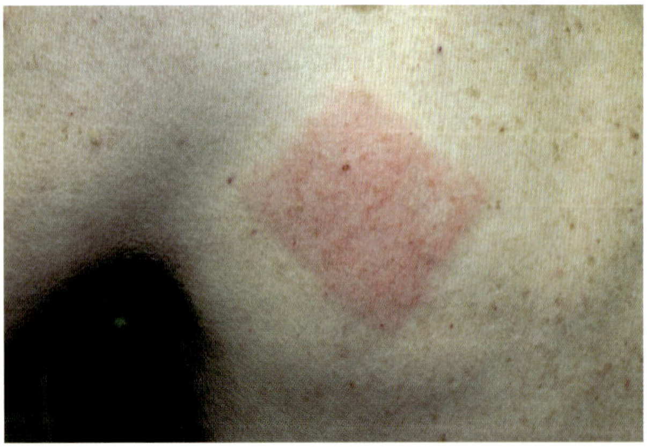

그림 19-9 니코틴 패치에 반응한 알레르기성 피부염. (Courtesy of Yale Residents' Slide Collection, Dermatology Department, Yale University School of Medicine.)

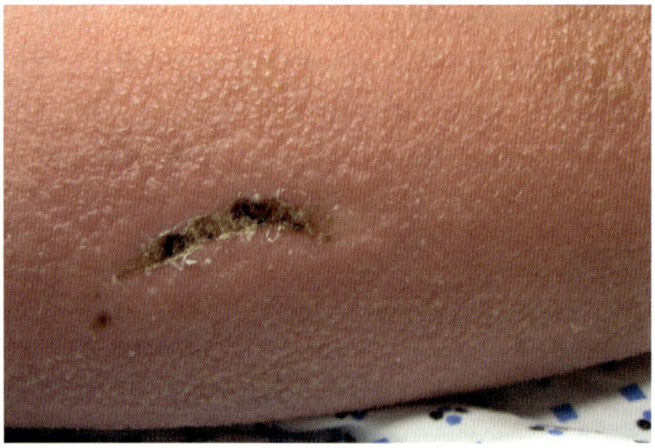

그림 19-10 옻나무. 피부는 종창성의 발적이 있으며, 피부 표면에 수많은 작은 수포들이 있다. (Courtesy of Dr. Richard Antaya, Department of Dermatology, Yale University School of Medicine.)

아토피피부염

아토피피부염(atopic dermatitis)은 환경의 영향을 받는 다인성 유전질환이다. 아토피피부염은 습진(eczema)이라고도 불리며, 천식이나 알레르기성 비염(건초열, hay fever) 등 다른 아토피(알레르기) 소인을 가진 환자에게 흔히 발생한다.

아토피피부염은 신생아기에 얼굴(그림 19-11), 두피, 무릎 신전 부위 등에서 나타나며, 아동이나 성인이 되면서 목과 팔꿈치와 무릎의 굴곡 부위에서 발생한다. 매우 심한 가려움을 수반하며, 신생아는 부종성 구진과 삼출물(간혹 딱지가 있는 삼출물), 아동이나 성인은 홍반과 만성적이고 단단한 플라크(덮개)가 동반된다. 질병의 악화는 울섬유 의복, 온도 변화, 발한, 정서적 스트레스 등 환경적 요인과 관계가 있다. 피부접촉검사로는 아토피피부염을 진단할 수 없다.

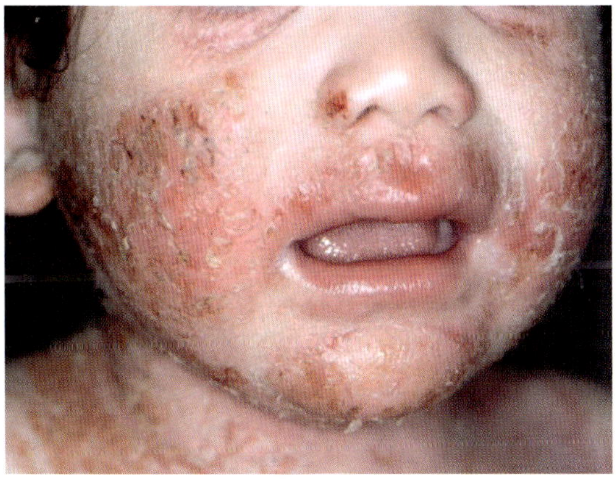

그림 19-11 아동의 얼굴에 발생한 아토피피부염(습진). (Courtesy of Dr. Richard Antaya, Department of Dermatology, Yale University School of Medicine.)

참고 19-8 아토피피부염

원인
유전적 소인

병변
초기: 습진성 피부염
만성: 피부 비후(태선화)

발현
미란이 있거나 없을 수 있으며, 촉촉한 피부부터 건조하게 변하는 다발성의 반점형 피부 병소
소양감
다른 아토피질환(천식, 알레르기성 비염)

참고 19-9 지루피부염

원인
원인 불명

병변
표피층의 케라틴 딱지 형성과 생산 증가

발현
두피 및 다른 부위에 흉터

지루피부염

지루피부염(seborrheic dermatitis)은 아동기에 시작하고, 성장하며 다른 부위로 확장된다. 대개 분홍-빨간색 구진은 노란색의 기름 비늘을 가지고 있다. 지루피부염은 피지선이 집중되어 있는 두피, 얼굴 중앙, 귀, 가슴과 서혜부와 같이 다른 피부표면과 겹치는 부위에서 흔히 발생한다. 머리에 노란색 기름딱지(cradle cap)가 있고, 특정 원인은 알려지지 않았지만 과도한 피지 생성과 Malassezia furfur 곰팡이균이 중요한 역할을 하는 것으로 여겨진다.

담마진

담마진(urticaria, hives)은 홍반성 경계를 가진 급성 반점형 발진이다(그림 19-12). 병소는 가려움을 동반하고, 48시간보다 오래 지속되지 않지만 재발될 수 있다. 담마진은 페니실린 같은 약물이나 조개 같은 음식이 원인이 되는 알레르기성 반응으로 감염이나 자가면역이 원인이 될 수도 있다. 피부에서 히스타민이 방출되면서 발생한다.

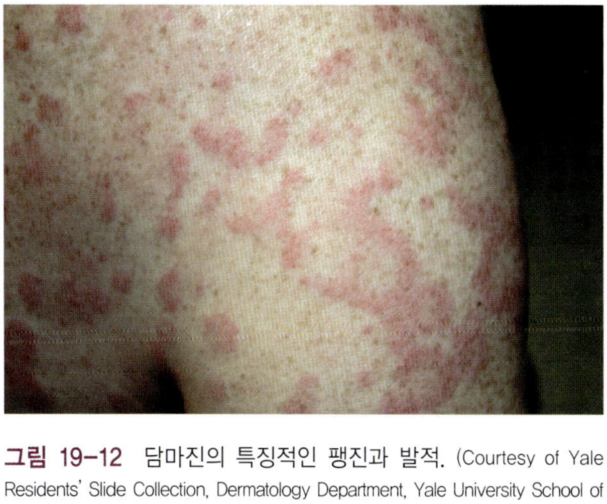

그림 19-12 담마진의 특징적인 팽진과 발적. (Courtesy of Yale Residents' Slide Collection, Dermatology Department, Yale University School of Medicine.)

참고 19-10 담마진

원인
음식이나 약물 같은 알레르기 항원에서 히스타민 방출
자가면역, 감염

병변
경계에 수포성 울혈을 동반한 피부 부종

발현
팽진과 발적이 있는 반점형 발진
소양감

참고 19-11 건선

원인
원인 불명

병변
경도의 만성염증을 동반한 표피 증식

발현
무릎, 팔꿈치 및 다른 부위에 흉터

건선

건선(psoriasis)은 환경의 영향을 받는 여러 인자에 의한 피부의 만성 염증성질환으로 은색의 단단한 피부가 특징적이다(그림 19-13). 병소는 무릎과 팔꿈치의 신전 부위에 흔히 발생한다. 질병의 심각성은 환자마다 차이가 있으며, 표피의 증식은 건선의 특징적인 형태이다. 항염증제의 피부 도포와 특별한 자외선(UVB) 조사는 건선을 치료하기 위해 사용되며, 전신 면역억제제는 증상이 심한 환자에게 사용된다. 건선은 생명에 위협적이지는 않지만 환자를 고통스럽게 하는 질병이다.

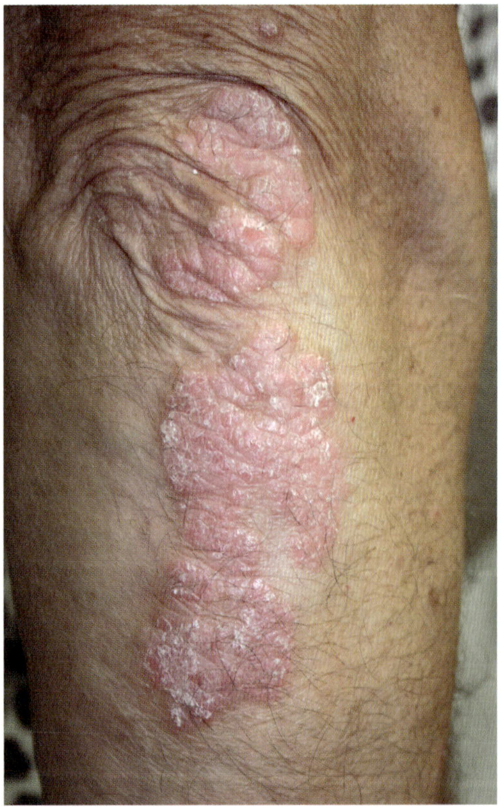

그림 19-13 건선. 팔꿈치 표면의 잘 구획되고 돌출된 붉은 비늘 같은 판. (Courtesy of Yale Residents' Slide Collection, Dermatology Department, Yale University School of Medicine.)

양성/악성 신생물

피부에는 다양한 양성, 전구성, 악성종양이 발생할 수 있다. 노화와 태양광선에 오랜 시간 노출되는 것은 이러한 병소들의 매우 중요한 요인이 된다. 신생물은 주로 표피의 각질형성세포(keratinocyte)와 멜라닌세포(melanocyte)에서 파생된다. 그림 19-14에 세 가지 주요 피부암의 빈도가 나와 있다.

일광변성과 광선각화증

나이가 들어감에 따라 피부는 태양에 노출되는 시간이 늘어나며, 일광 노출 강도와 기간에 따라 변화된다. 가장 특징적인 일광변성(solar degeneration)은 피부 아교질과 탄력섬유의 변성으로 과도한 주름이 생기는 것이고(그림 19-

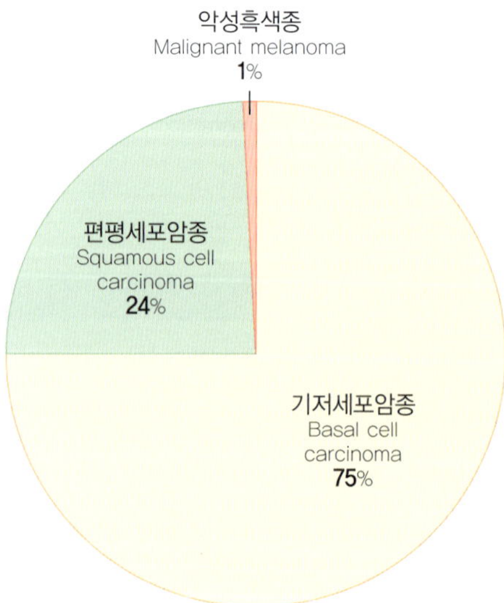

그림 19-14 편평세포(기저세포암과 편평세포암)와 멜라닌세포(악성흑색종)에서 발생한 피부암의 빈도 비교

참고 19-12 일광변성

원인
- 장기간 태양광선 노출
- 노화

병변
- 아교섬유와 탄력섬유의 변성
- 모세혈관확장증
- 색소침착의 증가 또는 감소
- 광선각화증

발현
- 얼굴, 손 피부 주름
- 노출 부위에 색소침착모반
- 불그스레한 얼굴색
- 두꺼워진 피부의 작은 부위

15), 일광탄력섬유증(solar elastosis)이라고 한다. 태양이나 광선(actinic)에 의한 다른 피부 변화로는 피부 위축, 증가된 색소침착(흑색점, lentigo), 모세혈관확장증(telangiectasia), 피부가 두꺼워지는 각화증(keratoses) 등이 있다. 나이 든 농부나 어부에게서 모세혈관확장증과 각화증으로 야기되는 색소침착이상(dyspigmentation)을 발견할 수 있다.

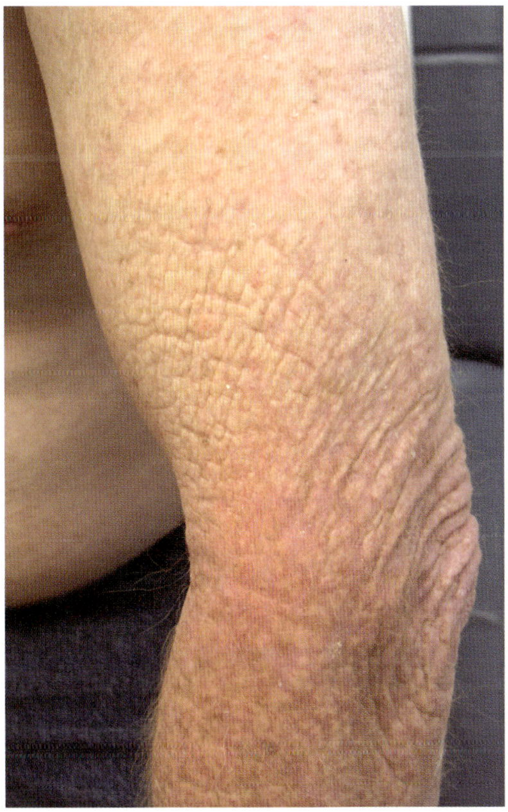

그림 19-15 일광탄력섬유증. 태양광선에 수년간 노출된 노인의 팔꿈치 피부는 결합조직의 변성으로 인해 주름지고 늘어져 있다. (Courtesy of Yale Residents' Slide Collection, Dermatology Department, Yale University School of Medicine.)

광선각화증(actinic keratosis, senile or solar keratoses)은 과도하게 햇빛에 노출된 피부에 다양하게 발생하며, 피부가 흰 사람에게 더 흔하게 나타난다. 병소는 각질층이 두꺼워지는 비정형 표피 증식을 보인다. 광선각화증은 병소의 약화된 부분이 편평세포암으로 진행되기 때문에 전암 병소로 여겨진다. 그러므로 광선각화증 환자가 편평세포암으로 발전할 위험성을 인지하고 있는지를 확인하는 것은 중요하다.

지루각화증

지루각화증(seborrheic keratosis)은 중년기 이후 몸, 얼굴, 팔 등의 각화형성세포에 증식하는 양성 신생물을 말한다. 쉽게 긁어낼 수 있는 사마귀 모양의 기름기 있는 갈색

참고 19-13 지루각화증

원인
- 원인 불명

병변
- 각질형성세포의 양성 신생물

발현
- 쉽게 벗겨지는 갈색-검정색 플라크
- 중년 또는 노년

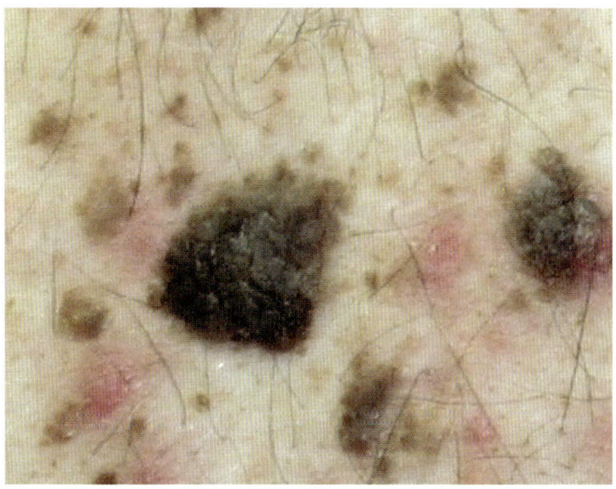

그림 19-16 지루각화증. 불규칙한 갈색 플라크는 판이 내부에 달라붙어 있는 모양의 두꺼운 각질층으로 구성되어 있다. (Courtesy of Yale Residents' Slide Collection, Dermatology Department, Yale University School of Medicine.)

병소이다(그림 19-16). 병인은 알려져 있지 않으며, 악성으로 진행되지는 않는다.

멜라닌세포모반

멜라닌세포모반(melanocytic nevus), 모반세포성모반(nevocellular nevus), 모반(mole) 등은 표피의 멜라닌세포가 양성 증식하여 발생한다. 처음에는 멜라닌색소 또는 모반세포가 표피와 진피의 경계에서 증식하고(경계모반, junctional nevus), 세포가 진피 속으로 이동하여 모반세포의 응괴(clump)를 형성한다(진피내모반, intradermal nevus). 멜라닌세포 집단이 진피에서처럼 경계에 존재할 때의 모반을 복합모반(compound nevus)이라고 한다. 멜라닌세포모반은 대부분 밝은 피부를 가진 환자의 아동기부터 초기 성인기에 발생하며, 수년이 지나 진피내모반으로 발전한다. 모반은 멜라닌색소 양의 영향을 받기 때문에 피부색 또는 갈색에서 검정색을 띤다(그림 19-17).

거대한 멜라닌세포모반은 무해하다. 모반세포의 수에 따라 납작한 것에서부터 튀어나온 모양까지 다양하다. 논란의 여지는 있지만 멜라닌세포모반의 30% 가량이 악성흑색종으로 평가되나, 한 개의 모반이 악성으로 되는 것은 극히 드물다. 크기가 크거나 신생아의 체표면을 덮는 거대 선천성 모반(congenital nevi)일 경우 특히 위험하다. 불규칙한 침착이나 경계가 불분명한 비정형 모반은 구조적, 조직학적으로 비정형성을 나타내며, 악성흑색종이 될 위험 요인으로 볼 수 있다. 이러한 종류의 모반을 형성이상모반(dysplastic nevus)이라고 한다.

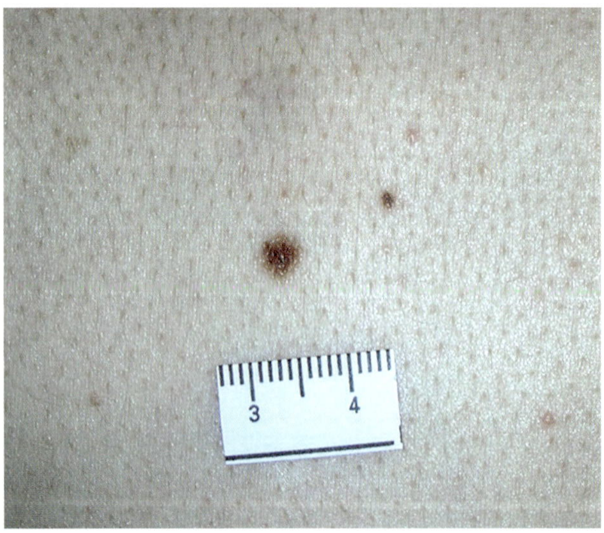

그림 19-17 멜라닌세포모반. 수많은 국소적인 작은 갈색 점들이 흰 피부 위에 있다. (Courtesy of Dr. Richard Antaya, Department of Dermatology, Yale University School of Medicine.)

형성이상 또는 악성을 의미하는 임상적 형태는 ABCDE 기준으로 판단할 수 있다(그림 19-17과 19-18 비교).

- A-비대칭(asymmetry): 양성모반은 주로 대칭적으로 어느 각도에서든 한 선으로 연결할 수 있거나 나눠진 두 부분이 동일한 모양이다. 불규칙한 모양의 악성흑색종은 이와 달리 대개 불규칙한 모양으로 비대칭적이다.
- B-불분명한 경계(border irregularity): 양성모반은 가장자리 모양이 부드러운 직선이고, 형성이상모반이나 악성흑색종은 불규칙하고 들쭉날쭉한 가장자리 모양으로 형성된다.
- C-색(color): 양성모반은 주변 피부색 또는 옅은 갈색부터 검은색에 이르기까지 다양하지만 한 가지 색으로 균일한 색조를 보인다. 파란색이나 분홍색 모반이 있을 수도 있다. 형성이상모반이나 악성흑색종은 얼룩덜룩한 색으로 두 가지 이상의 다양한 색조 및 음영을 보일 수 있다.
- D-직경(diameter): 양성모반은 주로 6mm 미만이며, 6mm 이상일 경우 형성이상모반과 악성 멜라닌세포 증식을 의심해야 한다. 6mm 이상의 모반이 비대칭성, 불분명한 경계, 색조의 다양함이 동반되어 있다면 형성이상이나 악성일 가능성이 매우 높아진다.
- E-변화(evolution): 크기, 모양, 색이 변화하는 모반일 경우 확인이 필요하다.

미용 목적으로 제거하는 색소성 병변일지라도 그 병변이 식별 가능한 초기 병변이 아닌 치명적인 전이성 흑색종일 가능성을 배제할 수 없기 때문에 반드시 병리적 조직검사가 필요하다. 경험 많은 피부과 의사들조차 색소성 병변의 육안적 모양을 잘못 판단하여 오진할 수 있기 때문에

참고 19-14 멜라닌세포모반

원인
멜라닌세포 증식
유전

병변
진피 또는 표피와 진피 경계부의 멜라닌세포 군집

발현
작은 반점 또는 구진, 피부색 또는 갈색으로 색조가 변함

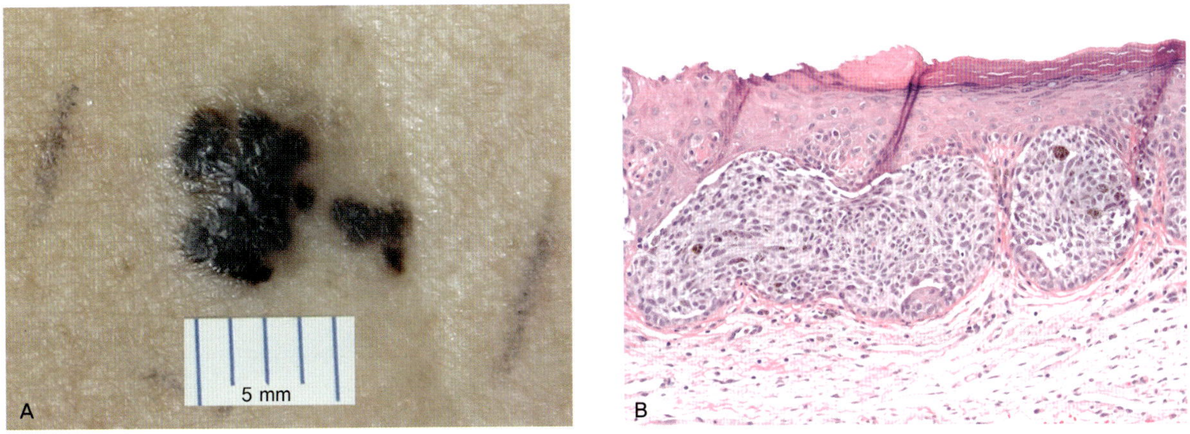

그림 19-18 악성흑색종. A: 육안으로 관찰되는 모양. ABCDE 기준에 맞춰서 그림 19-17의 모반과 비교할 것. B: 악성 멜라닌세포는 상피내 악성흑색종 표피 안에서 자란다.

멜라닌세포 병변을 정확히 진단하려면 현미경으로 병변의 특성을 파악할 필요가 있다.

악성흑색종

악성흑색종(malignant melanoma)은 멜라닌세포에 발생하는 악성 신생물로 미국에서는 10대 암에 포함된다. 미국에서는 악성흑색종 환자의 5년 생존율이 약 90%이고, 환자의 20%가 전이되어 사망하는 것으로 집계되었으며, 조기 발견이 되어 제거되지 않는다면 사망률이 더 증가할 것이다. 악성흑색종은 발병 부위 피부뿐 아니라 많은 장기로 전이되며, 전이가 발생하기 전에도 악성세포가 수년 동안 잠복하기도 한다.

악성흑색종은 병소의 임상적 발생 형태로 구분한다. 상피내 악성흑색종은 표피에 국한되므로 침습 병변과 비교해 볼 때 예후가 더 좋다. 악성흑자흑색증(lentigo maligna melanoma)은 노인의 얼굴에 갈색반점으로 시작하여 색소성 변화를 동반하며 서서히 퍼지는 상피내 흑색종의 변종이다. 표재확산흑색종(superficial spreading melanoma)은 편평하게 약간 올라온 다양한 색의 병변이 특징이며 표피, 표재 진피 안에서 악성세포가 자라는 가장 흔한 유형의 흑색종이다. 결절성흑색종(nodular melanoma)은 표피보다는 진피에서 기본적으로 아래 방향으로 자라며, 결절 형태가 밖으로 확장되는 흑색종이다. 말단흑자흑색종(acral lentiginous melanoma)은 손바닥, 발바닥, 손발톱 주변에 발생한다. 결절성흑색종과 말단흑자흑색종은 표재확산흑색종에 비해 진단이 늦어 더욱 진행된 상태로 발견된다.

흑색종의 진행단계는 표 19-2에 나와 있다. 예후에서 가장 중요한 지표는 현미경으로 측정되는 수직성장단계(vertical growth phase)로 측정하는 종양의 두께, 침윤 깊이이다. 궤양의 유무와 위성 병소 안에 국소적으로 퍼졌는지 여부는 추가 지표로 사용된다. 또한 모든 암에서와 마찬가지로 국소림프절 전이와 원격 전이도 지표로 사용된다. 유방에서 수행되는 것과 유사한 감시림프절 생검은 모든 흑색종에서 사용 가능한 표준 진단방법이다. 폐, 간, 뇌에 가장 전이가 잘 되며, 위장관의 점막이나 비장 같은 전이가 쉽지 않은 조직까지 침범한다.

흑색종의 가장 중요한 위험요인은 햇빛 노출, 특히 아동기에 물집이 잡힐 정도의 일광화상이다. 반면 비흑색종 피부암은 일광 노출이 누적되어 발생한다. 플로리다나 호수처럼 햇빛이 강한 지역에 거주하는 백인들은 흑색종 발병률이 특히 높으며, 흑인에게도 나타날 수 있지만 흔치는 않다. 진단 평균연령은 60대 이상이지만 30~40대도 진단

참고 19-15 악성흑색종

원인
- 원인 불명
- 아동기에 강렬한 태양 노출 과거력(물집이 잡힐 정도의 햇볕에 의한 화상)

병변
- 악성 멜라닌세포 증식

발현
- 색소 침착된 피부 병소의 확대(표재성 또는 결절성)
- 림프절 전이
- 광범위 전이

표 19-2 흑색종의 병기와 5년 생존율

병기	특성	5년 생존율
상피내 흑색종	흑색종이 표피 속에 있음. 침범 없음	~100%
1기	진피 안 2mm 이하로 침범된 상태이며 궤양 없음. 또는 진피 안 1mm 이하 침범된 상태이며 궤양 있음	99%
2기	진피 안 2mm 이상 침범된 상태이며 궤양 없음. 또는 진피 안 1mm 이상 침범된 상태이며 궤양 있음	~80%
3기	국소적 전이(위성 병소) 또는 원격 전이	65%
4기	림프절 전이	15%

을 받고 있으며, 10대에서도 발병한다. 흑색종은 초기성인기(25~29세)에 주로 발생하는 흔한 암으로, 발병률은 지난 30년 동안 꾸준히 증가되어 왔으며, 사람들이 자외선 차단제나 옷으로 피부를 보호하지 않는 한 계속 증가할 것이다.

근본적인 흑색종 치료는 전이를 예방하기 위한 광범위한 외과적 절제이다. 종양이 많이 진행되었거나 전이되었을 경우에는 항암화학요법을 적용할 수 있으며, 종양의 전이를 감소시키기 위한 완화적인 방법으로 방사선요법을 사용한다. 면역요법은 흑색종에 염증세포를 침투시켜 성장을 늦추기 위해 사용하며, 그밖에 면역력을 높이는 방법이 시험 중에 있다.

기타 색소성 병소

주근깨(ephelides, freckles)는 태양광선에 의해 국소 부위에 발생하는 과다색소침착으로 태양광선에 노출된 피부에만 발생하고, 노출이 계속되면 색이 진해진다. 대개 아동기에 발생하고 나이가 들면서 감소한다. 흑색점(lentigo)은 성인기의 병변으로 진한 갈색을 띠며, 태양 노출의 결과로 각질형성세포 색소침착 부위에 나타난다. 광선각화증(actinic keratoses), 지루각화증(seborrheic keratoses), 기저세포암(basal cell carcinoma)에서도 멜라닌의 양이 증가할 때 나타난다.

기저세포암과 편평세포암

비흑색종 피부암은 기저세포암과 편평세포암을 말한다. 암은 피부 결합조직, 면역세포, 혈관, 피부부속기관에 발생할 수 있지만 매우 드물며, 비흑색종 피부암의 일반 범주에 포함되지 않는다.

기저세포암과 편평세포암은 노인의 얼굴과 손에 자주 발생하며, 다발성으로 발생하여 같은 시기에 발견되거나 오랜 시간이 지난 후 다른 영역에서 발견된다. 가장 큰 위험요인은 태양광선 노출로, 흑색종과는 대조적으로 수년간 태양광선에 지속적으로 노출되었을 때 쉽게 발생한다.

기저세포암(basal cell carcinoma)은 발생빈도가 높고(그림 19-14), 표피의 기저세포층과 유사한 세포들로 이루어진다(그림 19-19B). 기저세포암은 서서히 증가하며, 현저한 모세혈관확장증(telangiectasia)을 동반한 진주 모양의 구진이 있고, 경계가 말리는 특징이 있다. 또한 지속적인 성장과 함께 궤양이 나타날 수 있다(그림 19-19A). 치료하지 않으면 국소적인 파괴를 유발하고, 인근 조직에 충격을 주며, 드물게 전이가 나타나기도 한다. 외과적 절제는 병소가 크거나 깊게 침습되어 있을 경우 방사선치료와 함께 국소적으로 적용된다.

편평세포암(squamous cell carcinoma)은 표피의 극상층과 유사한 세포의 증식으로 구성된다(그림 19-20B). 전이와 확산의 잠재적 위험이 기저세포암보다 더 크다. 편평세포암은 광선각화증, 화상흉터, 만성궤양처럼 선재 피부 병소로 발생한 것이며, 각화 또는 궤양성 병소처럼 확대되어 나타난 것이다(그림 19-20A). 치료되지 않은 궤양성의 편평세포암은 전이 위험성이 종양의 크기와 면역억제 정도에 따라 증가한다.

참고 19-16 기저세포암과 편평세포암

원인
태양광선 노출 축적
편평세포암은 만성궤양과 선재 피부 병소에서 발생할 수 있음

병변
피부 위 결절성 병소, 궤양성, 각화성 가능

발현
태양에 손상된 피부 안에 구진이나 결절 확대

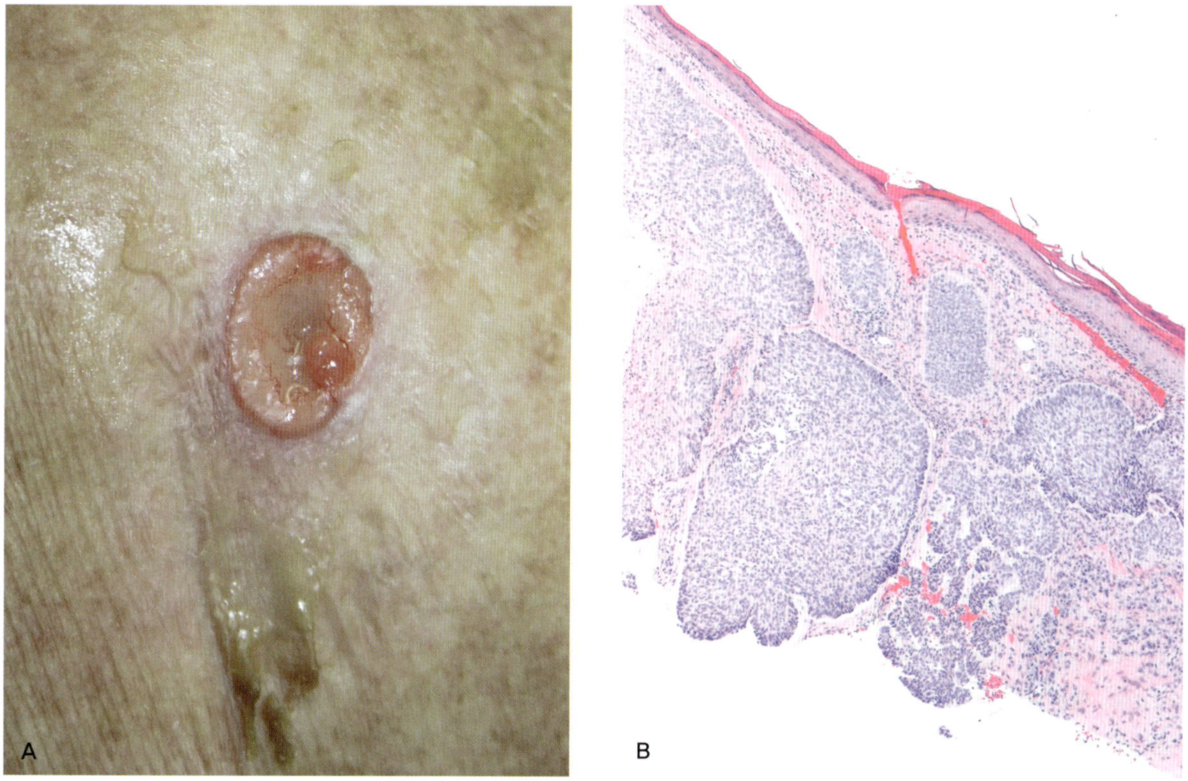

그림 19-19 기저세포암. A: 경계가 말리고 중앙에 궤양이 있는 진주 모양 병소. (Courtesy of Yale Residents' Slide Collection, Dermatology Department, Yale University School of Medicine.) B: 현미경으로 본 모습으로 작은 파란 세포들의 병소가 진피 속을 침범하고 있다.

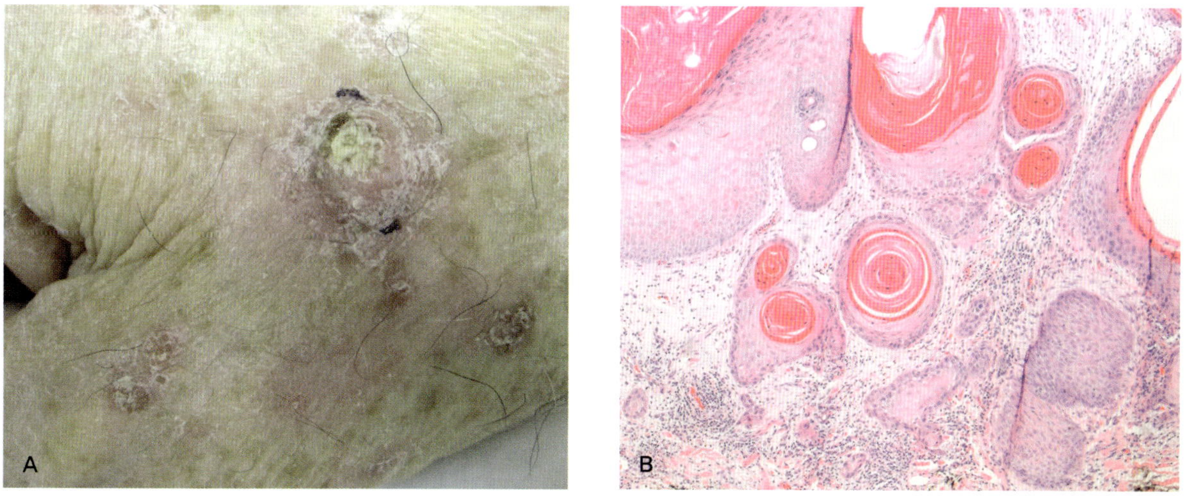

그림 19-20 편평세포암. A: 노인의 손에서 발견된 각화성 비늘 병소. (Courtesy of Yale Residents' Slide Collection, Dermatology Department, Yale University School of Medicine.) B: 현미경으로 본 모습으로 작은 진주 모양의 케라틴을 생산하는 진피 안은 편평세포의 섬들로 구성되어 있다. 이는 매우 잘 부화된 암이다.

장기부전

피부의 치명적인 기능부전은 광범위한 중증의 화상과 함께 나타나거나, 드물게는 약물로 유발된 독성표피괴사용해와 같은 확산형 수포성 질환에서 발생한다. 체액 소실과 감염은 매우 위급한 상황이다. 광범위한 피부 소실이 있는 환자는 피부의 기능이 제대로 발휘되지 못해 발생하는 복합적인 문제를 해결할 수 있도록 준비된 화상 병동 입원이 요구된다.

연습문제

1. 전신에 분포되어 있는 피부부속선은?
   A. 아포크린선
   B. 에크린선
   C. 피지선
   D. 모낭선

2. 사마귀와 첨형콘딜로마의 원인이 되는 것은?
   A. 인유두종바이러스
   B. 과도한 피부 습도
   C. 황색포도상구균
   D. 유전적 결함

3. 표재성 진균증의 원인이 되는 것은?
   A. 칸디다
   B. 백선
   C. 둘 다
   D. 답 없음

4. 19세 여성이 목, 손목, 무릎 뒤에 붉고 딱딱한 병소가 생겨 피부과를 찾았다. 다른 가족도 유사한 증상이 발견되었을 때 가능한 진단은?
   A. 농가진
   B. 여드름
   C. 접촉성피부염
   D. 습진

5. 다음 중 면역 매개 피부 병소는?
   A. 옻 과민반응
   B. 아토피피부염
   C. 농가진
   D. 지루피부염

6. 다음 중 전암 병소는?
   A. 주근깨
   B. 모세혈관확장증
   C. 지루각화증
   D. 광선각화증

7. 35세 남성이 무릎과 팔꿈치에 은색 비늘이 있고 두꺼운 판이 덮인 만성 피부질환으로 자외선 치료를 받고 있다. 다음 중 이 환자의 질환에 가까운 것은?
   A. 담마진
   B. 지루각화증
   C. 건선
   D. 아토피피부염

CHAPTER 20

눈

Eye

개요

구조와 기능
주요질환
증상, 징후, 검사
특이질환
- 유전질환/발달장애
- 염증성/퇴행성 질환
  - 외상과 화학적 손상
  - 결막염과 안구건조증
  - 사시(이방시)
  - 백내장
  - 녹내장
  - 고혈압망막병증
  - 황반변성
  - 당뇨망막병증
  - 근시
  - 원시
  - 노안
  - 난시
- 과형성/신생물 질환
  - 망막모세포종
  - 악성흑색종

장기부전
연습문제

학습목표

1. 안과적 기저질환과 관련없이 안경을 착용하는 사람들에게 흔한 증상을 말한다.
2. 시력검사, 시야검사, 검안경검사, 안압계, 세극등과 같은 도구 또는 절차가 안구 문제 평가에 어떻게 유용한지 기술한다.
2. 이 장에서 논의된 질병들에 대한 원인, 병변, 주요 발현에 대해 알아본다.
4. 각막, 수정체 또는 망막 이상이 어떻게 사시로 진행되는지 설명한다.
5. 녹내장에서 시력 소실의 병인을 설명한다.
6. 고혈압망막병증과 당뇨망막병증의 증상을 비교한다.
7. 근시, 원시, 노안, 난시에서 발생하는 시력 감퇴의 병인을 비교한다.
8. 실명의 주요 원인을 열거한다.
9. 핵심용어와 녹색으로 진하게 표시된 모든 용어를 정의하고 상황에 맞게 적절히 사용한다.

핵심용어

조절 accommodation
약시 amblyopia
방수 aqueous humor
난시 astigmatism
모세혈관 동맥류 capillary aneurysm
백내장 cataract
폐쇄각녹내장 closed-angle glaucoma
결막 conjunctiva
결막염 conjunctivitis
각막 cornea
단안증 cyclopia
당뇨망막병증 diabetic retinopathy
안구적출술 enucleation
(망막의)중심와 fovea
검안경검사 funduscopic examination
녹내장 glaucoma
원시 hyperopia
고혈압망막병증 hypertensive retinopathy
각막염 keratitis
법적 실명 legal blindness
수정체 lens
황반, 각막반 macula

황반변성 macular degeneration
악성흑색종 malignant melanoma
미세출혈 microhemorrhages
근시 myopia
안구진탕 nystagmus
개방각녹내장 open-angle glaucoma
검안경 ophthalmoscope
시신경유두부종 papilledema
눈부심, 수명증 photophobia
노안 presbyopia
동공 pupil
굴절이상 refractive error
망막층 retinal layer
망막모세포종 retinoblastoma
공막 sclera
노인성 황반변성 senile macular degeneration
세극등 slit-lamp
사시, 이방시 strabismus, heterotropia
안압계 tonometer
트라코마, 과립성 결막염 trachoma
포도막 uvea
시력 visual acuity
시야검사 visual field test
초자체액 vitreous humor

구조와 기능

안구(eyeball)는 안와(bony orbit)의 안쪽에 자리잡고 있으며 눈꺼풀(eyelid)에 의해 보호된다. 외안근(extraocular muscles)은 안와의 바깥 표면에 붙어 있다. 시신경은 안구 뒤쪽에 혈관들과 함께 있다. 안구는 공막층(outer scleral layer), 포도막층(uveal layer) 그리고 망막층(retinal layer)의 3개 층으로 구성된다(그림 20-1). 가장 바깥층인 공막(scleral)층은 단단한 섬유층이고 중간층인 포도막(uveal)층은 홍채(iris), 모양체(ciliary body), 맥락막(choroid)을 포함하는 신경과 혈관들이 통하는 결합조직인 색소층이며 가장 안쪽 층은 망막층(retinal layer)이다.

전방에서 공막층은 빛이 안구로 통과하기 위한 첫 번째 구조물인 각막(cornea)과 연결되어 있다. 각막은 눈의 표면에서 빛이 처음 굴절되는 표면이다. 각막의 외부는 결

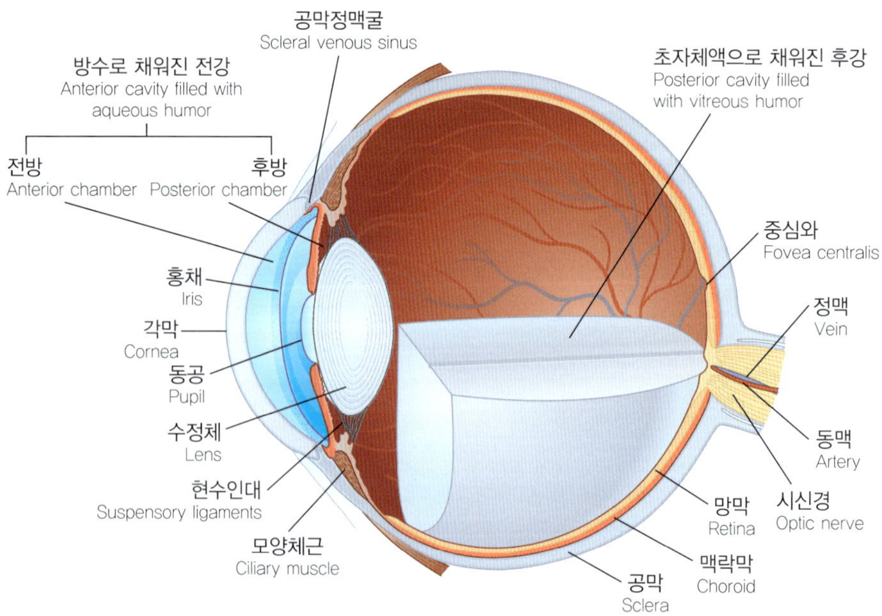

그림 20-1 눈의 해부학적 구조

막(conjunctiva)에 의해 둘러싸여 있으며 눈꺼풀 안쪽 1cm부터 각공막 경계(corneoscleral junction)까지의 조직이다. 수정체(lens)는 수정체의 현수인대, 홍채 그리고 근육성 모양체로 연결되어 있으며 눈 앞부분에 위치하고 있다. 모양체의 수축은 수정체의 초점 거리를 조절한다. 홍채는 수정체에 도달하는 빛의 양을 홍채의 구경(동공, pupil)의 크기를 변화시켜 조절한다. 동공 크기의 감소(동공수축, miosis)는 제3뇌신경인 안구운동신경으로부터 자율신경섬유에 의해 자극된 홍채에 있는 원형 평활근의 수축에 의해 이루어진다.

후방의 망막(retina)에는 빛과 색을 감지하는 막대신경(rod neurons)과 원뿔신경(cone neurons)이 있다. 빛에 의한 세포들의 자극은 뇌의 시각신경을 통해 뇌의 시각피질로 전달된다. 황반(macula)은 최대 시력의 망막에 있는 반점이다. 망막의 중심와(fovea)는 이 황반의 중심부이다. 모양체, 수정체와 그 인대들은 안구의 앞뒤 경계를 이룬다. 앞쪽 부분의 내부는 전방(anterior chamber)으로, 방수(aqueous humor)라는 액체로 채워져 있다. 방수는 모양체에 의해 분비되고 동공을 통해 후방에서 전방으로 확산되며 무혈관인 수정체와 망막에 영양분을 공급하고 정화시켜준다. 수정체의 뒤쪽은 깨끗한 젤 형태의 초자체액(vitreous humor)으로 채워진다.

주요질환

눈에 영향을 미치는 가장 흔한 문제들은 굴절이상과 감염으로 발생하는 시력 감소이다. 노화와 관련된 황반변성(macular degeneration)은 65세 이상에서 법적 실명(legal blindness)의 가장 흔한 원인이다. 안경을 착용하는 인구의 약 1/3 정도가 굴절이상을 교정하기 위한 것으로 근시, 원시, 노안, 난시가 포함된다. 특히 각막과 같은 눈의 외상은 심각한 통증과 장애로 이어질 수 있는 매우 흔한 문제이다. 통칭 충혈된 눈(pinkeye)으로 부르는 급성 결막염(acute conjunctivitis)은 단독으로 발생하거나 상기도 감염과 같은 다른 박테리아 또는 바이러스 감염과 연관되어 발생할 수 있다. 주변의 부비동(sinuses)에서의 감염은 안구로 퍼질 수 있으며 심각한 합병증을 초래한다. 사시(strabismus)는 환자가 극복하지 못하는 일측 혹은 양측의 편향(deviation)인데, 상대적으로 흔하며 여러 가지 원인에 기인한다. 백내장(cataract)은 수정체의 혼탁으로 시력이 감소되는 것이며 선천적 기형, 감염 또는 외상의 결과일 수 있지만 노인에게서 가장 흔하게 발생한다. 녹내장(glaucoma)은 안구내압의 증가가 원인으로 눈 안쪽의 안구 신경과 신경섬유들에 손상을 초래한다. 작은 망막혈관들의 통증은 고혈압과 당뇨병이 있는 사람에게서 흔히 발생한다. 눈의 종양은 드물지만 실명뿐 아니라 사망을 초래할 수 있다.

증상, 징후, 검사

안과 질환의 가장 흔한 증상은 시력감소(decreased visual acuity)이다. 시력감소는 개인이 이를 경험했을 때 증상(symptom)이 될 수 있고 시력검사 결과로 발현되었을 때 징후(sign)가 될 수 있다. 시력감소는 황반변성, 백내장, 혈관질환뿐 아니라 근시나 원시로 인해 나타날 수 있다. 시야 결손(병소부분의 실명) 또한 증상과 징후이며 망막질환 또는 중추신경계 시신경 경로에 영향을 미치는 질 환의 결과로 나타날 수 있다. 통증은 외상, 감염 또는 폐쇄각녹내장으로 인한 급성안압상승으로 발생할 수 있다. 흐려진 시야(blurred vision)는 특히 독성이나 대사성 같은 다양한 전신질환에서 수반된다. 시신경유두부종(papilledema)은(검안경 검진 시 시신경 두부의 팽창) 뇌내압의 상승을 반영할 수 있으며 보통 두개내 종양에 의해 초래된다. 눈부심(photophobia)은 일반적으로 안구 내부와 외부의 염증으로 인해 발생하고 안구진탕(nystagmus, 흔들거리는 눈의 움직임)은 다양한 중추신경계 병변으로 인해 발생할 수 있다.

안과 질환에 대한 임상적 검사는 시력(visual acuity)검사를 포함한다. 검사지로부터 20피트(약 6m) 떨어진 곳에서 글자 혹은 숫자를 읽는 방법으로 정상 시력(20/20)은 정상적인 통제 인구집단에서 쉽게 읽을 수 있는 가장 작은 그림을 한쪽 눈으로 정확하게 읽을 수 있는 것을 의미한다. 시력에서 20/40의 의미는 정상적인 눈으로 40피트(약 12m) 떨어진 곳에서 읽을 수 있는 것을, 병변이 있는 눈은 20피트에서 읽을 수 있다는 것이다. 이 차트는 운전면허 시험이나 아동 시력검사 등에 널리 이용된다.

시야결함을 지도화(mapping visual field defects)하기 위한 검사들은 특별한 질병 시 영향을 받는 시신경 경로

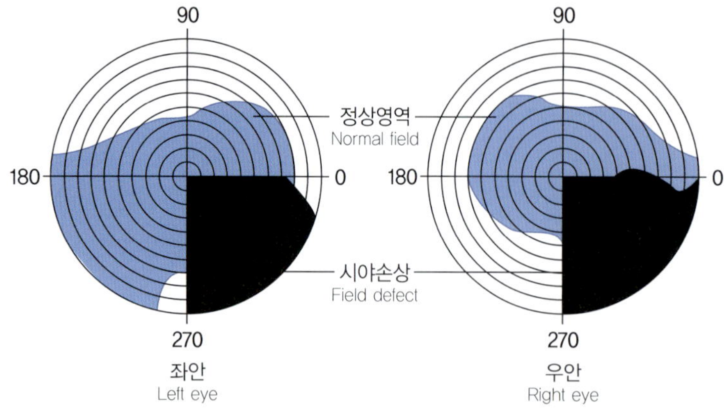

그림 20-2 시야검사 차트. 검은 부위는 시야 결손을 의미

와 망막이상을 알기 위해 사용된다(**그림 20-2**). 시야검사(visual field test)를 시행할 때 검사를 받는 사람은 작고 고정된 하나의 점이 검사를 위해서 순환하는 지도의 다른 위치로 이동하는 동안 이 점에 초점을 맞추도록 요구된다. 검사를 위한 점(test spot)을 볼 수 없는 영역이 시야결함이 있는 부분이다.

검안경(ophthalmoscope)은 손에 쥘 수 있으며 다양한 굴절력의 렌즈를 이용하여 망막을 검사하는 도구이다. 검안경을 사용하여 망막을 시각화하는 것을 검안경검사(funduscopic examination)라고 한다(**그림 20-3**). 안압계(tonometer)는 녹내장 시 상승할 수 있는 안압을 측정하는 도구이다. 세극등(slit-lamp)은 쌍안경 확대 도구로 초점을 맞춘 빛을 눈에 비추고 각막, 전방, 홍채, 수정체를 검사하여 녹내장, 외상, 염증 및 다른 상태를 평가하는 데 유용하다. 여러 유형의 렌즈들은 근시나 원시와 같은 굴절이상(refractive error: 각막, 수정체 그리고 망막에 광선의 초점을 맞추는 데 실패한 정도)을 평가하는 데 이용된다. 초음파는 안와 내부의 종양을 평가할 때 이용된다.

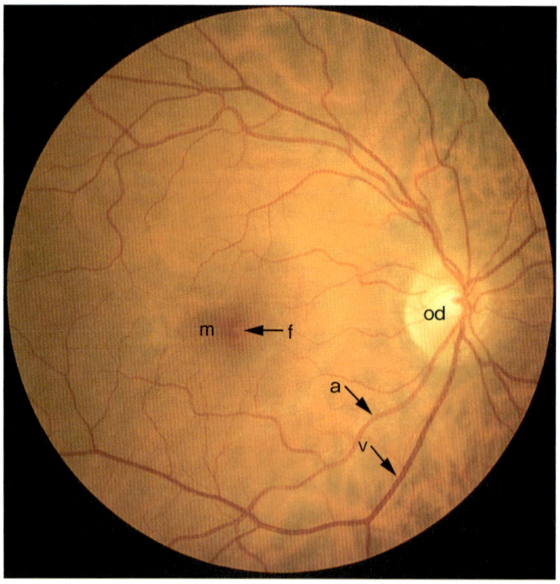

그림 20-3 정상 망막. 시신경유두(od), 황반(m), 중심와(f), 동맥(a), 정맥(v). (Courtesy of Dr. Daniel Albert, Department of Ophthalmology, University of Wisconsin School of Medicine and Public Health.)

특이질환

유전질환/발달장애

심각한 선천성 눈의 결함(isolated congenital eye defects)은 드물지만, 유전적 요인이 근시, 녹내장, 사시, 백내장, 망막모세포종(악성 신생물)과 같은 질환을 초래하기 쉽다. 단안증(cyclopia)은 두 개의 눈이 아닌 단 한 개의 눈이 중앙에 위치하는 매우 드문 증상으로 심한 뇌의 기형과 관련하여 발생한다.

염증성/퇴행성 질환

이 장에서 외상과 감염을 제외하고 발달적 또는 후천적 질병을 설명한다. 더 이상 기술되어 있지는 않지만 상악골, 사골, 전두동의 감염이 안와로 확장될 수 있으며 눈에 손상을 입힐 수 있음을 인식해야 한다.

외상과 화학적 손상

눈은 관통상, 둔기로 인한 손상, 화학적 손상 그리고 각막의 마모와 같이 여러 다양한 종류의 손상에 취약하다. 가장 흔한 관통상은 금속과 금속이 부딪힐 때 발생한다. 관통상의 발현은 대부분 쉽게 알 수 있으며 안과 수술 전문의의 즉각적인 주의를 요한다. 둔기로 인한 손상의 발현은 보통 덜 명확하지만 심각할 수 있다. 직접적으로 둔한 물체(예: 골프공, 하키퍽, 패들볼)에 의해 눈이 타격을 받을 때 압축/감압이 발생하며 이로 인해 안구 내 구조물이 손상될 수 있다. 이러한 손상은 망막박리, 안구 내 출혈, 수정체 위치 변경, 녹내장 등을 야기할 수 있다. 암모니아와 같은 농축된 알칼리 용액으로 인한 화학적 손상은 각막과 주위 조직에 손상을 유발한다. 화학적 화상이 심각한 각막궤양(corneal ulcer)과 각막천공(corneal perforation) 같은 합병증을 유발한다.

각막의 찰과상(corneal abrasions)은 손톱, 종이 또는 콘택트렌즈와 같은 물건에 의해 긁혔을 때 발생할 수 있으며 심한 통증과 눈부심(수명증, photophobia)이 일어난다. 치료는 항생제가 포함된 안연고를 도포하고 안구운동으로 인한 각막 손상을 방지하기 위해 안대를 착용한다.

노인들은 초자체액이 건조하고 부착 부위에서 망막으로부터 퇴축하여 점진적인 망막박리를 유발할 수 있다. 망막박리(retinal detachment)는 열에 의해 포도막을 망막에 접합시키는 레이저 빔 수술로 치료한다.

결막염과 안구건조증

충혈된 눈(red or pink eye)을 초래하는 혈관성 울혈을 동반하는 결막의 염증(**그림 20-4**)은 가장 흔한 눈의 질환이다. 바이러스, 클라미디아, 세균, 곰팡이 감염 또는 알레르기에 의해 이차적으로 발생할 수 있다. 증상으로는 자극, 흐려진 시야 그리고 눈부심이 나타난다. **결막염(conjunctivitis)**은 가장 흔하게 상기도 감염과 관련되어 발생하지만 독자적으로 발생할 수도 있다. 홍역은 가끔 결막염과 함께 나타나며 건초열(hay fever)과 관련된 결막염은 눈부심과 가려움증 때문에 매우 힘들 수 있다. 바이러스나 알레르기성 결막염은 이차적인 세균 감염의 가능성이 높다. 그러므로 결막염의 치료는 흔히 항생제와 국소적인 항히스타민제를 함유한 안약을 점적한다.

트라코마(trachoma)에 의한 결막염은 각막의 반흔을 초래하므로 세계의 많은 지역에서 실명의 주요 원인 중 하나이다. 눈의 다른 부위의 염증은 드물지만 **각막염(keratitis**, 각막의 염증), 포도막염(uveitis), 망막염(retinitis)은 시력에 중대한 영향을 미칠 수 있다.

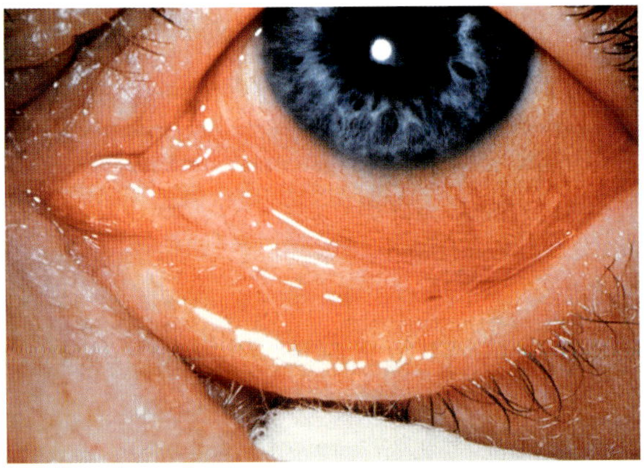

그림 20-4 울혈된 결막의 정맥과 부종이 있는 결막염. (Courtesy of Dr. Daniel Albert, Department of Ophthalmology, University of Wisconsin School of Medicine and Public Health.)

참고 20-1 결막염

원인
세균
바이러스
클라미디아
곰팡이
알레르기
약물

병변
염증을 일으킨 결막

발현
충혈된 눈
과민
시야가 흔들림
눈부심

건조한 눈(dry eyes)은 류마티스관절염과 같은 전신성 면역질환이 있을 때 나타날 수 있지만 항고혈압제, 항우울제, 항히스타민제와 같은 전신계 약물(systemic drugs)에 의해 더욱 흔하게 이차적으로 발생한다. 건조한 눈의 증상은 가렵고, 열감, 눈부심, 이물감('sandy' sensation), 흐려진 시야와 혈관 울혈 등으로 나이 든 성인과 여성에게서 가장 흔하게 발생한다. 치료방법으로는 점안액을 사용하는 것이다.

사시(이방시)

사시(strabismus, heterotropia)는 한쪽 또는 양쪽 눈에서 시각 축의 부적절한 정렬(시선)과 같은 결함이 있는 것으로 동일한 사물을 바라보는데 각 눈의 방향이 다르다(**그림 20-5**). 사시는 아동기에 흔히 발생하며 시선이 엇갈려서 보이는 것처럼 나타나고 정상적으로 생후 3~4개월에 교정된다. 사시의 원인은 외안 근육의 마비, 굴절이상, 각막 또는 수정체 불투명, 망막의 질환, 시신경 또는 뇌질환 등으로 다양하다. 어떤 형태의 사시는 렌즈로 교정 가능하고 또 다른 유형은 눈을 재조정하기 위해 외과적으로 외안근의 삽입을 수정하는 것으로 교정한다. 초기에 발견하여 치료하지 않으면 사시는 한쪽 눈이 **약시(amblyopia)**로 불리는 비가역적인 시력 손상을 초래할 수 있다.

참고 20-2 사시

원인
- 외안근의 결함
- 굴절이상
- 각막 불투명
- 망막질환
- 신경 또는 뇌 질병

병변
- 원인에 따라 다양함

발현
- 눈의 사위

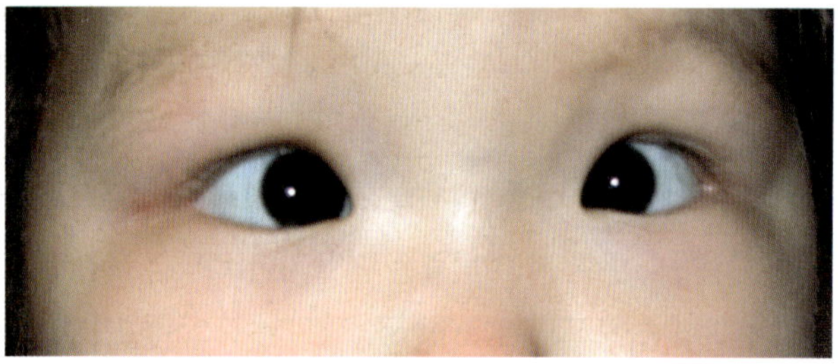

그림 20-5 사시. (Courtesy of Dr. Daniel Albert, Department of Ophthalmology, University of Wisconsin School of Medicine and Public Health.)

백내장

백내장(cataract)은 노인에게서 발생하며 수정체가 혼탁해지는 것이다(**그림 20-6**). 흔하지 않지만 백내장은 외상이나 악화된 당뇨병을 관리하지 않을 경우에 이차적으로 발생할 수 있다. 선천성 백내장(congenital cataracts)은 드물지만 가족력의 경향이 있다. 보통 백내장은 서서히 진행되며 점진적인 시력 감소를 초래한다. 대부분의 경우에 불투명하게 변한 수정체를 제거하고 인공 수정체를 본래 수정체의 보존된 바깥쪽 캡슐에 삽입하는 수술로 치료한다.

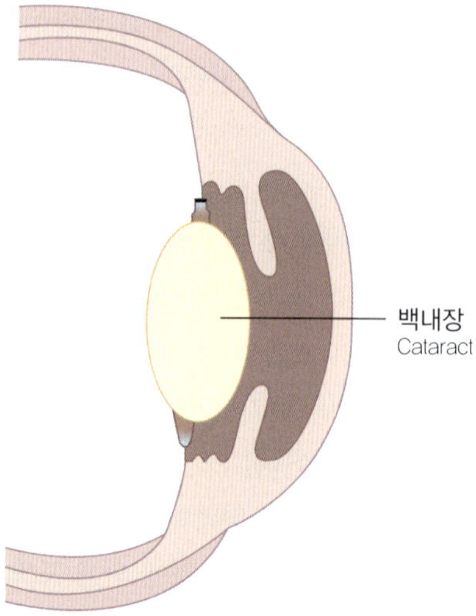

그림 20-6 백내장의 도식

녹내장

녹내장(glaucoma)은 안구 내 압력의 증가로 인해 시신경 섬유가 손상되는 특징이 있다. 안구 내 압력의 증가는 대개 홍채가 각막-공막 연결부위와 만나는 각에 있는 정상적인 전방수의 폐쇄로 발생한다. 녹내장은 개방각녹내장, 폐쇄각녹내장, 흔하지는 않지만 선천적 형태의 녹내장으로 분류한다. **개방각녹내장(open-angle glaucoma)**은 각 조직의 전체 또는 국소적 이상이 발생한다(**그림 20-7B**). 개방각녹내장은 가장 흔한 형태로 시작이 만성적이고 잠행성이다. 환자는 상태가 상당히 진전될 때까지 결과적으로 발생하는 말초 시각 손상과 더불어 신경이 서서히 점진적으로 손상되는 것을 알지 못한다.

폐쇄각녹내장(closed-angle glaucoma)은 홍채에 의한

참고 20-3 백내장

원인
- 노인성
- 외상
- 당뇨병
- 선천적 질환

병변
- 수정체 전체 또는 일부분의 혼탁

발현
- 시력 감퇴; 진행성일 수 있음

참고 20-4 녹내장

원인
- 방수의 배출구 폐쇄

병변
- 비정상적인 각구조(개방각)
- 홍채 감염과 반흔으로 인한 각의 폐쇄(폐쇄각)

발현
- 안구 내 압력 증가(개방각, 폐쇄각)
- 통증
- 오심과 구토(폐쇄각)
- 진행성 시력 감소

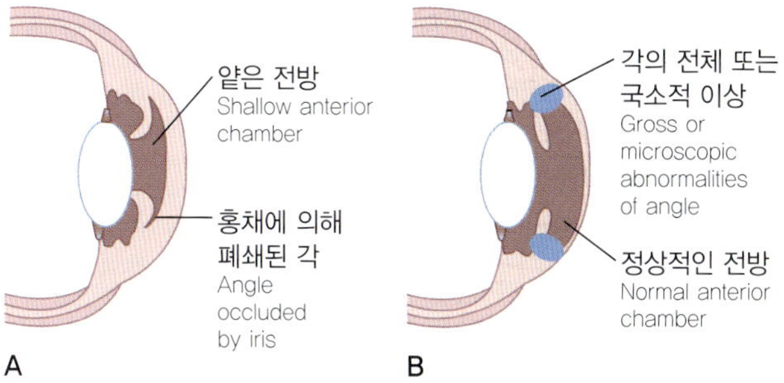

그림 20-7 A: 폐쇄각녹내장, B: 개방각녹내장

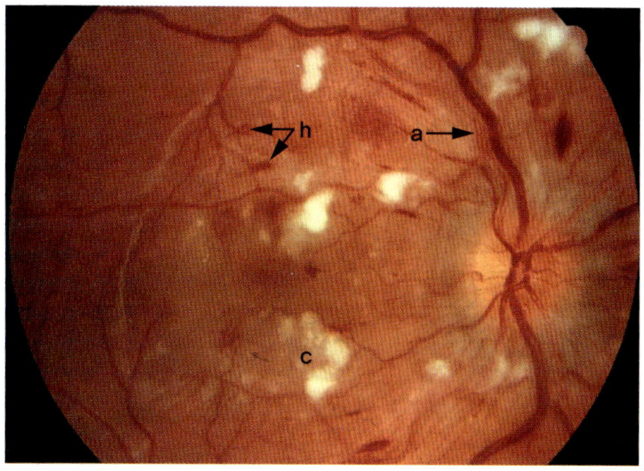

그림 20-8 고혈압망막병증. 국소적 허혈에 의한 불꽃 모양의 출혈(h), 좁아지고 꼬인 동맥(a), 면화반(c). (Courtesy of Dr. Daniel Albert, Department of Ophthalmology, University of Wisconsin School of Medicine and Public Health.)

각의 폐쇄이다(그림 20-7A). 각 구조물에 대한 홍채의 유착은 가역적일 수 있으나 염증이나 반흔이 발생하면 영구적이다. 폐쇄각녹내장은 보통 급성 증상으로 통증, 오심, 구토, 갑작스러운 시력 감소가 나타난다.

녹내장은 또한 일차와 이차 원인으로 구분할 수 있다. 일차 녹내장(primary glaucoma)은 노인에서 발견되는 이미 존재하는 좁은 전방각의 폐쇄가 원인이 된다. 이차 녹내장(secondary glaucoma)은 보통 포도막염 또는 수정체 전위(dislocation)와 관련된다.

녹내장은 안압계를 사용하여 안구 내 압력 증가와 말초의 시야결함 기록을 통해 진단한다. 다양한 아드레날린제와 항콜린성 약물, 새로운 베타차단제, 프로스타글란딘, 탄산탈수효소억제제와 같은 약물로 부분적으로 방수의 형성과 분비를 억제하고 어느 정도 유출을 증가시키는 방법으로 치료된다.

고혈압망막병증

고혈압으로 망막 혈관의 세동맥경화증이 진행되면 망막 신경에 산소의 전달이 손상되어 결과적으로 시력 손상을 초래한다. **고혈압망막병증(hypertensive retinopathy)**은 망막 동맥의 경화가 심할 때에는 빛 반사로 '불꽃 출혈(flame hemorrhages)'과 '면화반(cotton wool)'과 같은 특징적인 변화를 보이므로 검안경검사로 진단된다(그림 20-8). 고혈압의 조절로 대부분 어느 정도의 시각 향상을 가져올 수 있다.

참고 20-5 고혈압망막병증

원인
고혈압

병변
망막 혈관이 좁아짐
미세출혈
혈청으로부터의 삼출물

발현
진행성 시력 감소

황반변성

황반변성(macular degeneration)은 노인성 질환으로 실명의 주요 원인이다. 변성은 가장 좋은 시력을 보이는 황반의 망막 색소 상피에서 발생한다. 원인은 알려지지 않았지만 여성과 흡연자에서 위험성이 높으며 어느 정도는 가족력이 있다. 황반변성의 일반적 형태는 건조한 황반변성으로 망막은 얇아지고 작은 백색 반점 또는 결정체(drusen,

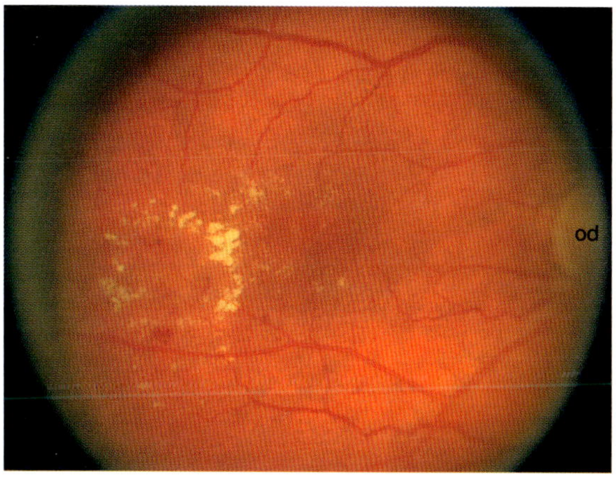

그림 20-9 황반변성. 시신경유두(od). 혈관들은 아치형으로 시신 경유두로부터 나와서 작고 흰점 또는 결전체로 덮어 있는 황반(표시 안 됨)을 향해 있다. (Courtesy of Dr. Daniel Albert, Department of Ophthalmology, University of Wisconsin School of Medicine and Public Health.)

염증성 비후)가 망막 내에서 발달한다(그림 20-9). 초기에는 중심부 시력이 선명하지 못하고, 실명으로 진행할 수 있다.

당뇨망막병증

장기간 당뇨병을 앓고 있는 경우 고혈압과 마찬가지로 망막혈관경화증이 발생한다. 더욱이 당뇨병은 혈관이상증 발달과 연관되어 있다. 초기 혈관 병변은 **모세혈관 동맥류(capillary aneurysms)**와 **미세출혈(microhemorrhages)**이 나타나며 후기에는 결국 시력 상실로 이어진다. 가장 진전된 혈관 병변은 새롭게 형성된 이상 혈관 증식으로 이어지며(그림 20-10), 망막박리(retinal detachment)와 초자체출혈(vitreous hemorrhage)의 원인이 될 수 있다. 비정상적인 망막혈관을 응고시키기 위해 열에너지인 레이저 빔을 이용하여 효과적으로 치료할 수 있으며 망막의 넓은 범위에서 신혈관 형성(neovascularization)의 진행을 막는다. 당뇨병 치료는 실명 예방을 위해 우선시된다.

근시

근시(myopia, nearsightedness)는 망막 앞쪽에 상이 맺히는 굴절이상 상태이다(그림 20-11). 이는 비정상적인 각막과 수정체의 굴절 또는 안구의 신장으로 인해 나타날 수 있다. 근시는 흔히 아동기에 진행되기 시작하여 눈 구조

참고 20-7 근시

원인
불분명
가족력

병변
홍채, 수정체 또는 안구의 비정상적 형태로 인해 망막의 앞쪽에 빛이 수렴

발현
멀리 떨어진 물체에 대한 시력 감소

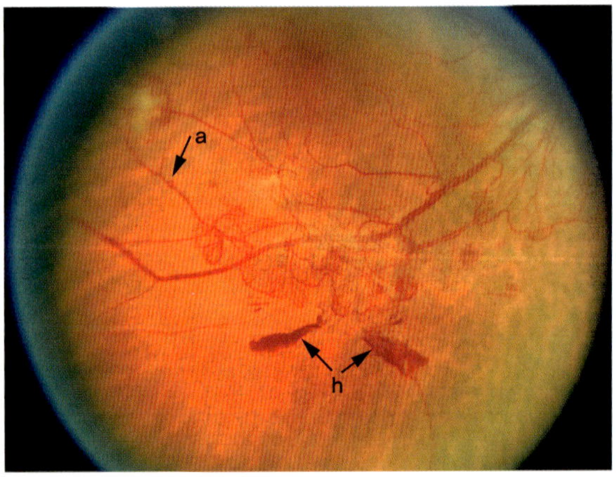

그림 20-10 국소출혈(h), 동맥류(a), 특히 시신경유두 주위로 풍부하게 증식하는 새로운 혈관의 얽힘을 수반한 당뇨망막병증. (Courtesy of Dr. Daniel Albert, Department of Ophthalmology, University of Wisconsin School of Medicine and Public Health.)Public Health.)

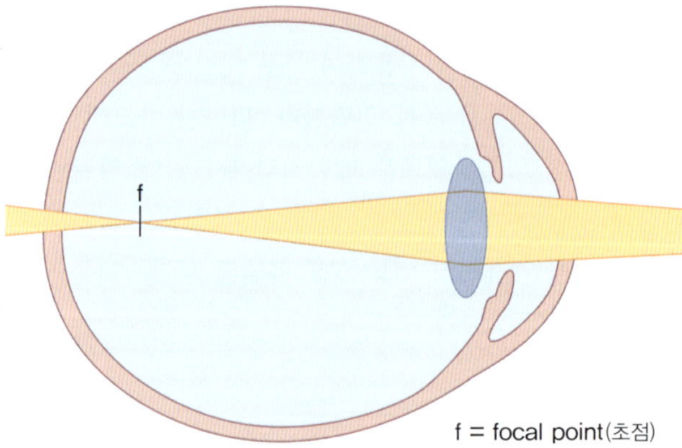

그림 20-11 근시의 도해

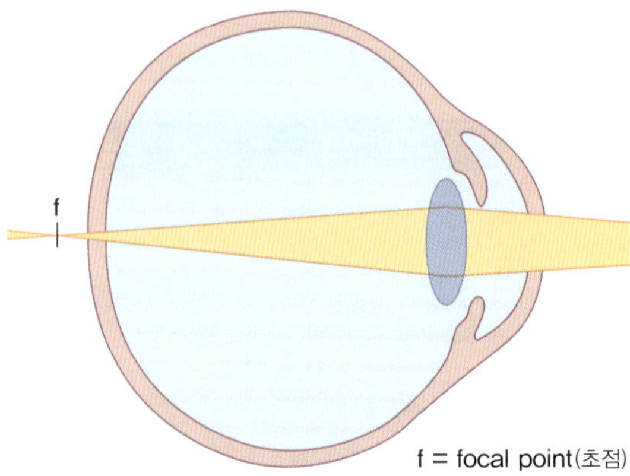

그림 20-12 원시의 도해

참고 20-6 당뇨망막병증

원인
당뇨

병변
좁아진 망막혈관
모세혈관 동맥류
신생혈관으로부터 유리체의 미세출혈

발현
진행성 시력 감소

참고 20-8 원시

원인
불분명
연령증가에 따라 두드러지는 경향

병변
눈의 비정상적 형태로 인해 망막의 뒤쪽에 빛이 수렴

발현
가까이 있는 물체에 대한 시력 감소

참고 20-9 난시

원인
불분명
가족력

병변
각막 또는 수정체의 불규칙성

발현
시력이 감퇴하며 빛의 초점이 고르지 않음

의 정상적인 탄력성 소실로 인해 상태가 안정되는 성인 초기까지 진행된다. 근시는 가족력이 있다. 일반적으로 교정용 렌즈를 사용하지만 굴절수술이 더욱 흔하게 증가하고 있다. 심한 근시의 경우 각막과 망막을 포함한 안구 내 구조의 다양한 결함과 관련성이 있을 수 있다.

원시

근시와는 다른 상태로 초점이 망막 뒤편에 집중되며 가까운 곳의 물체보다 먼 곳의 물체가 더 잘 보인다(**그림 20-12**). **원시**(hyperopia, farsightedness)는 상대적으로 짧은 안구, 망막 또는 수정체의 굴절력 감소로 인해 나타난다. 아동의 경우 종종 수정체 탄력성으로 인해 가벼운 원시 굴절이상을 극복하지만 나이가 들면서 이 능력을 잃게 된다.

수정체는 나이가 들면서 초점을 맞추는 힘을 조정하기 위한 탄력성과 기능을 잃고 망막의 뒤쪽보다는 가까이에 광선을 집중시키는 능력이 저하된다. 그러므로 경한 원시의 경우 나중에 발현되며 그때에 이르러서야 교정렌즈를 필요로 한다. 원시의 치료 방법으로 굴절수술이 이용되기도 한다.

노안

노안(presbyopia)은 수정체의 탄력성 소실과 모양체근의 위축으로 인해 발생되는 굴절이상이며 **조절**(acommodation) 능력의 기능이 떨어지게 되고 대부분 40대 이후에 나타난다. 조절의 의미는 망막에 광선을 집중시키기 위해 형태를 변화하는 수정체의 능력을 말한다. 노안의 시력 결함은 빛이 망막 뒤에 집중되기 때문에 원시와 유사하지만 병인은 서로 다르다. 원시는 안구의 길이가 상대적으로 짧아져서 나타나는 현상이지만 노안은 수정체가 연령이 증가함에 따라 퇴행되어 나타난다. 노안은 돋보기 안경 또는 이중초점렌즈를 이용하여 교정한다.

난시

난시(astigmatism)는 각막의 고르지 않은 굴곡 혹은 각막 표면이나 수정체에서의 후천적 이상으로 눈에 들어오는 빛의 고르지 않은 초점으로 나타난다. 난시는 단독으로 나타날 수 있지만 근시나 원시를 동반한다. 심하지 않다면 난시는 적절한 렌즈로 교정이 가능하다. 근시와 원시에서뿐만 아니라 난시에서도 치료를 위해 굴절수술의 이용이 증가하고 있다.

과형성/신생물 질환

망막모세포종과 흑색종(melanomas)은 모든 원발성 안구 내 종양의 90% 이상을 차지한다. 거의 예외 없이 망막모세포종은 아동에게 발생하고, 흑색종은 성인에게 발병한다.

망막모세포종

망막신경절세포의 전구물질인 원시신경세포의 드문 악성 종양이다. **망막모세포종**(retinoblastoma)은 아동에게서 발생하며 가족력이 있고 불완전 침투도를 가진 상염색체 우성 유전을 보인다. 망막모세포종은 발생의 약 30% 정도가 양측성이다. 치료는 안구를 제거하는 것(**안구적출술,**

참고 20-10 망막모세포종

원인
불분명
상염색체 우성유전

병변
망막 신경세포에 악성종양

발현
시력 감퇴
망막으로부터 종양이 생김
30%는 양측성

enucleation)으로 화학요법 혹은 방사선요법과 자주 병행한다.

악성흑색종

악성흑색종(malignant melanoma)은 맥락막 색소 함유 세포에 발생하는 악성 종양으로 성인에서 발생한다. 홍채나 모양체에서 발생하기도 하지만 대부분 눈의 흑색종은 맥락막 층에서 발생한다. 피부의 흑색종에 비해 더욱 예후가 나쁘다.

장기부전

미국에서는 1,000명 중 4명꼴로 법적 실명이 발생한다. 법적 실명(legal blindness)은 최대로 교정을 하고, 시력이 더 좋은 쪽의 눈에서 20/200 혹은 그 이하의 시력으로 정의된다. 실명은 각막, 수정체, 초자체액, 망막 그리고 시신경의 병변이 원인일 수 있다. 선천적 실명 또는 영아기에서 발달하는 실명은 발육성, 염증성, 외상성 상태 등 폭넓게 다양한 원인에 의해 초래될 수 있다. 산소 독성은 망막섬유증의 원인이 되며 미숙아의 망막병증이라 불린다. 따라서 호흡부전증후군이 있는 신생아에게 산소공급을 할 때 산소량에 주의를 기울여야 발생률을 감소시킬 수 있다. 성인에서 많은 실명 원인 중 가장 흔한 것은 녹내장, 당뇨망막병증, 트라코마, 포도막염, 황반변성, 노인성 백내장, 시신경 위축 그리고 색소성 망막염(retinitis pigmentosa) 등이다. 중심 시각 손상이 동반되는 황반변성은 여러 원인의 결과일 수 있다. 가장 흔한 것은 노인성 황반변성(senile macular degeneration)이라고 불리며 특이적 상태로 기저혈관 증식과 더불어 망막 색소 상피의 손상으로 특징지어진다. 시신경 위축은 종양이 시신경을 누르거나 다발경화증에서 발생하는 것과 같은 시신경 신경염에 의해 시신경을 둘러싸고 있는 소혈관의 폐쇄가 원인이 된다. 색소성 망막염은 대부분 열성 유전으로 유아기에 시작되어 실명으로 이어지는 간상체(rods)와 원추체(cones)의 점진적인 파괴를 초래한다.

연습문제

1. 법적 실명은 감소된 시력으로 정의된다. 최소한의 시력 기준은?
   A. 20/40　　B. 20/100
   C. 20/200　　D. 20/400

2. 72세 여성이 18개월 전부터 시력 감소가 있었다고 한다. 의사는 환자 양쪽 수정체의 혼탁을 확인하였다. 가능한 진단은 무엇인가?
   A. 백내장　　B. 녹내장
   C. 결막염　　D. 노안

3. 당뇨망막병증에서 가장 중요하고 효과적인 치료는?
   A. 레이저 수술　　B. 당뇨 치료
   C. 눈에 인슐린 주사　　D. 적절한 교정렌즈

4. 76세 남성이 점진적인 말초시력 손상을 호소하여 주치의가 시야검사를 하였다. 다른 증상은 없었으며 중심부 시력은 좋았다. 가장 가능성이 높은 문제는?
   A. 노안　　B. 난시
   C. 백내장　　D. 녹내장

5. 노안은 다음 중 무엇으로부터 초래되는가?
   A. 망막 뒤에 광선의 초점이 맺힘
   B. 망막 앞에 광선의 초점이 맺힘
   C. 망막 출혈
   D. 수정체의 변성

6. 각막 또는 수정체의 불규칙성으로 인해 망막에 빛의 초점이 고르지 못하게 되는 것은?
   A. 난시　　B. 근시
   C. 원시　　D. 사시

7. 원시와 노안 모두에서 결과적으로 초래되는 것은?
   A. 망막 분리
   B. 조절력 감소
   C. 멀리 떨어진 사물에 대한 시력 감퇴
   D. 수정체 혼탁

CHAPTER 21

골과 관절

Bones and Joints

개요

학습목표

1. 골과 관절의 구조와 기능을 알아본다.
2. 관절질환과 골질환의 빈도와 예후를 알아본다.
3. 골과 관절에 영향을 미치는 일반질환과 주요질환을 알아본다.
4. 골질환과 관절질환의 증상과 징후를 알아본다.
5. 골질환과 관절질환 진단에 사용되는 일반검사, 방사선소견, 임상처치 등을 알아본다.
6. 국소 발달기형의 빈도와 결과, 각각의 사례를 기술한다.
7. 연골무형성증, 불완전골생성증, 마르판증후군의 유전적 이상과 개개인의 외형을 기술한다.
8. 염좌, 좌상, 불완전탈구 등을 비교한다.
9. 요통의 원인과 추간판탈출증의 발생기전을 알아본다.
10. 골절의 종류와 치유과정 및 악화인자를 이해한다.
11. 감염성 관절염의 원인과 치료방법을 알아본다.
12. 혈행성 골수염과 이차성 골수염의 원인, 호발인구, 예후를 비교한다.
13. 골다공증과 골연화증을 설명하고, 진행과정을 알아본다.
14. 골연화증의 원인, 합병증, 호발인자를 알아본다.
15. 골다공증과 골연화증의 원인, 영향을 받는 대상, 검사소견 등을 비교한다.
16. 퇴행성 관절염과 류마티스관절염의 발생빈도, 원인, 형태(모양), 호발부위 등을 이해한다.
17. 골의 원발암, 전이암, 골육종의 발생빈도, 호발연령, 예후 등을 기술한다.
18. 가장 흔한 골의 원발성 악성 신생물에 관해 기술한다.
19. 핵심용어와 녹색으로 진하게 표시된 모든 용어를 정의하고 상황에 맞게 적절히 사용한다.

핵심용어

관절구 acetabulum
연골무형성증 achondroplasia
알칼리인산분해효소 alkaline phosphatase
강직성 척추염 ankylosing spondylitis
관절강직 ankylosis
관절염 arthritis
관절경검사 arthroscopy
칼시토닌 calcitonin
연골세포 chondrocytes

폐쇄성 골절closed fracture
만곡족clubfoot
분쇄골절comminuted fracture
완전골절complete fracture
압박골절compression fracture
퇴행성 관절질환degenerative joint disease
고관절형성이상developmental dyplasia of the hip
골간diaphysis
이중에너지 방사선흡수법dual-energy x-ray absorptiometry
골단판epiphyseal plate
골단epiphysis
적혈구 침강속도erythrocyte sedimentation rate
유잉육종Ewing sarcoma
피브릴린fibrillin
편평골flat bone
골절fracture
결절종ganglion
통풍gout
조혈hematopoiesis
추간판탈출증herniated disc
유리연골hyaline cartilage
수산화인회석결정석 결정hydroxyapatite crystals
불완전골절incomplete fracture
소아관절염juvenile arthritis
척추후만증kyphosis
요통low back pain
요추lumbar spine
마르판증후군Marfan syndrome
반월연골판meniscus
골간단metaphysis
화생성골형성metaplastic bone formation
다발성 골수종multiple myeloma
수핵nucleus pulposus
개방성 골절open fracture
골화ossification
변형성 골염osteitis deformans
골관절염osteoarthritis
골모세포osteoblast
파골세포osteoclast
불완전골생성증osteogenesis imperfecta
유골osteoid
골수염osteomyelitis
골감소증osteopenia
골극osteophyte
골다공증osteoporosis
골육종osteosarcoma
지방층pannus
부갑상선(샘)호르몬parathormone
골막periosteum
신경근증radiculopathy
류마티스관절염rheumatoid arthritis
류마티스인자rheumatoid factor
구루병rickets
좌골신경통sciatica
척추측만증scoliosis
감염성 관절염septic arthritis
성호르몬sex hormone
염좌sprain
좌상strain
불완전탈구subluxation
골유합증synostosis
관절활액synovial fluid
활막관절synovial joint
통풍결절tophus
사경torticollis
T점수(뼈의 강도 측정 점수)T-score
요산uric acid
척추체vertebral body
비타민 Dvitamin D
편타성 손상whiplash injury

구조와 기능

인간의 몸은 206개의 뼈와 뼈를 잇는 관절로 이루어져 있다. 골(뼈)은 근육부착을 위해 골격을 제공하고, 체중을 지지하며, 내부기관을 에워싸서 보호하고, 칼슘과 인 대사에 관여하는 등 중요한 역할을 한다. 골수는 뼈의 일부이며, 관절은 신체 각 부분의 움직임을 조절한다. 유년기에 성장이 멈춘 융합된 관절은 매우 단단해지는데, 이를 **골유합(synostosis)**이라 한다. 두 개의 골단이 서로 만나는 관절의 표면은 관절연골이라 불리는 얇은 **유리연골(hyaline cartilage)**로 덮여 있어 쉽게 움직일 수 있게 한다. 섬유띠(fibrous bands)는 두 개의 골을 연결하고, 장막의 단단한 피막을 형성하며 활막액이라 불리는 **관절활액(synovial fluid)**으로 채워진다. 이러한 관절을 **활막관절(synovial joint)**이라 한다(**그림 21-1**).

전형적인 장골(그림 21-2)은 중간의 긴 부분을 골간(뼈몸통, diaphysis)이라 하고, 양쪽 끝의 다른 골과 관절을 잇는 끝 부분을 골단(뼈끝, epiphysis)이라 한다. 골간과 골단 사이 부분은 골간단(뼈몸통끝, metaphysis)이다. 소아에서 골단과 골간(뼈대) 끝 사이에 연골로 된 골단판(뼈끝판, epiphyseal plate)이 있어, 골화(뼈형성, ossification)가 일어난다. 골단판의 융합은 골의 성장이 멈추었음을 알 수 있다. 골단판은 외상, 감염, 암에 의해 손상되고, 영구적으로 손상되면 사지가 짧아지거나 불균형을 초래한다.

슬관절(그림 21-3)은 특히 외상과 질환이 잦은 곳이다. 구조상 다른 활막관절(synovial joints)보다 더 복잡하다. 이는 반월연골판(meniscus)이라 불리는 섬유연골성 패드(fibrocartilaginous pads)를 포함하고 슬개골(patella)과 또 다른 골을 전방으로 지지한다. 많은 힘줄(tendons,

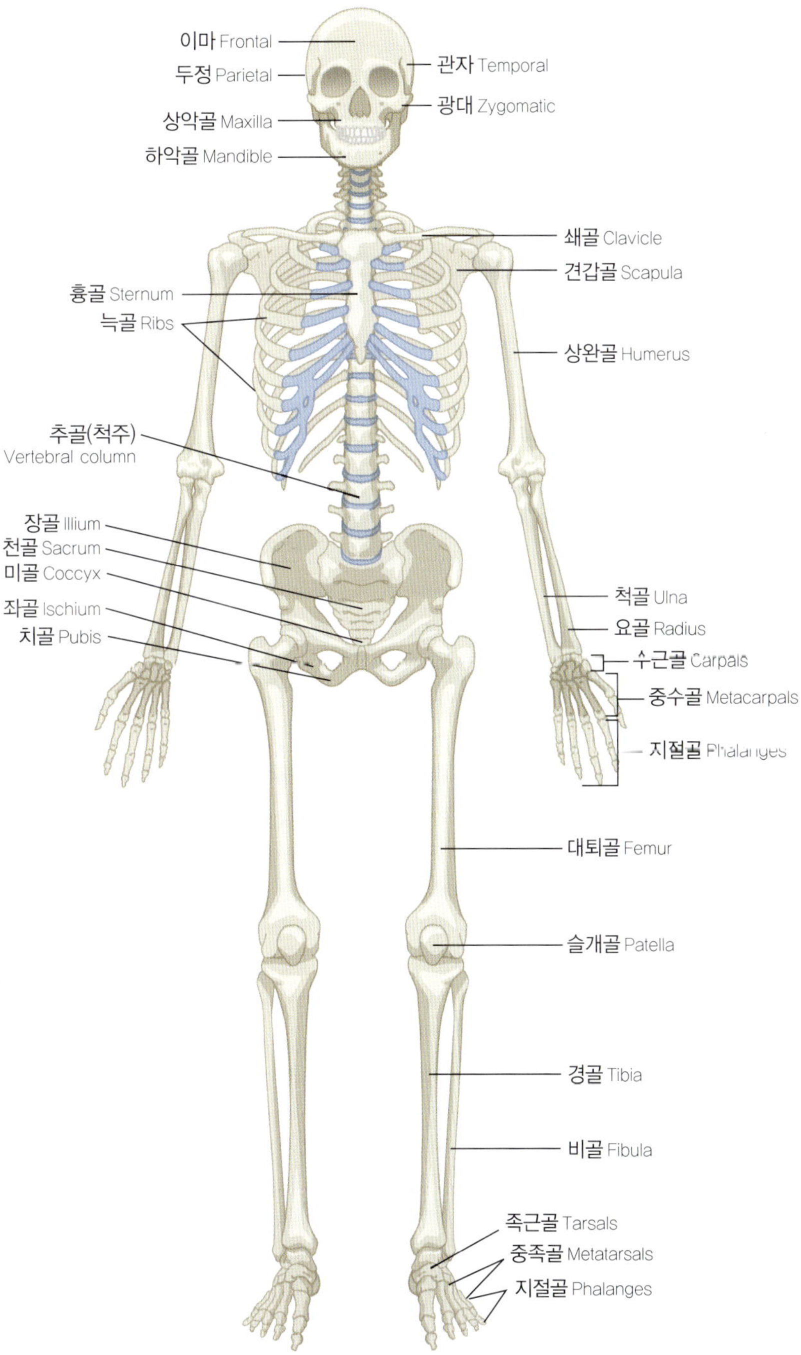

그림 21-1 신체의 주요 뼈와 관절

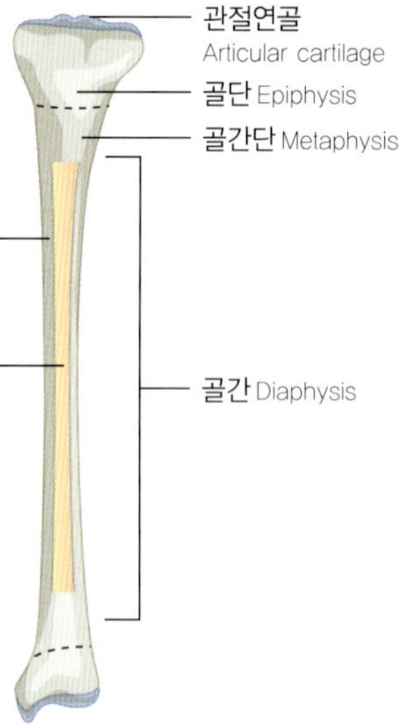

그림 21-2 장골의 구조(경골)

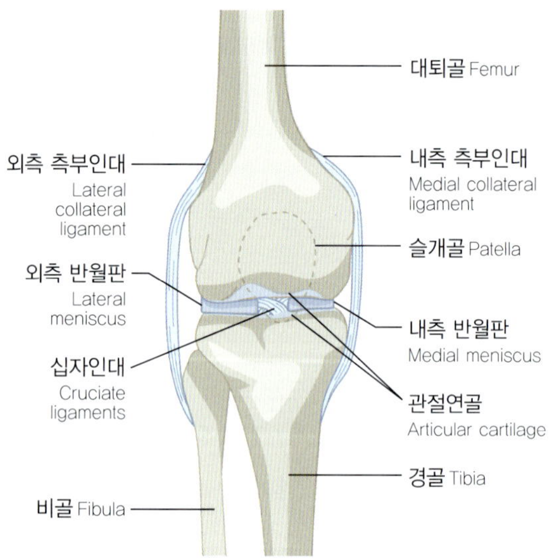

그림 21-3 슬관절의 구조

건)과 인대는 대퇴골(femur), 경골(tibia), 슬개골(patella)을 연결한다. 척주(spinal column)는 척추체(vertebral body) 사이에 섬유륜(annulus fibrosus)에 의해 둘러싸인 **수핵(nucleus pulposus)**으로 이루어진 원판(디스크, disc)을 포함한다(**그림 21-4**). 척주관(spinal canal)은 척추신경과 척수를 포함하며, **척추체(vertebral body)** 뒤에 있다. 또한 척주는 무릎과 같이 몸무게의 영향을 받는다. 늑골, 흉골, 골반, 두개골과 같은 **편평골(flat bone)**은 흉부, 복부, 뇌를 보호하며, 척추뼈와 함께 **조혈(hematopoiesis)** 또는 혈구생성의 주된 장소가 된다.

뼈는 단단한 조직임에도 불구하고 신체적 스트레스, 대사작용, 외상, 질병 등에 반응하는 활발한 조직이며, 평생 동안 지속적으로 재형성된다. 외부표면은 단단한 섬유막과 혈액공급을 받는 **골막(periosteum)**에 의해 덮여 있다. 골은 **유골(osteoid)**의 콜라겐 바탕질(collagenous matrix, 기질)과 콜라겐 바탕질 내에 **수산화인회석 결정(hydroxyapatite crystal)**의 축적을 촉진하는 **골모세포(뼈형성세포, osteoblast)**에 의해 형성된다. **파골세포(뼈파괴세포, osteoclast)**는 다핵세포로 호르몬 신호에 반응하여 골의 무기질 바탕질(mineral matrix)을 흡수(dissolve)한다.

뼈에 영향을 미치는 호르몬은 뼈에서 칼슘흡수를 자극하는 **부갑상선(샘)호르몬(parathormone)**과 뼈에서 칼슘분비를 억제하는 **칼시토닌(calcitonin)**, 뼈의 무기질밀도를 유지하도록 돕는 에스트로겐과 같은 **성호르몬(sex hormones)**, 골의 무기질화를 돕는 **비타민 D(vitamin D)** 등이 있다.

뼈의 재흡수는 침상안정 24시간 후부터 가속화되고, 골밀도는 체중부하운동으로 상승할 수 있다. 골절 같은 외상을 입었을 때, 골모세포와 **연골세포(chondrocyte)**는 연

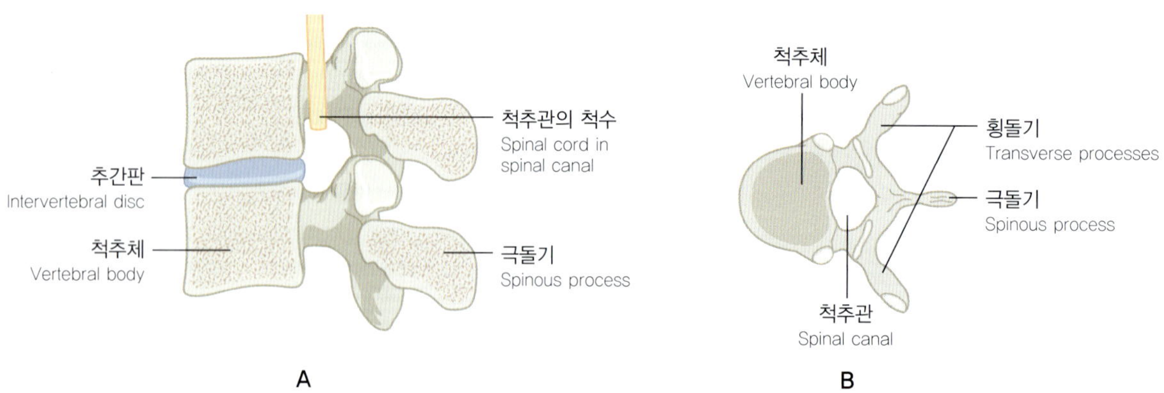

그림 21-4 척추의 구조. A: 시상면. B: 횡단면

골내골화(뼈형성, enchondral ossification)로 새로운 골을 형성하게 된다. 드물게 골모세포는 심하게 협착된 대동맥판이나 연조직 외상과 같은 골과 멀리 떨어진 곳에서 볼 수 있으며, 이를 화생성골형성(metaplastic bone formation)이라 한다.

주요질환

관절염(arthritis)은 뼈와 관절에 영향을 미치는 가장 흔한 질환이다. 골관절염(osteoarthritis) 또는 가장 흔한 퇴행성 관절질환을 포함하여 100여종이 넘는다. 관절염은 연령에 따라 발생빈도가 증가하기 때문에 65세 이상 노인의 70%가 관절염을 앓고 있다. 한편 관절염 환자의 절반 이상은 65세 미만이고 소아는 대략 25만 명이다. 매년 관절염의 내과적 · 외과적 치료비는 5천만 달러 이상이 지불되고 있다.

가장 많이 발생하는 것은 골절(fracture)이다. 골절은 단순외상이나 뼈가 전이암이나 골다공증(osteoporosis)과 같은 다른 질환에 의해 부러지는 것을 의미하는 병리적 골절과 스트레스 골절 등이 있다. 골절이 발생되는 병소는 연령이나 성별에 따라 다양하다. 예를 들면, 사지의 외상성 골절은 20~40세 남성에게 가장 흔하다. 소아의 경우 흔한 골절병소는 쇄골(빗장뼈, clavicle)과 상완골(윗팔뼈, humerus)이다. 병리적 골절의 위험요인은 연령증가에 따른 골다공증으로 발병된다. 골다공증이 있을 때 고관절, 즉 대퇴골(femur) 근위의 끝 부위와 척추골(vertebrae)이 골절될 가능성이 높다. 관절의 외부충격, 좌상(strain), 염좌(sprain)는 골절보다 더 흔히 발생한다. 반면 요통이나 퇴행성관절염은 만성질환으로 병원을 찾는 가장 흔한 이유이다.

뼈의 일반적 손실을 골감소증(osteopenia)이라고 한다. 골감소증은 골다공증, 구루병, 부갑상선기능항진증, 전이암과 같은 다양한 원인에 의해 일어날 수 있다. 폐경 후 여성의 경우 골다공증은 가장 발생빈도가 높으며 둔부, 척추, 전완(아래팔, forearm)에서 골절이 가장 흔하게 일어난다. 골다공증은 연령에 따라 증가하며 노인에게 가장 중요한 문제가 되고 있다. 현재 미국에서 대략 1천 2백만 인구가 골다공증을 앓고 있으며, 2020년까지 1천 4백만 명까지 증가할 것으로 예측된다. 매년 대략 2백만 명이 골다공증으로 인한 골절로 고통받고 있으며, 젊은 사람들처럼 쉽게 치유되지 않는다. 이런 환자들 중 많은 수가 골절 후에 요양시설에서 장기치료를 받아야 하기 때문에 경제적 부담과 심리적 부담감이 동시에 발생된다.

전이암은 뼈의 가장 흔한 악성질환으로, 종종 연관통증과 병리적 골절 때문에 장기간 간호가 요구된다. 비전이암, 다발성 골수종(multiple myeloma) 같은 몇몇 유형은 성인에게 가장 흔하고, 골육종(osteosarcoma)이나 유잉육종(Ewing sarcoma)은 소아와 청소년에게 잘 발생한다.

증상, 징후, 검사

뼈와 관절의 질환에서 가장 흔한 증상은 통증, 기동력 감소, 기형 등이다. 대부분의 골절은 감각신경손상으로 통증이 주된 증상이다. 골절부위의 근육은 지속적인 수축이나 경련으로 통증을 유발한다. 관절의 뻣뻣함, 기동력 감소, 다양한 통증은 골관절염과 류마티스관절염 같은 만성질환과 관련성이 높으나, 염증의 주증상(발적, 열감, 부종, 통증)은 급성 관절염에서 나타난다.

뼈와 관절질환자의 신체검진은 기형이나 종양뿐만 아니라 관절기동력과 걸음걸이 평가, 신경학적 검진까지 포함해야 한다.

방사선촬영은 뼈와 관절질환을 평가하기 위해 가장 많이 사용하는 진단방법이다. 일반 방사선사진은 관절표면에서 관절염의 다양한 형태, 골절과 뼈의 비정상적인 소견을 시각화한다. 컴퓨터단층촬영술(computed tomography, CT)은 종양을 평가하는 데 유용하다. 자기공명영상(magnetic resonance imaging, MRI)은 인대나 척추추간판탈출증 같은 연조직문제를 평가하는 데 도움이 된다. 관절경검사(arthroscopy)는 관절강 안으로 광섬유 관찰용 기구를 삽입하여 무릎이나 어깨, 엉덩이, 발목, 팔꿈치 같은 큰 관절을 직접 살펴 보고, 인대를 치료하며, 손상된 연골조각을 제거하거나 생검을 하기 위해 사용된다.

뼈의 대사활동은 칼슘, 인, 알칼리인산분해효소(alkaline phosphatase) 등 많은 혈청검사에 의해 평가된다. 칼슘과 인은 뼈의 주성분이고, 알칼리인산분해효소는 골모세포에 의해 생산되는 효소이다. 알칼리인산분해효소 증가는 골모세포의 급증을 수반하는 많은 골질환에서 상승된다. 적혈구 침강속도(erythrocyte sedimentation rate)는 염증지표이며, 류마티스관절염 지표로도 유용하다. 또한 **류마티스 인자**(rheumatoid factor), **혈청 요산**(uric acid) 검사는 류마티스관절염과 통풍을 진단하는 데 유용하다. 세균배양검사는 급성 관절염, 골수염을 진단하는 데 중요하고, 드물지만 생검은 감염을 확인하거나 방사선상 진단된 골종양의 특성을 규명하기 위해 필요하다.

특이질환

유전질환/발달장애

발달이상은 크게 구조적 결손과 유전장애의 두 범주로 나눌 수 있다. 구조적 결손은 태아발달과 출산과정에서 일어나는 배아이상과 국소적 기형이 포함된다. 가장 흔한 유형인 만곡족, 선천고관절탈구, 사경, 다지증, 합지증 등이며 영구적 기형을 예방하기 위해 조기진단과 치료가 중요하다. 유전장애는 구조적 결손보다 발생빈도가 낮은 편이며 연골무형성증, 불완전골생성증, 마르판증후군 등이 있다.

만곡족(휜발)

만곡족(clubfoot, talipes equinovarus)은 매년 출생 인구 1,000명당 1명꼴로 발생한다. 이는 후족부(hindfoot)의 첨족변형(equinous)과 발가락의 내전(metatarsus adductus), 오목변형(cavus deformity), 요족 등으로 구분된다(**그림 21-5**). 만곡족은 양발에서 발생되며 여자아이보다 남자아이가 더 흔하다. 정확한 원인은 알려지지 않았지만 유전적 요인이 관여한다는 보고가 있다. 만곡족은 태어났을 때 곧바로 알 수 있고, 보통 2~6개월 동안 석고붕대로 발을 고정함으로써 교정할 수 있다.

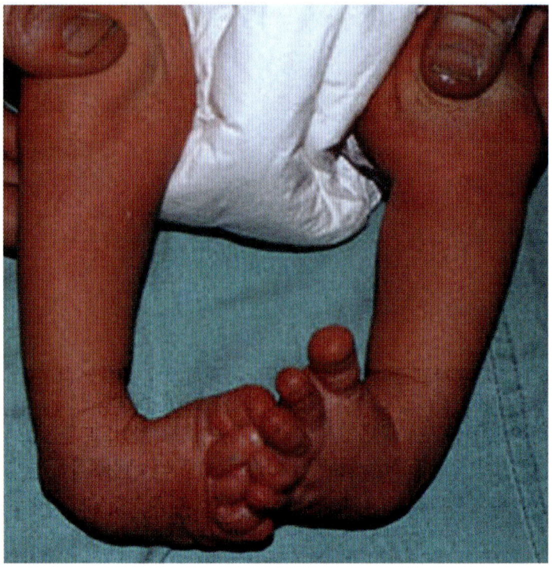

그림 21-5 만곡족(휜발). (Courtesy of Dr. Kenneth Noonan, Department of Pediatric Orthopedics, University of Wisconsin School of Medicine and Public Health.)

고관절형성이상(선천고관절탈구)

고관절형성이상(developmental dyplasia congenital dislocation of the hip)은 영아기나 유아기에 발견된다. 대퇴골두가 고관절에 잘못 위치하거나 **관절구**(acetabulum) 기형의 결과로 발생한다(**그림 21-6**). 원인은 유전적 요인이며, 남자아이보다 여자아이에게 더 흔하다. 특히 첫째 여자아이로 태어나거나 둔위인 경우 발생빈도가 높다. 영아에게 가장 흔한 임상 징후는 관절불안정이다. 아이가 성장하면서 외전제한이 발생하는데, 부목으로 교정하지 않으면 관련 관절이 영구적으로 기형이 될 수 있고, 걸음걸이가 이상하거나 다리가 짧아질 수 있다. 적절한 시기에 부목치료를 시행하면 영구적인 기형이나 장애를 예방할 수 있다.

참고 21-1 만곡족

원인
- 유전적 요인
- 불명

병변
- 내반첨족 만곡증

발현
- 선천기형
- 치료하지 않으면 영구 기형

참고 21-2 고관절형성이상

원인
- 유전적 요소
- 위험요인: 첫째 여아, 둔위

병변
- 고관절탈구
- 기형적 비구

발현
- 관절 불안정, 외전 제한
- 걸음걸이이상, 짧은 다리

사경

사경(기운목, torticollis)은 '돌아간 목'으로 유아기 첫 3개월 사이에 목이 한쪽으로 끌어당겨진 것처럼 보이는 경우가 있다. 원인은 임상적으로 분명하지 않지만 태어날 때 외

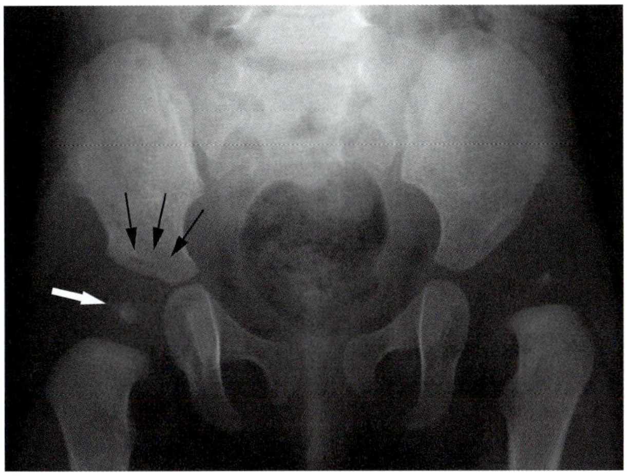

그림 21-6 좌측 고관절이 탈구된 고관절형성이상의 방사선소견. 두 개의 고관절구나 관골구 상태를 비교해 보면, 우측(정상부위) 관골구(검은색 화살표)는 표면이 아래로 내려가 있으며, 동시에 좌측 고관절구는 얕고 가파르게 바깥쪽으로 향하고 있다. 또한 대퇴골두의 골화된 부분이 우측(흰색 화살표)보다 좌측에서 훨씬 더 작아져 있다. (Courtesy of Dr. Kenneth Noonan, Department of Pediatric Orthopedics, University of Wisconsin School of Medicine and Public Health.)

참고 21-3 사경

원인
흉쇄유돌근의 손상으로 추정

병변
흉쇄유돌근의 반흔

발현
목의 사경
초기 유아기에서 발생

상, 비정상적인 자궁 위치에 의해 태아기 동안 흉쇄유돌근(sternocleidomastoid) 손상으로 기인한다고 볼 수 있다. 흉쇄유돌근의 상처로 근육수축과 반흔은 목이 한쪽으로 당겨지게 된다. 치료는 도수 스트레칭 또는 영구적인 얼굴의 기형을 예방하기 위해 외과적인 근절제술을 시행한다.

연골무형성증

연골무형성증(achondroplasia)은 섬유아세포의 성장인자 수용체 3번(FGFR3) 돌연변이로 발생하는 상염색체 우성의 유전질환이다. 이 유전자는 연골형성에 필요하며, 뼈의 성장을 억제시킨다. 연골무형성증은 이 유전자가 지속적으로 활성화된 유전질환이다. 이로 인해 골단판(뼈끝판, epiphyseal plate)의 조직이 약해진 상태에서 골화(뼈형성, ossification)되고 결국 장골형성의 손상을 가져온다(**그림 21-7**). 그러나 막내골화(막내뼈형성, intramembranous ossification)는 영향을 받지 않아 두개골은 정상 크기이며 지능도 정상이다. 동형접합성은 치명적이지만 복제된 한 개의 불완전유전자가 있는 환자의 수명기간은 정상인과 동일하다. 단지 결함은 키가 작은 편이며, 평균 키는 120cm 정도이다.

참고 21-4 연골무형성증

원인
상염색체 우성유전
섬유아세포의 성장인자 수용체 3(FGFR3) 단백질 돌연변이

병변
골단 연골 결손에 의한 장골 성장의 저하

발현
작은 키(평균 120cm)

불완전골생성증

불완전골생성증(osteogenesis imperfection)은 상염색체 우성유전이며, 원인도 비정상적인 아교질(collagen) 생성으로 골격계 형성부전 및 파열증상이 나타난다. 심한 경우 자궁 안에서 또는 태어나자마자 바로 사망하게 된다. 작은 외상으로도 쉽게 골절이 일어나며, 골유합은 지연되고, 비정상적인 아교질의 생성은 눈의 얇은 푸른 공막, 난청의 원인이 되는 귀 소골뼈의 골절, 치아 형성부전으로 나타난다.

참고 21-5 불완전골생성증

원인
아교질 합성의 유전이상
상염색체 우성

병변
부서지기 쉬운 뼈

발현
다발성 골절
푸른 공막, 치아 형성부전

마르판증후군

마르판증후군(Marfan syndrome)은 상염색체 우성유전이며, **피브릴린(fibrillin)** 유전자 변이로 발생한다. 피브릴린은 결합조직의 적절한 형태와 탄성 속성을 유지하기 위해 꼭 필요하다. 흔히 침범되는 조직은 골격계, 눈, 대동맥, 대

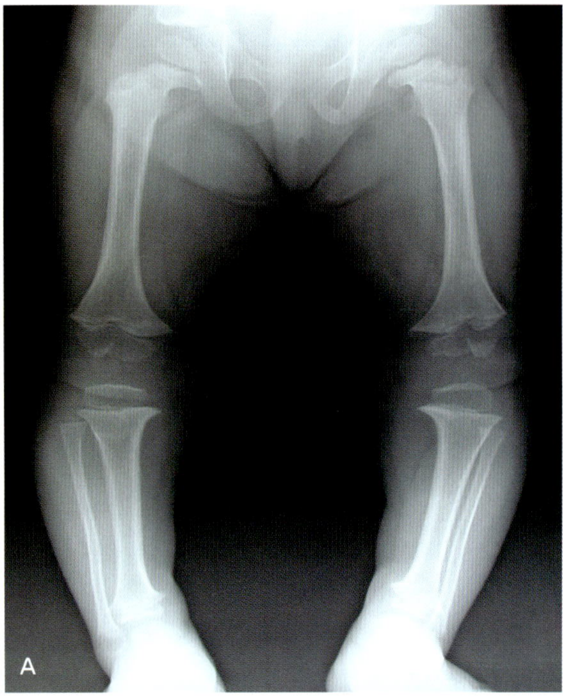

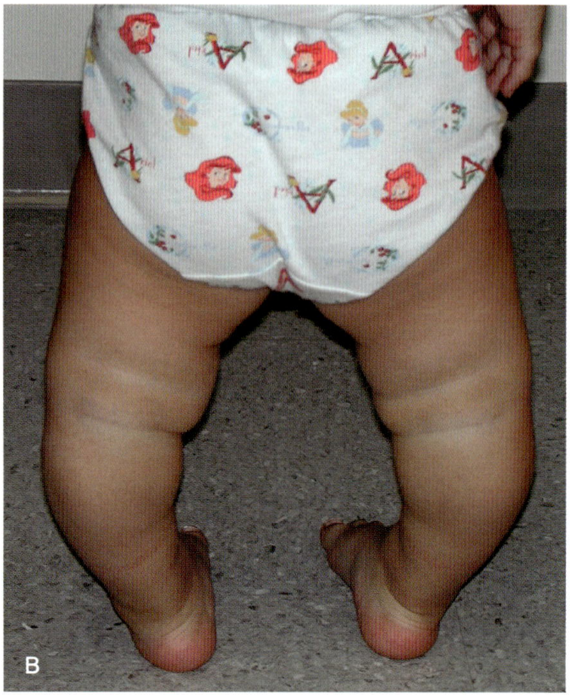

그림 21-7 연골무형성증. A: 골격이 미성숙하거나 아직 성장하지 않은 상태로, 단일의 골간단과 골단 사이의 골단판이 투명하게 존재하는 것을 볼 수 있다. B: 다리가 바깥쪽으로 휘어져 있고 불균형적인 짧은 장골을 볼 수 있다. (Courtesy of Dr. Kenneth Noonan, Department of Pediatric Orthopedics, University of Wisconsin School of Medicine and Public Health.)

참고 21-6 마르판증후군

원인
- 상염색체 우성유전
- 피브릴린 형성 유전변이

병변
- 약화된 결합조직
- 탄력성 소실

발현
- 길고 가는 손가락
- 근시, 난시
- 대동맥박리 및 파열

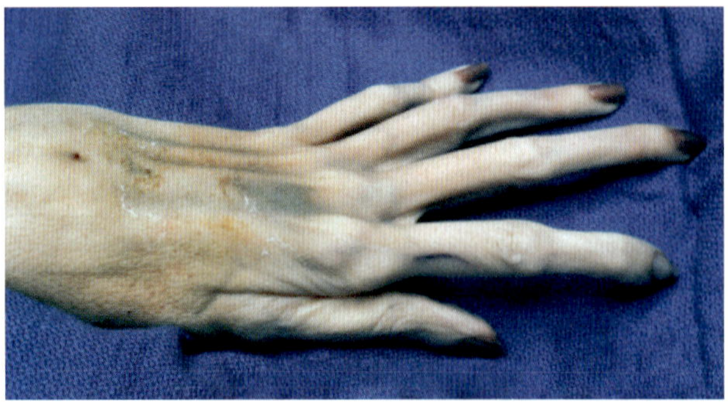

그림 21-8 마르판증후군. 거미손가락증으로도 불린다.

동맥판, 폐, 척수를 둘러싸고 있는 경막을 포함한다. 전형적으로 불균형적인 긴 팔과 다리, 길고 가는 손가락을 갖게 된다(**그림 21-8**). 또다른 골격에서 **척추측만증(scoliosis)**, 척추만곡, 좁은 구개로 인한 뭉친 치아, 흉골 등이 비정상적으로 관찰된다. 난시, 근시, 자연기흉이나 경막에 공기가 주입되어 요통이 생길 수 있다. 치명적인 합병증은 대동맥의 비정상적인 구조로 인해 대동맥의 벽이 약해져 대동맥이 파열되거나 절단되면 사망할 수 있다. 대동맥 파열은 젊은층에서 운동을 하다가 갑작스럽게 발생할 수 있다.

염증성/퇴행성 질환

근육 염좌, 좌상, 골절이나 감염(급성 관절염, 골수염) 등 다양한 원인에 의한 만성적 질환이다. 하부요통과 척추만곡(척추측만증과 척추후만증)은 다양한 원인과 함께 나타나는 임상증상이다.

관절과 근육의 손상

관절을 둘러싸고 있는 인대의 파열로 인해 발생하는 관절 손상과 관절낭의 손상을 염좌(sprain)라고 부르며, 관절

참고 21-7 근육의 염좌와 좌상

원인
- 외상
- 꼬임
- 과도한 사용

병변
- 관절낭의 손상(염좌)
- 근육이나 건의 손상(좌상)
- 관절의 탈구, 아탈구

발현
- 부종, 압통
- 비기능성 관절

안과 주위에 출혈이 발생한다. 발목의 뒤틀림은 발목의 측면 인대파열을 포함하며 발목염좌를 야기한다. **편타성 손상(외상성 손상, whiplash injury)**은 목의 갑작스러운 신전에 의해 경부척추를 둘러싸고 있는 조직과 인대가 찢어져 경추염좌를 유발한다.

관절과 근육의 과도한 사용은 좌상(strain)을 유발할 수 있다. 근육긴장은 공통적으로 약간의 출혈과 염증을 수반하는데, 운동선수들은 근육긴장을 예방하기 위해 준비운동을 한다. 또한 뼈들이 충격을 받으면 관절의 구로부터 탈골되는데, 부분적인 탈골을 **불완전탈구(subluxation)**라 한다.

요통

인간은 직립자세로 인해 유일하게 **요통(low back pain)**을 느끼는 동물이다. 요추부(lumbar spine)는 체중을 지탱하며, 몸체를 보호하는 역할을 한다. 체중 지탱의 문제는 비만, 약한 하복부 근육, 잘못된 자세, 갑작스러운 신체적 스트레스 등에 의해 악화된다. 기저 척추질환이 있는 경우 증상을 악화시키므로 지속적인 요통을 평가할 때는 척추뿐만 아니라 뼈의 건강에 영향을 미칠 수 있는 기저 질병을 찾기 위해 환자의 신체 전체를 살펴보아야 한다.

요통은 일반적으로 신경, 근육, 인대 등의 부상으로 발생된다. 무거운 짐을 든다거나 갑작스럽고 능숙하지 않은 활동을 하면 근육긴장과 통증을 수반하는 근경련이 발생된다. 척추 사이의 추간판은 부드러운 젤라틴으로 구성되어 있으며, 나이가 들면서 추간판은 탈수되어 바깥쪽으로 팽윤하거나 **탈출(herniate)**되는 경향이 있다(**그림 21-9**). 이러한 현상이 발생하면 척추골 사이로 지나가는 척수에서 나오는 여러 개의 신경 중 하나를 건드리기 쉽다. 또한 신경에 대한 압력으로 **신경근증(radiculopathy)**이 발생하여 해당 신경이 지배하는 부위에 통증을 가져올 수 있다. 예를 들어 발가락까지 통증이 유발되는 하지의 쏘는 듯한 통증은 좌골신경이 눌려서 생기는 **좌골신경통(sciatica)**이라 불리는 특정한 유형의 신경근증이다. 골관절염에 의해 생성되는 골극의 자극 역시 신경근증을 유발할 수 있다.

요통을 유발하거나 악화시킬 수 있는 일반적인 질병으로는 퇴행성관절염, 류마티스관절염, 강직성 척추염, 골다공증, 전이암 등이 있다. 신경압박검사를 위한 신경검사와 하부 척추의 방사선촬영을 통해 이러한 질병의 대부분을 밝혀낼 수 있다. 요통을 치료하기 위해서는 자세를 개선하고, 하복부 근육을 포함하여 근육을 강화하기 위한 운동과 체중 감량이 필요하다. 근경련 때문에 통증이 생기는 경우에는 근육이완제를 처방할 수도 있다. 경우에 따라 퇴행된 추간판, 골극을 제거하거나 추가적인 퇴행을 막기 위해

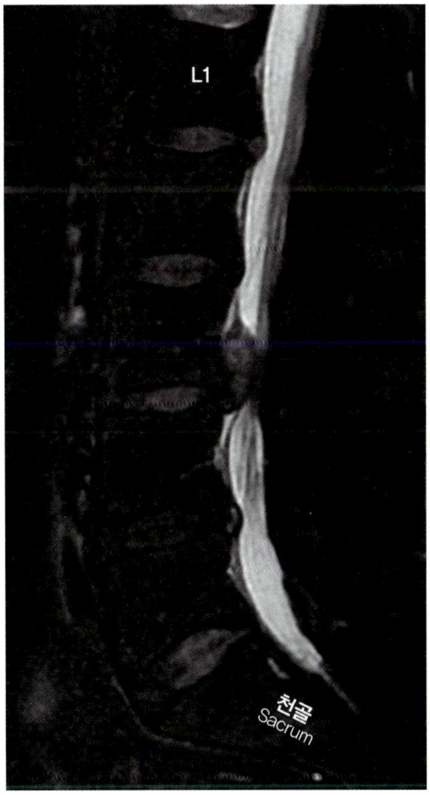

그림 21-9 요추부 추간판탈출증의 자기공명영상(MRI). L1은 첫 번째 요추를 말하고, 척추체는 회색 추간원판으로 분리되며, 척추관에서 척수는 밝은 백색이다. 척추골은 천골까지 셀 수 있고, 세 번째와 네 번째 요추 척추골 사이에서 탈출된 추간판을 볼 수 있다. (Courtesy of Dr. Kirkland W. Davis, MD, Department of Radiology, University of Wisconsin School of Medicine and Public Health.)

참고 21-8 요통

원인
- 변형
- 추간판 탈출증
- 관절염
- 전이암

병변
- 원인에 따라 다양

발현
- 요통
- 신경근증

척추골을 영구적으로 고정시키는 외과수술이 필요할 수도 있다.

척추측만증과 척추후만증

척추측만증(scoliosis)은 척추 측면과 굽어지는 만곡률이 비정상적이며(**그림 21-10**), **척추후만증(kyphosis)**은 상부 척추가 비정상적으로 앞쪽으로 굽어서 굽은 등을 형성한다(**그림 21-11**). 14세까지 대략 2% 정도의 사람들이 척추측만증을 앓고 있다. 원인은 불명확하나 선천적 기형, 마비, 척추골과 관련된 질병 등을 들 수 있다. 젊은 층에서 호발되는 척추후만증은 자세와 관련된 것이지만, 노년층에서 호발되는 척추후만증은 척추골의 골절 시 척추가 앞으로 휘게 되는 골다공증의 결과이다.

참고 21-9 척추측만증과 척추후만증

원인
- 불명
- 선천성 변형
- 마비
- 관절염
- 불량한 자세
- 골다공증 및 골절

병변
- 척추측만증
- 척추후만증

발현
- 변형
- 심한 경우 활동장애

골절

골절(fractures)은 뼈의 연속성이 소실되는 것으로, 대부분 외상에 의해 발생한다. 한편, 병리적 골절은 뼈가 약해져 작은 충격에도 쉽게 골절되는 자연적 골절을 의미한다. 골절은 심한 통증을 호소하는데, 뼈를 감싸고 있는 골막이 찢어지면서 통증이 발생된다.

골절의 종류는 다음과 같다(**그림 21-12**). **불완전골절(incomplete fractures)**은 뼈의 끝부분이 분리되지 않은 선상골절이다. **완전골절(complete fractures)**은 뼈가 두 개 이상으로 나누어진다(**그림 21-13**). **분쇄골절(comminuted**

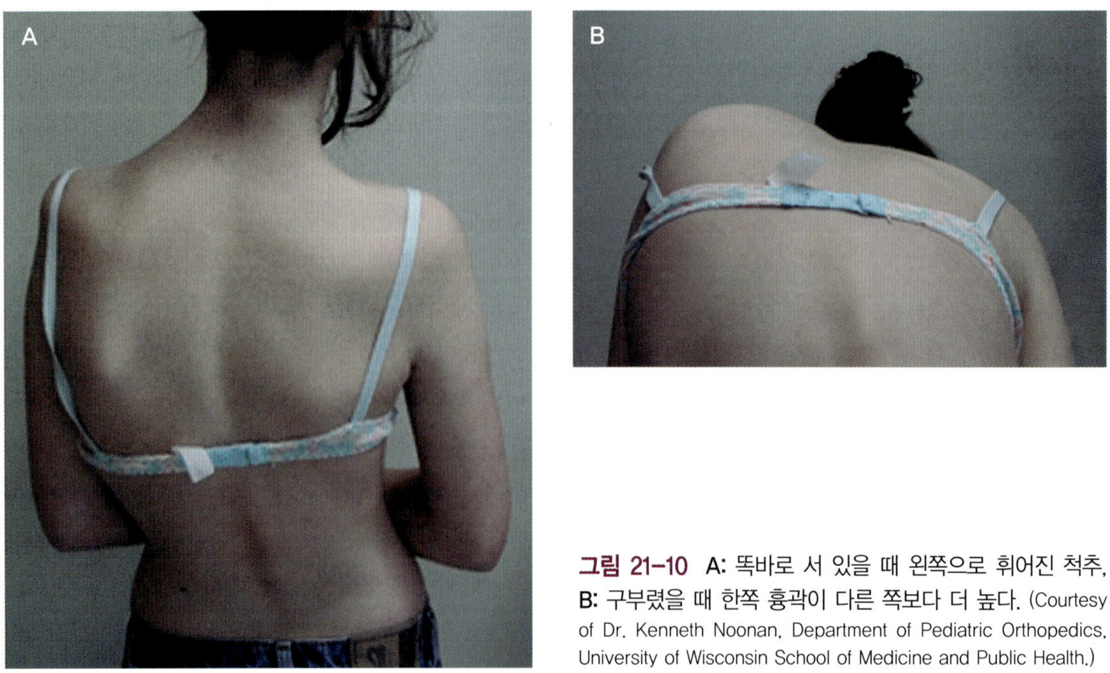

그림 21-10 A: 똑바로 서 있을 때 왼쪽으로 휘어진 척추, B: 구부렸을 때 한쪽 흉곽이 다른 쪽보다 더 높다. (Courtesy of Dr. Kenneth Noonan, Department of Pediatric Orthopedics, University of Wisconsin School of Medicine and Public Health.)

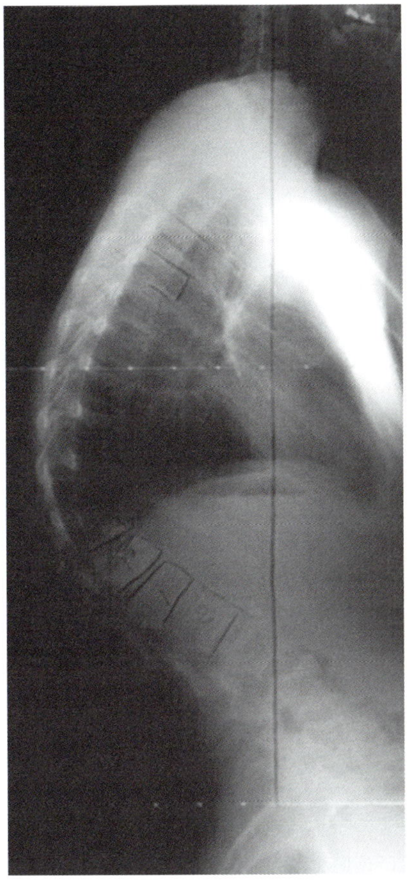

그림 21-11 척추후만증. 척추는 방사선사진에서 뚜렷하게 볼록한 변형을 보인다. (Courtesy of Dr. Kenneth Noonan, Department of Pediatric Orthopedics, University of Wisconsin School of Medicine and Public Health.)

fractures)은 두 개 이상의 조각이 발생되는 골절이다. **압박골절(compression fracture)**은 흉요추부에서 많이 발생하는 압박력에 의해 생기는 골절이다. **개방골절(open fractures)**은 피부손상으로 골절이 외부환경에 노출된 것이고, **폐쇄골절(closed fractures)**은 외부환경에 노출되지 않은 것이다. 안정골절(stable fractures)은 골절 후에 그 위치를 유지하는 것이며, 불안정골절(unstable fractures)은 위치를 유지하지 않는 것이다.

골절발생 부위는 연령과 성별에 따라 차이가 있다. 예를 들어 팔의 골절은 당기거나 떨어져 일어나는 결과로 소아에게 흔히 발생되며, 척추와 장골 골절은 체중을 지탱하는 뼈로 골다공증의 영향을 받게 되므로 나이가 많은 여성들에서 흔히 발병된다. 뼈는 강력한 치유력을 지니고 있어 수주 이내에 연속성이 회복될 수 있으며, 2~3개월 이내에 정상적인 강도를 회복하게 된다. 골절회복은 성인보다는 소아들에게서 더 빨리 회복된다.

참고 21-10 골절

원인
- 외상
- 골다공증
- 전이암

병변
- 뼈 연속성의 소실

발현
- 통증
- 변형
- 방사선검사 진단

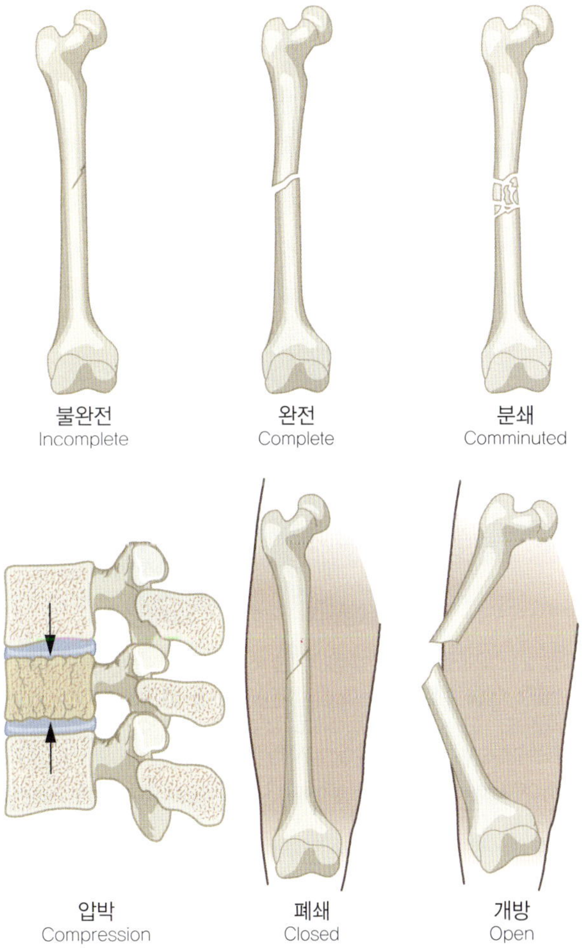

그림 21-12 골절의 유형. 불완전골절, 완전골절, 분쇄골절, 압박골절, 폐쇄골절, 개방골절

골절의 회복 과정은 골막으로부터 혈관이 재생되고 새로운 연골과 뼈를 생성하기 위해 골절 가장자리에서 골모세포가 증식된다. 미성숙한 뼈와 연골은 서서히 리모델링되어 성숙한 뼈로 변한다. 대개 과도하게 생성되지만 결과

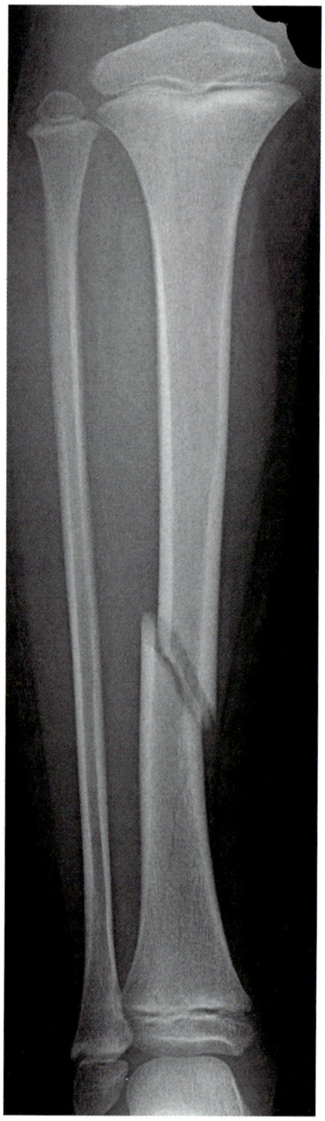

그림 21-13 골절. 완전골절이 된 소아의 경골. 골단판이 아직 열려 있다. 장골의 양 끝 골화 중심이나 골단은 골간단과 아직 융화되지 않았다. 이는 골격 미성숙이나 소아를 의미한다. 골간의 골절은 뼈가 완전하게 부러져 2개로 되어 있다. (Courtesy of Dr. Kirkland W. Davis, MD, Department of Radiology, University of Wisconsin School of Medicine and Public Health.)

적으로 재생 과정을 통해 뼈가 정상적인 구조로 돌아가게 된다.

그러나 여러 요소들이 이 정상적인 치료 과정의 진행을 방해한다. 골절 부위가 결합 부위와 근접해 있지 않으면 골유합이 더디게 진행된다. 골절은 부목, 석고붕대, 견인 또는 수술을 통한 금속핀, 금속나사못, 금속판, 금속정 등을 사용하여 안정화시켜야 한다. 대퇴골 목 부분의 골절은 대퇴골두 부분을 제거하고 인공삽입물로 대치하며, 고정되지 않은 골절은 치료할 수 없다. 골절의 합병증 중 가장 위험한 것은 염증이다. 개방골절, 상처 오염, 관혈적 정복술 및 내고정술은 감염 위험성이 높다. 상처 부위를 깨끗이 하고, 죽은 조직을 제거하며, 감염을 막기 위해 항생제를 사용해야 한다. 염증이 발생한 골절은 만성 골수염, 불유합과 함께 결과적으로 장애를 초래할 수 있다.

치료에 영향을 미치는 다른 요소로는 골절의 강도와 위치를 들 수 있다. 탈구된 분쇄골절, 관절을 포함한 골절, 고정이 불가능한 경우를 제외하면 치료가 용이하다. 길고 편평한 뼈 중간에 생긴 골절은 대개 잘 치료되지만, 관절을 포함한 골절은 관절의 이동성으로 인해 문제가 생기는 경향이 있다. 뼈에 혈류의 공급을 막는 골절은 잘 치료되지 않는다. 마지막으로 병리적 골절은 골종양과 같은 기저 원인이 우선 치료되지 않는 한 치료가 힘들다.

감염성 관절염

감염성 관절염(septic arthritis)은 화농성 세균에 의해 발생한다. 원인균인 세균은 황색포도알균과 연쇄알균이다. 관절 자체는 대개 무균성이나, 유기균들이 다른 곳에 있는 염증으로부터 혈류를 통해 관절에 들어가거나 외상을 통해 직접 관절에 침범한다. 관절액이 분비되는 활막관절에 감염이 생기면 통증과 염증, 부풀어 오른 관절을 볼 수 있다. 보통 한 개의 관절만 감염되지만, 임균에 의한 파종성 염증에서는 다발성 관절염도 흔히 나타난다. 감염성 관절염은 관절을 영구적으로 파괴하고 뼈의 **관절강직(ankylosis)**을 가져올 확률이 높다.

골수염

골수염(osteomyelitis)은 뼈의 염증을 의미하며, 골수염을 분류하는 지표는 감염경로이다. 혈행성 골수염은 혈액을 통해 전이된 세균이 퍼져나가 한 개의 뼈를 감염시킨다. 감염균은 황색포도알균이며, 피부를 통해 감염된다. 주된

참고 21-11 감염성 관절염

원인
포도상구균, 연쇄구균 등의 감염

병변
관절내 염증

발현
통증, 열감, 부종, 발적, 백혈구증가, 발열
비기능성 관절
관절의 파괴 및 강직

참고 21-12 골수염

원인
- 박테리아균 감염
- 포도상구균이 가장 많은 원인균

병변
- 골수강과 뼈의 염증
- 골 괴사

발현
- 급·만성염증 소견
- 누공 형성
- 방사선사진상 뼈 괴사 발견
- 재발

골수염이 발생되는 장소는 골단을 포함하지 않는 골간단 부위로, 소아에게 감염되는 경우가 많다. 치료를 받지 않으면 감염이 쉽게 전이되고 뼈는 괴사된다. 화농성 감염은 누관을 형성하며, 항생제는 괴사된 뼈에 있는 세균으로 효과가 나타나지 않으므로 괴사된 뼈는 제거하여야 한다. 증상은 통증, 국소적 염증 혹은 전신적 염증징후가 나타난다. 방사선사진에 변화가 나타나면 이미 뼈는 괴사된 상태이다. 질병이 악화되면 감염부위의 재발과 함께 뼈는 변형된다.

흔히 볼 수 있는 골수염은 가까운 감염부위 혹은 개방된 상처로부터 이차적으로 뼈에 감염된 경우이기 때문에 이차적 골수염으로 불린다. 가장 흔한 원인은 수술 부위의 감염, 뼈 가까운 곳에 있는 연부 조직의 감염, 궤양과 감염으로 인한 발가락의 괴저이다. 치료는 괴사된 조직과 뼈를 세서하고 감염된 부위에 개방형 배액법과 항생제를 투여하는 것이다. 대개 감염된 부위는 혈액공급이 감소하여 혈류를 통한 항생제 전달이 잘 이루어지지 않으므로 항생제 치료는 오랜 기간 지속되어야 한다. 그렇지 않으면 영구적인 손상이 일어날 확률이 높다.

골다공증

골다공증과 골감소증은 모두 뼈 무기질화의 양적 감소를 의미한다. 두 용어의 차이는 골다공증이 보다 심각한 경우이며 병리적 골절을 가져올 확률이 더 높다. 골감소증은 이중에너지 방사선흡수법(dual-energy X-ray absorptiometry) 방사선검사를 통해 알 수 있다. 이 방식은 뼈가 서로 다른 양의 에너지를 가진 두 개의 방사선을 어느 정도 흡수하는지 살펴보는 것이다. 이 방식을 이용하면 전통적인 방사선사진이 아니라 측정된 골밀도를 정상치에 연관시키는 숫자인 T점수(T-score)를 얻게 된다. 검사에서 골건강은 칼슘, 인, 알칼리인산분해효소(alkaline phosphatase)의 혈청 수준으로 제시된다. 뼈의 신진대사 장애는 알칼리인산분해효소의 수준을 높이고 칼슘과 인의 수준에 변화를 가져온다. 하지만 이러한 검사소견은 골감소증이나 폐경 여성에게 발생하는 골다공증 유형에는 민감하게 나타나지 않는다.

골감소증은 노화와 함께 정상적으로 발생한다. 뼈의 무기질 밀도는 30대 초반에 최고조에 이른 후 감소하기 시작한다. 여성의 에스트로겐 수준과 골의 무기질화 간에는 직접적 관계가 있다. 폐경 이후 배란에 의한 에스트로겐 생산이 멈추면, 파골세포에 의한 뼈의 흡수작용이 골의 무기질화보다 증가하여 뼈의 강도를 약하게 만든다. 골의 무기질밀도가 정상보다 2.5 표준편차 이하로 떨어지면 골다공증으로 정의한다. 골다공증은 대부분 폐경기 여성에게 나타나지만, 스테로이드 치료를 장기간 받은 환자와 침대에서 장기간 요양한 남성노인에게도 발생할 수 있다. 신체적으로 조깅, 하이킹, 역도, 계단 오르기 같은 체중을 지탱하는 활동을 한 사람들에게서는 골다공증이 느리게 진행된다.

골다공증의 원인은 하나의 요인으로 설명하기 어렵지만 에스트로겐은 뼈를 유지하는데 주된 인자이며, 운동부족은 뼈의 흡수를 야기한다. 또한 식이성 칼슘의 섭취 부족과 만성 신장 문제, 부갑상선기능항진증, 스테로이드 과다분비, 갑상선기능항진증 같은 질병으로 인해 정상적인 칼슘의 대사가 저해되거나 비타민 D의 부절절한 섭취, 파

참고 21-13 골다공증

원인
- 노화
- 성호르몬 감소
- 스테로이드
- 장기간의 뼈 고정

병변
- 기늘고 약한 뼈

발현
- 요통
- 골절
- 골밀도 감소
- 정상적인 칼슘, 인, 알칼리인산분해효소

제트병과 같은 본질적인 골질환 등이 골다공증을 초래할 수 있다. 위험요인으로는 흡연, 식이장애, 여성, 백인 혹은 아시아인, 류마티스관절염 같은 뼈에 영향을 줄 수 있는 질병 등을 들 수 있다. 일단 골다공증이 발병하면 정상적인 골밀도로 돌아가기가 매우 어렵다. 따라서 질병이 발생하기 전에 수년에서 수십 년 동안 질병을 예방하는 것이 가장 중요하다.

치료법은 칼슘과 비타민 D 보충제의 섭취, 폐경기 여성의 에스트로겐 투여, 낮은 수준의 테스토스테론을 가진 남성에게 테스토스테론의 수준을 높이는 것, 운동, bisphosphonates(골흡수억제제)와 칼시토닌(뼈의 흡수작용을 막는 갑상선호르몬)의 사용을 포함한다. 불행히도 많은 경우에 예방적인 치료를 사용하지 못하고 진행되면서 합병증을 치료하는 형태로 치료가 이루어지고 있다.

골다공증의 가장 흔한 합병증은 척추골의 압박골절과 골반골절이다. 척추골 질병은 고통을 수반하며 키를 줄어들게 한다. 골반골절은 심각한 급성질환으로, 특히 여성 노인에게 영구적인 기형이나 치명적인 위험을 가져오기도 한다.

골연화증과 구루병

골연화증(osteomalacia)과 구루병(rickets)은 골연화에 의해 특징지어지는 증상 중에서 드문 증상으로, 골에 칼슘과 인의 부족으로 나타난다. 골다공증인 골은 무기질(인산칼슘과 탄산칼슘 등)과 유기질(아교질, 당단백질복합체 등) 성분으로 되어 있다. 골연화증과 구루병은 무기질이 부족하며, 골다공증은 무기질과 유기질 모두가 부족하다는 차이점이 있다. 골연화증은 성인기에 발생하며, 뼈에 무기질이 없으면 고무처럼 물렁물렁해진다. 구루병은 아동기에 발생하며, 뼈가 물렁물렁해지면서 동시에 골형성 장애가 동반된다. 대부분 비타민D 부족은 칼슘흡수를 방해하여 골절과 같은 이차적 증상을 동반하게 된다. 구루병은 골기형을 초래하고 골연화증은 골절, 칼슘과 인, 알칼리인산분해효소의 혈청수준은 비정상적이다.

참고 21-14 골연화증과 구루병

원인
비타민 D 부족

병변
칼슘 성분이 결핍된
골간질

발현
골연화
골절
변형과 골성장 저하

퇴행성 관절염

퇴행성 관절염(degenerative arthritis, degenerative joint disease)은 중년이나 노년기 성인에서 흔히 발병되며, 주요 증상은 통증과 관절강직이다. 병변은 관절연골의 퇴행성 변화와 이로 인해 발생하는 연골과 뼈의 기형, 결과적으로 나타나는 뻣뻣함과 운동성의 감소로 이루어진다. 관절 끝에서 뼈가 새로 성장하여 관절의 움직임을 더욱 제한하는 **골극(osteophytes)** 형성을 가져온다(**그림 21-14B, 21-15**). 퇴행성 관절질환은 여성에게 흔하며 대부분 체중 부하관절과 말초의 손가락관절에서 발생한다(**그림 21-16A**). 이러한 양상과 X선 촬영은 류마티스관절염과 퇴행성관절염을 구별하는 데 도움을 준다. 퇴행성관절염은 골반의 선천적인 탈구나 외상을 입은 관절 혹은 과도한 스트레스에 놓인 관절손상 후 시간을 두고 발생하는 것으로 추측된다.

참고 21-15 퇴행성 관절염

원인
노화
관절 손상이나 변형

병변
관절연골의 파괴
골극 형성

발현
통증
관절운동 제한
부종
방사선사진상 뼈와 연골의 변화

류마티스관절염

류마티스관절염(rheumatoid arthritis)은 자가면역질환으로 신체의 다양한 기관이나 관절에 영향을 준다. 통증, 뻣뻣함, 기형으로 특징지어지는 관절병변은 활막관절의 활액막염증에 의해 발생된다. 염증이 관절표면으로 확장될 때 연골의 파괴를 유도하며 뼈의 흡수작용을 가져오는 **판누스(pannus)**라고 불리는 알갱이로 된 조직층을 형성한다. 결국 전체 관절표면이 섬유로 된 조직에 의해 파괴되고 대치될 수 있으며 관절유착증 혹은 관절강직을 가져온다. 형

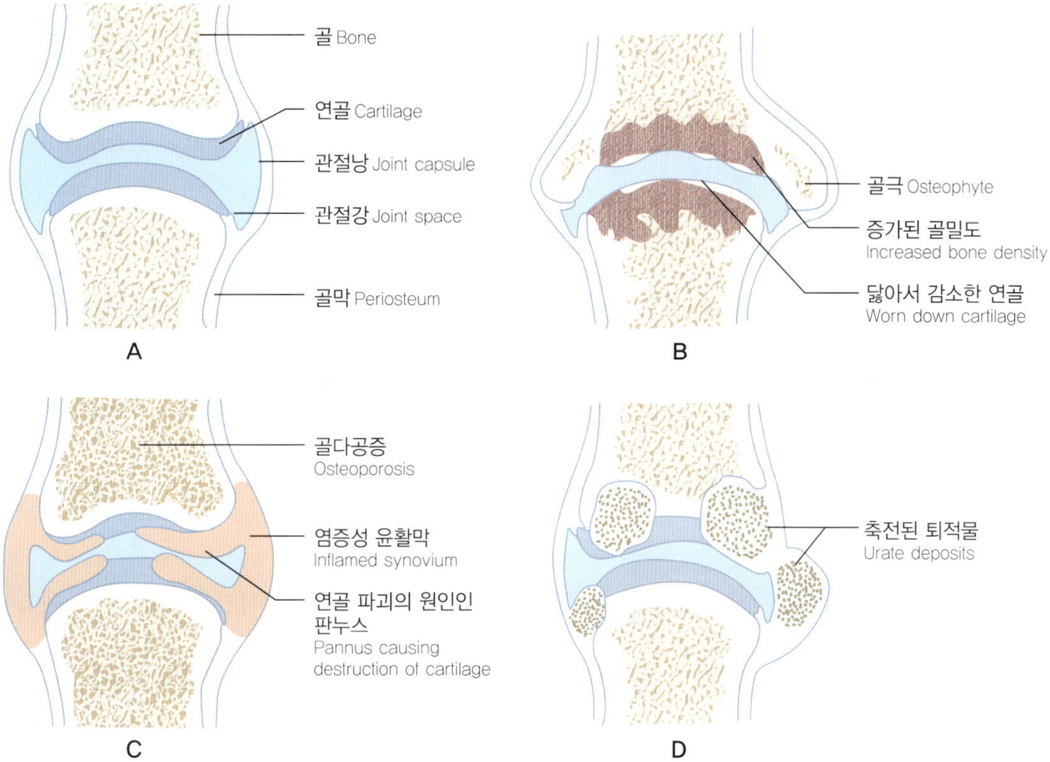

그림 21-14 A: 정상 관절, B: 퇴행성관절염, C: 류마티스관절염, D: 통풍

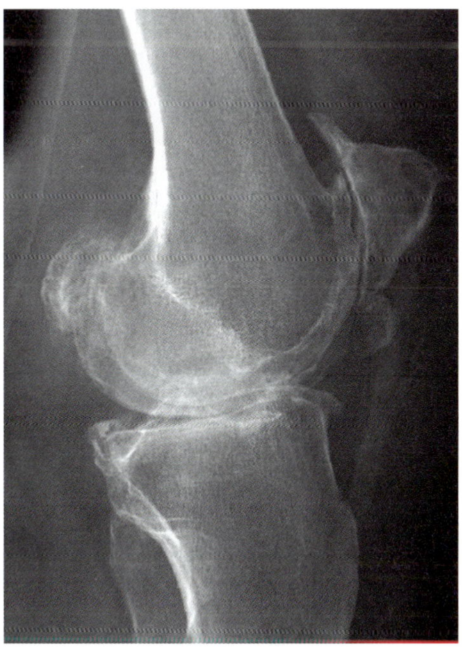

그림 21-15 무릎의 퇴행성 관절. 관절 간격이나 경골, 대퇴골 그리고 슬개골 사이가 좁아지고, 뼈끝이 흐릿하며 미란과 뼈의 관절 표면에 경화반응의 징후를 나타내고 있다. 슬개골의 윤곽은 완전히 불규칙하고 커다란 골증식체 혹은 골극이 가장자리에서 자라나고 있다. (Courtesy of Dr. Kirkland W. Davis, MD, Department of Radiology, University of Wisconsin School of Medicine and Public Health.)

태학적으로 관절병변은 관절연골의 파괴, 관절주변의 섬유증, 사용하지 않아서 발생한 주변 뼈의 골다공증과 함께 활액막과 관절표면의 만성염증으로 구성된다(**그림 21-14C**).

류마티스관절염은 남성보다 여성이 3배 이상 많고, 인구의 약 2%에 발병하며, 호발연령은 30~60세이다. 증상은 관절강직, 관절변형, 관절유착, 기능상실 등이다. 류마티스관절염의 통증부위는 대칭적으로 나타나는데, 중수지관절과 같은 작은 관절에서 시작하여 발목, 팔꿈치, 무릎과

참고 21-16 류마티스관절염

원인
- 자가면역반응

병변
- 판누스
- 뼈와 관절연골의 흡수

발현
- 통증, 부종, 강직
- 관절변형
- 류마티스인자 양성
- 방사선사진상 변화

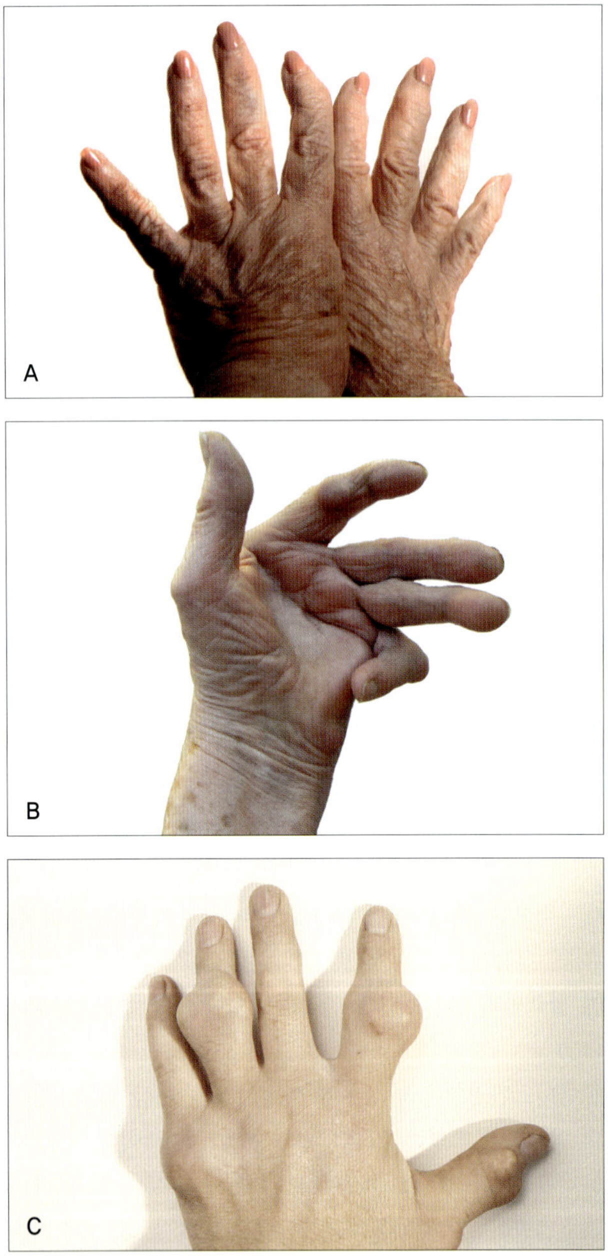

그림 21-16 A: 퇴행성 관절염(© Laurin Linder/ShutterStock, Inc.), B: 류마티스관절염(© Peterfactors/ Dreanstime.com), C: 통풍(© GIRAND/GJM/ age potostock)

같은 큰 관절로 발전한다. 중수지관절에 이 병이 오면 손가락이 바깥쪽으로 휘어진다(그림 21-16B). 심한 류마티스관절염을 앓는 많은 환자들이 만성염증과 심장, 근육, 폐, 피부, 혈관과 같은 다른 기관과 관련된 혈관염을 앓고 있다. 반면 퇴행성관절염의 통증부위는 큰관절에서 시작되며, 비대칭적으로 나타난다.

류마티스관절염의 병인은 원인이 명확하지 않으며, 유전적 요인, 환경적 요인으로 생각된다. 류마티스관절염 환자 대부분은 면역글로불린G(IgG) 분자의 특정 영역에 대한 항체를 가지고 있다. 즉, 자가면역질환으로 항체에 대항하는 항체를 만들며, 이러한 비정상적 항체를 류마티스인자(rheumatoid factor)라고 부르는데, 혈청과 활액막에 존재한다. 류마티스인자는 혈청에서 측정할 수 있으며 다른 질병에도 존재할 수 있고 심지어 류마티스관절염이 없는 사람에게서도 발견된다.

류마티스관절염의 영향을 받은 관절은 붓고 열이 나며 통증이 있다. 이 질병은 대개 수개월 혹은 수년에 걸쳐 다른 관절로 서서히 번지면서 진행된다. 또한 심각한 관절염 기간이 지나면 조금 완화된 기간이 이어지는 식으로 반복될 수도 있다. 치료는 일차적으로는 통증과 염증 감소의 증상적 치료이다.

면역반응을 감소시키는 코르티코스테로이드와 메토트렉세이트(methotrexate), 종양괴사인자(TNF)의 길항제(antagonist) 등이 효과적이기는 하지만 면역 저하로 이차 감염이 되기 쉽다. 찜질, 부목, 운동 역시 일시적인 효과가 있다. 심각한 관절기형은 인공관절치환술로 외과적 수술을 함으로써 교정될 수 있으나, 소아관절염(juvenile arthritis)은 인생의 초반에 발생되므로 매우 심각할 수 있다. 강직성 척추염(ankylosing spondylitis)은 척추와 천장관절에 주로 나타나는 염증성 관절염이다. 이는 병변이 류마티스관절염과 유사하므로 오랫동안 류마티스관절염으로 간주되었다. 그렇지만 지금은 젊은 사람들에게 나타나고 류마티스인자에 대해 음성반응을 보이며, 유전된 HLA-B27 항원과 강력한 상관관계를 지니고 가족력이 있기 때문에, 별개의 질병으로 간주되고 있다. 구부정한 자세를 보이는 척추의 기형은 심각한 장애로 이어지는 경우도 있다. 대부분 비스테로이드항염증제(NSAIDs)와 물리치료로 치료한다.

통풍

요산의 비정상적 신진대사는 통풍(gout)을 유발한다. 과도한 요산은 조직, 특히 관절에 축적되어 고통스러운 관절염을 야기한다. 만성적 단계에서 이러한 요산염 퇴적물은 축적되어 통풍결절(tophi)을 이룬다(그림 21-14D, 21-16C, 21-17). 와인과 붉은색 고기의 지나친 섭취가 원인이 될 수 있고 지나친 탐식적 생활방식과 연관되어 있어 과거에는 '제왕의 질병'으로 불렸다. 통풍은 30세 이상의 남성에서 발병되며 임상적으로 매우 심한 통증의 관절염을 보인

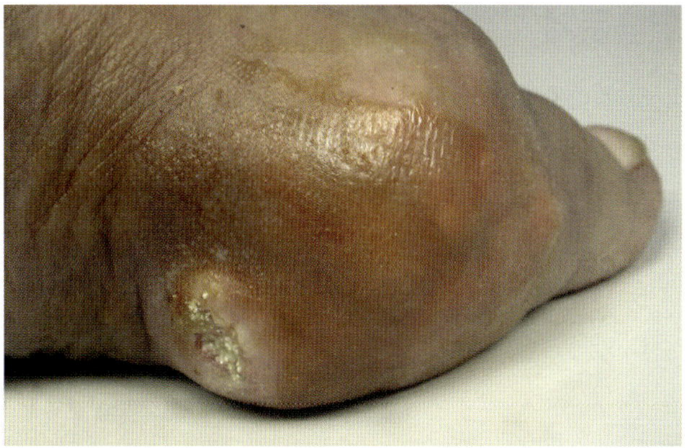

그림 21-17 왼쪽 엄지발가락에 발생한 통풍이다. 중족지관절의 말단부위 피부가 부스러져 내려가고 백색 과립의 물질(통풍결절)이 결손된 부위에서 분출되고 있다. 통풍결절은 요산염결정체로 구성된다. (ⓒ GIRAND/GJM/age fotostock)

참고 21-17 통풍

원인
- 유전
- 술, 적색 육류의 섭취

병변
- 관절과 염부조직의 통풍결절

발현
- 관절 통증(급성기)
- 통풍결절에 의한 관절 변형(만성기)
- 성인 남성
- 혈청내 요산 증가

다. 호발 관절은 엄지발가락의 기저부인 중족지관절이며, 손가락관절, 손목관절, 발목관절, 무릎관절 등이다. 급성 통풍의 치료에는 비스테로이드항염증제(NSAIDs)를 사용하며, 만성적인 경우 생활방식을 바꾸고, 요산의 배출을 돕고 요산생성을 억제하는 약물(allopurinol)이 사용된다.

결절종

결절종(ganglion)은 관절낭에서 발생하는 낭종으로 가장 많이 나타나는 곳은 손목이다. 지속적인 외상과 연관되어 있으며, 단순한 부종처럼 인지하지 못하는 경우가 많지만 때로는 통증을 수반한다. 결절종 부위의 증상을 호소한다면 외과적 제거술이 시행될 수 있다.

과형성/신생물 질환

신생물과 골, 연골, 관절, 건초의 신생물에는 여러 가지 유형이 있으며, 대부분은 발생률이 낮다. 가장 일반적인

참고 21-18 결절종

원인
- 불명

병변
- 낭종

발현
- 손목관절의 등부위에서 움직이는 물혹

악성종양은 다발골수종과 림프종, 유방, 폐, 전립선, 신장과 같은 곳에 생기는 전이암이다. 뼈에 나타나는 일반적인 일차 악성종양인 골육종과 유잉육종은 아동과 청년기의 질병이다. 뼈의 파제트병은 특별한 과형성 질병이다.

파제트병

파제트병(Paget disease of bone) 혹은 변형성골염(osteitis deformans)은 인구의 2% 정도에서 나타나며, 대개 40세 이상에서 발병한다. 뼈의 하나 또는 여러 부위가 이환되는 원인 불명의 질환이다. 이는 파라믹소바이러스 감염과 관련될 수 있다. 일차적으로 이 병의 영향을 받은 뼈는 다공성이 증가하여 기형을 가져오고 때로는 병적골절이 일어난다. 혈청내 알칼리인산분해효소의 높은 증가는 활동적인 뼈의 재형성을 의미하지만, 칼슘과 인의 신진대사에는 어떤 결함도 발견되지 않는다. 많은 환자들이 증상 없이 지내지만 아주 드물게 병변에 골육종이 발달할 수 있다.

골육종

골육종(osteosarcoma)은 뼈에서 발생하는 악성 골종양이다. 소아에게 발병률이 높지만 고령자에서도 발병한다. 흔히 파제트병, 장기간 진행된 골수염 등 다른 질병과 함께 나타나거나 이전에 방사선요법을 받은 부위에서 발병한다. 골육종은 장골의 끝부분에서 나타나며, 50%는 무릎 근처에서 발병한다(그림 21-18). 환자는 통증을 수반하는 뼈 덩어리를 지니고 있으며, 병리적 골절을 경험할 수 있다. 증상이 나타나는 시기에는 전이가 없는 경우가 많으나, 전이가 진행된 후에는 절단을 해야 하며, 환자의 80%가 사망하는 것으로 보고됨에 따라 잠재적 전이가 존재하는 것으로 보인다. 병변을 제거하기 전에 적극적인 방사선 치료와 화학요법을 시행하고, 병변 제거 후 추가적인 화학요법을 시행하면 대략 60% 이상의 치유율을 보인다.

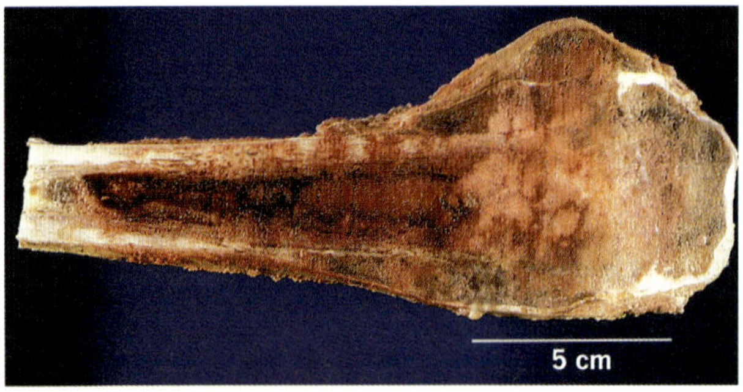

그림 21-18 골육종. 미성숙된 골격의 원위부 경골이다(영상의 오른쪽 경골을 가로질러 진행하고 있는 골단판의 연골 조각을 볼 수 있다). 좌측 골간에 있는 정상적인 골수강은 붉은색이고 골수에 있는 조혈조직과 다수의 얇은 골섬유주는 과립형태를 나타내고 있으며, 정상 외피골은 두껍고 백색으로 보인다. 외피골은 좌측에서 우측으로 이어져 골간단을 채우고 골단판을 파괴하는 고형 신생물의 성장에 의해 침입되고 파괴되어, 좌측에는 보이지만 우측으로 갈수록 보이지 않는다.

참고 21-19 골육종

원인
- 불명
- 방사선치료
- 파제트병

병변
- 육종과 함께 골형성

발현
- 뼈 덩어리
- 병적골절
- 소아와 청소년기
- 폐 전이

장기부전

골격계의 주요기능은 신체를 지지하고 활동을 위한 운동성을 유지하는 것이다. 외상이나 관절을 사용하지 않는 것, 체중을 지탱하는 뼈의 골절 등은 운동 능력을 상당히 저해하게 된다. 광범위한 심각한 관절염, 종양의 골전이 등은 환자를 휠체어나 침대에서 생활하게 만들 수 있다.

연습문제

1. 크고 마른 체형의 48세 남성이 수정체가 탈구되고, 비정상적인 심잡음이 관찰되었다. 가족 중 세 명이 비슷한 신체적 증상이 있다면, 가능한 진단은?
   A. 골형성부전
   B. 연골형성부전
   C. 마르판증후군
   D. 사경
   E. 류마티스관절염

2. 오토바이 사고 후, 20세 여성의 X선에서 우측 대퇴골 중간부분의 골절과 뼈가 두 개로 분리된 것이 관찰되었다. 이는 어떤 질환인가?
   A. 개방골절
   B. 분쇄골절
   C. 압박골절
   D. 완전골절

3. 2번 문제의 여성 환자가 석고붕대를 하고 있다. 석 달 후, 방사선사진상 대퇴골은 치유되었으나, 대퇴골 피부에서 열과 누관, 고름이 보였다면, 가능한 진단은?
   A. 골수염
   B. 골다공증
   C. 골연화증
   D. 급성 관절염

4. 77세 여성이 집 앞 빙판길에서 넘어져 왼쪽 엉덩이 골절을 입었다. 병원을 방문하였고 의사는 과거 기록을 검토하던 중 환자가 지난 8년간 키가 5cm 줄어든 것을 발견하였다. 추측할 수 있는 병명은?
   A. 골수염
   B. 골다공증
   C. 골연화증
   D. 파제트병

5. 류마티스관절염을 앓고 있는 55세 여성에게서 퇴행성관절염을 구별하는 진단방법으로 맞지 않는 것은?
   A. 방사선검사
   B. 혈액검사
   C. 어느 관절에 손상이 있는지 확인
   D. 염증 소견

6. 55세 트럭 운전사는 과체중이며 심각한 요통과 좌골신경통을 호소하였다. 다음 중 가장 적합한 질환명은?

A. 근경련
B. 인대의 염좌
C. 척추골절
D. 추간판탈출증

7. 78세 여성이 빙판길에서 넘어져 대퇴골이 부러졌다. 방사선검사와 조직검사를 통해 골절 주변으로 전이된 종양을 발견하였다. 어떤 형태의 골절인가?

A. 병리적 골절
B. 개방골절
C. 분쇄골절
D. 완전골절

8. 류마티스인자는 다음 중 어떠한 것에 비정상적 항체를 형성하는가?

A. 판누스
B. 면역글로불린G
C. 활액막
D. 관절의 연골

CHAPTER **22**

근골격과 말초신경

Skeletal Muscle and Peripheral Nerve

개요

학습목표

1. 주요 근육질환 두 가지를 병리학적으로 구분한다.
2. 어떤 검사와 절차가 근육질환이 있는 환자의 평가에 유용한지를 파악한다(예: 크레아틴키나아제, 근전도검사, 근육생검).
3. 특정 근육 및 신경질환의 원인, 병변, 각 특정 근육의 주요징후를 목록화한다.
4. 신경병증과 근육병증의 증상과 징후를 비교한다.
5. 근이영양증, 감염, 신경학적 원인의 근육약화를 구분하고 중요성을 이해한다.
6. 핵심용어와 녹색으로 진하게 표시된 모든 용어를 정의하고 상황에 맞게 적절히 사용한다.

핵심용어

액틴actin
근위축측삭경화증amyotrophic lateral sclerosis
선천근육병증congenital myopathy
크레아틴키나아제creatine kinase
당뇨신경병증diabetic neuropathy
복시diplopia
듀시엔형 근이영양증Duchenne muscular dystrophy
디스트로핀dystrophin
근이영양증dystrophy
근전도검사electromyography
속fascicle
길랭-바레증후군Guillain-Barre syndrome, GBS
근육생검muscle biopsy
근육섬유muscle fiber
중증근무력증myasthenia gravis
수초myelin sheath
근육병증myopathic disease
미오신myosin
근긴장증myotonia
근긴장 이영양증myotonic dystrophy
신경생검nerve biopsy
신경섬유종neurofibroma
신경질환neurogenic disease
랑비에결절nodes of Ranvier
마비paralysis
다발성 근육염polymyositis
횡문근육종rhabdomyosarcoma
신경집종 Schwannoma
방추spindle
약화weakness
베르드니히-호프만병Werdnig-Hoffman disease

구조와 기능

근골격계는 신체의 가장 큰 기관으로, 휴식 시에는 체내 산소의 10%, 격렬한 운동 시에는 80% 이상의 산소를 소모한다. 모든 골격근은 **근다발(fascicles)**로 분류되며, 결합조직에 묶여 있다. 근다발은 개별 **근섬유(muscle fibers)**로 구성되어 있어 전체 근육의 길이를 결정한다(**그림 22-1**).

근섬유는 척수의 전방 신경세포로부터 나오는 축삭돌기 가지신경의 지배를 받는다. 미세한 움직임을 필요로 하는 근육에는 하나의 신경세포가 4~6개 정도의 근섬유를 자극한다. 반면 힘과 무게를 견딜 때에는 큰 근육을 사용하고(둔근 또는 사두근) 한 개의 신경세포는 2천 개 혹은 그 이상의 근섬유를 자극한다. 근육은 신경의 복합적인 체계에 따라 각각의 탄력을 유지하는 데 특별한 섬유인 **방추(spindles)**로 둘러싸여 있고, 근육의 수축 정도에 관한 정보는 척수신경으로 들어간다. 근육은 **액틴(actin)**과 **미오신(myosin)**의 두 가지 단백질로 이루어져 있으며, 이들 단백질이 서로 평행하게 교대로 배열되어 섬유(filament)를 이룬다. 이러한 섬유들이 앞뒤로 서로 미끄러져 들어가 근육의 수축과 이완과정을 일으킨다. 광학현미경으로 횡문근(가로무늬근)을 관찰할 때 섬유가 서로 겹치는 부분에서 I대와 A대를 볼 수 있다(그림 22-1).

근섬유는 조직화학적 반응에 따라 I형, II형으로 나눌 수 있으며(**그림 22-2**), 이러한 유형은 생리적 속성에 해당한다. 예를 들어 I형의 섬유는 느리고 지속적인 수축에 사용되고, II형은 빠른 수축에 사용된다. 인간은 이 두 가지 종류의 섬유가 모든 근육에 걸쳐 균일하게 분포되어 있지만, 동물의 경우에는 둘 중 하나의 섬유로만 근육이 구성된다. 닭 같은 경우 다리, 허벅지는 I형의 검은 근육으로만 구성되고 날개, 가슴은 II형인 밝은 섬유로만 구성되어 있다.

말초신경은 중추신경계에서 나와 장기 부분으로 향하고, 중추신경계와 신체 부분 사이에서 정보를 전달하는 역할을 하며, 크게 체성신경과 자율신경계로 나뉜다. 감각 자율신경은 내부 장기로 감각을 전달하고, 운동 자율신경은 혈관계 내부, 장관, 방광 같이 평활근(민무늬근)으로 신호를 전달한다. 자율신경은 무수초(unmyelin sheath)가 특징적인 반면, 운동신경과 감각신경은 여러 계층의 지질세포막으로 구성된 **수초(말이집, myelin sheath)**에 둘러싸여 있다. 수초와 축삭돌기는 슈반세포(Schwann cell)에 의해 유지되며(**그림 22-3**), 수초와 축삭돌기는 손상되면 재생이 가능하다. 축삭돌기는 몇몇 작은 축삭돌기로 분할되어 재생되나, 성장은 느리고 제한된 속도로 재생된다. 수초가 재생될 때는 보통 이전에 존재하던 지질막은 포함하지 않는다.

신경근접합부(neuromuscular junction)는 운동신경과 근골격의 접합부위로, 신경세포막과 근세포막은 얇은 막으로 둘러싸여져 있으며, 신경세포막에서 아세틸콜린이 유리되면, 근세포막은 탈분극하여 근육은 수축한다.

주요질환

근육질환의 일반적 증상은 근육위축 유무와 관계없는 단

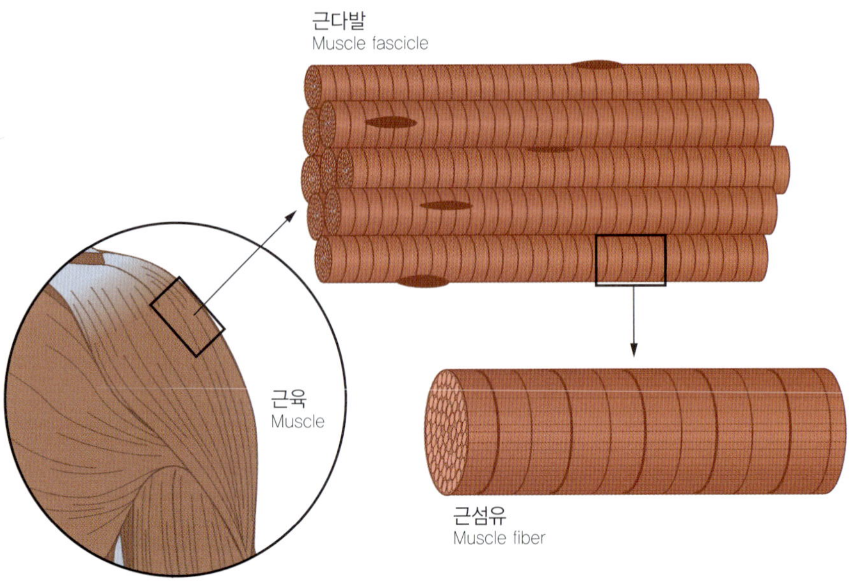

그림 22-1 근다발과 개별 근섬유. 각 근섬유의 진행은 근육의 길이를 결정한다. 밝은 선과 어두운 선의 교차는 줄무늬를 나타내고, 광학현미경에서 관찰할 수 있다.

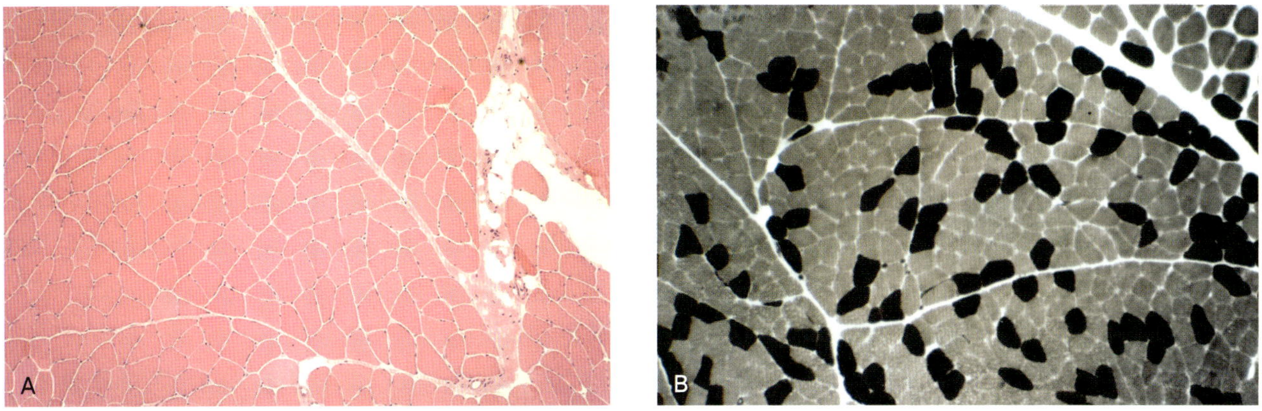

그림 22-2 근섬유의 단면. A: Hematoxylin과 eosin으로 염색한 단면. 각각의 근섬유에는 풍부한 분홍색 세포질이 있고, 핵은 각 세포 주변에 위치한다. B: 효소 ATPase로 염색된 근골격 근육으로 I, II형 섬유를 보여준다. (Courtesy of Dr. M. Shahriar Salamat, Department of Pathology and Laboratory Medicine, University of Wisconsin School of Medicine and Public Health.)

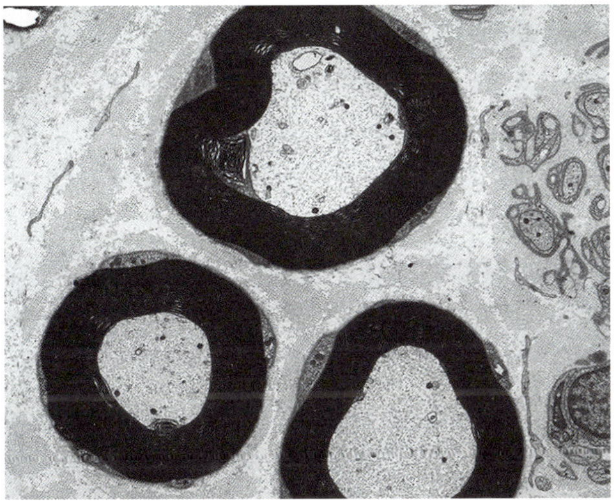

그림 22-3 전자현미경의 신경 단면 소견. 검은 원은 수초로 축삭돌기를 둘러싸고 있다. 오른쪽 가장자리는 무수초의 축삭돌기로 슈반세포로 둘러싸여 있고, 슈반세포의 핵은 크고 길게 늘어져 있다. (Courtesy of Dr. M. Shahriar Salamat, Department of Pathology and Laboratory Medicine, University of Wisconsin School of Medicine and Public Health.)

순한 **약화(weakness)**이다. 이는 암이나 골절 등에 의해 장기간 고정되어 있는 경우 발생할 수 있다. 근이영양증은 흔한 유전성 근육질환이며, 가장 흔한 유형은 심한 위축을 동반하는 **듀시엔형 근이영양증(Duchenne muscular dystrophy)**이다. 신경질환은 근육의 약화와 관련이 있다. 따라서 외상성 신경 손상, 신생물, 뇌졸중, 그 외 다른 신경질환 환자들은 근육약화를 보인다. 외상은 근육이나 신경 손상으로 근력약화를 초래한다.

운동섬유에 관여하는 말초신경 기능의 손상은 신경장애와 다양한 종류의 감각소실 또는 약화를 일으킨다. 염증성 신경증은 흔하지는 않지만 중증이 될 수 있다. 전 세계적으로 가장 중요한 감염성 신경증은 나병(한센병, leprosy)이다. 당뇨병은 흔히 말초신경증을 야기하여 치료가 어렵거나 중증합병증을 동반한다. 다양한 생물학적 독소, 공업용 화학물질, 납과 비소 같은 중금속, 약 등이 중독성 신경증을 발생시킨다. 가장 문제가 되는 약물은 에탄올과 아크릴아마이드(acrylamide)이다. 말초신경 종양은 드물지만, 간혹 말초신경의 슈반세포에서 **신경집종(Schwannoma)** 또는 신경섬유종(neurofibroma)이 발생하며, 신경섬유종증(neurofibromatosis)이 이와 연관되어 있다.

증상, 징후, 검사

근력약화는 주된 근육질환인 **근육병증(myopathic disease)**이나 신경계의 이차적 질환인 **신경질환(neurogenic disease)**이다. 근력약화의 형태는 의사에게 근육질환을 진단하는 주요 단서이다. 예를 들면, 근이영양증은 근위부가 위축되며, 신경질환은 원위부의 위축과 약화를 나타난다. 근력약화가 특정기간 동안 지속되면, 장애의 원인과 관계없이 근육은 위축되며, 역으로 근육위축은 근력약화의 주범이다. 통증은 근육질환 및 근육의 감염을 의미한다.

근육질환은 명확한 약화와 위축을 나타내지만, 많은 환자들에게 별 특징이 없거나 모호한 증상을 보인다. 이런 경우, 혈액검사를 통하여 근육질환의 진단과 근육의 손상 정도를 알 수 있다. **크레아틴키나아제(creatine kinase)** 검사는 근육대사에 정상적으로 포함된 효소로 혈청 내의 증가 정도에 따라 근육 손상의 정도를 알 수 있다. 이 효소는 신경질환보다 심장근육 손상이 있을 때 대체로 상승하며, 상승 정도는 근육 손상의 정도와 거의 일치한다. 근전도검사(electromyography)는 신경질환과 근육질환을 구별하며 근육의 손상 정도를 측정한다. 근전도검사는 근육에 바늘을 삽입하여 근육에 발생하는 전기적 활동을 기록한다. 근육생검(muscle biopsy)은 신경병증 질환과 근육병증 질환을 감별하는데, 가장 신뢰성 있는 검사방법으로 근육에서 쉽게 적용가능하다. 신경병증과 근육병증의 차이점은 표 22-1에 요약되어 있다.

신경학적 검사는 촉감, 통증, 온도, 두점식별능력 등이며, 환자의 말초신경 상태를 처음으로 사정하는 데 유익하다. 운동신경세포의 통합성 평가는 환자의 약화된 근육에 연결되는 특정 신경을 검사하는 것이다. 전기생리학 신경전도검사는 축삭속도와 자극전도의 진폭을 확인할 수 있어, 신경손상의 유발부위가 축삭인지, 수초인지 감별할 수 있다. 신경생검(nerve biopsy)은 가장 정확한 검사이며, 주로 비복신경(sural nerve)에서 실시한다. 비복신경은 감각신경으로, 운동기능을 평가할 경우에는 근육생검이 흔히 사용된다. 전자현미경은 말초신경을 확진하는 중요한 검사도구인데, 이는 축삭 손상인지, 수초 손상인지, 감염증상인지, 혹은 무수신경에 관련된 것인지, 신경혈관구조의 상태가 어떠한지를 확인할 수 있다.

특이질환

유전질환/발달장애

여러 종류의 근육퇴행을 총괄하여 근이영양증이라고 한다. 많은 종류의 근이영양증은 유전으로 인한 것이지만, 일부는 정확히 분류되지 않아 발달에 관련된 질환보다는 퇴행성 질환을 고려해야 한다.

근이영양증(dystrophy)은 말 그대로 부족한 영양으로 근육장애가 일어난 것이며, 신경질환으로 인한 이차적인 질환은 아니다. 현재 다양한 질환이 이영양증으로 명명되고 있으며, 어린 나이에 증상이 나타나는 유전질환이다. 그러나 증상이 성인이 되기 전까지 발현되지 않는 경우도 있고, 평생 증상이 나타나지 않는 유전질환도 있다. 근이영양증은 침범된 근육의 양상, 근육질환이 일어나는 근육 또는 현미경 소견에 의해 분류된다. 다른 근이영양증은 초기에 조금 다른 병변을 보여주지만, 궁극적으로 모든 근육위축은 근육이 지방질이나 섬유조직으로 대체된다. 근이영양증은 사지의 근위 근육과 골반, 견갑부 말단의 원위 근육으로 진행된다. 치료방법은 알려지지 않았지만, 비교적 예측 가능하게 진행된다. 광학현미경상에서 대부분의 근이영양증은 다양한 섬유의 크기, 섬유 분열, 연결 섬유의 증대, 크고 둥근 섬유소견을 보여준다(그림 22-4).

듀시엔형 근이영양증

듀시엔형 근이영양증(Duchenne dystrophy)의 가장 흔한 증상은 근육위축이다. 원인은 반성유전질환으로 유병률은 3,500명 남아 중 1명 정도, 기대수명은 12~20세, 태

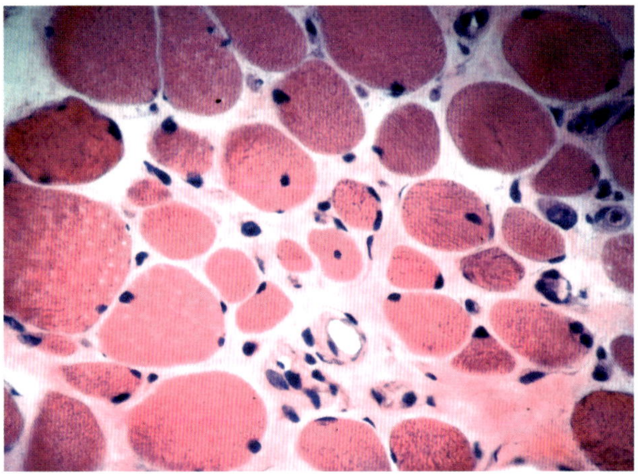

그림 22-4 근이영양증(근위축). 신경섬유 사이의 결합조직이 증가하고 섬유는 크기가 다양하며 둥근 소견을 보인다. 핵은 일부 섬유의 중앙에 위치해 있다.

표 22-1 정상, 근육병증, 신경병증과 근육질환의 비교

	정상	근육병증	신경병증
증상, 징후	없음	근위부의 약화, 통증이 있을 수 있음	신경분포 부위의 원위부 약화
근전도검사	근육의 자율적인 움직임 없음	비동시성 자발적 움직임	감각소실
혈청효소(크레아틴키나아제)	정상	종종 뚜렷하게 상승	미약하게 상승하거나 정상
생검	정상 섬유형태	다양한 크기의 섬유, 퇴행성 섬유와 섬유증	작은 단위의 위축성 섬유

어나자마자 최초 2~3년 이내에 나타난다. 듀시엔형 유전은 디스트로핀(dystrophin)이라는 단백근육이 근육세포의 정상 연결 세포 골격을 세포외기질로 연결하게 되나, 유전자 돌연변이의 결과 디스트로핀이 결핍되어 근섬유의 안정성과 소실이 일어난다. 대부분의 근육병증 질환처럼 근육약화는 몸 중앙에서부터 나타나며, 듀시엔형 근이영양증에 걸린 남자아이의 특징은 종아리가 크고 근육질성이나 이는 가성비대(pseudohypertrophy)로 지방조직에 의한 것이다(그림 22-5). 심장근육 또한 영향이 있을 수 있다. 듀시엔형 근이영양증 진단은 전형적인 발현 연령, 가족력, 근전도검사상 근육질환의 특성(근육병증), 유전자 분석, 효소검사, 근육생검으로 확인한다. 생검소견은 근육섬유의 I, II형 소실과 결합조직 대체, 면역염색법에서 디스트로핀의 결핍을 보여준다.

참고 22-1 듀시엔형 근이영양증

원인
- 성 관련 열성유전

병변
- 분열된 섬유소
- 근육이 지방조직과 섬유조직으로 대체

발현
- 남성에게 발생
- 종아리 비대
- 진행성 근육약화
- 심장문제

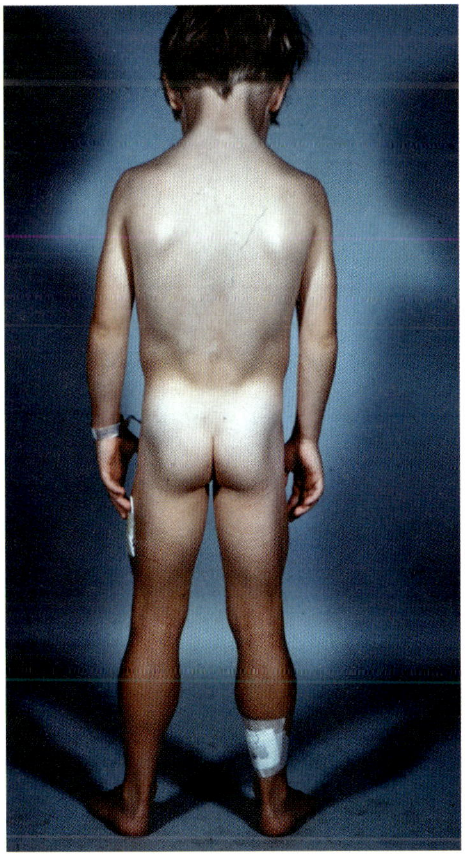

그림 22-5 듀시엔형 근이영양증. 종아리의 가성비대가 보인다.

근긴장 이영양증

근긴장 이영양증(myotonic dystrophy)은 상염색체 우성유전 질환으로 근육약화와 근육긴장증(myotonia)이 특징적이다. 환자들은 손을 쥐었다 빨리 펴지 못하여 악수를 하면 계속 잡고 있게 된다. 백내장, 전두 탈모, 심장질환, 생식선 위축을 동반한다. I형 근육섬유는 우선적으로 위축, 분리, 섬유화를 동반한다. 많은 섬유에서 핵은 섬유의 중심으로 이동한다. 근전도검사 결과가 이 질병에서는 매우 특징적이다. 환자들은 오래 살 수는 있지만 대개는 상당한 장애를 가지게 된다.

참고 22-2 근긴장 이영양증

원인
- 상염색체 우성유전

병변
- 분열된 섬유소
- 근육이 지방조직과 섬유조직으로 대체

발현
- 근긴장증
- 백내장
- 심장질환
- 생식선 위축
- 진행성 근육약화

유전성 운동 및 감각신경병

유전성 운동 및 감각신경병(hereditary motor and sensory neuropathies) 집단은 비특이적 질병인 가족성 아밀로이드와 포르피린증(porphyria)과 관련 있는 신경병 중이다. 유전성 운동 및 감각신경병의 경우 샤르코-마리-투스병(Charcot-Marie-Tooth disease)으로도 불린다. 이 비특이적 질병은 보통 유년기에 나타나며, 점진적인 비복근의 위축을 가져오고 발과 관련된 정형외과적인 문제가 발생한다. 생명에 치명적이지는 않지만 상당히 심한 손상을 입히기 때문에 심각한 사망률을 초래한다. 17번 염색체와 관련된 상염색체 열성유전질환이다.

기타 이영양증

이영양증(그림 22-6)은 지대근 이영양증(limb-girdle muscular dystrophy, 안면부, 어깨 및 허벅지 주위 근육), 안면견갑상완근 이영양증(facios-capulohumeral muscular dystrophy, 안면부, 어깨 및 상지근육)과 눈인두 이영양증 등 발병되는 위치에 따라 명명된다. **선천근육병증(congenital myopathy)**은 근육에 작은 실가지처럼 네말린 근병변(nemaline myopathy), 가로 단면 근육섬유의 중앙부에 옅게 염색된 둥근 모양의 중심코어병, 심부에 핵이 있고 핵 주위에는 근섬유가 없는 중심핵근육병증 등 근육의 조직학적적 모양에 따라 분류된다.

염증성/퇴행성 질환

신경과학 임상학자들은 근육질병을 근육병증 유형과 신경병증 유형으로 분류한다. 근육병증 유형은 일차적으로 근육통증이 발생되며, 신경병증 유형은 근육을 자극하는 신경질환으로 근육통은 이차적으로 발생한다. 근이영양증은 근육병증 범주의 한 유형이며, 다른 유형의 근육병증은 자가면역질환, 혈관질환, 신생물 질환, 대사질환으로 진행되면서 근육약화를 동반된다.

자가면역질환

다발성 근육염(polymyositis)은 자가면역질환으로 근골격계에 영향을 미치고, 림프구침윤이 특징적이다. 낭창과 류마티스관절염은 자가면역질환, 염증성 근육병증으로 근육약화, 가끔 통증과 압통, 림프구침윤, 혈청 크레아틴키나아제의 상승을 동반한다. 치료는 항염증제와 코르티코스테로이드제로 치료한다. 그러나 일부 환자에서 코르티코스테로이드제는 근육약화와 위축을 초래할 수 있다.

신경질환

앞서 언급한 말초신경과 척수신경의 손상은 근력약화를 초래한다. 신경성 근육질환은 근육위축을 초래하여 섬유형태로 근육조직이 변화한다(그림 22-7). 이는 같은 축삭에서 자극된 근접한 섬유소들 때문이다.

신경성 유전병의 단서는 근육침범과 통증감소 같은 감각증상 유무이다. 예를 들어 운동신경 분포에서 근력약화 또는 감각상실은 신경질환을 암시한다. 신경질환은 첫 번째로 사지에 있는 말단 근육에 더 많은 영향 미친다. 신경성 근육질환의 치료는 비가역적 근육위축과 섬유화, 관절강직 예방 등을 위해 물리치료를 한다. 가장 흔한 신경성

참고 22-3 신경질환

원인
말초신경 손상 및 척수전각세포의 퇴행

병변
예각으로 위축된 섬유

발현
말초신경 분포 부위 혹은 척수 침범 부위 약화
종종 원위부 약화

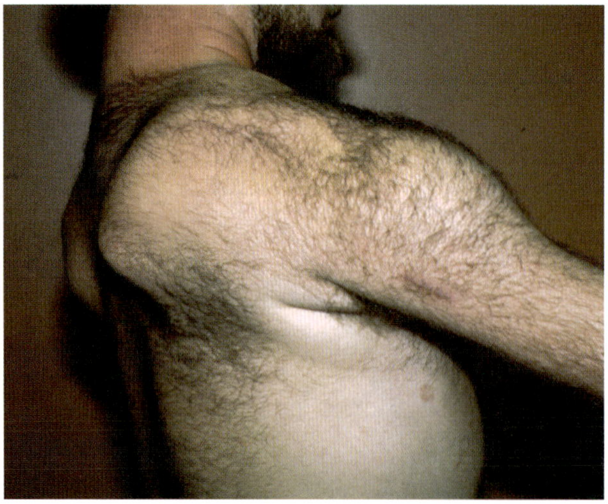

그림 22-6 지대근 이영양증. 삼각근의 위축과 날개형 견갑골이 보인다.

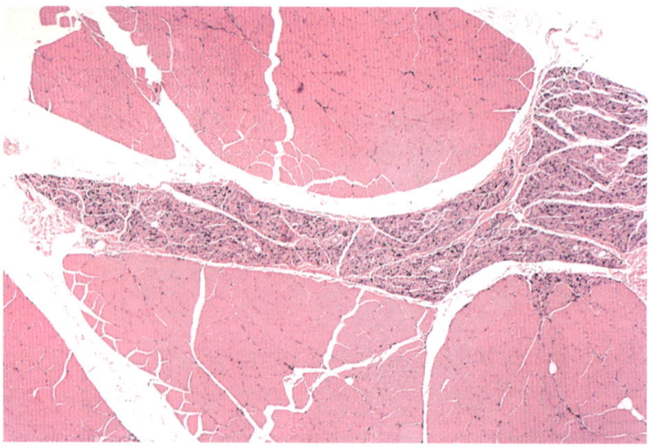

그림 22-7 신경성 위축. 정상 근골격 섬유들은 사진의 왼쪽과 오른쪽에 있고, 중앙에 있는 섬유들은 작고 모난 모양을 나타낸다. (Courtesy of Dr. M. Shahriar Salamat, Department of Pathology and Laboratory Medicine, University of Wisconsin School of Medicine and Public Health.)

근육질환은 말초신경 손상에서 이차적으로 발생한다. 근육에 심각한 영향을 미치는 다른 중요한 일차적 신경질환은 영아에게 흔한 베르드니히-호프만병(Werdnig-Hoffman disease)과 성인에게 흔한 근위축측삭경화증이다.

근위축측삭경화증

근위축측삭경화증(amyotrophic lateral sclerosis, ALS)은 일명 루게릭병이라 한다. 유병률은 대략 인구 10만 명당 5명 정도이며, 20세 이전과 70세 이후에는 발병이 드물다. 남여 성비는 2:1이며, 가족력은 약 10%를 차지한다. 증상은 원위부 근육을 침범하면서 상하지 근력저하 및 근위축 현상이 뚜렷하다. 특히 뇌신경이 지배하는 몸 전체로 진행되며, 가끔 뇌간에 침범, 혀 위축이 동반되어 진행된다.

주요특징은 죽은 신경의 자극으로 혀나 피부아래 근육섬유의 연축이 나타난다. 진행과정은 증상의 경감 없이, 평균 3년 또는 3년 이상 진행된다. 피질 운동신경과 피질척수로의 침범 없이 척수근의 위축과 관련되어 있다. 근위축측삭경화증은 퇴행성으로 마지막에는 척수, 수질, 피질의 운동신경 소실과 피질척수로의 퇴행이 동반된다. **베르드니히-호프만병(Werdnig-Hoffman disease)**은 영유아에서 발생하는 질병 중 하나로 운동신경이 죽는 것과 유사한 질환이다.

중증근무력증

중증근무력증(myasthenia gravis)은 신경근육접합부(neuromuscular junction)에서 발생하는 자가면역질환으로, 아세틸콜린 수용체에 대한 항체가 체내에서 생성되고, 항체는 아세틸콜린 수용체와 결합하여 아세틸콜린 결합을 방해한다. 즉, 아세틸콜린에 의해 전도되는 신경자극이 근육에 효율적으로 전달되지 못해, 근육수축이 점차적으로 약해진다.

자가항체 생성의 원인은 밝혀지지 않았지만 많은 경우에서 흉선종(가슴샘종)과 관련되어 있다. 중증근무력증의 발병은 서서히 진행되며, 특히 외안근(눈바깥근육)의 근력약화로 **복시(겹쳐보임, diplopia)**가 발병 초기증상이다. 중증근무력증은 수년간에 걸쳐 진행되지만 특히 호흡과 관련된 근력약화는 치명적이다.

치료방법은 항콜린에스테라아제 약물을 사용함으로써 개선될 수 있다. 보통 콜린에스테라아제는 아세틸콜린을 감소시키는데, 항콜린에스테라아제 약물은 이 과정을 느리게 함으로써 아세틸콜린이 근육수축에 작용하는 것을 가능하게 한다. 흉선절제술(가슴샘절제술)은 흉선(가슴샘) CT에서 흉선종(가슴샘종)이 발견된 환자를 대상으로 시행한다.

참고 22-4 중증근무력증

원인
상염색체 우성유전

병변
초기: 조직 변화가 없는 생화학적 결함
후기: 근육의 위축

발현
활동 시 근력 감소
복시: 주로 첫 번째 증상
많은 경우 흉선종과 연관

대사성 근육병증

여러 대사질환은 근력약화를 가져올 수 있다. 그중 일부는 당원축적병, 지질대사장애, 가족성 주기성 마비 같은 유전질환이다. 다른 대사질환은 과도한 알코올 섭취나 요독증으로 인한 근육병증처럼 상황에 따라 발생한다. 유전성 대사성 근육병증은 학령기나 청소년기에 존재할 수 있고 이는 환자의 대사체계의 주요 효소의 상대적인 양과 관련이 있다.

가족성 주기성 마비의 경우, 혈중 내 칼륨변동을 방해하여 단시간 내에 진행된다. 이러한 증상들은 일생 동안 불규칙적으로 나타난다. 대사성 근육병증은 과거력과 선별검사로 신난된다. 근육생검은 근육에서 낭원이 확실하게 보이는 당원축적병과 같은 질환에서 유용하다.

급성염증성 다발신경염(길랭-바레증후군)

길랭-바레증후군(Guillain-Barre syndrome, GBS)은 미국에서 매년 인구 10만 명당 1~2명 정도로 발생한다. 길랭-바레증후군의 절반 이상은 급성 인플루엔자바이러스 감염 후에 유발된다. 이는 감염으로 생성된 항체가 말초신경을 파괴해 마비를 유발하며, 흔히 말초부위에서 시작하여 호흡과 관련된 근위부 근육까지 침범한다.

당뇨신경병증

당뇨신경병증(diabetic neuropathy)은 어떤 당뇨 환자에게서도 발생할 수 있다. 선진국에서 당뇨병은 가장 흔한 신경병증의 원인이며, 후진국에서도 같은 규모에 이르고 있다. 당뇨신경병증은 전형적으로 원위부신경과 관련되며 양쪽 혹은 한쪽으로 발생할 수 있다. 환자들은 심각한 운동기능의 이상 없이 양쪽 손과 발의 감각소실을 경험한다. 가끔 사지에 있는 통증감각의 감소와 말초혈관계의 순환장애로 궤양이 생겨도 잘 치유되지 않는다.

과형성/신생물 질환

횡문근(가로무늬근)육종(rhabdomyosarcoma)은 흔하지 않은 근골격계의 원발성 악성종양이다. 암종에서 근골격계 근육으로 전이되는 것은 흔하지 않고, 육종은 때때로 근골격계 근육으로 퍼진다. 신경섬유종(neurofibroma)과 신경집종(Schwannoma)은 말초신경을 따라 생길 수 있는 흔한 종양이다. 이 질환은 보통 양성이지만 드물게는 악성으로 나타날 수 있다. 가족성 질환인 신경섬유종증(neurofibromatosis)은 주로 피부에서 종양의 과잉으로 나타나며 '코끼리 인간'으로 알려져 있다.

장기부전

단일근육과 근육의 집합체는 국소 위축, 외상성, 신경성 혹은 염증성 침범으로 마비(paralysis)가 일어날 수 있다. 근육마비는 급성 혹은 만성일 수 있다. 모든 근육의 급성마비는 신경근육접합부의 차단을 일으키는 큐라레(curare)와 같은 약물로 나타나고, 이러한 약물은 종종 완전한 근육 이완을 요구하는 수술 과정에서 사용된다. 또한 급성 근육마비는 신경이나 신경근의 전신적인 염증이 생기며 빠르게 진행되는 말초신경질환에서 나타난다. 만성 근육마비는 일부 신경장애와 근육장애의 결과로 나타나고, 섬유조직과 지방조직으로 대체된 근육들로 구성된다. 급성이든 만성이든 근육마비는 결과적으로 횡격막과 늑간근에 영향을 미치고, 환자들은 호흡마비나 폐렴으로 사망하게 된다.

연습문제

1. 골격근은 어떤 두 개의 단백질로 구성되는가?
   A. 액틴과 미오신
   B. 미오신과 크레아틴
   C. 액틴과 수초
   D. 크레아틴과 수초

2. 골격근에 대한 설명으로 틀린 것은?
   A. 다발신경이 각각의 근섬유를 자극한다.
   B. 각각의 근섬유는 근육 전체만큼 길다.
   C. 각 근섬유는 수축단백과 구조단백으로 구성된다.
   D. 근섬유는 조직화된 염색 구조에 기초해서 I형 섬유와 II형 섬유로 구분된다.

3. 다음 중 듀시엔형 근이영양증에 대한 설명으로 틀린 것은?
   A. 성과 관련되어 있다.
   B. 심장에 영향을 미친다.
   C. 손과 발에 영향을 미친다.
   D. 디스트로핀 유전자의 변형이다.

4. 다음 중 흉선종과 관련되어 있는 것은?
   A. 베르드니히-호프만병
   B. 길랭-바레증후군
   C. 중증근무력증
   D. 근긴장 이영양증

5. 다음 중 일차적으로 신경감각의 침범이 나타나는 질환은?
   A. 근위축측삭경화증
   B. 당뇨신경병증
   C. 중증근무력증
   D. 베르드니히-호프만병

6. 다음 중 자가면역질환이 아닌 것은?
   A. 중증근무력증
   B. 길랭-바레증후군
   C. 다발성 근육염
   D. 듀시엔형 근이영양증

CHAPTER 23

중추신경계

Central Nervous System

개요

구조와 기능
주요질환
증상, 징후, 검사
특이질환
- 유전질환/발달장애
  - 기형
  - 파괴성 뇌병변
- 감염성 질환
  - 뇌막염
  - 뇌염
  - 광견병
  - 척수염
- 혈관질환 및 외상
  - 뇌졸중
  - 외상
- 퇴행성 질환
  - 다발경화증
  - 크로이츠펠트-야콥병
  - 노인성 치매
  - 파킨슨병
  - 수두증
  - 간질
- 과형성/신생물 질환
  - 뇌의 신생물

장기부전
연습문제

학습목표

1. 국소적이고 전반적인 신경학적 결함의 차이를 설명한다.
2. 두개내압상승의 위험과 그와 관련된 원인을 알아본다.
3. MRI, CT, 혈관조영술, 뇌척수액 분석 등 중추신경계 질환관련 진단검사에 대해 설명한다.
4. 각 특이질환의 원인, 병변, 발현에 대해 알아본다.
5. 발병기전, 발현부위, 임상적 발현 측면에서 발달상 뇌파괴 병변을 보이는 발달성 뇌기형을 비교한다.
6. 발병기전, 발현부위, 임상적 발현 측면에서 수막염과 뇌염을 비교한다.
7. 광견병의 임상소견과 진단, 치료에 대해 알아본다.
8. 뇌졸중과 죽상경화증의 관계를 설명한다.
9. 뇌졸중의 결과로서 산소결핍이 뇌세포에 미치는 영향에 대해 알아본다.
10. 뇌진탕에서 회복단계에 있는 환자들을 왜 신중하게 관찰해야 하는지 설명한다.
11. 병리기전과 징후의 측면에서 경막하혈종과 경막외혈종의 차이를 알아본다.
12. 발병시기, 징후, 뇌의 변화 측면에서 알츠하이머병과 파킨슨병을 비교한다.
13. 크로이츠펠트-야콥병의 3가지 원인에 대해 알아본다.
14. 병리기전과 임상 발현에 있어 선천성 수두증과 후천성 수두증의 차이를 설명한다.
15. 뇌종양 환자를 수술해야 하는 이유에 대해 알아본다.
16. 핵심용어와 녹색으로 진하게 표시된 모든 용어를 정의하고 상황에 맞게 적절히 사용한다.

핵심용어

알츠하이머병 Alzheimer disease
무뇌증 anencephaly
동맥류 aneurysm
실어증 aphasia
별아교세포 astrocyte
별아교세포종 astrocytoma
혈액뇌장벽 blood-brain barrier
뇌손상 brain injury
뇌간 brain stem
소뇌 cerebellum

뇌성마비cerebral palsy
뇌척수액cerebrospinal fluid
뇌졸중cerebrovascular accident
대뇌cerebrum
맥락막총choroid plexus
윌리스환circle of Willis
인지기능cognitive function
혼수coma
컴퓨터단층촬영술computed tomography, CT scan
뇌진탕concussion
대측손상contrecoup lesion
좌상contusion
동측손상coup lesion
크로이츠펠트-야콥병Creutzfeldt-Jakob disease, CJD
치매dementia
파괴성 뇌병변destructive brain lesion
광범위레비소체병diffuse Lewy body disease
다운증후군Down syndrome
경막dura
감각장애dysesthesia
뇌파검사electroencephalogram, EEG
뇌염encephalitis
경막외혈종epidural hematoma
간질epilepsy
대공foramen magnum
아교모세포종glioblastoma
회색질gray matter
편측부전마비hemiparesis
수두증hydrocephalus
레비소체Lewy body
기형malformation
속질모세포종medulloblastoma
수막meninges
수막종meningioma
뇌막염meningitis
수막척수탈출증meningomyelocele
다발경화증multiple sclerosis, MS
척수염myelitis
네그리소체Negri bodies
신경세포neuron
희소돌기아교세포oligodendroglia
부전마비paresis
지각이상paresthesia
파킨슨병Parkinson disease
관통penetration
연질거미막pia-arachnoid
뇌하수체 샘종pituitary adenoma
양전자방출단층촬영술positron emission tomography, PET scan
프리온prion
광견병rabies
반사reflexes
이분척추spina bifida
척수spinal cord
경막하혈종subdural hematoma
백색질white matter

구조와 기능

중추신경계는 뇌와 척수로 구성되어 있다(그림 23-1). 뇌는 대뇌(cerebrum), 소뇌(cerebellum), 뇌간[뇌줄기, brain stem(중간뇌, 다리뇌, 숨뇌)]로 이루어져 있으며, 대뇌는 피질과 심부 회색질(gray matter), 백색질(white matter)로 구성 되어 있다(그림 23-2).

대뇌피질(cortex)은 지적 인지기능, 운동기능 및 감각기능을 담당하는 신경세포가 모여 있다. 대뇌에서 회색질은 심층부에 위치하며, 우리의 호흡리듬을 조절하는 시상과 기저핵으로 이루어져 있다. 백색질은 뇌와 척추사이를 주행하는 전도로이며, 축삭과 가지돌기(수상돌기)의 신경다발로 구성되어 있다. 뇌 축삭은 뇌와 척수의 각 부분

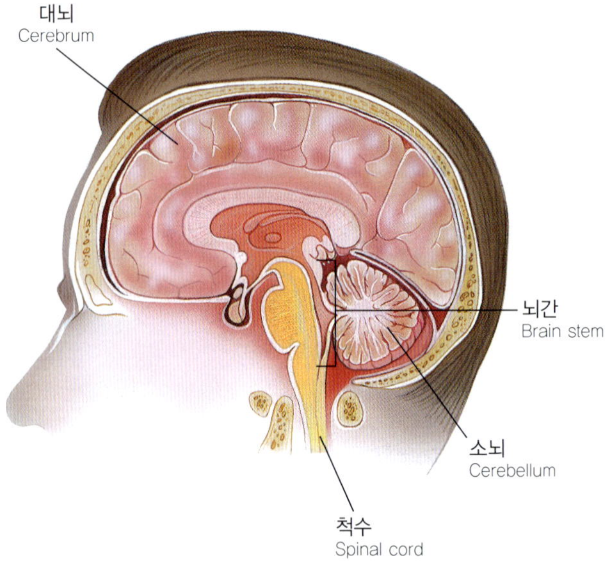

그림 23-1 중추신경계의 구조

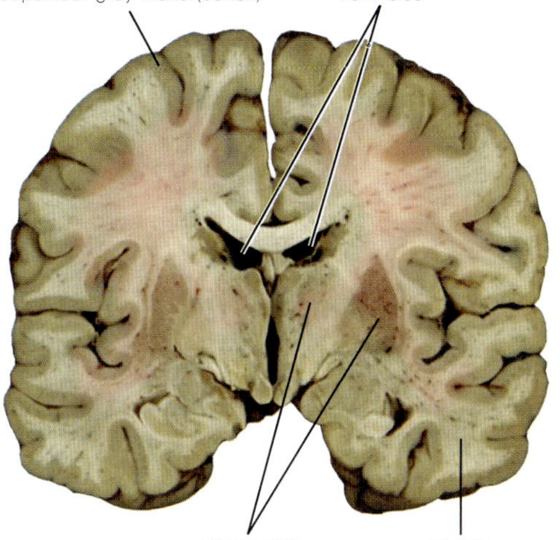

그림 23-2 뇌의 관상 부위. (Courtesy of Dr. David Yang, Department of Pathology and Laboratory Medicine, University of Wisconsin School of Medicine and Public Health.)

을 연결해주는 긴 신경이다. 척수 축삭은 골격의 근육에 분포되어 있으므로, 대뇌피질의 신경을 통과하는 축삭은 골격근의 운동을 조절할 수 있다. 어떤 축삭은 반대로 **척수(spinal cord)**에서 다양한 부분까지 감각을 전달하기도 한다. 소뇌는 두개골 뒤쪽 밑에 위치하고 있으며, 심박동, 호흡, 수면에서의 기상, 안구운동 등을 조절하는 중추이다.

뇌는 결합조직인 뇌막(수막, meninges)으로 둘러싸여 있다. 뇌의 가장 바깥면의 막은 **경막(경질막, dura)**, 경질막 안쪽 면에 붙어 있는 느슨한 그물 모양의 막은 **거미막(arachnoid)**, 가장 안쪽의 막은 **연질막(pia)**이다. 뇌척수액은 두개골의 압력변화를 완충하는 역할을 한다. 뇌척수액은 뇌실 안에 있는 **맥락막총(맥락얼기, choroid plexus)**에서 생성되며, 제3뇌실과 제4뇌실을 통해 뇌간까지 흐른다. 빠져나간 뇌척수액은 뇌실계의 바깥쪽을 통과하여 뇌와 척수를 순환하고 연질거미막 사이에서 여과되어 정맥으로 흡수된다.

뇌는 2개의 속목동맥과 2개의 척추동맥에 의해 혈액을 공급받는다. 경(목)동맥은 머리뼈 바닥의 경동맥 구멍을 통해 뇌로 가는 혈액의 대부분을 공급하고, 척추동맥은 뇌간(뇌줄기), 소뇌, 대뇌의 후반부에만 혈액을 공급한다. 비록 척추동맥이 경동맥보다 더 적은 양의 혈액을 공급한다 할지라도 뇌간은 활력징후를 담당하는 영역이며, 호흡과 의식조절중추를 담당한다. 이 4개의 동맥은 대뇌 바닥에서 시상하부를 둘러싸는 **윌리스환(윌리스고리, circle of Willis)**를 형성한다(그림 23-8). 따라서 뇌의 주요동맥이 폐쇄되면 윌리스환에서 다른 동맥으로 혈액을 공급받는다.

뇌의 주요동맥은 연질거미막을 통과하여 피질이나 더 깊은 구조의 작은 동맥으로 가지를 뻗는다. 뇌의 모세혈관은 다른 신체부위의 모세혈관과는 다르다. 뇌 모세혈관의 내피세포에서 치밀이음부로 구성된 **혈액뇌장벽(blood-brain barrier, BBB)**은 불필요한 물질은 통과하는 것을 예방하고, 필요한 물질은 쉽게 도달할 수 있도록 한다. 예를 들면, 어떤 항생제는 장벽을 통과하지 못하기 때문에 결과적으로 뇌감염에는 사용할 수 없다. 혈액뇌장벽의 활동부위는 내피이지만 모세혈관 바깥쪽 별아교종세포는 내피쪽에 신호를 보내서 혈액과 뇌 사이의 분자이동을 돕는다. 맥락막이 들어오는 모세혈관은 뇌 실질과는 차이가 있다. 그러므로 뇌실조직을 통해 들어올 수 없는 약은 뇌척수액으로 들어올 수 있지만, 혈액뇌장벽은 무차별적으로 모든 약의 통과를 허용하지는 않는다.

뇌와 척수의 주요세포는 **신경세포(neurons)**, **별아교세포(astrocytes)**, **희소돌기아교세포(oligodendroglia)** 등이 있다. 신경세포는 회색질에서 볼 수 있는 긴 세포이며, 신경자극을 전달한다. 원심신경 과정(축삭, axon)은 회색질 간의 거리를 넓힐 수 있으며, 짧은 구심과정(가지돌기, dendrite)은 시냅스와 다른 신경을 연결한다. 거미막 같은 돌기를 가진 별아교세포는 중추신경계를 구조적으로 지지하고, 혈액뇌장벽과 조직 전압을 조절한다. 뇌손상을 입었을 때 별아교세포는 콜라겐 부족을 제외하고는 상처를 회복하기 위해 섬유모세포와 같이 증식한다. 희소돌기아교세포는 축삭과 가지돌기를 둘러싸서 보호하고 수초를 만들며 유지한다.

주요질환

뇌의 주요질환은 뇌졸중, 외상성 손상, 감염(수막염, 뇌염, 농양), 알츠하이머병, 신생물이다. 뇌졸중은 주요 사망원인이며, 다발경화증, 파킨슨병, 노인성 치매와 같은 진행성 장애, 퇴행성 장애 또한 중요한 질환이다. 두통과 간질은 이환율과 사망률의 관점에서 매우 중요하고 다양한 질병의 표현이다.

증상, 징후, 검사

중추신경계 질환의 일반적 증상은 두통, 운동기능 감소나 소실, 감각소실, 발작, 지능 혹은 기억장애이다. 한 가지 혹은 그 이상의 증상을 보이는 환자에 대한 신경학적 검사는 운동과 감각, 인지기능 검사를 포함한다. 운동검사는 보행, 자세, 근육의 대칭성 또는 근육긴장도, 조화, 반사의 관찰 등이 있다. 비정상적 양상은 대뇌, 소뇌, 척수, 말초신경 또는 근육의 문제를 의미한다. 감각검사는 비정상적 병력을 주의 깊게 살펴야 한다[감각이상(dysesthesias), 지각이상(paresthesias)]. 또한 바늘로 찌르거나, 열을 가하거나, 차갑게 하거나, 진동을 주었을 때 신체의 다양한 부위에서 감각이 감소되거나 결여되는지 살펴보아야 한다.

감각기능의 비정상적인 원인 부위는 말초신경, 척수, 대뇌피질에 있을 수 있다. 반사(reflexes)검사는 신경검사의 중요한 부분이다. 반사 감소는 말초신경 가까운 부위의 증상일 수 있으며, 척수신경으로 오는 감각신경 자극이나 근육으로부터의 운동신경 자극 전달의 이상 때문이다. 과잉반사는 무릎과 척수 사이의 반사이며, 정상적인 중추신경계의 조절임에도 불구하고 나타난다. 대뇌피질 인지기능(cognitive functions) 검사는 환자에게 특별한 상황과 그 상황에서 수행할 임무에 대해 질문하고 답변을 확인한다. 신경학적 검사의 관점은 대뇌신경의 지적 상태를 포함하여 비정상적 움직임의 관찰, 특별한 임무를 수행하기 위한 조화로운 움직임을 관찰하는 것으로 시행될 수 있다.

신경학적 검사자는 특정 신체부위 및 뇌 전체의 지적기능과 연관된 부분에 초점을 두고 검사를 시도해야 한다. 부분적 증상이나 징후는 한쪽 신체의 근력약화인 편측부전마비(편측불완전마비, hemiparesis)이고 감각소실도 국소화되며, 하나 혹은 두 개의 대뇌신경 비정상 또는 국소두통으로 국한된다. 전반적인 증상과 징후의 예는 지적 손상, 전반적 두통, 혼미 또는 혼수(coma)와 같은 의식소실이 있다. 뇌가 딱딱한 두개골로 막혀 있고, 뇌의 용적이 상승하면 뇌압이 상승하기 때문에 뇌압상승은 전반적 증상과 징후를 일으키는 중요한 원인이 된다. 뇌압상승은 두개강 내에 어떤 조직이 생성되거나 신생물, 혈종, 농양, 부종과 같은 문제로 야기된다. 뇌압상승은 감염 확산의 이차적 결과로 나타날 수도 있다. 두개골에는 대공(foramen magnum)이 있는데, 뇌압상승 시 이 구멍으로 뇌실질이 이동한다(그림 23-3). 대뇌가 대공으로 쏠리게 되면 소뇌에 있는 안구신경이 눌리고 동공이 확대된다. 뇌에서 벗어난 물질이 대공 쪽으로 쏠리면 뇌간 내부에 혈종을 만들고, 압력이 제거되지 않으면 혼수상태 또는 급사가 야기된다. 뇌압상승은 공간폐색 부위 제거와 스테로이드제, 만니톨 같은 삼투성 이뇨제를 사용하여 치료한다.

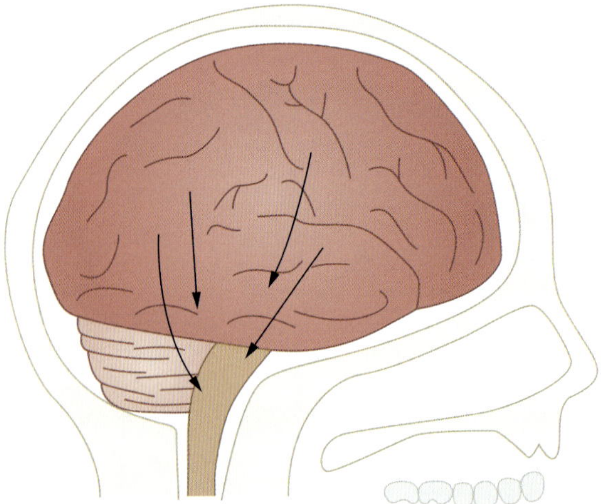

그림 23-3 두개내압의 증가에 따른 대공으로의 뇌실질 이동

중추신경계 질환에서 뇌척수액(cerebrospinal fluid) 검사는 중요한 검사이다. 뇌척수액은 보통 요추사이에 바늘을 삽입하여 채취하고, 뇌척수액 검사 시 나노메타를 이용하여 두개내압을 측정할 수 있다. 뇌척수액은 단백질과 당으로 구성되며, 현미경으로 백혈구, 적혈구, 종양세포, 미생물 등을 확인 가능하므로 감염원이 의심된다면 뇌척수액 배양검사를 실시한다. 또한 혈청검사에서는 매독, 바이러스를 비롯한 다양한 미생물을 발견할 수 있다.

방사선검사는 신경 문제가 있는 환자를 평가하는 데 유용하다. 두개골 방사선사진으로 두개골의 골절을 확인할 수 있으며, 두개골 골절은 뇌의 잠재적 손상을 의미할 수 있다. 국소적 뇌병변을 가진 환자는 종종 혈관조영술을 시행한다. 비투과조영제(radiopaque dye)를 동맥 내에 주입 후 방사선촬영을 실시한다. 혈관조영술은 또한 뇌졸중을 가진 환자의 혈관폐색이나 두개강내 동맥류 파열을 찾는 데 유용하다.

컴퓨터단층촬영술(computed tomography, CT scan)은 뇌실의 크기, 출혈, 경색 등을 평가할 수 있다. 정맥 내 조영제 투입은 뇌종양을 판단하는 데 유용하다. 자기공명영상(MRI)은 CT 촬영보다 더 정확한 결과를 얻을 수 있으나 소규모 의료기관에서 쉽게 접근하지는 못한다.

뇌파검사(eletroencephalogram, EEG)는 뇌의 다양한 부위를 전기적 활동 자극을 통해 평가한다. 정상적인 양상은 확실한 유형의 전기를 방출하며, 비정상적 양상은 특정 영역의 손상을 의미한다. 간질에서 신경전기활동은 부분적으로 교란이 일어날 수 있다. 이때 손상된 뇌 부위는 전반적으로 비정상적 전기활동을 보이지만 뇌파검사상에서 임상적 간질을 야기할 정도는 아닐 수도 있다. 또한 전신적 징후와 증상을 가진 환자는 광범위하고 비정상적인 뇌파를 보인다. 뇌파검사로 깊은 혼수상태의 환자가 뇌사에 이르렀다는 것을 알 수도 있다.

특이질환

유전질환/발달장애

뇌의 비정상적 발달은 심장을 제외하면 다른 어떤 장기보다 중요하다. 뇌의 비정상적 발달을 보이는 사람은 기능적 결함을 지니며 지속적인 간호가 요구된다. 중추신경계의 비정상발달은 일반적으로 기형과 파괴성 뇌병변으로 나뉜다.

기형

기형(malformation)은 임신 초기에 약물, 감염, 산소결핍, 뇌의 외상 등 태아의 뇌 발달에 위험요인이 될 수 있다. 뇌의 비정상적 구조(기형)는 종종 심각한 정신지체로 독립적인 생활을 할 수 없고, 전문 의료기관에 의존해야 한다.

다운증후군(Down syndrome)은 21번 염색체(3개) 이상으로 발생하는 질환이다. 증상은 지적 능력과 신경의 위치 및 뇌의 모양은 다양하나 뇌의 비정상적 구조는 현저하지 않다.

또 다른 기형의 가장 흔한 유형은 이분척추(spina bifida)이다. 이 유형은 방사선사진으로 진단가능하며, 심한 경우에는 수막척수탈출증(meningomyelocele)의 결과를 가져올 수 있다. 수막척수탈출증은 뇌막과 척수가 등쪽으로 밀려서 탈출하게 된다. 원인은 불명확하며, 증상은 다리의 심각한 감각이상을 가져올 수 있다. 무뇌증(anencephaly)은 전체적 뇌 손실이라는 심각한 기형이다. 무뇌증 유아는 출생 후 바로 사망한다. 수두증은 뇌척수액 흐름이 폐색되어 생기는 질환이다.

참고 23-1 기형

원인
염색체 이상
배아손상

병변
백색질 혹은 회색질의 비정상적 형태

발현
정신지체

파괴성 뇌병변

파괴성 뇌병변(destructive brain lesions)은 태아의 뇌는 임신 2기 후반에 형성된다. 이 시기에는 태아 혈액뇌장벽으로 물질이 통과하므로, 임신 후반기나 생후 첫 2년 사이에 자주 발생한다. 또 다른 파괴적인 병변의 원인은 출산이나 신생아 또는 미숙아 시기에 나타나며, 힘든 출산 과정에서 산소결핍 결과로 발생한다. 흔히 감염은 뇌염으로 파괴적 뇌병변을 야기하고, 뇌병변은 매우 심각하다. 대부분의 환자는 운동에 문제가 있으며, 1/3 혹은 그 이상에서 정신지체가 발생한다. 임상적으로 파괴성 뇌병변 환자 중 일부는 뇌성마비(cerebral palsy)가 있으며 운동지체와 정신지체를 동반한다. 기형은 또한 뇌성마비의 원인이 될 수 있다. 그러나 비진행성 운동지체를 나타내며, 정신지체가 동반되기도 한다. 산모의 식이, 약물, 방사선, 독성물질과 같은 외부환경은 뇌발달에 영향을 미치며, 심각한 결핍은 발달의 단계에 영향을 미친다.

참고 23-2 파괴성 뇌병변

원인
임신 후반기나 출산 시 손상

병변
백색질 혹은 회색질의 파괴

발현
운동장애와 정신지체(뇌성마비)

감염성 질환

여러 감염성 질환이 뇌에서 발생할 수 있다. 중추신경 매독, 소아마비, HIV 감염 같은 감염성 질환과 흔한 뇌척수의 퇴행성 질환 역시 이 절에서 설명할 것이다.

뇌막염

뇌막염(meningitis)은 연질거미막의 감염을 의미한다. 원인은 세균에 의해 발생되며, 뇌막에 세균감염으로 발생되거나 인후염이나 폐렴 같은 다른 감염과 연관되기도 한다. 주요 증상 및 징후는 열, 두통, 목의 강직, 신경자극으로 인한 근육의 연축으로 오는 통증 등이다. 대장균(Escherichia coli)과 B형 연쇄구균(group B Streptococci)은 신생아에게 뇌막염을 발생시키는 가장 흔한 원인균이며, 인플루엔자균(Haemophilus influenzae)과 수막염균(Neisseria meningitides)은 소아뇌막염을 일으키는 원인균이다.

폐렴연쇄구균(폐렴사슬알균, Streptococcus pneumoniae)과 수막염균은 청소년과 성인에게 흔히 뇌막염을 일으킨다. 수막염균은 특히 유행성이 강하기 때문에 중요하다. 세균은 보통 혈액을 통해 뇌와 척수에 침투할 수 있다. 급성 뇌막염은 뇌척수액 검사에서 당의 감소와 호중성백혈구(neutrophilic leukocyte)가 보이고 원인균을 찾아냄으로써 진단이 이루어진다.

치료는 즉각적인 항생제 치료가 요구되며, 치료가 늦어지거나 부적절하면 세균과 백혈구의 출현으로 혈액뇌장벽이 파괴되거나 변화하여 부종이 생기고 두개내압상승으로 사망한다. 급성 뇌막염 병변은 거미막하 공간에 주로 농양성 삼출물이 발생한다. 흔하지는 않지만 세균이 뇌실질 조직에 침투하면 뇌막염보다는 농양을 형성할 수 있고 치료되지 않으면 확산되어 사망에 이른다.

만성 뇌막염은 결핵이나 곰팡이균에 의해 야기된다. 만성 뇌막염에서 면역세포는 단핵구와 림프구가 중성구보다 현저하게 많으며, 질병은 종종 뇌기저 작은 부위에서 시작되고 수주에서 수개월간 진행하여 점점 두개신경에 영향을 미친다. 만약 환자가 급·만성 뇌막염으로 사망하지 않는다면, 조직의 섬유화에 의해 거미막하공간의 협착으로 뇌척수액의 흡수가 감소하여 수두증이 올 수 있다. 또한 라임병과 히스토플라스마증(histoplasmosis)과 분아균증(blastomycosis)도 만성 뇌막염을 일으킬 수 있다.

참고 23-3 뇌막염

원인
혈액을 통한 중추신경계의 박테리아나 곰팡이균의 감염

병변
연질 뇌척수막의 급·만성염증

발현
두통
목의 강직과 통증
발열
혼수
척수액 내 중성구
수두증

뇌염

뇌염(encephalitis)은 보통 바이러스성 감염이며, 세균, 곰팡이, 원충감염은 뇌염보다 뇌막염과 뇌농양의 흔한 원인이다. 많은 바이러스성 뇌염은 모기에 의해 발생하고 날씨가 따뜻할 때 유행한다. 바이러스성 뇌염에 걸린 환자는 졸음, 흥분성, 두통 등 전반적 증상과 징후를 보인다.

뇌염진단은 뇌척수액 검사를 통하여 염증유무와 바이러스를 확인하는데 매우 중요한 검사이다. 바이러스성 뇌염은 세균 감염과는 대조적으로 뇌척수액 내 림프구 증가가 특이한 소견이다. 치료는 감염균에 따라 항생제, 항바이러스제 등을 사용할 수 있으며, 환자는 다양한 신경학적 결핍을 지닌 채 회복되거나 사망하게 된다.

급성바이러스성 뇌염 중에서 HSV 1형(단순헤르페스, herpes simplex virus)이 뇌염을 일으키며, 가장 흔한 발병부위는 측두엽이며, 매우 심각한 증상이 나타난다. 인간면역결핍바이러스(HIV)는 일차적 뇌염의 원인이며, AIDS로 발전하면 독소플라스마나 거대세포바이러스의 이차적 요인으로 뇌염이 발생한다.

참고 23-4 뇌염

원인
중추신경계의 바이러스 감염
종종 유행성

병변
뇌와 척수의 실질부위 염증

발현
흥분성
두통
졸음, 혼수
척수액 내 림프구

광견병

광견병(rabies)은 동물에게 물려서 발생하는 병이다. 바이러스 보균자인 여우, 스컹크, 박쥐 등의 야생동물로 인해 집에서 기르는 동물에게 수많은 질환이 옮겨지고, 이러한 동물에게 물린 사람에게 바이러스가 전달되는 공포스러운 병이다. 광견병 바이러스는 말초신경에서 뇌까지 침범하는 급성전염성 질환으로, 전달되며 단 한 번의 뇌감염으로

참고 23-5 광견병

원인
광견병 동물에게 물림

병변
뇌염
신경 봉입체(네그리소체)의 출현

발현
흥분성, 두통, 구토
섬망, 물공포증
사망

도 사망에 이를 정도로 매우 치명적이다.

증상은 물린 부위의 통증, 열, 근육통, 구토, 진전되는 섬망, 물을 마실 때 후두경련과 통증(painful laryngeal spasm)이 동반되는 공수병(hydrophobia) 등이다. 잠복기는 물린 부위에서 뇌까지의 거리에 비례한다. 광견병에 걸린 야생동물에게 물렸다면, 항광견병 면역글로불린 백신을 바로 접종해야 한다. 대략 12일 동안 관찰한 후 동물이 잘 살아 있다면, 그 동물은 광견병에 걸리지 않은 것이다.

동물 사육자들은 이미 면역되어 있는 경우가 많다. 만약 사람이 야생동물에 물린 후 비정상적 행동을 보인다면, 그 동물을 찾아서 광견병 여부를 실험 분석해야 한다. 광견병 분석은 감염되었다고 짐작되는 동물의 뇌조직을 쥐에 주입한 후 감염된 동물의 신경에서 광견병 바이러스의 봉입체(inclusion body)를 찾는 것을 말한다. 이 세포함유물은 **네그리소체(Negri bodies)**라고 불리며, 광학현미경과 면역형광검사법에 의해 신경의 세포질에서 발견된다.

척수염

척수염(myelitis)은 척수감염을 의미하고, 회색질척수염(소아마비, poliomyelitis)은 척수의 회색질 감염이다. 회색질척수염 바이러스는 척수회색질을 선택적으로 파괴하고, 전방뿔운동신경(anterior horn motor neurons)을 파괴하여 마비를 초래한다. 회색질척수염은 성공적인 면역프로그램의 개발로 인해 1960년대 이후로는 더 이상 무서운 병으로 인식되고 있지 않다.

혈관질환 및 외상

뇌졸중

뇌졸중(cerebrovascular accident, stroke)은 혈중의 색전이나 혈전이 갑작스럽게 혈관의 폐색 또는 파열을 일으키는신경질환이다(그림 23-4). 뇌졸중의 과반수는 경동맥과 같은 큰 혈관이나 심장에서 떨어져 나온 색전이 뇌혈관을 폐쇄하여 경색을 유발한다. 대부분의 혈전은 동맥경화증에 의해 손상된 혈관 내피세포에서 형성되며, 흔한 기저질환은 동맥경화증 혈관질환이다. 따라서 나이 든 성인에서 동맥경화증 혈관질환은 뇌졸중 발생요인으로 작용한다. 색전과 혈전으로 인한 뇌경색은 뇌조직으로 혈액순환의 장애를 유발하여 몇 분 안에 뇌조직은 연화되고, 며칠 이내에 괴사된다(그림 23-5, 23-6).

중뇌동맥은 가장 큰 뇌동맥이며 경동맥과 직접 연결되어 있기 때문에 색전증이 가장 잘 일어난다. 중뇌동맥의 폐색은 운동기능을 조절하는 피질에 영양을 공급하는 동맥이기 때문에 매우 중요하다. 한편, 중뇌동맥의 폐색은 운동을 관장하는 대뇌피질의 약화와 몸 반대쪽의 **부전마비**

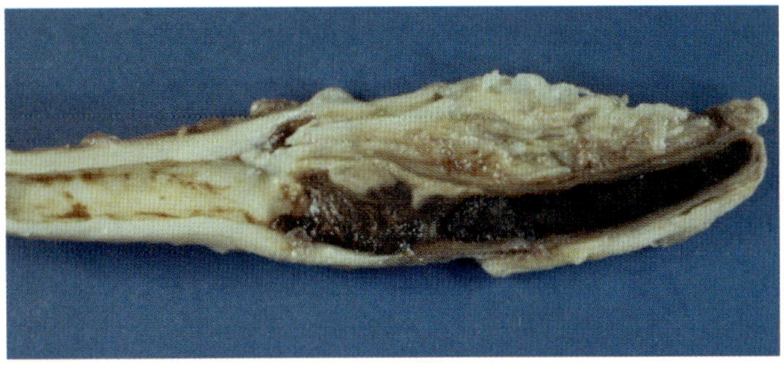

그림 23-4 광범위한 뇌경색으로 사망한 사람의 경동맥 내 혈전

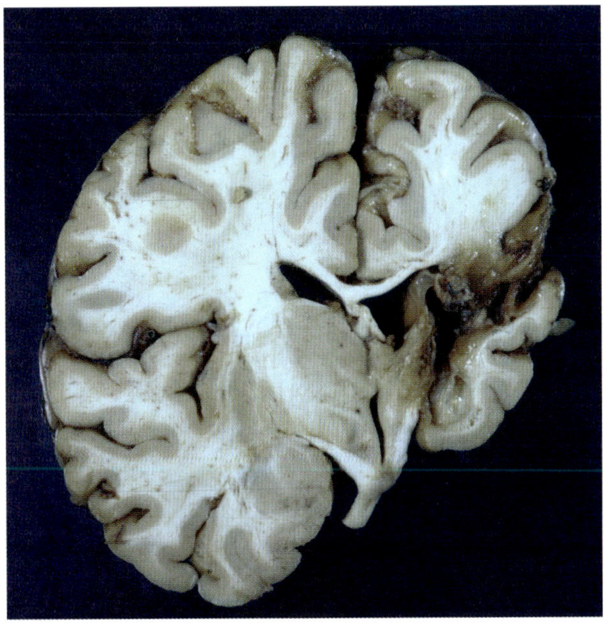

그림 23-5 중뇌동맥의 오래된 경색에 의한 대뇌의 관상면 소견. 괴사조직의 흡수로 뇌의 비대칭성 발생

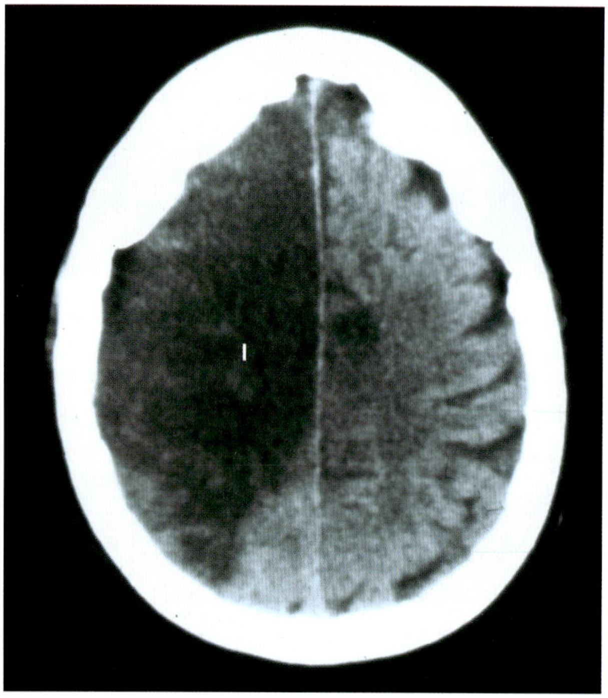

그림 23-6 커다란 대뇌반구 경색의 컴퓨터단층촬영술 사진(I). (Courtesy of Dr. Patrick Turski, Department of Radiology-MRI, University of Wisconsin School of Medicine and Public Health.)

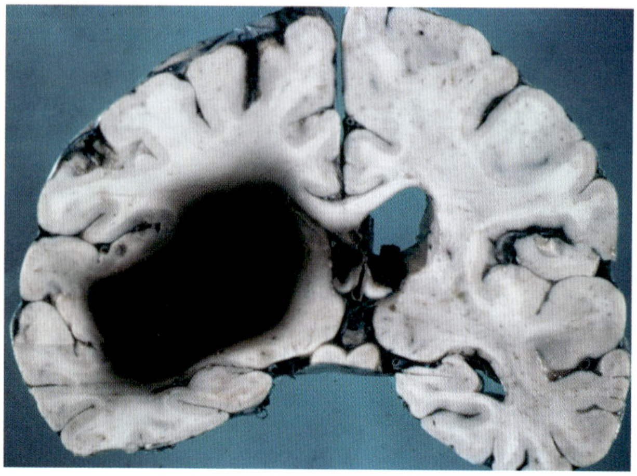

그림 23-7 심부회색질의 커다란 고혈압성 출혈과 주위 뇌조직의 전이

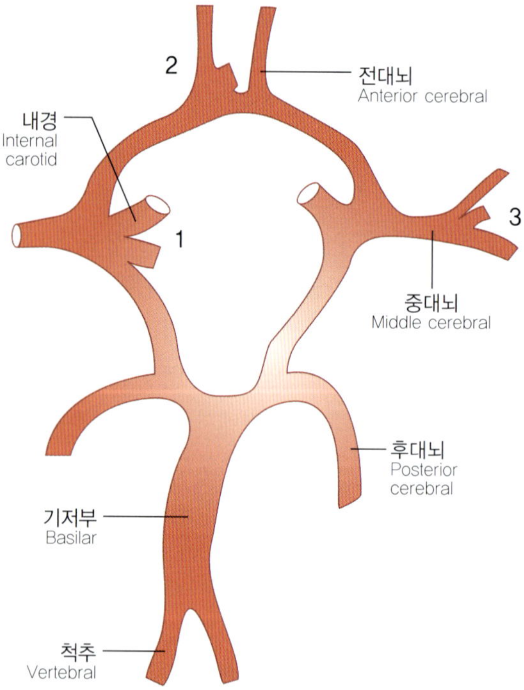

그림 23-8 윌리스환과 가장 많이 발생하는 동맥류 위치

(불완전마비, paresis) 혹은 마비를 유발한다. 언어와 운동기능을 조절하는 뇌의 부위가 침범되면(흔히 뇌의 왼쪽 부위), 환자는 언어기능이 손상되어 실어증(aphasia)에 걸리게 된다.

척추동맥이나 그 가지와 연관된 뇌졸중은 뇌와 척수 사이 뇌간의 운동섬유 손상으로 마비를 동반한다. 뇌간에서 뇌졸중은 호흡을 담당하는 신경중추를 중단시키기 때문에 보통 환자가 사망하게 된다.

뇌졸중은 또한 혈관파열과 뇌 안쪽의 출혈 등으로 발생된다. 혈관파열은 동맥경화증으로 약화된 부위 또는 고혈압 환자에서 흔하다. 뇌출혈의 증상과 징후는 출혈 위치, 크기에 따라 차이가 있으며, 뇌출혈 환자의 절반은 혈액 축적이 인접조직을 전위시키고 두개내압력을 급속히 상승시키기 때문에 몇 시간 내에 사망한다(그림 23-7).

또한 중요한 뇌졸중의 원인은 동맥류(aneurysm)의 파열이다. 낭성 동맥류는 윌리스환(윌리스고리) 혈관가지의 주변에서 많이 발생한다. 혈관벽의 혈관 팽창과 손상으로 뇌졸중이 일어난다(그림 23-8, 23-9). 뇌동맥류는 인구의 2~5%가 가지고 있으며, 흡연여성은 비흡연여성보다 뇌동맥류 파열의 발생위험이 3~4배 더 높았다. 동맥류가 파열되면 혈액이 거미막하공간으로 흘러가게 되고, 뇌척수액 속에서 혈액이 발견된다. 동맥류 파열 환자의 뇌척수액 검사는 뇌졸중을 유발하는 다른 주요원인과 감별할 수 있다.

따라서 뇌졸중 환자의 1/3은 사망하고, 1/3은 심각한 신경학적 결함을 보이며, 1/3은 최소한의 손상만을 남기고 회복되거나 손상이 전혀 없다. 개개인의 예후는 손상된 뇌의 범위와 얼마나 양질의 지속적인 간호를 받을 수 있느냐에 달려 있다(그림 23-10).

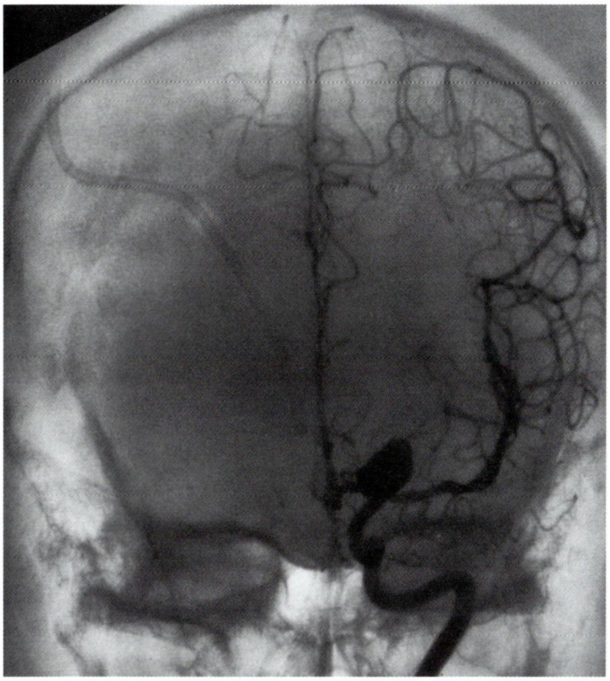

그림 23-9 방사선비투과 조영제를 이용한 경동맥 촬영에서 중뇌동맥혈관의 낭성 동맥류

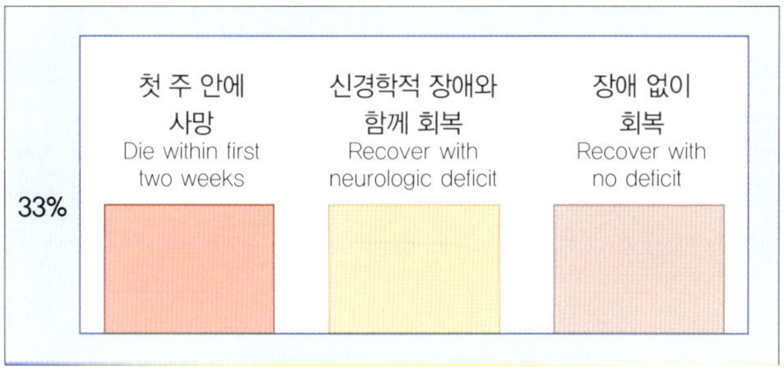

그림 23-10 뇌졸중 환자의 예후

참고 23-6 뇌졸중

원인
뇌혈관의 폐색이나 파열

병변
뇌경색이나 뇌출혈

발현
반대쪽 신체의 갑작스러운 마비
실어증
이시소실
혈관조영술상 혈관 폐색

외상

뇌손상(brain injuries)에는 뇌진탕, 뇌좌상, 경막하혈종, 경막외혈종 그리고 관통상 등이 있다. 외상 후 뇌진탕은 완전한 회복이 가능하지만, 손상 후 경막하혈종이나 경막외혈종 등으로 뇌에 혈액이 충분히 차기 전에는 나타나지 않기 때문에 시간 경과에 따라 수 시간 후에 혼수상태가 올 수 있다. 따라서 뇌진탕 환자는 12~24시간까지는 세심한 관찰이 필요하다.

뇌진탕

뇌진탕(concussion)은 머리 외상 후에 순간적인 의식소실과 반사소실이 일어나게 되나, 외상에 대한 기억이 없으며, 뇌의 구조적 손상이 없이 완전하게 회복된다.

참고 23-7 뇌진탕

원인
외상

병변
없음

발현
일시적 의식소실
일시적 반사소실
사고에 대한 기억상실

뇌좌상

뇌좌상(contusion)은 외상에 의한 뇌 표면의 타박상으로 동측의 **동측손상(coup lesion)**과 반대측의 **대측손상(contre-coup lesion)**이 발생한다. 뇌좌상은 뇌의 작은 혈관에서 출혈이 발생하고, 그 후 혈관 폐색으로 인한 부종, 두개내압력의 증가로 인한 증상이 나타나게 된다.

참고 23-8 뇌좌상

원인
외상

병변
동측 뇌피질의 타박상
반대측 뇌부위의 작은 출혈

발현
두개내압상승

경막외혈종

경막외혈종(epidural hematoma)은 경막과 두개골 사이에서 발생하며, 심한 외상에 의한 두개골의 골절이 동반된다(**그림 23-11**). 동맥, 특히 중뇌동맥의 파열로 혈액은 급속히 축적되고 수술로 혈종을 제거하지 않으면 수시간 내에 사

참고 23-9 경막외혈종

원인
경막동맥의 외상성 파열

병변
경막과 두개골 사이의 혈액 축적

발현
두개내압상승

참고 23-10 경막하혈종

원인
경막과 연질 뇌척수막 사이의 정맥파열

병변
경막하 부위 혈종

발현
서서히 두개내압상승

망하게 된다. 때로는 뇌진탕 후 경막외혈종이 발생하게 되는데 두개내압의 증가로 인한 증상이 나타나기 전까지를 명료기간(lucid interval)이라 한다.

경막하혈종

경막하혈종(경막밑혈종, subdural hematoma)은 경막 밑에 혈액이 고이는 것으로 외상 후에 흔히 뇌의 뒤쪽 정맥이 파열되어 일어난다.

정맥 출혈로 경막외혈종과는 달리 급속히 축적되지는 않아 생명의 위험은 적으나, 수술로 혈종을 제거하여 뇌의 압박을 방지할 수 있다. 경막하혈종은 신생아나 노인에게 외상 경력 없이도 발생할 수 있다.

관통

가장 흔한 관통상(penetrating)은 총상으로 발생하며, 속도에 의해 뇌손상의 범위가 결정된다. 때로는 골절된 두개골의 함몰로 발생하며, 개방창의 경우는 감염된다. 척수의 개방창과 압궤손상(crushing injury)은 병변 하부에 완전마비를 가져올 수 있다. 가장 흔한 척수손상은 척추 사이의 디스크 탈출로 21장에서 설명하였다.

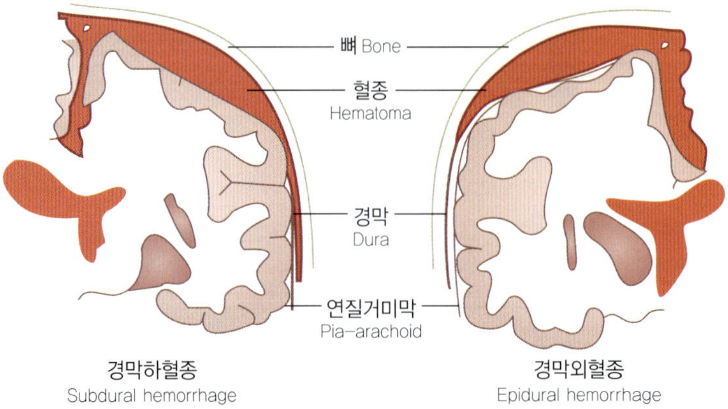

그림 23-11 경막하혈종과 경막외혈종의 위치

퇴행성 질환

다발경화증

다발경화증(multiple sclerosis, MS)은 중추신경계의 탈수초성 질환(demyelinating disease, 신경세포의 축삭을 둘러싸고 있는 절연물질인 수초가 탈락되는 질병) 중 가장 흔한 유형이다. 수초(말이집, myelin sheath)는 신경세포의 축삭(axon)을 둘러싸고 있는 절연물질이며, 수초가 벗겨져 탈락될 경우 신경신호의 전도에 이상이 생기고, 해당 신경세포는 죽게 된다. 임상적으로 재발과 완화를 반복하는 질환이며, 초기 에는 재발한 후 장애 없이 증상이 호전되지만, 재발이 반복되면 완전히 호전되지 않고 장애를 동반한다. 발병 초기에 치료를 시작하면 자연적으로 치유될 때보다 좋은 결과를 얻을 수 있다.

모든 연령층에서 발생가능하며, 주된 호발연령은 20~40세의 젊은 연령층, 남성보다 여성이 2배 정도 더 많이 발생하는 만성염증질환이다. 인종별 차이는 유럽계 백인에게 많이 발생하며, 동양인과 흑인에게는 발생률이 상대적으로 낮다.

발병원인은 아직까지 정확하게 밝혀지지 않았지만, 유전적 소인이 있는 사람에게서 환경적 요인이 복합적으로 작용함으로써 발생한다고 추정된다. 한편 유전적 소인이 있다는 것은 질병이 유전됨을 의미하는 것이 아니라, 어떤 유전적 인자가 그 질병의 감수성을 결정짓는다는 것을 의미한다.

다발경화증은 주로 뇌실 주위의 백색질 및 척수 등에 염증세포가 침투하여 발생한다. 이러한 중추신경계의 염증세포 침윤(침투)은 자가면역체계의 이상에 의해 생기는 것으로 생각된다. 신체의 면역체계가 어떠한 기전에 의해 자극되어 자기 자신의 조직을 공격하는지에 대해서는 여러 가지 가설이 연구 중이지만, 아직 자세히 밝혀진 것은 없다.

다발경화증은 재발이 반복되고 병적인 변화가 중추신경계의 여러 곳에 산재되어 나타나는 특성이 있다. 즉, 다발경화증에 특이적인 증상이 따로 있는 것이 아니며, 병적인 증상이 나타나는 위치에 따라 질환의 증상 및 징후가 다양하게 나타난다. 흔히 급성이나 아급성으로 나타났다가 서서히 호전되는 경과를 보인다. 가장 흔한 증상은 감각증상(초기 증상)과 운동장애이다. 감각증상은 무감각, 얼얼한 느낌, 화끈거림 등의 이상감각 형태로 나타난다. 간혹 턱을 강하게 가슴 앞으로 당길 때 등을 타고 아래로 뻗치는 이상감각이 있을 수 있다. 운동장애는 병적인 증상이 나타난 위치에 따라 반신마비, 하반신마비 또는 사지마비 등이 다양하게 나타날 수 있다.

우리나라를 비롯한 아시아에서는 척수 침투에 의한 하지마비가 가장 흔하고, 이로 인한 배뇨, 배변, 성기능장애도 상대적으로 빈번하게 나타난다. 한쪽 시각신경염이 다발경화증의 초기 증상으로 흔히 발생하고, 질환이 경과되면서 동반되는 경우도 매우 빈번하다. 대뇌는 병적인 변화가 가장 잘 생기는 곳이지만, 초기에는 이로 인해 나타나는 증상이 대부분 뚜렷하지 않다. 그러나 우울증, 기억력 장애가 나타날 수 있고, 질환이 진행되면 인지기능장애가 나타난다. 다발경화증 환자의 다수가 피로를 호소한다.

여러 원인에 의해 질병완화 치료를 하기 어려운 환자들은 저용량 스테로이드 유지요법을 사용하기도 한다. 대표적인 질병완화 치료제로는 인터페론(beta-interferon)과 글라티라머 아세테이트(glatiramer acetate)가 있다. 이들은 재발 횟수를 줄이고, 재발 시에 나타나는 증상을 완화하는 효과를 지니고 있다. 그러나 이차진행형으로 전환된 환자에서는 뚜렷한 효과가 나타나지 않기 때문에 이 경우에는 환자의 장애를 예방하기 위한 조기치료가 가장 중요하다. 다발경화증으로 인해 나타나는 여러 증상과 신경학적 장애를 줄여주기 위한 증상완화 치료도 시행한다.

참고 23-11 다발경화증

원인
- 불분명
- 바이러스나 면역반응으로 추정

병변
- 뇌나 척수 수초의 부분적 소실

발현
- 시력장애
- 근력 약화
- 재발
- 척수액 내 단백질 증가와 자기공명영상의 변화

다발경화증은 증상의 악화와 완화가 반복되는 특징을 보인다. 이러한 유형을 재발완화형(relapsing-remitting) 다발경화증이라고 하며, 가장 일반적인 유형의 다발경화증이다. 약 10%의 환자는 1~2회 정도 증상의 재발과 회복을 반복한 후, 더 이상 병이 악화되지 않고 가벼운 정도의 장애만 남거나 장애가 전혀 없이 회복되며 이를 양성 다발경화증이라고 한다. 재발완화형 다발경화증 환자는 발병 후 일정 기간 동안 불규칙한 재발과 완화를 반복하면서 신경계 손상이 점차 쌓이게 된다. 따라서 재발 후 회복되는 정도가 크게 줄어들어 증상이 악화되거나, 또는 뚜렷한 재발없이 마치 만성 퇴행성 질환과 같은 양상으로 점차적으로 증상이 악화되는 경우도 있으며, 이를 이차진행형(secondary progressive) 다발경화증이라고 한다. 일반적으로 재발완화형 다발경화증 환자 중 10년 이내에 이차진행형으로 진행되는 경우가 약 50% 정도이며, 25년 이상 지나면 90%에 이르는 환자가 이차진행형으로 전환된다. 마지막으로 뚜렷한 재발 없이 처음부터 점진적으로 진행되는 경우가 있는데, 이를 일차진행형(primary progressive) 다발경화증이라고 한다(그림 23-12).

크로이츠펠트-야콥병

크로이츠펠트-야콥병(Creutzfeldt-Jakob disease, CJD)은 인간에게 발생하는 대표적인 프리온 질환이다. **프리온(prion)**은 광우병을 유발하는 인자로 단백질(protein)과 비리온(virion, 바이러스 입자)의 합성어이며 이제까지 알려진 박테리아나 바이러스, 곰팡이, 기생충 등과는 전혀 다른 종류의 질병 감염인자이다. 사람을 포함해 동물이 프리온에 감염되면 뇌에 스펀지처럼 구멍이 뚫리고 신경세포가 죽어 뇌기능을 잃게 되는 해면뇌병증(spongiform encephalopathy)이 발생한다. 전 세계에 걸쳐 산발적으로 발병하며, 비교적 급격히 진행되는 고위 대뇌기능과 소뇌기능의 저하, 근육간대경련 그리고 뇌파검사상 관찰되는 1~1.5Hz의 예파(sharp wave, 뇌파상 돌발성 이상파로 볼 수 있는 날카로운 모양의 파)가 특징적으로 나타난다.

크로이츠펠트-야콥병은 네 가지 형태로 분류할 수 있

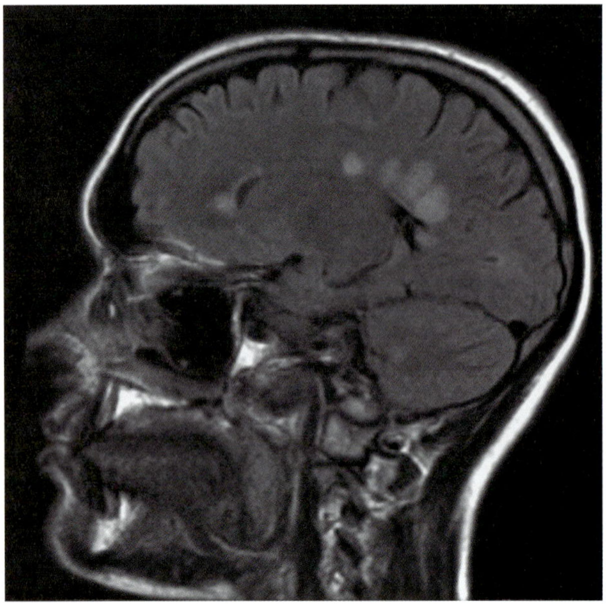

그림 23-12 자기공명영상으로 촬영한 다발경화증 환자의 백색질에서 발견되는 다발성 플라크. (Courtesy of Dr. Patrick Turski, Department of Radiology-MRI, University of Wisconsin School of Medicine and Public Health.)

는데, 이 중 산발 크로이츠펠트-야콥병(sporadic CJD)이 가장 흔하고 전체의 85% 정도를 차지한다. 가족 크로이츠펠트-야콥병(familial CJD)은 10~15% 정도를 차지하며 프리온 단백질의 유전 정보를 가지고 있는 유전자인 PRNP(PRioN Protein)의 돌연변이에 의해 발병된다. 의인성 크로이츠펠트-야콥병(iatrogenic CJD)은 1~2% 정도를 차지한다. 광우병에 걸린 소의 부산물을 섭취한 후 발생하는 변종 크로이츠펠트-야콥병(variant CJD)은 전체 크로이츠펠트-야콥병 환자의 극히 일부분에 해당된다.

노인성 치매

치매(dementia)는 그 자체가 질환을 의미하는 것은 아니고, 여러 가지 원인으로 뇌손상에 의해 기억력을 비롯한 다양한 인지장애가 생겨 예전 수준의 일상생활을 수행할 수 없는 상태를 의미한다. 연령에 따라 분류하면, 65세 전후부터 70세의 노년기에 일어나는 치매를 노인성 치매라고 할 수 있다(그림 23-13).

노인성 치매는 특히 '다발성 인지장애'가 그 원인이 되는 치매이다. 다발성 인지장애는 기억장애, 언어장애, 시공간 지각장애, 성격 및 감정의 변화, 전두엽 기능장애 또는 인지장애 등 다양한 영역의 장애가 동시에 나타나거나 5개 영역 중 3개 이상 영역에 장애가 발생한 경우를 의미한다.

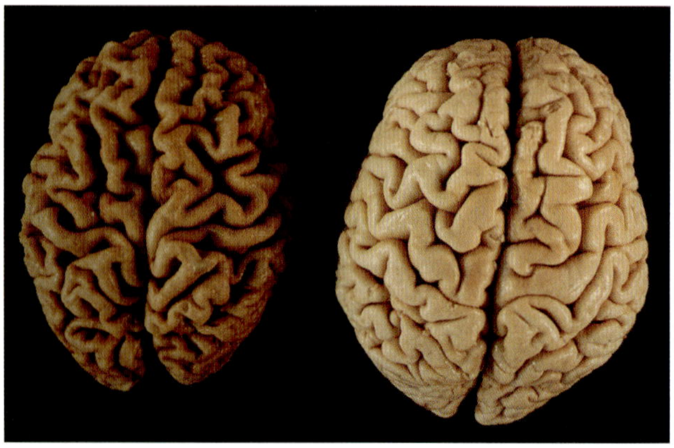

그림 23-13 알츠하이머병의 위축된 뇌의 소견(좌측), 정상 뇌(우측)

참고 23-12 노인성 치매

원인
- 알츠하이머병
- 기타 뇌질환

병변
- 뇌의 위축
- 뇌피질 내 신경세포의 광범위한 소실

발현
- 최근 기억의 상실
- 불안정
- 일상생활 수행능력 저하

우리나라 치매 유병률은 약 35~40만 명으로 추정되며, 치매유형 중에서 가장 흔한 알츠하이머병은 65~69세에서 매년 천 명당 3명 정도로 발병한다. 65~85세 범위에서는 나이가 5세 단위로 증가할 때마다 발병률이 2배씩 높아지는 것으로 알려져 있다. 치매 유발 원인에 따라 일부는 조기발견 및 조기치료로 치매진행을 지연할 수 있다. 그 외 대부분의 치매는 만성퇴행성 질환으로 완치가 어려운 질환이다.

파킨슨병

파킨슨병(Parkinson disease)은 뇌의 흑질(substantia nigra)에 분포하는 도파민의 신경세포가 점차 소실되어 발생하며 안정 떨림, 경직, 운동 완만(운동느림) 및 자세 불안정성이 특징적으로 나타나는 신경계의 만성 퇴행성 질환이다. 파킨슨병 환자는 60세 이상 인구의 약 1% 정도로 추정된다. 파킨슨병의 원인은 아직까지 밝혀지지 않았으나, 현

참고 23-13 파킨슨병

원인
불명

병변
뇌간 내 핵의 퇴행 및 탈색소
레비체(Lewy body)

발현
떨림
근강직
발을 질질 끄는 걸음
치매

재 유전적 인자와 환경적 인자가 서로 상호작용을 일으킨다는 '다인성 가설'이 가장 보편적으로 받아들여지고 있다.

대부분의 파킨슨병은 가족력 없이 발병하지만 약 10% 정도에서는 가족성 파킨슨병이 나타나고 있다. 현재까지 6개의 유전자가 돌연변이에 의한 가족성 파킨슨병의 원인으로 밝혀지고 있는데, 이들 유전자의 돌연변이가 아니더라도 해당 유전자 암호를 지닌 단백질의 기능에 문제가 생기며, 가족력이 없는 파킨슨병의 발병에 영향을 미칠 수 있다고 추측된다. 또한 파킨슨병은 연령이 증가할수록 발생빈도가 높아지며, 도시 거주자보다 농촌 거주자에게 많이 발생하는데, 이는 농약이나 오염된 물 등과 관련성이 높다.

수두증

뇌척수액(hydrocephalus)은 뇌를 충격으로부터 완충하는 쿠션 역할을 하고, 두개강 내의 압력을 골고루 분산하며 영양분이나 노폐물을 운반하는 역할을 하는 것으로 알려져 있다(그림 23-14). 정상적으로 뇌와 척수 주변에 존재하는 뇌척수액의 양은 신생아는 약 50mL, 소아는 약 100mL, 성인은 약 150mL 정도이다. 어떤 원인에 의하여 뇌실 내 맥락막총 혈관에서 마지막 상시상 정맥동에 이르는 뇌척수액의 순환로가 일부 막히게 되면 뇌척수액이 두개강이나 척추강에 비정상적으로 축적된다. 뇌척수액의 축적은 대부분의 경우 뇌압상승으로 이어져 뇌 발달장애를 일으킨다. 급격한 뇌압상승은 생명을 위협할 수도 있다. 선천적으로 뇌와 척수의 구조이상과 연관되어 나타나는 경우가 많아 소아에게 많이 발생한다. 그러나 뇌출혈, 뇌종양, 중추신경계 감염과 같은 후천적인 질병과 연관된 경우는 소아뿐 아니라 성인에서도 나타나며 노인에서는 미세한 뇌척수액 순환장애와 뇌척수액이 축적되어 독특한 형태의 수두증이 나타난다. 뇌실에서 지주막하공간에 이르는 길이 막혀 있는 경우, 뇌실만 확장되는 비교통성(non-communicating) 수두증이 발생하고, 제4뇌실의 출구 이후에 지주막하 공간에 서 폐색이 있는 경우 뇌실과

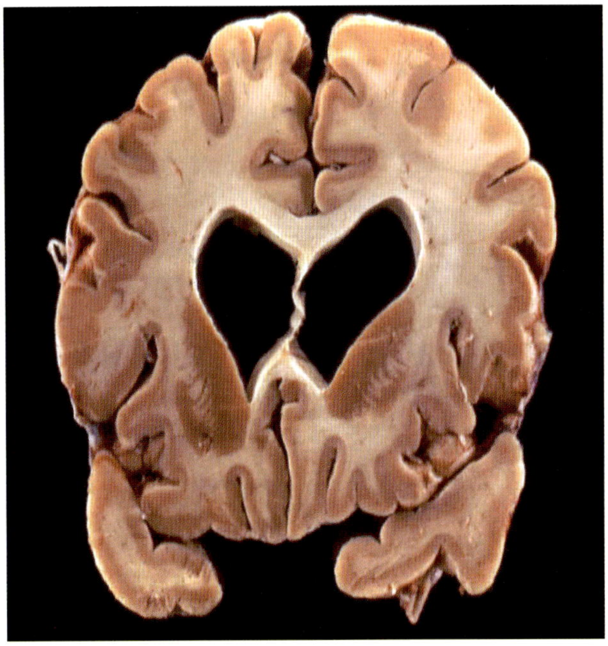

그림 23-14 수두증. 그림 23-2와 뇌실 크기 비교

참고 23-14 수두증(선천성)

원인
실비우스의 유착 실패로 인한 개방 상태

병변
증가된 척수액의 압력에 의한 뇌실의 확장

발현
커진 머리
정신/신체장애

참고 23-15 수두증(후천성)

원인
수막염의 후유증
뇌실의 폐쇄

병변
증가된 척수액의 압력에 의한 뇌실의 확장

발현
정상 크기의 머리
정신/신체장애

지주막하 공간이 모두 확장되는 교통성(communicating) 수두증이 발생한다. 이 분류는 치료 방법을 결정하는 데 중요한 기준이 되기도 한다.

간질

간질(뇌전증, epilepsy)은 국소적 또는 전체적 신경전기활동의 장애로 반복되는 경련발작, 반사작용, 기억, 의식소실과 감각이상 및 비정상적 움직임을 보이는 질환이다. 간질의 원인은 외상, 중추신경계 감염, 뇌의 기형, 종양 등으로 유발되며, 경련발작은 전해질 불균형, 고열, 요독증과 자간에 의해서도 일어난다. 치료방법은 바르비투르산염(barbiturate)이나 페니토인(phenytoin) 등의 약물로 조절한다.

참고 23-16 간질

원인
- 불명
- 진구성 외상
- 감염 후유증
- 기형
- 종양

병변
- 아교세포의 반흔
- 종양이나 기형

발현
- 간헐적 발작
- 비정상적 뇌파검사 소견

과형성/신생물 질환

뇌의 신생물

뇌와 척수의 신생물은 어느 곳에서나 발생할 수 있고 양성과 악성의 구분이 명확하지 않다. 그 이유는 다른 위치에 작고 천천히 성장하는 양성일 수 있는 뇌종양이 뇌간과 같이 중요한 부위에 위치하여 생명유지에 필요한 기능을 방해하게 되어 환자를 죽일 수도 있기 때문이다. 또 다른 양성 뇌종양은 외과의사가 중요한 뇌 구조 인접부위를 파괴하지 않고 접근할 수 없는 심부영역에 발생할 수도 있다.

뇌종양은 소아에서 두 번째로 많은 신생물로(첫 번째는 백혈병), 2/3는 후방오목부위, 특히 소뇌부위에서 많이 발생한다. 반대로 성인의 뇌종양은 뇌의 전방부, 즉 뇌반구의 회색질에서 발생하게 된다.

대부분의 뇌종양 증상은 종괴와 동반된 부종에 의한 두개내 압력의 증가로 두통, 구토, 흐릿한 시야 그리고 발작이 나타난다. 뇌종양의 치료는 조직학적 소견에 의해 결정되나, 일반적으로 천천히 성장하는 경우는 외과적 절제술을 시도한다. 반면 악성인 경우에는 방사선요법이나 화학요법을 병행하게 된다.

뇌종양의 가장 많은 유형은 별아교세포에서 유래하며 서서히 성장하는 **별아교세포종(astrocytomas)**이다. 급속도로 성장하는 악성으로는 **아교모세포종(glioblastoma)**이 있다(그림 23-15). 아교모세포종은 성인에게 가장 흔한 뇌종양이며, 대개 진단 후 2년 이내에 사망을 초래한다. 이 종양은 급속히 성장하여 확장되고 불명확한 경계를 지닌 신생물로, 생존하는 환자는 거의 없다. 불행하게도 별아교세포종은 아교모세포종으로 진화할 수 있다. 희소돌기아교세포, 뇌실막세포, 신경세포에서 발생하는 뇌종양은 드물다.

두 번째로 가장 많은 뇌종양은 **수막종(meningioma)**으로 경막에서 발생하는 양성종양이며, 서서히 성장하고 주변 뇌로 침투하지 않고 제한적이다(그림 23-16). 그러나 뇌의 기저부에서 발생한 수막종은 시상하부, 뇌간, 혈관으로 둘러싸여 있어 매우 위험하며, 불량한 경과를 보인다.

뇌하수체 종양(**샘종, adenomas**)은 성장호르몬을 분비하여 거인증 혹은 말단비대증을 보이고, 소아에서 가장 중요한 뇌종양으로는 **속질모세포종(medulloblastoma)**이 있으며, 소뇌의 신경 전초 구조의 원시세포에서 발생한다. 이

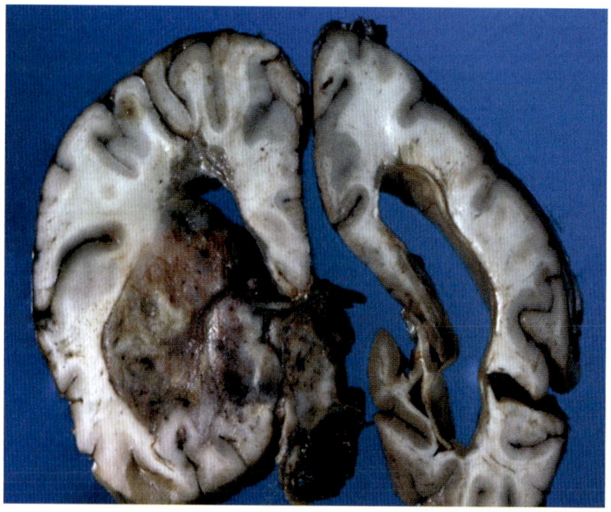

그림 23-15 아교모세포종. 광범위한 분홍색의 출혈 덩어리가 뇌의 왼쪽에 위치하며 우측 뇌실이 확장되어 있고 우측 뇌실질은 위축되어 수두증을 형성한다.

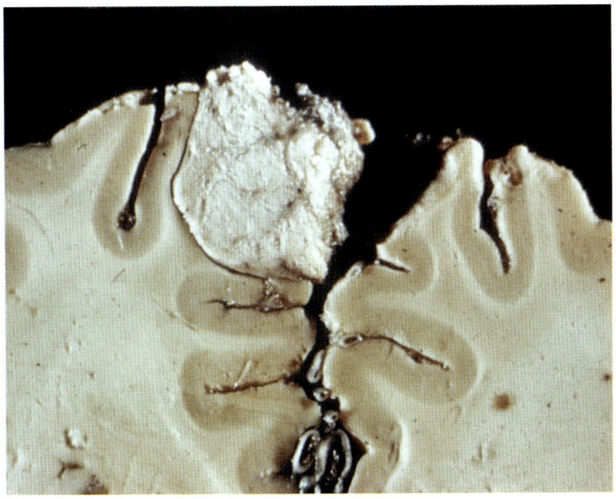

그림 23-16 경막에서 발생하는 수막종

참고 23-17 뇌의 신생물

원인
불명

병변
신생물
신생물 주위 부종

발현
두개내압상승
종양 위치에 따른 신경증상

종양은 악성으로 방사선치료에 반응하며 환자의 30~40%는 생존한다.

뇌에서 전이암은 일반적이다. 대개 전이가 한 곳에만 있고 환자가 수술을 견더낼 수 있을 만큼 충분히 긴강한 경우에만 제거할 수 있다. 척추종양은 일반적으로 뇌종양보다 훨씬 낮은 빈도로 발생한다.

장기부전

뇌는 부분적으로 기능과 관련된 신경세포의 수많은 그룹(핵)의 혼합물이기 때문에 신경의 어떤 그룹이 기능을 하지 못하면 부분적으로 신경학적 결손이 일어난다. 광범위한 뇌질환과 기본적인 정신상태 혹은 운동기능을 수행할 수 없는(혼수상태) 식물인간 상태에 있는 환자들에게 일반적으로 뇌의 기능부전이 발생한다. 혼수상태에 있는 환자에서 흔히 광범위한 질병의 영향을 받는 것은 뇌의 맨 끝 일부이기 때문에 뇌간의 지속적인 기능은 살아 있다. 혼수상태는 뇌에 구조적 손상이 발생하지 않는 경우는 가역적일 수 있다.

미국에서는 환자가 심장상태와 관계없이 두 번에 걸쳐 24시간 동안 연속된 뇌파검사에서 뇌에 전기적 활동이 전혀 없는 경우 법적 사망으로 간주한다. 그러나 뇌파검사만으로 환자의 사망을 결정하는 것은 윤리적인 문제뿐만 아니라 법적 딜레마를 불러일으킬 수 있는 논쟁의 여지가 있다. 따라서 뇌의 죽음을 결정하는 다른 기준으로 신경학적 검사에 의한 체온과 반사반응을 포함해야 한다. 바르비투르산염(barbiturates)은 뇌의 전기적 활동을 감소시키거나 소실을 일으킬 수 있기 때문에 뇌사(brain death) 판정 전에 이러한 물질의 혈액 농도를 측정하여야 한다.

연습문제

1. 수막염의 가장 좋은 진단법은?
   A. 뇌척수액 분석
   B. 혈관조영술
   C. 뇌파검사
   D. 자기공명영상(MRI)

2. 신생아 수막염의 가장 흔한 원인균은?
   A. Cryptococcus neoformans
   B. Escherichia coli
   C. Neisseria meningitides
   D. 서부 나일강 열바이러스

3. 뇌염의 가장 흔한 매개체는?
   A. 모기
   B. 파리
   C. 인간 접촉
   D. 대변 오염

4. 뇌졸중의 가장 많은 원인 질환은?
   A. 혈전
   B. 동맥류 파열
   C. 뇌출혈
   D. 색전

5. 76세 남성이 거리에서 머리를 다친 후 의식이 소실되었다가 4시간 후 현훈과 우측 근력약화가 발생하였다. 응급실검사 결과로 두개골골절은 없었다. 가능한 진단은 무엇인가?

A. 경막하혈종
B. 뇌진탕
C. 경막외혈종
D. 뇌좌상

6. 크로이츠펠트-야콥병에서 발견되는 단백질은?

A. 아밀로이드
B. 프리온
C. 레비체
D. 면역글로불린

7. 9세 여아가 두통, 구토, 평형감각의 소실을 호소하였다. 자기공명영상에서 소뇌에 종양이 발견되어 조직검사를 시행하고 방사선치료를 실시하였다. 3년이 지난 지금 잘 지내고 있는 이 환자의 진단명은 무엇인가?

A. 별아교세포종(astrocytoma)
B. 수막종(meningioma)
C. 속질모세포종(medulloblastoma)
D. 아교모세포종(glioblastoma)

CHAPTER 24

내분비계

Endocrine System

개요

학습목표

1. 내분비기관의 해부학적 구조와 기능을 파악한다.
2. 부신피질호르몬, 성장호르몬, 항이뇨호르몬, 갑상선호르몬, 부갑상선호르몬, 글루코코르티코이드, 카테콜라민, 미네랄로코르티코이드, 인슐린의 과잉 및 결핍과 관련된 증후군에 대해 정의한다.
3. 내분비질환을 진단하기 위한 일반적 원칙(실험실 분석 포함)을 기술한다.
4. 뇌하수체, 갑상선, 부갑상선, 부신, 췌장 호르몬의 분비 저하와 분비 과다의 증상과 징후를 파악한다.
5. 내분비기관의 대표적인 질환을 명명하고 기술한다.
6. 내분비계 종양의 명칭을 기술한다.
7. 제1형 당뇨병과 제2형 당뇨병을 비교하고 차이점을 기술한다.
8. 당뇨병의 급 · 만성 합병증을 기술한다.
9. 핵심용어와 녹색으로 진하게 표시된 모든 용어를 정의하고 상황에 맞게 적절히 사용한다.

핵심용어

말단비대증 acromegaly
애디슨병 Addison disease
선종 Adenoma
부신피질 adrenal cortex
부신 adrenal gland
부신수질 adrenal medulla
부신피질자극호르몬 adrenocorticotropic hormone, ACTH
안드로겐 androgens
항이뇨호르몬 antidiuretic hormone
뇌하수체 선종 anterior pituitary adenoma
쿠싱증후군 Cushing syndrome
요붕증 diabetes insipidus
당뇨병 diabetes mellitus
당뇨병케톤산증 diabetic ketoacidosis
내분비계 endocrine system
에피네프린 epinephrine
안구돌출증 exophthalmos
난포자극호르몬 follicle–stimulating hormone, FSH
여포암종 follicular carcinoma

거인증 gigantism
글루카곤 glucagon
글루코코르티코이드 glucocorticoid
당부하검사 glucose tolerance test
갑상선종 goiter
그레이브스병 Graves disease
성장호르몬 growth hormone, GH
하시모토 갑상선염 Hashimoto thyroiditis
$A1_C$형 당화혈색소 hemoglobin $A1_C$
호르몬 hormone
고칼슘혈증 hypercalcemia
부갑상선기능항진증 hyperparathyroidism
갑상선기능항진증 hyperthyroidism
저혈당 hypoglycemia
시상하부 hypothalamus
갑상선기능저하증 hypothyroidism
인슐린 insulin
인슐린종 insulinoma
요오드 iodine
랑게르한스섬 islets of Langerhans
황체형성호르몬 luteinizing hormone, LH
수질암종 medullary carcinoma
멜라닌세포자극호르몬 melanocyte-stimulating hormone, MSH
미세혈관병증 microangiopathy
미네랄로코르티코이드 mineralocorticoids
다발내분비종양 제1형 multiple endocrine neoplasia 1, MEN1
다발내분비종양 제2형 multiple endocrine neoplasia 2, MEN2
점액수종 myxedema
신경모세포종 neuroblastoma
난소 ovary
옥시토신 oxytocin
췌장내분비선종 pancreatic neuroendocrine neoplasia
범뇌하수체기능저하증 panhypopituitarism
갑상선유두암종 papillary thyroid carcinoma
부신생물증후군 paraneoplastic syndrome
부갑상선 parathyroid
감각이상 paresthesia
크롬친화세포종 pheochromocytoma
뇌하수체 pituitary
태반 placenta
다갈증 polydipsia
다뇨증 polyuria
프로락틴 prolactin
고환 testis
강직 tetany
갑상선 thyroid
갑상선종 thyroid adenoma
갑상선자극호르몬 thyroid-stimulating hormone,TSH
바소프레신 vasopressin

구조와 기능

내분비계(endocrine system)는 생산물을 혈류 쪽으로 분비하는 장기 또는 장기 내의 조직을 포함한다. 내분비세포의 생산물을 **호르몬**(hormones)이라 하고, 분비되는 곳에서 먼 몸의 조직에 영향을 미친다. 주요 내분비기관 또는 조직은 **시상하부**(hypothalamus), **뇌하수체**(pituitary gland), 갑상선(thyroid gland), **부갑상선**(parathyroid gland), **부신피질**(adrenal cortex), **부신수질**(adrenal medulla), **랑게르한스섬**(islets of Langerhans), **난소**(ovary), **고환**(testes), **태반**(placenta)(**그림 24-1**)이다. 각 위치에서 생성되는 호르몬과 그 효과는 표 24-1에 있다.

호르몬은 신진대사, 성장, 발달을 조절하기 때문에 건강에 필수적이다. 뇌하수체전엽은 자극 호르몬 또는 다른 조직의 성장과 발달을 활성화시키는 호르몬을 생산한다. **부신피질자극호르몬**(adrenocorticotropic hormone, ACTH), **갑상선자극호르몬**(thyroid-stimulating hormone, TSH), **난포자극호르몬**(follicle-stimulating hormone, FSH), **황체형성호르몬**(luteinizing hormone, LH) 등 몇몇 뇌하수체전엽호르몬은 다른 내분비기관에 있는 호르몬 생산을 자극하는 중간 역할을 하고 **멜라닌세포자극호르몬**(melanocyte-stimulating hormone, MSH), **성장호르몬**(growth hormone, GH), **프로락틴**(prolactin) 등의 호르몬은 표적조직(target tissue)에 직접적으로 작용한다. 뇌하수체전엽호르몬 생산물은 시상하부에 의해 통제된다. 시상하부는 혈액의 호르몬 정도를 조절하는 뇌의 일부분이며, 뇌하수체 호르몬 생산을 조절하기 위한 분비 또는 억제 물질을 분비한다. 이 조절기전이 **그림 24-2**에 나와 있다.

다른 내분비기관 호르몬처럼 뇌하수체후엽호르몬은 표적장기에 직접 작용한다. 뇌하수체후엽에서는 호르몬을

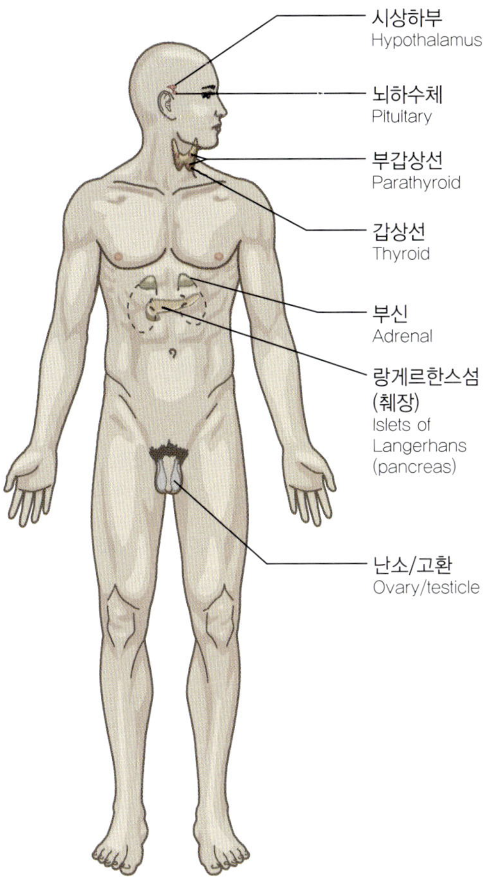

그림 24-1 내분비기관과 조직

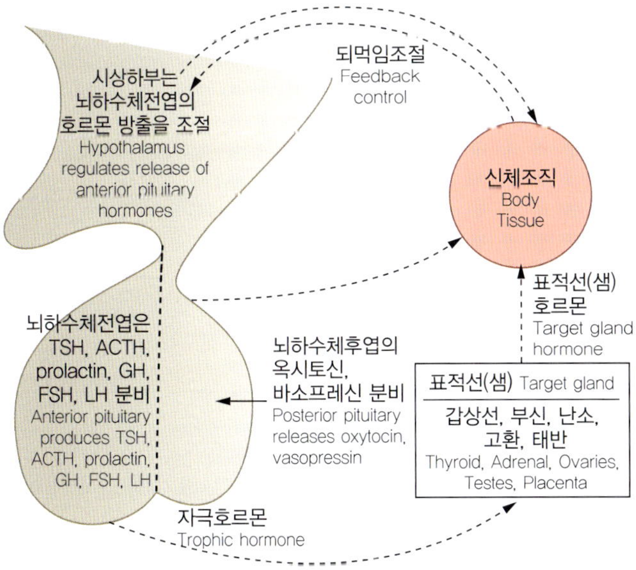

그림 24-2 시상하부 및 뇌하수체전엽에 의한 음성되먹임(negative feedback) 호르몬 조절 기전. 시상하부의 자극호르몬은 뇌하수체전엽에 작용하여 표적기관에서 호르몬이 방출되도록 한다. 표적기관의 호르몬 방출은 시상하부의 자극호르몬 생성을 차단시켜서 혈중 호르몬 수치가 떨어질 때까지 그 자극을 차단한다.

생산하고 바로 분비하지 않는다. 분만 동안 자궁의 수축을 자극하는 **옥시토신(oxytocin)**, 혈압을 조절하는 **바소프레신[vasopressin**, 항이뇨호르몬 또는 **ADH(antidiuretic hormone)]**은 뇌의 다른 곳에서 생산되고 뇌하수체후엽에 저장된다. 난소와 고환과 태반에 대해서는 다른 장에서 설명한다.

주요질환

당뇨병(diabetes mellitus)은 가장 흔한 내분비질환이다. 미국에서 성인의 10% 정도가 당뇨의 영향을 받는 것으로 추정되고 7번째 사망원인으로 손꼽힌다. 사망 전에 당뇨병은 투석이 필요한 신부전증, 실명, 신경장애, 손(발)가락 혹은 팔다리의 환부 절단을 필요로 하는 심한 피부궤양을 포함하는 합병증을 야기하기도 한다. 당뇨병의 발생률은 개발도상국뿐만 아니라 선진국에서 엄청난 속도로 증가하고 있다.

전체 인구의 약 5% 정도가 갑상선기능항진과 기능저하를 가지고, 남성보다 여성에게 더 많이 발생한다. 갑상선은 기능항진 또는 기능저하에 의해 비대해질 수 있으며, 비대해진 갑상선을 **갑상선종(goiter)**이라 한다. **부갑상선기능항진증(hyperparathyroidism)**은 일반적이지 않으며 보통 부갑상선종이 원인이 된다. 코르티코스테로이드(corticosteroid)의 분비가 증가하여 생기는 **쿠싱증후군(Cushing syndrome)**은 다양한 질병[예: 전신홍반성낭창(systemic lupus erythematosus), 류마티스관절염(rheumatoid arthritis)]의 치료나 장기이식의 서부반응을 예방하기 위해서 코르티코스테로이드(glucocorticoids)를 투여했을 때 흔히 발생한다. 내분비기관의 종양은 상대적으로 특이한데, 그중 가장 일반적인 것은 갑상선암이다. 이는 보통의 암과는 달리 젊은 연령층에 더 영향을 미친다. 갑상선암을 진단 받는 평균 연령은 49세이며, 10대에서 발병할 수도 있다.

증상, 징후, 검사

대부분의 내분비계이상 증상은 호르몬의 부족 혹은 과잉에 의해 발현된다. 진단은 환자의 증상과 맞춰보거나 호르몬의 기능장애 징후, 호르몬의 과잉 혹은 부족 여부를 측정하는 검사에 따른다. 예를 들면, 인슐린의 과잉생산은

표 24-1 기관의 위치와 호르몬의 효과

위치	호르몬(동의어, 약어)	효과
뇌하수체전엽	부신피질자극호르몬(corticotropin, ACTH)	부신피질의 글루코코르티코이드 생산 자극
	멜라닌세포자극호르몬(MSH)	피부 색소 자극
	성장호르몬(somatotropin, GH)	신체조직의 성장 촉진
	갑상선자극호르몬(thyrotropin, TSH)	갑상선호르몬의 분비와 방출 자극
	난포자극호르몬(FSH)	난포 성숙 시작
		정자 형성 자극
	황체형성호르몬(LH)	에스트로겐과 프로게스테론 생산을 위해 난소 자극과 배란 원인
		고환 사이질 세포의 안드로겐 분비 자극
	프로락틴	유즙 분비 자극
시상하부	방출호르몬	특별한 호르몬을 방출하도록 뇌하수체전엽 활동
	억제호르몬	특별한 호르몬을 억제하도록 뇌하수체전엽 활동
뇌하수체후엽	항이뇨호르몬(vasopressin, ADH)	신장 세관으로 수분 재흡수를 촉진하여 신체 수분 유지
	옥시토신	유즙 방출을 돕기 위해 유방의 평활근 수축 자극
갑상선	티록신(tetraiodothyronine, T_4)	세포의 신진대사률 증가
		뇌와 다른 기관에 영양적인 영향
	트리요오드사이로닌(T_3)	티록신과 같음
	칼시토닌	뼈에 칼슘과 인의 보유 촉진
부갑상선	부갑상선호르몬(parathormone, PTH)	칼슘과 인의 신진대사 조절
		뼈로부터 칼슘과 인의 재흡수 촉진
부신피질	글루코코르티코이드, 코르티솔	인슐린 효과 반감
		섬유아세포활동과 염증을 일으키는 반응 억제
	미네랄로코르티코이드, 주로 알도스테론	신장 세관에 나트륨의 보유 촉진
	안드로겐	남성화
부신수질	카테콜라민(에피네프린, 노르에피네프린)	평활근과 심장의 영향으로 혈압 조절
랑게르한스섬	인슐린	글루코스와 지질 합성의 활용 촉진
	글루카곤	글리코겐과 지질의 활용 촉진
난소	에스트로겐	여성 이차성징의 발달
		월경 주기와 임신 유지
	프로게스테론	임신 유지와 착상을 위한 자궁내막의 준비
태반	인체융모성선자극호르몬(HCG)	임신 시 프로게스테론 공급과 황체화 유지
	태반유선자극호르몬	성장호르몬과 같은 효과, 유방의 성장 촉진
고환	테스토스테론	남성 이차성징의 발달

혈당 글루코스 수준을 낮추고 환자에게 배고픔, 창백함, 불안정과 정신적 업무수행 능력의 감소를 나타내는 저혈당(hypoglycemia)을 유발한다. 이러한 징후는 포도당의 결핍으로 인해 우리 몸의 세포들이 신진대사를 할 수 없어 일어나게 된다. 반면 당뇨병과 함께 생기는 인슐린 저하는 혈당 증가를 야기하고, 다뇨증(polyuria)과 다갈증(polydipsia)을 초래한다. 이와 같은 증상들은 신장이 과잉 생산된 포도당을 제거하기 위해 수분을 필요로 하기 때문에 일어난다. 수분 유실의 결과로 생기는 것은 탈수와 목마름이다. 검사 결과 혈당이 높게 나오면 당뇨 진단을 내릴 수 있다. 이와 비슷하게 어떤 호르몬의 과잉 또는 결핍에 의하여 그 호르몬의 작용이 해당 신체 기관에서 증상으로 나타난다.

신체검진이 가능한 유일한 내분비선은 갑상선이다.

분비기관의 확대는 국소적 결절(localized nodule), 낭(cysts), 비대(hypertrophy) 또는 갑상선종(goiter)만큼 잘 만져지는 덩어리 같이 결절성이거나 광범위할 수 있다. 다른 내분비선의 종양은 덩어리 또는 기능저하(종양이 정상 선조직을 대신한다면)에 의해 발견된다. 또한 종양은 CT, 초음파, MRI를 포함하는 방사선검사로 발견될 수 있다.

내분비계 호르몬의 수치 불균형은 혈액 또는 소변검사를 통해 진단할 수 있다. 이들 단백질의 수준은 정상 수준과 비교될 수 있다. 이들은 갑상선호르몬, 부갑상선호르몬, 스테로이드호르몬, 카테콜라민과 그 부산물, 뇌하수체에서 분비되는 자극호르몬(GH, ACTH, LH, FSH, TSH, prolactin)을 포함한다. 내분비기능의 간접적인 사정은 특정 호르몬의 영향을 받는 혈액과 소변의 화학물에 의해 이루어진다. 예를 들어 극소량의 인슐린은 혈액과 소변 안에 있는 과도한 양의 포도당으로 추정할 수 있다. 부갑상선의 상태는 신진대사가 부신호르몬에 의해 조절되는 혈액과 소변 안에 칼슘과 인의 수치에 의해 평가할 수 있다. 전해질과 포도당의 수치를 제외하면 이들 검사는 정기적으로 수행하지 않고 징후, 증상, 방사선검사 결과가 내분비계이상을 의미할 때 수행한다.

특이질환

내분비계 질환은 특정 호르몬의 생산부족 또는 과잉 생산, 내분비선의 종양 형성과 항상 관련된다. 다양한 호르몬의 결핍 및 과잉과 관련된 질환을 표 24-2에 제시하였다.

뇌하수체질환

범뇌하수체기능저하증

뇌하수체전엽의 파괴는 **범뇌하수체기능저하증(panhypopituitarism)**을 야기한다. 범뇌하수체기능저하증의 가장 흔한 원인은 분비기관을 파괴할 만큼 큰 뇌하수체의 종양, 산후의 뇌하수체 괴사, 종양 치료를 위한 뇌하수체 절제이다. 뇌하수체는 임신 기간 동안 비후해지고, 분만하는 동안 과다출혈에 따른 저혈압으로 인해 경색이 생기기 쉽다. 뇌하수체의 산후 경색은 시한증후군(Sheehan syndrome)으로 불린다. 범뇌하수체기능저하증 환자는 영양과 관련있거나 자극에 관여하는 호르몬인 TSH, ACTH, GH, LH, FSH가 오랫동안 생산되지 않기 때문에 갑상선, 부신피질, 생식선

참고 24-1 범뇌하수체기능저하증

원인
- 뇌하수체 종양
- 산후 저혈압(시한증후군)
- 외과적 제거
- 감염
- 유전자 결함

병변
- 경색, 대체 또는 뇌하수체의 위축
- 염증

발현
- 성기능 감소
- 갑상선기능저하증
- 부신피질 감소
- 착색 감소
- 유즙 분비 감소
- 아이들의 성장 감소

표 24-2 다양한 호르몬의 결핍, 과잉과 관련된 질환

호르몬	호르몬 결핍	호르몬 과잉
부신피질자극호르몬	애디슨병	쿠싱증후군
성장호르몬	뇌하수체성 소인증	거인증, 말단비대증
바소프레신(항이뇨호르몬)	요붕증	항이뇨호르몬분비이상증후군(SIADH)
갑상선호르몬	갑상선기능지하증	갑상선기능항진증
부갑상선호르몬	부갑상선기능저하증	부갑상선기능항진증
글루코코르티코이드	애디슨병의 일부	쿠싱증후군
미네랄로코르티코이드	애디슨병의 일부	콘증후군(알도스테론 과잉증)
인슐린	당뇨병	저혈당

이 쇠약해진다. 갑상선기능저하, 부신기능부전의 결과는 성욕 감퇴, 이차성징 및 성장지연으로 이어지며, 발병시기에 따라 달라진다. 부가적으로 산후 범뇌하수체기능저하증 환자들은 유방이 프로락틴에 의한 모유생산 자극을 받지 못하기 때문에 아기에게 모유수유를 할 수 없다. 범뇌하수체기능저하증은 자극호르몬(trophic hormones) 대체요법으로 치료될 수 있다.

거인증과 말단비대증

성장호르몬(GH)의 분비 과다는 모든 조직의 확대를 유발하며, 특히 골비대는 가장 두드러진 임상증상으로 성장판이 열려 있는 아이들의 뼈는 길고 넓게 자라서 **거인증(gigantism)**이 나타난다. 성인의 성장호르몬 분비 과다는 연조직과 뼈를 두껍게 하는데, 이 상태를 **말단비대증(acromegaly)**이라고 부른다. 환자들은 뼈와 관절의 질병 때문에 일찍 쇠약을 경험하고 심장 기능장애로 이른 시기에 사망한다. 말단비대증 환자는 큰 손과 두드러진 거친 얼굴 이 특징으로 나타난다(**그림 24-3**). 거인증과 말단비대증은 성장호르몬을 분비하는 뇌하수체선종(pituitary adenoma)에 의해 야기되며 종양제거, 성장호르몬 분비를 제한하는 약물(somatostatin analogues), 종양의 크기를 줄이는 방사선으로 치료 가능하다.

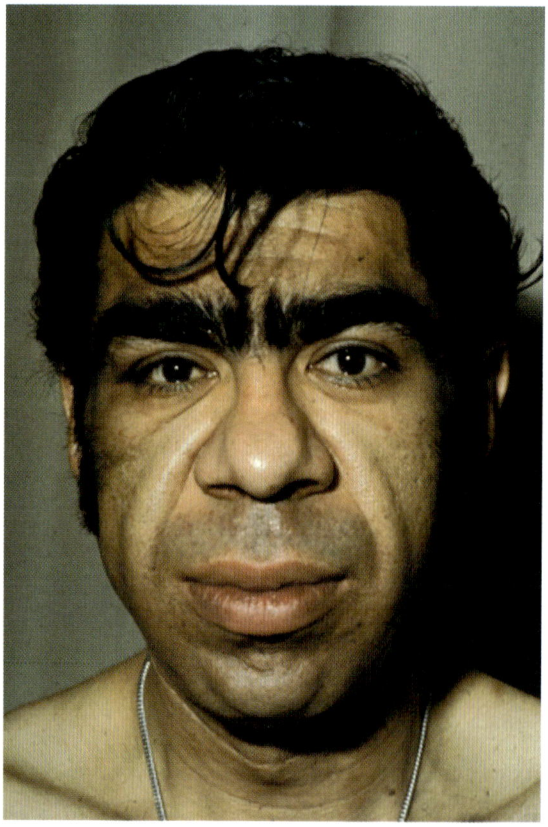

그림 24-3 말단비대증. 성인의 만성 성장호르몬 분비 과다로 인해 거칠고 큰 얼굴이 특징적으로 나타난다. (Courtesy of Dr. Don Schalch, Division of Endocrinology, University of Wisconsin School of Medicine and Public Health.)

참고 24-2 거인증과 말단비대증

원인
- 성장호르몬 분비, 뇌하수체 선종

병변
- 신체조직의 비대(특히 뼈와 연조직)

발현
- 신장의 빠른 증가(거인증)
- 거친 얼굴 생김새와 손발의 급속한 성장(말단비대증)
- MRI상의 뇌하수체 비대
- 혈청 성장호르몬 증가

요붕증

뇌하수체후엽과 시상하부의 파괴는 바소프레신(항이뇨호르몬)의 분비를 감소시켜 신장에서 물이 재흡수되지 않는 결과를 가져온다. 결국 과도한 배뇨의 결과로 심한 갈증이 생기고 다뇨증(polyuria)과 다갈증(polydipsia) 같은 **요붕증(diabetes insipidus)** 증상이 나타나며, 이는 당뇨병 증상과 유사하다. 요붕증은 매우 드물고, 종양이나 뇌막염과 같은 감염, 머리 손상, 시상하부와 뇌하수체 주변의 외과수술이 원인이 된다. 호르몬 대체가 가능하기 때문에 질환의 예후는 질병의 원인에 따라 다르게 나타난다.

참고 24-3 요붕증

원인
- 신생물
- 염증
- 대식세포 침입
- 외상
- 외과상의 복잡한 문제

병변
- 뇌하수체후엽과 시상하부 파괴

발현
- 다뇨증
- 다갈증
- 혈청 나트륨 증가

뇌하수체 종양

뇌하수체전엽의 선종(adenomas)은 뇌하수체에 영향을 미치는 가장 흔한 종양이다. 뇌하수체 선종은 대부분 내분비계의 작용에 필요한 호르몬을 충분히 분비하지 못한다. 그 대신 천천히 성장해 결국 시신경에 압력을 가하여 시야결손을 초래한다. 뇌하수체 선종은 대개 하나의 호르몬만 생산하여 종양의 세포 종류에 따라 거인증, 말단비대증, 쿠싱증후군, 유즙 분비, 무월경을 야기한다. 뇌하수체 종양은 보통 성인에게 발병하며, 종양이 제거되면 치료될 수 있지만 중요한 장기들이 근접하고 있어 종양 절제가 어렵다. 몇몇 선종은 호르몬 분비를 억제하고 종양을 수축시키는 약으로 관리할 수 있다.

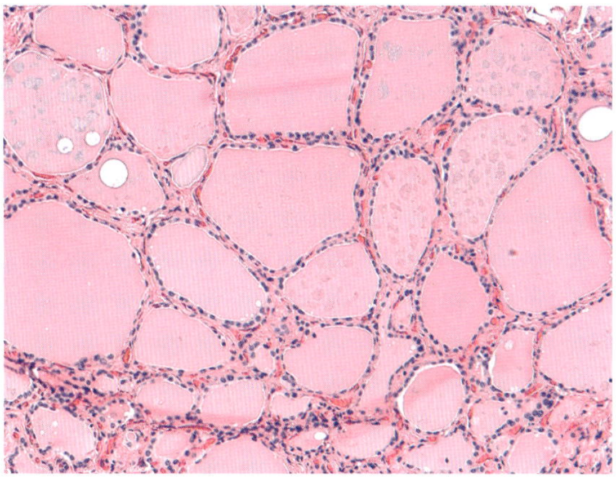

그림 24-5 갑상선을 현미경으로 관찰한 모습. 여포는 중앙에 갑상선호르몬 전구물질을 포함한 호르몬성 콜로이드로 구성되어 있고, 호르몬을 생산하는 상피세포의 말초기낭이 있다.

갑상선질환

갑상선은 두 개의 엽으로 이루어져 있고(그림 24-1, 24-4), 목 전방과 기관 측면에 위치하고 있다. 갑상선은 갑상선호르몬을 포함한 콜로이드 물질을 함유하고 있는 소엽으로 이루어져 있다(그림 24-5). 칼시토닌 분비 C세포(calcitonin secreting C cell)는 간질 사이에 존재하지만 눈에 잘 띄지는 않는다. 특발성 갑상선기능저하증, 하시모토 갑상선염, 그레이브스병, 결절성 갑상선종, 선종 그리고 유두암종은 갑상선질환의 흔한 형태이다.

갑상선기능저하증

갑상선기능저하증(hypothyroidism)은 뇌하수체에서 분비되는 갑상선자극호르몬 부족보다 갑상선의 파괴 또는 위축이 주된 원인이다. 갑상선호르몬의 생산에 필요한 요오드(iodine)는 식이공급이 필요하다. 요오드 결핍은 갑상선기능저하증의 가장 일반적인 원인이다. 미국에서 가장 흔한 갑상선기능저하증은 자가면역 과정으로 하시모토 갑상선염(Hashimoto thyroiditis)이라 불리며, 림프구는 점차 갑상선 상피세포를 파괴한다. 갑상선호르몬의 합성에 사용되는 단백질인 티로글로불린(thyroglobulin)과 갑상선 페록시다제와 같은 갑상선 항원에 대항하여 만들어진 항체가 갑상선을 공격할 준비를 한다. 림프구는 갑상선으로 흘러들어가 림프가 집합한 여포를 형성한다(그림 24-6). 하시모토 갑상선염 초기에는 갑상선이 대칭적으로 확대되고 정상적인 기능을 유지하지만 갑상선 세포가 점차 파괴되면

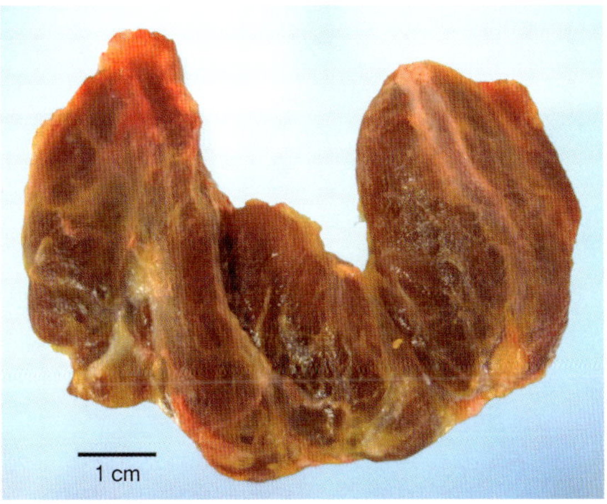

그림 24-4 갑상선의 외관. 갑상선은 좌우 두 개의 엽으로 되어 있고, 가운데 협부로 연결되어 있다.

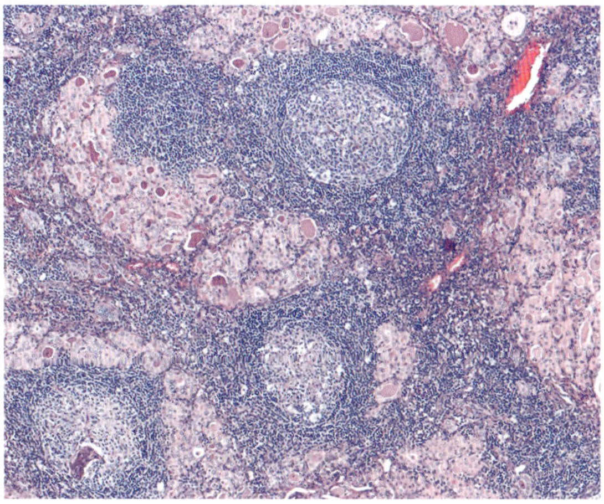

그림 24-6 하시모토 갑상선염. 작고 진한 파란색 반점은 림프구이다. 그것은 소낭 모양의 상피세포를 파괴하고 림프성 여포를 형성하고 있다. 그래서 조직은 림프절과 비슷하다.

참고 24-4 갑상선기능저하증

원인
- 요오드 결핍
- 하시모토 갑상선염(자가면역 갑상선염)
- 갑상선기능항진증의 치료
- 약물
- 수술
- 유전적 상태

병변
- 파괴, 위축, 갑상선의 섬유화
- 림프구 침윤(갑상선염)

발현
- 갑성선종(때때로 어떤 경우에서)
- 활동의 감소, 추위에 대한 불내성, 체중 증가, 서맥
- 점액수종
- 갑상선호르몬의 감소
- 갑상선자극호르몬의 증가

서 섬유증으로 대체되어 갑상선기능저하증의 증상과 징후가 나타난다.

갑상선기능저하증은 질병 원인에 관계없이 증상이 비슷하다. 갑상선호르몬의 정상 기능이 세포대사를 촉진시키는 것이므로, 갑상선호르몬의 결핍은 대사가 느려지는 것이다. 느린 말투를 포함하여 변비, 느린 심장박동 등 느린 근육 반응, 추위를 쉽게 느낌, 체중 증가, 탈모, 누르스름한 안색, 건조한 머리카락과 피부 등의 징후를 경험한다. 장기간 지속된 갑상선기능저하증 환자의 피부, 근육, 내장에는 뮤코다당이 축적되고, 점액수종(myxedema)이 생긴다. 갑상선기능저하증은 임상 징후로 추정되거나 낮은 혈중 갑상선호르몬 수치, 높은 TSH 수치 같은 하나 이상의 검사 결과로 진단된다.

갑상선기능저하증의 원인이 되는 다른 질환으로는 드물게 발생하는 감염성 혹은 염증성 상태, 갑상선에 정상적인 요오드 사용을 방해하는 아미오다론이나 리튬 같은 약물, 갑상선호르몬의 합성에 영향을 미치는 유전질환 혹은 갑상선기능항진증이나 암 치료로 인한 갑상선의 제거를 포함한다. 갑상선기능저하증 정도는 환자마다 차이가 크게 나고, 진단은 검사실 자료와 임상 관찰에 따라 다르다. 대부분의 경우 원인을 쉽게 알 수 없지만, 갑상선호르몬 대체요법은 환자의 신진대사를 촉진시키고 증상을 치료하는데 효과적이다.

갑상선기능항진증

갑상선기능항진증(hyperthyroidism)은 갑상선중독증이라고도 불리며, 갑상선종 또는 다발결절 갑상선종에 의해 생기기도 하나, 대부분은 그레이브스병(Graves disease)이라는 다른 자가면역질환에 의해 발생한다. 갑상선 상피세포 표면의 TSH 수용체와 결합하여 갑상선호르몬 분비를 유도해 TSH와 비슷한 항체에 의해 갑상선이 자극되어 갑상선기능항진증이 일어난다. 갑상선은 림프구에 의해 침투되고 비후해지며, 갑상선호르몬은 높은 수준에 의해 뇌하수체가 억압되더라도 갑상선호르몬이 분비된다. 그레이브스병은 갑상선종, 안구돌출증, 피부병 등 갑상선기능항진증의 3가지 징후를 특징으로 한다(그림 24-7). 보통 20~40세에 나타나고, 남성보다 여성에게 10배 더 많으며, 미국에서는 전체 인구의 2% 정도에 영향을 미친다.

갑상선기능항진증은 대사활동을 강화한다. 심박동수 증가, 심계항진, 식욕증가에도 불구하고 체중 감소, 피부의 붉어짐과 과도하고 민감한 열 반응, 진전, 활동과다,

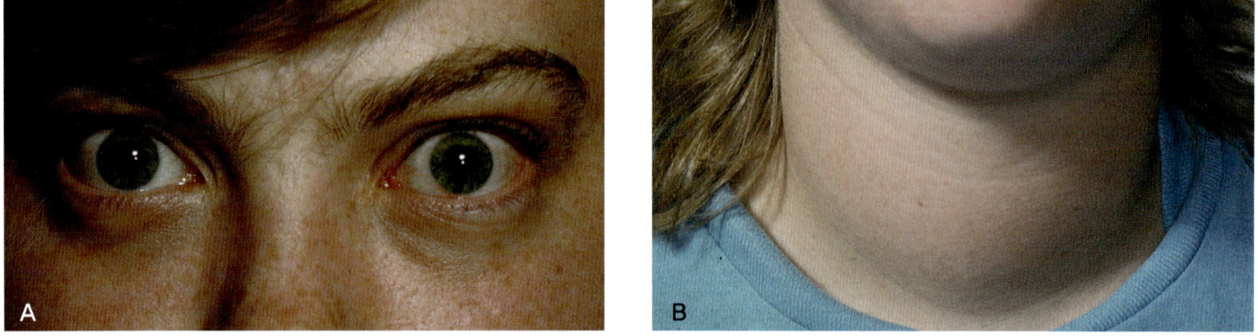

그림 24-7 그레이브스병. A: 넓은 눈, 시선 응시가 특징인 안구돌출증. B: 갑상선종에 의한 목의 확산된 부종. (Courtesy of Dr. Don Schalch, Division of Endocrinology, University of Wisconsin School of Medicine and Public Health.)

참고 24-5 갑상선기능항진증

원인

그레이브스병
독성 결절성 갑상선종
갑상선종

병변

확산 과형성과 림프구 침윤
다발성 기능 결절 또는 단단한 신생물

발현

비대 또는 갑상선 결절
떨림, 예민함, 감정의 불안정, 불안감, 설사
심박동수의 증가, 심계항진, 붉은 피부, 열 불내성, 체중 감소
근허약감, 심부전, 뼈의 골절
갑상선호르몬의 순환 증가
그레이브스병의 안구돌출증, 피부 병변

설사, 불면증, 골교체 증가 그리고 감정적 불안정성과 불안감 같은 정서적 징후가 나타난다. 갑상선기능항진증과 관련된 대사활동의 증가는 심부전, 근육 퇴행(갑상선 중독 근육질환), 골절로 이어질 수 있다.

그레이브스병의 눈과 피부 병변은 갑상선기능항진증을 유발하는 다른 상태에서는 관찰하기 힘들다. 눈의 변화는 안와 연조직의 부종, 안구돌출증과 안근육 허약에 기인한다. 피부 변화는 경골전 점액수종(pretibial Myxedema)으로 불리는데 다리 앞부분의 피부가 두꺼워진다.

갑상선호르몬과 혈중 갑상선자극호르몬 수준 측정은 갑상선기능항진증을 진단하는 데 사용된다. 갑상선기능항진증의 치료는 갑상선 기능을 억제시키는 약물, 외과적 절제 또는 방사능요오드를 주입하는 것이다. 요오드는 갑상선 조직에 선택적으로 흡수되기 때문에 방사능요오드에 의해 발생한 방사능 피해는 갑상선에만 제한된다.

갑상선 종양

선종은 완전히 정상적인 갑상선 조직에서 발생하지만 별개의 캡슐형 신생물이다. 결절이 커지면서 일부는 암종이 선종처럼 보일 수 있다. 갑상선 결절은 조직학적 검사에서 악성 가능성이 있거나 암종으로 보이면 제거된다. 외과적으로 제거하는 대부분의 결절은 다발성 갑상선종 또는 선종이다. 때때로 선종은 갑성선기능항진증의 결과로 갑상선호르몬을 과다 생산하기도 한다. 이 또한 외과적 절제의 이유이다.

갑상선암종의 범주는 임상증상, 예후 및 치료에 기초하여 세 부류로 분류한다. 매우 공격적인 암종인 역형성암종(anaplastic carcinoma)은 목의 구조에 침투하고 어떤 양상으로도 치료되지 않는다. 다행히 이는 매우 드물게 발생한다. **수질암종(medullary carcinoma)**은 갑상선의 결합조직에 있는 칼시토닌 분비세포로부터 나오며, 산발적 수질암종은 거의 드물다. 갑상선암종 중 대부분은 잘 구별되고 수술 및 방사성 요오드로 치료할 수 있는 경향이 있다. 조직학적으로 **유두암종(papillary carcinoma)**(그림 24-8)은 갑상선 종양의 75~85%를 차지하며 **여포암종(follicular carcinoma)**은 20%를 차지한다.

특히 유두 변이가 있는 고분화성 갑상선암의 가장 강력한 위험요소는 이온화 방사선에 노출되는 것이다. 방사선의 부작용이 알려지기 전인 20세기 전반에는 많은 아동들이 여드름, 두피 백선, 편도선염에 대해 방사선치료를 받았다. 방사선치료를 받은 아이들뿐만 아니라 원자력 발전소의 재해와 제2차 세계대전이 끝날 무렵 일본에 떨어진 원자폭탄으로부터 방사성 낙진에 노출된 사람들이 다른 사람들보다 갑상선암 발병률이 높게 나타났다. 그러나 미국에서 머리와 목의 양성 상태에 대한 방사선치료를 중지했음에도 갑상선암 발생률은 감소하지 않았다. 반대로 갑상선암의 발생은 지난 20년 동안 실제로 증가하고 있다. 발생률 증가는 영상기법이 발전되어 좀 더 작은 암까지 감지할 수 있기 때문이 아니라, 크고 작은 암 모두 발생이 증가하고 있기 때문이다. 갑상선암의 약 75%는 여성에게 발생하며, 여성의 경우 갑상선암은 일곱 번째로 흔한 악성종양이다.

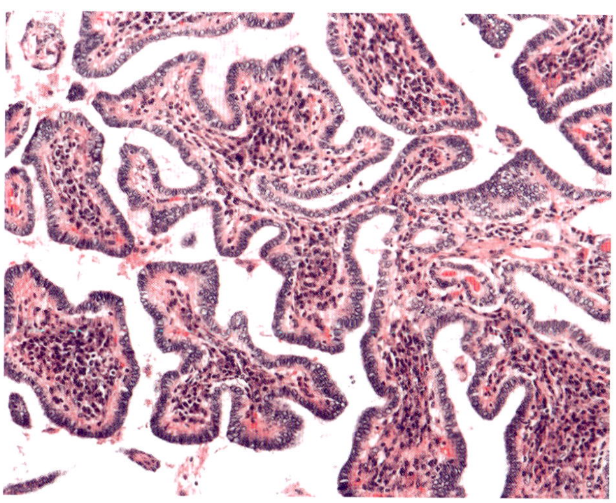

그림 24-8 갑상선유두암종

참고 24-6 갑상선암

원인
- 방사선 노출
- 가족력
- 다발성내분비종양(갑상선 수질암)

병변
- 유두, 여포 또는 수질 조직학 소견이 있는 결절, 미분화된 암은 목 전체로 빠르고 광범위하게 증식

발현
- 촉진되는 결절
- 커진 경우 목을 압박하거나 후두신경을 침범
- CT 또는 초음파로 결절 발견
- 확진을 위한 세침흡인검사와 병리적 검사

잘 분화된 갑상선암은 5년 생존율이 거의 100%에 가깝다. 심지어 1cm가 안 되는 작은 선종일지라도 림프절로 전이될 수 있지만, 림프선에 확산될 수 있는 림프절 전이가 다른 암에서와 마찬가지로 예후의 전조가 되지 않는다. 생존에 가장 희망적인 예후 중 하나는 연령이다. 45세 미만 환자는 45세 이상인 환자보다 예후가 더 좋다. 그래서 45세 미만 환자에게는 잘 분화된 원위부 전이가 있는 갑상선암과 없는 갑상선암 두 단계만 있다.

갑상선암은 보통 갑상선을 만져서 알 수 있는 결절에 의해 발견된다. 때때로 기도를 압박하기도 하고 목의 충만감이나 질식을 유발하기도 한다. 주변 조직의 성장이 후두신경을 침범하면 쉰 목소리나 성대 마비가 야기되고, 림프절로 퍼지면 팽창된다. 신체검진으로 감지되지 않는 경우에도 CT 영상으로 갑상선 결절을 감지할 수 있고 그 빈도 또한 높아지고 있다. 갑상선암은 보통 갑상선호르몬의 과다생성 증상과 관련이 없다. 초음파 가이드하에 세침흡인검사(FNA)로 진단할 수 있으며, 갑상선유두암종은 정확한 진단이 가능하다. 그러나 세침흡인검사로 낭포성 갑상선암과 선종을 구별하는 것은 불가능하다. 결과가 확실하지 않을 경우, 결절은 절제해야 하고 조직학적으로 암검사를 시행해야 한다.

부갑상선질환

일반적으로 갑상선 각 엽의 후상부와 후하부 표면에 네 개의 부갑상선이 위치해 있다(그림 24-1). 그러나 그 수와 위치는 다양하다. 부갑상선은 단단하고, 각각의 무게는 0.2g 이하이다. 부갑상선의 상피세포는 PTH라고 하는 부갑상선호르몬(parathormone)을 분비한다. 이 호르몬은 뼈로부터 칼슘 유리를 자극하고 신장과 위장관에서 칼슘의 흡수를 높이고, 신장에서 비타민 D의 활성화를 자극하며, 인산의 흡수를 저해하여 조절한다. 부갑상선기능저하증은 네 개의 선이 제거되거나 파괴되어 부갑상선호르몬이 생산되지 않아야 하기 때문에, 발생 빈도가 높지 않고, 발생할 경우 뼈의 대사에 의한 것이 아니라 혈중 칼슘 감소의 영향으로 주요 합병증이 발생한다. 칼슘은 근육위축에 꼭 필요한 전해질이다. 저칼슘혈증은 입 주위와 손가락의 **감각이상(paresthesia)**, 근육불안정과 **테타니(tetany**, 단일 자극 후 근육위축 지연), 경련과 같은 신경근육 불안정이 나타나며, 칼슘 보충제와 비타민 D의 합성 유도체를 투여하여 치료한다.

부갑상선기능항진증

부갑상선기능항진증은 흔한 질환으로, 미국에서 매년 10만 명에게 발생하고 그 증상은 경미하거나 오랜 시간 동안 나타나지 않는다. 원발성 부갑상선기능항진증은 정상적인 피드백 기전이 조절되지 않아 부갑상선호르몬이 과다 생산될 때 발생한다. 부갑상선기능항진증은 대부분 양성 신생물, 선종, 단일 부갑상선증의 성장에 의해 발생한다. 다른 원인으로는 네 개 선의 과형성이나 드물게는 부갑상선암종이 있다. 이차성 부갑상선기능항진증은 낮은 혈청 칼슘과 관련된 상태로 야기되며 대부분은 만성신부전 또는 비타민 D 결핍으로 나타난다. 낮은 혈청 칼슘 농도는 부갑상선호르몬 생산을 증가시킨다. 이차성 부갑상선기능항진증은 만성적이지만 잘 조절되지 않아 퇴화되어 삼차성 부갑상선기능항진증이 된다. 이때는 칼슘과 비타민 D의 외부 주입에 의해 혈청 칼슘이 조절되더라도 부갑상선이 부갑상선호르몬을 생산한다. 세 가지 유형의 부갑상선기능항진증 중 원발성 부갑상선기능항진증이 가장 일반적이다.

원인에 관계없이 부갑상선호르몬의 과잉은 뼈의 파괴 증가, 장에서의 칼슘 흡수 증가, 신장에서의 칼슘 재흡수 및 소변으로의 인산염 손실 증가를 초래한다. 전체적인 효과는 혈청 칼슘은 증가시키고 혈청 인산은 감소키시는 것이다. **고칼슘혈증(hypercalcemia)**은 보통 혈액검사로 발견할 수 있다. 고칼슘혈증은 징후가 나타날 정도로 심각한 경우는 거의 없지만, 만약 징후가 나타난다면 피로, 우울 및 통증 등의 비특이적인 것이 일반적이다.

다른 중요한 질병들도 이러한 양상으로 나타나기 때문에 증상이 없는 고칼슘혈증을 진단하기 위해서는 더 많은 임상 검사가 이루어져야 한다. 혈청 부갑상선호르몬 상승은 부갑상선증의 진단을 확진한다. 환자를 치료하기 위해서는 부갑상선기능항진증이 원발성인지 이차성인지를 결정해야 한다.

중증 환자에게 나타나는 부갑상선기능항진증의 복합적인 증상은 결석, 골 통증, 심한 복통, 정신적 고통 등이다. 신장에 의한 혈청의 과다한 칼슘과 인의 과도한 분비는 칼슘을 결석으로 변화시킨다. 뼈로부터 칼슘과 인이 분리되면 뼈가 얇아지기 쉽고 골절이 잘 일어나는데 척추 골절이 가장 흔하다. 골 병변은 거대 다형핵 파골세포(골흡수세포)와 섬유증, 때때로 낭종 형성을 특징으로 한다(낭종섬유성골염). 심한 복통은 변비, 소화불량 또는 급성췌장염 같은 심각한 상태에 의해 나타난다. 정신적 고통은 우울증, 기억상실, 정신병 등 다양한 정신질환을 의미한다. 심장마비와 비정상적인 당 대사 등 다른 합병증도 있다. 이처럼 다양한 증상을 보면 혈청 칼슘의 절저한 조절이 신체의 모든 조직에서 세포의 항상성에 얼마나 중요한지를 알 수 있다.

부갑상선기능항진증의 치료는 기저원인에 따라 달라 진다. 단단한 선종은 수술로 인해 제거한다. 확상된 원발 성 부갑상선기능항진증의 경우 모든 부갑상선 조직을 제거하고 소량을 전박의 피부 아래 재이식하면, 필수 부갑상선호르몬은 계속 생산될 것이다. 이차성, 삼차성 부갑상선기능항진증은 만성신부전이나 낮은 혈청 칼슘의 원인이 되는 다른 질병 치료에 더하여 칼슘의 대체요법을 시행한다.

참고 24-7 부갑상선기능항진증

원인
- 원발성(선종, 과증식, 암종)
- 이차성(만성신부전, 비타민 D 결핍)
- 삼차성(오랜 이차성 갑상선기능항진증)

병변
- 결절 또는 부갑상선의 미만성 과증식
- 뼈의 재흡수
- 신결석

발현
- 혈청칼슘 증가, 혈청인 감소, 부갑상선자극호르몬 증가
- 신결석으로 인한 옆구리 통증
- 골 동통과 병리적 골절
- 변비로 인한 복부 통증, 소화장애, 기타
- 신경근육과 신경정신적 장애
- 심부전

부신질환

두 개의 부신은 각각 신장 위 지방조직에 포함되어 복부

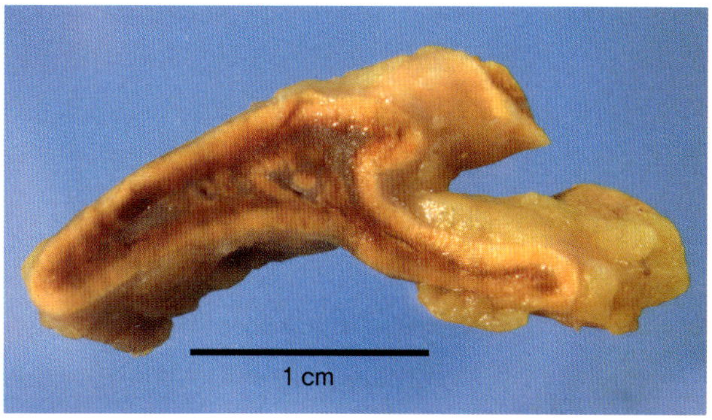

그림 24-9 부신의 외관. 피질은 불규칙한 모양의 선 주위를 둘러싸는 연속적인 황금색 조직이며, 수질은 선의 중심부에 있는 투명한 회색 조직이다.

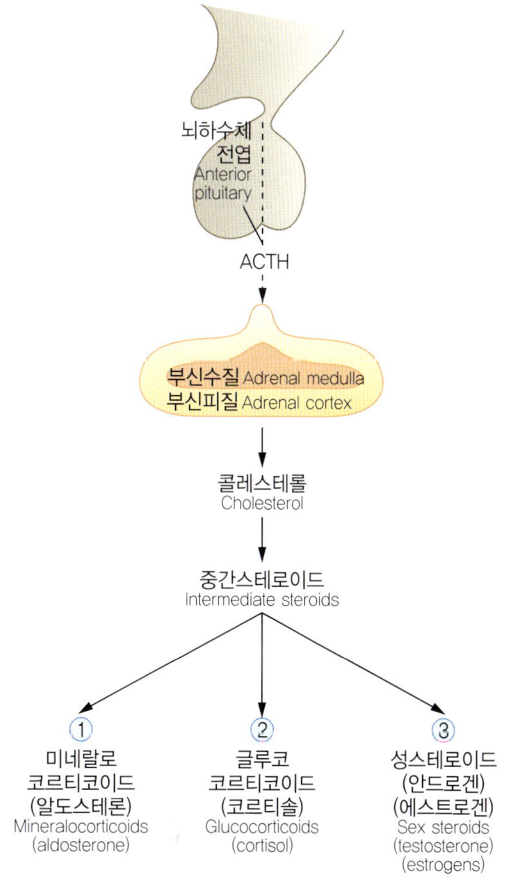

그림 24-10 부신피질에서 생산되는 3가지 스테로이드. 성스테로이드는 생식선에 의해 생산되며, 에피네프린은 부신수질에서 분비된다.

내 깊은 곳에 위치해 있다(그림 24-1, 24-9). 부신은 발생학적으로 두 개로 구성되었고, 기능에 있어 매우 다른 조직으로 구성되어 있다. 피질은 글루코코르티코이드(glucocorticoids), 미네랄로코르티코이드(mineralocorticoids), 안드로겐(androgens)을 합성하고 분비하는 상피세포로 구성되어 있는 반면, 신경에서 유래된 수질의 크롬친화세포는 일차적으로는 에피네프린(epinephrine, 아드레날린)을 포함한 혈관계를 조절하는 호르몬을 분비한다(그림 24-10). 피질은 3가지 호르몬을 생산하고, 3가지 다른 효과를 가지는 호르몬의 과잉 또는 부족으로 6가지 질병이 발생할 수 있다. 그중 가장 일반적인 것이 코르티솔 분비 과다가 특징인 쿠싱증후군이다. 전체 부신피질 조직이 손상되어 세 호르몬이 현저히 감소되는 질환은 애디슨병이다. 부신피질 질환은 매우 드물기 때문에, 애디슨병과 쿠싱증후군에 대해서만 여기에서 설명할 것이다. 부신수질은 종양이 발견되면 의학적 치료를 한다.

애디슨병

애디슨병(Addison disease)은 부신피질 조직 파괴의 결과로 모든 부신피질호르몬의 불충분한 생산을 나타낸다. 미국에서 가장 흔한 원인은 자가면역으로, 다른 내분비기관인 부갑상선, 갑상선, 췌장섬세포의 자가면역손상과 함께 발생한다. 부신 결핵이 과거에는 가장 흔한 원인이었다. 면역체계, 전해질 균형 유지와 성기능을 조절하는 부신피질호르몬의 중요한 역할에도 불구하고, 애디슨병의 증상은 서서히 나타나며, 비특이적이기 때문에 잘 발견되지 않을 수 있다.

증상으로는 피로, 식욕부진, 오심, 체중 감소, 저혈압이나 저혈당으로 인한 기절, 체모 소실과 우울증이 나타난다. 혈청 코르티솔이 감소되고, 뇌하수체에 의해 생산이 증가된 ACTH의 전구체는 멜라닌세포자극호르몬의 전구체로 피부를 청동색으로 만든다. 혈액검사에서 낮은 코르티솔 농도와 높은 ACTH 농도 및 전해질 불균형이 나타난다(고칼륨혈증, 저나트륨혈증). 증상은 급성이 될 수 있고 구토, 설사, 허약감, 저혈압을 동반해 생명을 위협할 수 있으며, 급성부전은 스트레스나 감염에 의해 촉진될 수 있다. 글루코코르티코이드와 소금, 설탕을 포함하는 정맥 수액과 함께 즉각적인 치료가 필요하며, 코르티코스테로이드, 미네랄로코르티코이드와 안드로겐의 외인성 보급이 주요 치료방법이다.

참고 24-8 애디슨병

원인
- 부신피질의 자가면역손상
- 결핵
- 드물게는 다른 원인

병변
- 림프구 제거와 부신피질의 위축
- 기저 원인에 따른 징후, 예를 들면, 육아종과 결핵

발현
- 피부 침착의 증가
- 비특이적 증상: 피로, 저혈압, 저혈당, 오심, 구토 등
- 급성 보상작용과 스트레스

쿠싱증후군

쿠싱증후군(Cushing syndrome)은 코르티코스테로이드 생산의 결과이며, 특히 글루코코르티코스테로이드의 과잉으로 발생한다. ACTH에 의한 부신의 과도한 자극과 부신에서의 일차성 과잉 생산, 종양에 의한 ACTH의 비특이적 생산(폐의 소세포암), 코르티코스테로이드의 밖에서의 주입과 같은 ACTH의 부신 과다 자극에 의한 불균형과 관계없이 나타난다. 가장 일반적인 원인은 외인성으로, 다른 질병을 치료하기 위해 사용된 코르티코스테로이드에 의해 발생한다.

쿠싱증후군의 임상 발현은 신체의 신진대사와 면역체계에 나타나는 코르티솔의 광범위한 영향을 설명한다. 쿠싱증후군의 두드러진 증상은 얼굴(그림 24-11), 몸과 등 윗부분에 국한된 중심성 비만(보름달형 얼굴과 버팔로 혹)이다. 코르티솔은 근육, 피부와 뼈를 포함하여 조직의 붕괴를 유도한다. 근위 근육의 허약, 멍이 잘 들고 치유가 느린 피부 약화, 골다공증이 발생하기 쉽다. 코르티솔은 포도당 신생을 촉진하여 고혈당을 유발하지만, 세포에서의 흡수를 억제하기도 하여 당뇨병의 원인이 된다. 자가면역질환에서 염증을 감소시키는 것과 같이 면역계 감소를 위해 치료적으로 코르티솔을 사용한다. 즉, 환자는 면역이 저하되어 있어 쉽게 감염된다. 어떤 환자에게는 코르티솔이 증가하면서 우울증, 정신병 같은 심한 정신장애가 발생하며, 고혈압, 다모증, 월경장애 등이 나타나기도 한다.

쿠싱증후군은 점진적으로 발생하는데 증상과 징후는 초기에는 발견하기 어려울 수 있다. 의원성일 경우 원인이 분명하다. 다른 경우에서는 실험 결과를 통해 부신의

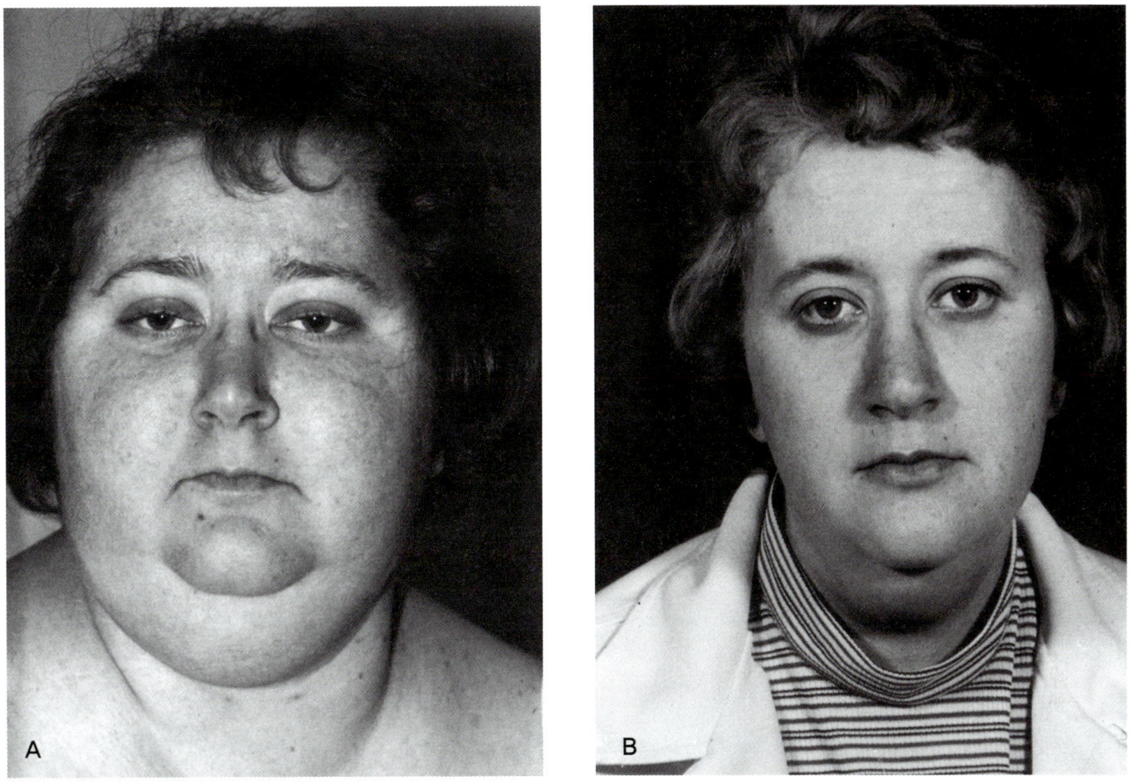

그림 24-11 쿠싱증후군. A: 쿠싱증후군의 부기와 얼굴 비만. 이 여성은 부신 선종에서 생산되는 코르티솔에 의해 쿠싱증후군이 발생한 것으로 밝혀졌다. B: 동일 여성의 부신 선종 제거 후 모습

참고 24-9 쿠싱증후군

원인
- 의원성 질환(치료적으로 쓴 외인성 스테로이드)
- 뇌하수체의 ACTH 생산 증가
- 부신선종 또는 암종의 코르티솔 분비
- ACTH 분비 암종

병변
- 뇌하수체 또는 부신선종, 암종
- 부신피질의 산발적 과증식(ACTH의 과다 분비)
- 부신피질의 위축(코르티솔 과잉으로 ACTH 분비가 억제되었을 때)

발현
- 얼굴과 몸통, 등 윗부분의 비만
- 피부 변화(멍, 치유 지연, 줄무늬)
- 고혈압
- 고혈당
- 골다공증으로 인한 골절
- 다모증
- 정신증
- 근육 쇠약

코르티솔 과잉 생산인지, 뇌하수체의 ACTH 과잉 생산인지 확인할 수 있다. 심각한 합병증이 발생하면 외인성 스테로이드 사용을 바로 중단해야 한다. 그러나 아직은 많은 질병에서 스테로이드는 효과적인 치료법이고 부정적 효과보다 긍정적 효과가 더 크기에 다른 약물에 의해 최소화할 수 있다.

부신수질 종양

부신수질 종양은 매우 드물지만 징후는 매우 확실하다. **크롬친화세포종(pheochromocytoma)**은 카테콜라민을 불규칙적인 경향으로 생성하는 부신수질의 크롬친화세포종양이다. 카테콜라민은 에피네프린과 노르에피네프린으로 구성되는 교감신경계의 중요한 일차 호르몬이며, 소위 '투쟁도피반응(fight or flight response)'으로 분비된다. 꾸준히 상승한 카테콜라민은 혈관 긴장도를 상승시켜 고혈압을 유발하고, 직접적인 심장 자극효과를 야기하며, 오래 지속되면 심부전으로 이어질 수 있다. 종양에서 분비되는 카테콜라민의 주기적인 분출은 심각한 두통, 홍조, 발한, 심계항진, 불안 그리고 진전을 초래한다. 카테콜라민의 분해산물인 소변의 바닐만델산(vanillylmandelic acid, VMA) 측정이 진단에 도움이 된다. 수술 전과 수술 중 갑자기 많은 양의 카테콜라민 분비로 인해 치명적인 혈압 변화가 나타날 수 있기 때문에 환자의 혈압은 엄격히 조절되어야 한다.

신경모세포종(neuroblastoma)은 아이들에게 발견되는 가장 흔한 악성종양 중 하나이다. 이 종양은 신경관 세포에서 발생하여 일반적으로 교감신경의 신경절 세포로 발전한다. 몇몇 종양에서는 원시형태를 보이는 반면, 어떤 종양에서는 식별되는 많은 신경절 세포들이 있다. 종양의 예후는 그 분화 정도와 단계 그리고 환자의 연령에 따라 다르다(영유아의 경우 아동보다 더 오래 생존하는 경향이 있다). 그리고 염색체이상, 유전적 기형과 같은 다양한 분자의 특성에 따라서도 종양의 예후가 결정된다. 적절한 치료와 함께 5년 생존율은 환자의 연령에 의존하여 40~80%까지 다양하다.

췌장의 랑게르한스섬 질환

췌장 소관으로부터 발달된 무수히 많은 내분비세포의 작은 군집 혹은 섬(islets)들은 췌장 전체에 흩어져 있다. 랑게르한스섬의 다양한 세포 형태는 글루카곤(glucagon, 알파세포), 인슐린(insulin, 베타세포), 소마토스타틴(델타세포), 췌장 폴리펩타이드(PP세포)와 같은 다른 호르몬을 분비한다. 당뇨는 랑게르한스섬의 비정상적인 호르몬 생성과 관련된 중요한 질병이다.

당뇨

다양한 조직과 기관에 대한 당뇨의 효과는 다른 장에서 이미 논의하였다. 신증, 망막증, 심혈관질환 그리고 치유되지 않는 궤양과 실명을 유발하는 작은 혈관의 질병들은 당뇨의 가장 일반적인 합병증이다. 불행히도 당뇨는 발생빈도가 매우 높으며, 미국 인구의 약 8%가 당뇨에 걸려 있다. 지난 20년 동안 비만과 당뇨의 발생률은 놀랄 만큼 증가하고 있다. 연령에 따른 유병률은 다양하고 인종에 따라서도 상당히 다른데, 인디언과 흑인은 14%이고, 일부 인디언 원주민은 30%까지 증가한다. 이 중 많은 이들은 당뇨가 노화의 자연적인 과정으로 발생하는 것으로 이해하고 있다. 당뇨는 이제 미국에서 사망원인 중 7위를 차지한다.

당뇨는 지속적인 고혈당 상태이며 포도당 항상성이 상실되는 질병이다. 세포가 포도당을 사용할 때는 랑게르한스섬의 베타세포에서 생성되는 인슐린이 필요하다. 당뇨에서는 인슐린 생산이 감소하거나, 세포가 인슐린의 효과에 저항하기 때문에 세포 안의 인슐린 효과 또한 감소된다. 당뇨의 이 두 가지 기전은 제1형 당뇨병과 제2형 당뇨병 두 종류의 당뇨 형태를 분별하는 기준이 된다(표 24-3).

제1형 당뇨병에서 랑게르한스섬은 파괴되어 절대적으로 인슐린 생산이 부족하다. 제2형 당뇨병에서 세포는 인슐린에 저항하여, 인슐린이 존재하지만 포도당을 흡수하기 위해 자극을 받지 않는다. 이러한 두 종류의 당뇨는 이전에 다양한 이름으로 불려왔다. 제1형 당뇨병은 인슐린 의존형 당뇨병 또는 소아 당뇨라고 불렸으며, 제2형 당뇨병은 비인슐린 의존형 당뇨병 또는 성인 당뇨라고 불렸다. 현재는 아이들도 제2형 당뇨병으로 발전될 수 있고 어른들 역시 제1형 당뇨병으로 진단받을 수 있으며 심각한 제2형 당뇨병은 대개 인슐린 의존형이기도 하여, 유형에 따라 당뇨를 분류하는 것이 선호된다.

두 유형 모두 유전적 요인과 비유전적 요인을 포함하는 다원적 병인을 지니고 있다. 멘델의 유전법칙을 따르지는 않지만, 강한 유전적 요소를 가지고 있다. 제1형 당뇨병은 HLA 염색체(주조직적합항원 염색체)와 강하게 연관되어 있다. 제2형 당뇨병은 위험요인을 증가시키는 유전자가

표 24-3 제1형 당뇨병과 제2형 당뇨병 비교

	제1형 당뇨병	제2형 당뇨병
연령	일반적으로 아동 혹은 젊은 성인	보통 40세 이후, 연령의 증가와 함께 발생률이 높아짐
발병 시기	일반적으로 갑작스럽게 발병 대부분 감염 이후에 진단 당뇨병케톤산증	주로 서서히 발병 주로 비만 탈수로 인한 비케톤성 혼수
치료	인슐린	식이, 운동, 약물(경구투여); 심각한 경우 인슐린 필요
합병증	초기, 종종 심각하게 발병	진단 시 전 범위의 합병증이 발현될 수 있음
인슐린 수준	낮거나 없음	정상이거나 높음

잘 작동하지 않지만, 약 50%에 해당하는 일란성 쌍둥이에게서 일치율을 보이며, 종종 가족들에게 발생한다. 반면에 제1형 당뇨병은 보다 산발적인 발생 양상을 보인다. 그동안 면역계 혹은 바이러스 손상이 제1형 당뇨병을 유발한다고 추측되었지만, 랑게르한스섬의 파괴를 유도하는 손상의 정확한 본질은 알려지지 않았다. 제2형 당뇨병에서 식이와 운동은 병인학적 관점과 질병의 치료적 입장에서 매우 중요한 역할을 한다. 비만은 제2형 당뇨병으로 발전할 수 있는 가장 강력한 위험요인으로, 비만과 당뇨의 비율은 평행하게 상승하고 있다. 이는 비만이 인슐린 저항성을 포함한다는 가장 강력한 과학적인 근거이다. 경도 비만인 사람들은 비록 임상적 당뇨는 없어도 어느 정도 인슐린 저항성을 지닌다. 현재 비만의 급속한 확산은 심지어 어린 아이들도 제2형 당뇨병을 진단 받을 정도이다.

제1형 당뇨병은 자가면역질환으로, 림프구는 베타세포의 항원을 공격하고 파괴하여 인슐린 생성이 절대적으로 부족해진다. 인슐린 생성이 90%까지 감소되면 임상적으로 당뇨가 발생한다. 반대로 제2형 당뇨병에서는 세포가 정상적으로 인슐린과 반응하지 않고, 인슐린이 존재해도 인슐린의 효과에 저항하며, 포도당을 흡수하지 않고 혈액 내로 순환만 된다. 꾸준한 고혈당의 반응으로 베타세포는 실제로 인슐린 생성을 증가시킨다. 시간이 지나면서 랑게르한스섬의 세포는 소진되고 결과적으로 인슐린 부족이 일어난다.

당뇨와 연관된 다른 요인으로는 임신, 감염 그리고 코르티코스테로이드 치료이다. 이들 각각은 스트레스와 연관되며, 스테로이드의 순환을 증가시킨다. 스테로이드는 세포에 작용하는 인슐린의 효과에 길항작용을 한다. 그래서 환자들은 비록 인슐린 생성이 정상적이지만 고혈당으로 발전한다. 임신 중 발전된 당뇨병이나 임신성 당뇨는 보통 아이의 출산 이후에 교정된다. 그러나 임신성 당뇨로 발전한 여성의 경우 이후에 제2형 당뇨병으로 발전할 위험이 매우 높다.

당뇨의 임상 징후는 고혈당 자체로 시작된다. 신장의 여과액에서 과잉의 포도당은 고삼투압성 여과액으로 여기게 되어 물을 보유한다. 그리고 다뇨와 다갈의 증상을 유도한다. 즉, 환자는 자주 소변을 보고, 과도하게 갈증을 느낀다. 그 이유는 사구체 여과액에서 과잉의 포도당 분자가 이뇨를 유발하기 때문이다. 또한 포도당은 세포로 바로 이송되지 않기 때문에 주로 지질이라는 대체에너지에 의존한다. 지질 대사의 중간 산물은 아세토아세트산과 베타-하이드록시부티르산이다. 이러한 산은 말초조직과 신장에서 여과될 수 있는 것보다 더 빠르게 생산되어 케토산증을 초래한다. **당뇨병케톤산증(diabetic Ketoacidosis)**의 상태는 심각한 고혈당증에서의 탈수와 산증(acidosis)이 특징적이며 이는 내과적 응급상황이다. 치료는 인슐린 처치와 수분을 보충하는 것을 반복한다. 전형적으로 당뇨병성 케토산증은 제1형 당뇨병에서 나타나지만 인슐린이 부족한 진행된 제2형 당뇨병에서도 나타날 수 있다. 제2형 당뇨병에서는 심각한 탈수의 결과로 고삼투압성 비케톤혼수가 더 많이 나타난다.

포도당은 신체의 모든 조직에서 사용되고 세포가 기능을 제대로 수행하기 위한 필수 요소이다. 손상된 포도당 대사의 상태는 일반적으로 허약함, 상처 치유의 지연과 감염 가능성의 증가이다. 당뇨 유형에 관계없이 당뇨의 장기간 합병증은 고혈당의 지속 결과로 발생된다. 당뇨 발생 후 약 10~20년 사이에 합병증이 유발되지만, 혈청 포도당이 인슐린이나 약물에 의해 얼마나 잘 조절되었는지에 따라 달라진다. 특히 혈관의 내피세포 손상이 이러한 합병증의 원인이 된다. 그러나 합병증의 발병기전과 원인은 복잡하기 때문에 아직까지 정확히 밝혀지지 않았다. 이는 염증중재요인, 세포외기질 변화 그리고 산화력 스트레스를 이겨내는 능력의 손상이 관여하는 것으로 보인다. 그 결과 큰 혈관에서 동맥경화증이 가속화되고, 동맥경화성 심장병과 뇌졸중의 발생률이 증가한다. 그리고 피부, 망막, 신장과 같은 조직의 관류가 손상되어 작은 혈관이 좁아지는 **미세혈관병증(microangiopathy)**이 발생한다. 미세혈관병증은 운동과 식이를 통해서도 되돌리기 힘든 합병증으로 당뇨와 관련된 대부분의 이환율로 설명할 수 있다.

대부분의 당뇨는 일반 사람들처럼 동맥경화증의 영향으로 죽는다. 그러나 당뇨병 없는 일반 환자와 대조적으로 당뇨병은 어린 연령에서 동맥경화증과 그 합병증이 발달한다. 거대혈관 질병이 사망의 가장 흔한 원인이지만 미세혈관 질병 또한 주요한 사망의 원인이다. 혈관 합병증은 다른 장에 구체적으로 기술되어 있다. 합병증은 머리부터 발끝의 순서로 기술하면 뇌졸중, 시력상실, 신경증, 통증감각의 상실, 위와 방광의 마비, 심근경색, 허혈성 장간막과 장경색, 만성신부전과 투석에 의존하게 되는 신증, 감염 위험의 증가, 상처 치유의 지연, 성기능 부전, 골수염으로 진행될 가능성이 있고 절단해야 할 수도 있는 발가락과 발의 괴저 등이 있다.

제1형 당뇨병은 아이가 과도하게 물을 많이 마시거나, 소아 야뇨증을 포함한 야간 배뇨작용을 포함한 잦은 소변을 볼 때 진단내릴 수 있다. 유사한 증상이 성인에게도 나타날 수 있지만, 성인은 일반적으로 증상이 발생하기 전에 고혈당으로 먼저 선별된다. 당뇨의 진단은 혈액검사를 기초로 내려진다. 일반적인 공복 혈장 포도당 수치는 100mg/dL보다 적으며, 어떠한 비정상 결과가 있으면 추가적인 검사를 실시하여야 한다.

포도당 내성검사(Glucose tolerance tests)는 세포가 포도당을 이용할 수 있는 능력을 검사한다. 공복 상태에서 표준화된 포도당 용액을 마시고 2시간 이후에 혈당을 측정하며, 과잉의 포도당은 손상된 포도당 내성을 반영한다. 세 번째 테스트는 **$HbA1_c$(hemoglobin $A1_c$)**로, 당화된 적혈구의 비율을 측정하는 검사이다. 적혈구의 수명은 120일이므로 HbA1c는 약 4개월 동안의 혈액 내 평균 포도당 수치를 반영하며 상승된 수치는 지속적인 고혈당 상태를 의미한다.

당뇨의 치료는 기저 원인에 따라 다르다. 제1형 당뇨병은 인슐린을 필요로 하기 때문에 다양한 종류의 인슐린 준비가 필요하다. 지속성, 속효성, 초속효성이 있고, 매몰식 펌프는 바늘의 추가적인 삽입 없이 인슐린을 주입할 수 있다. 적절한 혈당 조절을 위해서는 하루에 4회 이상 혈당을 측정해야 하며, 이때 혈당 측정을 위해 채혈침과 혈당지가 필요하다. 제2형 당뇨병 치료를 위한 첫 번째 방법은 운동과 식이를 함께 하는 체중 조절로, 평균 정도의 체중 감소는 인슐린 저항성에 효과가 있다. 불행히도 대부분의 환자들이 생활방식을 교정하지 못하기 때문에 질병을 통제하지 못한다. 약물치료는 다양한 방법으로 작용한다. Metformin은 가장 일반적인 약물 중 하나로, 말초혈액에서 포도당 이용률을 증가시키고 간에서 포도당 생성을 감소시키며, Sulfonylurea는 랑게르한스섬 세포가 인슐린을 생산하도록 자극한다. 다른 약물들은 인슐린 감수성을 증가시키거나 소화기관에서의 포도당 흡수를 감소시킨다. 이러한 약물의 심각한 부작용은 의도와 달리 저혈당을 유도한다. 적절한 의학적 치료는 심각한 고혈당의 급성합병증, 케톤산혈증 및 탈수에 도움이 되며, 미세혈관병증을 비롯한 수많은 문제를 지연시킨다.

치료에는 추가적으로 질병의 진행과정과 합병증에 대한 이해를 필요로 한다. 이는 고혈압약, ACE 억제제, 지질저하제와 같은 것으로 심장과 신장을 보호하고, 눈과 신장기능을 수시로 모니터링하며, 꼼꼼한 발관리로 당뇨성 궤양으로 발전하지 않도록 예방하는 것 등을 의미한다.

현재 완전하게 인슐린 생성을 회복시키거나 인슐린 저항을 뒤바꾸는 치료방법은 없다. 그러나 새로운 당뇨 치료방법은 환자들의 혈당 수치를 조절할 때 매우 주의를 요하는데, 이러한 주의로부터 좀 더 자유롭게 해주었다. 췌장이식과 랑게르한스섬 세포이식의 새로운 기술은 절대적으로 인슐린이 부족한 환자들에게 랑게르한스섬의 기능을 재개한다. 이식은 계속적인 면역 억제가 필요하며, 췌장의 거부반응에 대한 발견이 어렵고 췌장의 제공자가 제한되어 있다는 문제점이 있지만, 이식을 통해 생존 시 얻을 수 있는 이점은 매우 크다. 포도당 수치는 정상이 되고, 젊은 여성의 경우 추가적인 혈당 관리 없이 성공적으로 임신할 수 있으며, 혈관 합병증으로도 진행되지 않는다. 합병증이 이미 이식 시점에서 진행되었다면, 되돌릴 수는 없지만 안정화시킬 수는 있다. 다른 치료 방법은 혈당 모니터를 피부 아래에 이식하여 이동식 인슐린으로 자동적으로 인슐린 필요량을 계산하고, 적절하게 그 양이 전달되도록 하는 것이다. 이러한 시스템으로 포도당은 꾸준히 감시되고 인슐린의 양은 생리적 통제 수준에 가깝게 미세하게 조절될 수 있다.

췌장의 내분비계 종양

랑게르한스섬의 어떤 세포는 클론확장(clonal expansion)을 할 수 있으며, 그 결과 **췌장의 내분비계 종양(pancreatic neuroendocrine neoplasm)**이 발생한다. 이것은 매우 드물며 췌장 신생물 중에서 약 5%만 차지한다. 보통 다른 이유로 시행한 CT 촬영에서 발견된 췌장의 덩어리를 확인한 후 알게 되며, 정형화되지 않은 방식으로 췌장 호르몬을 생산하고 그로 인해 호르몬 과잉 증상의 원인이 된다. 가장 흔한 기능적인 췌장 내분비 종양은 **인슐린종(insulinoma)**이며, 이는 인슐린을 생산하는 베타세포의 신생물이다. 저혈당 증상인 두통, 기면, 흐린 시야, 혼돈, 혼미, 의식소실이 나타나는데, 음식물을 섭취하면 증상은 완화되고 췌장암을 예측하기는 어려워진다. 보통 췌장에 있는 작은 종양은 수술적으로 제거하면 치유할 수 있지만, 크거나 림프절까지 전이된 것은 재발하기 쉽다.

내분비계 증후군

다발성내분비종양 증후군

가족 내에서 발생하는 여러 내분비기관의 종양에는 적어도 2가지 이상의 증후군이 있다. 다발성내분비종양 제1형(multiple endocrine neoplasia 1, MEN1)은 상염색체 우성질환으로 환자의 부갑상선 비대를 일으키고, 췌장의 랑게르한스섬 세포와 뇌하수체전엽의 종양이 생긴다. 보통 양성 종양으로 호르몬 생산이 증가함에 따른 주의가 요구되고 성인보다 어린 나이의 환자에게 많이 발생하며, 악화되어 어릴 때 사망하기 쉽다. 기저 유전자 변이는 MENIN이란 유전자로 부른다. 이 유전자에서 생산된 메닌(MENIN) 단백질은 신체에 전체적으로 분포하지만, 이 단백질의 작용은 아직 밝혀지지 않았다. 다발성내분비종양 제2형(multiple endocrine neoplasia 2, MEN2)은 갑상선수질암종의 초기 발생으로 발전되는 특징이 있다. MEN2는 갑상선수질암종과 함께 발생하는 다른 증상들에 의해 3가지 다른 변이가 있다. 여기에는 크롬친화세포종, 마르판증후군 체형, 부갑상선 비대, 점막신경종이 있다. 모든 MEN2의 변이는 상염색체 우성이고 유전자 손상은 RET 원종양 형성 유전자(proto-oneogene)에 관여한다. 가족력 있는 아이들에게 일어나는 변이의 선별은 갑상선은 예방적으로 제거될 수 있기 때문에 잠재적으로 치명적인 갑상선수질암종으로의 진행을 예방할 수 있다.

종양에서 분비되는 이소싱호르몬

내분비세포는 내분비기관으로 여겨지지 않는 신체 내 조직을 통해서 널리 분포되어 있으며, 이러한 세포에서 발생한 종양은 호르몬을 생산할 수 있다. 폐의 소세포암종은 이소성호르몬 생산과 가장 관련이 있으며, 특히 항이뇨호르몬과 ACTH와 연관된 암이다. 호르몬 생산은 종양의 초기 징후를 나타낸다. 예를 들어 쿠싱증후군의 증상을 보이지만 검사상 뇌하수체전엽과 폐엽은 정상일 수 있다. 신생물의 이소성호르몬이 생성은 신생물증후군(paraneoplastic syndrome)이라고 부른다.

장기부전

주요 내분비 장기의 부전은 앞부분에서 기능저하로 언급하였다. 생명을 위협하는 급성 기능부전은 부갑상선호르몬, 아드레노코르티코스테로이드(adrenocorticosteroid)와 인슐린의 부족으로 발생한다. 뇌하수체와 갑상선 기능부전은 대개 치명적인 결과가 나타나기 전에 결핍된 호르몬의 주입으로 발견, 진단, 치료되는 점진적 변화를 보인다.

연습문제

1. 뇌하수체는 때때로 신체의 'master gland'라고 불린다. 그 이유는 무엇인가?
   A. 직접적으로 성장과 대사를 조절한다.
   B. 가장 큰 내분비선이다.
   C. 양성과 음성 되먹임 조절을 하기 때문이다.
   D. 다른 호르몬의 합성과 분비에 영향을 주는 호르몬을 생산한다.
   E. 뇌에 위치한다.

2. 환자가 지속적인 고혈당 상태이다. 이는 내분비계가 비정상임을 말해준다. 이에 관여하는 내분비기관은 다음 중 어느 부위에 위치하는가?
   A. 후복막강
   B. 뇌의 시신경 교차 윗부분
   C. 기관 양쪽 위
   D. 목 정중선의 양 옆
   E. 췌장

3. 가장 흔한 내분비기관의 악성종양은?
   A. 갑상선 종양
   B. 부갑상선 종양
   C. 췌장 내분비 신생물
   D. 부종양 증후군
   E. 크롬친화세포종

4. 많은 내분비기관의 질병은 호르몬 생산의 과잉과 부족으로 인한 징후로 알 수 있다. 징후의 영향은 비가역적이기 때문에 징후가 발현되기 전에 병을 발견하는 것이 바람직하다. 다음 중 발견 방법이 아닌 것은?
   A. 갑상선의 직접적인 신체검진
   B. 정기적인 혈청 전해질과 칼슘검사
   C. 정기적인 공복 혈당검사
   D. 정기적인 혈청 코르티솔과 부신피질자극호르몬 검사

5. 하시모토 갑상선염과 애디슨병의 일반적인 원인은 무엇인가?

A. 종양
B. 감염
C. 결함있는 유전자
D. 자가면역

6. 쿠싱증후군은 다음 중 어떠한 징후들로 알 수 있는가?

A. 심계항진, 식욕증진에도 불구하고 체중 감소, 안구돌출
B. 체중 증가, 특히 복부, 얼굴, 등 위쪽의 비만, 쉽게 멍듦, 감염의 감수성 저하, 척추의 골절
C. 골절, 복부 통증, 신결석
D. 심계항진, 발한, 진전, 두통
E. 다뇨, 다갈, 탈수

7. 다음 중 아동을 제외하고 발생하는 종양은?

A. 갑상선수질암종
B. 갑상선유두암종
C. 신경모세포종
D. 크롬친화세포종
E. 다발성 내분비종양

8. 제1형 당뇨병과 제2형 당뇨병의 주요 차이점은?

A. 제1형 당뇨병은 주로 아동에게 발생하는 반면, 제2형 당뇨병은 아동에게 영향을 주지 않는다.
B. 제1형 당뇨병은 인슐린 치료가 필요한 반면, 제2형 당뇨병은 결코 인슐린 의존형이 되지 않는다.
C. 제1형 당뇨병에서는 랑게르한스섬이 파괴되지만, 제2형 당뇨병에서는 랑게르한스섬에 변화가 없다.
D. 제1형 당뇨병은 절대적인 인슐린 부족으로 발생하지만 제2형 당뇨병은 글루카곤의 부족으로 발생한다.
E. 제1형 당뇨병은 절대적인 인슐린 부족으로 발생하지만 제2형 당뇨병은 말초혈액에서의 포도당 이용률이 낮아짐으로써 발생한다.

SECTION IV

Multiple Organ System Diseases

다발성 기관계 질환

이 단원에서는 다발성 기관계 질환에 대해 알아보고, 앞 단원에서 소개한 질환의 전반적인 개요를 확인한다. 전반부의 네 번째 장까지는 감염성 질환, 면역질환, 물리적 손상 및 화학적 손상의 원인과 기전에 대해, 그리고 마지막 장에서는 영양과다 또는 결핍에 의해 발생되는 질환에 대해 살펴본다.

CHAPTER 25

감염성 질환

Infectious Diseases

개요

학습목표

1. 감염을 일으키는 미생물 분류를 나열한다.
2. 미생물이 숙주와 상호작용하는 방법을 설명한다.
3. 미생물 감염 시 신체의 주요 방어기전을 나열한다.
4. 다양한 면역타협 현상을 나열하고 원인을 설명한다.
5. 감염성 질환의 발생과 전파를 방지하기 위한 백신 주사와 공중위생 관리의 효과에 대해 이해한다.
6. 이차감염의 국소 및 전신 염증 증상을 설명한다.
7. 감염성 질환의 진단과 치료에 사용되는 일반적인 실험방법을 인지하고 기술한다(예: 배양, 그람염색도말, 혈청검사, 백혈구 수 검사, 핵산서열검사).
8. 기회감염, 동물매개감염, 외래유입감염증의 정의를 이해하고, 각각의 예를 나열한다.
9. 화농성 감염을 정의하고, 이를 일으키는 일반적인 감염원을 나열한다.
10. 외독소의 개념을 이해하고, 외독소에 의한 질병을 나열하여, 다른 일반적인 세균성 질환 치료와 다른 점을 이해한다.
11. 백신주사를 통해 방지할 수 있는 아동기 질환을 이해한다.
12. HIV 감염에 대한 전파경로, 병태생리, 역학, 치료 방법을 설명한다.
13. 항원변이를 정의하고, 이로 인해 바이러스감염에 대한 효과적인 백신개발이 어렵게 되는 현상을 설명한다.
14. 암을 일으키는 것으로 알려진 감염성 병원체를 제시하고, 사람에게서 일어나는 감염 증상을 설명한다.
15. 원발성, 이차적 전신진균감염을 비교하고, 각각의 숙주 상태와 염증 반응의 종류를 설명한다.
16. 원생생물이나 기생충감염의 예를 들고, 설명할 수 있다.
17. 프리온단백질을 설명하고, 이 장에서 설명된 감염원과의 차이점을 이해한다.
18. 핵심용어와 녹색으로 진하게 표시된 모든 용어를 정의하고 상황에 맞게 적절히 사용한다.

핵심용어

농양 abscess
후천적 면역체계 acquired immune system
후천성 면역결핍증후군 acquired immunodeficiency syndrome, AIDS
혐기성 세균 anaerobic bacteria
탄저병 anthrax
항생제감수성 검사 antibiotic susceptibility test
항원 대변이 antigenic shift
균혈증 bacteremia
세균 박테리아, bacteria
세균성 독소 bacterial toxin
보툴리누스 중독 botulism

칸디다증 candidiasis
보균자 carrier
봉와직염 cellulitis
수두 chicken pox
클라미디아 Chlamydia
콜레라 cholera
편리공생 생물 commensal organism
배양 culture
디프테리아 diphtheria
창발성 감염병 emerging infectious disease
장내 세균 enteric bacteria
진균 fungus
가스괴저 gas gangrene
람블편모충증 giardiasis
그람염색 Gram stain
기생충 helminth
단순헤르페스바이러스 herpes simplex virus
인체면역결핍바이러스 human immunodeficiency virus, HIV
인유두종바이러스 human papilloma virus
면역화/면역법 immunization
농가진 impetigo
상주균주 indigenous flora
감염 infection
감염성 단핵구증 infectious mononucleosis
염증반응 inflammatory response
선천성 면역체계 innate immune system
인터페론 interferon
잠복기 latent period
나병, 한센병 leprosy
라임병 Lyme disease
말라리아 malaria
홍역 measles
메티실린저항성 황색포도상구균 methicillin-resistant Staphylococcus aureus, MRSA
마이코플라즈마 Mycoplasma
진균감염 mycotic infection
괴사성근막염 necrotizing fasciitis
핵산염기서열분석 nucleic acid sequencing
기회감염 opportunistic infection
기생생물 parasite
병원성물질 pathogen
요충 pinworm
흑사병 plague
소아마비 polio
원발성 진균감염 primary fungal infection
프리온단백질 prion protein
원충 protozoa
고름 pus
화농균 pyogenic bacteria
법정전염병 reportable infection
리케치아 Rickettsia
풍진 rubella
부패균 saprophyte
주혈 흡충병 schistosomiasis
이차감염 secondary infection
혈청검사 serologic test
대상포진 shingles
황색포도상구균 Staphylococcus aureus
연쇄상구균 streptococci(alpha-and beta-hemolytic)
물리적 방어체계 structural barrier
공생생물 symbiotic organism
촌충 tapeworms
파상풍 tetanus
독성쇼크증후군 toxic shock syndrome
톡소플라스마증 toxoplasmosis
트라코마 trachoma
선모충증 trichinosis
야토병 tularemia
파상열 undulant fever
상기도감염 upper respiratory tract infection
백신 vaccination
벡터 vector
수직감염 vertical transmission
바이러스 viruses
동물매개감염 zoonotic infection

감염과 신체방어기전

미생물은 세상 어디에나 존재한다. 그 무엇도 살 수 없을 것만 같은 깊은 바다, 뜨거운 광천수, 성층권에 떠다니는 먼지, 남극의 빙하 속 그리고 광산에서 흘러나오는 산성 폐수 속에서도 생존하고 있다. 심지어 지구상에 존재하고 있는 미생물의 전체 무게는 지구상에 생존하고 있는 모든 식물의 무게와 비슷할 정도로 많이 존재한다. 다시 말해, 우리는 아무것도 의식하지 못한 채 태어나는 순간부터 우리가 먹고 마시고 숨쉬는 공기 속에 있는 수많은 미생물들과 아주 가까이 지내왔다는 것이다. 우리의 몸은 하나의 생물군계를 이룬다. 배꼽 안에만 1,400여 종의 세균이 살고 있고, 내장에는 우리 몸을 구성하는 세포의 수보다 10배나 많은 세균이 살고 있다. 우리의 입, 피부, 호흡기관, 생식기관, 소화기관은 단순히 미생물을 담고 있다는 것뿐만 아니라, 실제로는 소화 흡수를 하는 데 있어서 이 미생물의 도움을 받고 있다. 하지만, 이렇게 수많은 미생물과 지속적이고 직접적으로 접촉을 하고 있음에도 불구하고 실제로 질병을 일으키는 경우는 매우 드물다.

인체에 감염을 일으키는 미생물들은 주로 단세포 유기체인 세균(bacteria), 진균(fungi), 리케치아(rickettsiae), 원충(protozoa), 바이러스(viruses), 다세포 기생충(multicellular helminths) 등으로 구분된다. 프리온은 다른 형태의 감염인자로서 생물이 아닌 단백질의 구조변형에 의해 질병을 일으킨다.

이 장의 개요는 세 부분으로 구성되었다. 첫 번째, 미생물 병원체가 숙주와 접촉하는 여러 방법에 대해 알아보고, 두 번째, 포유동물에서 침습적인 외래 생물이나 감염원에 대항하는 방어기전에 대해 설명하고, 세 번째, 감염과 관련되어 흔히 발생하는 질환들과 그에 대한 간략한 서술이다. 개요 이후에는 감염원이나 병원체의 종류에 따라 발생하는 질병에 대해 되도록 간략하게 알아보도록 한다. 광범위한 감염성을 보이거나 특정한 감염성을 가지는 것에 대해서만 심도 있게 다루었다. 또한, 결핵(tuberculosis), 바이러스성 간염(viral hepatitis), 헬리코박터 파이로리(*Helicobacter pylori*)와 같은 특수한 감염이나 감염 생물체에 대해서는 개별 기관과 연관된 장에서 다루기에 이 장에서는 포함하지 않았다.

미생물과 숙주의 상호작용

숙주의 몸 밖이나 안에서 살고 있는 생명체를 **상주균주**(indigenous flora)라고 한다. 상주균주는 숙주에 무해하면서 그렇다고 이익을 주지도 않으며 공존하는 **편리공생**(commensal)을 하거나, 숙주의 건강에 도움을 주면서 보호, 영양 등의 이점을 얻는 상리공생 혹은 일반적으로 말하는 **공생**(symbiotic)을 한다. 실제로 인간의 피부나 입에는 수백만의 편리공생하는 상주균주가 존재하고, 장내에는 인간이 분해할 수 없는 복잡한 형태의 탄수화물을 분해할 수 있도록 하는 수백만의 균주와 공생관계에 있다. 일부 세균의 경우, 죽은 식물이나 동물과 같은 생분해가 가능한 유기물질을 분해하는 데에 특화되어 있기도 하다. 이러한 미생물을 **부패균**(saprophytes)이라고 한다.

미생물이 독성물질을 많이 만들어 내거나 숙주의 조직으로 침투하게 되어 질병을 일으키게 되면, 이를 **병원균**(병원체, pathogens)이라고 한다. **감염**(infection)은 비록 질병으로 발전되지 않더라도 어떠한 병원체가 몸 안으로 들어가는 과정 자체를 정의한다. 이 장에서는 '감염'을 '감염성 질병'과 같은 의미로 사용될 예정이다.

미생물은 주위 환경에 따라 각각의 숙주와 각기 다른 상호작용을 한다. 예를 들어, 대장에 있는 상주균주의 일종인 웰치간균(*Clostridium perfringens*)은 숙주가 죽으면 부패균이 되어 조직의 사후 분해에 참여하게 된다. 웰치간균은 숙주가 살아 있을 때 잠재적으로 독성물질을 분비하거나 괴사조직을 침범함으로써 병원균(pathogen)으로 작용하기도 한다.

일부의 미생물은 감염의 뚜렷한 증상을 나타내지 않으면서 오랜 시기동안 생존이 가능하다. 이렇게 뚜렷한 증상을 나타내지 않는 시기를 **잠복기**(latent period)라고 한다. 헤르페스 바이러스(herpes simplex virus)는 재활성화의 자극이 없을 동안 신경절(nerve ganglia)에 잠복상태로 존재하다가 활성화가 진행되면 입술에 고통스러운 입술 헤르페스(cold sores)를 발생시킨다. 다른 예로, 학질병원체인 염원충(Plasmodium)은 숙주이 간세포(liver cell)에 비활성 상태로 존재하고 있다가 주기적으로 혈액내로 들어오게 되면 말라리아(학질, malaria)를 일으킨다. 이렇게 잠복성 감염이 되어 있는 사람은 증상이 있거나 없거나 상관없이 그 질병의 **보균자**(carriers)가 된다.

숙주의 면역체계에 빈틈이 생기면 상주균주는 많은 경우에 있어서 병원성을 나타낸다. 예를 들어, 피부에 있는 편리공생 생물인 황색포도상구균(Staphylococcus aureus)은 피부 내부로 들어오는 순간 상처 감염을 일으킨다. 대부분의 감염성 생물의 경우는 그러나 사람과 사람 사이의 감염을 통한 생존을 위해 **매개체**(vector)를 이용한다. 이러한 감염 경로는 영어 머리글자로 표현되는 '6F'로 잘 알려져 있다: ①Food: 감염된 음식이나 물, ②Fingers: 더러운 손, ③Fecal: 대소변 오염, ④Flies: 파리나 곤충에 의한 물림, ⑤body Fluids: 체액의 성적 접촉과 같은 직접 접촉, 혹은 기침, 재채기를 통한 병원성 물질에 의한 간접 접촉 그리고, ⑥Fomites: 감염성 세균에 오염되어 있는 침구류나 손수건과 같은 접촉성 매개물.

일부 특수한 병원체는 감염을 위한 특별한 매개체를 필요로 한다. 예를 들어, 말라리아는 특별한 몇몇 모기 종류에 의해서 전염된다. 즉, 말라리아는 기침이나 감염된 배설물에의 접촉 등에 의해 전염되지 않는다. 그에 비해, 콜레라(cholera)는 배설물에 오염된 물에 의해 전염되지만, 곤충 매개체를 필요로 하지 않는다.

병원균은 보통 특이적인 조직에 감염이 일어날 것으로 예상되어지곤 한다. 예를 들어, 나이세리아(*Neisseria*)라는 세균류 에는 성기의 요로나 자궁경부의 점막에 감염을 일으키는 임균(*Neisseria gonorrhoeae*) 종류 혹은 뇌수막에 감염을 잘 일으키는 뇌수막염균(*Neisseria meningitides*) 등이 있다.

기생생물(parasite)은 스스로의 생존에 필수적인 기능을 빌려 쓰기 위해 숙주를 필요로 하는 감염원이다. 가장 눈에 띄는 기생생물에는 숙주의 혈액을 자신의 양분으로 이용하는 주혈흡충(schistosomes)과 같은 기생충(helminths)이 있다. 바이러스는 스스로 자신을 복제할 수 없고, 정작 자신의 유전물질을 전사하고 복제하거나 단백질을 생산하기 위해 숙주의 복제시스템을 필요로 하기 때문에 기생생물의 성질을 가진다. 요도염이나 성병의 병원체인 클라미디아(*Chlamydia*)는 감염된 세포를 벗어나면 복제가 불가능한 내세포성 감염생물이다.

신체의 방어기전

외부 생물체의 침입을 막기 위한 가장 최우선의 방어 방법은 피부나 폐와 같이 숙주와 환경 사이에 존재하는 **물리적 방어체계(structural barriers)**이다. 물리적 방어체계가 대부분의 경우처럼 완전할 경우, 세포 사이의 밀착연접, 물질 분비, 두꺼운 점액층, 상주세균의 존재 등이 외부로부터 병원균이 들어오는 것을 막아준다. 이러한 장벽을 뚫기 위해서는 (1) HIV/AIDS가 성교 중에 발생하는 점막의 작은 상처를 통해 감염이 이루어지듯이, 일시적인 장벽의 틈새를 이용하거나, (2) 위염을 일으키는 세균이 위장의 산성 점막 환경에 살 수 있는 것처럼 거친 환경에 견딜 수 있는 능력이 있거나, (3) 숙주의 혈관에 침입할 수 있도록 주혈흡충이 혈관을 뚫을 수 있는 능력을 가진 것과 같이 물리적 장벽을 능동적으로 제거할 수 있어야 한다.

두 번째 주요 방어선은 물리적 장벽을 뚫고 들어온 미생물에 대한 **염증반응(inflammatory response)**이다. 염증반응은 상처 혹은 조직에 손상을 일으키거나 침습적인 외부 물질에 대한 전형적인 반응이다. 이러한 물리적 장벽과 염증반응을 **선천적 면역체계(innate immune system)**라고 한다.

세 번째 주요 방어기전은 **후천적 면역체계(acquired immune system)**로 이전에 침입했거나 장기간 노출되었던 문제 물질을 기억하여 염증과정, 즉 선천적 면역을 강화시키는 역할을 한다. 면역 방어기전은 특이한 두 가지 체계, 즉 혈액 속의 항체인 체액성 면역체계(humoral immune system)와 림프구에 의한 반응인 세포성 면역체계(cellular immune system)로 구성되어 있다.

면역체계가 약화되거나 결핍된 상태가 되면, 평소에는 질병을 일으키지 않는 감염에 대해 취약한 상태가 된다. 이러한 **기회감염(opportunistic infections)**은 진균, 세균, 바이러스 혹은 기생생물이 그 원인이 될 수 있다. 정상적인 신체의 생리 상태의 변화나 질병이 면역체계를 약화시킬 수 있다. 역설적으로 이러한 면역체계 약화는 의학적 처치에 의해 종종 발생되기도 한다. 예를 들어, 상주균주에 대한 적극적인 항생제 처방에 의해 병원성미생물의 급격한 증식이 야기되거나, 림프구성 백혈병이나 림프종에 대한 골수이식에 따른 심각한 호중구감소증(neutropenia), 항암화학요법에 의한 골수에서의 백혈구 생산능력 감소, 장기이식 과정에서 거부반응을 억제하기 위한 면역억제제의 사용, 자가면역질환 등의 처치를 위한 스테로이드 처치 등은 면역체계가 최적 조건에서 기능을 수행하지 못하게 할 수 있다. 게다가, 당뇨병, 감염증과 같은 기저질환이나 임신의 경우 면역체계의 변화나 약화가 일어나고, 영양부족이나 피로한 상황일 때 약화되기도 한다. 자라고 있는 태아는 온전한 기능을 하는 면역체계를 가지고 있지 않고, 태아나 영아 시기에는 모계 항체에 의해 약 18개월 전후까지 감염질환으로부터 보호를 받는다. 아동은 생후 2년이 되어야 비로소 정상적인 활성을 가진 면역체계를 가진다. 따라서 태아, 영아, 소아는 심각한 감염질환에 취약할 수밖에 없다. 일부 가족력을 나타내는 질병의 경우, 염증반응이나 면역체계의 기능에 필수적인 단백질이나 효소를 유전적으로 만들어내지 못해서 발생하는 심각한 면역기능 저하를 일으킨다. 기회감염은 따라서 HIV/AIDS 환자뿐만 아니라, 보통 사람에게도 상당한 걱정거리가 아닐 수 없다.

사람에서 기회감염을 흔히 일으키는 생물체들을 이 장의 뒷부분에서 표 25-7로 정리하였다. 장기이식에 따른 거부반응의 억제를 위하거나, 환자가 백혈구나 항체를 만드는 골수나 면역체계의 기능 억제를 유발하는 항암요법을 위한 강력한 약제의 사용에 의해 지난 수십 년 동안 기회감염의 발생이 증가하였다. 상당히 진행된 암환자나 후천성면역결핍증 환자와 같이 면역기능저하상태에 있을 경우 특히 기회감염에 취약하다.

항체는 파상풍 독소(tetanus toxin), 디프테리아 독소(diphtheria toxin)와 같은 세균 독소의 중화와 세균의 식균작용 강화 및 광견병바이러스(rabies virus), 소아마비바이러스(poliovirus)와 같은 바이러스에 대한 감염의 예방에 매우 효과적이다. 외부의 침입자에 특이적인 반응을 하는 항체로 이루어진 면역혈청은 일부의 질병에 효과적으로 사용될 수 있다. 예를 들어, 항광견병 혈청은 광견병에 감염된 동물에 의해 물린 후에도 사용될 수 있다. 면역체계에 의한 항체의 생산은 **면역화(immunization, 혹은 vaccination)** 과정에 의해 유도되며, 이 과정은 외부의 특정한 항원을 인식하도록 면역체계의 작동을 개시시켜 특이적 항체를 생산하도록 유도하고, 동일한 항원에 다시 노출될 경우 즉각적인 반응을 하도록 한다. 면역화는 많은 소아질병, 성매개감염증, 수의사의 경우 광견병, 의료인의 경우 B형 간염 등과 같이 감염에 취약한 사람들을 많은 감염증으로부터 보호해줄 수 있다. 영아에 대한 면역화 작업을 통해 백일해(whooping cough), 디프테리아(diphtheria), 홍역(measles) 감염에 의한 이환율과 사망률을 획기적으로 감소시켰다. 천연두(smallpox)는 전 세계적인 공중보건정책으로 거의 사라졌다. 전 세계적으로 공중보건 사업을 통해 조율하고 시행하는 대규모의 면역화사업의 어려움 때문에, 수많은 질병에 대한 백신이 이미 존재함에도 불구하고 천연두만이 유일하게 지구상에서 제거되었다.

감염병을 예방하는 가장 효과적인 방법은 병원체에 대한 노출을 피하는 것이다. 공중보건사업은 주로 식수원에 인간이나 동물의 분변에 오염되는 것을 막는 것과 같은 위생사업에 노력을 기울이고 있으며, 이는 콜레라나 A형 간염, 바이러스성 장염과 같은 수인성 전염병을 줄이는 데에 있어서 매우 중요한 역할을 해왔다. 특히 도시빈민층이나 수감자들처럼 과밀한 생활환경을 개선시킴으로써 결핵(tuberculosis)과 같은 공기전파 감염원(airborne pathogens)을 줄일 수 있다. 침대에 모기장을 설치하거나 고인 물을 배수시키는 간단한 기술의 방지책으로도 말라리아와 같은 많은 곤충매개성 감염병의 전파를 줄일 수 있다. 콘돔의 사용은 성교를 통한 HIV/AIDS와 같은 성병의 전염을 막을 수 있는 가장 효과적인 방법이다. 불행하게도 흔히 간과하는 환자접촉 전에 손을 닦는 간단한 습관은 의료시설 내에서 미생물의 전파를 막을 수 있는 가장 효과적인 방법이다. 높은 사망률을 나타내지는 않지만 심각한 이환율을 나타내는 감염성 질병에 대한 약물치료법의 눈부신 발전에도 불구하고 감염성 질병을 대하는 최상의 자세는 예방이 치료보다 훨씬 유익하다는 것이다.

주요 감염성 질환

대부분의 감염성 질병은 갑작스런 발병이나 빠른 진행과 같은 급성(acute)으로 나타난다. 극소수의 만성질환은 감염에 의해 발생한다. 대표적인 예로 결핵, 매독, HIV/AIDS 그리고 기생충감염 등이 있다. 상기도감염, 인플루엔자, 폐렴, 기관지염을 포함하는 호흡기감염은 급성 감염의 80% 이상을 차지한다. 이러한 질병의 대부분은 휴식과 수분을 보충하면서 가정에서 치료를 하거나 외래 처방으로서 항생제를 처치하게 된다. 이러한 감염의 대부분은 자체적으로 제한성을 가지거나 쉽게 치료되기 때문에 공중보건 당국의 큰 걱정거리가 되지 못한다. 그에 비해, 심각한 이환율이나 치사율을 가지는 감염병의 경우는 공중보건당국에 보고가 되어져야 할 필요가 있다. 표 25-1은 미국에서 **법정감염병(reportable infections)**의 빈도를 나타내고 있다.

보고된 감염병 중, 클라미디아(chlamydia)에 의한 성매개감염은 생각보다 훨씬 많다. 사실, 일반적으로 성매개감염병은 가장 흔한 감염병 중의 하나이다. 미국의 경우 매년 170만 건 이상의 새로운 클라미디아(chlamydia), 임질(gonorrhea) 그리고 매독(syphilis)이 보고되고 있다. 이러한 숫자는 생식기 사마귀와 자궁경부암의 원인이 되는 인유두종바이러스(human papillomavirus, HPV) 감염, 생식기포진의 원인이 되는 단순포진 바이러스(herpes simplex virus, HSV) 감염, 성매개감염 가능성이 있는 B형/C형 간염바이러스(hepatitis B and C) 감염을 포함하지 않고 있다. HPV와 HSV 감염은 보고할 필요는 없으며, 이들 바이러스의 감염은 성매개감염이 아닌 다른 경로가

표 25-1 미국에서 보고된 감염성 질환(2013년도)

질환	사례수
chlamydia	1,412,791
gonorrhea	321,849
salmonellosis	51,887
syphilis, all stages	46,042
HIV diagnoses	35,266
Lyme disease	33,097
Pertussis (whooping cough)	18,719
Streptococcus pneumoniae, invasive	17,138
Giardiasis	16,747
shigellosis	13,352
tuberculosis	10,528
cryptosporidiosis	9,250
Rocky Mountain spotted fever	2,802
Malaria	1,724
Hepatitis A	1,398
Meningococcal disease	759
Mumps	404
typhoid fever	390
Measles (rubeola)	220
toxic shock syndrome	168
Botulism	153
Brucellosis	79
Hansen disease (leprosy)	82
cholera	40
tetanus	36
trichinosis	15
rabies, human	6
plague	3
Psittacosis	2

Data from *Morbidity and Mortality Weekly Report*. Centers for Disease Control and Prevention. Public Health Service, Vol. 60, No. 53, July 5, 2013.

있기 때문에 성매개감염으로 분류되지 않는다.

전 세계적으로 감염병은 사망에 이르게 하는 10대 원인을 차지한다. 이러한 질환에는 오염된 음식이나 식수에 의한 소아 설사병, HIV/AIDS, 결핵, 폐렴 그리고 말라리아 등이 있다. 이러한 사망의 대부분은 청결, 깨끗한 식수, 도시 빈민가의 환경개선, 콘돔의 사용, 모기매개 질병의 전염방지 등을 포함한 공중보건사업에 의해 막을 수 있다.

미국의 경우 10대 사망원인 중 '인플루엔자(influenza)와 폐렴'만이 감염에 의한 것이며, 그 순위도 9위 정도에 그친다. 인플루엔자는 다양한 변종을 가지는 바이러스에 의해, 그리고 폐렴은 대부분 세균에 의해 발생하지만 그밖에 다양한 감염원에 의해 발생할 수도 있다. 이들 두 종류의 감염병은 소아나 노인성 치매나 암에 의해 쇠약해진 노인에 불균형적으로 많이 발생한다. 인플루엔자는 그 자체로 치명적일 수 있으며, 폐렴의 경우 다른 기저질환이 있는 환자에 발생한 2차 질환일 경우 치명적일 수 있다.

일부의 감염병이 신생물형성(암, neoplasia)과 연관성이 있다는 것이 점점 더 알려지고 있다. 예를 들어, 위염의 원인물질로 알려진 헬리코박터 파이로리(*Helicobacter pylori*) 감염이 위장관 림프종(gastric lymphoma)이나 위장관 선암종(gastric adenocarcinoma)의 발생과 연관성이 있음이 알려지고 있다. 인유두종바이러스(human papillomavirus)는 자궁경부암의 원인물질로 잘 알려져 있다. 담관계에 서식하는 일부의 기생충감염은 일부 아시아 지역에서 많이 발생하는 담관암(cholangiocarcinoma) 발생과 관련되어 있다. 생물 의학적 연구 결과에 의해 점점 더 감염 물질과 신생물 형성과의 관계가 밝혀지고 있다. 감염병에 의한 암의 발생과 관련된 정확한 병리학적 기전에 대한 이해가 완벽하지는 않지만, 감염원은 우리가 생각했던 것보다 우리의 건강에 훨씬 더 큰 영향을 주고 있다는 것은 확실하다.

증상, 징후, 검사

감염병은 대부분 특징적인 임상 증상이 나타나지 않는다. 대부분의 경우 발열, 빈맥, 근육통, 피로감, 아픈 느낌, 불쾌감과 같은 비특이적 증상을 나타낸다. 감염병은 염증반응을 일으키기 때문에, 염증의 기본적 증상인 발열, 발진, 부종, 통증과 같은 염증의 주요한 징후가 감염 부위에 동반된다. 신체검사만으로도 진단이 충분할 수 있다. 예를 들어, 홍역이나 수두의 경우 독특한 형태의 발진, 유행성 이하선염의 경우 귀밑샘의 부종이 관찰된다. 설사나 비염의 경우 비정상적인 배설이나 분비의 정도로 감염 부위나 통증의 정도를 가늠할 수 있다. 예를 들어, 수주에 걸쳐 지속적으로 타는 듯한 상복부의 통증은 헬리코박터 파이로리 감염에 의한 증상일 수 있으며, 신경성 식욕부진증(anorexia)을 동반한 우하부의 심한 통증의 경우는 충수염(appendicitis)일 가능성이 있다.

어떠한 질병이 감염에 의한 것인지를 알아보기 위한 가장 일반적인 검사법은 특이적이지 않다. 대부분의 세균, 바이러스, 리케치아 감염에 의한 발생되는 고열을 검사하기 위한 체온 측정은 흔치는 않지만 비감염성 질병에 의한 고열 측정에도 사용된다. 백혈구 수 증가는 일반적으로 감염병과 연관성이 있다. 세균성 질환에 의한 호중구(neutrophils)의 증가, 바이러스성 질환에 의한 림프구(lymphocytes) 증가, 기생충감염에 의한 호산구(eosinophils)의 증가가 알려져 있다. 백혈구 수의 증가와 관련된 지속적인 고열이 있을 경우, 특별한 혈액 검사를 하고 예후를 지켜보아야 한다.

염색을 하거나 혹은 그렇지 않은 혈액이나 조직의 도말검사는 진단적으로 매우 가치가 있다. 세균 표본에 대한 **그람염색(Gram stain)**은 그람양성(gram-positive, 청색), 그람음성(gram-negative, 적색)으로 세균 및 구균(coccal, 둥근 형태)과 간균(bacillary, 가늘고 긴 형태)을 구분하는 데 사용된다. 이러한 정보는 세균배양검사, 세균의 유전자형 검사, 항생제감수성 검사 등이 진행되고 있거나 예정되어 있는 상태에서 항생제 처방을 진행하기에 충분한 정보를 제공할 수 있다. 그람염색을 하지 않은 도말검사도 진균, 원생생물, 기생충의 알과 같은 큰 감염원을 알아내는 데에 일반적으로 유용하다.

외상 부위의 병변에서 미생물의 직접적인 **배양(culture)** 또는 **염기서열검사(nucleic acid sequencing)**는 가장 확실한 검사 방법이다. 배양은 세균 검사에서 가장 보편적으로 사용되며, 진균성 질환의 진단을 위해서도 사용된다. 최근에는 RNA나 DNA를 검출하는 방법으로 빠르고 정확하게 특히 바이러스와 같은 미생물을 검사한다. 분자검사는 바이러스검사에서 배양검사 대신 사용되고 있으며, 기생충과 대부분의 원생동물은 배양하지 않고 현미경검사로 확인한다. 세균 배양을 위한 대부분의 검체는 인후, 소변, 객담, 화농성 병소에서 채취한다. 혈액과 척수액 배양은 패혈증(septicemia)과 같은 혈액의 감염, 뇌막염을 진단하는 데 유용하다.

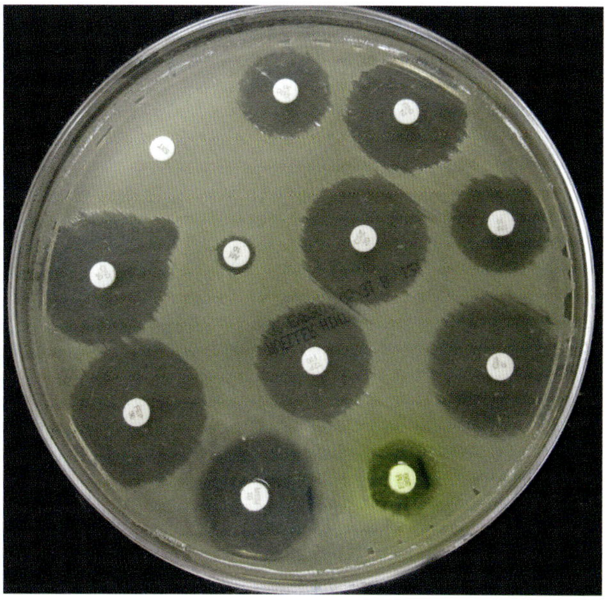

그림 25-1 항생제감수성 검사. 디스크에 여러 종류의 항생제를 주입한 후 한천배지에 세균을 배양한다. 디스크 주변의 깨끗한 공간은 세균의 성장을 억제하는 효과가 있어 그 부위에 도포된 항생제를 쓸 수 있음을 의미한다.

항생제 및 적절한 치료 방법의 선택을 위해 병원균을 격리 배양하여 **감수성(susceptibility)** 검사를 할 수 있다. 여러 종류의 항생제 농축액이 주입된 한천배지에 세균을 배양한다(그림 25-1). 세균이 성장하지 못하는 부위에 있는 항생제를 확인하여 환자에게 사용할 수 있다.

어떤 경우, 특이항체는 상처를 면봉으로 긁기나 문질러서 얻은 표본을 사용하여 미생물을 검사할 수 있다. 예를 들어, 라텍스 입자에 부착된 A군 연쇄상구균 항체를 인후에서 면봉으로 채취한 검체와 혼합하여 검사하며 입자가 응집되면 연쇄상구균 인두염으로 진단내릴 수 있다. 이것은 환자에게 인후염이 있는지를 검사하는 매우 빠르고 유용한 검사로 이를 통해서 페니실린의 사용여부를 판단할 수 있다. 다른 방법으로 조직 표본에 형광항체를 혼합하여 사용하는 것과 형광현미경으로 검사하는 방법이 있다. 이러한 방법은 단순포진 1형과 2형 감염, 레지오넬라성 폐렴, 클라미디아가 원인인 요도염을 진단할 때 사용된다.

감염된 숙주의 면역 반응성은 혈청항체 측정이나 세포면역을 진단하기 위한 피부검사를 통해 평가할 수 있다. 양성반응은 단지 이전에 미생물에 노출되었음을 나타내는 것으로 현재 활동성 질환을 의미하지는 않는다. 항체 혹은 피부 반응은 질환의 초기 단계에서 나타나지 않을 수도 있다. 환자의 혈청으로 항체를 검사하는 것을 혈청검사(serologic test)라고 한다. 혈청검사는 보통 매독, 전신 진균 질환, 여러 가지 세균성 질환(브루셀라증, 렙토스피라증, 장티푸스, 라임병, 야토병), 다양한 바이러스질환, 리케치아질환 및 기생충질환 등의 진단에 사용되며 피부 검사는 결핵 선별검사에서 가장 많이 사용한다.

특이질환

세균감염

세균(bacteria)은 단세포성 미생물로서 DNA를 가지고 있으며, 에너지와 단백질 생산과 함께 외부 환경으로부터 자신을 보호하는 능력을 포함해 생존과 복제를 위한 세포 내부의 모든 기전을 필요로 한다. 앞서 언급했듯이, 인간은 피부, 구강, 비강, 요도 앞쪽, 생식관, 내장관에 수백만의 세균을 거느리고 있다. 이들 세균은 신체의 상주균계(indigenous flora)를 이루고 있다. 이들이 비정상적인 조직이나 비정상적인 수로 자라게 되면 질병을 일으키게 된다. 숙주 조직의 항상성 조절기전이 파괴되면 이러한 세균들이 비정상적 조직으로 침투를 하거나, 정상 위치에서 지나치게 자라게 된다. 예를 들어, 광범위 항생제는 장내 세균의 대부분을 제거함으로써 장내 상주균계를 심각하게 파괴하게 된다. 이는 대장 점막을 치명적으로 파괴할 수 있는 장내 세균인 클로스트리듐디피실레(*Clostridium difficile*)의 증식을 억제할 수 있는 상주균계를 감소시킬 수 있다. 세균은 신체의 통로가 막힘으로써 축적된 분비물에 증식할 수 있다. 이러한 흔한 2차 감염(secondary infections)으로는 농양(abscesses), 폐렴(pneumonia) 그리고 상처감염 등이 있다. 표 25-2는 일반적인 폐색 부위와 연관 감염증을 나타낸다.

표 25-2 세균성 폐색 부위와 연관된 감염증

폐색 부위	감염증
피지선	부스럼, 여드름
유스타키오관	중이염
부비동	부비동염
기관지	폐렴
요도	방광염
요관	신우신염
담관	담관염
충수	급성충수염

괴사 조직은 2차적 세균감염을 일으킬 수 있는 요인이 된다. 괴사 조직은 세균의 배양액이 될 수 있고, 혈액 공급이 되지 않는 조건은 외부 물질을 제거하기 위한 식세포(phagocytes)와 항체(antibodies)가 몰려들게 된다. 혈액 공급 부족에 의해 괴사가 일어나는 당뇨성 족부궤양(diabetic foot ulcers)의 환부는 세균감염의 흔한 부위이다. 화상과 같은 개방성 상처(open wounds)는 정기적으로 괴사부위를 제거, 멸균 소독, 외부 감염으로부터의 보호를 하지 않으면 쉽게 감염이 일어난다.

폐, 내장, 비강, 생식비뇨기관, 피부의 물리적 보호 장벽에 손상이 생기면 신체 조직 내로 세균의 침입이 가능하게 된다. 세균은 침입 부위에 머물러 있을 수도 있지만, 혈액 순환계로 침입하여 전신에 걸쳐 퍼질 수도 있다. 국부 감염의 예로는 농양(abscess)이 있으며, 이는 괴사조직과 식세포와 세균의 복합체이며, 이 부위는 피브린(fibrin)과 섬유조직에 의해 다른 부위와 격리되어져 있다. 일단 세균이 혈관 안으로 침투하게 되면, 이를 균혈증(bacteremia)이라 하고 세균은 다른 조직을 감염시키게 된다. 예를 들어, 심장의 판막에 자라고 있던 세균 무리 중 일부가 혈액으로 떨어져 나오게 되면 신장, 비장, 간이나 다른 장기로 전파될 수 있고, 그 장기에서 새로운 감염이 일어난다. 균혈증은 감염증의 매우 심각한 합병증이며, 이는 패혈증 쇼크가 발생하는 것을 방지하기 위해 적극적으로 치료되어야 한다.

세균은 숙주의 염증 반응 및 면역계와 여러 다른 방법으로 상호작용을 한다. 결핵의 원인균인 결핵균(*Mycobacterium tuberculosis*)은 매우 두꺼운 세포벽을 가지고 있어 식세포에 대한 저항성을 가진다. 요도감염의 가장 흔한 원인균인 대장균(*Escherichia coli*)은 표면에 짧은 털 형태의 탐침으로 숙주의 조직에 단단하게 붙어있을 수 있게 한다. 포도상구균(*Staphylococci*)은 조직 간질을 분해할 수 있는 효소를 생산하여 조직 내로 빠르게 전이가 가능하도록 한다. 어떤 세균은 자체적으로는 문제를 발생하지 않지만, 독소(toxins)를 생산하여 숙주에 해로운 효과를 나타낸다. 예를 들어, 통조림을 잘못 생산함으로써 식품을 오염할 수 있는 클로스트리디움 보툴리눔(*Clostridium botulinum*)은 보툴리눔 독소(botulinum toxin)라고 하는 신경 시냅스(nerve synapses)를 마비시킬 수 있는 독소를 생산한다. 이 독소의 섭취는 **보툴리누스 중독(botulism)**이라고 하는 치명적인 질병을 일으킨다. 항생제 주사만으로는 치료가 충분하지 않을 수 있으며, 보툴리눔 세균이 제거되어도 혈액을 통해 순환하는 독소가 신경계에 치명적인 작용을 할 수 있다.

세균에 대한 이후의 설명에는 통합된 계통도에 따라 분류하지 않고 화농성 세균과 같이 유사한 효과를 나타내는 그룹, 성매개감염증과 같이 유사한 기관에 감염되는 그룹, 그리고 동물매개성 질환과 같이 유사하게 감염이 일어나는 그룹으로 나누어 토의할 예정이다. **화농성 세균(pyogenic bacteria)**은 괴사조직과 세균, 식세포의 복합체인 고름(pus)을 왕성하게 생산하는 급성 염증반응을 일으킨다. **혐기성세균(anaerobic bacteria)**은 증식에 산소를 필요로 하지 않기에, 일반적인 배양액에서 탐지되지 않는다. **동물매개성 감염(zoonotic infections)**은 동물 숙주를 통해 얻게 되는 감염이다.

화농성 세균감염

포도상구균 감염

포도상구균속(Genus *Staphylococcus*)에는 다양한 그람 양성의 구균들이 속해 있으며, 많은 양의 고름을 만들어 내는 염증반응을 일으킨다. 포도상구균은 다양한 감염 증상을 일으키며, 이에는 **농가진(impetigo)**, 피부농양[skin abscesses, 종기(furuncles), 종창(carbuncles)], 폐렴(pneumonia), 식중독(food poisoning), 심장내막염(endocarditis) 등이 있다. 대부분의 피부농양은 포도상구균에 의해 발생한다. 여러 종류의 포도상구균 중 가장 병원성이 높은 것은 **황색포도상구균(*Staphylococcus aureus*)**이다. 황색포도상구균은 기도와 피부의 상주균주계의 일원이다. 이 균주는 모든 방법을 통해 신체 내로 침입할 수 있고 모든 기관을 감염시킬 수 있지만, 특히 피부와 깊이 있는 연조직 농양을 일으키는 경향이 있다.

예전에는, 황색포도상구균 감염을 쉽게 항생제로 치료할 수 있었다. 하지만, 최근 수십 년간에 페니실린, 메티실린이나 다른 항생제에 내성을 나타내는 변종이 나타났다. 이러한 변종을 **메티실린저항성 황색포도상구균(methicillin-resistant *S. aureus*, MRSA)**이라고 한다. 항생제에 대해 내성을 갖기 때문에 메티실린저항성 황색포도상구균에 대한 감염은 치료하기 어려운 심각한 전신적 감염을 일으킬 수 있다. 이러한 문제점 때문에 병원에서는 특별히 유의하여 전염을 예방하여야 한다. 일반적으로 메티실린저항성 황색포도상구균은 일반 황상포도상구균보다 전염성이 낮지만, 치료가 어렵고 일단 감염이 되면 빨리 번지고 심각한 조직파괴와 사망을 초래하게 된다. 메티실린저항성 황색포도상구균은 병원 내에서 입원환자의 도뇨관, 정맥주사관, 수술 부위를 통해 감염이 이루어질 수 있으며, 수술부위 감염증, 요도 감염, 폐렴, 혈액 감염이 일어날 수 있다. 쇠약해진 환자의 경우 감염의 위험성이 훨씬 높다. 메티실린저항성 황색포도상구균은 초기에는 종기와 같이 생긴 피부 감염증을 일으키고, 순식간에 광범위한 조직괴사로 발달하는 **괴사성 근막염(necrotizing fasciitis)**의 일반적인 원인이다. 1970년대 말 미국 전역에서는 여성들의 고흡수성 탐폰 사용으로 인한 심각한 질환이 급증하였다. 황색포도상구균의 강력한 외독소가 질 벽을 통해 흡수되어 쇼크를 발생시키는 질환으로 이를 **독성쇼크증후군(toxic shock syndrome, TSS)**이라고 한다. 고흡수성 탐폰의 생산은 중단되었지만 독성쇼크증후군은 여전히 발생하고 있다. 치료를 위해 먼저 감염의 원인을 제거하고 체액을 보충하며 항생제를 사용한다.

참고 25-1 포도상구균 감염

원인
- 포도상구균
- 메티실린저항성 황색포도상구균
- 황색포도상구균 독소

병변
- 농양(종기, 종창)
- 폐렴
- 심내막염
- 괴사성 근막염
- 패혈증
- 지혈전상의 세균 이상증식
- 장염

발현
- 홍조, 부종, 발열, 통증
- 고열
- 백혈구증가증
- 고름분비
- 독성쇼크증후군
- 식중독

연쇄상구균 감염

인간에 병원성을 가지는 한 가지 종류가 있는 황색포도상구균(*Staphylococci*)과 달리, 연쇄상구균(*Streptococcus*)은 사람에게 감염을 일으키는 다양한 종류가 있다. 연쇄상구균은 피부, 상기도, 내장에 살고 있는 사람과는 공생관계에 있는 생물이다. 이들은 한천배지 위의 적혈구에 변화를 일으키는 능력에 따라 분류된다. **알파용혈성 연쇄상구균(alpha-hemolytic streptococci)**은 적혈구안의 철을 산화시켜 한천배지를 녹색으로 변화시킨다. 폐렴연쇄상구균(*Streptococcus pneumoniae*), 폐렴구균(*Pneumococcus*), 스트렙토코쿠스 비리단스(*viridans* streptococci)가 이 그룹에 속한다. **베타용혈성 연쇄상구균(beta-hemolytic streptococci)**은 한천배지 위의 적혈구를 완전히 파괴한다. 베타용혈성 그룹의 연쇄상구균은 세포벽에 있는 탄수화물의 구성에 따라 자세히 분류되어진다. 이 중, A군과 B군 베타용혈성 연쇄상구균이 가장 중요하다. 모든 연쇄상구균 감염은 초기에 항생제 처치와 함께 광범위한 조직괴사가 동반될 경우, 외과적 수술을 통한 조직제거를 하여야 균혈증(bacteremia)과 패혈증(sepsis) 그리고 사망을 막을 수 있다.

알파용혈성 연쇄상구균(Alpha-Hemolytic Streptococci)

폐렴연쇄상구균(*Streptococcus pneumoniae*) 혹은 폐렴구균(*Pneumococcus*)은 비인두계(nasopharyngeal) 상주균주의 일부이며 폐렴, 중이염, 수막염의 가장 일반적인 원인이다. 예전에 폐렴구균은 페니실린과 같은 계열의 항생제로 매우 치료가 잘 되었으나, 최근에 항생제내성 변종에 의한 감염이 급격히 증가되어, 폐렴구균에 의한 질병 관리에 큰 변화가 생겼다. 현재 폐렴구균에 대한 백신이 개발되었고, 이는 소아, 노인, 면역력이 떨어진 사람, 그리고 신체로 혈액을 내보내기 전에 혈액내의 세균을 파괴시켜 혈액을 깨끗하게 하는 비장이 없는 환자에게 주사를 맞는 것이 추천된다. 스트렙토코쿠스 비리단스(*Streptococci viridans*)는 구강 상주균주의 일부로 치아우식증(dental caries)의 대표적인 원인균이다. 이는 종종 치과치료 과정 중에 혈관으로 들어가 손상이 있는 심장판막에 자리를 잡고 판막을 서서히 파괴할 수 있다. 따라서 치과 치료를 받는 환자에게 심장판막증이 있는지에 대해 반드시 확인을 하도록 한다. 이는 치과 치료 전 항생제 주사로도 심장판막 감염을 효과적으로 막을 수 있기 때문이다.

베타용혈성 연쇄상구균(Beta-Hemolytic Streptococci)

A군 베타용혈성 연쇄상구균은 세균 자체, 외독소(exotoxin)의 발현 혹은 지연된 면역반응 등에 의해 다양한 감염 질환을 일으킬 수 있다. 가장 일반적인 A군 베타용혈성 연쇄상구균은 화농성 연쇄상구균(*Streptococcus pyogenes*)이다. 이들 세균은 조직과 림프관을 통해 빠르게 전파되어 질 수 있다. 급성인두염(acute pharyngitis)은 A군 연쇄상구균에 의해 가장 많이 발생하는 질환이고, 성홍열(scarlet fever)은 혈관의 세균성 독소 중 하나가 성홍열 발진을 만드는 흔하지 않은 전신적 연쇄상구균 감염증이다. A군 연쇄상구균은 또한 농가진(impetigo), **봉와직염(연조직염, cellulitis)** 그리고 괴사성 근막염(necrotizing fasciitis)을 일

참고 25-2 알파용혈성 포도상구균 감염

원인
- Streptococcus pneumoniae (Pneumococcus)
- Viridans streptococci

병변
- 폐렴, 중이염, 부비동염(드물게, 심내막염, 수막염)
- 치아 우식, 심장판막염과 동반된 심내막염

발현
- 감염 부위에서의 발열과 발진, 부종, 통증
- 고열
- 백혈구증가증
- 혈액배양검사 양성
- 심내막염에 의한 심장판막이상에 의한 심장 잡음

참고 25-3 베타용혈성 연쇄상구균 감염

원인
- Group A streptococci (S. pyogenes)
- Group A strep toxin
- Group B streptococci

병변
- 급성인두염(strep throat), 성홍열, 농가진, 봉와직염, 괴사성 근막염
- 연쇄상구균 독성쇼크증후군
- 폐렴, 수막염, 영아 패혈증

발현
- 발열, 홍조, 감염부위의 부종과 통증
- 고열
- 백혈구증
- 연조직의 급속한 조직파괴(괴사성 근막염)
- 독성쇼크
- 류마티스성 고열, 사구체신염

으킬 수 있다. 류마티스 열(rheumatic fever)이나 연쇄상구균성 사구체신염(poststreptococcal glomerulonephritis)과 같이 면역기능에 의해 매개된 후유증은 초기 감염 증상이 가라 앉은 수주 이후 나타날 수도 있다. A군 베타용혈성 연쇄상구균의 일부는 외독소를 분비함으로써 치명적인 침습적 감염증을 유발할 수도 있다. 이에 해당하는 증상으로는 균혈증(bacteremia), 중증 연조직손상 그리고 연쇄상구균 독성쇼크증(streptococcal toxic shock syndrome)과 같은 쇼크가 있다.

B군 베타용혈성 연쇄상구균은 직장, 질 그리고 드물게 후두부에 있는 상주균주의 일부이다. 이들은 태중이나 출산 과정 중의 태아에 감염되어 폐렴, 패혈증, 수막염을 일으킬 수 있다. 이러한 심각한 감염을 예방하기 위해 임산부는 임신 7개월 때 직장과 질로부터 얻은 시료로 배양검사를 해야 하며, 양성일 경우 출산 시에 항생제 처치를 받도록 한다. B군 베타용혈성 연쇄상구균은 특히 노인에 피부감염과 패혈증을 일으킬 수 있다.

그람음성 간균(Gram-Negative Rods)

그람음성 간균(Gram-negative *Bacilli*) 혹은 막대기 모양의 세균은 장내 세균의 대부분을 차지한다. 이러한 **장내 세균(enteric bacteria)**에는 여러 종류의 대장균류(*Escherichia*), 폐렴막대균류(*Klebsiella*), 장세균류(*Enterobacter*), 세라티아류(*Serratia*) 그리고 프로테우스균류(*Proteus*) 등이 있다. 밀접하게 관련된 미생물(*Pseudomonas, Salmonella, Shigella, Yersinia*)은 고유한 균주가 아니어서 인체를 서식처로 삼고 감염 활동을 하거나 병원균의 매개체가 된다. 하나 또는 그 이상의 다른 미생물이 사람을 서식처로 삼는 경우가 매우 적은 것에 비해 대장균은 사실상 모든 사람의 장에서 발견된다. 많은 장내 세균은 신체 조직에 침입할 수 있을 때 질환을 유발하고 특히 쇠약한 환자에서 발병되며 농양의 원인이 된다. 특정 대장균 종은 신생아에서 수막염을 일으키는 원인이 된다. 녹농균(*Pseudomonas aeruginosa*)은 흙이나 물, 오염된 상처에서 발견되며 균이 있는 부위에서는 특징적으로 녹색의 고름(green pus)을 발견할 수 있다. *Pseudomonas*와 *Klebsiella*는 또한 심각한 괴사성 폐렴(necrotizing pneumonia)의 원인이며, *Pseudomonas*는 병원감염의 주요 원인균이다. 그람 음성 장내 세균이 있는 환자에서는 세균의 세포벽의 내독소(endotoxin)에 의해 발생되는 심각한 쇼크가 나타날 수 있다. 내독소성 쇼크(endotoxic shock) 또는 그람음성 쇼크로 불리는 이 쇼크는 30~50%의 사망률을 보인다.

참고 25-4 그람음성 장내 세균감염

원인
- 대장균속
- 협막간균
- 녹농균
- 장내 세균
- 기타(이질균, 살모넬라, 페스트균)

병변
- 내장감염
- 상처감염
- 복막염
- 괴사성 폐렴(녹농균, 협막간균)
- 영아 수막염(대장균)
- 농양

발현
- 발열, 홍조, 부종, 통증
- 설사
- 고열
- 백혈구증
- 독성 쇼크

그 밖의 중요한 화농성 세균감염

수막염균(*Neisseria meningitidis*)은 작은 그람음성 쌍구균으로 주로 아동이나 젊은 청년층에서 발생하는 풍토병과 유행성 수막염의 원인균이다. 약 10%의 사람들이 이 세균을 인후부에 가지고 있고, 타액을 통해 전염된다. 즉, 입맞춤이나 다른 직접 접촉에 의해 전파된다. 다른 상기도 질환과 같이 인후염, 발열로 시작해서, 광선공포증(photophobia), 경부강직 그리고 정신적 변화 등으로 발전하게 된다. 심근염(myocarditis)과 산재된 혈관 내 응집은 흔하지 않지만 매우 심각한 합병증이다. 치료되지 않으면 빠르게 진행되는 감염의 이차증상으로서 수막부종에 의해 중추신경계 이상을 일으키게 된다. 세균이 혈류로 침입하게 되면 균혈증(bacteremia)이나 패혈증(septicemia)을 일으킬 수 있고, 혈액순환을 하는 심장의 기능에 손상을 주는 독성물질을 생산하게 된다. 환자가 사망하지 않게 되면, 청력소실이나 뇌손상을 일으킬 수 있다. 수막구균성 수막염(meningococcal meningitis)에 대한 백신이 이용가능하다. 이 백신은 청소년 시기 바로 전에 일반적으로 1차 접종을 하고, 수년 후에 2차 접종을 하게 된다. 대학생들도 감염가능성이 있기에 수막염균에 대한 백신을 반드시 접종받아야 한다.

폐렴 레지오넬라(*Legionella pneumophila*)는 그람음성균으로 고인 물이나 에어컨 냉각수에 살고 있다. 1976년 미국 필라델피아의 재향군인회에서 심각하게 유행하여 발견된 질병으로 재향군인회병 또는 레지오넬라증으로 불린다. 이 병소는 주로 폐에 국한되며 많은 균이 흡입되었을 때에만 발생한다. 여름에 흔한 질병으로 공공장소나 병원에서 발생하며 항생제로 쉽게 치료된다.

외독소에 의한 세균감염

세균에 의해 분비되는 두 종류의 독성물질이 있다. 외독소는 세균에 의해 생산되는 단백질이고, 내독소는 세균의 세포벽 안에 있는 단백질이 감염과정 중에 분비되는 것을 말한다. 내독소의 효과로는 장내 세균과 같은 그람음성균의 감염에 의한 내독소 쇼크(endotoxic shock)가 가장 잘 알려졌다. 표 25-3에 외독소의 효과에 대해 자세히 기술되어 있다.

클로스트리디움속(genus *Clostridium*)은 외독소를 생산하는 것으로 악명이 높다. *Clostridium tetani*는 혐기성 세균으로 흙에서 발견되고 깊은 상처 안의 괴사 조직에서 조용히 증식한다. 상처에 감염되어 생성된 독소는 몸 전체에 퍼지고 신경근육 접합부를 자극하여 통증을 동반한 근육수축을 일으킨다. 이러한 상태를 **파상풍(tetanus)**이라고 한다. 호흡기계 근육의 마비에 의해 사망에 이르게 된다. 세균은 상처부위에 한정적으로 존재한다. 따라서 괴사된 조직을 제거하면 파상풍의 발생을 막을 수 있다. 게다가 파상풍은 파상풍 변성독소(tetanus toxoid)를 주사함으로써 항체 생산을 유도하여 예방할 수 있다. 모든 사람들은 소아시기에 파상풍에 대한 백신 주사를 맞고, 매 10년마다 추가 접종을 받아야 한다.

*Clostridium botulinum*은 보툴리눔독소증(botulism)의 원인균이고, 신경근 연접에서의 신호전달을 억제함으로써 급격한 호흡불능상태를 초래하게 되는 근육을 마비시키는 강력한 외독소를 분비한다. *Clostridium botulinum*은 부패한 야채 또는 고기 통조림에서 생산되고 증식하기 때문에 통조림 음식의 적절한 관리로 예방할 수 있다.

*Clostridia*의 몇몇 종은 **가스괴저(gas gangrene)**의 원인으로 대부분 *Clostridium perfringens*로 존재한다. *C. perfringens*는 흙과 위장관에서 살며 깊은 상처에 군집을 이룬다. 죽은 세포 안에서 단백질을 분해하기 때문에 역겨운 냄새가 특징적이며, 그 결과로 생긴 조직의 팽창은 혈관을 압박하여 더 많은 조직의 산소결핍과 조직괴사를 초래한다. *C. perfringens*는 또한 괴사가 일어나는 조직에 근접한 곳까지 파괴시키는 효소인 외독소를 생성한다. 일차적 치료의 목표는 상처를 제거하여 악순환을 차단하는 것이다. 또한 괴사 효소에 효과적인 항독소와 세균에 효과적인 항생제, 세균 성장을 억제하는 산소요법이 도움이 된다. 가스괴저 대부분이 심각한 상처 후에 발생하지만 임신중절수술 후 자궁에서도 발생할 수도 있다.

치명적 소아질병인 **디프테리아(diphtheria)**는 디프테리아균(*Corynebacterium diphtheriae*)에 의해 발생한다. 이 세균은 목 뒤쪽에 자리를 잡고 자라며, 숙주의 단백질 생산을 방해하는 독소를 생산한다. 감염은 인두에 국소적 표재성 괴사반응을 유발하여 죽은 세포, 식세포 그리고 세균이 서로 엉겨붙어 두꺼운 위막(pseudomembrane)이 목 뒤쪽에 형성된다. 후두부종과 위막은 기관을 막음으로

표 25-3 대표적 외독소 분비 세균

세균명	출처	질병
Clostridium tetani	흙, 상처감염	파상풍, 골격근의 아픈 수축, 마비
Clostridium botulinum	변질된 캔 음식	보툴리누스 중독: 신경독성, 마비
Clostridium perfringens	흙, 위장관의 상처 감염	가스괴저, 광범위한 조직파괴
Corynebacterium diphtheriae	전염성 호흡기 감염	디프테리아: 의사막과 후두부종에 의한 호흡기관 폐색, 심근 및 말초신경 손상
Vibrio cholerae	감염자의 배설물에 오염된 물	콜레라, 심각한 설사 및 탈수
Bacillus anthracis	애완동물, 흙 속의 포자, 생물물기	탄저병, 심각한 조직 파괴와 출혈

써 심각한 호흡부전을 일으키고 궁극적으로 사망에 이르게 한다. 게다가, 독소는 혈액 내로 방출되어 심장을 포함한 여러 조직에 영향을 미친다. 호흡기폐색에 의해 환자가 사망하지 않더라도 울혈성 심부전(congestive heart failure)을 일으키게 되는 심막염이나 마비를 일으키는 말초신경변성과 같은 만성 후유증이 생길 수 있다. 디프테리아는 독소에 대한 백신을 접종함으로써 예방할 수 있다. 예방접종을 하지 않은 환자의 경우, 세균감염을 막기 위한 항생제와 디프테리아 독소와 대응하는 항독소를 병용함으로써 그 효과를 증대시킬 수 있다.

미국에서의 마지막 **콜레라(cholera)** 발생은 1911년이지만, 전 세계적으로 콜레라에 의한 연간 사망자수는 10만 명 이상이다. 비브리오 콜레라균(Vibrio cholerae)은 매우 전염성이 높고, 배설물을 통한 감염 경로를 가진다. 콜레라는 인구과밀 지역이나 위생상태가 안 좋은 빈민가에서 발생한다. 비브리오 콜레라균에 의해 만들어지는 독소는 위장관계의 전해질 불균형을 일으켜 심각한 설사에 의한 탈수로 사망을 초래할 수 있다. 전해질 섭취와 체액보충요법을 통해 생명을 살릴 수 있으며, 항생제를 병용함으로써 콜레라의 진행을 단축시킬 수 있다.

탄저병(anthrax)은 탄저균(*Bacillus anthracis*)에 의해 발생한다. 사람은 탄저균의 일반적인 숙주는 아니지만 감염된 가축과의 접촉이나 공기 중의 먼지 형태로 수십 년을 생존하는 세균포자를 흡입함으로써 감염될 수 있다. 탄저균은 미국에서 질병을 일으키는 원인 물질이 전혀 아니지만 불행히도 여러 국가에서 생물학무기로 사용되어 탄저병이 발생되었다. 2001년 우편을 통해 몇몇 기자와 의원에 탄저균의 포자가 배달되어 다섯 명이 사망하는 일이 있었다. 단지 몇 그램의 포자로도 광범위한 감염과 사망을 일으키기에 충분하다. 흡입된 포자는 궁극적으로 혈관계로 침입하여 되돌릴 수 없는 조직파괴와 출혈을 일으키는 강력한 독소를 만들어 낸다. 독소가 혈액 내에 치사량으로 있다면 항생제에 의한 세균의 제거로 탄저병을 충분히 치료할 수 없다. 독소를 중화할 수 있는 항체가 최근 개발되었다.

동물매개성 세균감염병

동물매개성 감염병(zoonotic diseases)은 직접 동물이나 동물매개성 감염원으로부터 감염된다. 보통 감염원의 주된 숙주가 아니고 감염원의 자연계 숙주와의 접촉에 의해 감염된다. 폐렴 흑사병(pulmonic plague)과 같은 경우, 사람에게 일차적으로 전염된 이후에야 사람 사이의 전이가 쉽게 이루어진다. 이는 미국 내에서 드문 경우이지만, 빨리 확인되고 합병증을 막기 위해 치료되지 않으면 매우 심각한 상황이 올 수 있다. 동물매개성 감염병은 세균, 바이러스, 원생생물, 기생충, 프리온과 같은 모든 감염원에 의해 발생할 수 있지만 세균이 가장 일반적인 원인이다. 표 25-4에는 앞으로 설명될 흔한 동물매개성 감염병이 정리되어 있다.

라임병(Lyme disease)은 보통 1~3mm 크기의 사슴진드기 성체나 유충에 의해 보균되는 *Borrelia burgdorferi* 감염에 의해 발생한다. 진드기에게 물린 부위는 불스아이(bull's eye) 혹은 표적 병변(targetoid lesion)으로 발견될 수 있으나, 귓바퀴 뒤와 같이 분명하지 않은 장소라면 종종 발견되지 않을 수 있다. 물리게 되면 고열과 임파선염(lymphadenopathy)이 생길 수 있다. 두 번째 단계에서 이 세균이 몸 전체로 빠르게 전파되면서 피부병변, 근육통, 관절염, 림프선증, 부정맥, 수막염 및 심각한 기면을 유발한다. 3단계는 초기 감염 후 2~3년 사이에 발생하며 뇌염과 중증의 관절염 증상을 보인다. 그 이후로는 졸림, 우울 · 흥분과 같은 인성 변화, 기억력 감퇴와 같은 인지 문제를 일으킬 수 있다. 라임병은 만성피로증후군의 주된 원인의 하나로 알려져 있기도 하다. 발병이 증가 추세에 있고, 미국 북동부에 있는 사슴진드기의 약 50%가 *B. burgdorferi*에 감염되어 있다. 미국 내에는 여러 풍토병성을 나타내는 지역이 있다. 라임병의 1단계에 테트라사이클린 치료가 시작되면 좋은 효과를 나타낼 수 있다.

살모넬라균은 덜 익은 돼지고기나 가금류 혹은 날달걀을 먹음으로써 전염된다. 감염이 되면 심각하고 광범위한 설사를 일으키며 영아, 노인, 면역력이 저하된 사람의 경우에는 치명적일 수 있다. 중세에 주기적인 **흑사병(페스트, plague)**의 발병으로 인해 반복적으로 유럽인들의 대량 사망이 있었다. 산발적인 흑사병의 발생이 미국 내에 있었지만, 저개발 국가에서는 훨씬 더 심각한 발병이 있다. 그 원인균인 *Yersinia pestis*는 설치류에 기생하는 벼룩에 물리면서 전염된다. 숙주가 사람일 경우, 흑사병균은 림프절로 이동되고 급격히 증식되어 림프절 부종이 일어나 부엉이와 같은 모습을 하며, 그로부터 선페스트(bubonic plague)라는 이름이 생겨났다. 선페스트의 특징으로는 손

표 25-4 동물매개성 질환의 예

질병	원인물질	전파매개자	질병 특징
세균성			
라임병	Borrelia burgdorferi	야생 사슴 등의 진드기	표적모양발적, 전신적 발적, 중증관절염 및 뇌염의 3단계 진행
식중독	Salmonella sp.	덜 익은 육류, 가금류, 계란의 섭취	심한 설사를 동반한 위장염
페스트, 흑사병	Yersinia pestis	설치류의 벼룩	서혜부 피부와 폐의 괴사, 출혈성 증상
야토병	Francisella tularensis	설치류의 진드기	피부손상, 림프절염, 고열, 폐렴
브루셀라병	Brucella sp.	낙농동물의 육류, 우유 혹은 직접 접촉	주기적 고열, 불쾌감
발진 티푸스	Rickettsia prowazekii	이	오한, 기침, 섬망, 발진, 눈부심, 두통, 근육과 요통
로키산 홍반열	Rickettsia ricketsii	진드기	고열, 발진, 혈관을 따라 감염이 전신적으로 진행되어 뇌와 신경 손상(마비, 청각 손실), 손가락이나 사지의 괴저
바이러스성			
공수병	Rabies virus	감염된 동물에 물림	뇌염
프리온성			
크로이츠펠트-야콥병	프리온단백질	감염된 육류섭취	퇴행성뇌질환

가락, 발가락, 코의 괴사와 각혈이 있다. 폐 페스트(pneumonic plague)의 경우, 세균이 폐로 침입하여 기침이나 재채기를 할 때에 다른 사람에게 전염이 될 수 있다. 생활 환경의 개선으로 인해, 거주 공간으로부터 벼룩을 제거함으로써 흑사병의 대량 발생을 효과적으로 막게 되었다.

리케치아(Rickettsia)는 숙주의 세포 안에서만 살 수 있는 작고 연약한 세균이다. 리케치아에 의한 감염은 흔치 않지만 심각한 동물매개성 감염병이다. 전염은 이(티푸스)나 진드기(로키산홍반열)와 같이 곤충 매개체를 필요로 한다. 리케치아는 항생제로 치료가 잘된다. 초기 증상이 별로 없거나 특징적이지 않기 때문에 초기에 진단을 하는 것이 치료에 가장 중요한 요소이다. 감염된 후 시간이 오래 되면 치명적일 수 있게 된다. 리케치아는 혈관 내피세포를 선택적으로 공격한다. 그에 따른 출혈은 피부발진은 감염의 판단요인이 될 수 있다. 에를리히아증(ehrlichiosis)과 아나플라스마증(anaplasmosis)은 진드기에 물려 생기는 리케치아와 유사한 감염원에 의해 일어나는 것이 최근 밝혀졌고, 미국 내에서 증가 추세에 있다. 이 두 증상은 고열, 혈소판감소증(thrombocytopenia), 임파선염(lymphadenopathy)을 일으키는 특징이 있으나, 발진은 일으키지 않는다.

그 밖의 동물매개성 감염증으로는 야토병과 부르셀라증이 있다. **야토병(tularemia)**은 *Francisella tularensis* 감염에 의한 흔치 않은 질병이다. 야생동물, 특히 토끼나 쥐에 물리거나 접촉했을 때 발생한다. 야토병은 심각한 전신감염으로 폐렴을 유발할 수 있지만 보통 테트라사이클린(tetracycline)으로 치료가 가능하다.

브루셀라증(brucellosis)은 만성 전신질환으로 열이 있다가 없다가 하는 경향이 있기 때문에 **파상열(undulant fever)**이라고도 불린다. 부르셀라증은 *Brucella*속의 많은 종에 의해 발생된다. 이들 세균은 소, 양, 돼지 및 염소에서 자생하며, 인간은 감염된 고기, 살균되지 않은 유제품 섭취 또는 동물과의 접촉에 의해 질병이 발생한다. 이 세균은 대식세포의 세포질 내에서 생존하고, 대식세포는 며칠마다 세균을 분출하여 파생열의 증상을 나타낸다.

기타 중요한 세균감염증

하부 소화관과 입안의 혐기성 세균(anaerobes)과 호기성 세균(aerobes)의 비율은 1000대 1 정도이다. 혐기성 세균은 농가진(abscesses), 상처감염 혹은 대장균이나 포도상구균 감염과 비슷한 감염증을 일으킨다. 과증식이 일어나면 나쁜 냄새가 나는 가스를 만들어내어 이들의 존재를 알아챌 수 있고, 감염성 손상을 일으키는 독소를 생산한다.

나병균(*Mycobacterium leprae*)은 결핵균과 비슷한 세균으로서 나병(leprosy)을 일으킨다. 피부와 말초신경에 주로 침입하여 신경을 따라 만져질 수 있는 육아종성의 덩어리를 만든다. 수년이 경과하면, 신경의 공급 중지에 따라 조직의 파괴에 의한 형태적 변이가 일어난다. 나병은 흔치 않지만, 미국의 남부에서 나타나기도 한다. 효과적인 치료약물로 인해 나병의 전염 방지를 위한 격리가 필요 없게 되었다.

*마이코플라즈마(mycoplasma)*는 단단한 세포벽이 없는 세균이다. *Mycoplasma pneumoniae*는 비전형성 폐렴(atypical pneumonia)의 일차적인 원인균이고 열, 권태감, 흉통과 같은 전형적 증상 대신에 수주 동안 기침, 숨가쁨, 피로감과 같은 미미한 증상을 나타낸다. 환자가 일상생활을 할 정도로 느끼기에 비전형성 폐렴을 보행성 폐렴(walking pneumonia)이라고도 한다. 아동과 청소년에게 잘 걸리는 경향이 있다. 비임균성 요도염의 원인균인 *Mycoplasma genitalium, Ureaplasma urealyticum*은 또 다른 종류의 마이코플라즈마 세균이다.

*클라미디아(Chlamydia)*는 숙주에서 기인하는 에너지 체계 없이는 생존할 수 없는 기생충으로, 숙주의 세포 내에 존재한다. 비뇨생식기의 클라미디아성 감염은 미국에서 1위로 보고되는 전염성 질환이다(표 25-1). 다른 종류의 클라미디아는 결막염, 신생아 폐렴과 트라코마와 고승도치증(psittacosis)의 원인이 된다. 트라코마(trachoma)는 실명의 원인이 되는 만성 진행성 결막염을 일으킬 수 있다. *C. trachomatis*는 빈곤층에서 파리에 의해 전염되며 사하라 사막과 아시아, 남미에서 실명을 일으키는 원인이 된다. 결막염은 가벼운 안구질환으로 미국에서 흔히 볼 수 있다. 조류(특히 수입된 애완용 조류)에서 전염되는 *Chlamydia psittaci*는 폐렴과 전신질환의 원인이 될 수 있다.

바이러스감염

바이러스(viruses)는 기본적으로 잘 싸여진 유전물질로 이루어져 있다. 즉 바이러스는 스스로의 에너지를 만들 수 있는 능력이 없으며, 스스로 복제를 할 수 없다. 바이러스는 숙주세포를 따라 증식한다. 즉 숙주세포의 DNA에 자신의 유전물질을 끼워 넣고 숙주세포가 복제할 때 바이러스의 유전자와 단백질을 재조합하게 된다. 숙주세포의 세포질이 재조합된 바이러스로 가득 차게 되면 숙주세포의 세포막이 터지게 되어 새로 생성된 바이러스 입자는 주변 조직이나 혈액을 타고 다른 세포를 감염시키게 된다.

바이러스는 너무 작아 광학현미경으로는 보이지 않고, 고배율을 가진 전자현미경을 통해서만 볼 수 있다. 바이러스 입자의 관찰은 바이러스성 질환의 감지 및 진단을 위한 표준 방법은 아니고 특정 바이러스 항원에 대한 혈청검사가 훨씬 더 효과적인 방법이다. 일부 바이러스는 세포봉입체(inclusion bodies) 형태로 응축되어 숙주세포의 핵이나 세포질에서 광학현미경을 통해 볼 수 있으며(그림 25-2, 25-3), 이로 인해 특정한 바이러스에 대한 즉각적이고 자세한 검사가 가능하다.

감염경로는 세균의 경우와 비슷하다. 비말형태(인플루엔자), 성적접촉(HPV, HIV), 직접 피부접촉(수두), 수직감염(HIV, hepatitis B형 간염바이러스), 곤충매개(West Nile virus, yellow fever), 오염된 음식이나 식수(A형 간염바이러스, 소아마비 바이러스)를 통해 감염이 이루어진다. 일부 바이러스는 특정세포를 감염되는 경향이 있다. 예를 들어, 인간면역결핍바이러스는 림프구, 웨스트나일바이러스는 중추신경계, 인간유두종바이러스는 편평상피

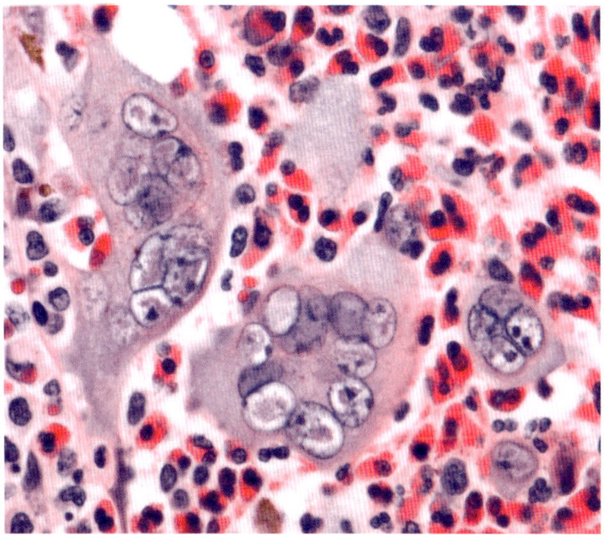

그림 25-2 단순포진바이러스에 감염된 세포. 세포는 다핵을 가지고 있는데, 핵은 크기가 크고, 무정형의 분홍색으로 보이는 응집된 바이러스 단백질을 함유하고 있다.

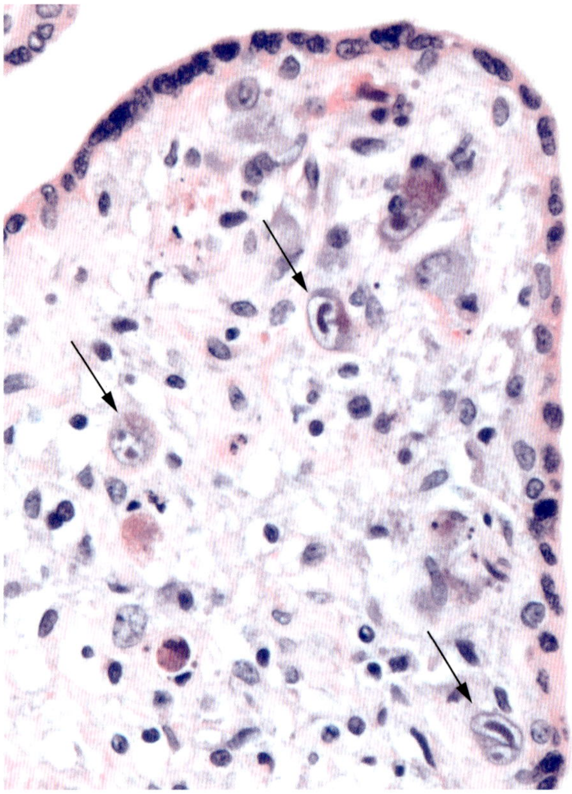

그림 25-3 거대세포바이러스. 세 개의 화살표는 태반 융모의 큰 핵 내 봉입체가 있는 곳이다. 태아는 태반뿐 아니라 폐와 뇌의 거대세포바이러스감염으로 자궁에서 사망한다.

세포에 주로 감염된다. 많은 세균과는 달리 상처부위나 괴사조직에 과증식되는 경향이 있는 것은 아니다.

바이러스감염은 대개 1차적으로 면역반응을 일으키며, 이는 피로감, 고열, 불쾌감 같은 일반적인 감염 증상을 동반한다. 혈액검사상 정상적인 백혈구 수를 보일 수 있지만, 종종 림프구가 다른 종류의 백혈구보다 증가하기도 한다. 고름의 생산과 같은 급성 염증반응은 일어나지 않는다. 바이러스감염에 대한 반응으로 맨 처음 반응하는 백혈구는 림프구이며, 이는 숙주세포를 죽임으로써 바이러스의 생산을 억제하고자 하는 T세포 매개성 살상세포 작용과 바이러스나 바이러스에 감염된 세포가 면역체계에 의해 인식되도록 하는 항체를 생산하도록 한다. 게다가, 바이러스에 감염된 세포는 인터페론(interferon)이라는 단백질을 생산하여 주변 세포의 단백질 생산을 억제한다. 이는 감염된 세포로부터 바이러스가 방출되어도 주변의 세포가 감염되는 것을 억제하도록 한다.

바이러스성 질병은 항생제에 반응성을 나타내지 않는다. 결론적으로, 치료는 보조요법으로서 휴식, 충분한 수분섭취, 고열 경감 등이 이용된다. 인터페론은 C형 간염과 같은 일부 질환에 대해서 바이러스 복제를 억제하기 위해 사용된다. 항바이러스제제가 일부 바이러스에 대해 처치가 가능하지만, 세균에 대해 항생제가 나타내는 것만큼 효과적이지 않다. HIV 감염에 쓰이는 약물조차도 바이러스의 복제를 억제할 뿐이지, 바이러스를 제거하지는 못한다.

바이러스에 노출되면 면역체계는 항체를 만들어 효과를 나타내긴 하지만, 불행하게도 한 번의 노출이 심각하거나 치명적인 경우도 있다. 면역화는 특이적인 바이러스의 항원으로 면역체계를 작동시켜 심각한 바이러스성 질환의 발생을 억제하는 데에 매우 효과적이다. 즉, 실제 감염이 일어나면 질병으로 발전하기 이전에 바이러스는 신속하게 제거될 수 있다. 소아마비, 유행성 이하선염 등의 소아의 심각한 바이러스성 질병은 면역화를 통해 방지될 수 있다.

일부 바이러스는 초기 감염 후에 숙주의 면역체계에 의해 완전히 제거되지만, 다른 일부의 바이러스는 평생 동안 숙주의 조직에 남아 있기도 하다(그림 25-4). 예를 들어, B형과 C형 간염바이러스는 간에 심각한 손상을 줄 수 있을 뿐만 아니라 면역체계에 의해 결코 제거되지 않는다. 일부 바이러스는 오랜 기간 동안 잠복된 형태로 존재할 수 있다. 면역력 약화(거대세포바이러스, cytomegalovirus)나 노화[노인의 경우 수두바이러스가 재활성화되어 고통스런 피부 통증을 유발하는 대상포진(shingles)]에 의해 잠복성 감염이 재활성화되거나 전혀 다른 질병을 유발할 수도 있다. 예를 들어, 감염성 단핵구증(infectious mononucleosis)의 원인이 되는 엡스타인-바 바이러스(Epstein-Barr virus)는 B림프구에 잠복상태로 있다가 면역력이 약

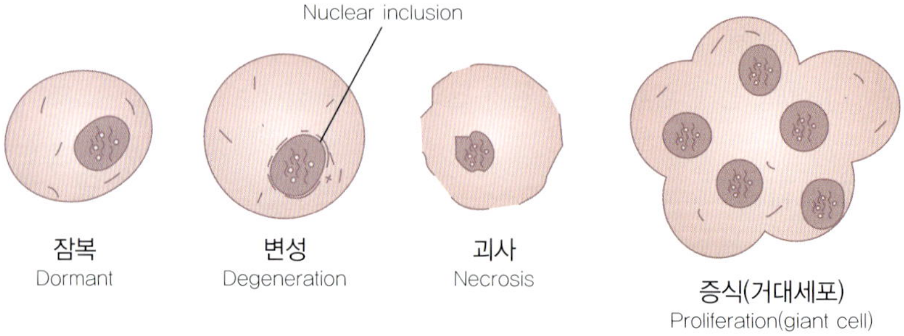

그림 25-4 세포의 바이러스에 대한 대응 시나리오

화되면 일부 암을 유발하는 것으로 알려졌다.

바이러스감염의 증상은 감기나 장 독감처럼 급성이거나 제한적일 수 있고, HIV/AIDS처럼 드물게 치명적인 증상을 나타낸다. 대체적으로 가장 일반적인 바이러스성 질병은 다양한 종류의 바이러스에 의한 감기이다. 전 세계적으로 가장 치사율이 높은 바이러스성 질환은 저개발국의 주된 사망원인이며, 미국의 25세에서 34세 사이의 6번째 사망원인인 HIV/AIDS이다. 감기와 HIV 사이의 심각성 선상의 사이에는 다양한 이환율을 나타내는 바이러스성 질환들이 있으며, 여기에는 *Herpes simplex* virus(HSV), 감염성 단핵구증(Epstein–Barr virus)에 의한 만성 불쾌감과 피로감, B형/C형 간염바이러스에 의한 파괴적인 간질환 등이 있다.

역사적으로 여러 유행병에 의한 대량 사망은 바이러스에 의해 발생했다. 신대륙으로 온 유럽 사람들이 가지고 온 천연두(*smallpox*)는 아메리칸 인디언을 대량으로 죽게 하였지만, 현재 천연두는 국제적 공중보건사업을 통해 축출되어졌다. 이 바이러스는 매우 감염성이 높고, 수두와 같은 발진을 유발하며, 상처가 아물면서 깊은 곰보흉터를 남긴다. 또한, 폐나 내장관에 움푹 파이는 괴사성 상처를 남김으로써 약 10~20%의 치사율을 나타낸다. 인플루엔자는 상기도감염이 주증상이며 소아와 노인에게서 높은 치사율을 보인다. 인플루엔자는 늦가을부터 초봄까지 주로 발생한다. 이러한 감염은 기침이나 재채기와 같은 호흡기성 분비물에 의해 매우 전염성이 높다. 인플루엔자 감염의 증상은 불쾌감을 동반한 두통, 인후통, 고열로부터 몸살, 구역과 구토, 폐렴까지 다양하다. 유행할 가능성이 높은 바이러스 아형에 대한 백신이 매년 생산되고 있고, 감염 가능성이 높은 사람들은 매년 예방 주사를 맞아야 한다. 게다가, 인플루엔자 바이러스는 비누에 쉽게 죽기 때문에 자주 손을 닦음으로써 전염을 막을 수 있다. 이러한 조치에도 불구하고 매년 약 10만 명이 이로 인해 사망한다. 코, 귀, 입, 내장 출혈을 동반하는 급격한 증상 발생의 특징을 가졌던 1918년의 인플루엔자 대유행으로 약 1,000만 명의 사람들이 사망하였다.

아동기의 바이러스성 감염

요즘에는 감염성 질환에 대한 임상적 조치를 하는 것보다 예방주사 일정을 관리하는 것이 더 익숙한 풍경이 되었다. 감사하게도 예방주사 덕분에 감염성 질환으로 인해 의학적 처치를 받는 경우는 매우 드물다. 사실, 임상증상이 많

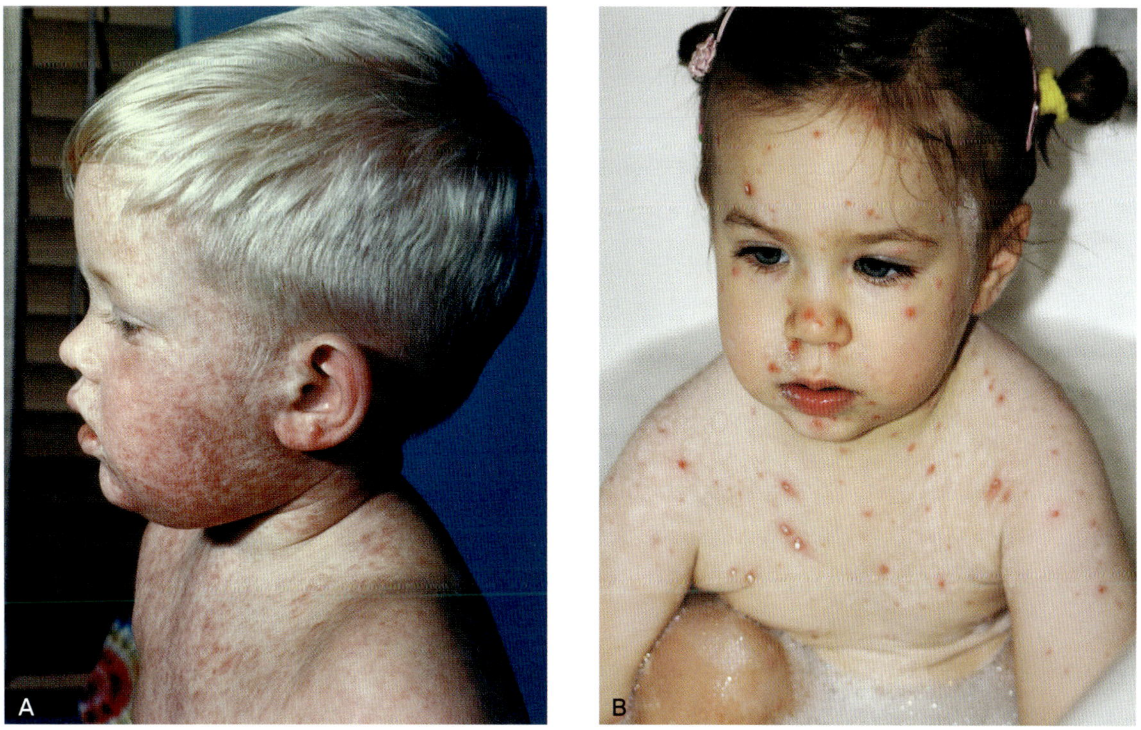

그림 25-5 A: 홍역의 황반성 발진(Courtesy of CDC.), B: 수두의 구진성 발진(© Dagfrida/ShutterStock, Inc.)

이 발생되지 않고 발견되지도 않기에 진단이 늦어지거나 되지 않는 경우가 있다(그림 25-5). 거의 대부분의 어린이들이 홍역(measles)과 유행성 이하선염 유행에 의해 번갈아 감염되던 미국도 이제는 1년에 1천 건 이하가 보고되고 있다(표 25-1). 여름이면 온 도시를 휩쓸고 지나가면 많은 수의 어린이들이 죽거나 소아마비에 걸렸었지만, 이제는 단 1건도 보고되지 않는다. 실제로 1979년 집중적이고 광범위한 공중보건 정책에 의해 전 세계적으로 소아마비의 발생은 현저하게 떨어졌다.

표 25-5에는 백신이 가용한 흔한 소아 감염병이 정리되어 있다. 백일해(whooping cough), 인플루엔자(*Haemophilus influenzae*), 디프테리아(diphtheria)의 3개 감염병은 세균성이지만 목록의 완전성을 위해 포함하였다. 이들 질병은 정도는 다르지만 모두 치사 가능성이 있다. 소아마비는 항상 치명적이지는 않더라도 신체에 큰 타격을 남기게 되고, 유행성 이하선염은 심하지 않은 증상을 일으킨다. 이러한 질병은 성인시기에 발병하면 훨씬 심각한 증상을 나타내는 경향이 있다.

표 25-5에 정리된 대부분의 질병은 비말된 포자의 흡입을 통해 감염되는 호흡기 감염성 질환들이다. 배설물을 통해 감염되고, 위장관계와 입과 목에 콜로니를 형성하는 소아마비 바이러스가 대표적인 예외이다. 이들 감염병의 많은 수는 태반으로부터 태아로 수직전파가 가능하며, 사산이나 선천성 장애를 가지고 태어날 수 있다. 이중 가장 악명 높은 것이 바로 풍진(rubella)이다. 풍진예방주사를 맞지 않은 산모가 임신 초기에 풍진 바이러스에 감염되면 바이러스는 태반으로부터 태아에게 전염되고 이로 인해 유산이나 청각장애, 시각장애, 심장이상, 정신지체, 자폐증, 성장장애 등의 선천성 장애를 가지고 태어날 수 있다. 임신을 원하거나 임신 초기의 임부는 풍진에 대한 정기적 검사를 받도록 한다.

일단 이들 바이러스에 감염되면 항체가 영구적으로 유지된다. 이에 대한 예외로는 소아기에 수두(chickenpox)를 일으키는 바리셀라 조스터 바이러스(varicella zoster virus, VZV)이다. 초기 감염이 제거되면 VZV는 신경세포체에 수십 년 동안 잠복 상태로 존재할 수 있다. 노인의 경우, 재활성화되어 신경을 따라 심한 통증과 피부에 포진이 생기는 대상포진을 일으킨다(그림 25-6). 나이가 듦에 따라 백신에 의한 면역력이 일반적으로 약화되기 때문에 수

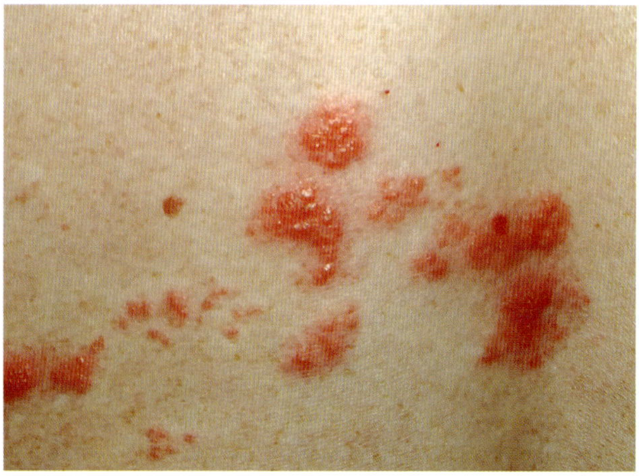

그림 25-6 대상포진(© Stephen VanHorn/ShutterStock, Inc.)

두 백신에 의해 대상포진을 막지 못할 수 있다. 그러나 성인의 경우 대상포진을 막기 위해 보다 농축된 형태의 백신을 맞을 수 있다.

인간면역결핍바이러스

인간면역결핍바이러스(human immunodeficiency virus, HIV)는 전 세계적으로 주된 사망원인 중의 하나인 AIDS를 일으키는 원인이다. 전 세계적으로 약 3,400만 명이 HIV-양성이며, 대부분은 아프리카의 사하라 남쪽지역과 아시아에 살고 있다. 미국의 경우, 약 110만 명이 양성이고, 2011년 5만 명이 새로 AIDS로 진단되었으며, 같은 해에 15,500명이 사망하였다. AIDS 감염에 의해 3,000만 명이 전 세계적으로 사망하였고, 미국에서는 60만 명이 사망하였다.

에이즈(AIDS)는 후천성 면역결핍증(acquired immunodeficiency syndrome)의 약자이다. HIV-양성 환자가 산재된 진균감염과 같은 면역결핍성 감염증이나 버킷림프종(Burkitt lymphoma), 카포시육종(Kaposi sarcoma)과 같은 신생물 형성 혹은 매우 낮은 CD4+ T-cell의 수가 낮아지면 AIDS로 진단하게 된다. 이 질병의 특징으로는 초기 감염으로부터 임상증상이 나타나기까지 2년에서 8년 혹은 그 이상의 매우 긴 잠복기를 가진다는 것이다. 일반적인 임파선염, 고열, 체중감소, 설사 그리고 CD4+ T림프구의 저하가 AIDS 발병 이전에 나타난다.

미국에서의 첫 AIDS 사례는 1980년대 초반에 발생되었다. HIV 감염은 성적 접촉과 오염된 주사바늘과 오염된 혈액제제의 사용에 의해 발생되었음이 밝혀졌다. 감염

표 25-5 백신 접종에 의해 예방 가능한 소아성 감염 질환

병명	전파경로	증상	합병증	치사율
바이러스성				
홍역	호흡기	결막염 눈부심 발진 기침, 고열	중이염 폐렴 황반궤양 황반변성 귀 염증 뇌염(대개 태아)	3/1,000(미국) 발생 미개발국가 아동이나 면역저하 성인에서 약 30%
풍진	호흡기(유아) 자궁내 감염(선천적)	아동: 발진, 고열, 림프절염 태아: 유산, 기형	본태성의 경우, 청각소실, 심장이상, 시각이상	소아의 경우 치명적이지 않음 태내감염의 경우 유산이나 심한 기형(50%)
수두	직접 접촉(물집이나 오염된 의류 등) 호흡기 드물게 선천적	불쾌감, 고열 물집, 발진 성인, 임산부, 면역력이 약한 사람에서 증상이 심함	물집에 의한 2차 감염 대상포진의 경우 성인시기에 재발 심장, 간, 신장에 전반적이고 심각한 감염 가능	면역저하 성인의 경우 치명적 임산부의 10~20%에서 폐렴, 40%의 치사율
유행성 이하선염	호흡기	불쾌감, 고열 이하선 부종과 통증 성인남자의 경우 고환염 발생	고환의 조직변이에 의해 불임 가능성	희박함
소아마비	배설물 섭취	90% 이상에서 무증상 고열, 불쾌감 목 경직 근무력증, 신경손상	사지마비	호흡근마비에 의해 5~10% 성인이 더 높다
세균성				
백일해	호흡기	발작성 기침을 동반한 호흡곤란 수주에서 수개월 지속	심한 기침에 의한 구토, 결막하 출혈, 늑골 골절, 탈장, 횡격막 파열, 기흉 폐렴 뇌염 발작	영아 1%
뇌수막염	호흡기	수막염 폐렴 중이염 후두염 봉와직염 감염성 관절염	뇌손상 청력소실	소아 3~6% 성인이 더 높음
디프테리아	호흡기 분비물 접촉	고열, 오한 피곤 인두염 호흡곤란 피가 섞인 콧물 림프절증	독성물질에 의한 심장손상 및 심정지, 사지 마비	5~10%

후 2~12주 사이에 고열, 식은 땀, 림프절증, 발진, 근육통, 관절통, 두통, 지속적인 혼수로 특징지어지는 급성 병증이 발생되었다. 심리변동, 과민성, 설사, 거식증이 나타날 수도 있다. 그러나 이러한 초기 증상은 일반적으로 감기 증상으로 여겨지기도 하고, HIV에 의해 생겼다고는 알지 못하였다. 일부 HIV 감염자에서는 이러한 초기 증상

이 전혀 나타나지 않기도 하다. 감염 후 수년 동안 바이러스가 신체의 T세포에서 증식하기 때문에, 환자는 감염을 알아차릴 수 없다. AIDS는 지속적인 림프절증(lymphadenopathy)과 후속적인 고열, 체중 감소, 설사, 피곤함, 식은 땀 등의 증상과 함께 임상적으로 AIDS 증상을 나타내는 환자의 60~90%에서 나타나게 되는 치매와 같은 뇌증(encephalopathy)이 나타난다. 일단 AIDS 증상이 본격적으로 나타나면, 장기 생존의 예후는 매우 낮다. 면역력이 약화된 사람에 있어서 세균(*Mycobacterial species*, salmonellosis), 바이러스(cytomegalovirus, *Herpes simplex* virus infection), 진균(toxoplasmosis, *Pneumocystis jirovecii* pneumonia, candidiasis, cryptococcosis, histoplasmosis, coccidioidomycosis) 등에 의해 발생되는 기회감염에 의한 질환은 매우 많다. 게다가, AIDS 환자의 경우 일반인에게는 매우 드문 카포시육종이나 피부의 혈관종과 같은 신생물이 발생할 수 있다.

AIDS의 증상과 합병증은 후천성 면역결핍, 특히 세포성 면역과 관련된다. HIV는 CD4라 불리는 수용체에 부착함으로써 세포들을 감염시킨다(**그림 25-7**). 비록 많은 유형의 세포들에서 발견되기는 하지만, CD4 수용체는 T보조림프구에 가장 널리 퍼져 있고, T보조림프구가 감염 장소가 된다. 림프구는 골수에 의해 재충전된다. CD4+ T세포가 복제하는 바이러스에 의해 파괴되어도 골수는 수년 동안 생산을 유지할 수 있다. 하지만 결국에는 바이러스감염에 의한 스트레스가 골수로부터 CD4+ T세포 생산력을 압도하게 되어 결과적으로 CD4+ T세포의 숫자가 감소하기 시작한다. CD4+ T세포는 특히 B림프구의 기능을 조절하는 데에 매우 중요하기 때문에, 결국에는 세포성 면역과 체액성 면역 모두가 약화된다. 이러한 상황에서 기회감염균이 쉽게 환자에게 감염되고, 치명적 질환을 발생시키게 된다.

HIV 감염 여부는 일반적인 혈액검사를 통해 매우 정확하게 진단되어질 수 있다. 진단을 위해서 두 가지 검사가 필요하다. 초기 감염 이후 수주 혹은 수개월 내에, HIV 항체가 환자의 혈청에 나타난다. 첫 번째 검사는 이 항체를 검사하는 ELISA 검사법이다. ELISA 검사법은 검사하기가 용이하고, 상대적으로 저렴하기에 초기 검사 방법으로 적절하다. 하지만, 이 검사법은 가짜 양성이 나올 수도 있다. ELISA 검사법에 의해 양성반응이 나온 경우, 보다 확실한 검사법인 Western blot을 실시한다. 이 복합검사법은 환자가 HIV에 감염되었는지를 판별할 수 있지만, 치료의 진행정도나 합병증의 예측 등은 할 수 없다. HIV 양성 환자는 CD4+ T세포의 수를 측정함으로써 바이러스에 의한 스트레스를 알아볼 수 있다. 마이크로리터당 CD4+ T세포의 수가 500 이상일 경우 정상적인 면역반응을 유지할 수 있지만, 이보다 수가 적으면 걱정할 이유가 된다. CD4+ T세포수가 200 이하로 떨어지면 AIDS로 정의하게 된다. 바이러스 스트레스 혹은 바이러스의 양은 말초혈액 속의 HIV의 RNA양을 말한다. 바이러스가 많아짐에 따라 CD4+ T세포의 수가 줄어들고, 이는 기회감염의 발생 전제 조건이 된다. 바이러스의 수와 CD4+ T세포 수는 치료

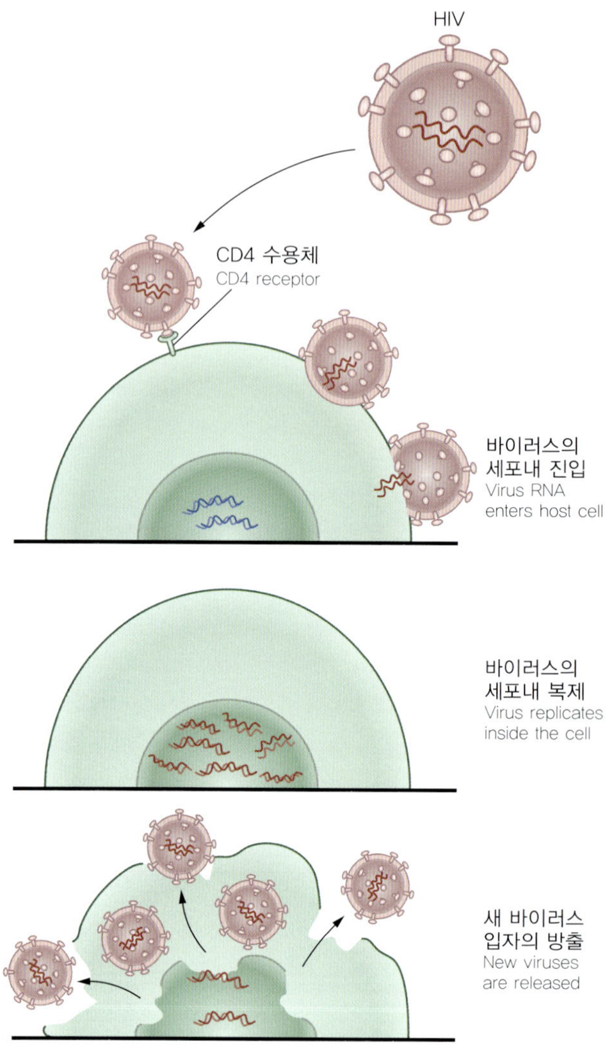

그림 25-7 HIV가 세포표면의 CD4수용체와의 결합을 통해 세포내로 진입, 세포핵에서 바이러스 유전자를 복제, 용혈성 주기를 통해 숙주세포를 죽이면서 새로운 바이러스입자를 만드는 모식도

의 경과를 모니터하는 데에 사용된다.

기회감염이 발생되기 전에 HIV 양성 환자는 비특이적인 신호나 증상으로 전신의 림프절이 커지는 전신성 림프절증(generalized lymphadenopathy)이 발생한다. 림프절로부터의 조직검사(biopsy)를 통해 림프구 수의 증가를 알아볼 수 있다. 환자는 지방조직의 소실과 기관의 기능감쇠에 의해 전신적 쇠약을 경험하게 된다. HIV 양성 환자에서 기회감염을 일으키는 감염원은 AIDS 환자에 특이적이지 않고, 다른 이유에 의해 면역력이 약화된 환자에게도 감염될 수 있는 마찬가지 종류의 감염원이다. AIDS와 관련된 버킷림프종, 카포시육종과 같은 신생물도 역시 감염에 의해 발생된다. 버킷림프종은 EBV에 의해, 카포시육종은 헤르페스 바이러스의 일종에 의해 생성된다. 하지만, 이러한 신생물은 다른 이유에 의한 면역력 약화 환자에게서는 보통 발생하지 않는다.

혈액제제는 HIV 감염에 대해 철저히 검사하여, 수혈에 의한 전염의 가능성을 배제한다. 에이즈가 유행하기 시작할 초반에는 동성애 남성과 마약투약자가 HIV 감염자의 대부분을 차지하였다. 하지만, 에이즈 유행이 진행되면서 남성 동성애자보다 이성 간의 성접촉에 의한 감염이 더 많아지게 되었다. 여성의 경우 저개발국가나 미국에서 모두 상대적으로 불균형적으로 HIV에 감염이 이루어졌다. 게다가, 바이러스는 태중이나 분만 시 임산부로부터 태아에게 감염이 가능하고, 모유 수유를 통해서도 감염이 이루어진다. 엄마로부터 아이로의 **수직감염(vertical transmission)**은 적절한 조치를 통해 2% 이하로 낮출 수 있다. 하지만, 대부분의 저개발국가에서 그렇듯이 치료를 받지 않을 경우 수직감염의 발생은 약 40%까지 올라갈 수 있다. 전 세계적으로 2011년 약 330만의 어린이가 감염되었고, 90% 이상이 태아기나 영아기에 감염되었다.

아직 HIV에 대한 백신은 없지만 여러 가능성이 있는 백신이 임상시험 중에 있다. HIV는 여러 항바이러스제제로 처치되고 있다. 이는 최소한 서로 다른 세 가지 종류의 항바이러스 제제를 사용하여 혈액내의 바이러스 농도를 감지되지 않을 정도로 유지하게 된다. 이러한 약물의 병용을 'highly active antiretroviral therapy(HAART)'라고 한다. 이들 약제는 단백질 분해효소, 역전사효소, 인테그라아제와 같이 HIV의 복제에 필요한 특이 단백질의 기능을 억제한다. 이들 약제는 바이러스를 제거할 수는 없지만, 바이러스의 복제를 느리게 하여 생명을 수십 년간 연장시킬 수 있다. 게다가, HAART 사용으로 바이러스의 수를 줄임으로써 수직감염이나 성교를 통한 전염을 감소시킬 수 있다.

참고 25-5 인간면역결핍바이러스감염

원인
인간면역결핍바이러스

병변
CD4양성 T림프구의 감소

발현
효소면역화학검사(ELISA)
단백질 면역화학 검사(western blot)
쇠약성 증후군, 림프절염
기회감염
치매
카포시육종, 기타 신생물 형성

AIDS를 막는 가장 좋은 방법은 모두가 함께 HIV의 감염을 막는 것이다. 물론 말하는 것이 실행하는 것보다 쉽다. 전염을 막는 최우선의 방법으로는 혈액제제의 사용 전 검사, 마약투약자들의 잠재적으로 오염된 주사바늘 방지, HIV양성 임산부로부터의 태아 및 영아의 보호, 감염된 정액과 점액조직과의 접촉 방지 등이 있다. 성적접촉은 전염의 가장 흔한 경로이다. 바이러스는 남성보균자의 정액에 있는 대식세포에 존재하고 성교할 때 직장, 질, 자궁경부의 점액조직을 통해 남성 혹은 여성 상대자에게 전염되어질 수 있다. 항문 성교 시의 전염율이 상대적으로 높다. 남성으로부터 여성의 전염이 여성으로부터 남성으로의 전염보다 전염율이 높다. 콘돔의 사용이 성교에 의한 감염을 막는데 가장 효과적이다. 청교도적인 종교적 금기와 사용 금지, 지역적 문화적 편견 등이 콘돔 사용에 대한 가장 강한 거부 사유로 작용해 왔다. 따라서 AIDS의 유행은 증가하고 있고 따라서 치료와 예방 연구에 많은 비용이 증가 추세에 있다.

상기도감염

라이노바이러스(rhinovirus)나 아데노바이러스(adenovirus)와 같이 일반 감기를 일으키는 무해한 바이러스로부터 잠재적으로 치명적인 인플루엔자 바이러스까지 많은 바이러스성 감염원이 인후통을 일으킬 수 있다. **상기도감염(upper respiratory tract infections)**은 고열, 오한, 근육통, 식욕부진, 피로감, 불쾌감 등을 포함하는 일반적인 감염증상을 동반한다. 상기도감염을 일으키는 바이러스 중 호흡기세포융합 바이러스(respiratory syncytial virus, RSV)와 같은 경우 아동, 노인, 면역력이 저하된 환자에게 기관지염이나 폐렴과 같은 심각한 합병증을 일으킬 수 있다. 다른 종류의 경우 다른 기관에 간접적으로 영향을 줄 수도 있다. 예를 들어, 콕사키바이러스는 심근염을 유발할 수 있다.

감염성 단핵구증을 일으키는 원인은 인간헤르페스바이러스의 일종인 엡스타인-바 바이러스이다. 이 질병은 청소년과 청년에 주로 나타난다. 노인 환자의 경우 심각한 임상 증상을 일으킨다. 엡스타인-바 바이러스는 호흡기계 분비물에 의해 전염되기 때문에 입맞춤병이라고 한다. 일반적으로 다른 감기와 마찬가지로 인후통과 극심한 피로감으로 증상이 시작하지만 진행이 지속되면 거비증(splenomegaly), 림프절증(lymphadenopathy), 심지어는 급성간염(acute hepatitis)이 발생한다. 무엇보다도 나쁜 것은 이러한 증상이 수주 동안 지속된다는 것이다. 일부의 환자는 수개월 동안 아프기도 하다. 사실 엡스타인-바 바이러스는 약 10%의 환자에서 만성피로증후군을 일으킬 수 있다. 말 그대로 일상생활에 장애를 주는 극심한 피로감과 함께 근육통, 관절통, 두통, 림프절증, 운동 후 불쾌감 등을 일으킨다. 감염성 단핵구증 환자의 말초혈액에는 비전형적인 모양의 림프구 수 증가를 볼 수 있다. 이러한 환자의 혈청을 말의 적혈구와 반응을 시키면 응집이 일어나게 된다. 이것이 바로 Mono Spot 검사의 원리이며, 감염성 단핵구증의 진단에 사용된다.

백신을 통해 바이러스성 증상을 감소시키거나 천연두와 같이 완전히 없애는 데에 성공을 거두었음도 불구하고, 왜 일반 감기에 대한 백신이 없는지에 대한 궁금증이 존재한다. 일반 감기에 대한 해답은 우리가 생각하는 것만큼 간단하지 않다. 이미 언급했듯이 많은 종류의 바이러스들은 호흡기계 감염을 일으킬 수 있다. 따라서 어느 한 종류를 대상으로 한 백신을 개발하고 주사하는 것은 비용대비 효과적이지 못하다. 게다가, 이런 바이러스 대부분의 경우 **항원변이(antigenic shifts)**를 할 수 있다. 즉, 이들 바이러스는 그들의 단백질의 구성을 약간 변형시켜 면역계가 더 이상 반응하지 않도록 한다. 백신 접종이나 이전의 감염에 의해 생성된 바이러스에 대한 항체가 더 이상 변형된 항원을 인식하지 못하게 되어 바이러스에 대한 면역능력을 상실하게 되는 것이다. 가장 심각한 상기도 바이러스감염은 변형 능력이 매우 높은 인플루엔자에 의해 발생된다. 매년 국제적인 역학 조사를 통해 과학자들이 어떤 종류의 인플루엔자가 전 세계를 휩쓸고 창궐한 것인지를 예측하도록 한다. 백신은 이렇게 유행하리라고 예측된 변종만을 상대로 개발되고 노인, 유아, 소아, 의료기관 종사자, 면역저하 환자, 기저질환 환자 등은 매년 예방주사를 맞도록 권고되어진다. 아직까지, 과학자들은 항원변이 능력을 가진 바이러스의 능력을 우회할 수 있는 방법을 발견하지 못했다.

> **참고 25-6 감염성 단핵구증**
>
> **원인**
> 앱스타인-바 바이러스(EBV)
>
> **병변**
> 인두염
> 림프절증
> 비장비대
> 간염
>
> **발현**
> 불쾌감
> 쇠약
> 목 아픔
> 림프절 부종
> 만성피로
> 말초혈액내에 비정상 림프구
> 단일점적 테스트(monospot test) 양성반응

바이러스의 피부와 점막감염

단순헤르페스 바이러스(herpes simplex virus) 1형과 2형은 다양한 감염증을 일으킨다. 제1형은 대부분 구강과 피부에서 발생하고 직접적인 접촉에 의해 전염되며, 제2형은 생식기에서 발생하고 성 접촉에 의해 전염된다. 처음 감염되었을 때 바이러스는 신경에 잠복하게 되고, 이따금 다시 활성화되어 입술 주위에 수포를 형성한다. 이러한 병변을 구순 헤르페스(cold sores) 또는 열성경련(febrile illness) 이후에 종종 바이러스가 다시 활성화되기 때문에 열성수포(fever blisters)라고도 한다. 제1형은 때때로 치명적인 뇌염을 일으키며, 제2형은 분만 중에 태아에게 전염되어 치명적인 산재성 신생아감염(disseminated neonatal infection)을 일으킨다. Acyclovir의 투여는 일차적인 단순헤르페스바이러스에 효과적으로 신생아의 산재성 감염이나 뇌염을 예방할 수 있다.

유전적으로 독특한 50종 이상의 **인유두종바이러스(human papillomaviruses)**는 피부, 식도, 인두, 후두, 여성성기, 질, 자궁경부내막을 포함하는 편평상피세포에 양성 혹은 신생성 병변을 유발할 수 있다. HPV에 의한 양성 병변으로는 심상성사마귀(verruca vulgaris), 발바닥에 나는 편평사마귀(verruca planus), 첨형콘딜로마(condyloma acuminata), 그리고 후두용종(laryngeal polyps)이 있다. 이러한 병변은 크게 자랄 수 있으며 특히 편평사마귀의 경우 고통스러울 수 있다. 비인두사마귀와 후두사마귀의 경우, 그 수가 많고 크기가 클 경우 호흡을 방해할 수 있다. 다른 HPV 종류의 경우 이형성(dysplasia)으로부터 침윤성 암종까지 다양한 신생성 병변이 생식관이나 후두인두에 발생할 수 있다. 양성병변을 만드는 종류와 신생성 병변을 만드는 HPV의 종류가 다르다는 것을 명심하도록 한다.

창발성 바이러스 질병

창발성 감염병(emerging infectious disease)은 사람에게서 발견되지 않은 감염병이거나 갑자기 유행하게 된 기존 감염병을 말한다. 새롭게 나타난 감염병에 대한 위험성은 페스트, 인플루엔자, 천연두와 같이 과거에 대유행을 했던 감염병처럼 원인체가 사람사이에 쉽게 전염되는 능력을 갖게 되거나, 급격한 이환율이나 치사율의 증가이다. 1980년대, HIV/AIDS가 창발성 질병이었다. 즉, 면역기능부전을 통해 전신 쇠약을 일으키는 이상한 질병이 지난 수십 년간 세계의 광범위한 지역에서 이따금씩 보고되었으나, 1980년대 경계할 만한 정도의 감염 전파가 있고 나서야 임상역학적 관심을 갖게 되었다.

가장 창발성을 가지는 질병은 바이러스에 의하거나 동물매개에 의한 감염병이다. HIV는 유인원에 있는 유사한 바이러스로부터 기원했을 것으로 생각되어지지만, 이윽고 사람에도 감염이 되고, 사람 간에도 감염이 될 수 있도록 항원변이가 있었다. 현재 창발성 질환으로 변화 가능성이 있기에 강한 감시대상이 되는 원인으로 조류인플루엔자와 돼지인플루엔자가 있으며, 이들은 가금류와 돼지로부터 발생되었을 것으로 여겨진다. 에볼라(Ebola virus)와 마버그(Marburg virus)에 의한 바이러스성 출혈열(viral hemorrhagic fevers) 그리고 코로나바이러스(coronavirus)에 의한 중증급성호흡기증후군(severe acute respiratory syndrome, SARS)은 2003년 중국으로부터 급격히 증가하여 가장 많은 사망자수가 몇 개월이 안 되어 30개국 이상으로 전파되었다. 뒤의 두 종류의 감염병의 매개동물의 상황은 아직 잘 알려져 있지 않다. 창발성 질환은 대부분은 바이러스성이지만, 다제내성결핵(multidrug-resistant tuberculosis), 콜레라(cholera), 페스트(plague), 야토병(tularemia)과 같은 세균성이나 진균성 질환들이 다시 나타나는 것에 대해 면밀히 조사를 진행하고 있다.

진균감염

진균(fungi)은 식물, 동물, 세균과 별도로 생물계를 구성하는 진핵생물이다. 버섯과 같은 일부 진균은 다세포성이지만, 대부분은 미세한 단세포생물이다. 진균은 토양이나 죽은 생물체에서 대부분 존재하지만, 사람의 소화관, 구강, 인두, 피부, 질과 같은 곳에서 편리공생이나 상호공생의 형태로 생존하기도 한다. 단세포성 진균은 환경에 따라 효모와 같이 발아체(bud)나 균사(*hyphal*, stem)의 두 가지 형태로 존재한다. 진균에 의한 감염을 사상균증(mycosis) 혹은 **진균감염(mycotic infection)**이라고 한다.

편리공생성 진균은 생존 환경에서 과증식하면 질병을 일으킨다. 무좀(athlete's foot)이나 완선(ringworm)과 같이 피부에 감염이 되면 수개월에서 수년까지 지속될 수 있다. 여러 종류의 칸디다(*Candida*)는 구강과 인두에 생존하면서, 특히 당뇨병, 장기 항생제 처방 환자, 면역력이 약화된 환자에게서 피부점막성 **칸디다증(candidiasis)**을 일으킨다. 칸디다의 과증식은 여성의 성기에 효모 감염을 일으키기도 한다. 이러한 감염은 비교적 쉽게 치료될 수 있지만, 발병 부위의 특성 때문에 심각한 전신적 질병으로 발전할 수 있다. 진균은 면역력이 약화된 사람에게 심각한 기회감염의 원인이 되기도 한다.

진균감염(mycotic infections)의 유행은 지정학적 위치에 따라 다양하게 나타난다(그림 25-8). 진균은 보통 토양이나 부패가 진행되는 물질에 서식하기 때문에, 전신성 진균감염은 환경으로부터 유래되어, 전 세계의 지역적 특성에 의해 서로 다른 진균감염이 일어나는 이유가 된다. 게다가 농부, 고고학자, 그 밖에 흙과 접촉하면서 일하는 사람들이나 아마추어 동굴탐험가, 새를 기르는 사람들과 같이 박쥐나 새의 배설물에 노출되는 사람 등은 진균감염에 노출될 위험성이 높다.

원발성 전신진균감염

진균은 일반적으로 호흡기계를 통해 인체에 침입한다. 진

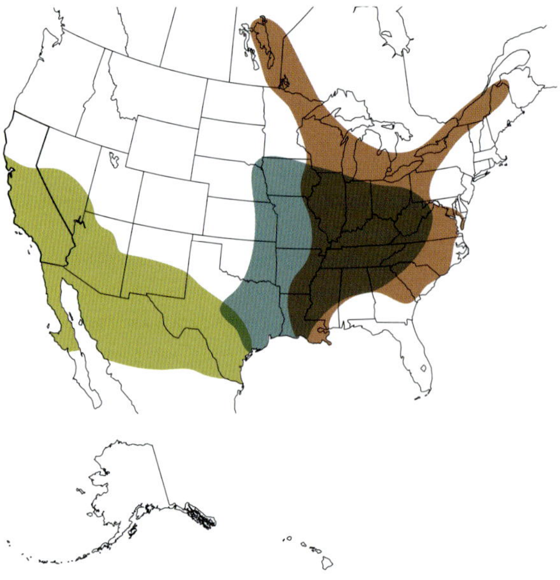

그림 25-8 미국 내에서의 감염성 진균류의 지리학적 분포도.
(Courtesy of CDC.)

균은 급성염증반응이나 항체반응에 의해 완전히 제거되지 못하기 때문에 육아종반응(granulomatous response)을 일으키는 경향이 있다. 진균체는 상당기간 동안 육아종 안에서 생존할 수 있다. 만일 환자의 면역력이 약화되거나 재발하거나, 혹은 처음 감염될 경우 심각하거나 잠재적으로 치명적인 질환을 일으킬 수 있다. 일부의 **원발성 진균감염(primary fungal infections)**이 표 25-6에 정리되어 있다. 이러한 질병은 공통적으로 발아체의 형태(그림 25-9)로 증식되고, 오염된 토양에 접촉하면서 전염이 일어난다. 이러한 질변은 사람 간에 직접 전염이 일어나지는 않는다. 이러한 질병은 모두 감염된 기관에 한정될 수도 있고, 전신적인 감염이 일어날 수 도 있다(그림 25-10).

급성 질환을 일으키기도 하지만, 전신성 진균감염은 천천히 오래 진행되기도 한다. 이러한 감염의 일부는 결핵과 유사하게 만성 기침, 체력 저하, 식은 땀, 미열 등과 같은 증상을 나타낸다. 또한, 결핵이 그러한 것처럼 폐에 육아종을 만들어 낼 수 있다. 배양검사, 혈액검사를 통한 항체검사나 특정 항원검사, 유전자검사 등의 정밀검사를 통해

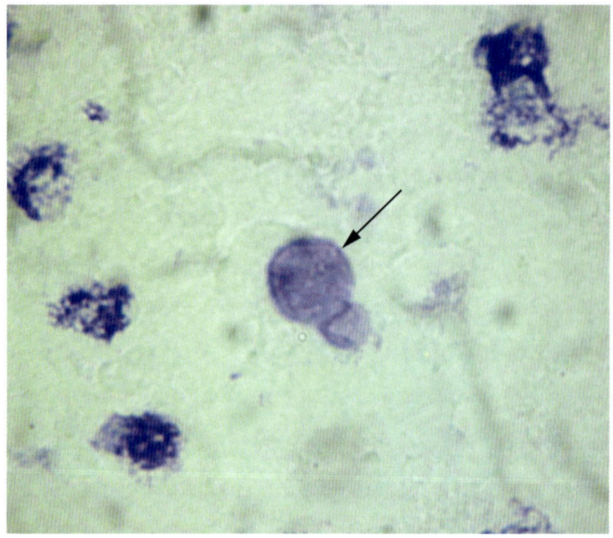

그림 25-9 효모기의 블라스토미세스증 피부염(화살표). (Courtesy of Dr. Carol Spiegel, Department of Pathology and Laboratory Medicine, University of Wisconsin School of Medicine and Public Health.)

표 25-6 미국 내 일반적인 원발성 전신진균감염증

질병/원인균	질병 증상
히스토플라스마증 (Histoplasma capsulatum)	• 원발성: 기침을 동반한 독감유사 증상 • 전이성: 폐, 간, 황반에 감염, 림프절염 발생
콕시디오이데스 진균증 (Coccidioides immitis)	• 원발성: 발진과 관절통을 동반한 독감유사 증상 • 만성기: 수막염, 관절염 • 전이성: 피부, 수막, 요도, 심장, 뼈, 관절 등에 감염
블라스토미세스증(분아균증) [Blastomyces(dermatitidis)]	• 급성기: 고열, 두통, 관절 및 근육통, 폐렴을 동반한 독감유사 증상 • 만성기: 미열, 기침, 체중감소, 발한, 인두, 뼈, 피부, 전립선에 염증 • 전이성: 호흡부전, 중추신경계 이상, 수막염, 뇌농양
크립토코쿠스증(효모균증) [Cryptococcus(neoformans)]	• 급성기: 대부분 무증상, 폐렴 • 전이성(면역저하 성인): 중추신경계 감염에 의한 두통, 정신이상, 피부, 뼈, 눈, 관절에 감염증

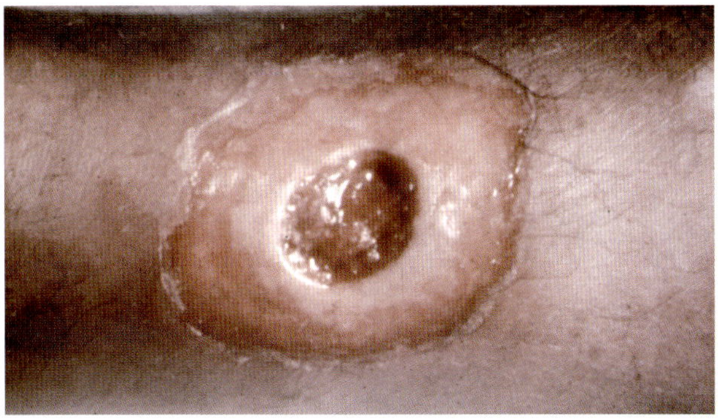

그림 25-10 블라스토미세스증 피부 궤양

진단되어질 수 있다. 면역력이 정상적인 사람의 대부분은 진균감염에 대해 약물치료가 필요 없다. 면역기능이 떨어진 환자의 경우는 조직 파괴나 치명적인 합병증을 막기 위해 강한 항진균제나 보조요법을 시행하도록 한다.

기회감염

모든 기회감염이 진균에 의한 것은 아니지만(표 25-7), 기회감염의 가장 일반적인 원인이다. 기회성 전신진균감염은 보통 균사기(**그림 25-11**)의 진균에서 발생하며 육아종 반응보다는 급성염증반응을 특징으로 한다. 이에 대한 염증반응은 보통 화농균(pyogenic bacteria)과 유사해서 상당한 조직 파괴가 일어난다. 심각한 환자의 경우, 이러한 진균의 많은 수가 환자의 혈관 안으로 침입한다. 이러한 현상을 혈관 침습(angioinvasion)이라고 하고 대부분 치명적이다. 털곰팡이류(*Rhizopus*, Mucor)는 뇌와 폐의 혈관 벽에 붙어서 혈관을 막게 되는 미세혈색(micro-

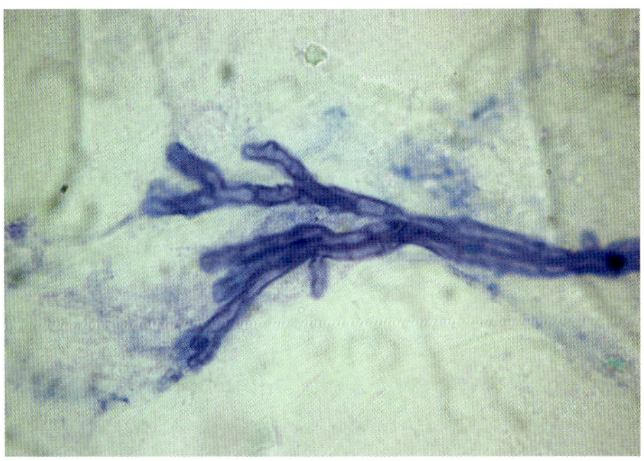

그림 25-11 균사기 안의 Aspergillus fumigatus. (Courtesy of Dr. Carol Spiegel, Department of Pathology and Laboratory Medicine, University of Wisconsin School of Medicine and Public Health)

thrombi)을 형성시켜 하부 조직으로 가는 혈관을 막아 경색을 일으킬 수 있다. 다른 혈관침습성 진균의 경우는 혈류를 따라 먼 곳까지 움직여 다른 조직에 감염을 일으킬 수도 있다.

기회감염의 치료는 가장 높은 정도의 판단 기준이 필요하다. 즉, 환자가 어떤 이유로 면역력이 떨어졌는지, 특정 형태의 면역력이 떨어지게 만든 감염원이 어떤 종류인지를 아는 것이 중요하다. 항진균제는 심각하거나 전신적으로 감염이 진행된 환자의 경우 일반적으로 병원 내에서 체액 공급, 해열제, 심폐기능 보조제와 함께 정맥주사 치료가 요구된다. 기회감염은 그 원인이 무엇인지에 상관없이 면역력이 약화된 환자의 가장 일반적인 사망의 원인이다.

원충병

원충(protozoa)은 핵과 세포소기관을 가지고 있는 단세포 생물로서, 움직일 수 있고 세균과 같은 다른 생물체를 먹이로 한다. 이들은 물이나 토양에 서식하고, 환경에 따라 증식기와 잠복기를 왔다 갔다 하는 복잡한 생활사를 가지는 경우도 있다. 잠복하는 형태인 낭포(cysts)는 오랜 동안 물이나 먹이 없이 생존할 수 있으며, 영양체(*trophozoites*)는 스스로 움직일 수 있고, 섭식 활동과 생식 활동을 한다. 감염이 되면 이들은 기생충과 같은 행동을 한다. 이들은 완벽한 생활사를 이루기 위해 포유동물 숙주를 필요로 한다. 일부의 경우, 숙주의 몸에 들어가는 것뿐만 아니라 숙주의 세포 속으로 들어가기도 한다. 사람에게 질병을 일으키는 대부분의 원충은 세포 속으로 들어가는 기생충이다.

원충은 사람의 다양한 조직에 감염을 일으키고, 다양한 정도의 심각한 질병을 일으킨다(표 25-8). 가장 가벼운 경우로는 질병으로는 질 소양증(vaginal itching)과 하부요도감염을 일으키는 트리코모나스(*Trichomonas vaginalis*)이며, 이는 심각한 질병을 일으키지는 않는다. 가장 심각한 경우로 배설물에 의해 식수 오염이 일어난 지역에서 발생하는 원충인 *Giardia lamblia*에 의해 심각한 위장염(gastroenteritis)을 유발하는 람블편모충증(giardiasis)과 저소득국가에서 다섯 번째의 사망 원인으로 적혈구를 침입하여 파괴하는 작은 원충에 의해 발생하는 말라리아(malaria)이다.

사람에게 질병을 일으키는 일부의 원충은 모기나 파리

표 25-7 흔한 기회 감염증

감염원	기저질환	감염부위	증상/합병증
진균성			
Candida	당뇨병	입, 혀	아구창
	화상	피부, 연조직	상처 감염
	호중구감소증	심한, 전이성 감염	농양, 혈전선 정맥염, 심내막염, 쇼크, 혈전
	HIV/AIDS	입, 혀, 식도, 질	국소 증식, 침윤성 증상
Aspergillus	낭포성 섬유증	폐	알레르기 반응
	AIDS 항암화학요법 호중구감소증 스테로이드 요법	전신성	폐, 심장판막, 뇌에 침윤성 아스페르길루스증
Rhizopus (Mucor)	당뇨병	부비동 안와 뇌	비대뇌털곰팡이증(조직괴사, 뇌염, 뇌경색)
	호중구감소증 스테로이드 화상	폐	출혈성 폐렴, 폐경색
Pneumocystis jirovecii	AIDS	폐	폐렴
Cryptococcus neoformans	AIDS	폐 수막 뇌	뇌수막염
바이러스성			
Cytomegalovirus (CMV)	영아(태중 감염)	중추신경계	정신지체
HIV	HIV/AIDS	눈 소화관	망막염, 식도염, 대장염
세균성			
Clostridium difficile	항생제투여 환자	결장	독성거대결장증
Mycobacterium avium complex (MAC)	AIDS	폐 소화관	고열, 피로, 체중감소를 동반한 결핵성 증상 기침, 흉통 설사, 복통 골수로 전이 가능
원생생물성			
Toxoplasma gondii	AIDS 영아(태중 감염)	중추신경계	뇌염
Cryptosporidium	AIDS	소화기계	만성설사, 콜레라성 설사

와 같은 곤충에 의해 중개되기도 한다. 그 예로 말라리아가 있다. *Plasmodium falciparum, P. vivax, P. ovale, P. malariae*와 같은 네 가지 다른 원충에 의해 발생하는 네 가지의 말라리아 형태가 존재한다. 이들은 사하라 남부 아프리카에서 다양한 학질모기에 의해 전파된다. 말라리아는 예전에 북아메리카의 동부남부해안지역, 중부지역에서도 많이 발생했었다. 1940년대 후반에 교외에 있는 모기의 서식지인 늪지대를 대상으로 강력한 살충제인 DTT를

표 25-8 흔한 원충성 질환

병명	원생생물체	전파경로	감염부위	증상
트리코모나시스 질염	Trichomonas vaginalis	성관계	• 질	가려움, 분비물
지아르데아증	Giardia lamblia	배설물	• 내장	• 설사 • 복통 • 구역 • 탈수 • 변비 • 방귀
아메바증	Entamoeba histolytica	배설물	• 내장 • 간	• 설사 • 이질 • 간농양
말라리아	Plasmodium sp.	모기	• 적혈구	• 발작(오한/고열 반복) • 관절통, 호흡곤란, 경련
트리파노소마증	Trypanosoma cruzi	흡혈곤충	• 심장 • 식도	• 심근병증 • 식도이완
톡소포자충증	Toxoplasma gondii	배설물 오염된 육류	• 뇌	• 선천성 중추신경발달장애 • 면역저하 성인: 정신이상, 발작, 뇌염
리슈마니아증	Leishmania sp.	흡혈성 파리	• 피부 • 점막 • 내장기관	• 피부궤양 • 비인두 궤양 • 림프절증 • 간비장비대 • 골수, 신장, 고환 감염증
크립토스포리디움 증	Cryptosporidium	배설물	• 소장	• 설사

살포하는 대대적인 멸종 작업이 실시되었다. 이후에 DDT의 사용은 환경 문제로 인하여 농업용으로 사용하지 못하도록 제한되었으나, 말라리아 발생지역에 아직도 사용되고 있다. 말라리아가 다시 발생되는 지역에서는 살충제가 함입된 모기장, 침대를 사용하도록 하거나 농가의 주택의 내외부에 살충제를 살포하도록 하는 제거 작업이 아직도 이루어지고 있다. 전격적인 말라리아 제거 프로그램, 예방약, 시기적절한 말라리아 환자의 치료를 통해 최근 말라리아에 의한 사망자수가 전 세계적으로 감소하였다. 그럼에도 불구하고, 특히 어린이의 주요 사망원인 중 하나이다.

말라리아 병원충인 *Plasmodium*에 감염된 모기에 물리면 종충(sporozoite)이라는 움직이는 포자충이 혈액내로 들어가세 된나. 움식일 수 있기 때문에 혈류를 따라 간세포를 침입하여 증식하게 된다. 간세포에서 충분히 증식하게 되면 결국 세포가 터져 수천 마리의 활동성이 없는 형태인 무성(asexual)의 낭충(merozoites)이 혈류를 타고 나와 적혈구를 침입하게 된다. 이후, 낭충은 적혈구에서 증식히고 주기적으로 유리되어 결과적으로 병석인 승상인 오한, 고열, 심한 두통, 발한, 심각한 불쾌감 등을 일으킨다. 빈혈, 신부전, 폐부종, 설사 등이 한꺼번에 즉시 일어날 수 있다. 낭충은 뇌혈관의 내벽에 붙어서 혈관을 막음으로써 뇌출혈, 뇌부종, 신경세포 파괴가 일어날 수도 있다.

최종적으로 원충은 간세포로 가서 잠복기로 들어가 나중에 다시 말라리아의 생활사를 다시 개시시킬 수 있다. 성인의 경우 상대적으로 뇌성 말라리아에 저항성을 가지지만 반복된 말라리아 감염은 간과 비장에 섬유화와 색소침착을 남길 수 있다.

말라리아가 감염이 의심되는 환자의 경우 적혈구에서 원충이 있는지를 도말검사법으로 진단될 수 있다. 물론 혈액검사를 통해 말라리아에 대한 항체가 있는지를 알아볼 수도 있지만, 그 항체가 현재의 감염에 의한 것인지 과거의 감염에 의해 만들어진 것인지를 구별할 수는 없다. 치료법은 외래 방문의 형태로 항생제 처방을 하거나, 입원의 형태로 3제재 요법(triple-drug therapy)과 함께 호흡 곤란이나 경련의 발생을 자세히 관리하면서 치료를 할 수 있다.

말라리아가 많이 발생하는 지역에서 온 환자를 제외하고는 미국에서 말라리아 환자를 만나게 되기는 힘들지만, 톡소플라스마증(toxoplasmosis)은 제법 흔한 원충 감염증이다. 사실 전 인류의 3분의 1 가량은 톡소플라스마(*Toxoplasma gondii*)에 감염되어 있을 것으로 추정되고 있다. 대부분의 환자에서 톡소플라스마증은 전혀 증상을 나타내지 않지만 면역력이 약화되어 있거나 영아(표 25-7)의 경우 심각하거나 치명적인 증상을 일으킬 수 있다. 톡소플라스마 원충은 토양에서 발견되고 작은 동물에 기생한다. 이들은 애완용 고양이에서 그들의 생활사를 마친다. 사람에게로의 감염은 보통 고양이의 배설물을 버리는 동안 이루어지는 노출을 통해 이루어진다. 톡소플라스마 원충은 태반을 통과해 태아의 뇌에 파괴적인 이상발생(cerebral teratoma)을 일으키기 때문에 임산부가 쓰레기 버리는 일을 하지 않도록 주의하여야 한다. 톡소플라즈마증은 경태반자궁내감염(transplacental intrauterine infection: TORCH)의 한 종류로서 가지로서 톡소플라스마증(Toxoplasmosis), 기타(매독, 바리셀라 등), 풍진(Rubella), 거대세포바이러스(Cytomegalovirus), 단순포진(Herpes simplex)의 첫 번째에 해당하고, 이는 심각한 태아 이상의 원인 중의 하나이다.

기생충감염

기생충(helminths)은 선충(roundworms)과 편충(flatworm)과 같이 기생하는 신체 내에 기생하는 벌레이다(**그림 25-12**). 전 세계적으로 가난한 나라에 있어서 기생충감염은 사회적으로 큰 부담이 되고 있다. 학령기 어린이들이 이러한 기생충에 많이 노출되어 있다. 기생충은 숙주로부터 영양을 섭취하기 때문에 가득이나 이러한 기생충감염은 간신히 연명하는 사람들에게 영양학적인 부담을 줄 뿐만 아니라 이로 인해 빈혈, 피로, 성장 및 발달 저해, 인지장애, 건강 저해 등을 일으킨다. 이러한 기생충과 이번 장에서 다뤄진 HIV나 *Plasmodium* 등의 감염에 의한 다른 감염병에 동시에 걸리는 경우가 매우 흔하게 일어난다. 이러한 동시 감염이 있을 경우, 두 가지 병원체는 상승효과를 종종 나타내어 병의 진행이나 다른 질병의 증상을 악화시킬 수 있다.

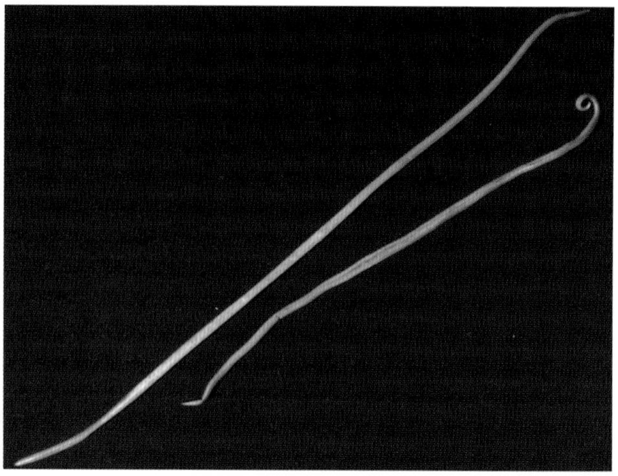

그림 25-12 회충. 왼쪽의 큰 것이 암컷이고, 작은 것이 수컷이다. 일반적으로 성체 암놈은 12인치까지 자랄 수 있다. (Courtesy of the CDC)

기생충감염은 일반적으로 배설물의 샘플에 있는 기생충의 조각이나 알을 현미경적으로 검사함으로써 진단되어진다. 기생충은 호산구(eosinophil)에 의한 면역반응을 일으키기 때문에 혈액검사를 통해 호산구증(eosinophilia)이 있음을 알게 될 수도 있다. 항원검사와 현미경 검사를 통해 구분하기 어려운 일부 기생충을 구별해낼 수도 있다.

대부분의 기생충은 오염된 음식이나 식수를 통해 사람의 몸 안으로 들어오게 되며, 위장관계에서 증식을 한다. 기생충은 복잡한 생활사를 가지고, 사람의 몸 밖에 있는 완충지역(natural reservoirs)을 가지고 있다. 예를 들어, 주혈흡충증(schistosomiasis)은 편충류에 속하는 기생충에 의해 발생되며, 이들의 생활사는 사람의 몸과 몸 밖을 오고가는 다양한 단계로 구성되어 있다. 주혈흡충의 알은 사람의 대변이나 소변으로부터 물로 이동되어 물과 접촉이 이루어지면 부화한다. 부화한 배아는 민물달팽이를 감염시키고 그 안에서 복제되고 성장한 후 다시 물로 방출된다. 물을 통해 기생충은 사람으로 이동하여 피부를 뚫고 들어와 정맥을 타고 폐에 도달한 후 간으로 이동하게 되고, 최종적으로 장간막과 치핵의 정맥으로 이동하여 자라 알을 낳는다. 알은 내장과 방광을 뚫고 대변이나 소변과 함께 배설되어 새로운 생활사를 시작하게 된다. 하지만, 성체는 정맥에 수년 동안 생존하면서 지속적으로 알을 생산할 수 있다. 이들 기생충의 성체는 적혈구를 먹고 살기 때문에 환자는 빈혈을 일으키고, 소장이나 방광으로 들어가지 않은 알은 혈류를 타고 간이나 방광 벽으로 이동하여 수년 동안 염증반응을 유발하여 이들 조직을 파괴하거나 간암이나 방광암을 발생시키기도 한다.

기생충감염의 정도는 미미하거나 증상이 없는 감염일 수도 있고 이환성이 있거나 치명적인 병으로 발전할 수도 있다(표 25-9). 흔한 요충(pinworm)은 선충류에 속한다. 요충(*Enterobius vermicularis*)은 항문에 소양증을 일으키지만 다른 심각한 질병을 유발하지는 않는다. 이 작고 하얀 기생충은 위생이 좋지 못할 경우 가족 간에 매우 빠르게 전염된다. 어린이에게서 가장 많이 증상이 나타나고, 가끔씩 알을 낳는 밤 시간에 항문 입구에서 기어다니는 것이 목격되기도 한다. 현미경 검사를 위해 셀로판테이프를 이용하여 깨끗하고 쉽게 알을 채집할 수 있다. 훨씬 더 심각한 질병으로는 선모충증(trichinosis)으로서 이는 *Trichinella spiralis*라고 하는 선충에 의해 발생된다. Trichinella spiralis는 유충 시기에 동물의 근육에 낭포에 싸여 있기 때문에, 특히 돼지고기를 덜 익히고 섭취함으로써 감염된다(그림 25-13). 고기를 섭취한 후에 유충은 성장하고 숙주인 사람의 근육에서 퍼지고 복제되고 낭포를 형성한다. 사람의 경우 심장을 포함한 모든 근육에 영향을 미칠 수 있다. 환자는 심한 근육통이 유발되고, 혈액에서 확연한 호산구증이 발생된다.

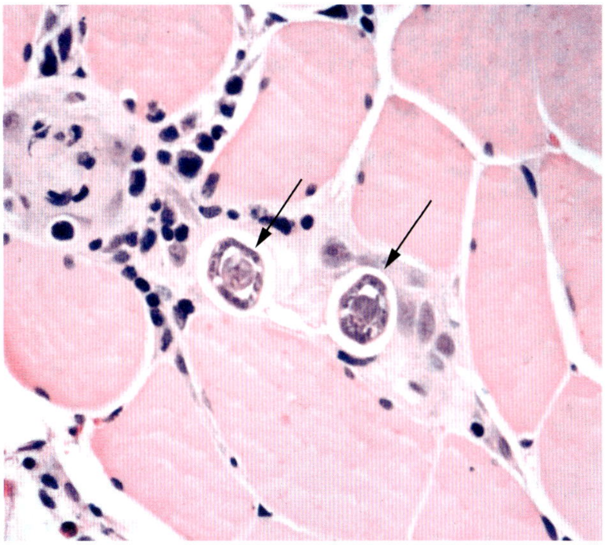

그림 25-13 골격근 안에서 포낭에 쌓인 선모충증 유충

존충(tapeworms)은 편충의 일종으로서 전형적으로 덜 익혀진 고기나 물고기를 섭취함으로써 감염되며, 숙주의 위장관에 서식하게 된다. 일반적인 증상으로는 복통과 설사가 있다. 낭충(cysticerca)이라고 불리는 갈고리촌

표 25-9 기생충감염에 의한 질병

기생충	질병	감염 경로	감염 기관	증상
주혈흡충	주혈흡충증	감염된 물, 피부감염	• 피부 • 간 • 방광 • 내장 • 신장 • 중추신경계	• 만성질환 • 빈혈, 영양실조 • 간 손상, 문맥성 고혈압 • 방광염, 요도염, 방광암
요충	요충증	배설물	• 내장	• 항문 가려움증
선모충	선모충병	덜 익힌 돼지고기	• 근육 • 심장	• 근육통
갈고리촌충	낭미충증	덜 익힌 돼지고기	• 뇌	• 뇌에서 유충이 포낭을 형성하여 발작, 두통
단방포낭충	포낭충증	개 배설물	• 간	• 수종낭종
회충	회충증	배설물	• 폐 • 내장	• 폐렴 • 소화관 폐색
편충	편충증	배설물	• 내장	• 복통 • 빈혈 • 충수염 • 직장 탈출증
사상충	사상충증	모기	• 림프계	• 림프계 폐색, 부종, 코끼리피부병

충(pork tapeworm, Taenia solium)의 유충은 내장 벽을 침범하여 뇌를 포함한 다른 장기로 퍼질 수 있다. 신경낭식증(neurocysticercosis)은 발작, 두통, 혼미, 보행장애, 뇌수종을 일으킬 수 있다. 개촌충(*Echinococcus granulosus*)은 도 조직 내에 유충을 포낭한다. 이를 포충낭종(*hydatid cysts*)이라 하고 매우 크게 자랄 수 있다. 치료의 한 방법으로 주변 조직에 묻지 않도록 내용물을 수술로 제거하는 것이 있다.

프리온단백질

프리온단백질(prion protein)은 매우 희귀하고 잘 연구되지 않은 감염물질이다. 이 단백질은 평상시에는 세포막에 존재하고 있지만, 비정상 프리온단백질은 정상 프리온단백질을 비정상 프리온단백질 형태로의 변형을 유도한다. 이러한 비정상 프리온단백질은 서로 결합되어 세포 안에 침착된다. 어느 조직에서나 변형된 프리온단백질을 문제없이 가지고 있을 수 있지만, 중추신경계의 세포에 축적이 이루어지면 증상을 나타내고 결국에는 사망하게 된다. 사람의 경우, 프리온단백질에 의한 가장 흔한 임상증상으로는 크로이츠펠트-야콥 증후군(Creutzfeldt-Jakob disease)이다. 일반적으로 전염성 해면상 뇌병증(*transmissible spongiform encephalopathy*)이라고 불리는 비슷한 질병은 양, 소, 사슴 등에서 발생하며, 감염된 이들 동물의 고기를 섭취함으로 이러한 뇌병증(encephalopathy)을 가질 것으로 생각되고 있다. 사람을 포함한 모든 감염된 동물에서 인지기능 저하, 직립 불가, 식욕 상실 등이 수주에서 수개월 사이에 빠르게 진행되어 결국 사망하게 된다.

이 장에서는 기전이 잘 알려진 병원체나 질병의 예를 들며 세균, 바이러스, 진균, 원충, 기생충, 프리온단백질 등의 감염병에 대해서 전체적으로 알아보았고, 이들 감염원이나 질병을 여러 표에 그 특징을 정리하였다. 이 장은 긴 편이기는 하지만, 감염원의 다양한 특징, 이들의 생활사와 병원성을 나타내는 기전, 유발하는 질병 그리고 이들에 대한 면역반응 등의 일부만 설명되었을 뿐이다. 특수한 기관에만 질병을 일으키는 감염원에 대해서는 이후의 장에서 설명될 것이며, 이 장의 간단한 개요를 통해 이후의 장에 대한 이후의 장에서의 토의에서 보다 연관성을 가지고 이해도가 높아질 수 있기를 바란다. 이 장에서 간단히 설명된 감염원에 대한 심도 있는 논의에 관심이 있는 학생은 질병통제예방센터(Centers for Disease Control and Prevention, CDC)와 국제보건기구(The World Health Organization, WHO)의 웹사이트에 있는 훌륭한 자료를 참조하기 바란다.

연습문제

1. 인간이나 동물에게 병원체를 전파하는 미생물을 의미하는 용어는?
   A. 보균자
   B. 부패균
   C. 매개체
   D. 원생동물
   E. 절지동물

2. 다음 중 가장 흔하게 발생하는 법정전염병은?
   A. AIDS
   B. 임질
   C. 간염
   D. 클라미디아증
   E. 상기도감염

3. 모든 감염의 80%가 일어나는 기관은?
   A. 호흡기계
   B. 위장관계
   C. 비뇨기계
   D. 피부

4. 26세 여성에게 메티실린에 저항성이 있는 피부 농양이 발견되었다. 가장 유사한 병원균은?
   A. Staphylococcous aureus
   B. Escherichia coli
   C. Haemophilus influenzae
   D. Group A streptococcus

5. 무엇이 창발성 감염병인가?
   A. 환자에게서 첫 번째 임상증상을 일으키는 질환
   B. 새롭게 보고되었거나 갑자기 발생이 증가하는 감염병
   C. 감염관리를 위해서 긴급한 조치가 필요한 감염병
   D. 일반적인 기회감염병
   E. 세균에 의해 발생하는 질병

6. 다음 중 아동기에 흔한 질환 중 바이러스에 의한 것이 아닌 것은?
   A. 백일해
   B. 유행성 이하선염
   C. 수두
   D. 풍진
   E. 홍역

7. 19세 여성 환자가 2주 이상 인후통, 쇠약감, 무기력을 호소한다. 주치의는 그녀의 비장과 림프절이 비대되어 있는 것을 발견하였고, 검사 결과 비정형 림프구가 나타났다. 가장 가능성 있는 질환은?
   A. 거대세포바이러스 질환
   B. AIDS
   C. 단순헤르페스감염
   D. 감염성단핵구증
   E. 히스토플라스마증

8. 다음 중 기회성 진균감염의 가능성이 가장 높은 것은?
   A. Histoplasmosis
   B. Rhizopus
   C. Coccidioidomycosis
   D. Blastomycosis

CHAPTER 26

면역질환

Immunologic Diseases

개요

학습목표

1. 항원과 항체를 정의하고 설명한다.
2. B림프구와 T림프구를 기능면에서 비교한다.
3. 5가지 면역글로불린의 주요기능을 나열한다.
4. 알레르기의 4가지 주요형태를 기술하고 각각의 예를 제시한다.
5. 알레르기 또는 면역결핍 환자를 평가하는 데 도움이 되는 검사 혹은 시술(예: 혈청 전기영동법, 혈청 면역확산법, 면역형광법, 항핵항체 검사, 피부반응검사, 보체고정검사, 쿰즈검사)에 대해 알아본다.
6. 특이 면역질환에 대한 발병 원인, 병변, 주요 발현에 대해 알아본다.
7. T세포 면역체계의 면역글로불린 결핍을 비교한다.
8. 고초열과 천식의 원인, 병변, 발현과 합병증을 비교한다.
9. 수혈반응을 진단하는 방법과 예방하는 방법에 대해 이해한다.
10. 일반적으로 지연되는 과민질환의 기본적인 병변에 대해 기술한다.
11. 핵심용어와 녹색으로 진하게 표시된 모든 용어를 정의하고 상황에 맞게 적절히 사용한다.

핵심용어

적응성 면역체계adaptive immune system
무감마글로불린혈증agammaglobulinemia
알레르기allergy
아나필락시스 아토피성 알레르기anaphylactic-atopic allergy
아나필락시스, 과민증anaphylaxis
혈관부종angioedema
항원antigen
항원제시세포antigen-presenting cells, APC
항핵항체antinuclear antibody, ANA
아루투스형 과민반응Arthus-type hypersensitivity
천식asthma
자가면역질환autoimmune disease
B림프구B lymphocyte
수혈반응blood transfusion reaction
보체complement
접촉성 피부염contact dermatitis
교차검사cross-matching
세포독성 T세포cytotoxic T cell

세포독성 과민반응cytotoxic-type hypersensitivity
지연성 과민반응delayed hypersensitivity
직접쿰즈검사direct Coombs test
전기영동법electrophoresis
호산구증가증eosinophilia
항원결정기, 에피토프epitope
태아적모구증erythroblastosis fetalis
사구체신염glomerulonephritis
이식편대숙주질환graft versus host disease
불완전항원, 합텐hapten
건초열hay feaer
과민반응hypersensitivity reaction
저감마글로불린혈증hypogammaglobulinemia
면역글로불린 Aimmunoglobulin A, IgA
면역글로불린 Dimmunoglobulin D, IgD
면역글로불린 Eimmunoglobulin E, IgE
면역글로불린 Gimmunoglobulin G, IgG
면역글로불린 Mimmunoglobulin M, IgM
면역복합체immune complex
면역감시immune surveillance
면역immunity
면역확산immunodiffusion
면역형광법immunofluorescence
면역글로불린immunoglobulin
면역조직화학법immunohistochemistry
간접쿰즈검사indirect Coombs test
선천성 면역innate immunity
주조직적합성 복합체major histocompatibility complex, MHC
(면역)기억세포memory cells
자연살해세포natural killer cells, NK cells
옵소닌작용opsonization
형질세포plasma cells
결절성 다발동맥염polyarteritis nodosa
류마티스인자rheumatoid factor, RF
이차반응secondary response
혈청병serum sickness
천식지속상태status asthmaticus
전신홍반성낭창systemic lupus erythematosus
T보조세포T-helper cells
T림프구T lymphocyte
T억제세포T suppressor cells
수혈반응transfusion reaction
제1형 과민반응Type I allergy
제2형 과민반응Type II allergy
제3형 과민반응Type III allergy
제4형 과민반응Type IV allergy
유형별 검사typing
담마진urticaria

구조와 기능

면역(immunity)은 각 개인이 환경으로부터 스스로를 보호하고 방어하는 것을 의미한다. 보호의 형태에는 **선천성 면역**(innate immunity)으로 알려진 피부와 염증반응이 있으며, 이 부분은 다른 장에서 다루도록 한다. **적응성 면역체계**(adaptive immune system)는 내적 화학체계로 인체에 대한 외부 이물질(대부분 단백질)과의 특이 반응을 강화시키는 목적을 가진다. 선천성, 적응성 면역체계는 문제를 일으키는 물질에 대해 특이적 보호 반응을 일으키도록 하나로 연결되어 있다. 이 장에서는 적응성 면역체계에 대해 알아보도록 한다.

면역체계에 의해 이물질로 인식되는 물질을 **항원**(antigen)이라고 하고 항체가 부착하는 항원의 부위를 항원 결정기 혹은 **에피토프**(epitope)라고 한다. 하나의 항원은 여러 개의 에피토프를 가질 수 있다. 대부분의 항원은 몸 밖에서 유입되나 몇몇 항원은 내생 물질이 변화된 것으로서 외부 물질로 간주되기도 한다. 면역체계는 항체를 생산하거나 각각의 항원에 특화된 림프구를 생산하여 항원을 인식한다(**그림 26-1**). 박테리아와 같은 큰 이물질 입자는 많은 에피토프를 가진 항원을 포함하는 편이며, 이에 대한 항체 생성을 유도할 수 있다. 또한 서로 다른 물질들이 같은 항원을 가지고 있기도 하다. 즉, 어떤 사람들의 심근에 존재하는 항원과 A군 연쇄상구균에 존재하는 항원이 동일할 수 있다.

항원은 완전 또는 불완전한 것으로 분류된다. 완전한 항원은 면역반응을 유발하고 면역반응에 의해 항체를 생성하여 반응한다. 불완전항원은 항체와 반응할 수 있으나 화학적으로 다른 항원과 결합하지 않으면 면역반응을 유발해낼 수 없다. 이러한 불완전항원을 **합텐**(hapten)이라고 한다. 항체는 림프구로부터 기원한 **형질세포**(plasma

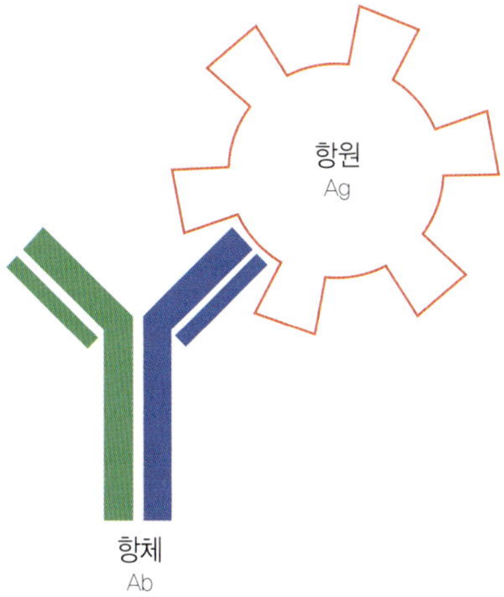

그림 26-1 항원결정기가 있는 항원과 항체

cell)의 세포질에서 생산된다. 형질세포에서 생산된 항체는 혈액을 통하여 방출되고 혈청 단백의 일부분인 감마글로불린으로 자유롭게 순환하며 이를 **면역글로불린(immunoglobulin)**이라 부른다. 면역글로불린을 생성하는 형질세포로 분화 가능한 림프구를 **B림프구(B lymphocytes)** 또는 B세포라고 한다. B세포는 위장관계의 림프조직과 골수로부터 기원한다. 두 번째 유형의 **T림프구(T lymphocyte)** 또는 T세포는 흉선(thymus)에서 프로그램되어 생산되기 때문에 T림프구 혹은 T세포라고 한다. T림프구와 B림프구는 보통의 조직 단면에서 형태학적으로 유사한 형태로 두 림프구를 구별하기 위해서는 특별한 검사가 필요하며, 이들 모두 항원에 특이한 항원결정인자를 인식할 수 있다.

T림프구는 알려진 몇몇 기능이 있으며 하위 유형의 T림프구는 그들의 기능을 반영하여 명명되었다. **T보조세포(T-helper cells)**는 B세포에 항원에 대한 정보를 제공하고 B세포가 항체를 생성하도록 유도하는 역할을 하는 반면에 다른 T세포들은 주로 지연성 과민반응 역할을 유도하는 대식세포(macrophage)를 돕는다. **T억제세포(T suppressor cells)**는 면역반응을 억제하기 위하여 다른 T세포를 억제시키며 B세포가 과도한 항체를 생산하는 것을 막고 또한 자신의 조직에 대한 항체가 생산되는 것을 방지한다. **세포독성 T세포(cytotoxic T cells)**는 종양세포 또는 바이러스에 감염된 세포와 같은 이물질 또는 변형된 항원을 가진 세포를 직접적으로 죽인다. 림프구의 다른 분류로 **자연살해세포(natural killer cells, NK cells)**는 표적세포 표면의 당단백에 작용하여 알려진 항원 자극원이 없을 때 세포를 파괴시킨다. 인체는 계속적으로 종양세포체계를 성장시킨다고 가정하지만 자연살해세포는 악성종양세포가 축적하여 악성종양을 만들기 전에 이러한 악성종양세포를 파괴시킨다. 이러한 치안 활동을 자연살해세포의 **면역감시(immune surveillance)**라고 하며 아마도 각각의 T세포 유형의 기능 면에서 중복되는 부분이 있을 것이다.

항원은 일반적으로 파괴되며 보통 대식세포, 수상돌기세포(dendritic cells), **항원제시세포(antigen-presenting cells, APC)**라고 불리는 특수한 세포들에 의해 T세포에게 인식된다. 항원은 특별한 **주조직적합복합체(major histocompatibility complex, MHC)**라는 분자(**그림 26-2**)에 의해 항원제시세포 표면에 운반된다.

일단 특별한 수용체를 가진 T세포가 특별한 항원을 인식하면 이것이 보조, 억제, 세포독성의 기능을 갖느냐에 따라 B세포 그룹이 항체를 생산하도록 프로그램하거나 항체 생산을 억제하거나 외부세포를 직접 죽이도록 돕는다. T세포의 특이항원 수용체의 개념은 정상적인 신체에는 무수히 많은 잠재적인 항원을 수용하는 다양한 T세포가 있다는 것을 내포한다. 이는 면역의 기능적인 부분인데 다른 항원에 대한 T세포의 교차반응이 너무 크면 자가반응에 대한 가능성도 커져서 자가면역현상(autoimmune phenomena)을 초래하기 때문이다.

조절기전에서의 역할에 대해 이미 설명하였듯이 T세포는 B세포와 함께 항원에 대한 특이성 면역글로불린을 증가시키는 역할을 한다. T세포는 또한 다른 세포를 동원하

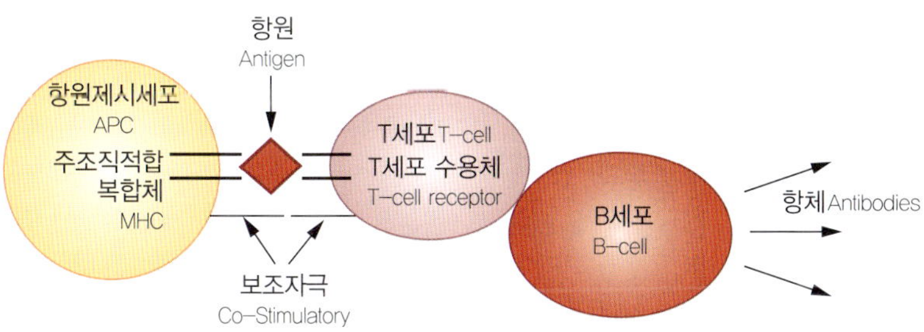

그림 26-2 항원제시. 항원제시세포(APC)는 T세포 수용제의 신입을 허용하는 주조직적합항원(MHC) 분자의 펩티드 가지에서 항원을 유지한다. T세포는 B세포로 항원에 대한 정보를 옮기며, 두 세포로부터 온 보조자극 분자들은 완전한 메시지를 전달하기 위한 T세포를 위해 일해야 한다. 만약 MHC가 class II라면, 보조T세포를 끌어들일 것이고, MHC가 class I이라면, 세포독성 T세포를 끌어들일 것이다.

는 급성과 만성염증반응에 다양한 기능을 하는 무수한 사이토카인을 생성한다.

항원이 처음 유입된 지 약 10일이 지나면 항체를 발견할 수 있다. 같은 항원의 물질이 유입될 경우 더욱 빠르게 항체가 생산되는 것을 **이차반응(secondary response)**이라 부른다. **기억세포(memory cells)**의 역할을 하는 림프구는 장기간 생존하며 그 항원의 이차 유입 시 빠르게 증식한다.

면역글로불린은 항원의 구조와 관련된 항체의 종류에 따라 여러 방법으로 그들의 기능을 수행한다. 면역글로불린은 생물학적 특성과 단백질 구조의 주된 차이를 바탕으로 5가지 종류(IgA, IgG, IgM, IgD, IgE)로 분류된다. 가장 일반적인 것이 IgG와 IgM이며 **그림 26-3**에 도식화되어 있다.

IgG는 가장 많은 면역글로불린으로 세균외독소와 같은 항원에 결합하여 항원의 활동을 중화시키거나 박테리아와 같은 큰 이물질의 표면에 부착하여 백혈구의 식균작용을 촉진시키는 역할을 하는데 이것을 **옵소닌작용(opsonization)**이라고 한다(4장 참조). IgG는 특히 미성숙한 면역체계를 가진 영아에게 중요하다. IgG 항체는 산모로부터 태반을 통해 태아에게 전달되기 때문에 영아는 산모가 이전에 걸린 질병으로부터 생후 6개월 동안 면역력을 가진다. IgG와 항원은 결합하여 때때로 보체 활성화(complement activation)라고 불리는 작용을 한다. **보체(complement)**는 특수한 혈청 단백질 그룹으로 종종 항원-항체반응의 역할을 담당한다. 보체 활성화는 복잡한 일련의 효소들의 반응으로 최소한 3가지의 중요한 효과를 가진다. 세포를 용해하는 단백질이 생산되고, 차례로 비만세포로부터 히스타민의 분비를 유도하는 매개체가 방출되며, 백혈구를 유인하는 주화성 물질이 생산된다. 첫 번째 효과는 이물질로 인식되는 세포를 파괴할 수 있다. 다른 두 가지 효과는 급성염증 반응이 일어났을 때 각각의 혈관과 세포 구성성분을 개시할 수 있다.

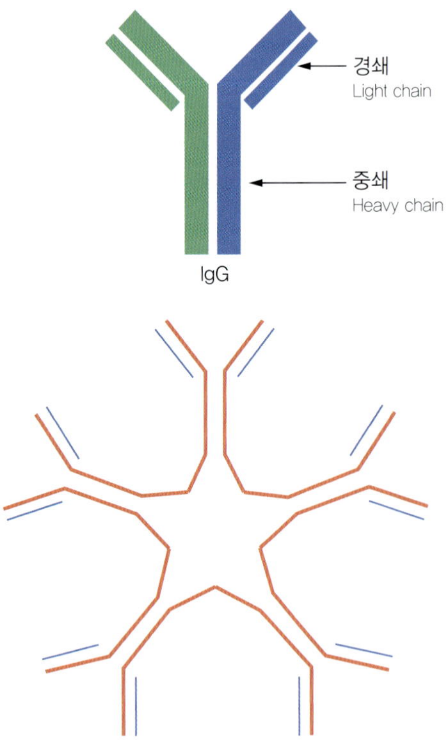

그림 26-3 IgG와 IgM의 기본구조. IgM은 IgG 분자 5개와 동등하다.

IgM 항체는 IgG 항체보다 5배나 되는 크기가 주목할 만하다(오량체라고 함)(그림 26-3). IgM 항체는 세포나 태반을 통과하기가 쉽지 않다. 그들은 IgG 항체의 항원적 자극에 의해 더욱 빠르게 발달하며 혈류에 들어온 박테리아를 통제하고 부적합한 적혈구 같은 큰 이물질의 응집반응을 통제하는 데 중요한 역할을 한다. IgM 항체 반응은 또한 보체 활성화의 역할도 한다.

IgA는 눈물, 유즙, 타액, 기관지, 장관과 같은 체액에서 분비되며 신체조직으로 들어가기 위해 항원과 상호작용을 한다.

IgE는 아주 특이한 방법으로 활동한다. IgE는 혈류 내의 호염구(basophils)와 조직의 비만세포(mast cells)에 부착한다. 항원이 호염구 또는 비만세포의 표면에 있는 IgE와 작용할 때 세포는 히스타민과 같은 혈관 확장 물질을 분비한다. IgE 반응은 흔히 조직과 혈액의 증가된 호산구 숫자와 관련성이 있는데 이는 아마도 호산구를 위한 IgE 방출 화학주성물질과 결합하는 항원 때문인 것으로 생각된다.

IgD는 IgM과 함께 성숙한 B세포의 표면에서 항원 수용체로 작용한다.

따라서 면역글로불린은 커다란 이물질이 외부(이물)세포를 탐식하고 용해시키도록 작은 이물질과 응집하여 화학작용을 침전시키거나 중화시키는 등의 다양한 방법으로 항원성 이물질로부터 몸을 보호한다(**그림 26-4**). 면역글로불린은 또한 어떤 이물질에 의해 촉진된 급성 염증성 반응을 광범위하게 조절하고 파괴시키며 외부물질이 체내로

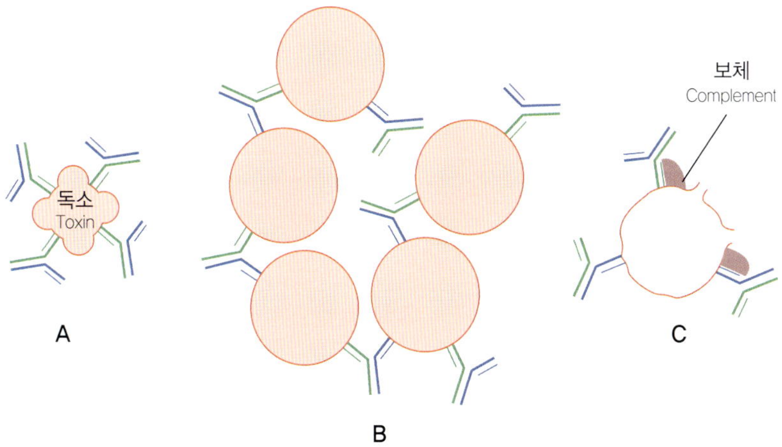

그림 26-4 면역글로불린의 활동.
A: 중화, B: 응집, C: 용해

들어오는 것을 방지하기 위해 체표면에서 이물질(외부물질)과 결합한다.

주조직적합성 복합체(MHC)는 유전적으로 신체 대부분의 세포 표면에서 자신과 외부항원을 발현하는 것을 조절한다. 인체 내에서 이러한 체계는 유전자의 6번째 염색체에 자리 잡고 있으며 개개인의 적혈구 표면 항원이 다르게 발현되는 ABO 혈액체계와 매우 유사하다. 반드시 수혈 시 공여자와 같은 ABO 유형인 수여자가 혈액을 수혈받아야 하는 것처럼 신장, 피부 또는 골수 같은 장기이식의 경우 공여자와 수여자 간에 비슷한 주조직적합성 복합체 항원을 반드시 공유하여야 한다. 만약 항원이 유사하지 않다면 수여자의 면역체계가 이식된 장기를 이물질로 인식하여 그것을 파괴하기 위해 항체를 형성하고 세포독성 T세포를 생산할 것이다. 반대로 부적합한 숙주에 장기가 이식될 경우 특별한 상황 하에 공여자의 림프구가 수여자의 세포를 공격하는 상황이 발생하게 된다. 이러한 현상을 **이식편대숙주질환(graft versus host disease)**이라고 한다.

T세포는 인간조직적합성 분자라 불리는 MHC 산물과 함께 T세포가 발현되지 않는 한 항원을 처리할 수 없다. 예를 들어 대식세포가 T세포에 항원을 발현하면 T세포가 그들의 것과 비슷하다고 인식하는 외부항원과 어떤 HLA 단백질과 결합하여 대식세포의 표면으로 이동한다. 이러한 과정이 없으면 T세포는 항원을 이물질로 인식하지 못한다. 이것을 주조직적합복합체 제한(MHC restriction)이라고 한다(그림 26-2). 이러한 제한의 이유는 정확히 밝혀지지 않았으나 B세포가 항체를 생성하는 프로그래밍과 유사하다고 할 수 있겠다.

면역학적 질환의 분류

면역반응은 일반적으로 몸을 보호하고 도와주는 것이다. 하지만 어떤 상황에서는 도움을 주기보다 피해를 끼쳐 질병을 유발할 수 있다. 면역질환은 2가지로 나뉜다. 이물질에 대한 면역반응이 너무 약해서 생기는 면역결핍질환(immune deficiency diseases)과 항원에 과도하게 반응하여 생기는 **알레르기(allergy)** 또는 **과민반응(hypersensitivity reactions)**이 있다. 과민성이라는 용어는 알레르기라는 용어보다 조금은 광범위한 의미로 항원-항체 반응이 아니거나 원인불명으로 과장된 반응을 포함한다. 림프구 또는 항체를 매개로 한 인체의 과민반응을 자가면역질환(autoimmune diseases)이라고 한다.

면역결핍질환은 선천적 또는 후천적 형태의 하위분류로 나뉘고 T세포 결핍, B세포 면역체계 결핍 또는 두 가지 모두의 면역체계 결핍으로 생긴다.

알레르기(과민반응)는 기전에 따라 다음과 같이 네 가지로 분류된다. 처음 세 가지 유형은 면역글로불린이 관여하며 네 번째 과민반응은 T림프구가 관여한다.

제1형 과민반응(Type I allergy)은 **아나필락시스 아토피성 알레르기(anaphylactic-atopic allergy)**라고 불리며 IgE에 의해 매개되는 반응을 포괄하고 비만세포로부터 혈관확장 화학물질 또는 혈액에 호염기성 백혈구의 방출을 포함한다(**그림 26-5**). 이러한 반응은 수분 내에 일어나며, 이러한 이유로 때로는 즉각적 과민반응(immediate hypersensitivity)이라고 하기도 한다. 제1형 과민반응은 급성염증반응의 시작단계와 같은 반응이다.

제2형 과민반응(Type II allergy)은 **세포독성 과민반응**

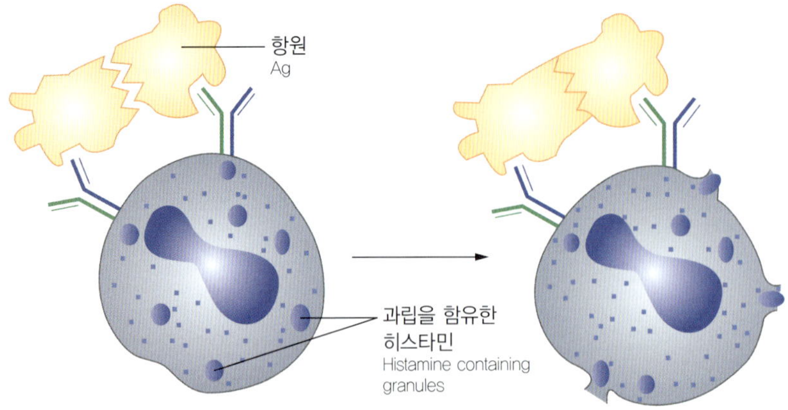

그림 26-5 제1형 과민반응의 병인. 항원은 과립에서 히스타민의 방출을 유도하는 2개의 IgE 분자들과 교차 결합하는 비만세포에 부착된 항체와 반응한다.

(cytotoxic-type hypersensitivity)으로 응집과 식작용 또는 보체 결합의 결과로 세포막이 용해됨으로써 숙주 세포가 파괴되는 것을 말한다(**그림 26-6**). 일반적으로 이러한 유형의 과민반응의 표적은 적혈구이고 항원은 자신의 적혈구 세포막 자체이거나 약물 같은 외부화학물질로 불완전 항원(합텐)으로서 적혈구막에 부착한다. 이 반응은 즉각적이거나 지연되어 나타날 수 있다.

제3형 과민반응(Type III allergy)은 **면역복합체(immune complex)** 또는 **아르투스형 과민반응(Arthus-type hypersensitivity)**으로 보체가 매개가 되어 항원과 항체(항원-항체 복합체)반응이 일어나는 것으로 정의된다. 항원-항체 복합체는 혈관 벽에 축적되고 염증으로 인한 보체성분(C3a, C5a)이 활성화되고 이것은 비만세포로부터 혈관확장물질을 분비시키며, 그 부위로 다형핵 백혈구를 유인한다(**그림 26-7**). 이러한 급성염증반응은 수시간 내에 일어날 수도 있고 항체의 양이 적다면 더 지연되어 나타날 수도 있다. 반응을 유발하기 위해서는 항체보다 과잉의 항원이 필요한데 이는 항체에 의한 모든 항원의 완전한 결합은 보체 활성화를 억제시키기 때문이다.

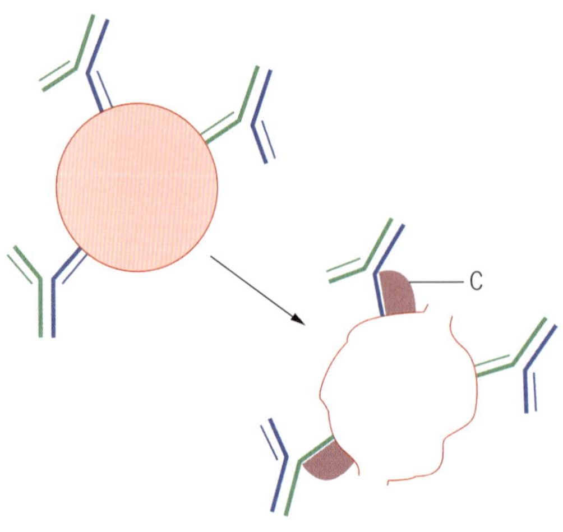

그림 26-6 적혈구 용해를 동반한 제2형 과민반응. 항체는 세포 표면 항원에 반응하여 보체 고정(C)과 세포 용해를 초래한다.

제4형 과민반응(Type IV allergy)은 **지연성 과민반응(delayed hypersensitivity)** 또는 세포매개 과민반응(cell mediated hypersensitivity)이라고 불리고 T림프구와 대식세포에 의해 조직이 파괴되는 해로운 반응이다(**그림 26-8**). 림프구 매개반응은 서서히 일어나며 보통 최고조에 도달하기까지 1~2일 정도가 소요되기 때문에 지연성 과민반응이라고 불린다.

많은 질환의 기전은 두 가지 또는 그 이상의 네 가지 유형의 과민반응으로 이루어져 있다. 그리고 무수히 많은 알레르기 질환은 기전이 알려져 있지 않아서 이를 바탕으로 한 하위 체계로 나눌 수 없다. 많은 자가면역질환과 약물반응은 분류되지 않은 범주에 속한다.

비과민반응부터 외부물질까지의 과민반응을 구분한 주된 범주는 아래와 같다.

1. 알레르기 질환에 첫 반응이 일어나고 항체 형성을 위해 거의 10일 정도 시간이 필요하며 재반응 시 면역글로불린이 매개된 즉각적인 과민반응이 일어나고 1~2일 동안 세포매개 면역반응이 일어난다. 외부물질에 대한 비과민반응 시간은 일시적이고 알레르기 기전보다 공격물질의 특성에 의해 좌우된다. 예를 들어 화학적 손상은 즉각적이며 수시간 내에 염증반응이 일어나고 과증식반응이 일어나는 데는 며칠에서 몇 주 또는 그 이상이 걸린다.

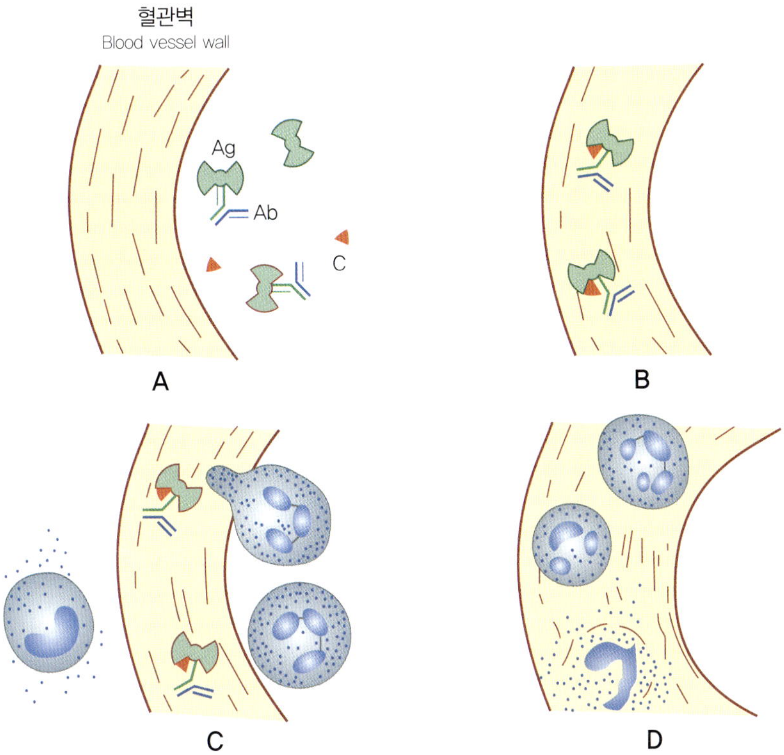

그림 26-7 제3형 과민반응의 병인. **A:** 항원과 항체 는 과도한 항원 속에서 복합체를 형성한다. **B:** 복합체는 혈관벽에 축적되고 보체를 고정시킨다. **C:** 활성화된 보체의 구성성분은 다형핵백혈구의 화학 주성과 비만세포로부터 혈관활성물질들의 방출을 초래한다. **D:** 결과적으로 급성염증이 시작되고 혈관벽이 파괴된다.

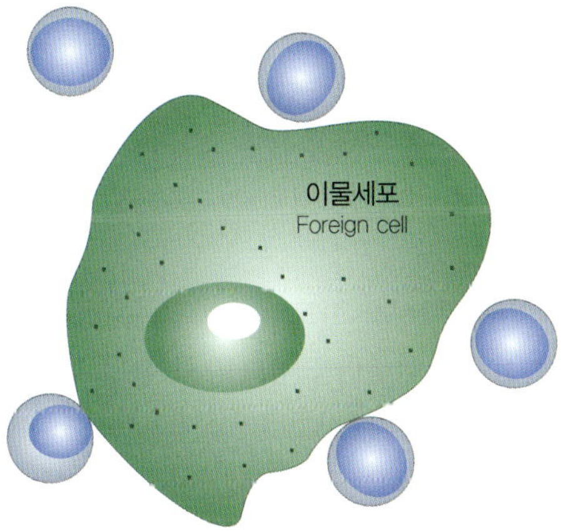

그림 26-8 제4형 과민반응의 병인. 민감한 T림프구가 이물세포를 공격한다.

2. 알레르기 질환은 특정 민감성이 있는 개인에게 나타나는 경향이 있는 반면에 다른 이물질은 모든 사람들에게 영향을 미친다. 다양한 유전적 그리고 환경적 요인들이 특정 알레르겐(allergens, 알레르기 항원)에 민감성을 갖는 것과 관련성이 있다. 대부분의 사람들은 보호반응을 나타내지만 소수의 사람들은 항원에 대해 해로운 반응을 나타낸다.
3. 알레르기 질환은 보통 알레르겐의 용량과 반응의 중증도 사이에 관련성이 적으나 다른 물질들은 용량과 손상 사이의 관련성이 많아 예측이 가능하다.

주요질환

제1형 과민반응 중 아토피성 알레르기가 가장 흔하며 인구의 약 10%가 영향을 받고 있다. 가장 흔한 예로 고초열/알러지성 비염(hay fever, allergic rhinitis)이 있다. 아토피성 알레르기는 예를 들어, 돼지풀꽃가루, 집먼지 또는 동물 비듬과 같은 환경의 항원에 노출됨으로써 일어나기 때문에 만성적인 반응이다. 알레르기성 천식(allergic asthma)은 같은 항원에 의해 유발되는 다른 유형의 아토피 반응으로 인구의 약 3%가 영향을 받고 있다. 아나필락시스 반응은 급성반응으로 항원에 다시 노출되었을 때 명백히 나타난다. 담마진(urticaria, hives)은 일반적인 형태로 음식 알레르기나 약물 반응의 결과이다. 가장 심각하고 즉각적으로 생명을 위협하는 제1형 과민반응은 아나필락시스쇼크(anaphylactic shock)로 혈관에 작용하는 물질이 전신으로 퍼지면서 일어난다. 약물이나 곤충에 쏘이는 것이 아나필락시스쇼크를 일으키는 가장 흔한 원인이다.

제2형 세포독성 과민반응의 가장 흔한 유형은 **수혈반응**

(transfusion reactions)으로 수혈된 혈액 세포의 항체가 수여자에게 존재하는 반응과 모체의 항체가 태반을 통과하여 영아의 적혈구를 파괴시키는 태아적모구증이 있다.

제3형인 면역복합체 과민반응(immune complex hypersensitivities)은 일반적이면서 매우 복잡하며 정확한 기전, 세포의 관여 그리고 심각성에 따라 상당히 다양하다. 가장 흔한 유형은 약물에 의한 반응인 혈청병(serum sickness)이며 다른 유형으로 사구체신염도 있다. C형간염과 연관된 한랭글로불린혈증(cryoglobulinemia)은 일반적인 면역복합체 질환으로 혈관염과 사구체신염을 일으킨다. 홍반성 낭창과 연관된 사구체신염은 사구체 조직에서 발견되는 DNA/항-DNA 항체의 면역복합체 과민반응이다.

알레르기 접촉성 피부염은 제4형인 지연성 과민반응의 가장 일반적인 유형이며 옻나무가 가장 흔한 원인이다. 피부이식이나 신장이식 같은 이식거부는 공여자와 수여자의 조직 항원의 불일치로 인한 지연된 거부반응의 예이다.

면역결핍은 알레르기보다 일반적이지 않다. B세포 또는 T세포 면역체계의 선천적 면역결핍은 드물지만 특히 중요한데 그 이유는 재발과 출생 후 몇 년 이내에 심각한 감염을 유발하고 종종 치명적이기 때문이다.

후천성면역결핍(acquired immune deficiencies)은 선천적 면역결핍보다 더 흔하며 심각성의 형태는 경증부터 중증까지 다양하다. 원인으로는 백혈병과 림프종과 같은 산재성 조혈질환(disseminated hematopoietic diseases)과 항암치료, 그리고 이식된 장기가 외부조직으로 간주되어 거부반응을 보일 때 사용되는 면역억제 약물 치료가 있다. 후천성면역결핍질환(AIDS)은 인체면역결핍바이러스 감염에 의한 T보조세포(T-helper cell)의 빈번한 면역결핍의 결과이다.

증상, 징후, 검사

면역질환의 임상증상은 질병의 특정 유형과 어떤 장기가 연관되느냐에 따라 매우 다양하고 독특하게 나타난다. 따라서 임상증상은 특정한 질환과 연관된다고 할 수 있다.

많은 실험실 검사는 면역질환의 진단을 돕기 위해 고안되었다. 혈액 내 감마글로불린의 양은 혈청의 **전기영동법(electrophoresis)**을 이용하여 측정할 수 있다(그림 26-9).

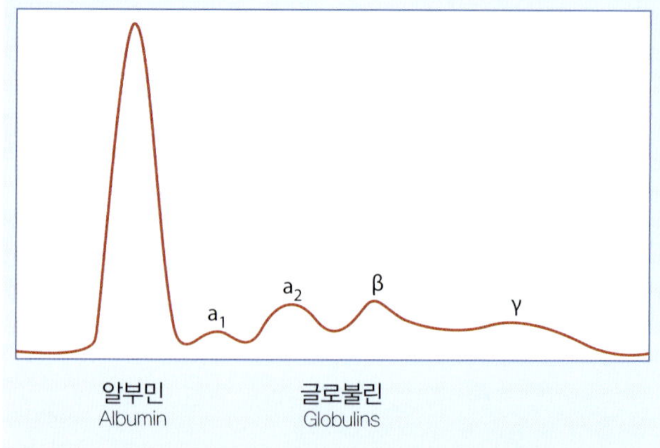

그림 26-9 혈청 전기영동 검사로 측정된 정상 혈청 단백질

면역글로불린과 보체(C3, C4)의 수치는 혼탁법을 이용하여 측정하며 이것은 빛의 퍼짐의 원리를 이용한 것이다. 5가지 특별한 유형의 면역글로불린은 준비된 항체가 IgA, IgG, IgM, IgE 및 IgD에 반응하는 **면역확산(immunodiffusion)**의 방법을 통해 대부분 측정한다. 그 반응산물은 겔 매체(gel medium) 안에서 침전, 염색되고 측정할 수 있다. 이 검사는 상대적, 절대적 면역결핍을 판단하는 데 매우 중요한 검사이다.

보체성분은 또한 면역확산에 의하여 측정될 수 있다. 보체의 감소된 수치가 제2형 또는 제3형 반응의 추정적 근거이다.

제1형 아나필락시스 아토피성 과민반응을 진단하는 가장 중요한 검사는 피부반응 검사로 약물이나 집먼지, 고양이 털, 해산물, 비듬, 돼지풀꽃가루 같이 의심되는 항원을 피부에 주사하는 것이다. 특정 항원에 대한 알레르기는 주사 한 부위에 즉각적으로 작은 염증반응이 나타난다. 100가지 항원이 따로 구분되어 있어서 피부반응검사에 사용할 수 있다.

시험관의 세척된 적혈구에 항인체감마글로불린(anti-human gamma globulin)이 첨가된 **직접쿰즈검사(direct Coombs test)**에 의해 세포독성 항체를 나타낼 수 있다. 만약 적혈구가 세포독성 또는 다른 항체로 덮여 있다면 항인체감마글로불린을 추가하자마자 응집할 것이다(그림 26-10). **간접쿰즈검사(indirect Coombs test)**는 혈청 항체가 적혈구에 반응하는 가능성을 감지하는 것이다. 이 검사는 환자의 혈청을 다른 사람의 적혈구와 시험관에 담고 항적혈구 항체가 적혈구를 덮도록 한다. 그 다음 직접쿰즈검사와

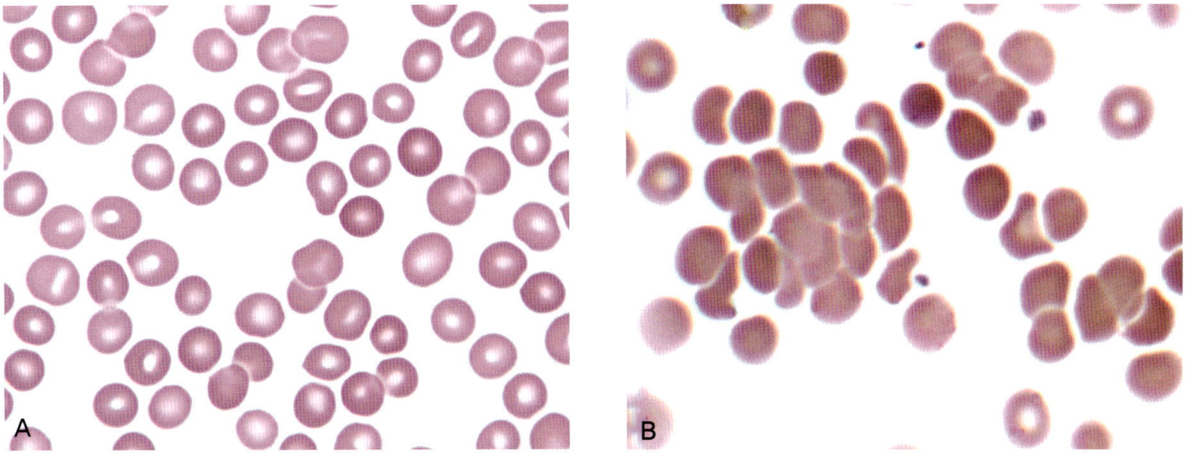

그림 26-10 응집. A: 도말검사에서 정상적으로 나타나는 적혈구를 보여준다. 각각의 단위로 서로가 분리되어 있다. B: 적혈구는 수여자의 항체가 공여자의 적혈구 표면의 항원과 반응하여 서로 응집한다. 이러한 상황이 생체 내에서 발생하면 대상자는 빠르고 심각한 용혈반응을 겪게 된다. (Courtesy of Luis Brandi, MD, Department of Pathology and Laboratory Medicine, University of Wisconsin School of Medicine and Public Health.)

같은 방법으로 진행한다. 유사한 검사방법들이 일반적이지는 않지만 백혈구 또는 혈소판 항체를 발견하기 위해 시행된다.

면역복합체(제3형) 질환은 종종 과거력과 함께 임상양상을 토대로 진단된다. 그러나 항원-항체와 보체의 침전을 증명하기 위해 면역형광법(immunofluorescence)이 사용될 수도 있다. 이 검사는 질병이 있는 장기조직의 특정 면역글로불린이나 보체가 있는 일부분이 형광색소가 표시된 항체로 덮인다. 형광색소가 표시된 항체는 침전된 면역글로불린 또는 보체(대부분 혈관 내)와 복합체를 형성하고 특수한 파란 빛을 비추면 밝은 황록색을 나타낼 것이다(그림 26-11). 이 검사는 신장 조직검사를 통해 다양한 사구체신염의 유형을 구분하기 위해 보편적으로 사용된다.

또한 세포의 항원을 검사하는 방법으로 면역조직화학법(immunohistochemistry)이 사용되기도 한다. 세포 절편을 슬라이드에 놓고 의심되는 항원과 결합되는 항체로 덮는다. 항체는 화학물질과 함께 특별히 눈에 띄는 색으로 표시된다. 항원의 존재는 광학현미경을 통해 관찰할 수 있다.

결핵이나 곰팡이 질환을 일으키는 미생물에 의한 지연성(세포매개의) 과민반응(delayed hypersensitivity)은 항원(미생물을 죽임)을 피부에 주사하고 그 결과로 지연된(48시간에서 72시간) 염증반응이 일어나는 피부검사에 의해 평가된다. 접촉성 피부염은 이러한 훌륭한 발견 작업에 의해 가장 흔하게 진단되나 의심되는 알레르겐(알레르기 항원)을 피부에 부착함으로써 검사가 가능하다.

자가면역질환은 다양하고 복잡하며 임상양상이 종종 중복된다. 실험실검사는 사전검사 가능성이 높을 때(검사 전 임상양상이 자가면역질환을 암시할 때) 확실하고 가장 유용한 검사로 사용된다. 항핵항체(antinuclear antibody, ANA) 검사는 자가면역질환을 가진 환자의 혈청에서 조직세포의 핵에 저항하는 항체를 찾아내기 위한 검사이다. 항핵항체는 전신홍반성낭창 환자의 98%를 포함하여 결

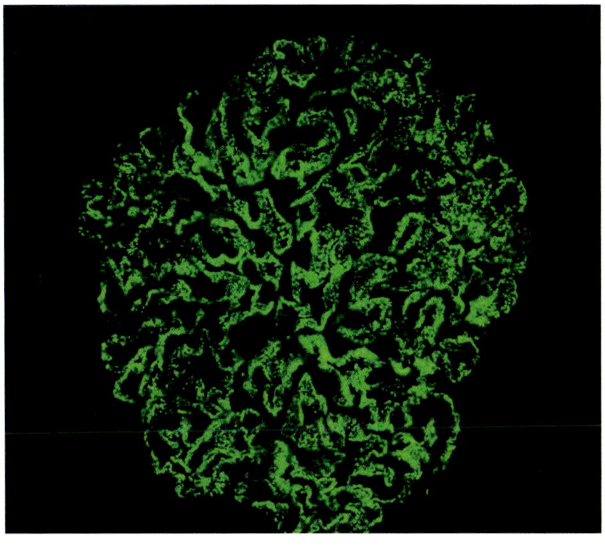

그림 26-11 면역형광법으로 확인된 신사구체의 IgG 항체. (Courtesy of Dr. Weixiong Zhong, Department of Pathology, University of Wisconsin School of Medicine and Public Health.)

체조직 질환을 가진 대부분의 환자에게서 상승된다. 그러나 항핵항체는 많은 다른 질환(감염, 암, 약물로 인한)에서 비정상일 수 있으므로 특수성이 없다. 항이중나선 DNA(anti-double-stranded DNA), Sm 그리고 RNP와 같은 항체는 전신홍반성낭창에 더욱 특이적이다. 류마티스관절염에서 **류마티스인자(rheumatoid factor, RF)**를 발견하는 것은 임상증상과 함께 진단을 확정하게 한다.

이러한 정보가 필요하다면 림프구는 하위 유형으로 검사될 수 있다. 예로 AIDS 환자를 진단할 때 보조T림프구의 하위 유형인 CD4 림프구의 농도는 불균형적으로 낮다.

특이질환

면역질환은 항체의 과잉이나 결핍 혹은 세포의 면역성 반응의 결과이다. 그들은 다양한 장기조직에서의 발달상, 염증성, 신생물 상태의 다양한 형태를 형성할 수 있다. 이 장에서 다루는 특이질환들은 면역결핍과 네 가지 유형의 과민반응으로 분류된다. 많은 질환들은 이미 다른 장에서 살펴보았다.

면역결핍 질환

면역결핍은 더 잦은 빈도와 심각한 감염에 대해 증가된 민감성을 나타난다. 만약 면역글로불린 항체(B-cell system)가 결핍되면 화농성의 박테리아에 의해 생기는 폐렴과 같은 감염이 발생한다. 만약 세포매개성 면역계의 결핍이 나타난다면 박테리아나 곰팡이, 바이러스, 원충 등의 각양각색의 약한 병원균에 의한 감염이 발생한다. 면역글로불린 체계의 유전적인 결함은 아주 낮은 수준의 혈청 감마글로불린을 발견함으로써 입증된다(**무감마글로불린혈증, agammaglobulinemia**). 후천적인 형태에서는 혈청 감마글로불린 수준은 일반적으로 낮지는 않다(**저감마글로불린 혈증, hypogammaglobulinemia**). T세포 면역계의 결핍은 대개 지연성 과민반응을 야기하는 물질에 피부 반응성이 나타나지 않음으로써 증명된다. 지연성 과민반응 피부검사는 피부 속이나 표면에 항원을 위치시키고 1~2일 동안 전형적인 부풀어오름, 단단해짐, 지연성 과민반응 여부를 확인함으로써 시행된다. 결핵 피부반응검사에 양성인 사람은 후에 T세포매개성 후천성 면역결핍에서 음성반응으로 전환될 수도 있다. T세포 결핍은 또한 보조T세포를 포함하는 결핍이 있을 경우에 역으로 항체 생산에 영향을 미친다.

후천성면역결핍증후군

후천성면역결핍증후군(acquired immune deficiency syndrome, AIDS)은 현재 가장 중요하고 심각한 형태의 후천성 면역결핍이다.

아나필락시스 아토피성 알레르기(제1형)

아나필락시스 아토피성 알레르기는 혈관활성아민류라 불리는 화학물질의 유리에 의해 발생한다. 이러한 물질들은 조직비만세포나 혈액 호염기성 세포로부터 나와 가장 즉각적인 반응을 보이는 히스타민과 좀 더 지연된 반응을 야기하는 다른 물질들을 포함한다. 이러한 물질들은 (1) 천식 호흡을 야기하는 기관지 협착과 같은 다수의 비혈관성 평활근의 수축, (2) 국소적으로 혈류가 증가하고 전신적으로 쇼크를 야기하는 혈관확장, (3) 피부에 부어오른 담마진이나 건초열로 부어오른 비강 점막에서 보이는 부종을 야기하는 증가된 혈관 투과성, (4) 천식 시 기관지의 점액분비가 증가되는 것과 건초열 시 비강점액이 증가하는 것과 같은 샘 분비 활동 자극의 증가와 같은 효과를 나타낸다. 이러한 질환의 전형적인 진단 검사 결과는 혈청이나 조직 내 호산구 증가를 보인다. 따라서 **호산구증가증(eosinophilia)**은 아토피성 알레르기에서 나타나지만 또한 몇몇 면역복합질환에서도 발견될 수 있다. 잠재적인 아토피성 알레르기원은 피부반응검사에 의해 평가될 수 있다. 붉은 경계선이 있는 부어 오른 부종성 병변(담마진과 발적)은 알레르기원의 피내주사 후 15분 정도면 최대로 나타난다.

천식과 알레르기성 비염(건초열)

많은 알레르기원들이 공기로 운반되기 때문에 호흡기계는 과민감성 반응을 일으키는 일반적인 부위로 개인차에 의해 영향을 받는다. 비염과 천식은 감수성 있는 개인에게서 비 알레르기 기전으로 인해 야기될 수 있다. **천식(asthma)**은 폐를 포함하고 (1) 기관지와 세기관지 분절의 평활근 수축으로 인해 야기되는 기관지수축, (2) 혈관 확장과 기관지 혈관 투과성 증가로 인해 야기되는 부종, (3) 진하고 끈적거리는 점액물질 분비 증가의 세 가지 결과를 초래한다. 만약 점액이 객담배출로 제거되지 않으면 축적되어 공기의 흐름을 방해할 수 있다.

기관지 천식에서 공기 흐름의 저항을 증가시키는 문제

참고 26-1 천식

원인
제1형 과민반응

병변
기관지 경련
점액 및 호산구의 증가와 함께 나타나는 비후된 기관지

발현
천명음
호흡곤란
기침
알레르기항원에 피부반응검사 양성(몇몇 사례에서)

는 천명음(wheezing)으로 나타난다. 일반적으로 천식발작은 가끔씩 발생하지만 일부 천식 환자는 24시간 혹은 그 이상 증상이 지속되는 경험을 할 수도 있고 약물에 반응하지 않을 수도 있다. 지속적이며 반응하지 않는 고통스러운 천식의 상태를 **천식지속상태(status asthmaticus)**라고 한다. 환자는 상당한 호흡을 위한 노력, 호흡곤란, 괴로운 기침(harassing cough) 그리고 때로는 청색증을 동반한 매우 힘든 호흡양상을 보인다. 불안이 증대되고 불면증(sleeplessness), 극도의 피로감(extreme fatigue), 탈수와 지남력 상실(disorientation)이 진행된다.

알레르기성 비염이 짧은 기간(며칠에서 몇 주까지) 나타나고 계절의 영향을 받을 때에는 **건초열(hay fever)**이라는 용어가 사용된다. 건초열의 알레르기원은 돼지풀꽃가루(늦여름에서 이른 가을 사이)와 나무와 풀꽃가루(봄에서 초여름 사이)를 포함한 계절성 식물 꽃가루이다. 집먼지 등에서도 발견될 수 있는 아주 흔한 일레르기항원들은 1년 정도 지속되는 만성적 상태를 야기하는데, 이는 높은 습도, 자극적인 증기(irritating vapors), 상기도 감염과 같은 요인에 의해 악화될 수 있다. 알레르기성 비염은 비인두 점막 벽에 부종과 과다분비가 나타나는데, 이는 강한 비강과 후비부의 분비물(postnasal discharge)로 기도의 부분적 폐색을 초래한다. 비인두강의 점막은 창백해지고 부풀어 오른다. 부종은 부비동 점막에서의 분비를 감소시키고 유스타키오관을 막는 등의 영향을 미친다. 이차감염과 부비동의 감염(부비동염, sinusitis)과 중이염(otitis media)이 발생할 수 있다. 수년이 경과한 후에 알레르기성 비강 폴립(allergic nasal polyps)이 자랄 수 있다. 이것은 점막의 과다부종 덩어리로 호흡을 폐쇄할 수 있고 비알레르기성(내인성, intrinsic) 비염과 천식이 더욱 빈번하게 발생한다.

담마진과 혈관부종

담마진(urticaria)은 피부에 약간 부어오르고 편평하며 한계선이 분명하고 울혈성 경계선(wheal and flare, 팽진과 발적확장)이 있는 부종성의 판이 나타나는 제1형 과민반응이다. 담마진은 알레르기항원에 노출된 후 빠른 속도로 소양증과 함께 나타난다. 담마진은 피부에 흡수된(주사 투여나 곤충에 의해 쏘임) 알레르기원이나 섭취되고 분해된 알레르기항원에 대한 피부의 아나필락시스 반응에 의해 야기된다. 조개, 딸기, 토마토 등의 흔한 많은 종류의 음식이 담마진을 유발하는 것으로 알려져 있다. 몇몇의 물질들은 히스타민이나 히스타민을 방출하는 물질을 포함하며 IgE 매개 기전보다 비특이적으로 담마진을 유발한다. 모기에 물리면 모기의 타액 속 비특이적 자극제 때문에 담마진이 형성되지만 반면에 찌르는 곤충(주로 Trymenoptera)은 피부에 입 부분보다는 독침으로 알레르기항원을 주입한다. 대부분의 만성 담마진은 특발성으로 나타난다.

참고 26-2 알레르기성 비염

원인
제1형 과민반응

병변
호산구가 있는 비강 점막 부종
비강 용종(후기)

발현
비강 분비물
분적 폐쇄
합병증: 부비동염, 중이염, 비강 용종
알레르기항원에 피부 반응 검사 양성

참고 26-3 담마진과 혈관부종

원인
제1형 과민반응

병변
국소화되고 날카로운 경계선이 있는 피부부종(담마진)
피부, 입술, 구강의 일반적인 부종(혈관부종)

발현
담마진: 부어오른 붉은 피부, 소양증이 있는 피부반점
혈관부종: 담마진과 같으나 더 심각하고 널리 퍼짐
기도 폐쇄가 있을 수 있음
알레르기항원을 섭취한 과거력

혈관부종(angioedema)은 담마진보다 즉각적인 과민감성 피부반응이다. 이 또한 부종성 발진(edematous eruption)이지만 더 널리 퍼지고 깊은 피부층까지 포함하며, 종종 입술이나 혀, 얼굴, 심지어 인두에까지 영향을 미치고 때로는 기도를 막기도 한다. 그 원인은 담마진의 경우와 유사하다.

전신 아나필락시스 쇼크

아나필락시스(anaphylaxis)는 실제 의료적 응급상황 중 하나이다. 알레르기원에 노출된지 수초에서 수분 만에 환자는 홍조와 두통을 동반한 두피와 혀, 목구멍에 가려움증을 느끼게 된다. 호흡곤란이 시작되고 그 후에 얼마 안 되어 급격하게 혈압과 체온이 하강한다. 아주 짧은 시간 내에 쇼크와 의식 저하가 초래된다. 만약 초기에 되돌려지지 않으면 알레르기 노출 후 15분 안에 쇼크로 인해 사망을 초래할 수 있다. 치료 방법은 즉시 혈관 수축을 야기할 수 있는 에피네프린을 피하주사하여 혈관수축을 야기함으로써 전신적 쇼크를 역전시킨다. 아나필락시스 반응을 야기하는 흔한 알레르기원은 꽃가루, 음식, 화학물질, 곤충의 독, 디프테리아나 파상풍 항독소 등과 같은 외부혈청, 그리고 페니실린과 같은 약물 등이다.

위장의 음식 알레르기

위장관의 초기 알레르기성 반응은 피부반응보다는 덜 흔하다. 위장 반응은 대상자가 알레르기원이 되는 특정한 음식을 섭취한 후에 바로 나타나기 시작한다. 설사, 구토, 경련 등이 증상으로 나타난다. 조개는 이러한 반응을 유발하는 흔한 알레르기항원 중의 하나이다.

세포독성 과민반응(제2형)

세포독성 과민반응은 보통 항체가 적혈구나 혈소판, 백혈구에 대항하는 형태로 형성되어 각각 빈혈, 혈소판감소증, 백혈구감소증을 야기하기 때문에 증상은 혈액세포의 특정 유형의 농도가 낮은 것으로 나타난다. 직접쿰즈검사는 적혈구 표면의 항체를 감지하기 위해 사용되는 방법이다.

태아적모구증

태아적모구증(erythroblastosis fetalis)로 알려진 신생아의 용혈장애는 산모와 아동 간의 면역성 부적합 때문에 초래되고 흔히 적혈구의 Rh 항원을 포함한다. 이러한 항원은 인구의 85%의 적혈구에서 보통 상염색체 우성 특성으로 나타난다. 태아가 Rh+이고 산모가 Rh−인 경우에 출산하는 순간 산모의 순환을 거쳐 일부 태아의 적혈구가 산모의 체내로 들어오기 때문에 산모는 항Rh 항체를 가지게 된다. 결과적으로 Rh 혈액형이 태아와 다른 여성의 첫 임신은 복잡하지 않다. 만약 이렇게 감작된 산모가 Rh+인 아이를 다시 임신하게 되면 IgG가 태반을 통해 아이의 혈액으로 Rh 항체를 전달한다. 아이는 출생 시까지 지속되는 용혈로 고통받고 빈혈과 부종뿐 아니라 과도한 빌리루빈으로 인해 황달이 발생할 수도 있다. 용혈은 흔히 빌리루빈을 제거하는 태반의 도움을 더 이상 받지 못하는 출생 직후에 두드러진다. 결과적으로, 신생아의 혈액은 흔히 교환수혈을 통해 Rh− 혈액으로 교체된다. 태아적모구증은

참고 26-4 전신 아나필락시스

원인
- 제1형 과민반응

병변
- 기관지 연축
- 혈관확장
- 담마진

발현
- 소양증
- 홍조
- 두통
- 쇼크
- 의식상실
- 호흡곤란
- 알레르기항원에 노출된 과거력

참고 26-5 태아적모구증

원인
- 제2형 과민반응(세포독성)
- Rh− 모체에서 항 Rh 항체의 발달은 Rh+ 태아의 적혈구에 직접적으로 저항한다.

병변
- 태아의 용혈된 적혈구

발현
- 빈혈
- 부종
- 황달
- 쿰즈검사(양성반응)
- 혈청 빌리루빈 상승

첫 출산 산모와 그 후의 Rh+인 신생아에게 72시간 안에 항Rh 항체를 포함하는 인간 감마글로불린을 주사함으로써 예방할 수 있다. 이것은 산모의 면역체계가 그것을 항원으로 인식하지 않음으로써 항체를 생성하지 않도록 하기 위해 태아적혈구 세포에서 항원을 결합한다. 이러한 일상적인 예방 활동으로 근래에는 태아적모구증이 예전처럼 흔하지 않다.

수혈반응

적혈구에는 ABO와 Rh방식이라는 아주 중요하고도 다양한 항원 체계가 작용하고 있다. Rh−인 사람은 이전에 감작되지 않으면 항Rh 항체를 가지지 않는다. 적혈구에 A항원을 가지고 있는 사람은 자연스럽게 항B 항체를 가지고 있다. 반대로 적혈구에 B항원을 가지고 있는 사람은 항A 항체를 가지고 있다. O형의 경우에는 항A, 항B 항체를 가지고 있고 AB형은 어떠한 항체도 가지고 있지 않다. 항체는 정상적으로 존재하기 때문에 수혈 시 ABO 부적합은 즉시 용혈반응을 나타내어 고열, 오한을 야기하고 심하면 신부전 상태에까지 이를 수 있다. 이러한 **수혈반응(blood transfusion reaction)**은 수혈 전 혈액형 유형별 검사와 교차검사로 예방될 수 있다. **유형별 검사(typing)**는 ABO와 Rh의 혈액형이 맞는지 확인하는 것이고 **교차검사(cross-matching)**는 공여자와 수여자 혈액 샘플을 교차 반응시켜서 시험 튜브 내에서 비특이적인 항체로 인해 야기되는 반응이 일어나는지를 확인하는 것이다(그림 26-10).

자가면역용혈성 빈혈과 혈소판감소증

자연발생적으로 나타나는 용혈성 빈혈과 혈소판감소증은 세포독성유형 과민반응이다. 반응은 비장에 의해 조기에 제거된 응집된 세포와 더불어 경미할 수 있다. 경미한 유형에서 비장절제술은 질환을 조절할 수 있을 것이다. 자가면역용혈성 빈혈(autoimmune hemolytic anemia)은 항체로 덮인 적혈구가 시험관 내에서 항인체글로불린 혈청(antihuman globulin serum)이 추가되어 응집하는 것을 관찰할 수 있는 직접쿰즈검사로 감지될 것이다. 때때로 약물이 불완전항원(hapten)일 경우 약물은 세포표면에 부착되어 항원의 일부분이 된다.

참고 26-6 수혈반응

원인
ABO 또는 Rh 부적합

병변
수여자 적혈구의 용혈 현상

발현
오한
발열
신부전
쿰즈검사(양성 반응)

면역복합 또는 아르투스형 과민반응(제3형)

면역복합 과민반응은 혈관활성 물질을 유리하기 때문에 이차 현상으로 혈관염과 부종을 일으킨다. 신장사구체의 면역복합질환은 보통 소변의 적혈구와 단백질의 손실을 보이고 신부전의 변수로 작용할 수 있다. 관절표면에서 일어나는 면역복합질환은 관절부종을 야기할 수 있다. 다발성 장기에서 면역복합질환이 나타나면 더 심각한 형태로 전신적인 혈관염을 초래할 수 있다.

아르투스반응

아르투스반응(Arthus reaction)은 면역복합과민증의 원형이고 경험적인 반응이며 자연발생적으로 나타나는 질환이 아니다. 이전에 감작된 적이 있는 동물의 액체 항원을 국소적으로 주사하면 접종 부위에 급성염증을 일으킨다. 조직학적으로 이 반응은 급성염증반응의 모든 후유증인 세포괴사, 중성구의 침윤, 혈관염의 근거가 된다.

혈청병

혈청병(serum sickness)은 전신 아르투스반응 또는 면역복합반응의 원형으로 말혈청의 주사 이후에 처음 발생되었다. 말혈청은 파상풍이나 디프테리아와 같은 독소에 대

참고 26-7 혈청병

원인
제3형 과민반응(면역복합)
말혈청이나 약물 매개

병변
급성혈관염을 동반한 작은 혈관의 면역복합체 축적

발현
발열
관절통증
림프절과 비장비대
담마진

한 항체의 공급원으로 사용되었으나 예방 효과는 종종 말혈청에 대한 항체가 발달한 환자에게는 해로운 결과를 초래했다. 말혈청(항원)은 오랫동안 환자의 혈액에서 순환한다. 약 10일 후에 항체가 발달하기 시작하여 항원-항체 복합체가 형성되고 소혈관에 머무르며 많은 부위에서 면역복합반응을 유도한다. 말혈청이 이제는 거의 사용되지 않고 있지만 페니실린과 같은 약물에서 동일한 반응이 보일 수 있다. 발열, 관절 통증, 림프절과 비장 비대, 잦은 알레르기성 담마진이 증상으로 나타난다. 보통 공격하는 물질의 투여를 중단한 후에 환자는 영구적인 손상 없이 회복된다.

사구체신염

급성과 만성 **사구체신염(glomerulonephritis)**의 몇몇 형태는 사구체 기저막에서의 항원-항체 복합체의 부조화에 의한 면역복합반응과 관련이 있다(그림 26-11). 사구체신염 중 하나인 연쇄상구균 감염 후 사구체신염은 group A 연쇄상구균에 의해 감염된 면역반응으로 나타난다. 신장 장애는 급성 연쇄상구균 감염으로부터 확실하게 회복된 1~4주 후에 처음 나타난다. 면역복합반응은 사구체 기저막에서 나타나는데 이곳에서 보체를 고정하고 사구체의 여과 기능을 조절하는 염증과정을 촉진한다. 이러한 질환은 주로 아동에게 영향을 미치지만 몇몇 성인들에게도 영향을 미칠 수 있다. 보통은 회복되는데 이는 아마도 연쇄상구균 감염의 항원적 자극이 진정되기 때문이다. 만성 사구체신염은 다양한 항원으로부터 나타나고 종종 빈도는 낮지만 영구적인 신부전을 초래하기도 한다.

결절성 다발동맥염

결절성 다발동맥염(polyarteritis nodosa)은 심각하지만 드문 형태로, 널리 퍼져 있고 다병소, 괴사성 혈관염 등의 형태를 보이는 면역복합반응이다(**그림 26-12**). 이는 보통 조직의 기능장애와 심지어 혈관의 폐색이나 파열로 인한 치명적인 합병증을 유발한다. 비록 B형 또는 C형간염 바이러스가 약 35%의 경우에서 관련되었음이 확인되었지만 항원은 일반적으로 밝혀지지 않았다. 페니실린을 포함한 약물과의 관련성이 종종 보고된다.

지연성 또는 세포매개성 과민반응(제4형)

지연성 과민증은 림프구와 대식세포에 의한 조직의 침윤과 다양한 정도의 괴사를 동반한 아급성 또는 만성염증이다. 결핵 피부반응검사는 감작된 개인에게 결핵 주사를 한 부위에 붉고 단단한 종괴가 생기는 것으로, 아급성 반응의 한 예가 될 수 있다. 이러한 반응은 2일이면 최대치에 도달하고 점차 사라진다. 금속으로 인한 접촉성 피부염은 만성 반응의 한 예이다. 내적으로 지연된 과민반응은 꽤 다양하게 나타나지만 모두 만성염증성 세포의 반응으로 특징지을 수 있는데 림프구의 우세와 다양한 정도의 조직파괴가 함께 나타난다. 흔히 악성 신생물에 의해 침윤된 조직으로 병리학자가 확인할 수 있다. 악성세포는 지연성 과민반응을 나타내는 외부물질로 인식된 항원을 운반한다.

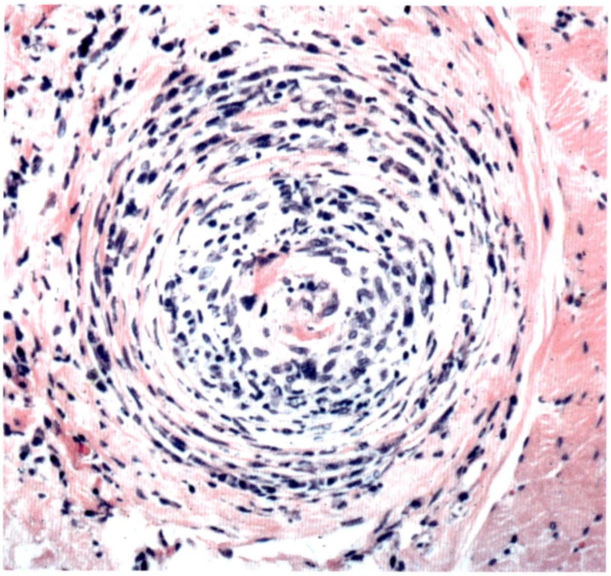

그림 26-12 결절성 다발동맥염. 혈관벽은 강력한 염증 및 괴사를 보인다. 혈관의 내강은 괴사성 염증과정에 의해 폐쇄된다.

접촉성 피부염

접촉성 피부염(contact dermatitis)은 피부 표면에 위치한 알레르기항원에 반응하는 급성 또는 만성의 지연성 과민반응으로 덩굴옻나무(poison ivy)가 주목할 만한 예이다. 하지만 접촉성 피부염을 일으키는 물질의 범위는 매우 넓고 많은 종류의 약물과 화장품, 페인트, 조영제, 플라스틱, 식물, 보석 등을 포함한다. 병변은 알레르기항원과 접촉한 부위의 국소적인 단순 홍반에서부터 덩굴옻나무에서 보이는 붓고 가려운 소수포성 접촉염에 이르기까지 다양하다. 때때로 이것은 어떤 알레르기항원에 의해 생산된 직접적인 자극제에 의한 반응과 구별하기가 어렵다. 게다가 알레르기항원을 발견하거나 한 번 발견되었다고 해서 그것을

참고 26-8 접촉성 피부염

원인
제4형 과민반응(지연성 과민반응)
원인: 옻나무(식물)
약물
화장품
페인트
조영제
보석

병변
만성적으로 염증화된 피부

발현
피부 홍반
부종
소양증과 수포성 발진

환경적인 요소에서 제거하기란 쉽지 않다. 피부염을 발생시키는 알레르기항원을 제거하고 염증을 줄여주는 하이드로코르티손(hydrocortisone) 연고를 사용하여 치료한다. 증상이 심각할 경우에는 종종 전신적인 스테로이드가 사용된다.

지연성 과민반응으로 발현하는 일차적 감염

감염은 초기에 지연성 과민반응으로 나타난다. 몇몇 미생물은 세포매개성 면역반응을 자극하는 경향이 있다. 예를 들면 결핵과 나병을 초래하는 세균, 많은 곰팡이균과 일부 바이러스가 있다. 감염된 조직 내로 감작된 T림프구와 대식세포의 집결은 만성 또는 육아종성 염증을 보인다. 결핵과 곰팡이균 감염에서 건락 괴사는 감작된 T림프구에 의한 반응과 관련성이 있다고 판단된다. 바이러스 감염의 발현은 지연성 과민반응의 일부로 초래될 수 있으며 바이러스 감염 이후 나타나는 뇌염 또한 지연된 과민반응 중 하나이다.

이식 거부

동종으로 이식된 피부나 신장의 거부반응은 조직에 대항하는 항체 반응에 의한 것일 수도 있고 지연된 과민감성 반응이기도 하다. 이식편 내에서 자연적으로 발생하는 조직 항원은 이식을 받는 사람에게서 감작된 림프구의 발달을 초래한다. 이때에 림프구는 직접적으로 이식편을 공격하고 또는 이식편 항원에 대항하여 항체를 생산한다. 이러한 반응은 같은 조직 항원을 가지고 있기 때문에 일란성 쌍둥이에서는 일어나지 않는다. 혈액형과 유사한 조직의 유형은 현재는 가능한 한 공여자와 수여자를 면밀하게 맞춰보기 위해 사용된다. 공여자와 수여자 간에 결합하는 항원은 조직적 합성 항원이다. 종종 이식 후에 이식편 림프구가 증식하여 수여자(숙주)를 공격하며 이것을 이식편대숙주질환(graft-versus-host disease)이라고 한다.

자가면역질환

질병 현상으로서 스스로에 대한 과민성(intolerance)은 감작된 림프구나 항체가 자가 항원에 대항하여 생기는 자가면역과정을 필요로 한다. 비교적 많은 희귀질환은 자가면역화와 과민감성의 발현의 결과로 나타난다. 자가면역은 아마도 과민감성(hypersensitivity)의 네 가지 유형의 범주를 모두 포함하는 것으로 생각되지만 가장 일반적인 유형은 면역복합(type III)과 과민반응(type IV)이다. 자가면역 용혈성 빈혈은 세포독성(type II) 자가면역반응의 좋은 예이다. 표 26-1에 자가면역질환의 일부 목록이 기술되어 있다. 여러 **자가면역질환(autoimmune disease)** 중에서 전신홍반성낭창(systemic lupus erythematosus)만을 이 장에서 설명하기로 한다.

전신홍반성낭창

전신홍반성낭창(systemic lupus erythematosus, SLE)은 매우 흔한 전신질환으로 다수의 서로 다른 기관에 영향을 미칠 수 있다. 특징적인 피부 병변인 나비발진(butterfly rash)은 코 주변과 양쪽 뺨에까지 이어지는 홍반성 피부염이다(그림 26-13). 피부는 일반적으로 광민감성(photosensitive)이 있다. 따라서 발진은 태양광에 과도하게 노출된 이후에 나타난다. 관절 또한 포함될 수 있는데 이것은 관절염으로 발전하고 근육은 쇠약해지고 위축되며 신장에서는 사구체신염이 발달한다. 혈액은 고감마글로불린혈증(hypergammaglobulinemia), 빈혈, 백혈구감소증(leukopenia), 혈소판감소증(thrombocytopenia) 등을 나타낼 수 있다. 전신홍반성낭창은 주로 젊은 여성에서부터 중년의 여성에 이르기까지 많이 나타나며 신부전, 세균성 심내막염, 심부전, 패혈증 또는 폐렴까지도 유발할 수 있는 지속적이고 다양한 질병이다. 발작이나 뇌졸중 등의 신경학적인 문제는 심장 판막의 손상으로부터 초래되는 뇌의 혈관염이나 혈전의 결과로 생길 수 있다. 낭창(lupus)에서는 다수의 서로 다른 자가항체들(autoantibodies)이 발생한다. 초기의 조직 손상은 아마도 지연성 과민반응뿐만 아니

표 26-1 자가면역질환

질환	기관 또는 조직	항원
하시모토 갑상선염	갑상선	갑상선 글로불린
악성빈혈(비타민 B_{12} 결핍)	위점막	내인성 인자
굿파스처 증후군	신사구체와 폐	기저막
자가면역용혈성 빈혈	적혈구	적혈구 표면
특발성 혈소판감소성 자반증	혈소판	혈소판 표면
중증근무력증	골격근	근육세포의 아세틸콜린수용체
류마티스관절염	활액막	변형된 IgG
전신홍반성낭창	활액막, 신장, 피부, 혈관	DNA, DNA 단백질, RNA, cardiolipin
다발경화증	뇌 백색질	미엘린 수초단백질

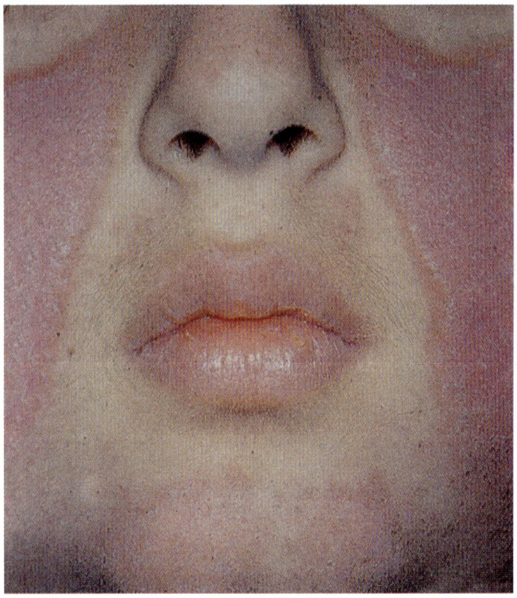

그림 26-13 전신홍반성낭창의 나비발진

라 세포독성 항체와 면역복합에 의해서 초래된다. 만성염증성 세포(림프구와 혈장세포)의 침윤물이 여러 장기에서 발견된다. 자신의 고유의 세포핵에 직접 대항하는 항체인 항핵항체는 ANA(antinuclear antibody) 검사를 위한 기준을 제공해준다.

연습문제

1. 14세 소년이 재채기와 코감기를 호소하며, 매년 8~9월에 몸 상태가 저하된다고 한다. 돼지풀꽃가루 피부반응검사는 양성이다. 어떤 유형의 과민반응인가?
   - A. 제1형
   - B. 제2형
   - C. 제3형
   - D. 제4형

2. 영아가 처음 6개월 동안 주요 감염성 질환에 걸리지 않는 이유는 무엇인가?
   - A. 산모의 IgM 항체에 의해 보호되므로
   - B. 산모의 IgG 항체에 의해 보호되므로
   - C. 영아의 면역체계가 첫 6개월 동안 가장 강하므로
   - D. 영아가 감염성 질환에 노출되지 않도록 부모가 주의를 기울이므로

3. 28세 여성이 최근 점진적인 쇠약과 얼굴의 이상한 반점으로 주치의를 방문하였다. 그녀는 빈혈과 신장질환이 있으며 항핵항체 검사에서 양성 반응을 보였다. 이 과민반응은 어떤 유형에 가장 가까운가?
   - A. 제4형
   - B. 제3형
   - C. 제3형, 제4형
   - D. 제2형, 제3형, 제4형

4. 교차적합검사로 진단해야 할 상태는 다음 중 무엇인가?

A. 천식
B. 수혈반응
C. 접촉성 피부염
D. 담마진

5. 22세 남성이 시계를 착용한 손목에 생긴, 작은 수포를 동반한 가렵고 붉은 발진을 호소한다. 이 면역반응은 다음 중 무엇에 의해 중개된 것인가?

A. IgG
B. 림프구
C. IgM
D. 보체
E. 독성T세포

6. 제3형 과민반응은 항상 무엇을 포함하는가?

A. 보체
B. IgM
C. 비만세포
D. IgE

7. 태아적모구증과 관련된 진술은?

A. 산모는 Rh+이다.
B. 아동은 Rh−이다.
C. 첫 번째 임신에서 발생한다.
D. 아동은 적혈구의 용혈반응으로 고통받는다.

8. 말벌 독에 알레르기가 있는 36세 여성이 말벌에 쏘였다. 몇 분 안에 심각한 두통, 얼굴과 목의 홍조, 의식소실과 쇼크를 초래하는 호흡곤란이 발생했다. 어떤 상태의 예인가?

A. 혈관부종
B. 혈청병
C. 아나필락시스
D. 자가면역용혈성 빈혈

CHAPTER 27

물리적 손상

Physical Injury

개요

주요질환
기계적 손상
  단순상처의 종류
  미사일상처
  주요 신체손상의 종류
    복부손상
    흉부손상
    척추손상
    두부손상
열손상
  화상
  전기화상
  과도한 열 노출
  동상
  과도한 냉 노출
방사선손상
  태양복사열
  X선과 감마선
연습문제

학습목표

1. 물리적 손상의 3가지 주요 범주를 소개하고 기술한다.
2. 가장 흔히 일어나는 치명적인 사고를 확인한다.
3. 좌상, 찰과상, 열상, 날카로운 흉기에 의한 손상의 병인과 형태에 대해 이해한다.
4. 미사일상처에 의한 손상 형태와 정도를 결정하는 요소를 확인하고 기술한다.
5. 복부, 흉부, 척추, 두부의 전형적인 손상을 명명하고 합병증에 대해 설명한다.
6. 화상의 범위와 깊이가 치료 및 경과에 미치는 영향을 설명한다.
7. 전기적 손상의 2가지 주요한 영향에 대해 설명한다.
8. 태양광선의 급·만성적 영향에 대해 설명하고, 과도한 온·냉 환경 노출의 결과를 설명한다.
9. 방사선에 의한 손상이 가장 많거나 적은 조직과 신생물을 확인한다.
10. 환경 방사능의 점진적인 증가와 대규모 원자력사고의 영향에 대해 설명한다.
11. 핵심용어와 녹색으로 진하게 표시된 모든 용어를 정의하고 상황에 맞게 적절히 사용한다.

핵심용어

찰과상abrasion
박탈환abrasion collar
좌상contusion
욕창decubitus ulcer
전기화상electrical burn
1도화상first-degree burn
연가양흉곽flail chest
혈흉hemothorax
탈장herniation
저체온hypothermia
절상, 절개상처incised wound
열상laceration
악성고열증malignant hyperpyrexia
손상의 방법manner of injury
대마비, 하반신마비paraplegia
맹관총상penetrating gunshot wound
관통총상perforating gunshot wound
기흉pneumothorax
사지마비quadriplegia
방사선감수성radiosensitivity
2도화상second-degree burn
예리한 충격손상sharp force injury

자상, 찔린 상처stab wound
3도화상third-degree burn
기관절개술tracheostomy
외상trauma
자외선 방사ultraviolet radiation

주요질환

물리적 손상(physical injury)의 주요원인은 일반적으로 3가지(기계적 손상, 열손상, 방사선손상)로 나눌 수 있다. 외상(trauma)이라는 용어는 자동차사고나 폭력 등 외부적인 힘에 의한 손상으로 미국에서는 외상으로 인한 사망이 전체 사망원인의 20%를 차지하며, 44세 이하에서는 가장 흔한 사망원인으로 보고된다. 또한 병원방문 원인의 약 7%가 외상에 의한 것으로, 이 중 절반 정도는 골절(fracture)과 열상(laceration)에 의한 것이었다. **그림 27-1**에는 미국에서 발생되는 사망사고의 5대 원인이 제시되어 있다. 첫 번째 원인은 자동차 사고로 가장 흔하면서도 심각한 외상성 손상을 일으키며, 권총 자살과 같은 화기사고가 두 번째 원인이다. 이 표에 제시되지 않은 다른 외상성 손상으로는 치명적인 광범위 화상과 방사선 등을 포함하는 열손상(thermal injuries)이 있다. 가장 흔한 방사선손상(radiation injury)은 태양광선에 의해 일어난다. 태양광선의 방사선은 모든 사람들에게 영향을 미치지만 결과가 모두 같지는 않다. 주로 야외활동을 많이 하는 사람은 일광화상(sunburn)과 만성적인 피부변화가 생기기 쉽다. 이온화 방사선(X선과 감마선)에 의한 손상은 핵에 의한 재난에서만 즉각적인 치명상을 유발한다. 낮은 선량에서 이온화방사선은 암(백혈병, 폐암 및 갑상선암)의 발병을 유도한다. 신생물 치료 시 사용되는 용량에서는 섬유아세포(fibrosis) 및 국소혈관의 혈전과 같은 결합조직의 손상을 유발한다. 암치료 시 방사선요법으로 인해 발생하는 합병증은 이온화방사선과 관련된 가장 일반적인 유형의 손상이다.

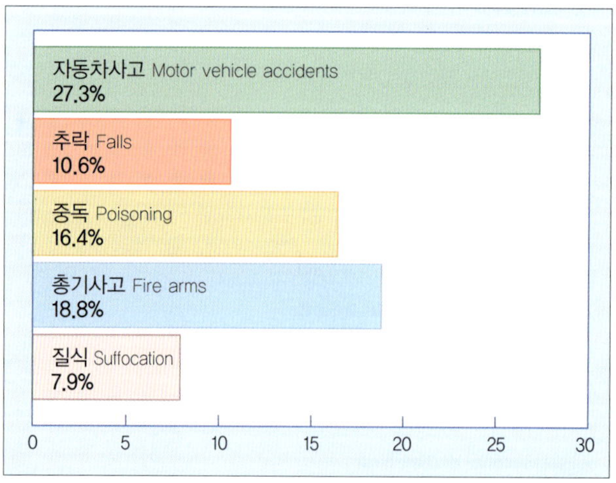

그림 27-1 미국에서의 외상성 사망 발생률. (Data from the Centers for Disease Control, 2002.)

외상성 손상(traumatic injury)에 의한 사망양상은 연령, 성별, 인종에 따라 달라질 수 있다. 미국의 경우 소아에서는 질식(suffocation), 익사(drowning), 중독(poisoning)이 가장 흔한 반면, 청소년(특히 남자)에서는 자동차사고와 총기관련 사고가 많다. 성인에서도 자동차사고와 총기사고가 여전히 많지만 점차 추락사가 늘어나고 있다. 자동차사고에 의한 사망은 아메리칸인디언에게 많으며, 총기관련 사망은 흑인에서 많이 발생한다. 남성은 총기에 의한 사망, 여성은 중독과 추락에 의한 사망이 많이 발생한다.

외상에 의한 사망은 손상의 원인보다는 손상의 방법(manner of injury)[예: 사고(accident), 자살(suicide), 살인(homicide) 또는 원인 불명 등]으로 분류하며 대다수는 갑자기 발생한다. 자살에 의한 사고를 구별하는 것은 대부분 어렵기 때문에 사고 이전의 정신건강 상태를 파악하기 위해 사망자를 알고 지내던 사람들로부터 진술을 받거나 사망자가 남긴 유서(suicide note)에 의존한다. 이러한 통계자료는 추후에 발생할 수 있는 유사한 사망을 예방하는 차원에서 법 집행, 공중보건, 공정성 확인 및 유해행동과 사회적 불법행위를 개선하기 위한 목적으로 활용된다.

기계적 손상

단순상처의 종류

단순상처(simple wounds)의 원인은 상처의 외형으로 확인될 수 있다. 일반적으로 단순상처에는 좌상, 찰과상, 열상, 절개, 자상 등이 있다.

좌상(타박상, contusion)은 둔기에 의해 조직표면이 파열되어 발생하며 손상된 피부에는 멍(bruise)이 생긴다(그림 27-2). 피부가 찢어지거나 뚫린 것이 아니기 때문에 손상된 혈관에서 방출된 혈액이 유출되지는 않지만 손상된 조직에 고이게 되어 변색을 유발한다(예: 멍든 눈). 혈구가 파괴되고 분해되면서 멍의 색은 붉은색에서 보라색, 푸른색 그리고 노란색 등으로 바뀐다. 이렇게 색이 변하는 속도는 상황에 따라 매우 다양하므로 이것으로 손상이 일어난 정확한 시기를 알 수는 없다.

찰과상(abrasion)은 피부 전 층의 소실이 아닌 피부표면이 긁히거나 흠이 난 것이다(그림 27-3). 열상(laceration)은 조직이 잘리면서 피부 표면이 찢어진 것으로 모양이 불규칙하고 상처 가장자리가 해져 있다(ragged wound margins)(그림 27-4). 무딘 물건에 의한 상처라면 상처 가장자리를 따라 찰과상이 있을 수 있다. 혈관과 신경들은 전단력(shearing force)의 영향으로 찢어지기보다는 늘어나기 때문에 갈라진 틈에서 교량(간격을 메워주는) 역할을 하는 경향이 있다. 이것을 조직교량(tissue bridge)이라고

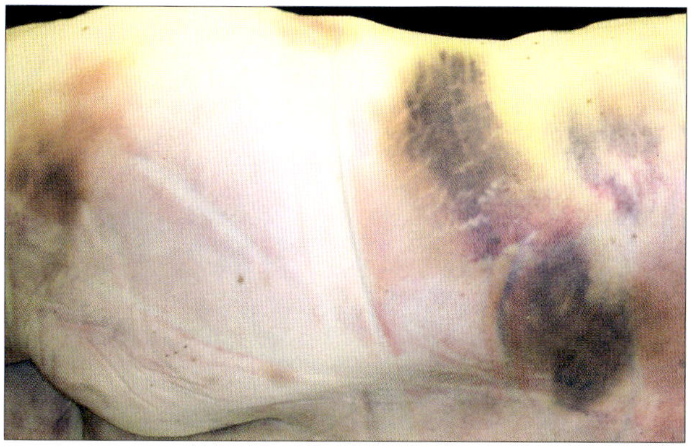

그림 27-2 좌상. 몇 군데의 좌상이 환자의 등, 옆구리와 허벅지에 있다. 특히 가장 큰 좌상인 가장자리의 노란색 부분은 환자가 사망하기 며칠 전에 생겼다는 것을 나타내고 있다. (Courtesy of Dr. Robert F. Corliss, Department of Pathology and Laboratory Medicine, University of Wisconsin School of Medicine and Public Health.)

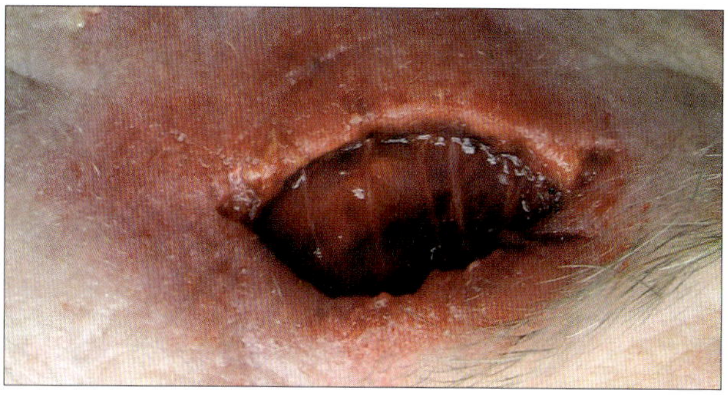

그림 27-4 열상. 이 환자는 심정지가 일어날 때 계단 가장자리로 넘어지면서 눈썹 위 이마에 열상을 입었다. 상처가 치명적이지는 않지만, 머리 부분에 강력한 충격을 주었음을 나타낸다. 피부가 떨어져 나간 부위를 가로지르는 조직교(tissue bridging)와 주변의 찰과상을 주목하라. (Courtesy of Dr. Robert F. Corliss, Department of Pathology and Laboratory Medicine, University of Wisconsin School of Medicine and Public Health.)

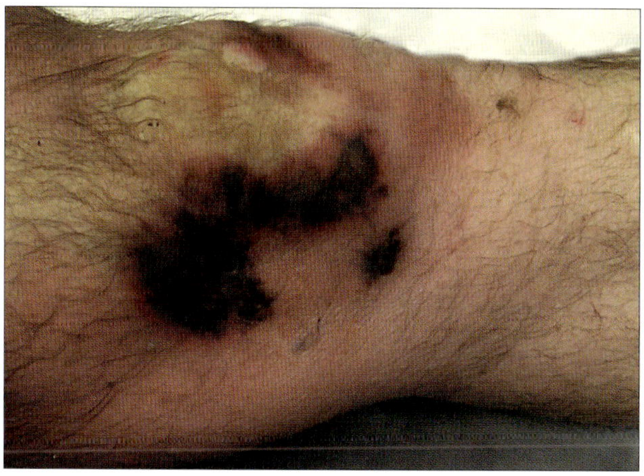

그림 27-3 찰과상. 위의 무릎은 환자가 사망하기 며칠 전에 입은 찰과상 사진이다. 중앙부위는 가피로 덮여 있고, 주변은 붉은색을 띤다. 이 손상은 표재성이며 표피의 하층은 여전히 가피 아래쪽에서 손상되지 않은 상태이다. (Courtesy of Dr. Robert F. Corliss, Department of Pathology and Laboratory Medicine, University of Wisconsin School of Medicine and Public Health.)

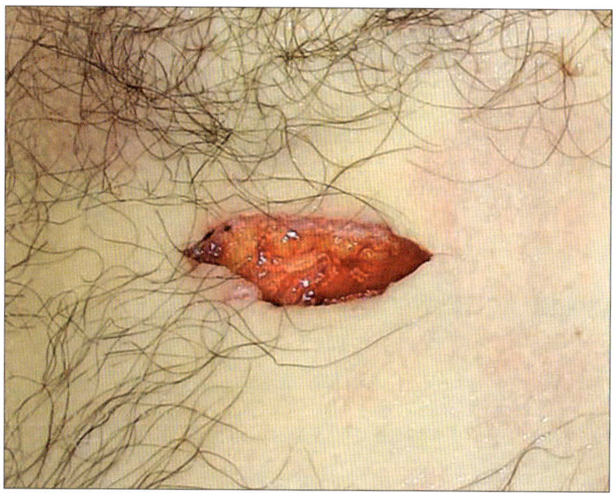

그림 27-5 절창. 상처는 깨끗하고 뚜렷한 경계선이 있으며, 깊이보다는 길이가 길다. (Courtesy of Dr. Robert F. Corliss, Department of Pathology and Laboratory Medicine, University of Wisconsin School of Medicine and Public Health.)

하며 절개와 열상을 구분하는 특성이다.

날카로운 흉기에 의한 손상(sharp force injury)은 칼이나 깨진 유리와 같은 예리한 날이 있는 도구나 물건이 원인으로 절상(incised wounds)과 자상(stab wounds)이 있다. 절상은 길게 난 상처이고 자상은 깊은 상처이다. 절개는 상처가 깨끗하고 규칙적인 경계를 가진다는 점에서 열상과 구별된다(그림 27-5). 혈관을 포함하는 내부 조직들은 기구의 모서리에 의해 깨끗하게 나눠질 수 있기 때문에 절개에서는 '교량'이 생기지는 않지만 열상보다 많은 출혈이 동반될 수 있다.

미사일상처

날아가는 물체(돌, 화살, 총알 등)에 의해 생긴 상처를 미사일상처(missile wound)라고 한다. 발사된 탄환에 의한 상처(gunshot wounds)가 가장 흔한 유형이고, 화기에 의한 손상(firearm injuries)이 두 번째로 흔한 외상성 사망의 원인이다. 이 손상은 속도나 질량에 의해 좌우된다. 잔디 깎는 기계의 회전하는 칼날 같이 크고 천천히 움직이는 물체는 피부표면을 많이 파괴하지만 깊게 관통하지는 않는다. 소총과 같이 작고 빠른 속도로 움직이는 물체는 피부에는 작은 구멍을 내면서 내부에 심한 손상을 입힌다. 총상의 형태, 발생 위치, 총알이 들어간 사입구(inlet)와 나간 사출구(outlet), 내상 부위와 범위 등을 통해 총과 총알의 종류, 총과 희생자와의 거리 등을 알 수 있다.

맹관총상(penetrating gunshot wound)은 신체내부로 총알이 들어가서 나오지 않은 상태이고, 관통총상(perforating gunshot wound)은 총알이 몸을 뚫고 지나간 상태이다. 총알이 지나간 입구(사입구)와 출구(사출구)의 상처를 구분하는 것이 항상 쉽지는 않다. 사입구에는 총알이 피부를 뚫고 들어갈 때 상처 가장자리의 피부가 함몰되면서 피부가 박리되어 박탈환(abrasion collar)이나 박탈륜(abrasion ring)이 형성된다. 사출구는 대개 갈라진 모양이나 별모양의 방사상 형태로 나타나지만 총알의 성분, 상태, 위해 정도, 조직 특성 등에 따라 매우 다양하게 나타난다.

총상의 모양으로 총이 발사된 거리를 확인할 수 있기 때문에 상처의 모양 또한 중요하다(그림 27-6). 총에 의한 상처는 보통 밀착(contact), 근접(intermediate), 불확실(indeterminate) 상처로 분류된다. 밀착총상은 총알이 발사된 당시 총구의 끝이 피부에 닿아서 총구 자국이 생기는 총상을 말한다(그림 27-6A). 밀착총상의 다른 특징으로는 상처 주위 또는 상처 안에 화상을 입거나 그을음이

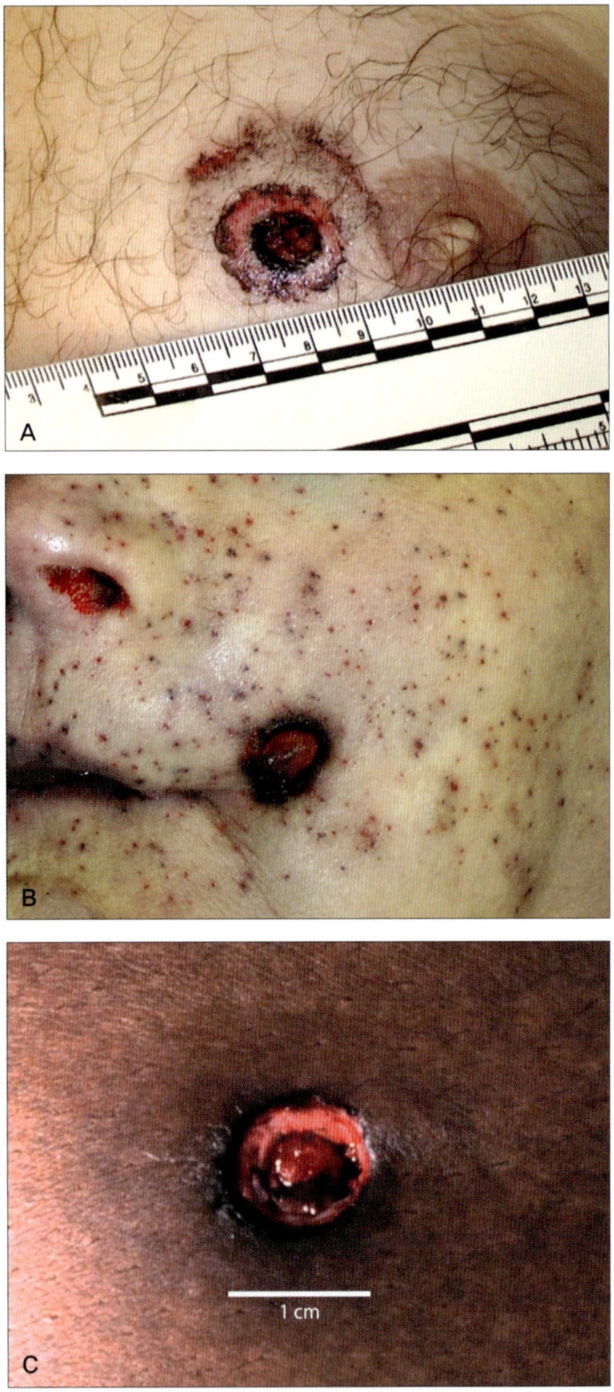

그림 27-6 총상으로 확인되는 발사 거리. A: 밀착 총상. 총구 자국이 바로 상처 주변에 있다. B: 중거리 총상. 총상 입구의 주변 피부는 화약이 튀어서 초래된 상처에 작은 점 모양의 찰과상들로 덮여 있다. C: 불명확한 총상. 총상 입구 주변에 총구 자국이나 점 모양의 찰과상이 없다. (Courtesy of Dr. Robert F. Corliss, Department of Pathology and Laboratory Medicine, University of Wisconsin School of Medicine and Public Health.)

남는다는 점이다. 근접총상은 연소되지 않았거나 타고 있는 화약으로 인해 상처 입구에 점 모양의 찰과상(반점모양)이 보이는 것으로 밀착총상과는 차이가 있다(그림 27-6B). 반점모양의 찰과상은 총구 길이, 화약 종류, 총기 구경과 무게에 따라 다르다. 일반적으로 반점은 총구 길이의 약 두 배 범위로 발생하므로 반점을 보는 것만으로도 권총이 소총보다 가까운 거리에서 발사되었다는 것을 알 수 있다. 근접총상은 일반적으로 30cm 미만의 권총과 같이 가까운 거리에서 나타난다. 판단의 근거가 되는 접촉 흔적이나 반점이 없다면 발사된 거리를 예측하기 어려우며 이러한 경우 불확실 총상이라고 한다(그림 27-6C). 불확실 총상은 몇 인치 떨어진 가까운 거리에서 가죽 재킷이나 점퍼 같은 물체를 중간에 두고 총을 발사했을 수도 있지만 수백 미터 거리에서 발사했을 수도 있다.

주요 신체손상의 종류

자동차사고와 같은 주요 사고들은 신체 여러부위에 특징적인 손상을 입힌다. 이 절에서는 복부, 흉부, 척추, 두부 손상을 다루었다.

복부손상

큰 사고는 복부가 관통되지 않았더라도 복부장기에 중대한 손상을 일으킬 수 있다. 복부손상의 가장 중요한 결과는 출혈이다. 간이나 비장과 같은 견고한 내장의 열상이나 파열은 자동차사고에서 빈번하게 나타나며 심각한 내출혈(internal hemorrhage)의 원인이 된다. 체내손상은 합병증이 나타날 때까지 발견되지 않을 수도 있다. 방광이나 임산부의 자궁처럼 액체가 가득 차 있는 장기들은 자동차사고와 같이 빠른 압력변화에서 파열되기 쉽다. 이러한 심각한 복부손상이 즉시 치료되지 않으면 생명이 위험할 수 있기 때문에 복부에 심각한 손상이 의심될 때에는 상처부위를 찾기 위한 탐색적 복부수술(exploratory abdominal operations)이 종종 시행된다.

근육의 유동적인 장액성 막이 덮고 있기 때문에 장은 바늘, 칼과 같은 도구에 쉽게 손상 받지 않지만, 장이 파열되어 위장관의 내용물이 복막강 안으로 유출되면 심한 염증반응인 복막염(peritonitis)이 발생하고 위장관 운동이 억제될 수 있으며, 장폐색(ileus)의 원인이 된다. 복부 X선 검사에서는 공기가 파열된 내장에서 유출되어 횡격막 아래에 축적되는 것을 확인할 수 있다.

흉부손상

흉부 외상에 의해 치명적인 출혈과 호흡곤란이 발생할 수 있다. 치명적인 출혈(fetal hemorrhage)은 심장 열상, 큰 혈관(great vessels)이 찔리거나 총상을 입거나 자동차사고로 감속 시에 가슴이 핸들에 눌리는 문제가 발생했을 때 일어난다. 흉부대동맥(thoracic aorta) 열상은 자동차사고에서 흔히 발생되는 문제로 단시간 내에 다량의 출혈이 발생하므로 매우 치명적이다.

호흡곤란은 기관기관지(tracheobronchial tree) 폐쇄와 흉막강 삼출물에 의한 폐압박 및 다발성 늑골골절로 연가양흉곽(**flail chest**, 흉곽 움직임 방해)이 되는 세 가지 기전에 의해 발생한다. 외과 수술로 목에서 기관까지 개구부를 만드는 **기관절개술(tracheostomy)**을 통해 기관에서 직접 내용물을 흡인하여 기도를 개방할 수 있다. 흉막강은 공기(**기흉, pneumothorax**)와 혈액(**혈흉, hemothorax**)으로 채워질 수 있으며, 발생 시 둘 다 치명적이다. 혈흉은 혈관 파열에 의해 발생하며 흉막삼출은 외상보다는 심부전이나 흉막염증에 의해 발생하고, 기흉은 치료되지 않으면 치명적일 수 있다. 개방된 흉부상처는 흉막강 내에 공기가 유입되는 것을 예방하기 위해 반드시 폐쇄되어야 한다. 치료 시에 흉관의 튜브가 수밀봉(water seal) 아래 흉막강 내에 위치하기 때문에 흡기 시에는 공기가 흉막강 밖으로 나오고 호기 시에는 재유입되지 않는다.

다발성 늑골골절에 의해 발생되는 연가양흉곽은 흡기 동안 흉부의 허탈을 예방하기 위해 흉골(sternum)을 흉곽 외부에 고정시키는 치료가 필요하다. 상황에 따라 인공호흡이 필요할 수도 있다. 심하게 어긋난 늑골골절에서는 날카로운 늑골조각이 흉곽 안으로 들어갈 수 있으며 이것은 출혈을 동반한 폐의 열상을 유발할 수 있다. 흉부손상은 대부분 자동차사고의 사망원인이다.

척추손상

척추의 골절이나 심각한 탈구는 척수(spinal cord)를 절단하여 손상부위 아래의 모든 신경연결을 차단시킨다. **하반신마비(paraplegia)**의 원인인 하부척수의 손상은 하지전반의 조절력의 상실을 초래하고 보통 방광기능도 상실된다. **사지마비(quadriplegia)**의 원인인 목의 척수손상은 사지전체의 조절력 상실을 초래한다. 신경성 방광(neurogenic bladder)은 장기적인 척수손상의 주요 합병증으로 방광과 신장의 반복 감염을 유발한다. 신장의 감염이 반복되는 경우에는 신장결석이 자주 발생하고 신장의 실질조직이 파괴되며 신장투석이나 신장이식이 필요한 신부전 말기상태로 진행된다. 욕창(decubitus ulcers)이나 심부궤양은 부동시 피부표면 압력에 의해 발생한다. 잦은 체위변경으로 압박부분의 궤양형성을 예방할 수 있다.

두부손상

뇌는 팽창되지 않는 둥근 형태의 뼈인 두개골 안에 위치하고 있기 때문에 두개강내 뇌조직의 내용물이 증대되면 두개골은 증가된 내용물(mass)을 수용할 수 없게 되어 이로 인해 주요한 두 가지 문제, 즉 부종과 출혈이 발생한다. 부종은 부분적 또는 광범위하게 발생될 수 있으며 뇌의 증가된 덩어리는 두개강내압력 상승의 원인이 된다. 뇌압상승은 신경계기능과 원활한 혈액흐름에 영향을 준다. 뇌와 척수가 연결되는 대공(큰 구멍, foramen magnum)을 통해 뇌탈출(herniation)이 일어나면 뇌간의 호흡중추로의 이차적인 출혈을 유발하여 사망을 초래한다.

열손상

화상

경증의 소규모 화상은 매우 흔한 문제로 상피표면에 화상의 흔적이 남지 않고 재생되면서 치유된다. 손상은 화상의 심도와 체표면적의 비율에 의해 좌우된다.

화상의 깊이는 시진으로 판단할 수 있다. 1도화상(first-degree burn)은 표피에 제한적으로 발생하며 색은 붉고 통증이 있으며 건조하다. 예를 들어 일광화상(sun burn)은 1도화상이며, 남아 있는 표피세포에서부터 빠른 재생이 시작된다. 2도화상(second-degree burn)은 표피와 진피 상부가 파괴된 상태로 피부는 붉고 촉촉하며 흔히 수포가 있다(그림 27-7). 진피에 있는 땀샘, 피지선, 모낭으로부터 상피세포가 증식되고 시간이 흐름에 따라 새로운 표피를 형성하며 피부부속물을 재형성하기 때문에 표피의 재생이 가능하다. 따라서 2도화상은 주목할 만한 반흔 없이 치유된다.

3도화상(third-degree burn)은 표피와 진피 하부 피하조직까지 파괴된 상태로 피부는 검게 타고 건조하다. 피부의 감각신경종말이 파괴되어 통증이 감소된다. 모든 상피세포들이 파괴되므로 화상을 입은 피부의 가장자리에서 몇 cm 정도만 표피의 재생이 가능하다. 따라서 3도화상을 입은 경우 표피는 재생될 수 없으며 화상 입은 부위가 몇 cm보다 더 크다면 새로운 상피와 피부이식이 필요하다. 검게 탄 피부 아래에 육아조직이 형성되고 괴사조직이 제거된 후 우표 크기 정도의 피부를 정상 조직에서 떼어내어 육아조직 위에 놓는다. 이식한 피부가 자라면서 주변피부와 이식한 피부가 결합되어 새로운 표면을 만든다. 피부를 떼어낸 부위(donor site)는 얇은 층(split thickness of skin)이 제거되고 남은 피부 부속물의 도움으로 재생(regeneration)이 진행된다. 화상으로 진피에는 흉터가 남고 새로운 표피는 피부부속물을 재생할 수 없기 때문에 피부를 이식받은 부위(grafted sites)는 정상 피부처럼 되지는 않고 심한 흉터가 남기도 한다.

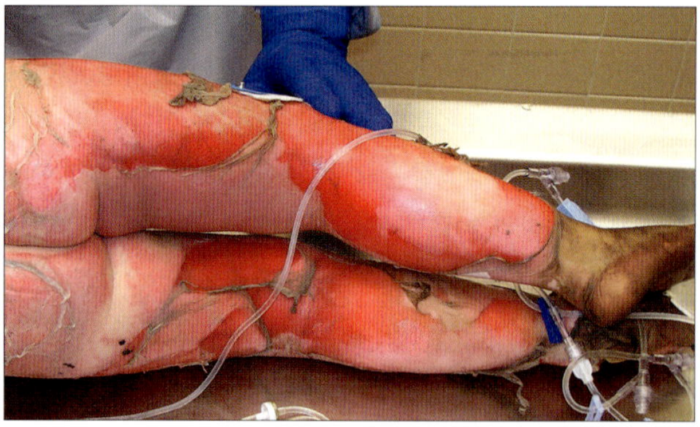

그림 27-7 광범위 2도화상. 화상을 입은 후면과 측면의 허벅지는 붉은색으로 광범위하게 피부가 벗겨졌다. 환자 다리 주변의 얽혀 있는 관들은 감소된 체액량을 보충하기 위해 수액을 주입받고 있음을 보여준다. (Courtesy of Dr. Robert F. Corliss, Department of Pathology and Laboratory Medicine, University of Wisconsin School of Medicine and Public Health.)

2도화상과 3도화상에서는 신체 표면의 화상 범위에 따라 환자의 생존가능성이 결정된다. 환자의 건강 상태와 의료수준은 대규모 화상에서 환자의 생존을 결정하는 주요 요인이다. 대략적으로, 신체의 30% 정도 화상을 입으면 심각한 상태이고, 60% 정도 화상을 입으면 대부분 치명적인 상태이다. 체표면의 체액 손실, 쇼크, 혈류를 통해 퍼지는 화상 부위의 피부 감염이 대규모 화상의 주요 합병증이다. 녹농균(pseudomonas)은 화상 부위에 발생하여 치명적인 패혈증을 초래하는 악명 높은 세균이다. 심각한 화상환자는 탈수와 감염을 예방하고 피부이식과 추후관리를 할 수 있는 전문가와 시설이 갖추어진 화상전문병원으로 이송되어야 한다.

전기화상

전기는 감전 입구와 출구 부위 화상과 심정지와 같은 전기적 전도변화를 유발한다. 손상 정도는 전기에너지의 양과 조직에서의 전기저항 정도에 의한다. 피부 같이 마른 조직은 전도체가 없기 때문에 전기에너지를 축적시키게 되어 화상을 유발한다(그림 27-8). 전기가 들어오고 나가는 신체 부위와 감전 입구에서 흡수되는 에너지의 양에 의해 신체를 통과하는 전기에너지의 영향력이 결정되며 출구 부위의 저항력에 따라서도 화상이 발생한다. 감전된 후 입구와 출구 부위에 화상이 발생하거나 환자가 사망하기 쉬우며 심폐소생술과 인공호흡으로 일부 소생이 가능하기도 하다. 화상조직은 광범위할 수 있고, 이차감염을 예방하기 위해 제거할 필요가 있다.

과도한 열 노출

더운 날씨에 오래 노출되면 두 가지 문제가 발생될 수 있다. 과도한 발한(excessive sweating)은 쇼크(shock)의 원인인 탈수와 염류 상실 또는 주요기관의 부적절한 관류의 원인인 체액소실을 유발하며, 이때 염류와 수분 대체는 필수적이다. 또한 발한부전에 의한 악성고열증(malignant hyperpyrexia)이 발생한다. 피부는 뜨겁고 건조하며 땀 증발에 의한 체온조절에 문제가 생겨 체온이 상승하게 되고 결국에는 사망에 이른다.

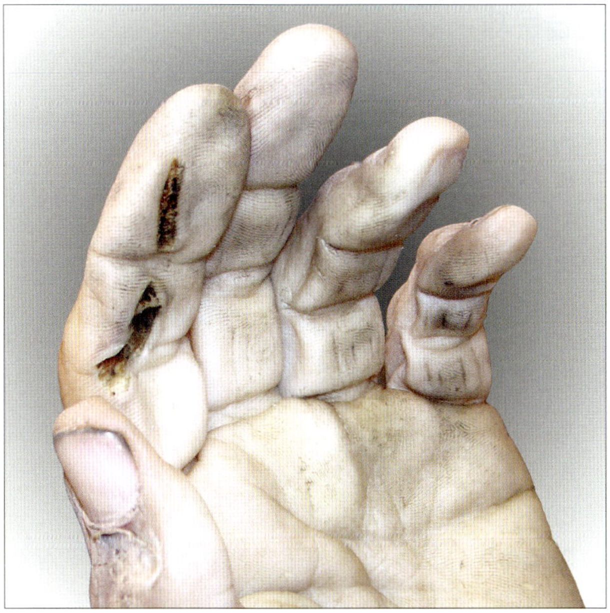

그림 27-8 전기화상. 검지에 깊은 선 모양의 화상 자국이 남아 있고, 지문선 위에는 검게 불에 탄 자국이 있다. (Courtesy of Dr. Robert F. Corliss, Department of Pathology and Laboratory Medicine, University of Wisconsin School of Medicine and Public Health.)

동상

동상은 동결로 인해 조직의 괴사가 나타나는 것으로 발, 손, 귀 등 신체의 노출 부위에서 발생한다. 죽은 조직은 며칠 안으로 생존 가능한 조직과 분리되고 남아 있는 생존 가능한 조직이 치유될 수 있도록 두 조직 모두 벗겨지거나 외과적으로 제거된다.

과도한 냉 노출

우리 몸은 상당시간 저체온(hypothermia)에 견딜 수 있다. 그러나 오랜 시간 체온이 33℃ 이하로 떨어지면 사망한다. 물은 빠르게 몸으로부터 열을 전도(conduction)하기 때문에 물에서는 좀 더 급속하게 체온소실이 발생하여 사망에 이른다. 공기에서는 신체 열전도가 좀 더 천천히 일어난다.

방사선손상

태양복사열

햇볕에 의한 화상은 태양복사열(solar radiation)이나 햇볕 노출이 원인으로 표피에 가벼운 표면적인 손상을 유발한다. 햇볕에 의한 화상의 다수는 자외선(ultraviolet radiation)으로 인해 발생하며 확실한 자외선 차단 로션으로 예방할 수 있다. 만성적인 햇볕 노출은 피부의 콜라겐 조직을 파괴시키고 얼굴과 손의 피부를 늘어지게 하며 주름을 형성하고 피부 전암 병소(노화 또는 광선각화증)와 피부암(기저세포암, 편평상피세포암, 악성 흑색종)의 원인이 된다.

X선과 감마선

기본적으로 X선(X-radiation)과 감마선(gamma radiation)은 세포사 또는 세포분열을 억제한다. 그러므로 지속적으로 세포계 분열이 일어나는 골수, 소장상피세포, 고환, 표피 등은 방사선에 의한 손상에서 가장 민감하다. 림프구와 난자(ova)는 방사선감수성(radiosensitive)이 있거나 방사선에 의해 쉽게 사멸한다. 반대로 세포분열이 적은 세포는 방사선에 의한 손상이 적기 때문에 뇌 또는 근육의 손상에는 고용량의 방사선이 요구된다. 다른 조직에서의 방사선감수성은 중간 정도이다. 증식 활동과 방사선감수성과의 관계는 대부분의 신생물을 억제하는 데 이용된다. 일반적으로 빠르게 분열하는, 분화가 좋지 않은 악성신생물은 중정도의 방사선감수성 또는 방사선저항력이 있는 분화가 잘 되는 악성신생물에 비해 방사선감수성이 높다. 양성신생물은 다른 기관과 같은 정도의 방사선감수성을 가진다.

특이조직에 영향을 주는 것 외에도 방사선은 몇 달에서 몇 년 동안 미세혈관과 결합조직의 점진적인 변화의 원인이 된다. 이들의 영향으로 콜라겐 조직의 농도는 증가하고 혈관변화로 혈액공급이 감소하며 결합조직 위 상피표면의 궤양에 변화가 일어난다.

암치료에 사용되는 방사선치료는 암 세포가 주변의 정상 세포보다 방사선감수성이 높다는 점에 기인한다. 방사선전문의(radiologist)는 가능한 한 주변조직의 손상을 최소화할 수 있는 최대 용량(maximum dose)의 방사선을 암세포에 조사한다. 방사선치료는 4가지 형태로 제공된다. 고에너지의 코발트 조사요법(high-energy radioactive cobalt sources)은 주요한 중심부 치료에 유용하여 심부암에 도달하기 위해 사용된다. X선요법은 X선투과가 낮아 주변의 정상 조직에 많은 손상을 입히지만, 고형 암치료에 광범위하게 사용된다. 낮은 투과성의 방사능 물질인 감마선은 암이 있는 부위에 선택적으로 삽입할 수 있다. 예를 들면, 자궁암이나 자궁내막암 치료를 위해 방사능물질인 세슘(radioactive cesium)이 들어 있는 장치를 자궁내에 삽입하거나 전립선암 치료를 위해 전립선에 방사능금(radioactive gold)을 삽입한다. 마지막으로 특정한 화학적 성질을 가진 방사능화합물(radioactive compounds)이 표적조직에 국소적으로 주입된다. 예를 들어, 방사능요오드(radioactive iodine)가 갑상선 비대나 갑상선암 치료를 위해 갑상선에 주입될 수 있다.

비록 심각한 질환에서 방사선치료의 합병증으로 대부분의 방사선손상(radiation injury)이 일어나지만, 진단적으로 사용되거나 환경에 미치는 방사선의 영향은 지속적인 관심사이다. 진단적 X선검사에 의한 손상은 이미 알려져 있고 주의 깊게 적용되기 때문에 매우 제한적이다. 방사선전문의들은 보호용 장갑을 착용하는 것으로 손에 발생하는 피부암을 예방하고 납 앞치마로 X선이 조직을 통과하기 전에 이를 흡수한다.

방사능에 의한 오염이 수년간 지속되고 장기간에 걸쳐서 많은 영향을 미치기 때문에 환경적 방사선으로부터의 손상은 대규모 인구집단에 영향을 미친다. 태양방사선이 암과 유전적 결함에 작용하는 역할은 정확하게 알려지지 않았지만 성층권의 변화는 태양방사선(solar radiation) 증가에 영향을 미칠 것이다. 핵폭탄이나 사고로 방출되는 방사능의 증가는 더 심각한 대량 방사능손상을 초래하기 쉽다. 핵으로 인한 재난으로는 제2차 세계대전 당시 일본에 원자폭탄이 투하된 사건과 구소련(소비에트 연방)의 체르노빌 원자력 발전소 사고를 예로 들 수 있다. 화재와 폭발로 인해 화상과 물리적 외상이 발생하고 사고발생 시 사망자, 방사능 노출 정도와 사고 폭발의 진원지와의 거리에 따라 심각한 증상과 질환이 발생하는 생존자 등 핵폭발의 희생자가 발생한다. 생존자들의 증상은 일반적인 권태감에서부터 빈혈, 탈모, 오심, 구토, 설사를 동반한 위장장애, 두통, 백혈병 등 다양하다. 방사능에 노출된 아동은 유두갑상선암(papillary thyroid cancer)이 발생하기 쉽고 방사능에 노출된 임산부는 심각한 선천적 장애가 있는 아이를 출산할 수 있다.

연습문제

1. 젊은 남성에게 가장 흔한 치명적인 사고의 원인은?

   A. 살인
   B. 총기 사고
   C. 자동차 사고
   D. 낙상
   E. 중독

2. 좌상은 무엇인가?

   A. 조직교량과 상처 가장자리의 날카로운 피부 표면 결손
   B. 총구 자국
   C. 피부 표면은 손상되지 않은 피부 아래 조직의 손상
   D. 조직의 절단으로 인해 발생한 조직 표면의 찢어진 상처
   E. 예리한 충격으로 인한 손상

3. 24세 남성이 운전 중 다리 기둥에 충돌하였다. 안전벨트를 하고 있었고, 응급실로 이송되었을 때 신경학적 문제는 없었으며, 외상도 관찰되지 않았다. 그러나 헤모글로빈 수치가 매우 낮았다. 어떠한 치료가 필요한가?
   A. 집으로 돌아가 휴식을 취하도록 한다.
   B. 수혈을 시행하고 밤 동안 관찰하기 위해 입원시킨다.
   C. 비장파열의 가능성을 조사한다.
   D. 두개내 출혈 가능성을 조사한다.
   E. 수혈을 하고 약물 남용을 확인하기 위해 혈액검사를 한다.

4. 경찰이 숲 속에서 43세 여성의 시신을 발견하였다. 그녀는 등 뒤로 손이 묶여 있었고, 오른쪽 측두에 총상이 있었다. 오른쪽 볼, 이마, 목, 어깨에는 반점 모양의 찰과상이 있었다. 어느 위치에서 발사된 총알로 그녀가 사망하였는가?
   A. 머리에 직접 총을 겨눈 거리(접촉 상태)
   B. 180cm 떨어진 거리
   C. 거리가 확실하지 않음
   D. 몇 인치 정도 떨어진 거리
   E. 중간 정도의 거리

5. 연가양흉곽이 발생하는 원인은?
   A. 기흉
   B. 혈흉
   C. 다발성 늑골골절
   D. 늑막삼출
   E. 복부 손상

6. 자동차 충돌로 척수손상을 입은 25세 남성에게 사지마비가 발생하였다. 다음 중 환자가 살아가는 동안 발생할 수 있는 합병증이 아닌 것은?
   A. 욕창
   B. 신경성 방광
   C. 폐렴
   D. 위 마비
   E. 투석 의존성

CHAPTER 28

화학적 손상

Chemical Injury

개요

학습목표

1. 3가지 일반적인 화학적 손상의 양상을 확인한다.
2. 약물에 의한 손상을 서술한다.
3. 의학적 또는 사회적으로 가장 심각하고 공통적인 문제를 유발하는 화학물질을 확인한다.
4. 중독의 증상과 사망관련성에 대해 이해한다.
5. 중독을 유발하는 약물 종류를 확인한다.
6. 중독 위험이 높은 연령대를 확인한다.
7. 암을 유발하는 가장 중요한 화학물질을 확인한다.
8. 화학적 손상이 의심되는 환자 평가 단계를 설명한다.
9. 중독을 진단하기 위한 검사에 대해 설명한다.
10. 이 장에 제시된 화학물질과 관련된 손상 유형을 설명한다.
11. 핵심용어와 녹색으로 진하게 표시된 모든 용어를 정의하고 상황에 맞게 적절히 사용한다.

핵심용어

아세트아미노펜acetaminophen
암모니아ammonia
아나필락시스anaphylaxis
아스피린aspirin
골수 억제bone marrow suppression
일산화탄소carbon monoxide
화학적 화상chemical burn
콜린에스테라제 억제인자cholinesterase inhibitor
담배 연기cigarette smoke
시안화물cyanide
약물남용drug abuse
약물과량투여drug overdose
환경적 사고environmental accident
과민성hypersensitivity
철 독성iron toxicity
납중독lead poisoning
염화 제2수은mercuric chloride
메틸알코올methyl alcohol
이산화질소nitrogen dioxide
아편계 진통제opioid analgesic
파라콰트paraquat
오염pollution
신세뇨관 손상renal tubular injury

화학적 손상의 종류

인체에 해로운 다양한 화학물질은 여러 가지 유형의 손상을 일으킨다. 최선의 치료를 위해서는 각 화학물질의 작용에 대한 지식이 필요하다. 화학적 손상 시에 적절한 초기 대응을 위해서는 각 물질에 대한 지식과 함께 일반적인 원칙을 적용해야 한다.

세 가지 화학적 손상(chemical injury)의 형태는 (1)고의적인 약물 과량투여에 의한 손상, (2)사고 혹은 자살이나 타살에 의한 손상, (3)환경오염 또는 환경에 의해 발생되는 손상으로 나타난다.

대부분의 약물은 잠재적 위험을 내포하고 있으며, 약물의 치료용량(therapeutic dose)과 인체에 해를 주는 용량(harmful dose)이 비슷하여 부작용이 발생한다. 용량 계산 오류나 복용량에 대한 환자의 잘못된 인식 및 심리적 효과를 위한 **약물남용(drug abuse)**도 **약물과량투여(drug overdose)**의 예이다.

인체는 음식 섭취, 호흡 또는 부식성 화학물질에 접촉하는 방식으로 해로운 화학물질에 우발적으로 노출될 수 있으며, 자살이나 살해의 목적으로 바르비투르산염 약물(barbiturate drug)과 같이 강력한 약물을 선택할 수 있다. **환경오염(pollution)** 및 **환경에 의해 발생되는 사고(environmental accidents)**는 급성이거나 만성일 수 있다. 자동차 매연이나 화재로 인한 일산화탄소중독은 급성 환경중독의 예이며, 페인트를 삼키거나 배터리를 연소시키면서 발생하는 납중독은 만성 환경중독의 예이다.

화학적 손상은 화학물질에 노출된 양상을 확인하여 발견할 수 있으며 치료 중 발생되는 약물과량투여는 환자의 호소나 의사의 관찰로 확인될 수 있다. 약물의 남용은 의학적, 사회적 문제뿐만 아니라 범죄에도 이용될 수 있다. 우발적인 중독이 발생하면 환자를 반드시 응급실이나 독극물 통제센터(poison control centers)로 이송해야 한다. 자살 미수나 살인 기도는 의학적인 응급상황을 초래하며 경찰, 의사 및 법의학 병리학자가 조사를 한다. 급성 환경적 노출(acute environmental exposures)이 발생하면 환자는 응급실로 이송되어야 하며 재난으로 여겨질 만큼 많은 사람들이 치료 대상이 될 수 있다. 만성 환경적 손상(chronic environmental injury)은 시범 사례(pilot cases)가 확인되고 발생기전이 대중에게 알려지기 전까지는 발견되지 않은 채 진행되기 쉽다.

주요질환

부작용과 같은 약물 독성은 매우 흔하다. 일반적으로 환자가 유사하거나 혹은 중독성 약물을 여러 의사들에게 처방 받거나 약국에서 구입할 때 약물과량투여 문제가 발생한다. 특히 신경안정제(tranquilizers), 진정제(sedatives) 및 진통제(analgesics)를 복용하는 환자에게서 이러한 문제가 발생할 가능성이 높다. 수백만 명이 바르비투르산염(barbiturates), 아편제(opiates), 코카인(cocaine) 및 기타 약물을 남용하고 있으며 최근에는 젊은 층에서 치명적인 약물과량투여 사례들이 증가하는 등 약물남용은 중요한 사회적 · 의학적 문제이다. 약물 남용은 약물 관련 사망의 가장 흔한 원인이며 자살과 우발적 약물 중독이 그 뒤를 따르고 있다.

중독발생률은 잠재적 손상이나 손상 양상과 관계없이 화학물질과 관련된 응급치료 문제에 대한 추정치를 제공한다. 중독으로 치료가 필요한 사람들 대부분이 무증상이고 사망하는 경우도 거의 없다(표 28-1). 많은 중독 유발물질 중에서는 약물 중독이 가장 흔하며(표 28-2), 특히 진정제와 수면제가 가장 많은 사망을 초래한다(표 28-3). 중독의 70% 이상이 5세 이하의 아동에서 발생하며 중독을 일으키는 물질은 성인에서의 중독 원인물질과 유사하다(표 28-4). 아동의 중독은 대개 우발적인 반면 성인은 자살 기도로 인한 중독이 많다. 처방 약물(prescription drugs) 및 아편제, 불법 유통 약물(street drugs) 등 오락성 약물(recreational drugs)의 과량투여는 성인, 특히 젊은 층에서 흔하다.

표 28-1 중독 사례에서 노출 동기에 의한 의학적 결과

	비의도적(%)	의도적(%)
영향 없음	20.0	17.0
경미한 영향	11.5	28.0
중증도 영향	2.0	21.0
중대한 영향	0.1	4.0
사망	0.01	0.3
추적검사 하지 않음 혹은 연관성 없는 영향	66.0	38.0

출처: Bronstein AC, Spyker DA, Cantilena LR, Green JL, Rumack BH, Giffin SL. 2008 Annual Report of the American Association of Poison Control Center's National Poison Data System(NPDS): 26th Annual Report. Alexandria, VA: American Association of Poison Control Centers; 2009. Available at: http://www.aapcc.org/dnn/Portals/0/2008annualreport.pdf.

표 28-2 가장 빈번하게 중독을 유발하는 10가지 물질(미국)

	물질	발생 건수	(%)
1	진통제	333,123	13.3
2	화장품 및 개인 치료 제품	224,884	9.0
3	가정용 청소 제품	213,595	8.6
4	진정제, 수면제 및 향정신성 약품	165,539	6.6
5	이물질, 장난감	130,244	5.2
6	국소제제	114,024	4.6
7	항우울제	102,510	4.1
8	기침 감기약	98,636	4.0
9	살충제(쥐약 포함)	93,998	3.8
10	심혈관계 약물	91,421	3.7

출처: Bronstein AC, Spyker DA, Cantilena LR, Green JL, Rumack BH, Giffin SL. 2008 Annual Report of the American Association of Poison Control Center's National Poison Data System(NPDS): 26th Annual Report. Alexandria, VA: American Association of Poison Control Centers; 2009. Available at: http://www.aapcc.org/dnn/Portals/0/2008annualreport.pdf.

표 28-3 사망 관련 약물 또는 독극물 순위(미국)

1	진정제/마취제/향정신성 약물
2	아편성 제제
3	항우울제
4	심혈관계 약물
5	아세트아미노펜 병용 사용
6	알코올
7	흥분제 및 불법 유통 약물
8	아세트아미노펜 단독 사용
9	항히스타민제
10	항경련제

출처: Bronstein AC, Spyker DA, Cantilena LR, Green JL, Rumack BH, Giffin SL. 2008 Annual Report of the American Association of Poison Control Center's National Poison Data System(NPDS): 26th Annual Report. Alexandria, VA: American Association of Poison Control Centers; 2009. Available at: http://www.aapcc.org/dnn/Portals/0/2008annualreport.pdf.

환경적 화학물질에 의한 손상은 시료 수집이 어렵고 증상들이 드러나지 않을 수 있기 때문에 평가가 쉽지 않다. 미국에서는 사망의 원인이 되는 환경적 화학물질 중 일산화탄소중독이 흔하고, 버섯 같은 치명적인 독성을 띤 식물

표 28-4 5세 이하 아동에서 가장 빈번하게 중독을 유발하는 10가지 물질(미국)

물질	발생 건수	(%)
화장품 및 개인 치료 제품	173,945	13.5
진통제	125,454	9.7
가정용 청소 제품	124,934	9.7
이물질	96,806	7.5
국소제제	89,730	6.9
기침 감기약	52,723	4.1
비타민제	50,836	3.9
항히스타민제	44,649	3.5
살충제 (쥐약 포함)	43,526	3.4
식물	43,398	3.4

출처: Bronstein AC, Spyker DA, Cantilena LR, Green JL, Rumack BH, Giffin SL. 2008 Annual Report of the American Association of Poison Control Center's National Poison Data System(NPDS): 26th Annual Report. Alexandria, VA: American Association of Poison Control Centers; 2009. Available at: http://www.aapcc.org/dnn/Portals/0/2008annualreport.pdf.

에 의한 손상은 드물다. 널리 사용되는 살충제(pesticides)와 제초제(herbicides)가 피부에 묻거나 섭취할 경우 급성 손상을 유발할 수 있다. 이러한 복합물들이 장기적으로 인체에 미치는 영향은 알려져 있지 않다. 공기오염물질, 특히 대도시 지역에 스모그를 일으키는 탄화수소(hydrocarbons)는 폐기종(emphysema) 및 다른 만성폐질환의 발생을 증가시키고 증상을 악화시킨다.

흔하지는 않지만 치명적인 가스 노출의 예로 사일로필러질환(silo filler's disease)과 암모니아 화상(ammonia burns)이 있다. 사일로에서 발효에 의해 생성된 이산화질소를 흡입할 경우 폐에 급성이나 만성 손상이 발생한다. 액체 암모니아 탱크에서 암모니아가 누출되면 피부, 눈 및 기도에 화상이 발생한다.

또 다른 환경에 의한 만성 화학적 손상은 암을 유발하는 화학물질과 연관성이 있다. **담배 연기(cigarette smoke)**는 폐암, 구강과 식도의 편평세포암, 방광의 요로상피세포암종 등의 발생원인이 된다. 역학적으로는 수많은 화학물질이 암 발생에 영향을 주고 있는 것으로 나타나지만 암 유발 화학물질에 대한 지식은 제한적이다. 손상을 일으키는 화학물질 중 가장 중요한 물질은 알코올이다.

증상, 징후, 검사

화학적 손상의 발현은 노출 경로, 용량, 흡수량, 대사 부위, 배설 정도, 화학적 작용 등 여러 요인에 의해 결정된다. 화학적 손상의 이와 같은 측면에 대한 내용이 너무 광범위하기 때문에 이 절에서는 개별물질의 구체적인 특징만을 언급하고자 한다.

화학적 손상의 발생은 몇 가지 일반화가 가능하다. 가장 흔한 화학적 손상은, 무엇인가를 삼켜 응급실로 실려온 6세 이하의 아동에서 찾아볼 수 있다. 화학적 손상의 증상이나 징후의 예로 구토, 화상, 행동 변화, 무의식 상태 등이 나타난다. 과거력에 대한 조사는 환자가 노출된 화학물질의 식별을 위해 중요하다. 물질을 확인한 후 의사는 그 물질이 유발하는 특정 징후들과 비정상적인 검사 결과들을 확인하여 적절한 치료를 선택할 수 있다.

화학적 손상의 징후들은 구체적이지는 않지만 유용한 단서를 제공할 수 있다. 오심, 구토 및 설사는 장손상에서 관찰되며, 호흡곤란은 독성 연기를 흡인한 후 발생할 수 있다. 신경학적 검사를 통해 신경계 손상으로 인한 변화를 확인할 수 있으며, 소변량 감소는 심각한 신장 손상을 의미한다.

검사실검사를 통해 손상 발생 여부, 가능한 손상 부위 및 약물의 유형과 양을 파악할 수 있다. 손상 여부를 판단하는 일반적인 검사 결과는 백혈구 수의 증가, 혈청 전해질의 변화, 아스파르테이트 아미노전달효소(aspartate aminotransferase, 이하 AST)와 같은 혈청효소 증가가 있다. 혈액요소질소(blood urea nitrogen, BUN) 및 크레아티닌(creatinine) 증가는 신장 손상을 의미하며 높은 AST 수치는 간 손상, 혈액가스의 변화는 폐의 산소-이산화탄소 교환의 변화와 관련이 있다.

혈액, 소변, 대변 및 조직 표본으로부터 많은 화학물질을 측정할 수 있다. 그러나 검사 전에 수많은 가능성들 가운데 어떤 화학물질에 대한 검사를 해야 할 것인지에 대한 단서가 필요하다. 치료에 유용하거나 범죄 수사를 위해서 독성 물질에 대한 방대한 탐색이 필요하다.

특이질환

대표적인 특이 화학물질과 그 물질들에 의한 화학적 손상의 종류를 손상 형태 및 방법에 따라 구성하였다. 진폐증과 같이 앞서 언급되었던 내용은 제외하였고 화학적 손상에 의해 발생되는 특이질환에 대한 이해를 돕고자 하였다.

약물역반응

약물역반응(adverse drug reactions)은 일반적인 치료 과정 동안 발생할 수 있으며 **과민성(hypersensitivity)** 특히 알레르기 반응으로 인해 발생한다. 심각한 경우 **아나필락시스(anaphylaxis)** 또는 심각한 혈관 확장으로 인한 쇼크 및 기관지 수축으로 인한 호흡곤란을 유발할 수 있다. 페니실린이 가장 잘 알려진 과민성 반응 유발제이며, 아스피린(aspirin)과 이부프로펜(ibuprofen)을 포함한 거의 모든 약물들이 그와 같은 반응을 일으킬 수 있다. 이를 예방하기 위해서는 환자에게 약물에 대한 알레르기 반응을 질문하는 것이 필수적이다. 대부분의 과민성 반응(anaphylactic reactions)은 과거 자신이 약물 부작용을 경험했는지를 알지 못하는 환자들에게 발생한다.

약물역반응의 다른 기전으로는 독성 용량 범위(toxic dose range)와 치료 용량 범위(therapeutic dose range)가 근접한 약물의 사용, 약물 유효 용량을 강화시키는 효소의 결핍, 약물 배설이나 대사의 감소를 가져오는 신장이나 간부전 등이 있다. 간은 간세포 또는 담즙 생산 및 배설에 나쁜 영향을 미칠 수 있는 다양한 약물들에 대해 매우 민감하다. 이러한 반응 대부분은 특이적이거나 예측이 불가능하며 약물의 중단으로 반응이 호전될 수 있다.

백혈병, 혈소판감소증, 빈혈을 초래하는 **골수억제(bone marrow suppression)**는 항생제 chloramphenicol에 대한 과민반응이나 항암제 사용으로 인해 발생할 수 있다. **신세뇨관 손상(renal tubular injury)**은 항생 물질들이나 다른 약물에 의해 발생하는 부작용이다. 그 외에 항응고제 치료 시 출혈, 근육이완제인 succinylcholine을 halothane이나 전신 마취제와 함께 투여했을 때 나타나는 고체온증(hyperthermia) 등이 약물 부작용의 예이다.

약물남용

약물남용(drug abuse)과 관련된 물질로는 아편제제(opiates), 바르비투르산염(barbiturates), 진정제(tranquilizers), 환각제(hallucinogens), 근육이완제(muscle relaxants)를 비롯해서 암페타민, 코카인과 같은 각성제(stimulants)가 있다. 앞에서 언급한 것처럼 이러한 약물들은 약물 관련 사망의 약 50%를 차지하며 청소년과 젊은 성인에서의 약물과량투여 발생률을 높이는 원인이 된다. 해당 약물 약리작용의 직접적 결과 또는 다른 합병증이 사망을 초래할 수 있다. 약물 자체는 병변을 일으키지 않지만 대부분 호흡 및 심장 기능에 영향을 미침으로써 사망을 초래한다.

헤로인(heroin)과 같은 아편제는 정맥주사로 주입되어 피부에 바늘 자국을 남기며 심각한 합병증을 유발한다. 약물 중독에서 국소적 병변은 주사 혼합물에 있는 활석(talc)이나 전분(starch)에 대한 육아종성 반응(granulomatous reaction)으로 초래되는 주사 부위의 염증 혹은 무균술을 적용하지 않아 생기는 감염으로 발생한다. 주사된 활석이나 전분은 폐의 작은 혈관으로 전달되어 이곳의 세동맥에서 육아종성 반응을 일으키며 결국 세동맥 폐색으로 인한 폐고혈압 및 폐심증(corpulmonale)을 초래할 수 있다. 주사 약물에 포함된 다른 성분들에 대한 알레르기 반응 또한 발생이 능하다. 정맥 주입이 잦은 마약 중독자들은 미생물을 직접 주사하는 일이 빈번하여 세균성 심내막염과 바이러스성 간염과 같은 전신 감염이 많이 발생한다.

암페타민 및 코카인의 남용은 고혈압, 산증(acidosis), 불안(anxiety), 초조(agitation), 정신이상(psychosis), 그리고 심한 경우 발작, 고체온증 및 관상동맥경련으로 인한 심근경색을 초래한다. 진단은 혈액이나 소변 검사를 통해 이루어진다.

중독 사고

대부분의 우발적 중독 사고는 6세 이하의 아동들에게 발생하며 중독사고와 관련된 물질은 대개 집안에서 흔히 발견되는 것들이다(표 28-4). 진통제[아스피린(aspirin), 아세트아미노펜(acetaminophen)]와 가정용 세제가 아동들이 우발적으로 섭취하는 가장 흔한 화학물질들이다. 우발적 중독은 대개 이러한 안전 조치가 없을 때 발생하기 때문에 유아들이 성장하는 동안 보관함 문을 잠그거나 약병을 아동이 열 수 없는 마개로 닫는 방법으로 중독사고를 줄일 수 있다. 아스피린의 주요 독성은 주로 대사와 관련된 것으로 환자는 과다호흡으로 인해 초기에는 알칼리증이 생기고 점차 심각한 산증이 발생한다. 과량의 아세트아미노펜을 복용할 경우 간세포에 독성을 초래하며 전격성 간염(fulminant hepatitis)으로 사망할 수 있다. 따라서 과량의 아세트아미노펜을 복용한 후 8시간 이내에 해독제(antidote)인 아세틸시스테인(acetylcysteine)을 투여해야 한다. 우발적 또는 자살을 위한 진정제나 아편계 진통제(opioid analgesic)의 복용은 중추신경 및 호흡기의 기능저하를 초래한다. 아동이 집에서 부모가 복용하는 철분제(iron)를 섭취할 경우 위장과 소장에 부식성 손상(corrosive damage) 및 간과 심장과 같은 다양한 조직들에 독성 손상이 발생할 수 있다.

아세톤, 염소, 암모니아, 포름알데히드, 벤젠, 톨루엔, 모노에탄올아민 및 나프탈렌과 같은 물질을 포함하여 수백 가지의 서로 다른 화학물질이 세제 속에 들어 있으며 피부와 호흡기 점막 또는 눈에 자극적으로 접촉했을 때 화학적 화상(chemical burns)을 유발할 수 있다. 중추신경계, 간, 신장 및 골수를 포함한 다양한 내부 기관에 손상을 일으킬 수도 있으며 호르몬 생산을 방해하기도 한다. 또한 이들 중 많은 수가 암을 유발하기도 하고 심지어 최초 노출 이후 수년이 지난 뒤 세포의 악성 변형을 일으킬 수 있다.

일산화탄소중독

일산화탄소(carbon monoxide)는 불완전한 연소로 인해 발생하며 흡입할 경우 적혈구 헤모글로빈 분자상의 산소 운반 부위에 우선적으로 결합함으로써 전신 무산소증(systemic anoxia)을 일으킨다. 무산소증은 치명적이거나 영구적인 뇌 손상을 가져올 수 있다. 일산화탄소 수치는 혈액에서 측정되며 헤모글로빈 포화도(hemoglobin saturation)의 백분율로 나타낸다. 50% 포화도의 일산화탄소 수준이면 치명적으로 간주되며 심장 또는 폐질환을 갖고 있는 환자들은 50% 이하의 포화도에서도 사망할 수 있다. 반대로 매우 건강한 젊은이들은 독성전신무산소증(toxic systemic anoxia)이 발생하기 전에 다른 곳으로 이동한다면 50%가 넘는 일산화탄소중독에서도 생존할 수 있다.

자동차는 일산화탄소가 흔하게 발생하는 장소로 폐쇄된 공간 내에서 자동차 배기가스를 흡입하면 치명적일 수 있다. 화재에 의한 사망 사고 대부분은 화염 속이나 주변 공기에 일산화탄소 농도가 높아져서 발생하는 일산화탄소중독(carbon monoxide poisoning) 때문이다. 사후 혈중 일산화탄소수치 검사를 통해 사망자가 화재 동안 살아 있었는지를 판단할 수 있다. 일산화탄소는 냄새가 없고 중독이 되어도 정신적 기능 손상의 초기 증상들이 항상 분명하지는 않기 때문에 위험하다. 흡연, 스모그(smog) 또는 자동차 배기가스로 인한 만성 저농도 일산화탄소중독(chronic low-level carbon monoxide poisoning)의 영향은 측정되지 않았다. 가벼운 일산화탄소중독에 의한 정신적 손상이 사고를 초래할 가능성도 있다.

농약에 의한 손상

농약은 꽤 특이적인 유형의 손상을 유발한다. 사일리지발효에서 발생하는 이산화질소(nitrogen dioxide)를 흡입할 경우 폐포벽 세포들에 심각한 급성 손상을 일으킬 수 있다. 사일로필러 질환(silo filler's disease)이라고 불리는 이 질환은 경미한 경우에는 손상이 점차 해소되지만 심각한 경우에는 폐포벽 손상이 영구적인 폐섬유증 및 잔여호흡능력의 감소를 초래한다.

비료(fertilizers), 제초제(herbicides) 및 살충제(insecticides)는 인공 농업용 독성물질이다. 액체 암모니아(ammonia)를 쏟을 경우 피부, 눈 및 기도에 심각한 화상을 일으킬 수 있다. 최근에는 메타암페타민 제조를 위한 농업용 무수 암모니아의 불법 사용 증가로 우발적인 노출이 증가해왔다. 파라콰트(paraquat)는 주로 잡초 제거에 사용되는데 섭취하거나 흡입할 경우 폐포에 손상을 일으키는 치명적인 물질로 폐섬유증을 일으킬 수 있다. 많은 살충제들이 콜린에스테라아제 억제제(cholinesterase inhibitors)를 포함하고 있으며 중추신경계, 자율신경계 및 운동 신경 말단의 기능 저하를 초래할 수 있다.

기타 약물에 의한 손상

시안화물중독(cyanide poisoning, 청산가리)은 시안화수소산의 흡입, 가용성 무기 시안화염 또는 시안화물 방출물질 섭취로 인해 발생할 수 있다. 시안화물중독의 종류로는 산업체에서의 사고, 특정 식물의 섭취, 자살, 살인 및 사형 집행 등이 있다. 시안화물은 체내 세포의 시토크롬 산화 효소와 결합하여 세포의 산소 활용을 방해하며 독성이 매우 높고 빨리 작용한다.

메틸알코올(methyl alcohol, 메탄올 또는 wood alcohol)은 용제 및 에틸알코올의 변성제로 널리 사용되며 소량 노출 시 시력 상실이 나타난다. 메틸알코올은 포름알데히드로 대사되며 이것은 다시 눈의 망막 및 시신경에 손상을 입힌다. 치명적인 메틸알코올중독의 경우 포름산에 대한 대사의 결과로 심각한 산증이 발생한다.

납중독(lead poisoning)은 대개 만성적이며 벽이나 창 틀에 벗겨진 페인트를 삼킨 아동에게 자주 발생한다. 이 것은 또한 납 전지 소각에 노출될 때 생길 수 있다. 납중독은 두뇌, 말초신경 및 골수에 영향을 미치며 복부 경련(abdominal cramps) 또는 산통(colic)은 말초신경과 관련된 특징적인 증상이다. 뇌 손상으로 경련, 행동 변화와 더불어 다양한 정도의 뇌병이 생긴다. 영구적인 정신 장애가 있을 수도 있다. 납중독으로 인해 적혈구가 푸른 점 또는 반점이 있는 특징적인 경증의 빈혈이 일어날 수 있다. 황화 납(lead sulfide)의 침착으로 인해 잇몸 모서리에 생긴 검은 선은 또 다른 납중독의 특징적인 신체적 소견이다.

섭취로 인해 발생하는 수은염화물중독(mercuric chloride)은 구강과 식도에 부식성 손상을 일으킨다. 흡수된 수은은 신세뇨관과 대장점막에 의해 배출되는데 이곳에서 수은은 급성신부전을 유발하는 신세뇨관 괴사와 혈액이 섞인 설사를 유발하는 대장의 궤양을 초래한다.

연습문제

1. 다음 중 화학적 손상의 일반적인 형태가 아닌 것은?
   - A. 환자에게 세균성 감염이 없을 때 정상 치료 용량의 항생제를 쓰는 것
   - B. 우발적인 과용량의 마약성 진통제 사용
   - C. 자살 또는 살인의 목적이 있는 일산화탄소 노출
   - D. 식수에 섞여 있는 공업물질 섭취
   - E. 부적절한 가정용 청소 세제의 사용으로 인한 부식성 화상

2. 다음 중 화학적 손상에 대한 설명으로 맞는 것은?
   - A. 산소와 물 같은 화학물질은 용량에 상관없이 조직에 전혀 해를 끼치지 않는다.
   - B. 대부분의 화학물질은 피부, 구강, 장내 점막, 눈과 같은 노출된 표면에 부식성 화상을 초래한다.
   - C. 신경독성 화학물질로 알려진 것은 없다.
   - D. 대부분의 화학물질은 급성 노출로부터 수년이 지난 후에 암을 야기한다.
   - E. 화학적 손상은 잠재적인 상해물질에 노출된 경로, 용량, 시간에 달려 있다.

3. 다음 중 성인에게 사망을 초래하는 급성 약물 독성의 가장 흔한 원인은?

A. 진정제, 수면제
B. 알코올
C. 가정용 청소 세제
D. 살충제(농약), 제초제
E. 화장품 및 개인 치료 용품

4. 아세트아미노펜 과량 투여의 결과는?

A. 신부전
B. 실명
C. 대사성 산증
D. 간부전
E. 골수기능부전

5. 다음 화학물질 중 신체의 많은 장기에 가장 강력하게 암을 유발하는 물질은?

A. 알코올
B. 마약류
C. 포름알데히드
D. 흡연
E. 이산화질소

6. 급성 중독 사례에서 확인해야 하는 가장 중요한 정보는?

A. 노출 경과 시간
B. 환자가 노출된 정확한 화학물질
C. 환자의 연령
D. 자살 기도 여부
E. 기저 질환 여부

7. 다음 중 약물 부작용이나 독성 노출에 가장 위험성이 높은 사람은?

A. 사랑니를 발치한 후 마약 성분이 포함된 진통제를 처방받은 19세의 건강한 대학생
B. 피부 농양 치료를 위해 페니실린을 처방받은 항생제 알레르기 과거력이 있는 43세 여성
C. 정규적으로 치료적 INR 수치를 확인하면서 와파린을 복용하는 심방세동이 있는 73세 노인 여성
D. 약, 화장품, 가정용 청소 용품 등을 잠금 장치가 있는 보관함에 보관하는 가정의 3세 아동
E. 열을 떨어뜨리기 위해 아세트아미노펜으로 치료받은 3세 아동

8. 일산화탄소가 치명적인 이유는?

A. 혈색소와 결합하여 산소 운반을 차단하기 때문
B. 미토콘드리아에서 산화 인산화를 방해하기 때문
C. 비가역적으로 산소가 혈색소와 결합하므로 말초조직에서 해리시킬 수 없기 때문
D. 산소의 조직 활용을 방해하기 때문
E. 신세뇨관 상피세포에서 산화 스트레스를 초래하기 때문

CHAPTER 29

영양장애

Nutritional Disorders

개요

학습목표

1. 기본 및 필수영양소, 적절한 신체기능 유지를 위해 필요한 영양소와 영양이 건강에 미치는 영향을 확인한다.
2. 세계적으로 대두되고 있는 비만과 영양부족의 문제점을 확인한다.
3. 가장 일반적인 무기질결핍을 확인하고, 그 원인과 예방법을 기술한다.
4. 환경오염으로 인해 음식물에 발생되는 위험요인과 영양상태에 미치는 영향을 확인한다.
5. 지용성 비타민과 수용성 비타민 결핍을 비교한다.
6. 영양부족의 가장 심각한 2가지 문제를 기술하고 기아, 악액질 또는 성장장애로 이어질 수 있는 질병 상태를 확인한다.
7. 알코올 중독의 합병증을 설명한다.
8. 태아기부터 노년기까지 생애 전반에 걸친 영양요구의 변화를 설명하고, 발달과정에서 비타민과 무기질결핍을 확인한다.
9. 영양과 관련된 면역매개질환(예: 음식 알레르기, 복강질환, 악성빈혈)의 병리생리를 이해한다.
10. 소화효소결핍의 영향을 확인하고, 효소결핍에 의한 질병을 나열한다.
11. 비만의 주요 원인과 합병증을 확인하고, 치료에 대해 논의한다.
12. 핵심용어와 녹색으로 진하게 표시된 모든 용어를 정의하고 상황에 맞게 적절히 사용한다.

핵심용어

알코올 alcohol
아미노산 amino acids
신경성 식욕부진 anorexia nervosa
비만수술 bariatric surgery
각기 beriberi
신체질량지수 body mass index, BMI
폭식증 bulimia nervosa
악액질 cachexia
칼로리 calorie
탄수화물 carbohydrate
셀리악병 celiac disease
환경오염물 environmental pollutant
필수영양소 essential dietary elements
성상상애 failure to thrive
지방 fat
섬유질 fiber
음식 알레르기 food allergy
포도당 glucose
선천성 대사이상 inborn errors of metabolism
요오드 iodine
철결핍성 빈혈 iron-deficiency anemia
콰시오커 kwashiorkor
유당분해효소결핍증 lactase deficiency
영양실조 malnutrition
소모증 marasmus
무기질 minerals
신경관결손 neural tube defect
영양 nutrition
비만 obesity
골연화증 osteomalacia

췌장기능부전증pancreatic insufficiency
펠라그라pellagra
악성빈혈pernicious anemia
단백질protein
구루병rickets
괴혈병scurvy
단장증후군short bowel syndrome
기아starvation
총비경구영양total parenteral nutrition
영양부족undernutrition
비타민vitamins
베르니케코르사코프증후군Wernicke-Korsakoff Syndrome

기능

영양(nutrition)은 신진대사를 촉진하고, 성장의 기본 물질을 제공하며 조직의 기능을 유지하기 위한 음식을 의미한다. 영양은 질병이나 생리학적 과정에서 손상된 세포를 재구성하는 등 건강에 매우 중요한 역할을 한다.

인간은 잡식성으로, 다양한 음식물을 통해 영양분을 소화하고 추출할 수 있다. 실제로 건강한 식이의 비결은 다양하다. 부족한 영양소를 얻으려는 노력이 없는 상태에서 채식주의나 식량 부족상태 또는 셀리악병과 같은 질병상태에 의해 음식 선택을 제한하는 것은 필수영양소의 결핍 위험을 초래한다. 요구되는 영양소는 성별, 연령, 신체활동 수준에 따라 다양하다. 태아에게 영양소를 공급하고 양육하기 위한 임신 또는 수유 중인 엄마는 특별한 영양 보충이 요구된다. 조직이 활발하게 성장하고 있는 유아와 어린 아이들은 성인보다 더 많은 열량과 무기질 및 비타민을 필요로 한다. 급속한 성장시기이며, 이차성징이 발현되는 사춘기에는 특별한 식단이 필요하다. 노인의 경우 미각의 상실, 외로움과 활동 부족에 의한 식욕감퇴 등의 이유로 특정 영양소에 대한 보충이 요구되기도 한다.

모든 사람들에게 유익한 일반적인 식품지침은 다음과 같다. (1) 이상적인 체중을 유지할 것, (2) 비타민과 무기질 요구량에 맞는 다양한 음식을 섭취할 것, (3) 과도한 지방, 포화지방 및 콜레스테롤을 피할 것, (4) 적절한 녹말과 섬유소를 포함한 음식을 섭취할 것, (5) 과도한 설탕을 피할 것, (6) 과도한 염분을 피할 것, (7) 알코올을 피할 것 등이다.

가장 먼저 고려해야 할 영양소는 에너지를 생산하는 **칼로리(calories, 열량)**이다. 1칼로리(cal)는 물 1,000g의 온도를 15℃에서 16℃로 올리는 데 필요한 열량이다. 식품의 칼로리 값은 칼로리 측정기에서 음식이 산화(연소)하고 방출되는 에너지의 양을 측정하여 직접 결정할 수 있다. 신체가 단순산화보다 훨씬 더 연장되고 복잡한 과정에서 음식을 이용하긴 하지만, 이 방법으로 방출되는 에너지는 인체에서 식품의 분해되는 에너지와 동일하다. 인체는 **탄수화물(carbohydrates)**, **단백질(proteins)** 및 **지방(fats)**에서 에너지를 얻을 수 있으며, 탄수화물은 4.1cal/g, 단백질은 4.3cal/g, 지질은 9.3cal/g로 각각의 칼로리 함량은 다르다. 탄수화물은 식이 섭취를 통해 쉽게 얻을 수 있는 에너지의 주원료이며, 지방은 단백질 또는 탄수화물보다 2배 많은 칼로리를 생산한다.

탄수화물은 단당, 녹말 및 섬유소를 포함한다. 단당인 포도당은 신체에서 가장 중요한 에너지 분자이다. 신체의 대부분의 세포는 포도당에서 에너지를 추출하기 위한 효소기구를 갖고 있다. **포도당(glucose)**은 그 자체로 섭취되는 것이 아닌 녹말을 포함한 좀 더 복잡한 당의 신진대사에서 유래된다. **섬유소(fiber)**는 에너지원은 아니다. 식물성 식품에 많이 함유된 섬유소는 정상적인 배변과 장의 건강에 기여하며, 지질 흡수 및 혈당을 조절하는 데도 도움을 준다.

단백질은 에너지로 이용될 수 있고, 에너지 생성 및 세포 간 신호전달을 포함한 분자학적 경로에서 효소와 조직의 구성요소로서 주요기능을 한다. 단백질은 20개의 **아미노산(amino acids)**으로 이루어져 있으며 각각 효소반응 촉매작용 및 다른 단백질과의 상호작용을 한다. 완전하게 형성된 단백질이 조효소(coenzymes)를 유지할 수 있는 복잡한 3차원 구조로 접할 수 있는 방법에 영향을 주는 고유의 분자구조를 가지고 있다. 많은 아미노산은 세포 자체에 의해 생성될 수 있지만, 일부는 식품을 통해 섭취되어야 한다.

지질은 에너지원으로도 중요하지만 다른 과정에서도 중요한 역할을 한다. 지질은 에너지를 저장하고, 몸을 단열시키고, 세포막의 지질이중층을 형성하고, 아라키돈산

대사물의 형태로 염증반응을 중재하며, 신경충동의 효과적인 전달에서 미엘린(myelin)의 형태로 신경축삭을 보호한다.

비타민(vitamins)과 무기질(minerals)은 인체에 에너지를 제공하지는 않지만 체내에서 소량으로도 다양한 역할을 한다(표 29-1). 일부는 조효소로 사용되고, 일부는 세포와 조직 구성에 사용된다. 일부 비타민은 장내 박테리아에 의해 합성되며, 일부는 체내에서 다른 음식물이 분해되면서 합성되지만 대부분 식품에서 추출해야 한다. 미네랄은 뼈(칼슘과 인)를 강화하고, 세포외액(나트륨과 칼륨)과 세포를 구분하고, 헤모글로빈(철)의 산소운반을 위한 성분이다. 또한 적절한 신경 및 근육기능에 필요하며(마그네슘), 갑상선호르몬을 생산한다(요오드).

신체는 조직구성과 에너지원으로 작용하는 많은 탄수화물, 지방, 아미노산과 합성할 수 있다. 그러나 아미노산(단백질 구성 요소) 9종류, 지질 2종류, 비타민 및 미네랄을 포함한 약 40가지의 물질은 반드시 식품섭취를 통해 흡수되어야 하는 필수영양소(essential dietary elements)이다. 탄수화물은 필수영양소가 아니다(표 29-2).

음식은 스스로의 의지로 섭취되므로 음식이 풍부한 지역에 살고 있는 사람들의 영양 상태에 큰 영향을 미친다. 음식선택은 신경성 식욕부진과 같은 정신건강이나 정신상태에 영향을 받을 수 있으며 경제적인 문제에 의해 제한될 수 있다. 그러나 대부분의 경우 음식선택은 유아기에 학습되고 사회적 상호작용 동안 조절된다. 맛있는 음식, 바람직하며 귀중하고 좋은 음식, 적절한 음식은 사회 문화적으로 정의된다. 예를 들어, 세계의 많은 지역에서 곤충을 간식이나 주요 식사로 소비한다. 곤충은 우수한 단백질원이다. 그러나 풍부한 영양공급이나 훌륭한 맛을 보장함에도 불구하고 맥도날드에서 메뚜기 햄버거를 먹기까지는 아마 오랜 시간이 걸릴 것이다. 인도의 일부 지역에서는 쇠고기, 셈족 문화에서는 돼지고기와 같은 종교적 금기음식이 있다. 튀김, 구운 붉은 살코기, 녹말이 많고 달콤한 음식을 좋아하는 미국인들의 식이경향은 유년기에 배운 것과 문화적 가치를 내포한 행동이다. 그러므로 건강한 신체를 유지하기 위해 식습관을 바꾸는 방법을 조언하는 것은 차량구매나 금융 투자방법에 대해 조언하는 것보다 훨씬 어려운 일이다.

이 장에서는 인체에서 특정 영양소 부족이나 과다일 때의 문제점을 설명할 것이다. TV와 인터넷은 에너지 공급, 성생활 개선, 체중감소, 중요한 보충식이나 식이보조제를 홍보하기 위한 효과적인 도구이다. 우리는 과도한 체중감소, 비타민 과다공급 또는 결핍을 포함한 음식이나 식이보조제의 과다복용과 같은 문제의 위험을 인식해야 한다. 또한 심혈관질환과 당뇨병을 포함하여 질병이환율과 사망률의 대부분을 차지하는 질병의 많은 부분은 건강한 식이요법으로 예방할 수 있다. 알레르기나 질병에 따라서 개인의 적절한 신체기능을 유지하기 위해 필수적인 영양소를 제공하기 위한 특수식이요법이나 보충제 섭취가 필요하기도 하다.

주요질환

전 세계적으로 영양과 관련된 가장 심각한 문제는 체질량지수(신장 및 체중을 기준으로 한 체지방 측정 기준, 정상 BMI는 18.5~24.9)가 30 이상인 비만(obesity)이다. 많은 사망원인이 저체중보다 과체중과 더 관련이 있다. 지난 수십 년 동안 성인 및 어린이의 비만율이 특히 고소득 및 중산층 국가에서 급증했다. 미국에서는 성인의 30%와 어린이의 15% 이상이 비만이다. 비만은 심혈관질환, 당뇨병, 뇌졸중 등 질병이환율과 사망률의 가장 일반적인 원인과 직접 관련이 있다. 또한 특정 암(예: 자궁내막암)의 발병과 관련이 있으며, 수술 환자에서 합병증의 주요 위험인자로 작용한다. 비만 관련 질환 치료비용은 2008년에만 150억 달러에 달하며 비만율이 계속 높아짐에 따라 증가하고 있는 추세이다.

영양부족(undernutrition) 또한 세계적으로 널리 퍼져 있는 문제이다. 영양부족은 균형있는 식이섭취와 총칼로리 섭취의 부족, 암, 우울증 또는 만성질환으로 인한 질병의 결과로 인한 2차 영양부족에 의해 나타날 수 있다. 후자의 경우는 사례별로 근본적인 질병의 치료를 포함한 맞춤형의 영양보충 및 지지적 치료가 필요하다. 1차 영양실조는 식량공급이 중단되거나 필수영양소를 모두 포함하지 않는 불균형한 식이섭취 상황에서 발생한다. 예를 들어, 가뭄과 같은 환경문제, 빈곤 및 전쟁에서 발생될 수 있으며, 저소득 국가에서 나타날 수 있다.

영양부족의 영향은 태아, 유아 및 어린이 발달에서 가장 심각하다. 영양부족은 비타민A, 철, 칼슘 또는 요오드

표 29-1 비타민의 기능과 공급원

비타민	기능	공급원
지용성 비타민: 간 및 지방 조직에 저장		
A	• 배아기 동안 주요 장기 시스템 발달 • 상피 형성 • 특히 눈(각막, 망막)의 세포 분화 • 시력, 특히 야간 시력 • 면역기능	• 간, 생선 오일, 달걀 • 고구마, 당근, 양배추, 브로콜리 • 강화식품(예: 마가린, 유전자 변형 쌀)
D	• 칼슘과 인의 장 흡수 • 뼈 무기화작용 • 칼슘과 인의 혈청 수준 유지 • 면역 기능	• 대구 간 오일, 물고기 • 햇빛에 노출되면 피부에 콜레스테롤 유도체로부터 합성
E	• 산화방지제 • 면역 체계	• 식물성기름(예: 해바라기씨, 해바라기씨오일) • 밀 배아, 아스파라거스
K	• 혈액 응고 인자의 합성	• 잎 많은 녹색채소(양배추, 시금치, 샐러드채소, 방울 양배추) • 장내 박테리아에 의해 10% 생성
수용성 비타민: 조직, 주로 근육과 간에 제한된 양으로 저장; 신장에 의해 쉽게 배설된다.		
B_1 (thiamin)	• 포도당과 특정 아미노산의 대사를 위한 조효소	• 돼지고기 • 전체 곡물 • 콩과 식물 • 풍부한 영양제품들(예: 시리얼)
B_2 (riboflavin)	• 다양한 대사 과정을 위한 조효소(포도당, 지방산) • 다른 활성 비타민 B(니아신, 비타민 B_6, 엽산) • 산화방지제	• 우유 및 유제품 • 간 • 잎 많은 녹색채소 • 농축 밀 제품
B_3 (niacin)	• ATP를 생산하는 많은 경로에서 조효소 (산화–환원 경로)	• 가금류, 고기, 생선 • 농축 곡물(특히 밀) 제품 • 아미노산 트립토판으로부터 체내에서 합성됨 • 약물(HDL 증가를 위한 제품)
판토텐산 (pantothenic acid)	• ATP를 생성하거나 다양한 지방산 유도체 (콜레스테롤, 담즙산, 스테로이드 호르몬)의 물질로 사용되는 조효소 A의 일부	• 고기 • 유제품 또는 두유 • 다양한 야채 • 영양이 풍부한 시리얼
비오틴(Biotin)	• 탄수화물, 단백질, 지방 대사의 조효소	• 전체 곡물 • 가금류 및 생선 • 땅콩 • 콩과 식물
B6(pyridoxine)	• 아미노산 대사의 조효소(비필수 아미노산 합성)	• 고기, 생선, 가금류 • 전체 곡물 • 당근, 감자, 시금치, 바나나, 아보카도
엽산(folate)	• DNA 합성의 조효소 • 아미노산 대사 • 신경전달물질의 합성	• 잎이 많은 녹색 채소 • 콩과 식물 • 간 • 아보카도와 오렌지 • 엽산 강화 식품

표 29-1 비타민의 기능과 공급원(계속)

비타민	기능	공급원
B_{12}(cobalamine)	• DNA, RNA 및 myelin 생성 조절에 필요한 아미노산 메티오닌 생산 조효소 • 엽산 생산	• 육류, 가금류, 생선 • 유제품
콜린(choline)	• 인지질 구성 요소(세포막, 지단백질) • 신경전달물질 아세틸콜린의 전구체	• 우유 • 간 • 달걀 • 땅콩 • 레시틴이 풍부한 식품
C	• 산화방지제 • 콜라겐 합성 • 다양한 아미노산, 호르몬 및 신경전달물질의 합성에 조인자 • 철분의 장 흡수 • 면역 기능	• 감귤류 • 피망 • 과일(예: 키위, 딸기, 파파야) • 녹색 채소

와 같은 필수비타민과 무기질의 불충분한 섭취 및 부족한 칼로리 섭취를 모두 포함한다. 영양결핍은 성장과 발육을 저해하고 설사, 폐렴 및 어린시절의 바이러스 감염 유발에 대한 감수성을 증가시킨다. 전 세계적으로 영양부족은 아동 사망의 약 1/3(200만)을 유발하는 요인이다. 태아는 모체에서 이미 영양부족의 영향을 받는다. 산모의 영양부족은 태아성장을 제한하거나 임신 합병증을 유발할 수 있다. 태아와 영아는 성장, 발달지연 외에도 평생 동안 장애를 동반하여 생존할 수도 있고, 학교 성적이나 경제적 생산성 저하의 문제를 동반하며 살아가기도 한다.

비만과 영양부족을 함께 **영양실조(malnutrition)**라고 한다. 앞서 논의한 내용에서 추론할 수 있는 것처럼, 영양실조는 21세기초 전 세계적인 주요 보건 문제이다. 고소득 국가의 사람들은 스스로 과다하게 먹고 있으며, 저소득 국가의 사람들은 굶주리고 있는 실정이다. 세계보건기구(WHO), 유니세프(UNICEF)와 같은 정부 및 국제보건기구에서는 이러한 문제를 해결하기 위해 자원 배분에 우선순위를 설정하는 방법을 고민하고 있다. 영양부족의 근본적인 원인을 찾는 일은 상대적으로 쉽지만, 필요한 사람에게 적질한 영양분을 제공하는 것은 종종 수송문제 및 문화

표 29-2 필수 식품 영양소

아미노산	지방산	무기질(주요)	무기질(미량)	비타민
히스티딘(Histidine)	리놀레산(Linoleic acid)	나트륨(Sodium)	철(Iron)	수용성: 비타민 B, C
이소류신(Isoleucine)	알파 리놀레산(Alpha-linoleic acid)	칼륨(Potassium)	아연(Zinc)	지용성: 비타민 A, D, E, K
류신(Leucine)		염화물(Chloride)	구리(Copper)	
라이신(Lysine)		칼슘(Calcium)	망간(Manganese)	
메티오닌(Methionine)		인(Phosphorus)	요오드(Iodine)	
페닐알라닌(Phenylalanine)		마그네슘(Magnesium)	셀레늄(Selenium)	
트레오닌(Threonine)		황(Sulfur)	크롬(Chromium)	
트립토판(Tryptophan)			불소(Fluoride)	
발린(Valine)			몰리브덴(Molybdenum)	

적 문제를 야기한다. 반대로 비만의 근본원인을 찾아 내기 위한 전략을 세우는 일은 쉽지 않다. 개인의 선택이 유전적 · 사회적 · 문화적 · 환경적 요소와 복잡한 방식으로 연결되어 있기 때문이다.

영양과다 및 영양부족과 비교하여 비타민과 무기질의 과다 및 부족은 널리 퍼져 있지만 훨씬 관리하기 쉬운 문제이다. 필수비타민과 무기질의 결핍은 영양부족의 일반적인 문제이다. 식이요법이 적절한 상태라도 철분과 요오드결핍이 있다면 건강에 큰 부담이 된다. 철분은 혈액 내 산소공급에 필요하며 철결핍성 빈혈(iron-deficiency anemia)은 전 세계적으로 빈혈의 가장 흔한 원인 중 하나이다. 주로 사춘기와 10대 소녀를 포함한 가임기 여성에게 영향을 미친다. 약 20억 명의 사람들이 철결핍성 빈혈로 고통받고 있으며, 두 명 중 한 명의 임산부는 철분결핍상태를 보인다. 미국 가임기여성의 약 9%는 철분결핍상태로, 철분결핍은 자원 부족 국가만의 문제가 아니다. 철분의 주요공급원은 붉은 고기이며, 쉽게 구할 수 없는 경우 조개류 및 특정 콩과 식물 및 야채와 같은 대체식품을 통해 철분을 보충해야 한다. 식품(예: 아침 시리얼, 쌀)의 철분강화 및 철황산염제제를 통한 철분보충은 상대적으로 저렴하게 철분결핍을 예방할 수 있는 신뢰할 수 있는 방법이다.

요오드(iodine)는 갑상선호르몬 생산에 필요하다. 요오드가 없는 경우 갑상선은 갑상선호르몬을 생성하지 않는다. 갑상선기능저하증의 증상과 결과는 어린이에서 뇌 손상으로 나타난다. 요오드의 주요공급원은 소금이지만 모든 염분이 자연적으로 요오드화 되는 것은 아니다. 염소요오드화프로그램은 요오드결핍 예방에 저렴하고 효과적인 방법으로 대부분의 국가에서 임산부와 성장하는 어린이에게 요오드를 공급하기 위한 프로그램을 시행하고 있다.

알코올(alcohol)은 장에서 흡수되어 대사에 영향을 미치므로 음식물로 간주될 수 있다. 그러나 탄수화물의 원천이자 LDL 콜레스테롤을 감소시키는 영양소의 이점보다는 심각한 독성 결과가 중요하다. 폭음 및 알코올중독은 전 세계적으로 대두되고 있는 문제이다. 이는 질병 및 장애에 대한 3번째로 큰 위험요인으로 200개 이상 질병의 원인 또는 위험요인이며, 전 세계 사망자의 약 4%의 사망원인이 된다. 생물학적 영향 이외에도 알코올의존은 아동학대, 방치, 폭력, 직장 결근 등의 심각한 사회문제를 초래한다. 자신의 칼로리섭취를 알코올에 의존하는 환자는 필수영양소를 섭취하지 않기 때문에 영양실조가 되며, 알코올에 의한 말기 간질환 환자는 특별식이를 통한 특정 영양소 공급이 요구될 뿐 아니라 간질환에 의한 부작용(예: 혈액응고장애, 복수, 면적기능장애 및 간성뇌증)의 위험을 갖게 되며, 조기에 사망할 수 있다.

사람들에게 깨끗한 물을 공급하는 것은 전 세계적으로 가장 중요한 공중보건문제 중 하나이다. 물에 있는 오염물질은 유아 사망률의 주요원인 중 하나이며, 콜레라와 같은 전염병을 유발한다. 환경오염(environmental pollutants) 물질에 의한 물과 토양의 오염 또한 감염만큼 해롭다. 산업 및 농업 폐기물과 유거수에 의한 오염물은 직접 섭취되거나 먹이사슬을 통해 섭취된다. 물이나 식품에 함유된 미량의 화학물질 중 납 및 수은과 같은 중금속뿐만 아니라 벤젠, 트리클로로에틸렌 및 폴리염화비페닐과 같은 비생분해성 유기화합물과 같은 물질은 소량이라도 많은 사람에게 심각한 문제를 초래할 수 있다.

2000년에는 루마니아의 금광회사에서 미나마타(1960년대) 화학공장에서 방출된 메틸수은으로 인한 수은 중독과 같은 대규모 재해가 있었으며, 수산물의 80%를 죽인 시안화유출은 물을 오염시켜 250만 명의 사람들에게 물 공급 문제를 일으켜 산업 오염물질에 대한 대중의 관심을 끌기도 했었다. 만성적인 소규모 오염이 엄격한 환경보호지침이 시행되지 않는 세계 여러 지역에서 발생하고 있다. 식품 및 물 공급 시 전달되는 화학물질이 건강에 미치는 영향을 파악하는 역학조사를 어렵게 행하는 동안 많은 사람은 천천히 그러나 꾸준히 환경오염 물질에 의한 암 발병에 노출되고 있다.

증상, 징후, 검사

첫 번째로 철저한 병력 및 신체검사가 진행되어야 하며, 실험실에서는 관련 검사를 시행해야 한다. 영양실조와 영양부족은 신체검사에서 쉽게 확인할 수 있다. 실험실에서는 비만에서는 지질, 영양부족에서는 철분과 같이 관련되어 있는 전해질에 대한 검사를 시행한다. 환자가 요오드 또는 철과 같은 특정 영양소결핍과 관련된 징후나 증상이 보이면, 갑상선호르몬이나 헤모글로빈 및 헤마토크리트와 같은 영양소에 의해 영향을 받는 특정 물질을 중심으로 검사를 진행한다. 표 29-3에서 보듯, 비타민결핍은 종종 특정한 징후와 증상을 유발한다. 비타민C 결핍의 경우 추가적인 진단검사 없이 괴혈병 치료를 한다. 대부분의 비타민과 중금속은 혈액이나 조직에서 검사할 수 있다(예: 납중독이 의심되는 환자).

신체검사에서 수행되는 일반적인 혈액검사에는 나트륨, 칼륨 및 칼슘 검사가 포함된다. 이러한 전해질의 농도는 신장에 의해 엄격하게 조절되므로 개인의 영양상태를 거의 반영하지는 못한다. 포도당 또한 일반적인 검사에서 측정된다. 포도당수치가 상승되어 있으면, 당뇨병을 진단하기 위해 혈당검사를 더욱 정밀하게 실시해야 한다. 영양장애 진단을 위한 영상촬영은 권유되지 않는다.

특이질환

영양결핍에 의한 질병상태의 대부분은 이미 철결핍성 빈혈, 구루병 및 심장병(고혈압 및 죽상경화증)과 같이 다른 장에서 다루어졌다. 이 장에서는 영양결핍과 관련된 질병에 대한 개괄적인 설명(표 29-3)과 개인의 영양상태에 영향을 미치는 질병을 살펴보도록 하겠다.

영양부족

영양부족(undernutrition)은 칼로리 섭취량이 신체의 요구사항을 충족시키기에 충분하지 않은 상태를 말하며, 신장, 연령 및 신체 형성을 고려한 표준보다 적은 체중을 초래한다. 가장 심한 영양부족은 기아에 의해 발생한다. 영양부족과 기아(starvation)가 발생하면, 신체조직에 있는 지방과 단백질은 에너지로 태워진다. 이 과정에서 지방조직과 근육이 파괴되면서 연료가 생성되기 때문에 심각한 낭비가 초래된다. 또한 칼로리섭취 부족은 필수비타민과 무기질의 부적절한 섭취로 인해 괴혈병(비타민C 결핍증)과 철결핍성 빈혈과 같은 특정 결핍상태를 초래한다. 갈증을 인식하지 못하여 적절한 수분을 보충하지 못한 경우 탈수가 된다. 기아는 신체의 모든 기관에 손상을 주는데, 이는 조직이 성장하고, 적절한 기능 및 재생을 위해 필요한 필수영양소를 빼앗기 때문이다.

알부민(albumin)으로 알려진 단백질은 혈관에서 액체가 빠져나오지 못하게 하는 것과 같이 삼투압을 결정하는 중요한 요소이다. 알부민이 생성되지 않으면 간에서 액체가 나와 복부에 축적된다. 이 현상은 굶주리는 어린이에게서 배가 팽창되는 주요 원인 중 하나이다. 영양부족일 때, 감염성의 열량을 섭취할 수도 있지만 그런 식품에는 단백질 공급원이 없다. 그것은 일반적으로 질병, 특히 설사를 발생시키며, 예방접종을 포함하여 효과적인 항체반응을 나타내는 신체의 능력을 저하시킨다. 감염은 영양부족 상태의 사람을 사망에 이르게 하는 원인이 된다. 심한 근육위축 이외에도 심한 영양결핍의 징후로는 과민성, 건조하고 갈라진 피부, 피부의 탈모 및 염증, 취약한 모발 등이 포함된다.

어린이의 경우 기아는 두 가지 방식으로 나타난다. 소모증(marasmus)은 칼로리와 단백질 모두 부족한 총칼로리 섭취 부족을 나타낸다. 콰시오커(kwashiorkor)는 심각한 단백질결핍에 의한 것으로 칼로리 섭취는 적절할 수 있지만 단백질 공급이 부족한 것을 말한다. 이것은 일반적으로 아이가 젖을 떼고 탄수화물 함량이 높은 음식을 먹은 후에 양질의 음식물을 섭취할 수 없거나 부족한 경우 발생한다. 콰시오커는 부종으로 인한 복부팽창이 특징적으로 나타난다. 불행하게도 소모증이나 콰시오커 징후가 있고 심한 영양실조가 있는 어린이는 음식을 섭취한다해도 소화나 대사에 어려움이 있다. 주의 깊게 치료해야 하며, 먼저 물을 약간씩 마셔 재수화시키고, 점진적으로 포도당(가장 쉽게 사용되는 에너지원)을 공급한다. 그 이후 점차적으로 탄수화물과 단백질을 도입할 수 있다. 심각한 영양실조 상태에서는 환자의 몸에 있는 모든 조직이 기아상태에 적응하게 되면서 복잡한 대사과정을 처리할 수 있는 간 기능이 손상되게 된다. 매우 심각해진 경우에는 조직이 단백질을 합성하는 능력을 상실했을 수도 있다. 이 상황에서 아이는 단백질과 칼로리보충제로도 사망할 수도 있다.

유년기 영양부족의 영향은 아이가 생존하더라도 평생 동안 지속된다. 영양실조로 인해 성장과 뼈의 성숙이 지연되고, 정신적인 성장과정이 느려지며 사춘기 또한 늦어진다. 정신지체는 조기 발병한 영양부족의 영향으로 적절한 뇌 발달이 실패하면서 발생된다.

영양부족은 빈곤과 기아뿐만 아니라 기저질환을 반영하기도 한다. 이 경우 개인의 신장과 체중에 근거한 계산에 따르면 열량섭취가 적절할 수 있지만, 체내에서 일어난 과대사과정으로 칼로리가 부족하게 되어 체중감량이 발생한다. 이런 종류의 영양부족을 악액질(cachexia)이라고 한

표 29-3 비타민결핍의 징후, 증상, 원인과 위험요인

비타민	징후와 증상	결핍의 원인과 위험 요인
A	• 야맹증, 완전 실명 • 각화세포가 모낭을 막는 것처럼 건조하고 거친 피부 • 어린이의 성장 장애	• 식이 결핍 • 흡수 장애(예: 셀리악병, 낭성섬유증) • 간질환 • 미숙아
D	• 구루병(rickets): 어린이의 뼈의 무기화작용 결핍-뼈의 변형, 성장저해 • 골연화증: 뼈의 연화, 새로운 뼈의 석회화 손상(예: 골절)	• 식이 결핍 • 흡수장애 • 태양 노출 부족
E	• 매우 드문 경우: 용혈성 빈혈	• 흡수장애 증후군 • 미숙아 • 흡연
K	• 출혈	• 지속적인 항생제 치료 • 신생아 • 흡수장애
B_1(thiamin)	• 각기(beriberi): 신경, 심장 혈관 및 위장 시스템의 손상-신경병증, 근육통, 호흡곤란, 부종, 식욕부진, 기억력감퇴, 혼란, 울혈성심부전 • 베르니케-코르사코프증후군: 신경계 장애-시력변화, 운동실조, 인지기능 저하	• 식이 부족(특히 비농축 흰쌀이 주식일 때) • 과량의 알코올
B_2(riboflavin)	• 입이나 혀의 염증(설염) • 구석구석 통증이 있는 균열(구각구순염) • 지루성피부염	• 식이 결핍(사춘기 소녀와 노인에게서 가장 흔함) • 흡수장애
B_3(niacin)	• 펠라그라: 피부염(거친 피부, 비늘 모양 피부), 설사, 치매	• 식이 결핍(특히 옥수수가 주식 일 때)
판토텐산(Pantothenic acid)	• 실험실에서만 발생	
비오틴(Biotin)	• 매우 드문 경우: 발진, 탈모, 발육 장애, 경련	• 비오틴 전구체 소화에 필요한 유전적 결함 • 과량의 생계란 섭취
B_6(pyridoxine)	• 지루성 피부염 • 철결핍성 빈혈 • 경련, 우울증, 혼란	• 아주 제한된 식사 • 알코올중독 • 특정 약물(L-dopa, isoniazid, theophylline)
엽산(Folate)	• 태아의 신경관 결손 • 거대적아구성 빈혈 • 설사 및 위장관 흡수 용량 감소 • 감염에 대한 감수성 • 종종 비타민B_{12} 결핍과 관련 있음	• 임신(태아 발육 증가 필요성) • 아주 제한된 식사 • 알코올 중독 • 만성 설사 • 화학요법
B_{12}(cobalamine)	• 악성 빈혈 • 아급성 복합성 퇴행(신경학적 결함) • 호모시스테인 수치 상승	• 내인성 인자 생성 감소(비타민B_{12} 흡수에 필요) • 흡수장애 • 비타민B_{12} 보충이 안 되는 완전 채식
C	• 괴혈병(scurvy): 모낭과 입 주위 출혈, 잇몸과 관절 출혈, 상처치유지연, 뼈의 약화, 설사, 우울증	• 식이 결핍(유아는 특히 이환이 쉬움)

다. 근육소모, 약화, 피부 발진, 설사, 체모 감소, 간 비대, 다발성 신경병증, 빈혈을 포함한 비타민 및 무기질결핍의 징후 및 증상이 나타난다. 시간이 지나면서 환자는 음식에 대한 철저한 혐오감이나 식욕부진을 나타낼 수 있다.

많은 질병 상태가 악액질을 유발할 수 있으며, 암과 만성 감염(예: HIV, 결핵)에서 가장 흔하다. 류마티스관절

염이나 장기간의 울혈성심부전, 만성폐쇄성폐질환, 투석의존증과 같은 자가면역질환을 앓고 있는 환자는 종종 악액질 상태가 된다. 이러한 모든 질병상태의 병태생리를 보면, 활성화된 염증세포에 의한 사이토카인(cytokines)의 정교화를 수반한다. 사이토카인은 백혈구생산을 증가시키고, 코르티솔의 방출을 증가시키며, 졸림을 유발하고, 식욕을 감소시키기 위해 온도 설정점을 재설정(환자가 발열하기 때문에)함으로써 급성 염증 동안 다양한 변화를 일으키는 신호분자이다. 그들은 다음의 다양한 기전을 통해 악액질을 유도한다. (1) 근육 단백질 합성을 감소시키고 근육 단백질의 목표 분해를 유도, (2) 안정 시 대사율 증가, (3) 지질대사에 관여하는 주요 간 효소의 활성 감소, (4) 거식증과 무질서 유발. 이 4가지 기전에 의해 인체는 스스로 음식 섭취를 줄이게 된다. 결핵이나 류마티스관절염과 같은 염증상태에서는 환자의 상태, 증가된 사이토카인의 발현 및 악액질과의 연관성을 쉽게 알 수 있지만 만성 심장, 폐질환 또는 신장질환에서는 사이토카인 생산이 어떻게 그리고 왜 증가하는지에 대한 기전이 정확하게 밝혀지지 않았다.

신경성 식욕부진(anorexia nervosa)과 폭식증(bulimia nervosa)은 보통 사춘기소녀처럼 체중 증가에 대한 비이성적인 두려움을 갖고 괴로워하는 환자가 스스로 영양섭취를 줄여 심한 체중감소를 초래하는 질환이다. 신경성 식욕부진은 식이가 제한된 상태로 구토를 동반한다. 폭식증 환자는 구토를 유도하거나 완하제를 복용하거나 과도하게 운동함으로써 체중을 감소한다. 신경성 식욕부진은 가장 치명적이다. 기아로 인해 10%의 환자가 사망하며, 환자는 전해질 장애에 의해 심장부정맥 또는 발작, 탈수, 무월경 및 갑상선기능저하증과 같은 호르몬 장애, 백혈구 생성 감소로 인한 면역기능저하, 간기능 손상(간기능 검사 상승으로 반영), 성장장애 그리고 뼈의 무기질결핍, 피부와 머리카락의 변화 등이 나타난다. 가장 명백한 징후는 음식을 피하고 종종 강박적인 운동으로 인한 극단적인 쇠약이다.

신경성 식욕부진증 및 폭식증에서 신체이미지의 비합리적인 왜곡을 일으키는 원인은 알려져 있지 않다. 이 질환은 사회에서 날씬한 여성의 신체에 높은 가치를 부여하는 지역에서 더욱 흔하게 발생하며 부유한 백인인구에서 통계적으로 더 흔하다. 그러나 비현실적인 가치에 대한 이유뿐 아니라 유전적 소인, 호르몬불균형 또한 중요한 역할을 한다. 일부 보고에서는 환자가 자신이 통제할 수 없다고 느끼는 다른 부분을 보완하기 위해 삶의 한 측면에 대한 '통제' 시도로 보기도 한다. 이 질환은 종종 불안, 강박장애 및 우울증과 같은 다른 정신 건강문제가 동반된다.

신경성 식욕부진과 폭식증의 치료는 환자가 자신의 행동이 비합리적이며 해롭다는 것을 먼저 확인해야 하기 때문에 극도로 어려운 일이다. 환자들은 종종 자신의 잘못된 점을 부정한다. 인지행동치료, 온 가족이 변화를 위한 자원으로 참여하는 가족치료, 지지그룹은 효과적이지만 환자가 자신의 행동을 바꾸어야 한다는 사실을 받아들이는 데는 오랜 시간이 걸리며 심각한 합병증이 나타난다. 환자는 인지치료를 받는 동안 전문치료센터의 도움이 필요할 수 있다. 많은 경우에 2년 내에 질병이 진행되지만 일부 환자는 평생 체중저하가 나타나거나 계속적인 불안과 우울증을 경험할 수 있으며, 극소수의 환자만이 완전히 회복된다.

성장장애(failure to thrive)는 성장이 불량하거나 체중이 감소함을 나타내는 용어이다. 그것은 그 자체가 질병이 아니라 오히려 광범위한 다양한 근본적인 증상을 반영한다 (표 29-4). 소아의 성장장애는 신장과 체중을 확인하여 표준과 비교하여 알 수 있다. 노인에서는 기능저하가 진행되어 우울증, 신체기능장애 또는 인지기능장애가 동반된다. 두 그룹 모두에서 성장장애의 원인을 결정하려면 의학 및 심리, 사회적 평가가 필요하며 치료는 근본적인 이상을 교정하면서 진행된다. 문제가 지속되는 경우, 환자는 이 장의 앞부분에서 설명한 기아의 증상과 합병증을 경험할 것이다.

비타민과 무기질결핍 및 과다

필수비타민과 무기질은 음식섭취로 보충되어야 한다. 체내의 박테리아에서 소량의 비타민K를 생산하지만, 신체의 요구를 충족시키기에는 부족한 양이다. 비타민D는 햇빛에 노출될 때 피부에서 합성될 수 있지만, 특히 사람들이 실내에 있고 피부의 거의 대부분을 덮는 옷을 입는 북쪽지방에서는 대부분 체내의 비타민D 생산 또한 불충분하게 된다. 영양학자들은 모든 필수비타민과 무기질을 균형 잡힌 식단에서 얻도록 권장하지만, 식사에 소요되는 비용 문제를 포함하여 너무 많은 식품을 섭취해야 하기도 하며, 신선한 과일과 채소를 섭취해야 하는 등 사람들이 쉽게 달

표 29-4 성장장애의 원인

소아
내인성
유전적 • 선천적 대사이상 • 낭성섬유증(cystic fibrosis) • 다운증후군(Down syndrome) 선천적 • 구개열(cleft palate) • 식도열공탈장(hiatal hernia)/ 소아 위식도 역류(gastroesophageal reflux) • 심장질환 판막 결손 • 뇌성마비(cerebral palsy) 알레르기성 • 셀리악병(celiac disease) 감염
외인성
• 가난 • 분유 및 이유식의 부적절한 관리 • 칼로리가 부족한 식단 • 특별한 요구를 충족시키지 못하는 상황(예: 튜브 식이) • 정서적 박탈 • 아동 학대 또는 방치
노인
• 사회적 고립 • 자가간호결핍 • 우울(depression) • 인지장애 • 의학적 질병상태(예: 폐/간 · 신장질환, 뇌졸중, 류마티스질환 등) • 투약

성하기는 어려운 부분이 있다. 채식주의자, 임신한 여성, 아이들 그리고 50세 이상의 사람들이 식이요법만을 하는 경우 비타민과 무기질결핍에 가장 취약할 수 있다. 종합비타민보충제는 저렴하고 편리한 비타민공급원으로 요오드 및 철분과 같은 필수무기질을 함유하고 있다. 비타민과 무기질제제는 황산제일철이 결핍된 철결핍성 빈혈 환자와 비타민B_{12}가 결핍된 거대적혈모구빈혈환자에게 도움이 된다.

필수영양소(예: 비타민D가 함유된 우유, 철분과 비타민B가 함유된 아침 식사용 시리얼, 요오드가 함유된 소금)가 함유된 다양한 종류의 식품이 있는 지역에서는 비타민과 무기질결핍이 드물게 나타난다. 과거에는 필수영양소 섭취 부족으로 괴혈병, 구루병, 펠라그라 또는 악성 빈혈(표 29-3)을 치료하는 것이 일반적이었지만, 요즘에는 이러한 문제가 드물게 발생하고 있으며, 발생 시에도 비교적 쉽게 보충제로 치료할 수 있다.

저렴하고 편리하기 때문에 비타민과 무기질보충제를 섭취할 때 오히려 독성 물질에 쉽게 노출될 수도 있다. 사람들은 "더 낫다"는 생각에 쉽게 흔들릴 수 있다. 더 많은 효과를 보기 위해 권장복용량보다 더 많이 섭취하도록 권유받을 수도 있다. 수용성 비타민(비타민C와 B 복합체 그룹)은 과다하게 섭취하면 체내에서 제거되지만, 과도한 비타민C 섭취는 신장결석을 유발할 수 있다. 무기질은 간에서 저장되고 조직의 필요를 충족시키기 위해 아주 소량으로 방출되거나 킬레이트화(물질을 비활성으로 만드는 물질에 결합)되어 신장을 통해 배설된다. 또한 실험에서 약제 킬레이트제가 과량일 경우, 일부 미네랄을 제거하기도 했다. 과도한 철분의 침착은 적혈구와 철분의 손실로 인해 새로운 헤모글로빈의 합성을 위해 저장된 철분의 동원이 촉진되기 때문에 정맥절개술(phlebotomy)로 치료할 수 있다. 무기질 독성은 보통 오염된 환경에서 나타나며, 대부분 독성 영향에는 뇌가 관련되어 있다.

비타민A, D, E 및 K는 지용성이므로 흡수 및 신진대사는 지방산의 흡수 및 대사와 관련된다. 결과적으로 아주 적은 양의 비타민만이 신장을 통해 배설된다. 비타민은 간에서 주로 저장되며 지방조직에서는 더 적게 저장된다. 대개 신체는 완전한 식이결핍이 발생한 후 몇 달 동안 조직 기능을 유지하기 위해 충분한 양의 비타민을 저장한다. 균형잡힌 식단에서는 비타민 독성이 나타나지 않는다. 과도한 비타민 보충(특히 비타민A와 D)은 문제를 일으킬 수 있다. 만성 비타민A의 독성은 뼈 및 관절통증, 간 손상, 피부질환 및 탈모를 비롯한 여러 가지 문제를 일으킬 수 있으며 매우 심한 경우에는 사망을 유발할 수도 있다. 레티노산 형태의 비타민A는 여드름, 건선과 같은 피부질환 치료에 효과적이지만 레티노산은 강력한 기형유발물질이다. 임신 중 신경손상 및 태아 낙태로 이어질 수 있기 때문에 여성은 임신 중에 레티노산 사용에 대해 상담을 받아야 한다. 비타민D 보충제의 과다섭취는 칼슘과다흡수로 조직에 칼슘을 축적하고 뼈의 탈회를 유발시킬 수 있다.

표 29-3은 특정 비타민결핍 상태를 설명한다. 이 장에서는 개인을 특정 결핍상태에 빠지게 하는 질병 및 상태에 대해 소개한다.

소장의 외과적 절제술을 받은 환자(크론병, 괴사성 장

염 또는 소장염전)는 **단장증후군**(short bowel syndrome)이 발생한다. 소장은 대부분 섭취한 영양소를 흡수한다. 따라서 흡수를 위해 이용 가능한 표면적이 감소함에 따라 위장관은 정상적인 식이를 소화할 수 없다. 소장의 양에 따라 환자는 비타민과 무기질뿐만 아니라 칼로리, 섬유소 및 단백질보충이 필요할 수 있다. 영양보충은 **총비경구영양**(total parenteral nutrition) 또는 영양용액의 정맥 투여로만 가능하다. 소장의 일부를 선택적으로 절제하면 결핍상태가 발생할 수 있다. 십이지장절제술은 철분이 주로 십이지장에 흡수되기 때문에 철 결핍을 일으키고, 말단 회장절제술은 비타민B_{12} 결핍을 유발할 수 있다. 상황에 따라 선택적 보완이 필요하다.

알코올중독자는 대부분의 칼로리를 알코올로 섭취한다. 알코올은 탄수화물을 제공하지만 영양적 기능은 제대로 하지 못한다. 즉, 알코올중독자는 매우 제한된 식단을 섭취하고, 비타민과 무기질결핍의 증상뿐만 아니라 단백질부족 상태인 콰시오커(kwashiorkor)를 경험하기 쉽다. 티아민(비타민B 복합체 중 하나)결핍은 기억과 균형을 담당하고, 집중력과 수행기능 또는 실행기능과 관련한 뇌 영역에서 진행적이고 돌이킬 수 없는 위축성 변화를 초래한다. **베르니케 코르사코프 증후군**(Wernicke-Korsakoff syndrome)이라고 불리는 이 장애는 티아민의 섭취가 불량한 상황에서 발생한다. 여러 가지 형태의 빈혈이 다른 비타민B 복합체 결핍이 있는 알코올중독에서 이차적으로 발생한다. 알코올은 또한 위장관과 간을 심각하게 손상하여 필수영양소 흡수 및 대사능력을 더욱 손상시킨다. 만성 간질환은 야간시력 상애, 뼈 무기화 및 혈액응고장애와 함께 비타민 흡수장애를 유발한다. 또한 소장 손상을 유발하여 철 흡수장애 및 철결핍성 빈혈을 유발한다. 마지막으로 알코올은 강력한 기형유발물질로, 임신 중의 알코올섭취는 태아에게 심각한 발달장애를 유발할 수 있으며, 이는 태아알코올증후군(fetal alcohol syndrome)의 형태로 나타날 수 있다. 이 증후군을 가진 어린이는 낮고 짧은 코, 내안각주름, 소안증, 인중 발육부전과 같은 특징적인 얼굴 특징을 나타내며, 두뇌 발달장애로 인한 정신지체가 나타닌다.

여성들에게 철결핍성 빈혈이 발생하기 쉽다. 특히 생리, 임신 및 수유는 상당한 영양문제를 야기한다. 월경 중인 여성은 월경을 통해 손실된 철분을 대체해야 한다. 임산부와 수유부는 스스로를 위해서 뿐만 아니라 성장하는 태아와 모유수유를 하는 아가에게 충분한 영양분을 공급하기 위해 노력해야 한다. 철결핍성 빈혈은 임신 중에 발생하는 가장 흔한 영양결핍 상태이다.

발달 중인 태아와 성장하는 영유아는 특별한 영양소가 필요하다. 임산부는 유아기의 **신경관결손**(neural tube defects)을 예방하기 위해 엽산을 섭취해야 한다. 엽산은 콩과 식물, 시금치와 케일과 같은 녹색채소에서 고농도로 발견된다. 임산부만을 위한 종합비타민제에는 엽산이 포함되어 있다. 태아에 대한 레티노산과 알코올의 유해성은 이미 언급한 바 있고, 임신 중 섭취될 때 기형을 일으킬 수 있는 식품도 있다. 초기 성장은 유아기와 청소년기에 빠르게 나타난다. 모유나 분유는 아기가 태어난 처음 6개월 동안 필요한 모든 영양소를 제공하지만 이유식 시기가 되면 이유식 섭취에 의한 영양문제로 어려움을 겪기도 한다. 식단에는 연료용 탄수화물뿐만 아니라 충분한 단백질 및 필수비타민과 무기질이 들어 있어 뇌의 발달, 뼈의 성숙 및 근육 성장을 촉진해야 한다. 사춘기 동안에는 급격한 성장을 위해 어린 시절에 소비된 것보다 훨씬 많은 양의 음식이 요구된다. 성장하는 소년이나 소녀는 이 기간 동안 적절한 영양상담을 받아 현명한 음식 선택을 통해 영양가가 낮은 음식으로 배를 채우는 경우는 없어야 한다.

영양요구는 사람의 평생 동안 변화한다. 성인은 노화되면서 점차적으로 신진대사가 느려짐에 따라 식단을 제한하기도 하지만 건강한 식단과 충분하고 깨끗한 물의 필요성은 항상 존재한다. 사실, 노년층은 더 많은 영양분을 보충하기 위해 식이섭취량을 검토할 필요가 있다. 노화되어도 철분, 칼슘 및 비타민B 복합체의 필요성은 결코 사라지지 않으며, 소장의 질병으로 인해 필수영양소의 흡수 손상이 있을 수도 있다. 노인에서 젊은 사람들보다 빈번하게 나타나는 경향이 있는 결핍상태는 빈혈, 감각운동 부족(반사가 지연되거나, 진동 및 부드러운 촉감 감소)을 유발하는 비타민B_{12}의 결핍이며, 적절한 시기에 감지 및 교정되지 않으면 척수손상 및 치매 등 돌이킬 수 없는 상해를 일으키게 된다.

만성 질환, 의약품 및 의학적 중재 또한 특별한 식이요법을 유도할 수 있다. 예를 들어, thiazide계 이뇨제는 과도하게 물을 제거하기 때문에 고혈압을 조절하는 데 효과적이지만 이 과정에서 칼륨도 손실된다. 이 약을 복용하는 환자는 칼륨 결핍상태를 예방하기 위해 바나나와 같은 칼륨이 많은 식품을 섭취하여 보충해야 한다. 만성 신장질환 환자는 신장에 의한 칼슘과 인의 조절장애 때문에 골질환이 발생할 위험이 더 크다. 만성 간질환은 지방의 흡수장애와 관련이 있기 때문에 환자는 지용성 비타민의 결핍을 초래할 위험이 있다. 따라서 이러한 상태의 환자를 치료하는 것은 질병의 근본적인 기전을 통제할 뿐만 아니라 특수 식이요법에 대한 상담을 필요로 한다.

면역매개질환

내장은 중요한 면역기관이다. 그들은 세포림프성 T세포와 B세포의 생산을 유도하기 위해 대장 내강에 있는 물질로부터 유도된 항원을 대식세포로 제시하는 데 적극적으로 관여하는 수많은 림프구와 대식세포(비장과 거의 같은)를 포함한다. 면역계가 섭취된 물질에 너무 과민반응을 일으키지 않는 것은 놀랄 일이다. 매일 대량의 분자가 노출되어 있기 때문에 그렇다.

이 장에서 소개되는 면역체계 과민반응의 가장 단순한 형태는 **음식 알레르기(food allergy)**이다. 제1형 과민반응인 알레르기는 비만세포에 존재하는 면역글로불린E(IgE) 항체를 가교 결합시켜 빠른 탈과립화를 일으키는 특정 식품으로부터 유래된 항원에 의해 매개된다. 히스타민의 방출은 즉각적인 급성 염증반응, 즉 가려움증, 천명음 또는 복통을 수반하는 혈관확장 및 혈관투과성 증가로 이어진다. 음식 알레르기의 증상은 가벼운 발진, 두드러기에서부터 치명적인 후두수축이 있는 일반화된 조직 팽창, 기관지수축 및 관상동맥 경련까지 다양하다. 제1형 알레르기반응을 자극할 수 있는 식품목록은 많지만 가장 흔한 원인은 땅콩, 달걀, 조개류, 견과류, 콩 및 밀이다. 음식 알레르기는 아이들에서 더 흔하게 발생하며, 문제가 되는 음식을 평생 먹지 못할 수도 있다. 이러한 알레르기 증상을 예방할 수 있는 유일한 방법은 해당 음식섭취를 피하는 것이다.

셀리악병(celiac disease, 소아지방변증)은 밀, 보리 및 호밀에서 발견되는 글루텐의 섭취와 관련된 상대적으로 흔한 면역학적 매개질환이다. 미국 인구의 약 1%가 이 질병을 앓고 있는 것으로 추정되며, 북유럽 출신 사람들에게 더 흔하게 발생한다. 병태생리는 자가면역 및 지연형 과민반응을 모두 포함한다. 직접 및 간접과정을 통해 글리아딘(gliadin)이라고 불리는 글루텐 소화과정에서 생성된 분자 중 하나가 T세포를 활성화시킨다. 세포독성 T세포는 장내 융모상피세포를 손상시킨다. 동시에 보조 T세포는 글리아딘 및 글리아딘 가공에 관여하는 특정 분자에 대한 항체를 생산하기 위해 B세포를 자극한다. 이 세포들은 또한 융모의 상피 내피에 대한 염증반응을 일으킨다. 시간이 지남에 따라 상피세포가 손상되어 장내 융모가 심하게 둔해지고 소장의 흡수능력이 상실된다.

셀리악병 환자는 소화 및 흡수능력 손상과 관련된 증상을 보이며, 치료되지 않으면 기아로 고통 받을 수 있다. 증상으로는 과민증, 식욕부진, 근육소모, 성장장애뿐만 아니라 복부팽창, 설사, 복부통증이 있다. 또한 셀리악병 환자는 가려움증이나 수포 발진과 같은 증상을 나타낼 수 있다. 당뇨병과 갑상선질환 등 다른 자가면역질환의 발생률은 일반 인구에서보다 셀리악병 환자에서 더 흔하다.

셀리악병을 위한 약리학적인 치료는 없다. 효과적인 유일한 치료법은 글루텐을 식이에서 완전히 제거하는 것이다. 밀이 필수식품인 북미지역에서는 빵, 국수, 맥주의 대체식품을 찾는 것은 어려운 일이다. 글루텐은 또한 일반적인 식품첨가물로 사용된다. 음식에 질기고 탄력있는 품질을 부여하고 소스를 두껍게 하며 식품을 안정시키는 역할을 한다. 글루텐은 구운 콩에서부터 아이스크림, 케첩, 샴푸, 치약에 이르기까지 다양한 제품에 첨가되며 종합비타민제 및 기타 약제의 '필러'로 사용된다. 글루텐은 식품라벨에 공개할 필요가 없으므로, 셀리악병 환자들은 식품라벨에 기재된 성분으로 숨어 있는 글루텐을 감지할 수 있는 전문가가 되어야 한다. 매우 심각한 셀리악병 환자의 경우 동일한 식물에서 또는 밀 제품과 동일한 기계에서 가공된 '글루텐이 없는' 제품을 통해 질병 증상을 일으킬 수도 있다. 같은 토스터에 글루텐을 제거한 빵을 구워도 문제가 발생할 수 있다.

소화나 흡수와 관련된 또다른 자가면역질환은 **악성빈혈(pernicious anemia)**이다. 위의 상피세포는 내인성 인자(intrinsic factor)라고 불리는 단백질을 생성하는데, 이 단백질은 십이지장의 비타민B_{12}와 결합하여 회장에서의 흡수를 촉진한다. 내인성 인자가 없다면, 비타민B_{12}는 흡수가 거의 되지 않는다. 악성빈혈에서 자가면역반응은 위의 상피세포를 파괴하므로 내인성 인자의 생성이 감소한다. 비타민B_{12}를 다 쓰면 환자는 비타민B_{12} 결핍증상을 보이기 시작한다. 악성빈혈은 노령인구에서 가장 흔하며(진단의 중간 연령은 60세임), 위장상피세포가 손상된(예: 염산결핍증, 만성 염증) 또는 수술적으로 제거된 상태(예: 비만수술)에서도 발생될 수 있다.

악성빈혈은 치료를 받지 않으면 돌이킬 수 없는 신경손상 및 사망을 유발하는 위험한 것으로 명백한 증상이 나타나기 전에 혈액검사를 통해 거대적아구성 빈혈을 발견할 수 있다. 진단은 백혈구감소증, 혈청의 낮은 비타민B_{12} 수치 및 비타민B_{12}가 보조제인 효소에 의해 처리되는 대사산물의 증가 수준 등과 같은 추가 검사결과로 확인된다. 진단이 일찍 이루어지고 치료가 빨리 시작되면 증상이 나타나지 않을 수 있다. 악성빈혈과 관련된 전형적인 3개의 증상은 구각염(표면이 거대하고 아프며 붉은 혀), 감각장애(손발의 감각 마비) 및 쇠약감이다. 이 유형의 빈혈은 피로, 빠른 심박동, 심잡음, 호흡곤란을 유발할 수 있으며, 심하고 장기간 지속될 경우 울혈성심부전을 유발할 수 있다. 신경학적 손상은 척수에서 축삭돌기의 퇴행으로 인한 것이다. 처음에는 손과 발에 감각이상을 일으키며, 반사신경이 없고, 걷기가 어렵고, 마비가 생기기도 한다.

악성 빈혈에 대한 치료법은 아직 밝혀지지 않았다. 회복할 수 없는 손상을 입은 위의 상피세포를 자극하여 내인성 요인을 다시 생성할 수는 없다. 또한 경구용 비타민B_{12}는 내인성 요소가 없으면 잘 흡수되지 않기 때문에 이 영양소만으로 경구투여하여 비타민B_{12}를 안전한 수준으로 되돌릴 수 없다. 비타민B_{12} 결핍 환자는 고농도의 비타민B_{12}를 매일 근육주사로 투여한다. 일단 혈청의 비타민B_{12}가 충분히 높아지면 환자는 매월 주사할 수 있다. 일찍 발견되면 악성빈혈은 되돌릴 수 있으며, 빈혈 및 신경학적 손상에 의한 증상이 나타나지 않는다.

효소결핍

영양소의 소화흡수는 수많은 소화관의 여러 가지 땀샘에서 생성되는 분비물과 장내세균총의 참여로 수많은 효소의 작용을 필요로 한다. 녹말을 소화시키는 효소인 아밀라아제는 타액선에 의해 생성되며 입안에서 저작을 하는 동안 음식을 소화하기 시작한다. 짐샘의 파괴(예: 자가면역질환으로 인한 타액 분비)는 타액 아밀라아제의 활동 감소와 타액 생성 감소 때문에 영양문제로 이어질 수 있다. 타액이 없다면 음식물은 맛이 없어지고 씹기가 어렵고 입안은 건조하고 불편한 감각이 있어 먹고 싶은 욕망이 배제된다.

췌장기능부전증(pancreatic insufficiency)은 또한 소화불량과 흡수문제를 유발한다. 췌장은 지방, 단백질 및 녹말을 분해할 수 있는 소화효소를 만든다. 또한 포도당의 대사를 조절하는 호르몬인 인슐린을 생성한다. 낭성 섬유증(cystic fibrosis)이나 췌장염(pancreatiti)과 같은 췌장에 영향을 주는 질환이 있거나 암치료를 위해 수술적으로 췌장의 일부 또는 전체를 제거한 환자는 식이요법을 통해 췌장효소를 보충해야 하며, 자주 혈당을 체크하고 인슐린을 주사하여 혈당을 조절해야 한다. 치료하지 않으면 췌장효소 부족으로 인해 설사, 체중 감소, 피로, 성장장애를 비롯하여 신체에서 섭취한 음식에서 영양을 유도할 수 없어 발생되는 다양한 증상은 다음과 같다. (1) 헛배 부름, 복부팽만; 박테리아가 흡수되지 않은 음식물 입자를 장내에서 발효시키며 발생되는 문제, (2) 지방변증; 소화되지 않은 지방은 대변이 부피가 크고 악취가 나는 원인이 됨, (3) 특정 영양결핍; 빈혈(철분 및/또는 비타민B_{12} 결핍), 출혈장애(비타민K 결핍), 야맹증(비타민A 결핍), 골밀도장애(칼슘 및 비타민D 결핍) 및 감각 이상.

영양분은 소장의 상피세포에 의해 주로 흡수된다. 이 세포들은 또한 유당(락타아제, 젖당)과 같은 특정효소를 생산하여 소화에 기여한다. 유아기 이후 장내 상피세포에서 유당의 생산이 억제되기 때문에 유당분해효소결핍증(젖당불내증, lactose intolerance)은 유아기 이후에 발생한다. 유당은 유제품에 함유된 당류이다. 유당 내성이 있는 환자는 젖당이 소화관 내에 소화되지 않은 상태로 남아있으며 박테리아가 발효를 위한 기질로 사용하기 때문에 유제품 섭취 후 복부 팽만감과 고창이 발생한다. 락타아제는 유제품에 첨가되어 유당분해효소결핍증 환자에게 소화를 돕도록할 수 있으며 다양한 약제(알약 및 정제)는 유제품 섭취 시 소화에 도움을 줄 수 있다. 유제품은 훌륭한 칼슘 공급원이기 때문에 유제품 섭취를 피하는 경우 다른 공급원에서 칼슘과 비타민D를 섭취해야 한다.

과당 불내성(fructose intolerance)은 높은 과당의 옥수수 시럽을 첨가제로 함유한 조리된 식품과 같이 과당 함량이 높은 식품을 섭취한 후 또는 포도당보다 과당(사과, 배, 망고, 꿀 등의 특정 과일)을 함유한 식품을 섭취한 후 유당 불내성(즉, 복통, 복부팽만, 고창)과 유사한 증상을 일으킨다. 이 경우 증상은 효소가 부족한 것이 아니라 소장

상피세포에서 과당의 흡수가 불충분하여 발생한다. 과당은 효소 소화를 필요로 하지 않지만 공동수송 분자의 도움으로 농도 경사에 따라 상피세포로 확산되거나 지질 이중층을 통해 자유롭게 확산되는 포도당에 부착함으로써 확산된다. 섭취된 과당의 양이 확산과정이 처리할 수 있는 양보다 많으면 즉, 공동수송 분자가 포화되고, 결합하는 포도당이 충분하지 않은 경우 내장 내강에 머물러 있고 박테리아에 의해 발효된다.

선천성 대사이상(inborn errors of metabolism)는 특정 분자의 완전한 신진대사에 필요한 단백질이 생성되지 않거나 불충분한 양으로 생산되어 분자가 축적되어 조직의 기능이 점진적으로 저하되는 유전병이다. 이러한 장애가 소화 및 흡수보다는 신진대사를 수반하지만 선천성 대사이상 환자의 치료는 종종 특정식이 제한이 필요하다. 예를 들어 페닐케톤뇨증(PKU) 환자는 필수 아미노산 페닐알라닌을 티로신으로 완전히 대사할 수 없다. 페닐알라닌이 혈액 속에 축적됨에 따라 아미노산을 뇌로 전달하는 혈액-뇌장벽에서 단백질을 포화시킨다. 본질적으로 뇌는 아미노산결핍으로 고통 받아 신경학적 발달장애를 유발한다. 발견되지 않은 페닐케톤뇨증의 심각한 결과를 예방하기 위해 신생아는 출생 시 이 질환에 대한 검사를 받는다. 치료는 식이요법에서 페닐알라닌을 엄격하게 배제하는 것이다. 즉, 완전 채식식이(유제품, 계란, 육류, 가금류, 생선 등 금지)를 필수적으로 따르고 감자, 완두콩 및 콩과 식물과 같이 단백질 함량이 높은 채소의 소비에 대한 추가 제한이 있어야 한다. 페닐알라닌을 제거한 식이요법은 뇌가 가장 큰 발달 속도를 나타내는 유아와 어린이에게 특히 중요하다.

다른 선천적인 대사 장애도 유사하다. 예를 들어, 갈락토오스소화에 관여하는 효소결핍으로 인한 갈락토스혈증은 갈락토오스가 높은 우유 및 유제품을 완전히 피하면 치료된다. 많은 다른 질병의 경우 식이요법이 효과가 없는 것으로 나타났다.

비만

비만은 오늘날 세계적으로 가장 중요한 영양문제이다. 비만은 **체질량지수(body mass index, BMI)**로 측정되며, 체질량지수(BMI)는 사람의 체중을 신장과 관련되어 계산된다. BMI는 체지방의 정확하지 않은 추정치인데, 그 이유는 체중은 지방이 아닌 근육 질량이 증가할 때(예: 운동선수의 경우) 증가할 수도 있기 때문이다. 비만의 다른 측정방법으로는 피부두께 측정과 허리엉덩이둘레 측정이 있다. 보다 신뢰할 수 있는 방법은 복잡하지만 제지방에서 지방의 비율을 추정하는 것이다. BMI는 사용에 대한 많은 사람들의 반대에도 불구하고 비만측정 및 기록의 표준으로 인정받고 있다. 세계적으로는 BMI 30 이상을 비만으로 간주한다. 25~30은 과체중(아시아인 기준 23~30), 18.5 미만의 체질량 지수를 체중미달로 평가한다. BMI가 30 이상인 환자의 경우 새로운 카테고리로 정의되고 있으며, 점점 더 많은 환자가 '심하게', '병적으로', '슈퍼' 비만이 되고 있다.

비만의 병태생리는 매우 복잡하다. 비만은 섭취칼로리 대 칼로리소비의 불균형에 의해 발생한다. 저렴하게 공급되는 탄산염과 단당이 풍부한 식품들, 점차 평온한 생활방식의 유비쿼터스의 발전 등은 중년 및 소득 수준이 높은 국가의 비만에 기여하는 주요 요인이다. 또한 비만은 대사과정의 유전적 다양성과 관련이 있다. 고령화는 대사의 둔화를 수반하므로 일부 환자는 식이와 에너지소비가 동일하게 유지되는 경우에도 중년기부터 체중이 늘기 시작한다. 아메리카 원주민과 같은 특정 인종은 비만에 취약하다. 아마도 미국 선사시대의 식량부족기간 동안 효율적인 대사를 위한 진화론적 선택에 기인하여 식량을 매우 효과적으로 대사하는 경향으로 생긴 특성일 것으로 생각된다. 신체 표면적이 큰, 키가 큰 사람들은 작은 사람들보다 대사 속도가 빠르기 때문에 체중 증가의 경향이 적다. 또한 기아와 포만감에 대한 사람들의 감각에는 유전적 차이가 있을 수 있는데, 이는 호르몬이나 신경학적으로 조절된 일부 사람들은 다른 사람들에 비해 소비되는 칼로리가 적어서 기아에 대한 내성이 뛰어나며 포만감을 느낄 수 있다.

또한, 환경요인은 비만 발달에 중요한 역할을 한다. 아이들은 부모와 비슷한 식습관을 가질 수 있는 환경에 노출되기 때문에 비만인 부모의 아이들은 비만이 되기 쉽다. 이 패턴은 유전적 영향 때문일 수도 있지만 음식선택 및 가치에 대해 배우는 것과 관련이 있다. 사교모임에서 고열량의 스낵을 중점으로 다루거나 좋아하는 레스토랑에서 "모두 먹을 수 있습니다."라고 말하면 자전거 타기나 달리기를 중점으로 하는 사교모임보다 모임의 모든 구성원이 비만이 될 가능성이 크다. 고지방식품의 맛은 훈련과정을 통해 얻어진다. 즉, "이 음식은 정말 맛있어." 또는 "이 음식은 완벽해."와 같은 긍정적 반응에 반복적으로 노출되거나 단순히 부모나 모임의 구성원들에게 의존하여 음식을 먹으며 적응하는 것을 의미한다. 사람들이 질병 치료를 위해 복용하는 약물, 스테로이드(예: 자가면역질환) 및 선택적 세로토닌 흡수억제제(예: 우울증) 등은 체중증가를 유발하는 것으로 알려져 있다.

몇몇 역학자들은 환경적 독소가 전 세계적으로 비만을 증가시키는 원인이 된다고 생각한다. 그들은 지난 수십 년 동안 전 세계적으로 기록된 체중 증가율이 유전적 및 식이 요인만으로는 설명하기에는 너무 빠르다고 주장한다. 그들은 대신 실험 환경에서 체중을 증진시키는 효과가 있는 것으로 알려진 합성유기물질 및 무기화학물질에 노출되면 이러한 경향이 초래된다고 주장한다. 이러한 소위 오비소겐(obesogens)은 지질대사에 관여하는 단백질의 전사율을 조절하고 성 스테로이드의 비율을 변경하여 지질의 축적이 지방조직으로부터의 동원보다 선호되거나 식욕의 신경호르몬 조절을 변화시킴으로써 효과를 발휘한다고 가정한다. 이러한 분자들에 대한 더 많은 연구와 체중조절에 대한 효과가 확실한 근거기반 공중보건 중재가 시행되기 전에 수행되어야 한다. 영양상담과 같은 프로그램을 통해 다른 사람들의 지원과 조언을 제공하는 체중관리 프로그램은 매우 효과적일 수 있다. 반복적으로 체중감량 시도에 실패한 환자는 **비만수술(bariatric surgery)** 또는 위장의 외과적 축소를 선택할 수 있다. 위장이 작아지면 위장이 가득 차고 포만감을 느끼기 위해 소량의 음식만이 필요하다. 비만수술은 환자의 70%는 장기간 감량된 체중을 성공적으로 유지하였다. 또한 상당한 체중감소를 경험한 환자에서 비만관련 질환이 발병할 위험 또한 감소된다. 그러나 비만수술은 비용이 많이 들며 외과적 합병증이 발생할 위험이 10%나 되므로 세계적인 비만 전염병에 대한 궁극적인 해결책은 아니다.

비만은 여러 가지 심각한 건강상의 위험 요소와 관련되어 있으므로 기대수명을 감소시킨다. 표 29-5에는 비만의 알려진 합병증 중 일부가 나와 있다. 정상체중, 비흡연자인 비만 환자의 평균 수명은 10년 정도 줄어든다. 또한 제2형 당뇨병 및 합병증, 골관절염 및 수면무호흡증과 같은 질병의 발병에 따라 삶의 질이 저하된다. 비만은 개인의 건강에도 해롭지만 비용측면에서도 엄청나다. 질병관리본부에 따르면, 2008년 미국의 비만치료를 위한 직접 및 간접비용은 총 1,470억 달러에 달한다. 비만과 그 합병증은 곧 미국 보건의료지출의 20% 이상을 차지할 것으로 추산된다.

표 29-5 비만 합병증

심혈관질환 및 위험인자
관상동맥죽상경화증(coronary atherosclerosis)
고혈압(hypertension)
이상지질혈증(dylipidemia)
대동맥 동맥류(aortic aneurysm)
뇌졸중(stroke)
폐색전증(pulmonary embolism)
인슐린저항장애
- 인슐린 저항성(insulin resistance)
- 제2형 당뇨병(diabetes mellitus, type 2)

신생물(neoplasia)
- 자궁내막암(endometrial carcinoma)
- 유방암(breast cancer)
- 기타(연관성이 적은 부위: 췌장, 결장, 담낭)

호흡기 문제
- 수면무호흡증(sleep apnea)
- 제한적 폐기능
- 천식(asthma)
- 전신마취 중 합병증

위장장애
- 위식도역류(gastroesophageal reflux)

지방간 질환(fatty liver disease)
- 간섬유화(hepatic fibrosis), 간경변증(cirrhosis)
- 담석(gallstones)

관절질환
골관절염(osteoarthritis)
통풍(gout)
허리통증(low back pain)
피부문제
- 림프부종(lmphedema)
- 봉와직염(cellulitis)
- 다모증(hirsutism)
- 피부 주름 사이의 발진(intertrigo)

부인과 문제
- 불규칙한 생리(irregular menses)
- 불임(infertility)
- 임신 합병증(pregnancy complications)

비뇨기과 문제
- 요실금(urinary incontinence)
- 만성 신부전(chronic renal failure)
- 함몰음경(buried penis)
- 성선기능저하증(hypogonadism)
- 발기부전(erectile dysfunction)

정신 상태
- 우울(depression)
- 사회적 낙인(social stigmatization)

수명단축

비만은 미국뿐만 아니라 전 세계의 주요 공중보건문제 중 하나이다. 보건정책가, 의사, 연구원, 영양사, 교사 그리고 적절한 교육을 받은 대중들이 비만의 증가 추세를 늦추고 감소시킬 수 있는 방법을 찾기 위해 노력할 것이다. 우리의 주요 과제는 건강에 해로운 환경에서 건강에 좋은 음식을 선택하는 것임을 기억하는 것이다.

연습문제

1. 다음 중 전 세계적으로 건강을 위협하는 가장 큰 문제는?
   A. HIV/AIDS
   B. 영양실조
   C. 철결핍성 빈혈
   D. 오염된 물 섭취

2. 다음 중 알코올중독에서는 일반적으로 볼 수 없는 영양부족 상태는?
   A. 열량 부족(기아)
   B. 단백질 부족(콰시오커)
   C. 티아민 결핍(베르니케 코르사코프 증후군)
   D. 비타민A, D, E, K 결핍

3. 기형유발물질에 포함되지 않는 것은?
   A. 알코올
   B. 엽산 결핍증
   C. 레티노산(비타민A)
   D. 비타민B

4. 철결핍성 빈혈이 가장 발생하기 쉬운 집단은?
   A. 태아발달
   B. 어린이
   C. 가임기여성
   D. 노인

5. 셀리악병에 대한 설명은?
   A. 제1형 음식 알레르기
   B. 밀, 보리, 호밀에서 발견되는 단백질에 대한 면역반응
   C. 어린이 질병
   D. 글루텐이 식품의 일반적인 성분이 아니기 때문에 쉽게 예방할 수 있다.

6. 췌장 효소 결핍과 관련 없는 것은?
   A. 지방변증, 고창, 복통
   B. 성장 발달 장애
   C. 지방, 탄수화물 및 단백질의 소화 불량
   D. 담석

7. 다음 중 비만 환자의 삶의 질을 저하시키는 원인이 아닌 것은?
   A. 통증 동반
   B. 수면무호흡증
   C. 발기부전
   D. 야간 시력저하

참고문헌

1. Byrd-Brenner, Carol, et al. Wardlaw's Perspectives in Nutrition, 8th ed. New York, NY: McGraw-Hill; 2007.

Answers

연습문제 정답

1장

1. A
2. C
3. B
4. A 또는 C
5. B
6. C
7. C
8. A

2장

1. C
2. C
3. A
4. B
5. E
6. A
7. D
8. B

3장

1. C
2. B
3. D
4. C
5. C

4장

1. B
2. A
3. B
4. A
5. C
6. D
7. C
8. D

5장

1. D
2. B
3. A
4. C
5. C
6. B

6장

1. B
2. D
3. E
4. C
5. D
6. E
7. D
8. B

7장

1. B
2. C
3. A
4. B
5. E

8장

1. B
2. A
3. C
4. B
5. C

9장

1. C
2. B
3. B
4. E
5. C

10장

1. C
2. A
3. A
4. C
5. B

11장

1. D
2. A
3. A 또는 B
4. D
5. C

12장

1. A
2. D
3. B
4. B
5. C
6. C
7. A

13장

1. C
2. D
3. E
4. A
5. E
6. B
7. B

14장
1. B
2. A
3. C
4. B
5. C
6. D
7. B
8. D

15장
1. A
2. A
3. B
4. B
5. C
6. C

16장
1. B
2. C
3. C
4. B
5. C
6. A
7. A
8. B

17장
1. E
2. B
3. C
4. D
5. A
6. B
7. B

18장
1. D
2. C
3. D
4. B
5. E

19장
1. B
2. A
3. C
4. D
5. A
6. D
7. C

20장
1. C
2. A
3. B
4. D
5. A
6. A
7. B

21장
1. C
2. D
3. A
4. B
5. D
6. D
7. A
8. B

22장
1. A
2. A
3. C
4. C
5. B
6. D

23장
1. A
2. B
3. A
4. D
5. A
6. B
7. C

24장
1. D
2. D
3. A
4. D
5. D
6. B
7. C
8. E

25장
1. D
2. D
3. A
4. A
5. B
6. A
7. D
8. B

26장
1. A
2. B
3. D
4. B
5. E
6. A
7. D
8. C

27장
1. C
2. C
3. C
4. E
5. C
6. D

28장
1. A
2. E
3. A
4. D
5. D
6. B
7. B
8. A

29장
1. B
2. A
3. D
4. D
5. B
6. D
7. D

INDEX

찾아보기

ㅇ

ㅈ

ㅊ

ㅋ

ㅌ

B

C

D

E